André Grabowski

Neurologische Akut- und Intensivmedizin

André Grabowski

Neurologische Akut- und Intensivmedizin

Manual für den klinischen Alltag

Unter Mitarbeit von
Lilian Faber
Bodo Kress
Thomas Jun
Jürgen Kilian
Sanjay Menon

Mit 234 Abbildungen und 131 Tabellen

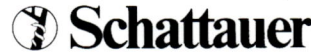

Dr. med. André Grabowski
Facharzt für Neurologie
Zusatzbezeichnungen Magnetresonanztomographie
(fachgebunden) und Notfallmedizin
Neurologische Gemeinschaftspraxis
Im Prüfling 17–19
60389 Frankfurt/Main
E-Mail: dr.grabowski@email.de

Bibliografische Information der Deutschen Nationalbibliothek

Die Deutsche Nationalbibliothek verzeichnet diese Publikation in der Deutschen Nationalbibliografie; detaillierte bibliografische Daten sind im Internet über http://dnb.d-nb.de abrufbar.

Besonderer Hinweis:

Die Medizin unterliegt einem fortwährenden Entwicklungsprozess, sodass alle Angaben, insbesondere zu diagnostischen und therapeutischen Verfahren, immer nur dem Wissensstand zum Zeitpunkt der Drucklegung des Buches entsprechen können. Hinsichtlich der angegebenen Empfehlungen zur Therapie und der Auswahl sowie Dosierung von Medikamenten wurde die größtmögliche Sorgfalt beachtet. Gleichwohl werden die Benutzer aufgefordert, die Beipackzettel und Fachinformationen der Hersteller zur Kontrolle heranzuziehen und im Zweifelsfall einen Spezialisten zu konsultieren. Fragliche Unstimmigkeiten sollten bitte im allgemeinen Interesse dem Verlag mitgeteilt werden. Der Benutzer selbst bleibt verantwortlich für jede diagnostische oder therapeutische Applikation, Medikation und Dosierung. In diesem Buch sind eingetragene Warenzeichen (geschützte Warennamen) nicht besonders kenntlich gemacht. Es kann also aus dem Fehlen eines entsprechenden Hinweises nicht geschlossen werden, dass es sich um einen freien Warennamen handelt.

© 2013 by Schattauer GmbH, Hölderlinstraße 3, 70174 Stuttgart, Germany
E-Mail: info@schattauer.de
Internet: www.schattauer.de
Printed in Germany

Lektorat: Rasel correct e. K., Hadamar;
Dipl.-Chem. Claudia Ganter, Stuttgart
Umschlaggestaltung: Medienfabrik GmbH,
70174 Stuttgart, www.medienfabrik-gmbh.com
Satz: am-productions GmbH, Wiesloch
Druck und Einband: AZ Druck und Datentechnik GmbH, Kempten/Allgäu

ISBN 978-3-7945-2699-4

Vorwort

Im klinischen Alltag rücken Weiterbildung und praktische Anleitung zunehmend in den Hintergrund und werden paradoxerweise durch immer neue administrative Aufgaben ersetzt. Daher stehen vor allem Kolleginnen und Kollegen am Anfang ihrer medizinischen Laufbahn allzu oft mit „über ihnen schwebenden Fragezeichen" in der Notfallambulanz oder auf der Intensivstation. Auch besteht oftmals großer Respekt, aber leider auch Angst vor der Apparatemedizin und den verschiedenen Problemen, mit denen sie in der tagtäglichen Betreuung der Patienten auf der Stroke Unit, der neurologischen Intensivstation und in der Notfallaufnahme konfrontiert werden.

Auch wenn es gute Intensivmedizin-Bücher gibt, so sind diese meist sehr umfangreich (und speziell) und im Alltag, der praktikable und manchmal auch pragmatische Entscheidungen fordert (und keine wissenschaftliche Abhandlungen), nicht immer eine Unterstützung. Ein weiteres Problem ist, dass die speziellen Fragestellungen und Probleme, die neurologische Patienten nun mal bieten, oftmals unzureichend abgebildet sind. Aus diesen Überlegungen heraus ist das vorliegende Buch entstanden. Manual deshalb, da es mein Wunsch ist, dass dieses Buch häufig zur Hand genommen wird.

Ziel war und ist es, in einem überschaubaren Rahmen den diagnostischen und therapeutischen „Arbeitsalltag" der neurologischen Akut- und Intensivmedizin zusammenzufassen. Dazu dienten Empfehlungen und Leitlinien der verschiedenen nationalen und internationalen Fachgesellschaften (einschließlich der aktuellen Leitlinien der DGN vom September 2012), Übersichts- und Originalartikel, Fachinformationen der Hersteller, das „www.eltweite Netz", aber auch die persönlichen Erfahrungen und der Austausch mit Kolleginnen und Kollegen innerhalb der letzten Jahre.

Wie so häufig im Leben gilt auch in der Medizin, dass „viele Wege nach Rom" bzw. „zum Ziel" führen können. Daher sollen die Empfehlungen des Manuals vielmehr als Anregung, Vorschlag oder Möglichkeit dienen und nicht als Dogma verstanden werden. Jeder Mensch ist ein Individuum und jeder Patient ist individuell zu behandeln. Dementsprechend sind die diagnostischen und therapeutischen Überlegungen jeweils dem Patienten und seinen Erkrankungen, aber auch dem aktuellen Stand der wissenschaftlichen Erkenntnisse und den Empfehlungen des Herstellers anzupassen.

Die vorliegende Zusammenstellung ist weder 100 % *evidence-based* noch *eminence-based*. Gerade die *Evidence-based Medicine* ist in der Akut- und Intensivmedizin nur bedingt umzusetzen, da viele langjährige Therapien erfolgreich sind, aber nicht den geltenden Studienkriterien zur Erlangung der Auszeichnung *evidence-based* entsprechen.[1]

Ich vergleiche den Arbeitsbeginn auf einer Akut- oder Intensivstation und im Ambulanz- oder Nachtdienst auch gerne mit einer Abenteuerreise, bei der man zwangsläufig immer wieder neue Gegenden entdeckt und mit manchen Gefahren und Risiken konfrontiert wird (und wie wir alle wissen, hatte auch Kolumbus bei seiner Entdeckungsreise kein „doppelblind randomisiertes" Kontrollschiff dabei).

Daher sollte meines Erachtens nicht die Devise gelten: „Wer hat Recht?", sondern „Was ist richtig?", und das Handeln sollte immer wieder neu bewertet und an die jeweilige Situation angepasst werden.

Dieses Buch wäre nie entstanden ohne die Unterstützung von vielen Personen.

---

1 Siehe auch: Smith GC, Pell JP. Parachute use to prevent death and major trauma related to gravitational challenge: systematic review of randomised controlled trials. BMJ 2003; 327(7429): 145–61.

Mein unschätzbarer Dank gilt meiner Frau Kirsten. Ohne sie als Familienmanagerin, geduldige Ehefrau und Motivationscoach hätte ich dieses Buchprojekt nicht bewältigen können.

Des Weiteren gilt mein Dank meinem ehemaligen Chef Herrn Prof. Kress, dessen pragmatischer Kommentar zu meinem anfänglichen 90-Seiten-Skript: „Wenn Du schon so viel schreibst, mach doch ein Buch daraus", als Anstoß für ein umfassenderes Buch gedient hat. Außerdem hat er die neuroradiologischen Inhalte bearbeitet und große Teile des Bildmaterials stammen aus dem Fundus seiner neuroradiologischen Abteilung.

Da ich nicht alle Themen alleine bearbeiten konnte, möchte ich besonders meinen Kollegen und Freunden danken, die in den jeweiligen Kapiteln mitgearbeitet haben. Besonders hervorzuheben ist die Arbeit von Dr. Jürgen Kilian, der das umfangreiche kardiologische Kapitel akribisch durchgearbeitet, wertvolle Anregungen gegeben sowie Korrekturen und Ergänzungen durchgeführt hat.

Letztlich möchte ich dem Schattauer Verlag danken, der trotz mancher Unwegsamkeiten meine Buchidee stets unterstützt und die Veröffentlichung dieses Buchs ermöglicht hat. Dabei ist vor allem die intensive Zusammenarbeit mit meiner Lektorin Frau Rasel zu erwähnen, die in Tag- und Nachtarbeit an dem Manuskript gearbeitet hat und die zusammen mit Frau Ganter (Lektorin im Schattauer Verlag) dafür gesorgt hat, dass die Metamorphose vom Manuskript zum Buch stattfinden konnte.

Nun genug der Vorworte. Ich wünsche allen Leserinnen und Lesern viel Spaß beim Erkunden der *Neurologischen Akut- und Intensivmedizin.* Für jegliche Kritik und Anregungen bin ich dankbar.

Frankfurt/Main,
Dezember 2012

André Grabowski

Anschriften der Koautoren

Dr. med. Lilian Faber
Fachärztin für Neurologie
Zusatzbezeichnung Notfallmedizin
Neurologische Klinik
Krankenhaus Nordwest
Steinbacher Hohl 2–26
60488 Frankfurt/Main

Prof. Dr. med. Bodo Kress
Facharzt für Diagnostische Radiologie,
Neuroradiologie
Chefarzt des Instituts für Neuroradiologie
Krankenhaus Nordwest
Steinbacher Hohl 2–26
60488 Frankfurt/Main

Thomas Jun
Facharzt für Innere Medizin
Zusatzbezeichnung Notfallmedizin
Medizinische Klinik – Gastroenterologie
und Endoskopie
Krankenhaus Nordwest
Steinbacher Hohl 2–26
60488 Frankfurt/Main

Dr. med. Jürgen Kilian
Facharzt für Innere Medizin und Kardiologie,
Internistische Intensivmedizin, Notfallmedizin
Oberarzt in der Medizinischen Klinik I –
Kardiologie, Angiologie, Internistische Inten-
sivmedizin, Stroke Unit und Chest Pain Unit
Hochtaunus-Kliniken gGmbH
Urseler Straße 33
61348 Bad Homburg vor der Höhe

Dr. med. Sanjay Menon
Facharzt für Neurologie
Zusatzbezeichnung Notfallmedizin
Neurologische Klinik
Krankenhaus Nordwest
Steinbacher Hohl 2–26
60488 Frankfurt/Main

Inhalt

Teil C – Neurologische Erkrankungen

Teil A – Allgemeine Grundlagen

A-1 Organisation und rechtliche Aspekte

André Grabowski

A-1.1 Tagesablauf

Strukturierte Abläufe haben sich in vielen medizinischen Bereichen bewährt. Zu erwähnen sind beispielsweise der Reanimationsalgorithmus oder aber auch ein strukturiertes Schockraummanagement. Außerhalb der Medizin sind z. B. in der Fliegerei „Take-off-and-Landing-Checklisten" fest etabliert. Auf Stationsebene heißt es die Vielzahl der Aufgaben und Tätigkeiten in einem Gesamtkonzept unterzubringen. Daher ist es wichtig, dem Tagesablauf eine gewisse Struktur oder Routine zu geben. Auch wenn Routine im ersten Moment oftmals negativ behaftet ist, so ist sie doch die Grundlage für komplexe Tätigkeiten, da erst durch die Routine und das regelmäßige Anwenden bzw. Wiederholen die Erfahrung wächst und Sicherheit entstehen kann. Gerade im akut- oder intensivmedizinischen Bereich mit seinen wechselhaften Fragestellungen und Herausforderungen, aber auch der Komplexität der Krankheitsbilder und der vielen Apparate, sind nach Ansicht (und Erfahrung) des Autors feste Abläufe und Tätigkeiten für die Patientensicherheit, aber auch für die eigene Arbeitszufriedenheit wichtig.

Heutzutage sind feste Abläufe bzw. Kontrollen (z. B. Laborkontrolle, Blutgasanalyse, Herz-Kreislauf-Monitoring, neurologische Untersuchung) auch aus ökonomischer Sicht wichtig, z. B. für die Kodierung von Krankheitsbildern (z. B. Schlaganfallkomplex-Ziffer).

Von besonderer Bedeutung ist die Kommunikation im Team. Da viele Akut-/Intensivstationen in einem Schichtdienstsystem mit häufigem Personalwechsel besetzt werden, sind gerade die Übergaben von einer Schicht zur nächsten entscheidende Schnittstellen, an denen Informationen weitergegeben werden (oder eben nicht).

Gemeinsame Übergaben mit dem Pflegeteam am Patientenbett haben sich bewährt, da in der Regel alle wichtigen Informationen vom oder zum Patienten (v. a. aber der Patienten selbst!) vorliegen und viele Zusatzinformationen durch das Pflegepersonal gegeben, aber auch an das Pflegeteam weitergegeben werden können.

! Wichtig ist es auch, den Tagesablauf und den Wochenplan des Pflegeteams zu kennen und diesen in den eigenen Abläufen zu berücksichtigen.

Meistens gibt es feste Termine, an denen Material für einen Urinstatus, Trachealsekret und MRSA-Abstriche entnommen wird (z. B. 1-mal wöchentlich an einem festen Tag). Auch an den Beatmungsgeräten werden oftmals routinemäßig täglich die Beatmungsfilter und die „Gänsegurgel" sowie 1-mal wöchentlich das Beatmungssystem (Schläuche) gewechselt.

A-1.2 Patiententransport

Der innerklinische Transport eines Patienten kann aus verschiedenen diagnostischen (z. B. CT, Angiographie) und therapeutischen (Operation) Gründen notwendig sein. Doch trotz technischer Weiterentwicklungen der letzten Jahre geht das Verlassen der Intensivstation mit erhöhten Risiken und potenzieller Gefährdung des Patienten einher.

! Da der Transport eines Intensivpatienten in der Regel eine Fortführung des kontinuierlichen Monitorings, der Beatmungs- und der Medikamenten- bzw. Infusionstherapie erfordert, sind eine Beurteilung der Transportfähigkeit sowie eine sorgfältige Planung und Vorbereitung notwendig.

Je schwerer krank der Patient ist, desto höher ist das Risiko des Transports und desto mehr Vorbereitung und Optimierung sind erforderlich (s. a. Tab. A-1-1).

Tab. A-1-1 Auswirkungen und Prävention von Problemen beim Patiententransport.

Problem	Auswirkung	Prävention
Transport/Lagerung		
„Transporttrauma" (Stress)	• Unruhe • Gegenatmen • Kreislaufstörungen (RR ↑, ICP ↑)	• Sedierung erhöhen
Umlagern	• Extubation • Verlust/Abklemmen von Arterie, zentralem Venenkatheter, Venenverweilkanüle → Medikamentengabe unterbrochen, ggf. im Anschluss versehentliche Bolusgabe	• Fixierung und Sortierung von Schläuchen, Kathetern und Drainagen
Beatmung		
Wechsel des Respirators	• PEEP-Verlust → Atelektasenbildung, schlechtere Oxygenierung	• Tubus abklemmen bis zur Rekonnektion
O_2-Flaschen-Füllung	• ggf. Sauerstoffverlust → Probleme mit der Oxygenierung	• Flaschenfüllung/Sauerstoffbedarf berechnen (s. Absch. „Vorbereitung innerklinischer Transporte", S. 5)
Externe Ventrikeldrainage		
Überdrainage	• Nachblutung • Vigilanzstörung • Kopfschmerzen	• wenn möglich (= stabile ICP-Werte) Drainagesystem während des Transports geschlossen halten, ansonsten Abtropfkammer korrekt am Bett positionieren
Unterdrainage	• Hirndruckanstieg mit möglicher Schädigung gesunder Hirnabschnitte	
Fehlende Drainage	• Hirndruckanstieg mit möglicher Schädigung gesunder Hirnabschnitte	• Drainagesystem nach unten halten (→ Erhöhung des Druckgefälles) • bei verstopftem System **kein** Anspülen (= unsteril, Parenchymschädigung!) • bei Dislokation System nicht wieder einführen → Wechsel erforderlich
Perfusoren		
Akkulaufzeit	• Ausfall des Perfusors	• Perfusoren vor Transport kontrollieren (Akkukapazität, Spritzenfüllung)
Versehentliche Bolusgaben	• falsche Medikamentendosierung	• Perfusorleitungen und -spritzen beschriften
Verschlossene 3-Wege-Hähne, abgeknickte Leitungen, durch Position veränderte Infusionsrate	• unterbrochene Medikamentengabe	• Perfusorleitungen sortieren

Es sollte immer nach Alternativen zum Transport gesucht werden (z. B. Endoskopie, Ultraschall, Tracheotomie, Drucksondenanlage auf Station).

Komplikationen und Risiken des Patiententransports

- Diskonnektion vom EKG oder Lösen der Elektroden, EKG-Artefakte
- Verrutschen oder Diskonnektion des Pulsoxymeters, Artefakte durch Erschütterung, falsche Messung der Sauerstoffsättigung durch Vasokonstriktion, Hypotonie, Hypothermie, Nagellack
- Falsche Blutdruckmessung durch fehlerhafte Höhenjustierung des Druckaufnehmers, falscher Nullabgleich oder Abknicken des Druckmesskatheters
- Tubusdekonnektion, unbeabsichtigte Extubation (v. a. beim Umlagern)
- Eventuell Änderung einer differenzierten Beatmungstherapie (z. B. technisch bzw. gerätebedingt) mit Änderung der Ventilation und des Gasaustauschs
- Falsche Hirndruckmessung durch fehlerhafte Höhenjustierung des Drucknehmers/der Ablaufkammer, falscher Nullabgleich, geschlossenes System mit Gefahr der Unterdrainage (s. Abschn. „Erhöhter Hirndruck", S. 121)
- Verlust des PEEP bei der Diskonnektion mit Gefahr einer Atelektasenbildung
- Bei einfachen „Notfallrespiratoren" häufig schwankende Atemminutenvolumina und ungenaue Sauerstoffkonzentrationen; zudem eingeschränkte Überwachungsmöglichkeiten bzw. Alarmfunktionen
- Fehlerhafte Medikamentengabe durch verdrehte 3-Wege-Hähne, abgeknickte Schläuche, versehentliche Bolusgaben, evtl. veränderter Fluss durch Lageänderung des Perfusors/der Infusionen (reduzierte Gabe bei Lagerung nach unten, Bolusapplikationen bei Lagerung nach oben), entleerte Geräteakkus/Perfusoren
- Transport = Stress für den Patienten
- Durch Erschütterungen, Lageänderung, Schmerzen und Temperaturänderung Gefahr der Änderung der hämodynamischen und respiratorischen Situation mit Brady- oder Tachykardie, Arrhythmien, hypo- oder hypertensiven Blutdruckentgleisungen
- Umlagerung des Patienten: Gefahr technischer Probleme, Diskonnektion von Tubus, Schläuchen, Kathetern und kardiopulmonaler Instabilität (z. B. durch Volumenverschiebung)
- Eingeschränkte Akkukapazität und/oder Sauerstoffvorräte (Transport-, Warte- und Untersuchungszeit + Notfall-Puffer einberechnen; s. u. Abschn. „Vorbereitung innerklinischer Transport")

! Vor dem Transport muss immer eine Nutzen-Risiko-Analyse gemacht werden: Ist der Befund oder die Maßnahme in der aktuellen Situation wirklich erforderlich (therapeutischer Nutzen) oder kann man ggf. 24 oder 48 h warten, bis sich der Patient stabilisiert hat?
Je schwerer krank der Patient und damit risikoreicher der Transport ist, desto gerechtfertigter muss die Indikation sein.

■ Kontraindikationen für den Transport
- instabile Kreislaufsituation
- instabile respiratorische Situation
- fehlende/unqualifizierte personelle Situation

■ Vorbereitung innerklinischer Transporte
- Termin und Ort mit der untersuchenden Abteilung absprechen!
- Zeitaufwand für Patientenvorbereitung und Wegezeiten **realistisch einschätzen**, mindestens 15 min einplanen.
- Wenn möglich, Patienten über den Transport und dessen Notwendigkeit aufklären; falls erforderlich Sedierung/Analgosedierung intensivieren.
- Pflegeteam rechtzeitig informieren.
- Für den Transport Infusionen (z. B. parenterale Ernährung), Leitungen und Sonden (z. B. Sondenkost) auf das Notwendige reduzieren.
- Zugänge sichern, Infusionsleitungen sortieren, Infusionen beschriften.

- Perfusoren und Infusomaten überprüfen, Netzteile mitnehmen.
- Urinbeutel und Drainagen sichern.
- Bei hohem Reflux oder Magenentleerungsstörungen vor dem Transport Mageninhalt über die Magensonde absaugen.
- Patienten mit Decke zudecken (Kälteschutz und Intimsphäre).
- Monitor mit Ersatzakku am Bett gut fixieren (wenn möglich/vorhanden Monitorbetthalterung verwenden).
- Alarmgrenzen am Monitor und dem Transportrespirator überprüfen, ausreichende Lautstärke einstellen.
- Tubus und Beatmungsschlauch gut fixieren (Klemmen, Mullbinde etc.).
- „Gänsegurgel" (flexible Tubusverlängerung mit Doppeldrehkonnektor) zum Schutz vor Dislokation/Diskonnektion des Tubus verwenden.
- Mobiles Beatmungsgerät prüfen:
  - Funktion überprüfen → Prüflunge
  - Sauerstofffüllung mindestens 150 bar
  - Sauerstoffbedarf berechnen:
    - verfügbare Sauerstoffmenge berechnen (Füllung in Liter × [Flaschendruck – 20 bar)])
    - Sauerstoffbedarf pro Minute berechnen (Atemminutenvolumen [AMV] × F_iO_2 + ca. 20 % für Transportstress, Leckage etc.)
    - **cave:** Oxylog 3000® benötigt max. 0,5 l/min Gas für Eigenbedarf
    - Sauerstoffreserve für Zwischenfälle, Verzögerungen etc. einrechnen (mind. 30 %)

    Beispiel:
    3-Liter-Flasche (3 l × 180 bar) = 540 l Druckgasvorrat
    AMV 10 l + 0,5 l Eigenbedarf Oxylog 3000® = 10,5 l/min Gasverbrauch
    → 540 l : 10,5 l/min = 51,4 min Betriebszeit bei F_iO_2 1,0
    (entsprechende Erhöhung der Betriebszeit bei kleinerem F_iO_2)
    → 30–50 % Reserve einberechnen!!!

Eine manuelle Beatmung ist nicht ratsam, da in mehreren Studien gezeigt werden konnte, dass es durch die „unkontrollierte" Beatmung mit Hypo- und Hyperventilation teilweise zu einem erheblichen Sauerstoffabfall und/oder CO_2-Anstieg kommen kann.

■ **Was ist mitzunehmen?**
- Medikamente (Notfallbox/-tasche/-rucksack); ggf. Medikamente für Bolusgaben schon aufziehen (und beschriften!!!)
- Beatmungsbeutel inklusive Verlängerungsschlauch für MRT.
- bei längerer Beatmungsdauer → Ersatzflasche oder O_2-Wandanschluss (wenn vorhanden)
- Absaugpumpe inklusive mehrerer Absaugkatheter
- 1 × kristalloide + 1 × kolloidale Infusion + Infusionsbesteck
- Venenverweilkanülen + Pflaster für die Fixierung
- Intubationsbesteck und Tubus, evtl. Larynxmaske (bei versehentlicher Extubation); ggf. Ersatz-Trachealkanüle
- manuelle Blutdruckmessung und Stethoskop
- Perfusoren
  - Ausreichende Füllung?
  - Akkustand?
  - 3–4 Schlauchverlängerungen (Heidelberger-Verlängerungen) für das MRT
- Monitor (Achtung Akkukapazität meist nur 30 min), ggf. Netzteil
- Mobiltelefon (um Hilfe rufen zu können)

A-1.3 Spezielle Probleme der MRT-Diagnostik beim Intensivpatienten

Auch wenn die MRT oftmals aus diagnostischer Sicht bei neurologischen Patienten von großem Nutzen ist, kommt es durch verschiedene technische und organisatorische Gegebenheiten zu Limitationen in der Anwendung.

■ **Technische Probleme**
* relativ lange Untersuchungsdauer (15–20 min)
* sehr geräuschintensive Untersuchung (bis zu 100 dB)
* beengte Räumlichkeiten (z. B. Problem bei Adipositas)
* bewegungsfreies Liegen notwendig
* permanent vorhandenes Magnetfeld im Untersuchungsraum: Feldstärkenlinien markieren den 50-G- (sehr hohe magnetische Anziehungskraft und Gerätefehlfunktionen), 20-G- (hohe Gefahr von Gerätefehlfunktionen) und **5-G-Bereich** (**Sicherheitslinie** → keine Gefahr mehr für empfindliche Geräte z. B. Pacer)
* Artefakte durch Implantate, Kabel, Schrauben, Klammern, Elektroden etc.

■ **Kontraindikationen**
* Schrittmacher (es gibt mittlerweile MRT-fähige Herzschrittmacher, diese müssen jedoch vor der Untersuchung in den MRT-Modus und danach wieder in den regulären Schrittmachermodus gestellt werden)
* manche mechanische Herzklappen
* Gefäßclips aus magnetischen Materialien (meistens nur ältere Clips aus der „Vor-MRT-Ära" → bezüglich der MR-Tauglichkeit siehe http://clipfinder.klinikum.uni-muenchen.de)
* implantierte Pumpen
* wenige Wochen alte Gelenksimplantate

■ **Patientenbezogene Probleme**
* mangelnde Kooperation durch Sedierung, fehlendes Verständnis (z. B. Aphasie), geistige Behinderung, Klaustrophobie
* mangelnde Untersuchungs- und Beobachtungsmöglichkeit des Patienten (Thoraxexkursionen, Auskultation, Hautkolorit, Puls)
* eingeschränkte Überwachungsmöglichkeit des Patienten → physikalische und bauliche Besonderheiten bedingen spezielle, abgeschirmte Geräte im MRT: EKG-Überwachung (nur Extremitätenableitungen) mit speziellem Kohlefaserkabel, Pulsoxymetrie

mittels fiberoptischem Kabel, oszillometrische nichtinvasive Blutdruckmessung
* Verwendung MRT-sicherer Beatmungsgeräte und Spritzenpumpen notwendig (s. Einteilung der American Society for Testing and Material 2005), Beachtung des Medizinproduktegesetzes (MPG) und MPBetreibV (Medizinprodukte-Betreiberverordnung)!
* Von einer Verlängerung der Perfusorleitungen über mehrere Meter ist dringend abzuraten, da aufgrund der veränderten Druckverhältnisse die Applikation der Förderrate nicht gewährleistet werden kann. Zudem ist dies gemäß MPG und MedBetreibV nicht zulässig.
* beatmete Patienten → lange Beatmungsschläuche (bis zu 4 m) notwendig; **cave:** erhöhter Totraum mit Gefahr der Hypoventilation

> **!** Von einer Beutelbeatmung muss unbedingt abgeraten werden (!) → Gefahr der Hypoventilation und Hypoxie, da weder die Beatmungsvolumina noch die Beatmungsdrücke (inklusive PEEP) sinnvoll kontrolliert werden können.

* kreislaufinstabile Patienten mit hohem Volumen- und Katecholaminbedarf → MRT aufgrund der schlechten Überwachungs- und Handlungsmöglichkeit nur bei zwingender Indikation und guter Vorbereitung (Reduktion der Untersuchung auf die notwendigen = aussagekräftigen Sequenzen)
* intensivpflichtige Patienten → Atemwegssicherung, Kreislaufstabilisierung und Reanimation müssen gewährleistet werden; daher Notwendigkeit der Vorhaltung entsprechender Geräte, Materialien und Medikamente in unmittelbarer Nähe des Untersuchungsraums (idealerweise Mitnahme eines eigenen „bekannten" Notfallrucksacks bzw. -koffers)

A-1.4 Crew-Resource-Management (CRM) – Patientensicherheit

A-1.4.1 Was ist CRM?

Crew-Resource-Management (CRM) ist Ende der 1970er-Jahre in der Luftfahrt entstanden und sollte die humanen Faktoren in der Entstehung von Flugzeugunglücken untersuchen. In den letzten Jahren ist die Bedeutung der humanen Faktoren zunehmend auch in den Fokus des Interesses der Medizin (und dort v. a. der Anästhesie, Intensiv- und Notfallmedizin) gerückt. CRM beinhaltet die zur Verfügungstellung jeglicher humaner, informeller und technischer Ressourcen, um eine effektive und sichere Leistung erbringen zu können. Es handelt sich dabei um einen aktiven Prozess, bei dem die einzelnen (Crew-)Teammitglieder potenzielle Gefahren und Risiken erkennen und untereinander kommunizieren sollen, um diese zu verhindern oder zu minimieren. Hintergrund des Konzepts ist, dass im Bereich der Flugsicherheit v. a. Faktoren der sozialen Beziehungen untereinander eine größere Rolle in der Fehlerentstehung (bzw. *critical incidents*) spielen als menschliche Fehler oder organisatorische bzw. technische Probleme. Zu diesen Faktoren gehören:

- schlechte Kommunikationsqualität,
- inadäquates Informationsmanagement,
- gestörtes Beziehungsklima und
- verminderte Belastbarkeit.

Im medizinischen Bereich entstehen viele Fehler und Todesfälle durch unerfahrene Ärzte sowie durch neue bzw. unbekannte Prozeduren, v. a. im notfall- und intensivmedizinischen Bereich, aber auch durch fehlerhafte Zubereitung, Applikation oder Dosierung von Medikamenten (Pankin 2006; Weingart 2000). Alleine in Deutschland schätzt man, dass 30 000 bis 80 000 Todesfälle im Jahr durch medizinische Fehler verursacht sind (Bericht zum Gutachten des Sachverständigenrates für die konzertierte Ak-

tion im Gesundheitswesen 2003). Gerade die Arbeit auf der Intensivstation ist aufgrund ihrer Komplexität, der hohen technischen Anforderungen und der Erfordernis Entscheidungen in kritischen Situationen in kurzer Zeit zu treffen anfällig für Fehler.

A-1.4.2 Einflussfaktoren auf die Teamperformance

Das Team (= Crew) besteht aus einzelnen Teammitgliedern. Diese stellen die menschliche Ressource *(human factor)* dar, die je nach physischer (Übermüdung, Hunger und Durst, Kopfschmerzen etc.) und psychischer (Unkonzentriertheit, schlechte Laune, Stress, Über-/Unterforderung, Gelangweiltsein etc.) Verfassung eine bestimmte Tagesform hat. Die Teamleistung wiederum hängt von verschiedenen Faktoren, wie z. B. Leistungsvermögen, Erfahrung, Ausbildung, Algorithmen, Equipment und Kommunikation, ab. Es ist wichtig, Teamstrukturen zu schaffen und diese zu kommunizieren (wer führt, wer hat welche Aufgabe innerhalb des Teams). Zudem sollten in der Medizin die vorhandenen **materiellen und immateriellen Ressourcen** genutzt und optimiert werden. Zu nennen sind:

- Personal (Teambildung und Teamwork),
- Know-how und Ausbildung,
- Technik und Ausstattung,
- Organisation.

Ursache von Zwischenfällen sind zu ca. 70 % sog. *human factors*; damit sind soziale, emotionale und kommunikative Kompetenzen gemeint, die oftmals vermeidbare Fehlerquellen darstellen. Häufig sind es nicht mangelndes Fachwissen oder Können, die zu Zwischenfällen führen (ca. 30 %), sondern Probleme in der Umsetzung des Wissens unter den Bedingungen der Realität oder im Umgang mit der Komplexität sowie mangelnde oder fehlerhafte Kommunikation im Team oder Störungen in der Teambeziehung.
Weitere Faktoren sind:

- Ausbildungs- und Überwachungsprobleme,

- ungenügende (technische und personelle) Ressourcen,
- Mensch-Maschine-Schnittstellen-Probleme und
- verschiedene patientenbezogene Faktoren.

Wie man sieht sind Zwischenfälle meist multifaktoriell verursacht.

> **!** Wichtig ist jedoch: Zwischenfälle sind vermeidbar – Fehler nicht!

Nach Reason gibt es die sog. **Evolution eines Fehlers oder die Fehlerkette** (s. Abb. A-1-1): Ein Fehler bedingt meist noch keinen Unfall, die (unglückliche) Verkettung mehrerer Zwischenfälle (= kleiner Fehler) kann jedoch zu einem großen Fehler führen.
Grundelemente des Crew-Ressource-Managements sind:

- **Kooperation und Kommunikation:**
  Teamarbeit fördern und aufrechthalten, andere Meinungen beachten, anderen helfen, Konflikte lösen.
  - **Grundelemente** der Kommunikation:

Bei der Kommunikation kodiert der „Sender" die Nachricht und der „Empfänger" dekodiert die Nachricht. Dies kann nur unter der Voraussetzung eines gleichen Codes (z. B. gleiche Sprache, gleiche Verständnisebene) funktionieren.
  - **Fehler** in der Kommunikation:
    Sender kodiert unklar oder unpräzise (z. B. indirekte Ansprache: „Könnte mal **jemand** ..." anstatt „Kannst **du** ..." oder ungenaue Angaben: „Gib mal ein bisschen Dormicum."), Empfänger dekodiert falsch („Wahr ist, was der Andere wahrnimmt."), Sprache ist falsch oder nicht eindeutig (z. B. Fachtermini werden nicht verstanden), Rückmeldung fehlt, Sachebene wird nicht beibehalten.
    → Wichtig ist: „Es ist nicht möglich, nicht zu kommunizieren" (Watzlawick), sodass jede Handlung oder Äußerung in irgendeiner Form bei seinem Gegenüber ankommt.
- **Führungsrolle und Management:**
  - eigene Autorität behaupten, Leadership und Followership muss glaubhaft und

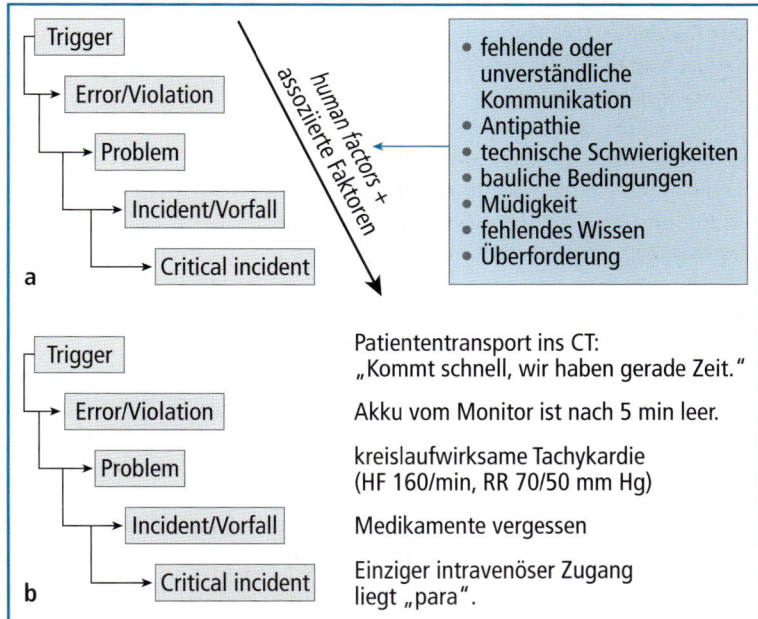

Abb. A-1-1 a) Evolution eines Fehlers – die Fehlerkette; **b)** Beispiel für eine Fehlerkette.

glaubwürdig sein, Vertrauen schaffen; sagen was man tut – tun was man sagt
– Bereithalten und Benutzen von Standards
– strukturiert denken und handeln = Planung und Koordination
– Arbeit gleichmäßig verteilen, das Team in die Planung einbeziehen, Feedback zulassen, Anerkennung von Leistungen des Teams (unabhängig der eigenen Leistung)
Teamwork = sich, andere, ein Team führen
● **Situationswahrnehmung:**
Aufmerksamkeit und Beobachtung der Systeme, Umgebung und Zeit
● **Entscheidungsfindung:**
Probleme erkennen und analysieren, Alternativen anwenden, Risiken erkennen und anwenden, Ergebnisse überprüfen
● **Fehlerentstehung** („Das Halbverstandene und Halberfahrene ist nicht die Vorstufe der Bildung, sondern ihr Todfeind." [Theodor Adorno]):
Fehler entstehen durch:
– technische Probleme,
– organisatorische Probleme,
– fehlende Gerätekenntnisse, Einweisung (s. Kasten MPG und MPBetreibV), Erfahrung, Ausbildung.
Die rechtlichen Rahmenbedingungen zur Anwendung medizinischer Geräte sind nur erfüllt, wenn eine (dokumentierte!) Einweisung und regelmäßige Kontrolle der Geräte erfolgt (s. „Exkurs: MPG und MPBetreibV in der Praxis", s. u.).
● **Human Factors:**
Stress, Überforderung, Müdigkeit, Erschöpfung, Hunger und Durst, Schmerzen, Ungeschicklichkeit etc. gehören dazu.
Ärzte und Pflegekräfte auf Intensivstationen gehören zu dem am stärksten gefährdeten Personenkreis für die Entwicklung eines **Burn-out-Syndroms** (Burn-out-Rate bis zu 40 %). Ungünstige Arbeitsorganisation (Arbeitsbelastung, Zeitdruck, Überforderung, Fehldelegation) und interpersonelle Konflik-

te spielen in der Entstehung eines Burn-outs eine wichtige Rolle (Kessler 2008). Die Arbeit an sich ist oftmals durch körperliche und seelische Erschöpfung, verminderte Konzentrationsfähigkeit und depressive Stimmung beeinflusst. Diese wiederum führen zu nachlassender Qualität in der Patientenversorgung, erhöhter Krankheitsrate und Fluktuation innerhalb des Personals (mit fehlender Kontinuität der Patientenbetreuung).
Positiv hingegen wirken sich **Mitbestimmung** und **Mitverantwortung** innerhalb der Arbeitsbereiche und der Dienstplangestaltung sowie v. a. ein gutes Verhältnis zu den Kollegen aus.
Auch das Schaffen einer **Diskussionsplattform**, in der Probleme, belastende Situationen und frustrane Krankheitsverläufe in Form eines Dialogs wertungsfrei besprochen werden können, aber auch die Anerkennung über das Geleistete und das „Outen" von Nöten, Ängsten und Zweifeln – und zwar unabhängig von der Stellung, der Ausbildung oder Fachdisziplin (→ Teamkultur schaffen) – kann der Entstehung eines Burn-outs entgegenwirken (Kantner-Rumplmair 2009).

! Erlebte *Sinnhaftigkeit*, erlebte *Verantwortung* (Handlungs- und Entscheidungsspielräume) und *Rückmeldung* zu eigenen Arbeitsergebnisse sind die zentralen Voraussetzungen für Arbeitszufriedenheit und Motivation (Hackmann u. Oldham 1975).

● **Routine** („Das haben wir immer so gemacht ...") und **Unterforderung** („innere Kündigung", Desinteresse).

Exkurs: MPG und MPBetreibV in der Praxis

● Medizinische Geräte, die dem MPG und der MPBetreibV unterliegen, müssen als solche gekennzeichnet und zugelassen sein.
● Es muss einen Geräteverantwortlichen geben, der die Einweisungen vornimmt, das Medizinproduktebuch führt und sich um Kontrollmessungen/-überprüfungen/-wartungen kümmert.

- Vor Benutzung/Anwendung eines medizinischen Geräts im Sinne der MPBetreibV muss eine Einweisung entsprechend den gesetzlichen Vorgaben erfolgen. Erfolgt diese nicht, handelt es sich um eine Ordnungswidrigkeit, für die der Betreiber (= Krankenhaus), der Geräteverantwortliche und der Anwender verantwortlich zu machen sind.
- Vor jeder Verwendung ist das Gerät auf fehlerfreie Funktion zu überprüfen. Bei offensichtlichen Schäden und/oder Fehlfunktionen ist das Gerät sofort außer Betrieb zu nehmen.

Relevante Geräte auf der Intensivstation/Intermediate-Care-Station sind:
- Defibrillator/externer Schrittmacher,
- Beatmungsmaschinen,
- Monitor zur Überwachung des zentralen Venendrucks + invasive RR-Messung + ICP-Messung,
- Geräte zur endovaskulären Hypothermiebehandlung (z. B. Coolguard®),
- Perfusoren und Infusomaten.

A-1.4.3 Fehlermanagement

■ Warum ist ein Fehlermanagement wichtig?
Lange Zeit wurde im medizinischen System eine *culture of blame* oder die Suche nach einem Schuldigen betrieben, anstatt den wahren Gründen für einen Fehler nachzugehen und diesen entgegenzuwirken. Die Suche nach Fehlern im System oder z. B. schlechten Rahmenbedingungen ist eher erfolgversprechend für eine längerfristige Fehlerprävention, als einzelne Personen zu beschuldigen (und letztlich darauf zu warten, dass der Fehler/Zwischenfall wieder entsteht). Es gilt daher, das Problem möglichst an der Wurzel zu packen und keine sinnlose „Brandrodung" durch Beschuldigungen zu betreiben.
Bei fahrlässigem Verhalten besteht eine persönliche Haftung. Bei fehlender oder mangelhafter Struktur (Geräte, Ausbildung, Anweisung, personelle Besetzung) liegt ein **Organisationsverschulden** vor, für das die Leitungsebene/Geschäftsführung haftet. Bei fehlendem Risikomanagement können strafrechtliche Konsequenzen resultieren. Daher kann es nur von Vorteil sein, wenn auch die Führungsebene einer klinischen Abteilung oder die Geschäfts-

führung ein aktives Fehlermanagement betreibt und unterstützt.

■ Probleme im Umgang mit Fehlern
- Jeder besitzt eine selektive Wahrnehmung („Ich mache keine Fehler.").
- Ärzte sind (Halb-)Götter in Weiß.
- Fehler machen nur schlechte Kollegen.
- Fehler lassen charakterliche Mängel vermuten.
- Es wird nicht zwischen zufälligen und systematischen Fehlern unterschieden.
- Es erfolgt keine oder nur eine unvollständige Fehleranalyse.
- Bei latenten Fehlern werden Organisationsfaktoren nicht berücksichtigt.
- Es gibt ein öffentliches Sündenbockprinzip: *„naming, blaming, shaming"* (= Schuldkultur).
- Einsicht oder Offenheit für Neues fehlen („Das haben wir schon immer so gemacht."; „Das haben wir noch nie so gemacht."; „Da könnte ja jeder kommen.").

■ Lösungsansätze
- Fehlerbewusstsein schaffen: Errare humanum est – Irren ist menschlich (oder *shit happens*).
- Fehlerkultur schaffen, d. h. Vertrauen schaffen und Schuldzuweisungskultur abschaffen. → Nicht nach dem Schuldigen, sondern nach Vermeidungsmöglichkeiten suchen.
- Fehler enttabuisieren: nicht „Wer hat recht?" (= emotional), sondern „Was ist richtig?" (= sachlich).
- Betroffene beteiligen, d. h. offen und wertungsfrei über Probleme kommunizieren.
- Sachebene beibehalten (nicht „Du bist blöd, Du lernst es wohl nie." [= Beleidigung] oder „Na, probiert es der Youngster mal wieder?" [= Abwertung]).
- System betrachten und analysieren: Schulung, Ausbildung und Fortbildung, SOPs *(Standard Operating Procedures)*, Fehleranalyse.
- *Critical Incident Reporting System* (CIRS) mit der Grundidee **Fehler zu erkennen, zu**

analysieren, zu besprechen und zu beseitigen.

Winston Churchill sagte bereits: „Lache nie über die Dummheit der anderen. Sie kann deine Chance sein; und kluge Menschen machen nicht alle Fehler selbst. Sie geben auch anderen eine Chance."

Das Lernen beginnt mit der **anonymen** Fehlerdokumentation und -analyse, damit durch eine „offene bzw. transparente Fehlerkultur" Fehler vermieden werden können.

Von zentraler Bedeutung bei einem Fehler- oder Zwischenfallmeldesystem ist die Anonymität, da nur so die Angst vor möglichen persönlichen Sanktionen verhindert wird und die Mitarbeiter zur Teilnahme motiviert werden.

Risikofaktoren für Medikationsfehler bzw. Medikamenten bezogene Probleme auf der Intensivstation sind (nach Moyen 2008):
- Schwere der Erkrankung,
- Alter des Patienten,
- Dauer des Krankenhausaufenthalts,
- Sedierung mit fehlender Kommunikationsmöglichkeit des Patienten (Selbstschutz aufgehoben),
- wiederholte Bolusgaben,
- falsche Dosierung durch fehlerhafte Gewichtsanpassung (z. B. Gewicht falsch geschätzt),
- komplexe Dosierungsvorgaben (→ Berechnungen falsch),
- falsche Einstellung der Perfusoren/ Infusomaten,
- hohe Anzahl der verschriebenen Medikamente,
- hohe Anzahl der Interventionen,
- komplexe Arbeitsbedingungen, hoher Stress, hoher Patientenumsatz und
- Notfallaufnahmen.
- **Aus Fehlern lernen – eine Führungsaufgabe:** Entscheidungen treffen, Strukturen schaffen, Mitarbeiter motivieren. Zur Führungsaufgabe gehört es v. a., vernünftige Strukturen innerhalb der Abteilung oder des Teams zu schaffen und diese zu

kommunizieren. Dies kann anhand von Vereinbarungen, Empfehlungen, Leitlinien, Richtlinien und Standards erfolgen.

Vereinbarungen haben in dieser Aufzählung eher einen beratenden Charakter und erlauben einen relativ großen individuellen Spielraum.

Leitlinien besitzen schon eher eine Verbindlichkeit, da sie auf der aktuellen Literatur und Expertenmeinungen basieren, sie sind aber immer noch als Empfehlungen anzusehen.

Richtlinien und **Standards** hingegen sind mehr oder weniger feste Vorgaben, an die man sich halten sollte.

- **Crisis-Resource-Management-Prinzipien** (nach Rall 2009):
  - Kenne deine Arbeitsumgebung!
  - Antizipiere und plane voraus!
  - Fordere Hilfe an, lieber früh als spät!
  - Übernimm die Führungsrolle oder sei ein gutes Teammitglied mit Beharrlichkeit!
  - Verteile die Arbeitsbelastung!
  - Mobilisiere alle verfügbaren Ressourcen (Personen und Technik)!
  - Kommuniziere sicher und effektiv – sage was dich bewegt!
  - Beachte und verwende alle vorhandenen Informationen!
  - Verhindere und erkenne Fixierungsfehler!
  - Habe Zweifel und überprüfe genau (nie etwas einfach hinnehmen)!
  - Verwende Merkhilfen und schlage nach!
  - Reevaluiere die Situation (z. B. wenn man gerade gedanklich nicht weiter kommt, die Behandlung ohne Erfolg ist, Hektik/ Chaos ausbricht): **10-Sekunden-für-10-Minuten-Prinzip** – das steht symbolisch für: „Zeit nehmen für ein paar Sekunden zum Sammeln, Nachdenken, Problemerkennen, Sortieren und das Abstimmen des weiteren Vorgehens im Team", um danach wieder („10 min") effektiver arbeiten zu können.

! Ein paar Sekunden nachdenken („Organisationspause") sind kein wirklicher Zeitverlust und schaden in der Regel keinem Patienten (auch nicht in Notfallsituationen)!

– Achte auf gute Teamarbeit – unterstütze andere und stimme dich mit ihnen ab!
– Lenke deine Aufmerksamkeit bewusst!
– Setze Prioritäten dynamisch!

A-1.5 Kommunikation – das schwierige Gespräch mit Angehörigen und Patienten

Im klinischen Alltag gibt es viele Situationen, in denen ein „schwieriges Gespräch" entstehen kann. Schlechte Nachrichten können die Diagnose einer schweren Erkrankung, jedoch auch der Tod eines Angehörigen sein. Häufig sind diese Gespräche durch verschiedene Emotionen wie Trauer, Fassungslosigkeit, Ungläubigkeit, Wut bzw. Aggressivität, Enttäuschung, Unsicherheit, Hilflosigkeit und Verzweiflung geprägt. Manche Menschen reagieren mit Lethargie und Apathie, teilweise jedoch auch mit (übertriebenem) Aktionismus auf schlechte Nachrichten.

Nach der Psychiaterin Elisabeth Kübler-Ross gibt es **5 Phasen des Sterbens**:

1. **Denial** – Leugnen, Nicht-wahrhaben-Wollen der Erkrankung, der Diagnose, der Nachricht;
2. **Anger** – Zorn, Wut darüber, dass er/sie erkrankt ist;
3. **Bargaining** – mit sich und anderen verhandeln, Neid darüber, dass andere weiterleben können;
4. **Depression** – Erstarrung, Verzweiflung, Angst über den drohenden Verlust;
5. **Acceptance** – Nach Neid, Wut, Depression kommt eine Phase, in der man sich mit der Situation des Sterbens abgefunden hat.

Die Psychologin Verena Kast hat diese Phasen auf die Situation der Angehörigen übertragen:

- **Nicht-wahrhaben-Wollen:** Mentaler Schock, Informationen können kaum verarbeitet werden, gleiche Fragen werden immer wieder gestellt („Es darf nicht wahr sein!" – „Das ist doch ein schlechter Traum!").
- **Aufbrechen der Emotionen:** Trauer, Wut, Zorn, Angst und Ruhe-/Schlaflosigkeit vermischen sich häufig; Suche nach einem Schuldigen, Misstrauen gegenüber den Ärzten als Ausdruck der inneren Abwehr gegen die Fakten. In dieser Phase können erhebliche Kommunikationsschwierigkeiten auftreten.
- **Trennungsphase**: „Suchen, finden, sich trennen" – durch Beschäftigung mit der verlorenen oder sterbenden Person und der Konfrontation mit Realität ändert sich die Bindung zu der Person, sodass eine Trennung möglich wird.
- **neuer Selbstbezug:** Der Verlust wird akzeptiert, die Bindung lässt nach und man stellt sich auf das Leben danach ein.

Es gibt keine allgemeingültigen Regeln, Verhaltensweisen oder Empfehlungen für solche Gespräche, da sie wesentlich durch die anwesenden Personen mit den individuellen Erfahrungen, Ansichten und Verarbeitungsmöglichkeiten beeinflusst werden. Die folgenden Punkte – Kommunikationsstrategie **SPIKES** – können nur als Anregungen zur Vorbereitung solcher Gespräche dienen:

- *setting up the interview:* Das Gespräch vorbereiten – Krankenakte nochmals durchsehen, ruhige Gesprächsatmosphäre schaffen, d. h. separater ruhiger Raum (keine schwierigen Gespräche auf dem Flur oder am Bett des Patienten), kein Zeitdruck.
- *perception of illness:* Vorstellung/Sichtweise des Patienten/der Angehörigen bezüglich der Erkrankung; Kommunikationslevel beachten, z. B. Sprache, Vokabular.
- *invitation to give information:* Einladung zur Mitteilung von Informationen – Was will/wollen der Patient/die Angehörigen wissen, was können sie aktuell aufnehmen?

Gesprächspartner zu Wort kommen lassen, Gelegenheit zum Fragen geben.

- *giving knowledge and information:* Wissen und Informationen vermitteln – einfach und verständlich, keine/wenig Fachausdrücke verwenden.
- *responding to patients emotions:* Auf Gefühle eingehen, empathische Gesprächsführung, in den Patienten/die Angehörigen hineinversetzen bezüglich Denken, Gefühlen, Interessen, Bedürfnissen („Wie würde es mir in dieser Situation ergehen?"). Das bedeutet aber trotzdem, dass eine gewisse emotionale Distanz beibehalten werden sollte und man durchaus auch Kritik üben darf. Man muss auch nicht die Sicht- oder Verhaltensweisen seines Gesprächspartners teilen oder jegliches Verhalten tolerieren.
- *communicating strategy and summary:* Gespräch zusammenfassen und weitere Strategie besprechen.

Die Intensivmedizin wird häufig als aggressive und apparative bzw. technisch geprägte Medizin („der Patient hängt an Kabeln, Drähten, Nadeln und Schläuchen") sowie als bedrohlich und fremd angesehen. Aus diesen Gründen ist oftmals eine Erklärung der Abläufe auf der Station sowie der Möglichkeiten und Grenzen der Intensivmedizin notwendig und sinnvoll. Auch sollten Fragen und Ängste bezüglich der Intensivstation, der Überwachung und der Behandlung vertrauensvoll und offen angesprochen werden. Es sollte das Gefühl vermittelt werden, dass alles gefragt werden kann, was einem am Herzen liegt. Wenn möglich, sollten die Informationen und Befunde von ein und derselben Bezugsperson (Arzt) übermittelt werden. Viele verbinden mit einer Intensivbehandlung auch eher den Tod als das Überleben (ca. 80 % der Befragten). Daher sollten je nach Krankheitsbild bzw. -verlauf auch die verschiedenen Stufen der Intensivtherapie angesprochen werden:

- maximale Intensivtherapie,
- Verzicht auf weitere Eskalation einer bereits begonnenen Therapie,

- Therapiereduktion und -abbruch,
- evtl. primärer Verzicht auf eine Intensivtherapie.

Wird eine **Todesnachricht** überbracht, sind folgende „Regeln" hilfreich:

- Wichtig ist eine klare bzw. eindeutige Gesprächsführung: Tod bzw. Hirntod benennen, damit keine Missverständnisse entstehen oder falsche Hoffnungen geweckt werden. Verständliche Worte, keine Fremd- oder (medizinischen) Fachwörter verwenden. Den Angehörigen Zeit geben, das Gesagte an sich heranzulassen. Weitere Themen (Organspende, Obduktion, Beerdigung etc.) erst ansprechen, wenn die Todesnachricht verstanden wurde.
- Gefühle der Angehörige soweit wie möglich spiegeln und evtl. verbalisieren: z. B. „Sie wissen jetzt gar nicht, was Sie tun sollen?"
- Empathie und Anteilnahme zeigen, jedoch auch emotionale Distanz bewahren. ➜ Mitfühlen, aber nicht mitleiden!
- Emotionen der Angehörigen zulassen, auch wenn sie nicht mit den eigenen Empfindungen oder dem eigenen Verständnis von Trauer übereinstimmen (z. B. laute oder starke Emotionen wie Schreien, Heulen, Auf-den-Boden-Werfen). Keine tröstenden Floskeln verwenden, kein Beschwichtigen oder Verurteilen der Emotionen (z. B. „Jetzt reißen Sie sich mal zusammen!" oder „Stellen Sie sich nicht so an."). Wut und Vorwürfe nicht persönlich nehmen oder gekränkt sein, sondern als Ausdruck der Überforderung oder Verzweiflung hinnehmen.
- Den Angehörigen zuhören und sie ausreden lassen, selbst wenig reden. Fragen offen, ehrlich und verständlich beantworten.
- Angehörige nicht alleine lassen. Hilfe und Unterstützung anbieten oder organisieren (Familie, Freunde, professionelle Helfer, z. B. auch Seelsorger).

A-1.6 Rechtlicher Rahmen des ärztlichen Handelns

Ärztliches Handeln ist nur gerechtfertigt, wenn folgende Erfordernisse vorliegen:
- Indikation für die Behandlung (z. B. Problem einer Off-Label-Therapie),
- Einwilligung des aufgeklärten Patienten oder entsprechender Vertreter (Problem bei bewusstseinsgestörten oder aphasischen Patienten),
- Durchführung nach den fachlichen Regeln und mit entsprechender Sorgfalt (z. B. Problem bei Delegation von Aufgaben).

Für die ärztliche Behandlung eines Patienten gilt der sog. **Facharztstandard**. Dieser setzt nicht die formelle Facharztqualifikation voraus, sondern vielmehr eine Behandlung, die den Standards eines erfahrenen Facharztes entsprechen.

> **!** Die Stellung von Diagnose und Indikation sowie die Erstellung eines Therapieplans sind dem Arzt vorbehalten und dürfen nicht an das Pflegepersonal delegiert werden!

Da der Wille des Patienten aus rechtlicher Sicht oberste Priorität besitzt, ist jede diagnostische oder therapeutische Maßnahme ohne Zustimmung des Patienten prinzipiell strafbar (= Körperverletzung), auch wenn der Patientenwunsch aus medizinischer Sicht unsinnig erscheint.

„Die Ausschöpfung intensivmedizinischer Technologie ist, wenn sie dem wirklichen oder anzunehmenden Patientenwillen widerspricht, rechtswidrig." (Bundesgerichtshof in Strafsachen 1991). Ein umfangreicher Übersichtsartikel zu dem Thema „Medikolegale Probleme auf einer Intensivstation" ist von Biermann 2009 erschienen.

A-1.7 Der sterbende Patient – Palliativmedizin

A-1.7.1 Ethische Aspekte

Die 4 medizinethischen Prinzipien nach Beauchamp und Childress (1994) lauten:
- **Autonomie des Patienten:** Dieser Aspekt impliziert die Verpflichtung, die Freiheitsrechte des Patienten zu achten und ihm durch sachgerechte Informationen die Mitwirkung an Therapieentscheidungen zu ermöglichen → informiertes Einverständnis *(informed consent)*. Jede diagnostische und jede therapeutische Maßnahme muss durch das ausdrückliche Einverständnis des Patienten legitimiert werden. Diese Forderung entfällt häufig in Notsituationen oder ihr kann aus Zeitgründen nicht entsprochen werden.
- **Non-Maleficence – Schadensvermeidung** („primum nil nocere"): Das ärztliche Handeln sollte, wenn immer möglich, so ausgerichtet sein, dass der Patient durch die Behandlung keinen weiteren Schaden erleidet. Individuell muss jedoch immer abgewogen werden, welcher Schaden zumutbar und verantwortbar ist.
- **Beneficence – Prinzip der ärztlichen Fürsorge:** Der Arzt soll das Wohl des Patienten fördern und dem Patienten nützen. Dies umfasst die Verpflichtung des Arztes, Krankheiten zu behandeln oder (präventiv) zu vermeiden, Beschwerden zu lindern und das Wohlergehen des Patienten zu befördern. Während das Prinzip des Nichtschadens fordert, schädigende Eingriffe zu *unterlassen*, verpflichtet das Fürsorgeprinzip den Arzt zu *aktivem Handeln*.
- **Gerechtigkeit:** Hiermit sind z. B. gerechte Verteilung von Leistungen in der Gesundheitsversorgung und das Ziel gleiche Fälle gleich zu behandeln gemeint.

In der Praxis sollten die 4 Prinzipien bezogen auf den jeweiligen Patienten interpretiert und gegeneinander abgewogen werden. Es kann z. B. durchaus sein, dass eine gewisse Schädigung des Patienten erforderlich sein kann, um größeren Schaden zu vermeiden (z. B. Hemikraniektomie bei malignem Mediainfarkt, Amputation bei Gangrän, Biopsie zur histologischen Diagnosesicherung, Intubation und künstliche Beatmung, Angiographie diagnostisch oder mit Intervention). Auch die Autonomie des Patienten kann – v. a. in Notfallsituationen – zunächst zum Wohle des Patienten untergeordnet sein.

A-1.7.2 Therapiebegrenzung in der Intensivmedizin

Im angloamerikanischen Sprachgebrauch wird im Zusammenhang mit der Therapiebegrenzung der Begriff *medical futility* verwendet, der die Aussichtslosigkeit und Nutzlosigkeit medizinischer Maßnahme beschreibt.

Bei bestimmten Erkrankungen oder Krankheitsverläufen ist die medizinische Indikation für intensivmedizinische Maßnahmen nicht mehr gegeben, da durch sie weder das angestrebte Behandlungsziel oder das Überleben des Patienten erreicht werden können, oder sich der Patient bereits im Sterbeprozess befindet, sodass eine Therapiebegrenzung sinnvoll erscheint.

Folgende Vorgehensweisen sind denkbar:
- **primärer Therapieverzicht:** Der Patient wird nicht auf die Intensivstation aufgenommen.
- **Therapiebegrenzung:** Das Maximum an medizinischen Maßnahmen wird festgelegt (s. a. Abschn. A-1.7.3).
- **Therapieabbruch:** Jegliche lebenserhaltende Maßnahmen werden aktiv beendet. Hierbei ist zu beachten, dass, wenn die Angehörigen die Entscheidung des „Geräteabschaltens" getroffen haben, diese häufig verunsichert sind („Habe ich mich richtig entschieden?") oder die Situation als sehr belastend empfinden („Richter über Leben und Tod sein"). Man sollte daher vorher fragen, ob sie über einen Therapieabbruch mitentscheiden oder

die Entscheidung den Ärzten überlassen wollen.
- **Therapiereduktion:** Hiermit ist die Rücknahme der begonnenen intensivmedizinischen Maßnahmen gemeint.

A-1.7.3 Do-not-Resuscitate-Anordnung

Die Do-not-Resuscitate-(DNR-)Anordnung eröffnet einen Weg für ein dokumentiertes und einheitliches Vorgehen in kritischen Situationen mit Blick auf den Willen des Patienten und/oder die Aussichtslosigkeit einer medizinischen Maßnahme, immer bezogen auf die aktuelle Situation bzw. Erkrankung. Auch wenn diese Anordnung nicht einheitlich definiert ist, stellt sie in der Regel die Endstrecke des Patientenwillens dar.

Primär bezieht sich die Anordnung *„do not resuscitate"* auf das Unterlassen einer kardiopulmonalen Reanimation. Jedoch können nach Rücksprache und Dokumentation in der Patientenakte auch Anordnungen getroffen werden, die sich auf „Vorstufen" der eigentlichen Reanimation beziehen. Zu nennen sind hier beispielsweise: keine Intubation bei respiratorischer Verschlechterung, keine Katecholamine bei Kreislaufinsuffizienz, keine Antibiose bei erneutem Infekt.

⚠️ Wichtig ist eine einheitliche, klar verständliche und gut erkennbare (z. B. immer an der gleichen Stelle in den Patientenakten) Dokumentation der Anordnungen.

Das Erteilen einer DNR-Anordnung sollte nach Absprache mit dem Patienten, Angehörigen bzw. Betreuern oder Bevollmächtigten und dem Pflegepersonal unter Einbeziehung rechtlicher (Patientenverfügung, Vorsorgevollmacht), ethischer, organisatorischer und persönlicher Aspekte durch einen erfahrenen (Fach-, Ober-) Arzt erfolgen. Die Anordnung „DNR" sollte nach ausreichender Beobachtungszeit getroffen werden und es muss je nach klinischem Verlauf reevaluiert werden, inwieweit die Voraussetzungen für eine Therapiebegrenzung immer noch gegeben sind. Falls sich die klinische Situation geändert hat, kann eine DNR-Anordnung selbstverständlich zurückgezogen werden. Auch wenn die DNR-Anordnung getroffen wurde, ist darauf zu achten, dass man nicht in einen therapeutischen Nihilismus verfällt, der zu einer „Untertherapie" führt.

A-1.7.4 Rechtliche Aspekte der Therapiebegrenzung

Die **Bundesärztekammer** hat im Jahr 2004 **Grundsätze zur Sterbehilfe** formuliert, die im Folgenden in Auszügen bzw. zusammengefasst dargestellt werden.
Aufgabe des Arztes ist es unter Beachtung des Selbstbestimmungsrechtes des Patienten (s. u. „Empfehlungen im Umgang mit der Patientenverfügung") Leben zu erhalten, Gesundheit zu schützen und wiederherzustellen sowie Leiden zu lindern und Sterbenden bis in den Tod beizustehen.
Sterbende, d. h. Kranke oder Verletzte mit irreversiblem Versagen einer oder mehrerer vitaler Funktionen, bei denen der Tod in kurzer Zeit zu erwarten ist, soll geholfen werden, unter menschenwürdigen Bedingungen zu sterben. Der Arzt hat im Rahmen der palliativmedizinischen Versorgung für eine Basisbetreuung zu sorgen. Diese beinhaltet menschenwürdige Unterbringung, Zuwendung, Körperpflege, Linderung von Schmerzen, Atemnot und Übelkeit sowie Stillen von Durst und Hunger, soweit sie keine zusätzliche Belastung für den Patienten darstellen. Maßnahmen zur Verlängerung des Lebens dürfen in Übereinstimmung mit dem Willen des Patienten unterlassen oder nicht weitergeführt werden, wenn diese nur den Sterbevorgang verzögern würden und die Krankheit in ihrem Verlauf nicht aufgehalten werden kann (= passive Sterbehilfe). Auch leidlindernde Maßnahmen, die beispielsweise aufgrund von Nebenwirkungen (z. B. Analgesie und/oder Sedierung) eine Lebensverkürzung beinhalten (= indirekte Sterbehilfe), dürfen hingenommen werden, solange keine aktive Sterbehilfe (= aktive Durchführung von lebensverkürzenden Maßnahmen auf Wunsch des Patienten) geleistet wird.
Patienten mit schwerer zerebraler Schädigung und anhaltender Bewusstseinsstörung haben, wie alle Patienten, ein Recht auf Behandlung, Pflege und Zuwendung. Jedoch ist auch hier die Behandlung im Sinne des (mutmaßlichen) Patientenwillens durchzuführen.

Selbstbestimmung des Patienten

Mit Patientenverfügungen, Vorsorgevollmachten und Betreuungsverfügungen nimmt der Patient sein Selbstbestimmungsrecht wahr.
Weder die Autonomie noch die Gewissensfreiheit des Arztes berechtigen zu Eingriffen in die körperliche Integrität des Patienten, die von dessen erklärter oder mutmaßlicher Einwilligung nicht getragen werden.
Der Patient kann Eingriffe in seine körperliche Integrität – auch unvernünftigerweise – untersagen.
In Notfallsituationen, in denen der Wille des Patienten nicht bekannt ist und auch für die Ermittlung des mutmaßlichen Willens keine Zeit bleibt, ist die medizinisch indizierte Behandlung einzuleiten, die im Zweifel auf die Erhaltung des Lebens gerichtet ist.
Das Selbstbestimmungsrecht wird durch das dritte Gesetz zur Änderung des Betreuungsrechtes § 1901a und b, Änderung gültig zum 1. September 2009 geregelt.

■ **Empfehlungen im Umgang mit der Patientenverfügung**
● **Die Patientenverfügung ist gültig und bindend** (unabhängig vom Erstellungsdatum).
● Zentrales Moment ist der berufene Betreuer oder Bevollmächtigte (➜ Vorsorgevollmacht), der den Willen des Patienten umsetzen und/oder zur Ermittlung des mutmaßlichen Willens beitragen soll. Er ist für die Durchsetzung des Patientenwillens gegenüber Ärzten, Pflegekräften und Einrichtungen verantwortlich.
● Durch alle Beteiligten ist zu prüfen, inwiefern die aktuelle Situation den Festlegungen

in der Patientenverfügung entspricht. Eine auf die aktuelle Situation genau zutreffende Patientenverfügung ist unmittelbar zu beachten, auch wenn es keinen Betreuer oder Bevollmächtigten gibt (da dieser nicht zur „Umsetzung" benötigt wird).

- Liegt keine Patientenverfügung vor oder stimmt die aktuelle Situation nicht mit den getroffenen Festlegungen überein, ist nach Absatz 2 (mutmaßlicher Wille) zu verfahren.
- Gespräch zur Feststellung des Patientenwillens (dialogische Umsetzung):
(1) Der behandelnde Arzt prüft, welche ärztliche Maßnahme im Hinblick auf den Gesamtzustand und die Prognose des Patienten indiziert ist. Fragen sind in diesem Zusammenhang: Welches vernünftige Therapieziel wird angestrebt und kann das Therapieziel mit der Maßnahme realistisch erzielt werden? Im Verlauf ist zu überprüfen, ob die Indikation weiterhin besteht. Arzt und Betreuer erörtern diese Maßnahme unter Berücksichtigung des Patientenwillens als Grundlage für die nach § 1901a zu treffende Entscheidung.
(2) Bei der Feststellung des Patientenwillens nach § 1901a Absatz 1 oder der Behandlungswünsche oder des mutmaßlichen Willens nach § 1901a Absatz 2 soll nahen Angehörigen und sonstigen Vertrauenspersonen des Betreuten Gelegenheit zur Äußerung gegeben werden, sofern dies ohne erhebliche Verzögerung möglich ist.
- Die **Einschaltung des Betreuungsgerichts** ist nicht erforderlich, wenn zwischen Arzt und Betreuer ein Konsens bezüglich des Patientenwillens erzielt wird. Wichtig ist eine Dokumentation der Gesprächsinhalte und -ergebnisse.
Das Betreuungsgericht (ehemals Vormundschaftsgericht) ist dann gefordert, wenn eine medizinische Maßnahme angezeigt ist und das Unterbleiben oder der Abbruch derselben einen schweren Schaden oder den Tod zur Folge haben und kein Einvernehmen bezüglich des festgestellten Willens des Pati-

enten zwischen Arzt und Betreuer/Bevollmächtigten (Angehörige) erzielt werden kann.

■ Vorsorgevollmacht

Mit einer Vorsorgevollmacht kann ein Patient für den Fall, dass er nicht mehr in der Lage ist, seinen Willen zu äußern, eine oder mehrere geschäftsfähige Personen bevollmächtigen, für ihn Entscheidungen mit bindender Wirkung zu treffen. Ein gerichtlicher Betreuer ist nicht erforderlich, soweit ein Bevollmächtigter die Angelegenheiten regeln kann (§ 1896, Abs. 2 BGB). Gibt es Anhalt für einen Vollmachtsmissbrauch (alleine die Möglichkeit ist ausreichend, ein Beweis bzw. Nachweis ist nicht erforderlich) kann das Betreuungsgericht eingeschaltet werden. Dieses kann einen (Kontroll-)Betreuer bestellen.

> **!** Den Umfang der Vollmacht (z. B. Gesundheitsangelegenheiten, Aufenthaltsbestimmung, finanzielle Angelegenheiten) kann der Vollmachtgeber frei bestimmen. Freiheitsentziehende Maßnahmen (Unterbringung) müssen jedoch vom Gericht genehmigt werden.

Da die Erklärungen nur schwer so genau zu formulieren sind, dass sie dem Arzt in der konkreten Situation die Entscheidung genau vorgeben, ist es wichtig, dass die Patientenverfügung durch eine Vorsorgevollmacht ergänzt wird. Der Bevollmächtigte ist dann in der Lage, den in der Patientenverfügung niedergelegten Willen gegenüber den Ärzten durchzusetzen.

■ Betreuungsverfügung

Durch eine Betreuungsverfügung kann Einfluss auf die durch ein Gericht anzuordnende Betreuung genommen werden. So können die Person und/oder Wünsche hinsichtlich der Lebensgestaltung bei einer Betreuung festgelegt werden. Die Betreuungsverfügung entfaltet ihre Wirkung nur dann, wenn sie tatsächlich erforderlich ist (z. B. nach Unfall, bei plötzlicher Erkrankung).

Das Gericht bzw. der Betreuer sind im Grundsatz an diese Wünsche gebunden. Eine andere

Person darf nur dann durch das Gericht bestellt werden, wenn sich die in der Betreuungsverfügung genannte Person als ungeeignet erweist. Den Umfang der Befugnisse des Betreuers (Aufenthaltsbestimmung, gesundheitliche und finanzielle Angelegenheiten etc.) bestimmt das Gericht.

Der Betreuer unterliegt der gerichtlichen Überwachung.

! **Cave:** Die Betreuungsverfügung darf nicht mit einer gesetzlichen Betreuung verwechselt werden.

■ **Auszug aus dem Bürgerlichen Gesetzbuch (BGB), Titel 2, Rechtliche Betreuung; § 1904 BGB: Genehmigung des Betreuungsgerichts bei ärztlichen Maßnahmen**

„(1) Die Einwilligung des Betreuers in eine Untersuchung des Gesundheitszustands, eine Heilbehandlung oder einen ärztlichen Eingriff bedarf der Genehmigung des Betreuungsgerichts, wenn die begründete Gefahr besteht, dass der Betreute aufgrund der Maßnahme stirbt oder einen schweren und länger dauernden gesundheitlichen Schaden erleidet. Ohne die Genehmigung darf die Maßnahme nur durchgeführt werden, wenn mit dem Aufschub Gefahr verbunden ist.

(2) Die Nichteinwilligung oder der Widerruf der Einwilligung des Betreuers in eine Untersuchung des Gesundheitszustands, eine Heilbehandlung oder einen ärztlichen Eingriff bedarf der Genehmigung des Betreuungsgerichts, wenn die Maßnahme medizinisch angezeigt ist und die begründete Gefahr besteht, dass der Betreute aufgrund des Unterbleibens oder des Abbruchs der Maßnahme stirbt oder einen schweren und länger dauernden gesundheitlichen Schaden erleidet.

(3) Die Genehmigung nach den Absätzen 1 und 2 ist zu erteilen, wenn die Einwilligung, die Nichteinwilligung oder der Widerruf der Einwilligung dem Willen des Betreuten entspricht.

(4) Eine Genehmigung nach den Absätzen 1 und 2 ist nicht erforderlich, wenn zwischen Betreuer und behandelndem Arzt Einvernehmen darüber besteht, dass die Erteilung, die Nichterteilung oder der Widerruf der Einwilligung nach § 1901a dem festgestellten Willen des Betreuten entspricht.

(5) Die Absätze 1 bis 4 gelten auch für einen **Bevollmächtigten**. Er kann in eine der in Absatz 1 Satz 1 oder Absatz 2 genannten Maßnahmen nur einwilligen, nicht einwilligen oder die Einwilligung widerrufen, wenn die Vollmacht diese Maßnahmen ausdrücklich umfasst und schriftlich erteilt ist.“

Literatur, Infos, Internetadressen

American Society for Testing and Material: www.astm. org.

Beauchamp TL, Childress JF. Principles of Biomedical Ethics. 4th ed. Oxford, New York, Oxford University Press 1994.

Beecken I. Der innerklinische Transport eines intensivpflichtigen Patienten. Facharbeit Intensivpflege, Uniklinikum Münster 2004.

Biermann E. Medikolegale Probleme auf einer Intensivstation. Intensivmedizin up2date 2009; 5: DOI 10.1055/s-0029-1214583.

Borasio GD, Heßler HJ, Wiesing U. Patientenverfügungsgesetz. Umsetzung in der klinischen Praxis. Dtsch Ärztebl 2009; 106(40): B1675–8.

Bundesärztekammer: www.baek.de

Gaidzik PW. Reichweite einer Vorsorgevollmacht – kommentiert aus der Perspektive des Medizinrechts. Akt Neurol 2008; 35: 501–3.

Gallagher TH, Studdert D, Levinson W. Disclosing harmful medical errors to patients. N Engl J Med 2007; 356: 2713–9.

Garrouste Orgeas M, Timsit JF, Soufir L et al.; Outcomerea Study Group. Impact of adverse events on outcomes in intensive care unit patients. Crit Care Med 2008; 36: 2041–7.

Graf J, Rath T, Roeb E. Kommunikation – ein Missverständnis?! Intensivmed 2009; 46: 313–7.

Gross H. Therapieabbruch – Das Gespräch mit den Angehörigen. AINS 2006; 6: 422–5.

Grundsätze der Bundesärztekammer zur ärztlichen Sterbebegleitung. Dtsch Ärztebl 2004; 101(19): A1298–9.

Hackmann J, Oldham G. Development of the job diagnostic survey. J Appl Psychol 1975; 60(2): 159–70.

Hübner M. Alte und Neue Regelung. Patientenverfügungen werden verbindlich. Dtsch Ärztebl 2009; 106(36): B1477–9.

Janssens U. Risikomanagement auf der Intensivstation. Wir stehen erst am Anfang. Intensivmed 2009; 46: 304–7.

Kantner-Rumplmair W, Lorenz I. Stress und Burnout auf Intensivstationen. Intensivmed 2009; 46: 330–3.

Kessler H. Burn-out bei Ärzten und Pflegekräften auf Intensivstationen. Anästhesist 2008; DOI 10.1007/s00101-008-1330-1.

Knab J, Schwab S, Schwarz S. Neurologische Intensivtherapie bei alten Patienten. Akt Neurol 2003; 30: 497–501.

Krüger A, Gillmann B, Hardt C et al. Vermittlung von „soft-skills" für Belastungssituationen. Anästhesist 2009; 58: 582–8.

Marik PE. Management of the critically ill geriatric patient. Crit Care Med 2006; 34(Suppl): S176–82.

Moyen E, Camiré E, Stelfox HT. Clinical review: medication errors in critical care. Crit Care 2008; 12: 208.

Neumann P. Therapieverzicht und Therapieabbruch. Wie kommt der Arzt zu seiner Entscheidung? AINS 2009; 44(5): 380–4.

Paczynski S von, Braun KP, Müller-Forell W, Werner C. Fallgruben in der Magnetresonanztomographie. Was sollte der Anästhesist wissen? Der Anästhesist 2007. Online Publikation Mai 2007.

Pankin HT. Dosierungsfehler bei i.v. Medikamenten – eine prospektive Studie an einem deutschen Krankenhaus. intensiv 2006; 14: 295–6.

Rall M. Fehler in der Intensivmedizin – Sind wir lernfähig? Intensivmed 2009; 5: 46–56.

Reader TW, Cuthbertson BH, Decruyenaere J. Burnout in the ICU: potential consequences for staff and patient well-being. Intensive Care Med 2008; 34: 4–6.

Reason J. Human error: models and management. BMJ 2000; 320(7237): 768–70.

Sachverständigenrat zur Begutachtung der Entwicklung im Gesundheitswesen. Bericht zum Gutachten des Sachverständigenrates für die konzertierte Aktion im Gesundheitswesen 2003; www.svr-gesundheit.de.

Scheffold N, Riemann U, Paoli A et al. Konzept zur Therapiebegrenzung in der Intensivmedizin. Intensivmed 2009; DOI 10.1007/s00390-009-0052-1.

Schindler N, Schindler A, Vagts D. Psychologische Gesprächsführung – Das Überbringen schlechter Nachrichten an Angehörige. AINS 2009; 44(10): 700–4.

Schleiken T. Teamarbeit auf der Intensivstation – Gemeinsam Entscheidungen treffen. AINS 2008; 5: 400–3.

Schmidt FP. DNR-Anordnungen. Das fehlende Bindeglied. Dtsch Ärztebl 2009; 106(30): A1511–5.

The Basics of MRI: www.cis.rit.edu/htbooks/mri

Valentin A, Capuzzo M, Guidet B et al. Fehler bei der parenteralen Medikamentenverabreichung auf Intensivstationen. Dtsch Ärztebl 2009; 106(16): B655–61.

Wallesch CW. Reichweite einer Vorsorgevollmacht. Akt Neurol 2008; 35: 497–500.

Weingart SN, Wilson RM, Gibberd RW, Harrison B. Epidemiology of medical error. BMJ 2000; 321(7259): 774–7

Wormland B, Nacimiento W, Papadopoulos R et al. Therapiezieländerung und Palliativmedizin beim schweren Schlaganfall. Nervenarzt 2008; 79: 437–43.

www.atemschutzunfaelle.de/probleme/ → Video „Magnetische Ausrüstungsteile – Ein Problem in MRT"

www.bmj.de (Bundesministerium der Justiz)

www.cirsmedical.de (Berichts- und Lernsystem der deutschen Ärzteschaft für kritische Ereignisse in der Medizin)

www.dosing.de (Abteilung Klinische Pharmakologie und Pharmakoepidemiologie der Universität Heidelberg)

www.gesetze-im-internet.de (Bundesministerium der Justiz)

www.mrisafety.com (information resource for MRI safety, bioeffects, and patient management)

www.simplyphysics.com (MRI physics and safety aspects)

Zenz M, Weiß T. Irren ist menschlich – daraus lernen lebensrettend. Dtsch Ärztebl 2009; 106(16): B653–4.

A-2 Symptome und Syndrome – Differenzialdiagnosen

André Grabowski

A-2.1 Bewusstseinsstörungen

Tab. A-2-1 Einteilung der Bewusstseinsstörungen.

Grad der Bewusstseinsstörung	Klinik
Somnolenz	schläfriger Patient, jederzeit durch leichte Reize erweckbar, Reaktionen möglich
Sopor	schlafähnlicher Zustand, Patient durch starke Reize erweckbar
Koma	Patient ist nicht erweckbar
Koma 1	auf Schmerzreize gezielte Abwehr, keine Pupillenstörung
Koma 2	auf Schmerzreize konstant ungezielte Abwehr, evtl. Anisokorie
Koma 3	auf Schmerzreize inkonstante, ungezielte Abwehr, evtl. Streck-, Beugesynergismen, spontane Pyramidenbahnzeichen
Koma 4	keine Schmerzreaktion, Pupillen weit und reaktionslos, spontanes Strecken, fast immer pathologisches Atemmuster

Tab. A-2-2 Differenzialdiagnose Bewusstseinsstörungen ohne versus mit neurologischen Defiziten.

Bewusstseinsstörung ohne neurologische Defizite	Bewusstseinsstörung mit neurologischen Defiziten
• Anämie	• Blutungen (SAB, SDH, EDH, ICB)
• Elektrolytstörungen	• Endokarditis (mit septischen Embolien)
• Exsikkose	• Enzephalitis, Meningitis
• Fieber	• Hirnödem
• Hypoxie	• Krampfanfall (postiktal)
• Infekt	• zerebrale Ischämie (z. B. Thalamusinfarkte, Basilaristhrombose)
• Intoxikation	
• metabolische Störung	

Tab. A-2-3 Bewusstseinsstörungen – Ursachen, Klinik und initiale Diagnostik.

Ursachen	Klinik	Initiale Diagnostik
Entzugsdelir: Drogen, Alkohol, Medikamente (Sedativa, Opiate)	Somnolenz bis Sopor, Desorientierung, mnestische Störungen, Unruhe, Angst, Halluzinationen, Tachykardie, Blutdruckanstieg, Zittern, Schwitzen, Fieber	(Fremd-)Anamnese, Labordiagnostik: Alkoholspiegelbestimmung, Toxikologie-Screening, γGT-/LDH-Erhöhung
Hypo-/Hyperglykämie: bekannter Diabetes mellitus, infektassoziierte Entgleisung, Medikamentenfehleinnahme (Compliance bei z. B. Demenz), Suizidversuch	• Hypoglykämie: Somnolenz bis Koma, starkes Schwitzen, Tachykardie, evtl. Krampfanfälle • Hyperglykämie: progrediente Bewusstseinsstörung, Polydipsie und Polyurie, Kussmaul-Atmung	Labordiagnostik: Blutglucose, Elektrolyte (!), HbA$_{1c}$, Blutbild, CRP (Infektion?)
Hyponatriämie: Diuretika, Diabetes insipidus	Müdigkeit, Konzentrationsstörungen, Gangstörungen, Koordinationsstörungen, Krampfanfälle, Bewusstseinsstörungen bis zum Koma, neurologische Defizite (teils diffuses Bild)	Medikamentenanamnese, Labordiagnostik inkl. Osmolalitätsbestimmung im Serum und Urin
Intoxikationen: Drogen, Medikamente, Alkohol, Lebensmittel, Pflanzen (s. a. Kap. D-2.1, S. 345)	„buntes klinisches Bild": Bewusstseinsstörung, vegetative Störungen, psychiatrische Symptome, Herzrhythmusstörungen, Exsikkose, gastrointestinale Beschwerden, Einstichstellen in der Haut	Anamnese! Drogenscreening (Urin + Blut), Alkoholbestimmung im Blut
Medikamente: Parkinson-Medikamente, Cholinergika, Analgetika, Antikonvulsiva, Antiarrhythmika (s. a. Kap. D-2.1, S. 345)	Bewusstseinsstörungen, Benommenheitsgefühl, je nach Medikament Herz-Kreislauf-Störungen (Brady-/Tachykardie, Hypo-/Hypertonie), Hypo-/Hyperventilation	Medikamenten- und Krankheitsanamnese klinisches Bild cCT: Defekte EKG: Rhythmusstörungen
Psychosen	Halluzinationen, wahnhafte Elemente, Agitation, Verwirrtheit	Anamnese
Serotoninerges Syndrom	Bewusstseinsstörungen, Halluzinationen, Krämpfe, Mydriasis, Hyperthermie, Tremor	klinisches Bild, Anamnese (Medikamente)
Hepatisches Koma	initial Somnolenz, Aszites, Ikterus, Hepatomegalie, Apathie, *flapping tremor*	Anamnese (da Leber- und Niereninsuffizienz meist bekannt sind und häufiger Dekompensationen bei chronischer Insuffizienz vorkommen) Labordiagnostik: Blutbild, Leber-/Nierenwerte, Gerinnung, Elektrolyte
Urämie	Bewusstseinsstörung, Verwirrtheit, grau-braunes Hautkolorit, Foetor uraemicus, Myoklonien	
Thyreotoxikose	Agitation, Delir, Tachykardie, Hyperthermie, Rechtsherzdekompensation, Muskelschwäche	Labordiagnostik: TSH, T3/T4, Elektrolyte
Myxödem	Somnolenz bis Koma, Hypothermie, Bradykardie, globale Herzinsuffizienz, trockene und raue Haut	
Nebennierenrindeninsuffizienz (Morbus Addison)	Hypotension bis Schock, Temperaturanstieg, Dehydratation, Elektrolytstörungen, (Hyponatriämie, Hyperkaliämie, Hyperkalzämie), Hyperpigmentation, Schwäche	Elektrolyte, ACTH-Test

Tab. A-2-3 (Fortsetzung)

Ursachen	Klinik	Initiale Diagnostik
Hirnstammschädigungen: Basilaristhrombose (embolischer Verschluss >> atherosklerotischer Verschluss), Hirnstammblutung, Hirnstammkontusion, erhöhter Hirndruck mit Einklemmung	Bewusstseinsstörung + neurologische Ausfälle, Störungen der Augenmotorik, (Tetra-)Paresen, Sehstörung	cCT + CT-Angio MRT + MR-Angio
Infektionen: bakterielle Meningitis, virale Meningo-Enzephalitis (v. a. Herpes-Enzephalitis mit temporaler Läsion), septische Enzephalopathie	begleitender Infekt, Fieber, Bewusstseinsstörung, sich über Stunden bis Tage entwickelnder Kopfschmerz, Meningismus, Übelkeit/Erbrechen, Lichtscheu, evtl. neurologische Defizite, Exanthem	Temperaturmessung, Labordiagnostik inkl. Blutbild, CRP, Urinstatus, Blutkulturen, cMRT mit Kontrastmittel, Röntgen-Thorax
Supratentorielle Prozesse: Hirnblutung, -infarkt, -tumor, -abszess, -kontusion	sensomotorische Halbseitensymptomatik, Kopfschmerzen (Blutung, Abszess), langsam progrediente Symptomatik (Abszess, Tumor), Trauma (Hirnkontusion)	Anamnese, klinisches Bild, cCT/cMRT
Fokale zerebrale Ischämie: beidseitige Thalamusinfarkte (meist durch vertebrobasiläre Ischämie)	Somnolenz, sensible und/oder motorische Defizite, Sehstörungen (Posteriorinfarkte)	cCT, besser cMRT + MR-Angio
Akute demyelinisierende Enzephalomyelitis (ADEM): parainfektiöse oder postvakzinale Enzephalomyelitis	Fieber, Kopfschmerzen, Verwirrtheit, Vigilanzstörungen (Apathie bis Koma), im Verlauf neurologische Defizite	Anamnese (vorangehende Infektionen), MRT: hyperintense Läsionen in T2; meistens Kontrastmittelaufnahme in T1, Liquor: Schrankenstörung, intrathekale IgG-Synthese, evtl. Pleozytose
Posteriore reversible Enzephalopathie-Syndrome: infolge hypertensiver Entgleisung, (Prä-)Eklampsie, HELLP-Syndrom, Immunsuppressiva, Nieren-/Leberfunktionsstörungen, Blut-/Knochenmarktransfusionen u. a.	Kopfschmerzen, gestörter mentaler Status, Krampfanfälle, Sehstörungen	Anamnese, klinisches Bild, MRT: ödematöse Veränderungen (T2-/Flair-Signalsteigerungen), v. a. der weißen Substanz parietookzipital
Generalisiertes Hirnödem: z. B. bei Hyponatriämie, Hyperhydratation, Hypoxie	Bewusstseinsstörung, evtl. neurologische Defizite bei ausgeprägtem Hirndruck → Einklemmungszeichen (Beuge-/Strecksynergismen, weite Pupillen)	Anamnese, cCT/cMRT, Labordiagnostik
Globale zerebrale Ischämie: Herzinsuffizienz, Exsikkose v. a. bei vorbestehender Demenz	arterielle Hypotonie, evtl. Zyanose, Hautblässe	klinisches Bild, EKG, Blutdruckmessung, Echokardiographie, Labordiagnostik: Anämiezeichen?

Tab. A-2-3 (Fortsetzung)

Ursachen	Klinik	Initiale Diagnostik
Akinetischer Mutismus: z. B. infolge bilateraler frontaler Schädigung	keine spontane Motorik und verbale Äußerungen bei voller Wachheit	Anamnese, klinisches Bild, CCT/cMRT
Vegetativer Status: Locked-in-Syndrom	keine wirkliche Bewusstseinsstörung, sondern deutlich eingeschränkte Kommunikationsfähigkeit als chronischer Zustand	Anamnese (Hirnschädigung)

A-2.2 Akute Kopfschmerzen

Tab. A-2-4 Akute Kopfschmerzen – Ursachen, Klinik und primäre Diagnostik.

Ursachen	Klinik	Primäre Diagnostik
Intrazerebrale Blutung hypertensive Entgleisung, Amyloid-Angiopathie, Gerinnungsstörungen (z. B. Antikoagulation), Trauma	akute, oftmals zunehmende Kopfschmerzen (häufig drückender Charakter), Übelkeit/ Erbrechen, fokal-neurologische Defizite, evtl. erhöhter Blutdruck	cCT (oder cMRT inkl. T2*) Kreislaufmonitoring, Labordiagnostik
Subarachnoidalblutung nicht traumatisch → Aneurysma	plötzlicher stärkster Kopfschmerz, Nackensteife, Bewusstseinsstörung, fokal-neurologische Defizite	cCT, bei „älteren" Blutungen bzw. länger bestehenden Symptomen MRT mit Flair und T2*, CT- oder MR-Angiographie zur Aneurysmasuche, Liquoruntersuchung: xanthochromer Liquor, Ferritinerhöhung
Gefäßdissektion traumatische versus spontane	meist plötzliche Kopf-, zervikale bzw. nuchale Schmerzen, ggf. Horner-Syndrom, evtl. fokal-neurologisches Defizit	cMRT: Ischämie, Gefäßstenose/ -verschluss, Kaliberunregelmäßigkeiten, Wandhämatom nach 3–5 Tagen hyperintens in T1 und T2 Duplex: echoarmes Wandhämatom, Stenosen, Dissektionsmembran
Gefäßmalformationen	keine Symptomatik bis hin zu neurologischen Ausfällen, Krampfanfall, evtl. Kopfschmerzen, Ohrgeräusche	cCT + CT-Angio oder cMRT inkl. T2* + MR-Angio, zur Diagnosesicherung DSA
Zerebrale Ischämien, v. a. beim Posterior- und Kleinhirninfarkt	eher parietookzipitale Kopfschmerzen, Schwindel, Sehstörungen (Hemianopsie, Skotome), Orientierungsstörung	cCT oder cMRT (DWI-Läsion?) mit Angiographie
Sinus-/Hirnvenenthrombose	Kopfschmerzen meist über mehrere Tage, Krampfanfall, Bewusstseinsstörung, bei Stauungsödem/-blutung je nach Lokalisation fokal-neurologische Defizite	CT- oder MRT mit venöser Angiographie, Labordiagnostik: Gerinnungsparameter D-Dimere!, Infektparameter (CRP, Leukozyten)

Tab. A-2-4 (Fortsetzung)

Ursachen	Klinik	Primäre Diagnostik
Spontane/idiopathische intrakranielle Hypotension	typischerweise orthostatischer Kopfschmerz (diffus, dumpf, pochend), Nackensteifigkeit, Tinnitus, Hypakusis, Photophobie, Übelkeit, manchmal Hirnnervenausfälle	Anamnese MRT: pachymeningeale Kontrastmittelaufnahme (cave: keine Lumbalpunktion vor MRT), Absinken der Kleinhirntonsillen, enge Ventrikel, subdurale Flüssigkeitsansammlung Liquoreröffnungsdruck oft erniedrigt, teilweise nicht messbar
Idiopathische intrakranielle Hypertension (Pseudotumor cerebri)	Kopfschmerz, Stauungspapille (Gesichtsfelddefekte, Visusminderung), teilweise Abduzensparese, Tinnitus, Adipositas bei > 80 % der Betroffenen	Anamnese MRT zum Ausschluss anderer Ursachen Lumbalpunktion: erhöhter Eröffnungsdruck
Primäre Kopfschmerzen		
Migräne	attackenweise auftretende, häufig einseitige pulsierend-pochende Kopfschmerzen mit Zunahme bei körperlicher Anstrengung; Photophobie, Phonophobie, Übelkeit, Appetitlosigkeit	meist typische Anamnese und Klinik (kein neurologisches Defizit, keine Herz-Kreislauf-Störungen), bei erstmaligem Kopfschmerzereignis zerebrale Bildgebung inkl. Angiographie sinnvoll, ggf. Lumbalpunktion → Liquoreröffnungsdruck
Spannungskopfschmerz	meist bilaterale, drückende, beengende Kopfschmerzen i. d. R. ohne vegetative Begleitsymptome	
Cluster-Kopfschmerz	kurz andauernder heftiger Kopfschmerz, oftmals retrobulbär lokalisiert mit *ipsilateralen* autonomen Begleitsymptomen (Horner-Syndrom, Lakrimation, Rhinorrhö)	
Anstrengungskopfschmerz/ Sexualkopfschmerz (während oder nach Bewegung/Sport oder Geschlechtsverkehr)	durch bestimmte Ursachen getriggerter Kopfschmerz, Dauer wenige Minuten bis 24–48 h	Ausschluss anderer Ursachen mittels cCT/cMRT + Liquoruntersuchung zum Ausschluss einer SAB
Primärer Donnerschlagkopfschmerz („Thunderclap-Headache")	plötzlicher starker Kopfschmerz, Dauer 1–10 h	Ausschluss anderer Ursachen mittels cCT/cMRT + Liquoruntersuchung
Hypertensive Entgleisung	Blutdruckentgleisung meist > 180 mm Hg systolisch, und 100 mm Hg diastolisch, vegetative Begleitsymptomatik (Schwindel, Benommenheitsgefühl, Übelkeit etc.), Kopfschmerzen (drückend), gerötetes Gesicht	Anamnese, wiederholte Blutdruckmessung, bei anhaltenden Kopfschmerzen trotz Blutdrucksenkung und bei neurologischen Symptomen cCT zum Ausschluss von Blutung oder Hirnödem

Tab. A-2-4 (Fortsetzung)

Ursachen	Klinik	Primäre Diagnostik
Meningitis(-Enzephalitis): bakteriell versus viral	begleitender Infekt, Fieber, Bewusstseinsstörung, sich über Stunden bis Tage entwickelnder Kopfschmerz, Meningismus, Übelkeit/Erbrechen, Lichtscheu, evtl. neurologische Defizite, Exanthem → Waterhouse-Friedrichsen-Syndrom	cCT + Liquordiagnostik, Labordiagnostik: Blutbild, CRP, Erregerisolation → Kulturen, evtl. intensivmedizinisches Monitoring **Cave:** Hirnödem, Gefäßspasmen
Sinusitis	dumpf drückender Schmerz frontal, Zunahme bei Kopftieflage, Klopfschmerz, Entzündungszeichen	Labordiagnostik: Blutbild, CRP, cCT: weichteildichte Verschattung der Nasennebenhöhlen, Spiegelbildung

Tab. A-2-5 Häufige Ursachen von Kopf- und Gesichtsschmerzen.

Differenzialdiagnosen	Ursache	Klinisches Bild
DD Gesichtsschmerz	Neuralgie	attackenartige, Sekunden andauernde Schmerzen, oft mit Trigger
	Herpes zoster (ophthalmicus, oticus, trigeminalis)	Schmerzen (in einem Dermatom) evtl. vor Hauteffloreszenzen
	Cluster-Kopfschmerz	bis ca. 30 min anhaltende Schmerzattacken
	chronische paroxysmale Hemikranie	täglich mehrmalige Schmerzattacken
	Tolosa-Hunt-Syndrom	Orbitaschmerzen, Augenmotilitätsstörungen
	Arteriitis temporalis	einseitiger Kopfschmerz temporal und periorbital, verdickte A. temporalis, BSG erhöht, ggf. Sehstörungen
	Glaukom	akuter, einseitiger orbitaler Schmerz, Sehstörung
	Eagle-Syndrom (Irritation der Hirnnerven durch verlängerten Processus styloideus)	Schmerzen beim Schlucken, Kauen und Gähnen
	Kiefergelenksarthrose (Costen-Syndrom)	Schmerzen beim Kauen und Sprechen
	„Zahnschmerzen"	Schmerzen beim Kauen, evtl. Schwellung und Rötung im Bereich des betroffenen Zahns

Tab. A-2-5 (Fortsetzung)

Differenzialdiagnosen	Ursache	Klinisches Bild
DD der Kopf- und/oder Gesichts-schmerzen infolge von Infektionen im Kopf-Hals-Bereich	• Sinusitis • Infektionen im Zahn-/Kieferbereich • Parotitis • Tonsillitis, Tonsillarabszess, Peritonsillarabszess • Epiglottitis	• Schwellung, Rötung, lokale Schmerzen, ggf. Fieber, vergrößerte zervikale/nuchale Lymphknoten, erhöhte Entzündungsparameter (CRP, Leukozyten, BSG)
DD der Komplikationen von Infektionen im Kopf-Hals-Bereich (mit neurologischer Relevanz)	• reaktive Lymphadenopathie • para-/retropharyngealer Erguss/Schwellung • para-/retropharyngealer Abszess • Diszitis/Spondylodiszitis • Mediastinitis • Gefäßkompression • Venenthrombose • Meningitis • subdurales Empyem	

A-2.3 Schwindel

Tab. A-2-6 Ursachen von Dreh- und Schwankschwindel.

Drehschwindel	Schwankschwindel
• benigner paroxysmaler Lagerungsschwindel • Neuritis vestibularis • Neurolabyrinthitis • Morbus Menière • zentraler Schwindel • Perilymphfistel • Vestibularisparoxysmie • Vestibularis-Schwannom • vestibuläre Epilepsie	• Kleinhirnläsion • Akustikusneurinom • bilaterale Vestibulopathie • zentralvestibuläre Läsionen • Polyneuropathie • Visusminderung • orthostatische Dysregulation • Panikattacken • somatoformer Schwindel

Tab. A-2-7 Schwindel – Ursachen, Klinik, primäre Diagnostik.

Ursachen	Klinik	Primäre Diagnostik
Vaskuläre Erkrankungen: vertebrobasiläre Ischämie, Vertebralisdissektion	plötzlicher Schwindel, Sehstörungen, Dysarthrie, sensomotorische Defizite, Nackenschmerzen bei Vertebralis-dissektion	MRT mit DWI und MR-Angio, Neuro-Sonographie
Neuritis vestibularis	meist plötzlich einsetzender, heftiger und über Tage (bis Wochen) andauernder Drehschwindel (auch in Ruhe), horizontaler Spontannystagmus zur nicht betroffenen Seite, Gangstörungen/Fallneigung, Übelkeit/Erbrechen	typische Anamnese und klinisches Bild, kalorische Testung mit fehlender thermischer Erregbarkeit der betroffenen Seite
Kinetosen („Reisekrankheit")	durch äußere Bewegungen ausgelöster Schwindel, häufig mit Übelkeit, Blässe und Kopfschmerzen einhergehend	Anamnese, Ausschluss einer organischen Ursache
Phobischer Schwank-schwindel	fluktuierender Dauerschwank- und Benommenheitsschwindel, oft durch bestimmte soziale oder Umgebungs-situationen ausgelöst, subjektive Stand- und Gangunsicherheit	Anamnese (Auslöser), klinisches Bild (Diskrepanz zwischen subjektivem Empfinden und objektiven Symptomen), Ausschluss anderer Ursachen
Psychogener Schwindel	Minuten bis Stunden andauernder Schwindel, Begleitsymptome: Herzrasen, thorakale Beklemmung, Luftnot, Zittern, Schwitzen, Angstgefühl/ Panikattacken	Anamnese, Ausschluss anderer Ursachen
Medikamente	Schwindel eher diffus, evtl. Gangun-sicherheit, Benommenheit	Medikamentenanamnese
Benigner paroxysmaler Lagerungsschwindel	Sekunden bis Minuten andauernder Drehschwindel, ausgelöst durch Kopf- oder Körperseitlagerung zum betroffenen Ohr, Nystagmus rotierend zum unten liegenden Ohr und vertikal zur Stirn	klinisches Bild: Provokation durch bestimmte Bewegungen, evtl. MRT zum Ausschluss Ischämie, Tumor, Entzündung
Vestibularisparoxysmie: Attackenschwindel durch Gefäßkompression des N. vestibularis	Sekunden bis Minuten andauernder Drehschwindel, oftmals durch Kopf-drehung ausgelöst, Stand- und Gangunsicherheit	cMRT mit dünnen Schichten über den Hirnstamm, AEP
Morbus Menière	rezidivierende, Minuten bis Stunden anhaltende Schwindelattacken + Tinnitus + Hörminderung	typisches klinisches Bild, Audiometrie → Hörstörung, Ausschluss anderer Ursachen (cMRT, Neuro-Sonographie, EEG, HNO-Untersuchung)
Migräne-assoziierter Schwindel, vestibuläre Migräne	Minuten bis Stunden anhaltender (Dreh-)Schwindel und Kopfschmerzen (60 %), Photophobie, Phonophobie, Auren, Spontannystagmus (upbeat, downbeat)	typische Anamnese, Ausschluss anderer Ursachen mittels MRT, Diagnose durch Ansprechen auf die Migränetherapie

Tab. A-2-7 (Fortsetzung)

Ursachen	Klinik	Primäre Diagnostik
Vestibuläre Epilepsie	rezidivierende Drehschwindelattacken, evtl. Hörminderung	cMRT, EEG
Multiple Sklerose	Tage bis Wochen andauernde Schwindelsymptomatik	MRT mit Kontrastmittel, SSEP, AEP, VEP
Polyneuropathie: funikuläre Myelose	Ataxie/Gangstörung und Schwindelgefühl durch Störung der Propriozeption	Anamnese (Diabetes mellitus, Alkohol, Drogen, Zustand nach Chemotherapie, Vaskulitis), klinisches Bild (Pallhypästhesie), Elektrophysiologie (Elektroneurographie und SSEP) Labordiagnostik: Vitamine, HbA_{1c}, Antikörperdiagnostik
Orthostatische Dysregulation: Herzinsuffizienz, Herzrhythmusstörungen, Sick-Sinus-Syndrom, Exsikkose, Multisystematrophie, Morbus Parkinson, Medikamente (Antihypertensiva, L-Dopa, Dopaminagonisten, trizyklische Antidepressiva, Diuretika)	arterielle Hypotonie, Bradykardie/Tachykardie, Dyspnoe; kurzdauernder Schwindel oftmals ausgelöst durch Bewegung/Aufstehen	Anamnese, arterielle Hypotonie (lageabhängig?), Herzrhythmusstörungen, Medikamentenanamnese, Ruhe-, Langzeit-, Belastungs-EKG, Echokardiographie, Kipptisch-Versuch, Karotisdruck-Versuch, probatorisch Flüssigkeitsgabe
Herzrhythmusstörungen	Tachykardie oder Bradykardie mit Reduktion des effektiven HZV → arterielle Hypotonie	12-Kanal-EKG, Langzeit-EKG, Blutdruckmessung
Elektrolytstörungen: Hypo-, Hypernatriämie, Hypo-, Hyperkaliämie	s. Kap. D-7.5.1 (S. 464) bzw. D-7.5.2 (S. 473)	Labordiagnostik: Blutbild, Kreatinin und GFR, Natrium, Kalium, Calcium, Phosphor im Serum, Urin-Osmolalität
Hypo-/Hyperglykämie	vegetative Symptomatik (Schwitzen, Übelkeit), Unwohlsein, Unruhe, eher diffuser Schwindel	Anamnese: bekannter Diabetes mellitus, Labor: Bestimmung von Blutzucker und HbA_{1c}, Infektparameter, Elektrolyte, Nierenfunktionsparameter
Akustikus-Schwannom	über Monate/Jahre andauernder Schwindel, evtl. unilaterale Hörminderung, evtl. Fazialisparese	MRT mit Kontrastmittel (Dünnschicht-Sequenzen über den Hirnstamm)
Cogan-Syndrom (seltene Autoimmunerkrankung)	Schwindel, Hörverlust, evtl. Tinnitus + Keratitis; atypisches Cogan-Syndrom mit generalisierten vaskulitischen Veränderungen und Entzündungen anderer Organe (z.B. Kolitis)	typisches klinisches Bild

A-2.4 Hirnstammsyndrome

Hirnstammsyndrome treten häufig im Rahmen einer Hirnstammischämie auf. Weitere Ursachen können Entzündungen oder metabolische Störungen und selten Raumforderungen sein. Klinisch finden sich häufig gekreuzte („alternierende") Ausfallsmuster mit ipsilateralen Hirnnervenausfällen und kontralateralen Aus-

fällen der tiefer kreuzenden Pyramidenbahn. Häufig treten auch (ipsilaterale) Kleinhirnzeichen auf, durch Schädigung der afferenten und efferenten zerebellären Bahnen (ohne dass eine direkte Kleinhirnläsion vorliegt). In Tab. A-2-8 sind typische Hirnstammsyndrome aufgeführt. Aufgrund der anatomischen Komplexität des Hirnstamms liegen die aufgeführten Syndrome häufig inkomplett oder nicht isoliert vor.

Tab. A-2-8 Hirnstammsyndrome.

Lokalisation	Syndrom	Symptome	
		Ipsilateral	Kontralateral
Mesenzephalon	Pierre-Marie-Foix-Syndrom	Horner-Syndrom, Fazialis- und Abduzensparese	Hemiparese, Hemihypästhesie
	Weber-Syndrom (ventrales kaudales Mesenzephalon)	Okulomotoriusparese	Hemiparese
	Benedikt-Syndrom (oberes Ruber-Syndrom, Mesenzephalon)	Okulomotoriusparese	Hemiataxie, Hyperkinesie/Tremor, Rigor
	Nothnagel-Syndrom (Mesenzephalon)	Okulomotoriusparese	Hemiataxie, vertikale Blickparese, Hemichoreoathetose
	Claude-Syndrom (unteres Ruber-Syndrom, Mesenzephalon)	Okulomotoriusparese	Hemiataxie
Pons	Raymond-Syndrom (Pons)	Abduzensparese	Hemiparese
	Raymond-Cestan-Syndrom (Pons)	INO (internukleäre Ophthalmoplegie)	Hemiparese, Hemiataxie, Hemihypästhesie
	Gasperini-Syndrom (untere Brückenhaube, AICA-Versorgungsgebiet)	Trigeminusläsion, Fazialis- und Abduzensparese	Hemihypästhesie
Medulla oblongata	Wallenberg-Syndrom (dorsolateraler Medulla-oblongata-Infarkt bei PICA- oder Arteria-vertebralis-Verschluss)	Gaumensegelparese, Hemiataxie, Horner-Syndrom, Rachenhinterwandparese, Stimmbandparese	reduziertes Schmerz- und Temperaturempfinden
	Jackson-Syndrom (medialer Medulla-oblongata-Infarkt)	Gaumensegelparese, Rachenhinterwandparese, Stimmbandlähmung, Zungenparese	Hemiparese
	Avellis-Syndrom (Medulla oblongata)	Gaumensegelparese, Rachenhinterwandparese, Stimmbandlähmung	Hemiparese, Hemihypästhesie, reduziertes Schmerz- und Temperaturempfinden

Tab. A-2-8 (Fortsetzung)

Lokalisation	Syndrom	Symptome	
		Ipsilateral	**Kontralateral**
Medulla oblongata	Spiller-Syndrom (Medulla oblongata)	Zungenparese	Hemiparese, Hemihypästhesie
	Millard-Gubler-Syndrom (kaudaler Pons-Infarkt)	Abduzens- und Fazialisparese	Hemiparese, reduziertes Schmerz- und Temperaturempfinden

Lokalisation der Schädigung nach klinischen Aspekten:
- Blickparesen: horizontal → pontine Läsion, vertikal → mesenzephale Läsion, INO → pontomesenzephale zentrale Läsion (Fasciculus longitudinalis medialis)
- Dysarthrie und Dysphagie + sensomotorische Defizite → Läsion im Bereich der kaudalen Hirnnerven
- Schwindel und Gleichgewichtsstörungen → Schädigung im Bereich der Vestibulariskerne in der Medulla oblongata
- Bewusstseinsstörung → schwere und/oder diffuse Hirnstammschädigung mit Beteiligung der Formatio reticularis
- Bewusstseinsstörung, Agitation, Verwirrtheit, Gesichtsfelddefekte, visuelle Halluzinationen, Augenbewegungs- und Pupillomotorikstörungen, Gedächtnisstörungen → Top-of-the-basilar-Syndrom (Basilariskopfverschluss)

Tab. A-2-9 Hirnstammsyndrome – Ursachen, Klinik und primäre Diagnostik.

Erkrankung	Klinik	Primäre Diagnostik
Vaskuläre Erkrankungen: atherothrombotische Stenosen/Verschlüsse, Embolien, Gefäßdissektionen, Vaskulitiden, Blutungen	meist plötzlich auftretende Symptomatik, sensomotorische Defizite, Dysarthrie, Schwindel, bei der Vertebralisdissektion: ipsilaterale nuchale Schmerzen	cMRT + MR-Angio oder CT + CT-Angio, Doppler-/Duplex-Sonographie, kardiale Diagnostik (EKG, Echokardiographie), evtl. Liquordiagnostik Bei Blutungen ist zum Ausschluss von Gefäßmalformation eine CT-Angio oder besser DSA zu empfehlen.
Entzündliche Erkrankungen: multiple Sklerose, erregerbedingte Hirnstammentzündungen	akute bis subakute Symptomatik, z.B. Schwindel, Stand-/Gangataxie, Dysarthrie, Fazialisparese, Augen-bewegungsstörungen, Visusstörungen, Tremor, sensomotorische Defizite der Extremitäten, gelegentlich Trigeminus-neuralgie	MRT + Kontrastmittel, Liquordiagnostik, Elektrophysiologie
Toxisch-metabolische Erkrankungen: Wernicke-Enzephalopathie (Vitamin-B$_1$-Mangel)	Bewusstseinsstörung, Verwirrtheit, Apathie, Augenbewegungsstörungen, Ataxie (Gang-, Rumpf-, Zeige-Ataxie), im Verlauf häufig Korsakow-Syndrom (Gedächtnisstörungen, Konfabulation)	Anamnese: Alkoholmissbrauch bzw. Hyponatriämie, MRT + Kontrastmittel, Labordiagnostik, Liquordiagnostik, Elektrophysiologie
Pontine Myelinolyse	spastische Para-/Tetraparese, Bewusst-seinsstörung, Okulo-/Pupillomotorik-störung, Pseudobulbärparalyse	
Tumoren	meist langsam progrediente Sympto-matik, unterschiedliche sensomotorische Ausfälle je nach Lokalisation	MRT + Kontrastmittel

A-2.5 Anfallsereignisse/ Krämpfe

Anfallsereignisse mit motorischen Entäußerungen müssen nicht immer epileptische Krampfanfälle sein. Bei Synkopen kann es beispielsweise bei bis zu 20 % der Betroffenen zu motorischen Entäußerungen (= Konvulsionen) kommen. Zur Unterscheidung ist neben einer genaue Anamnese und Beschreibung des „Anfalls" auch eine entsprechende Zusatzdiagnostik erforderlich.

Tab. A-2-10 Anfallsereignisse – Ursachen, Klinik und primäre Diagnostik.

Ursachen	Klinik	Primäre Diagnostik
Epileptischer Anfall	siehe Tab. C-8-2	bei Erstereignis immer zerebrale Bildgebung, EEG, evtl. Liquordiagnostik
(Konvulsive) Synkope	siehe Tab. C-8-2	Kreislaufdiagnostik (EKG, Echokardiographie Kipptisch, Langzeit-EKG und -Blutdruckmessung), zum Ausschluss einer zerebralen Läsion cMRT, EEG
Psychogener Anfall	meist länger andauernder Anfall (mehrere Minuten), Augen häufig aktiv geschlossen, übertriebene motorische Entäußerungen, teilweise Befolgung von Aufforderungen während des Anfalls	typisches klinisches Bild, Ausschlussdiagnostik, unauffälliges EEG; Hinweis: Psychogene Anfälle können zusätzlich zu einer Epilepsie auftreten
Myoklonien	keine Bewusstseinsstörung, unwillkürliche, plötzliche und schnelle repetitive Muskelzuckungen, fokal bis generalisiert auftretend	klinisches Bild, Labordiagnostik, Liquordiagnostik, MRT, EEG, EMG
Drop attack (häufig ungeklärte Ursache)	plötzlicher Sturz, meist ohne Warnsignale, keine Bewusstseinsstörung	Anamnese, Ausschlussdiagnostik – v. a. vertebrobasiläre Ischämie oder Synkope (cMRT, Doppler-/Duplex-Sonographie, Kreislaufdiagnostik)
Hirnstammanfälle: bei MS, vaskulären Läsionen	schmerzhafte, tonische Verkrampfungen der Muskulatur (häufig Hand/Arm), häufig mehrfach am Tag auftretend	Anamnese, klinisches Bild, cMRT (Hirnstammläsionen), EEG (kein Herdbefund)

A-2.6 Sehstörungen

Diagnostische Schritte bei Sehstörungen:
- bei Verdacht auf zentrale Schädigung → cMRT + Kontrastmittel ggf. mit Darstellung der Orbita (fettgesättigte Sequenzen), visuelle evozierte Potenziale, Liquoruntersuchung;
- bei Verdacht auf periphere bzw. okuläre Ursache → augenärztliche Untersuchung.

Tab. A-2-11 Sehstörungen – Symptome, Ursachen und klinische Zeichen.

Führendes Symptom	Ursachen und zugehörige klinische Zeichen
Doppelbilder	• Hirnstammläsionen: vertikale Doppelbilder → mesenzephale Läsion, horizontale Doppelbilder → pontine Läsion, INO bei Läsion im Verlauf des Fasciculus longitudinalis medialis • Basilariskopfsyndrom: Augenbewegungsstörungen, Bewusstseinsstörungen, Gesichtsfelddefekte • Miller-Fisher-Syndrom (s. a. Kap. „Neurologie, Polyradikulitis", S. 219) • Tumoren/Metastasen im Verlauf der Hirnnerven III, IV, und VI (Hirnstamm, Sinus cavernosus, Orbitatrichter, Orbita) oder im Bereich der äußeren Augenmuskeln • distales ACI-Aneurysma • okuläre Myositis: Schmerzen bei Augenbewegung, Augenmotilitätsstörungen • Myasthenia gravis: Besserung durch Ruhe (Augenschluss), rezidivierend auftretende Symptomatik
Gesichtsfelddefekte	• Ablatio retinae: subakut auftretende Visusminderung und Gesichtsfelddefekte („Vorhang von oben kommend"), teilweise Lichtblitze (Photopsien) und Rußregenphänomene • Ischämie/Blutung im Bereich der Sehstrahlung bzw. primären Sehrinde (Posteriorinfarkt, Basilariskopfsyndrom) • posteriore Leukenzephalopathie: Sehstörung/Gesichtsfelddefekte + häufig Kopfschmerzen und Wesensänderung (z. B. im Rahmen einer hypertensiven Entgleisung) • Tumoren/Raumforderung parietal/okzipital, Hypophysenadenom • Neuritis nervi optici (v. a. Zentralskotome)
Visusstörungen	• Zentralarterienverschluss: akuter Visusverlust/Verlust der Lichtwahrnehmung (keine Schmerzen, keine Rötung) • retinaler Venenverschluss: zunehmende Visusminderung über Stunden und Tage • anteriore und posteriore ischämische Optikusneuropathie: plötzlich einsetzender einseitiger Visusverlust • Amaurosis fugax: passagere Zentralarterienverschlüsse, meist durch kardiale oder arterio-arterielle Embolien • Neuritis nervi optici (Retrobulbärneuritis): langsam zunehmende Visusverschlechterung und Farbwahrnehmungsstörungen, teilweise Fremdkörpergefühl und Augenbewegungsschmerz, teilweise Gesichtsfelddefekte, afferenter Pupillendefekt (trägere Lichtreaktion des betroffenen Auges). Ursachen: autoimmun: multiple Sklerose, Devic-Syndrome (Optikusneuritis + spinale Herde!), akute disseminierte Enzephylomyelitis, seltener Sarkoidose, systemischer Lupus erythematodes; infektiös: Borrelien, Treponema pallidum, Mycobacterium tuberculosis, Herpes-simplex-Virus 1 und 2, EBV, CMV, HIV, Pilze und Parasiten • intraokuläre Blutung: akuter Visusverlust, keine Schmerzen oder Rötung • Raumforderungen mit Kompression und/oder Infiltration des N. opticus (Gliome, Meningeome, Hämangiome, Aneurysmen, Metastasen, Lymphome): meist langsam progrediente Sehstörung, teilweise Schmerzen des betroffenen Auges, je nach Lokalisation Augenmotilitätsstörungen, Ptosis

Tab. A-2-11 (Fortsetzung)

Führendes Symptom	Ursachen und zugehörige klinische Zeichen
Visusstörungen	• toxisch (Methanol) und durch Malnutrition (Mangel an Vitaminen B_1, B_6 und B_{12}, Niacin, Folsäure, Riboflavin) bedingt: i. d. R. bilaterale subakute Visusminderung • psychogene/funktionelle Sehstörung: häufig Diskrepanz zwischen subjektiver Sehminderung und objektiver Raumorientierung • Leber-Optikusatrophie (seltene hereditäre Erkrankung mit Hauptmanifestation im 3.–4. Lebensjahrzehnt): subakuter, jedoch progredienter Visusverlust, zunächst meist einseitig, im Verlauf dann häufig auch die Gegenseite betreffend
Sehstörungen + Schmerzen	• Glaukom: einseitiger okulärer Schmerz, gerötetes Auge • Cluster-Kopfschmerz: meist einseitige, retrobulbäre Schmerzen ohne Rötung, vermehrter Tränenfluss • Arteriitis temporalis: einseitige periorbitale/temporale Schmerzen, verhärtete und druckschmerzhafte A. temporalis, meist einseitiger Visusverlust, BSG-Erhöhung • okuläre Myositis: Augenmotilitätsstörungen, Doppelbilder, schmerzhafte Augenbewegungen • Konjunktivitis: gerötetes Auge, vermehrter Tränenfluss, Jucken, Brennen, Fremdkörpergefühl • Keratitis: gerötetes Auge, meist starke Schmerzen, **kein** vermehrter Tränenfluss, Photophobie, Visusverschlechterung • Iritis und Iridozyklitis: rotes akut schmerzhaftes Auge mit akut aufgetretener Visusminderung • Retrobulbärneuritis: siehe „Visusstörungen – Neuritis nervi optici" • Orbitaphlegmone: Schmerzen, Schwellung • AV-Fistel im Bereich des Sinus cavernosus: ggf. pulsierender Exophthalmus • Sinus-cavernosus-Thrombose: Kopfschmerzen, bei ursächlicher Sinusitis evtl. Infektionszeichen

Literatur, Infos

Bähr M, Frotscher M. Duus P. Neurologisch-topische Diagnostik. 9. Aufl. Stuttgart: Thieme 2009.

Evangelidou E, Dengler R. Akute Hirnstammsyndrome. Nervenarzt 2009; 80: 975–86.

Evers S, Frese A, Marziniak M. Differenzialdiagnose von Kopfschmerzen. Dtsch Ärztebl 2006; 103(45): A 3040–8.

Kimmel S, Pfeiffer D, Schwarz J. Synkope. Eine diagnostische Herausforderung. Internist 2008; 49: 185–98.

Lempert T. Schwindelattacken: Differenzialdiagnose und Therapie. Fortschr Neurol Psychiat 2005; 73: 605–20.

Meisel F, Steiner T. Komaformen und Komaskalen. Intensivmed 2003; 40: 549–58.

Reichelt JA, Roider J. Akuter Visusverlust – Differenzialdiagnose und Therapie. Akt Neurol 2006; 33: 263–74.

Sander T, Machner B, Rambold H et al. Schwindel: Anamnese und klinische Untersuchungsbefunde. Klin Neurophysiol 2009; 40: 24–9.

Sayk F, Krapalis A, Iwen KA. Metabolische Ursachen von Bewusstseinsstörungen. Intensivmed 2010; 47: 94–100.

Schwarz A. Leitsymptom Akute Halbseitensymptomatik. Intensiv- und Notfallbehandlung 2003; 28(4): 181–7.

Servillo G, Bifulco F, De Robertis E et al. Posterior reversible encephalopathy syndrome in intensive care medicine. Intensiv Care Med 2007; 33: 230–6.

Sternberg S, May A, Bingel U. Kopfschmerz als Warnsymptom: Red Flags. Akt Neurol 2007; 34: 107–18.

Stevens RD, Pronovost PJ. The spectrum of encephalopathy in critical illness. Semin Neurol 2006; 26: 440–51.

Strupp M, Brandt T. Leitsymptom Schwindel: Diagnose und Therapie. Dtsch Ärztebl 2008; 105(10): 173–80.

Sühs K-W, Diem R. Differenzialdiagnose der Optikusneuritis. Sehstörungen aus dem neurologischen Blickwinkel. InFo Neurol & Psych 2009; 11(7–8): 32–9.

Urban PP (Hrsg). Erkrankungen des Hirnstamms. Stuttgart: Schattauer 2008.

Teil B – Intensivmedizinische Grundlagen

B-1 Airwaymanagement, Beatmung und Analgosedierung

André Grabowski und Thomas Jun

B-1.1 Airwaymanagement

[!] Airwaymanagement = schnelle und effektive Sicherstellung von Ventilation und Oxygenierung bei größtmöglicher Sicherheit des Patienten und geringer Beeinflussung des respiratorischen und kardiozirkulatorischen Systems.

Den „idealen Atemweg" (100%iger Schutz vor Aspiration, Möglichkeit hoher Beatmungsdrücke, einfache und schnelle Einlage, keine Dislokation, keine Verletzung der Atemwege, kein Einfluss auf das respiratorische und kardiozirkulatorische System oder den Hirndruck, geringer Bedarf an analgosedierenden Maßnahmen etc.) gibt es nicht.

In verschiedenen Untersuchungen werden Schwierigkeiten der Atemwegssicherung als häufigste Komplikation bzw. Ursache für einen Zwischenfall (teilweise 60–70 %) im Bereich der Anästhesie aufgeführt, wobei die Gesamtinzidenz der Beatmungskomplikationen bei unter 1 % liegt.

Bei kritisch kranken Patienten werden Intubationsschwierigkeiten, die mit einer erhöhten Rate von Hypoxie, Aspiration und Herzstillstand einhergehen, mit 20 bis 25 % deutlich häufiger beobachtet.

Neben der Intubation mit einem Endotrachealtubus sind in den letzten Jahren verschiedene alternative Möglichkeiten zur Beatmung entwickelt worden. Zu nennen sind:

- die Larynxmaske, die sich im anästhesiologischen Bereich häufig als vollwertige Alternative – teilweise sogar mit Vorteilen – gegenüber der endotrachealen Intubation erwiesen hat;
- verschiedene extra- bzw. supraglottische Atemwegssicherungen, die v. a. im präklinischen Bereich oder in Notfallsituation routinemäßig Anwendung finden wie
  - Kombitubus (Fa. Tyco Healthcare),
  - Larynxtubus (Fa. VBM Medizintechnik),
  - Easytubus (Fa. Rüsch).

B-1.1.1 Intubation allgemein

Als **Indikationen** kommen infrage:
- Lungenversagen: Pumpversagen versus Parenchymversagen;
- Ausfall der Schutzreflexe („Schutzintubation");
- Eingriffe/diagnostische Maßnahmen, die einer Analgosedierung bedürfen (z. B. auch MRT-Untersuchung bei unruhigem Patient).

Die **Nachteile der translaryngealen Intubation** sind:
- größerer Sedierungsbedarf/Immobilisation des Patienten,
- Kehlkopfläsionen,
- subglottische Stenosen,
- Traumatisierung von Nase und Rachen (insbesondere bei wiederholten Intubationen),
- Sinusitiden (v. a. bei nasaler Intubation),
- erschwerte bis unmögliche orale Nahrungsaufnahme,
- erschwerte Mundpflege,
- eingeschränkte Kommunikationsfähigkeit des Patienten,
- schwierigere endobronchiale Toilette,
- höhere Atemarbeit bei Spontanatmung (Weaning).

Für die endotracheale Intubation stehen unterschiedliche **Tubusarten** zur Verfügung:
- **Magill-Tubus**: Standardtubus;

- **High-Volume-Low-Pressure-(HiLo-)Lanz-Tubus:**
  Prinzip: Durch eine breitere Auflagefläche des Cuffs und einen Druckausgleich zwischen Cuff und äußerem Luftreservoir wird der Cuffdruck relativ konstant unter 25 mm Hg gehalten, um so druckbedingte Schädigungen der Trachealschleimhaut zu reduzieren;
- **Oxford-(Non-Kinking-)Tubus:** kürzerer Tubus für eine kurzzeitige (oder notfallmäßige schwierige) Intubation; Vorteile: Tubusfehlplatzierung ist aufgrund der Länge kaum möglich und der Tubus knickt kaum ab;
- **Woodbridge-Tubus:** eine Metallspirale in der Tubuswand verhindert ein Abknicken des Tubus;
- **Doppellumen-Tubus:** für eine seitengetrennte Beatmung z.B. bei Lungenoperationen oder ARDS *(acute respiratory distress syndrome)* mit seitendifferenter Beatmung.

■ **Vorbereitung**
- Pflegeteam rechtzeitig informieren!
- Möglichst 2 venöse Zugänge (ersten für Sedierung/Analgesie, zweiten für Volumensubstitution bzw. kreislaufwirksame Medikamente) legen.
- Eventuell arteriellen Zugang für Kreislaufmonitoring und BGA-Kontrolle legen.
- Medikamente vorbereiten: Hypnotikum + Analgosedierung + Relaxierung, jeweils mit Ersatz.
- Laryngoskop überprüfen.
- Tubus auswählen (Frauen: 7,5–8,5 mm, Männer: 8–9 mm) und Cuff kontrollieren.
- 20-ml-Spritze zum Blocken, Führungsstab, Guedel-Tubus, Beatmungsbeutel und -maske bereitlegen.
- Absaugung vorbereiten.
- Stethoskop bereitlegen.
- Patient in Rückenlage bringen.
- Beatmungsmaschine vorbereiten.
- Bei einer zu erwartenden schwierigen Intubation → erfahrenen Kollegen/Oberarzt/Anästhesist hinzurufen.

- Gegebenenfalls bronchoskopische Intubation erwägen.

Hinweise auf eine schwierige Intubation bzw. Maskenbeatmung
- Stattgehabte schwierige Intubation
- Adipositas
- Kurzer dicker Hals („Stiernacken")
- Struma
- Vorstehende Schneidezähne
- Lückenhaftes Gebiss, hochwertiger Zahnersatz
- Lockere Frontzähne
- Hoher Gaumen
- Mikrostomie
- Makroglossie
- Fliehendes Kinn
- Mundöffnung < 3 cm
- Dysfunktion der Kiefergelenke
- Eingeschränkte HWS-Beweglichkeit (rheumatoide Arthritis, Morbus Bechterew), sternomentale Distanz < 13,5 cm
- Instabile HWS (Fraktur, Luxation)
- Eingeschränkte Larynxbeweglichkeit
- Rigidität der Mund- und Halsweichteile
- Pathologische Atemgeräusche
- Zustand nach Operation/Bestrahlung im HNO-Bereich
- Tumoren/Schwellung im HNO-Bereich
- Schwellung/Ödem/Verbrennungen/Inhalationstrauma/Hämatome im Bereich der oberen Atemwege
- Schwangerschaft
- ... aber auch fehlende Erfahrung, Kenntnisse und mangelndes Training/Fertigkeiten des „Intubationsteams" (Ärzte + Pflegepersonal!), schlechte Vorbereitung/Assistenz, schlechtes Setting (auf dem Boden, beengte Verhältnisse, schlechte Beleuchtung etc.), Stress, Unruhe.

→ Gibt es Hinweise auf eine schwierige Intubation, sollten neben dem primären Atemwegszugang mindestens 2 Alternativmöglichkeiten bereitgehalten werden!

B-1.1.2 Crush-Intubation

Als Crush-Intubation (Syn.: *rapid sequence induction* oder Ileuseinleitung) wird eine rasche Intubation mit sofortiger Blockung zur Verhinderung einer Aspiration bezeichnet.
Sie ist die Methode der Wahl bei Patienten mit erhöhter Aspirationsgefahr:

* Notfallintubation bei nicht nüchternen Patienten;
* komatöse, alkoholisierte und intoxikierte Patienten;
* Patienten mit erhöhtem Hirndruck (erhöhte Neigung zum Erbrechen);
* Ileuspatienten;
* Patienten mit einer oberen gastrointestinalen Blutung;
* Schwangere (erhöhter intraabdomineller Druck).

■ Vorbereitung und Durchführung
Siehe auch Abschnitt B-1.1.1 für allgemeine Vorbereitung.

* Patient ausreichend präoxygenieren – mindestens 5 min.
* Magensonde legen und Magen absaugen, danach Magensonde entfernen.
* Oberkörper leicht hochlagern (15–20°).
* Gegebenenfalls Droperidol oder Metoclopramid i. v. verabreichen (antiemetische Wirkung).
* **Keine Maskenbeatmung** (wegen Luftinsufflation in den Magen)!
* Großlumigen Absauger bereithalten (Yankauer-Absaugrohr).
* Tubus vorbereiten (Cuff prüfen) und Blockerspritze zur sofortigen Blockung direkt aufsetzen.
* **Rasche Narkoseeinleitung und Relaxierung mit**
  – Midazolam (3 bis) 5 bis 10 mg *plus* Etomidat 0,2 bis 3 mg/kg KG (1–2 Amp.) *plus* Suxamethonium/Succinylcholin 1 mg/kg KG (Dosierungsbeispiel für Patienten mit einem Körpergewicht von 70–100 kg: 5 mg Midazolam *plus* 20 mg Etomidat *plus* 100 mg Succinylcholin [= 3 × 1 Amp.]);

  – ggf. Fentanyl 0,2 bis 0,3 mg (4–6 ml) – **cave:** Brechreiz und Aspirationsgefahr. Mittlerweile gibt es ausreichend Hinweise, dass zur Relaxierung statt Succinylcholin alternativ auch Rocuronium in ausreichender Dosierung (0,8–1,2 mg/kg KG) verwendet werden kann.
* **Intubation mit Führungsstab und sofortiger Blockung.**
* Bei **Regurgitation evtl. Ösophagus zur Ableitung „intubieren"** und Tubus dort belassen; danach tracheale Intubation mit zweitem Tubus in Kopftieflage (**cave:** Ösophagusverletzungen).
* Magensonde legen.

> **[!]** Der über viele Jahre angewandte Krikoiddruck nach Sellick im Rahmen der Crush-Intubation kann aufgrund der schlechten Datenlage bezüglich eines positiven Effekts und neueren Untersuchungen bzw. Datenanalysen, die eher zahlreiche Nebenwirkungen diskutieren, nicht mehr empfohlen werden (Steinemann 2009; American Society of Anasthesiologists 2009).

B-1.1.3 Elektive Intubation

■ Vorbereitung
Siehe Abschnitt B-1.1.1 für allgemeine Vorbereitung.

■ Durchführung
* Kontinuierliches Monitoring: sollte erfolgen für EKG, Blutdruck und Sauerstoffsättigung
* Patienten **präoxygenieren** mit 100 % bzw. 15 l Sauerstoff via Maske für mindestens 3 min → Ziel: exspiratorische O_2-Fraktion > 0,8.
  Eine richtig durchgeführte Präoxygenierung erhöht die Sauerstoffreserve ca. um das 15-Fache und ergibt einen Zeitgewinn von ca. 5 bis 6 min (bezogen auf den effektiven O_2-Pool).
* Eventuell Magensonde legen und absaugen (Aspirationsschutz!).
* Testen, ob eine Maskenbeatmung möglich ist, v. a. hinsichtlich Maskengröße und

Dichtigkeit der Maske; **cave:** Insufflation des Magens vermeiden!

- Entscheidung, ob Intubation in Narkose oder bei wachem Patienten mit Lokalanästhesie und leichter Sedierung (Vorteil wacher Patient: Spontanatmung, geringere Aspirationsgefahr durch erhaltene Schutzreflexe)
- **Narkoseeinleitung mit**
  - Midazolam 3 bis 5 (bis 10) mg *plus* Etomidat 0,2 bis 0,3 mg/kg KG (praktische Dosierungsempfehlung: ca. 20–40 mg = 1–2 Amp.) *plus* Fentanyl 0,2–0,3 mg (4–6 ml = ca. ½ Ampulle); alternative Opioide: Alfentanil, Remifentanil

  oder
  - statt Midazolam: Propofol 1 bis 2 mg/kg KG (100–200 mg, ½–1 Ampulle Propofol 1 %) *plus* Fentanyl 0,2 bis 0,3 ml (4–6 ml).

> [!] Bei schlechten Kreislaufverhältnissen oder Status asthmaticus: Midazolam *plus* Esketamin (Ketanest S®): 0,5 bis 1 mg/kg KG (1–2 Amp., 2-ml-Amp. = 50 mg)

- Patient richtig lagern: verbesserte Jackson-Position („Intubationsachse" = Schnüffelposition; s. Abb. B-1-1).
- Patient via Maske beatmen; wenn er sich nicht beatmen lässt → **Problemsuche:**
  - Gegenpressen → Sedierung/Relaxierung verbessern;
  - Atemwegsobstruktion → Absaugen;
  - Maske undicht → Beatmungstechnik modifizieren, Maske tauschen;
  - Patient schlecht gelagert → Lagerung ändern.

- Erst wenn der Patient über Maske beatmet werden kann, ggf. Rocuronium (Esmeron®) zur Relaxierung für die Intubation verabreichen – ca. 0,6 mg/kg KG (5-ml-Amp. = 50 mg, 1 ml = 10 mg, Initialdosis ca. 1 Amp.).

> [!] Wird auf ein Muskelrelaxans verzichtet, sind meist höhere Dosen der Hypnotika und Opioide erforderlich, um gute Intubationsbedingungen zu schaffen (**cave:** dadurch Zunahme v. a. der hämodynamischen Nebenwirkungen möglich)!

- Laryngoskop (in der linken Hand) über den rechten Mundwinkel einführen, Zunge auflagern und Laryngoskop in Richtung Kehlkopf vorschieben. Unter Sicht Stimmritze mit dem Laryngoskop einstellen; dabei das Laryngoskop nach „oben vorne in Richtung des Laryngoskopgriffs ziehen".

> [!] Laryngoskop **nicht** kippen oder hebeln! **Cave:** Zähne und Schleimhaut nicht verletzen, Absaugung bei schlechter Sicht.

- Entblockten Tubus einführen und durch die sichtbaren „hellen" Stimmbänder vorschieben; Richtwerte für die Tubustiefe: Frauen 21 bis 23 cm, Männer 22 bis 24 cm ab Zahnreihe
- Tubus blocken und mit Beutel beatmen.
- Epigastrische Auskultation → wenn „Blubbern" über dem Magen zu hören, dann wohl Intubation in den Ösophagus.
- Bei **Fehlintubation in den Ösophagus** evtl. Tubus dort belassen und erneuten Intubationsversuch unternehmen (**cave:** Gefahr von

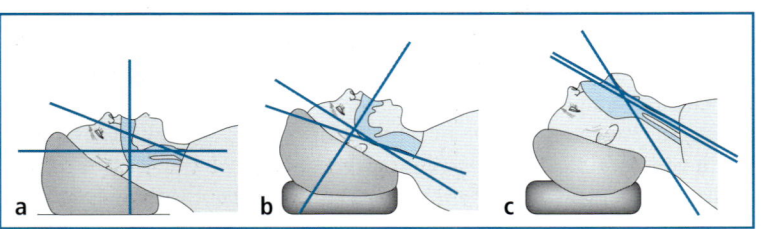

Abb. B-1-1 Kopflagerung zur Intubation: **a)** Kopf zu tief und **b)** Kopf nicht rekliniert mit schlechter/fehlender Einsicht in den Rachen; **c)** ideale Kopflagerung mit guter Einsicht in den Rachen.

Ösophagusverletzung, Vorteil: Tubus dient zur Ableitung bei Erbrechen).

- Fragen, die nach der Intubation zu beantworten sind:
  - Ist die Beatmung einfach möglich?
  - Hebt und senkt sich der Brustkorb?
  - Aufgeblähter Bauch? → wenn ja, Tubuslage kontrollieren
  - Seitengleiche Atemgeräusche bei beidseitiger Auskultation? → ggf. Tubus zurückziehen bis das Atemgeräusch auf beiden Seiten gleich ist
  - Sauerstoffsättigung ok?
  - Exspiratorisches CO_2 ok?
- Gegebenenfalls Tubuslage bronchoskopisch kontrollieren; bei korrekter Lage Tubus fixieren.
- Tiefe der Tubuslage (in cm ab Zahnreihe) vermerken, ggf. Röntgen-Thorax.
- Patient an Beatmungsmaschine anschließen.
- Gänsegurgel zum Schutz vor Dislokation/Diskonnektion benutzen.
- BGA zeitnah kontrollieren.

Lösungsvorschläge bei Problemen während der Intubation

- Sicht optimieren, absaugen so oft wie nötig.
- Kopfposition ändern.
- Gegebenenfalls Laryngoskopspatel austauschen (größerer oder kleinerer, gerader Spatel).
- Druck auf Larynx kann die Sicht verbessern: BURP-Manöver = **B**ackwards – **U**pwards – **R**ight-sided **P**ressure auf den Kehlkopf.
- Tubusform oder -größe ändern.
- Relaxierung intensivieren.
- Gegebenenfalls zunächst Larynx mit Führungsstab (bereits innerhalb des Tubus liegend) sondieren und Tubus nachschieben (**cave**: erhöhte Verletzungsgefahr, kein Legeartis-Manöver).
- Gegebenenfalls Intubation über Eschmann- oder Cook-Stab erwägen.

 Komplikationen der Intubation

- Verletzungen im Rachenbereich
- Verletzungen des Kehlkopfes
- Verletzungen der Trachea (akut und chronisch)
- Trachea-/Bronchusruptur
- Zahnschäden/-dislokation
- Blutungen und Schwellungen
- Bei ösophagealer Intubation → Gefahr der Hypoxie und Aspiration
- Langzeitfolgen: erhöhte Infektionsgefahr (Pneumonien, Sinusitiden), tracheale Schleimhautschäden, Larynxschäden
- **Problem der Mageninsufflation – ein Circulus vitiosus:**
  zunehmende Mageninsufflation → steigender intragastraler Druck → zunehmende kraniale Zwerchfellverlagerung → reduzierte Lungenbewegung → Abnahme der respiratorischen Compliance → Zunahme des Beatmungsdrucks → Volumenumverteilung von der Lunge in den Magen → zunehmende Mageninsufflation

Der „**schwierige Atemweg**" kann folgende Probleme beinhalten:

- **schwierige Maskenbeatmung:** Die Aufrechterhaltung einer ausreichenden Sauerstoffsättigung oder Ventilation via Maske ist nicht möglich.
- **schwierige Freihaltung des Atemwegs im Bereich des Pharynx:** Es ist nach mehreren Versuchen nicht möglich, ein Instrument in den Pharynx zur Gewährleistung der Ventilation einzulegen.
- **schwierige Laryngoskopie:** Es ist nach mehreren Versuchen nicht möglich, die Stimmbänder einzusehen.
- **schwierige Intubation:** Es sind multiple Intubationsversuche erforderlich – mit oder ohne Vorliegen von laryngealen oder trachealen Pathologika.

Abbildung B-1-2 zeigt in einem Algorithmus das Vorgehen bei Intubationsschwierigkeiten.

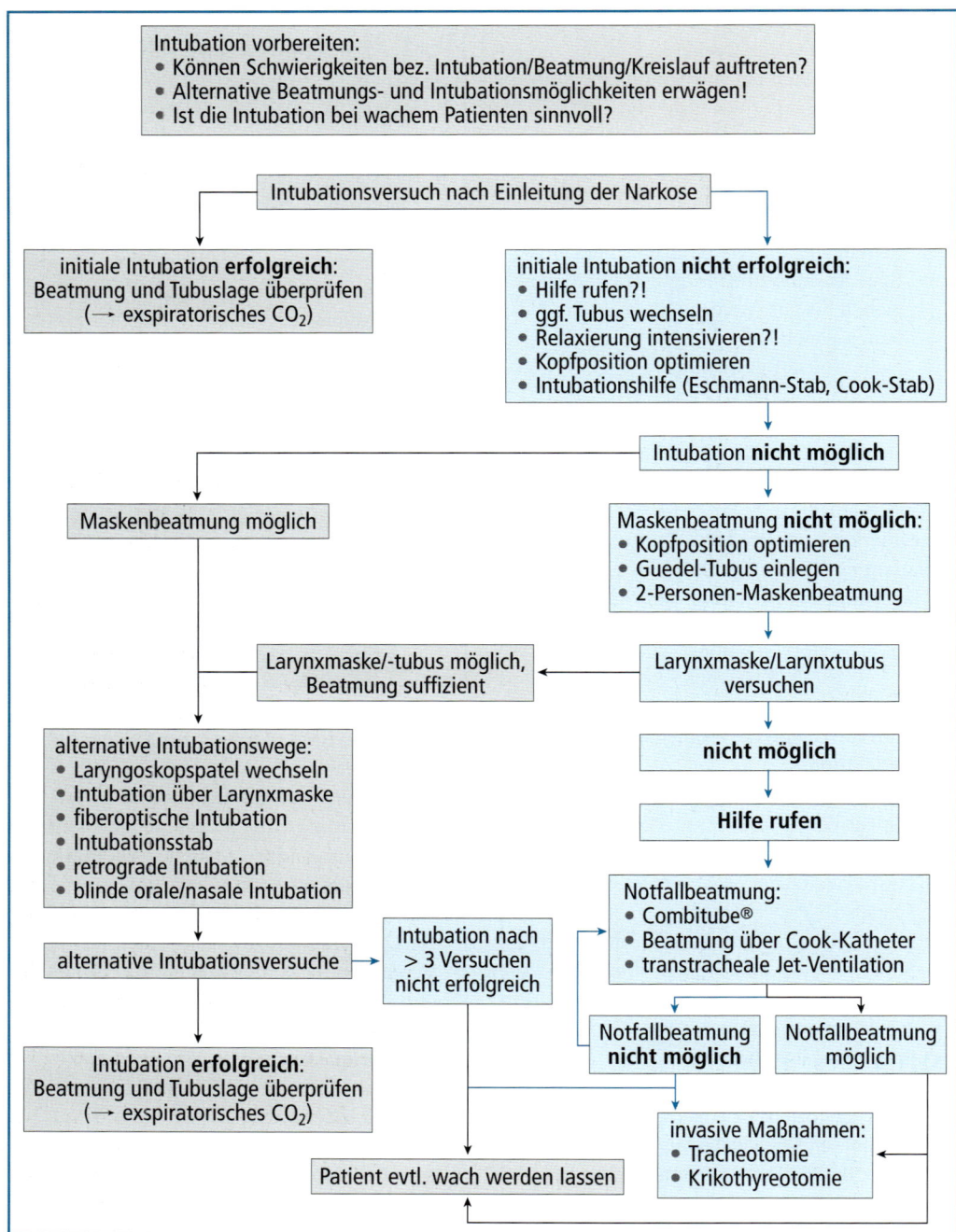

Abb. B-1-2 Algorithmus „Der schwierige Atemweg" (*difficult airway management*; mod. nach American Society of Anaesthesiology und DGAI).

Der „schwierige Atemweg" oder *„Cannot intubate, cannot ventilate"* -Lösungsvorschläge

- **Ruhig bleiben, überlegen, Hilfe holen.**
- Maskenbeatmung optimieren: Guedel-Tubus einlegen, Maske fest anpressen (ggf. 2. Helfer: einer presst, einer beatmet).
- Tubusart wechseln (kürzerer Oxford-Tubus bei schwierigen Intubationen oftmals einfacher einzulegen).
- Intubationshilfen verwenden:
  - Cook-Stab (*Airway-Exchange-Catheter*; s. www.cookmedical.com),
  - Eschmann-Stab (Bougie-Intubationshilfe) = flexibler Stab, gebogen oder in gerader Ausführung (s. z. B. www.smiths-medical.com).
- Relaxierung intensivieren.
- Geraden Spatel zum Auflagern der Epiglottis benutzen.
- Larynxmaske verwenden (z. B. Intubationslarynxmaske Fastrach®).
- Larynxtubus verwenden.
- Bronchoskopische Intubation erwägen/versuchen.
- Über Airway-Exchange-Katheter (Cook-Stab) beatmen.
- Transtracheale Ventilation über 14-G-Kanüle und Beutel durchführen.
- Transtracheale Hochfrequenz-Jet-Ventilation durchführen.
- Koniotomie (Skalpell Nr. 11, Tubusdurchmesser 5,0 mm) durchführen.
- Notfalltracheotomie durchführen.

B-1.1.4 Alternative Intubationsmöglichkeiten

Larynxmasken

Larynxmasken kommen v. a. im operativen Bereich und als Alternative zur Atemwegssicherung bei schwieriger Intubation oder Kurznarkosen zum Einsatz. Für eine intensivmedizinische Langzeitbeatmung sind sie nicht geeignet.
Vorteile der Larynxmasken sind:

- einfach zu erlernende Technik,
- keine einseitige Bronchus- oder Ösophagus-Fehllage möglich,
- Atemwegssicherung bei schwieriger Intubation,
- geringe Rate an Atemwegszwischenfällen = geringe Atemwegsmorbidität,
- geringerer Narkosemittelbedarf → leichtere Spontanatmung und geringere Kreislaufbelastung,
- geringes Verletzungsrisiko (bei Cuff-Druck < 60 cm H_2O),
- geringe Inzidenz an Laryngo- und Bronchospasmen.

Probleme der Larynxmasken sind:
- Leckage, wenn die Maske nicht tief genug sitzt oder der Cuff überfüllt ist;
- Atemwegsobstruktion bei Maskenfehllage (z. B. Maske sitzt im Kehlkopfeingang);
- höhere Aspirationsgefahr bei suboptimaler Lage (z. B. zu weit kranial, Ösophagussphinkter wird mit der Spitze nicht erreicht oder Umschlagen der Spitze), zusätzlich Gefahr der Mageninsufflation;
- Laryngospasmus bei inadäquater Narkosetiefe;
- begrenztes Indikationsspektrum.

Neben der klassischen Larynxmaske gibt es mittlerweile Weiterentwicklungen (z. B. LMA Supreme®, s. www.lma.de), die beispielsweise einen Drainageschlauch (= Ableitung von Luft und Flüssigkeit) zum Ösophagus besitzen. Zudem wurden die Cuffs verändert, sodass höhere Beatmungsdrücke möglich sind.
Die Larynxmasken gibt es als Einmalprodukte und mit der Möglichkeit der Wiederaufbereitung zur Mehrfachverwendung. Je nach Körpergewicht werden unterschiedliche Größen angeboten (z. B. Größen der LMA Unique® zum einmaligen Gebrauch: LMA 3 = 30–50 kg KG, LMA 4 = 50–70 kg KG, LMA 5 = 70–100 kg KG).

Larynxtubus

Der Larynxtubus (Fa. VBM Medizintechnik, www.vbm-medical.de) ist ein supraglottischer Luftweg für die Anwendung in der Allgemeinanästhesie unter spontaner oder positiver Druckbeatmung. Im Notfall ist er ein ideales Hilfsmittel zur Atemwegssicherung beim schwierigen Atemweg als alternative Technik zur Maskenbeatmung und endotrachealen Intubation. Es gibt ihn auch als Doppellumen-Tubus, sodass die Vorteile der Larynxmaske (einfache Handhabung) und des Kombitubus (Aspirationsschutz) genutzt werden. Der Absaugkanal erlaubt das Einführen einer Magensonde oder eines Absaugkatheters (weitere Infos zu den Produkten und der Anwendung s. www.larynx-tubus.de).

Der Larynxtubus wird mit seinem distalen Ende im Ösophagus platziert. Die Cuffs (distaler Cuff im Ösophagus, proximaler Cuff im Rachen) werden mit einem empfohlenen Cuffdruck von 60 cm H_2O geblockt, sodass Luft nur noch in die Trachea gelangen kann.

B-1.1.5   Umintubation

Situationen, bei denen eine Umintubation in Betracht kommt, sind:
- Verlegung des Tubus (Schleim, Aspirat etc.),
- undichter Cuff,
- Wechsel von z. B. Oxford-Tubus auf Magill-Tubus,
- Wechsel von kleinlumigem auf größerlumigen Tubus (z. B. bei Weaning-Problemen).

■ Durchführung
- Patienten präoxygenieren, Analgosedierung erhöhen (ggf. Boli geben), falls erforderlich zusätzlich relaxieren.
- Patienten lagern, Tubus vorbereiten, Cuff kontrollieren, Beatmungsbeutel bereitlegen.
- Stimmritze einstellen.
- Entscheidung treffen, ob Umintubation mit oder ohne Airway-Exchange-Katheter (Cook-Stab) erfolgen soll; bei schlechten Sichtverhältnissen und mäßig stabilen Patienten immer mit „Führungsstab" umintubieren.

- Führungsstab über „alten" Tubus einführen, Tubus entblocken und entfernen, dabei den Führungsstab in der Trachea belassen.
- Neuen Tubus über Führungsstab einführen, blocken und Lage kontrollieren (s. o. Durchführung elektive Intubation).
- Bei Problemen: Beatmung zunächst über Airway-Exchange-Katheter möglich.
- Bei fortbestehenden Problemen siehe „Der ,schwierige Atemweg' oder ,*Cannot intubate, cannot ventilate*'-Lösungsvorschläge".

B-1.1.6   Bronchoskopie

Wichtig für die Bronchoskopie sind Kenntnisse der Anatomie des Bronchialsystems. Neben den Hauptbronchien, sollte man zumindest die Lappenbronchien kennen und in der Bronchoskopie erkennen.

Indikationen für eine diagnostische Bronchoskopie bei Intensivpatienten sind:
- Beatmungsprobleme (z. B. Frage nach Position/Durchgängigkeit des Tubus),
- Pneumonien,
- Lavage/Probengewinnung,
- bronchiale Blutungsquellen.

Indikationen für therapeutische Bronchoskopie bei Intensivpatienten sind:
- Sekretretention,
- Atelektasen,
- bronchiale Obstruktion/Verlegung (Fremdkörper),
- Aspiration,
- Obstruktion des Tubus,
- bronchoskopische Intubation.

Zu den **Kontraindikationen** (für eine diagnostische Bronchoskopie) zählen:
- hämodynamische Instabilität,
- frischer Herzinfarkt,
- hochgradige Trachealstenosen,
- schwere respiratorische Insuffizienz (z. B. F_iO_2 1,0; PEEP > 15 cm H_2O),
- relevante Gerinnungsstörungen (relative Kontraindikation).

■ **Vorbereitung**

- Termin mit externer Endoskopie/Broncho-
skopie-Abteilung absprechen.
- Laborwerte überprüfen.
- Patient in Rückenlage bringen.
- Patienten mit 100 % Sauerstoff präoxygenie-
ren (mindestens 5 min).
- Kontinuierliches Monitoring von EKG,
Blutdruck und Sauerstoffsättigung veran-
lassen.
- Gegebenenfalls sedieren (und evtl. auch An-
algesie) → Dosis erhöhen bzw. Bolusgabe.
- Absaugung bereithalten (für Anschluss an
das Bronchoskop).
- Wenn Notwendigkeit besteht, Material für
die Bakteriologie zu gewinnen → Sekret-
röhrchen bereithalten.
- Schale mit Kochsalzlösung/Aqua zur Spü-
lung inkl. 10- bis 20-ml-Spritze bereitstellen.

■ **Durchführung**

- Bronchoskop vor Inbetriebnahme testen:
Licht, Sicht, Saugung, Bewegung.
- Tubusgröße bei der Auswahl des Broncho-
skops beachten.
- Bei Bronchoskopie via Tubus/Trachealka-
nüle „Gleitmittel" (Silikongel!) benutzen.
- Eventuell endobronchiale Lokalanästhesie
vornehmen.
- Tubus/Trachealkanüle vor und bei der
Bronchoskopie gut fixieren.
- Bei oralem Tubus Beißschutz verwenden.
- Vor Einführung des Bronchoskops Tubus-
eingang desinfizieren (MRSA etc.).
- Bronchoskop unter Sicht einführen.
- Inspektion der Trachea (Blutungen, Ulzera,
Eiter, Schwellungen).
- Carina einstellen, Tubuslage prüfen.
- Jeweils rechten und linken Hauptbronchus
sowie die Lappenbronchien sondieren.
- Gegebenenfalls Spülung, Absaugung und
Probengewinnung für Bakteriologie.
- Bronchoskop unter Sicht herausziehen.
- Bronchoskop am Ende der Bronchoskopie
durchspülen.

 Komplikationen der Bronchoskopie

- Reflektorische Broncho- und Laryngospastik
- Gewebeverletzungen von Trachea, Larynx,
Ösophagus, Gefäße, Nerven
- Blutungen
- Aspiration von Blut
- Hypoxie
- Blutdruckanstieg
- ICP-Anstieg
- Tachykardie, Arrhythmien
- Fieber (nach der Bronchoskopie)

B-1.1.7 Tracheotomie/
Trachealkanüle

Anlage eines Tracheostomas

Indikationen (Vorteile) bei einer zu erwartenden Beatmungsdauer über 21 Tage sind:
- Atemwegsobstruktion (Verletzungen, Tumoren),
- Vermeidung einer Larynx-/Tracheaschädi-
gung durch Langzeitintubation,
- Erzielung eines größeren Patientenkom-
forts,
- erleichterte Kommunikation (Sprechkanü-
len, Mimik der Lippen und des Gesichts),
- verbesserte Pflege des Nasen-Rachen-
Bereichs,
- verbesserte Bronchialtoilette,
- verbesserte Schluckmöglichkeiten und damit schnellere orale Ernährung,
- geringerer Analgosedierungsbedarf,
- besseres Weaning.

Die Tracheotomie kann die Mortalität, die Beatmungsdauer und die Aufenthaltsdauer auf
der Intensivstation senken, wirkt sich jedoch
nicht wesentlich auf den Gesamtverlauf aus.
Auch der Zeitpunkt der Tracheotomie hat keinen wesentlichen Einfluss auf den Verlauf (Fru-
tas-Vivar 2005; Griffiths 2005; Rumbak 2004;
Terragni 2010).

Kontraindikationen sind:

- Nottracheotomie,
- fehlende Tracheoskopie- bzw. Bronchoskopiemöglichkeit,
- schwere Gerinnungsstörungen,
- schwerste Gasaustauschstörungen,
- schwierige oder unmögliche Intubation (laryngoskopisch nicht intubierbarer Patient),
- extremer Kurzhals (Abstand Unterrand des Ringknorpels bis Oberrand des Brustbeins < 15 mm),
- Struma III°,
- instabile Frakturen der Halswirbelsäule,
- Voroperationen am Hals mit erheblicher Narbenbildung,
- maligner Tumor im Halsbereich,
- manifeste Infektion im Halsbereich.

■ Vorbereitung

- Termin mit Mitarbeitern der HNO bzw. Chirurgie und Pflegepersonal absprechen.
- Materialien bereitstellen: Tracheotomie-Set, steriler Kittel, sterile Handschuhe, Spreizzange, Tupfer.
- Patienten lagern: Rückenlage, ggf. Schultern unterpolstern → Reklinationsstellung.
- Analgesie und Sedierung erhöhen → Fentanyl und Midazolam-Bolus (z. B. 3–5 ml) kurz vor der Tracheotomie, ggf. Relaxierung mit Esmeron® (½–1 Amp.) *plus* ggf. Propofol-Boli zur zusätzlichen Sedierung (**cave:** Hypotonie).

Es wurde in der Vergangenheit unterschiedliche perkutane Tracheotomietechniken entwickelt:

- Ciaglia (1985): perkutane Dilatationstracheotomie (Cook);
- Griggs (1990): Guide Wire Dilation Forceps (Portex);
- Fantoni (1997): Dilatationstracheotomie (Mallinckrodt);
- Ciaglia II (2000): Blue Rhino (Cook);
- Frova (2001): Percu Twist (Rüsch).

Die Fantoni-Methode wird häufig durchgeführt. Dort erfolgt nach Punktion der Trachea die Einlage eines Drahtes und über den liegenden Draht die Dilatation der Trachea mittels Dilatator und ggf. Spreizzange. Über diese geschaffene Öffnung wird dann mithilfe des Drahtes als Führungsschiene die Trachealkanüle eingeführt.

 Komplikationen der Tracheotomie

- **Frühkomplikationen:**
  - Gewebeverletzungen → Trachea, Larynx, Ösophagus, Gefäße, Nerven
  - Blutungen
  - Aspiration von Blut
  - Hypoxie
  - Blutdruckanstieg
  - ICP-Anstieg
- **Spätkomplikationen:**
  - Infektionen
  - Wundheilungsstörungen
  - Instabilität des Tracheostomas (z. B. durch narbige Verziehungen, chronische Entzündungsprozesse)
  - Tracheomalazie
  - Granulationen am Tracheostomaeingang (mit möglichem Verschluss des Tracheostomas) oder in der Trachea
  - Stenosen der Trachea (Lokalisationen: suprastomal, in Tracheostomahöhe, in Blockungshöhe, in Höhe der Trachealkanülenspitze)
  - Fistelbildung
  - Kanülendislokation (z. B. durch mangelhafte Fixierung, durch Manipulation seitens des Patienten, durch Lagerungsmanöver)

Kanülenwechsel

Nach Dilatationtracheotomien sollte ein Kanülenwechsel **frühestens nach 7 bis 10 Tagen** erfolgen (wegen der Gefahr des Stomaverschlusses bei unzureichender bindegewebiger Organisation des Kanals). Beim frühen Wechsel besteht auch die Gefahr von Verletzungen (Blutungen, Trachealverletzungen, Kanülenfehllage im prä- oder peritrachealen Gewebe, Gefahr von Mediastinalemphysem, Pneumothorax, Larynxemphysem → mit „Cannot intubate, cannot ventilate"-Situation).

■ **Durchführung**
- Wechsel mit dem Patienten besprechen.
- Gegebenenfalls Patienten präoxygenieren.
- Gegebenenfalls Patienten sedieren
  (→ Midazolam, Etomidat, Propofol).
- Gründlich absaugen.
- Neue Trachealkanüle auf Dichtigkeit überprüfen.
- Spreizzange bereithalten.
- Alte Kanüle entblocken und Fixierung lösen, erneutes Absaugen über alte Kanüle.
- Absaugkatheter in der Trachealkanüle belassen, am proximalen Ende abschneiden und als Führungsschiene nutzen.
- Über den Absaugkatheter zunächst die alte Trachealkanüle entfernen und die neue in einer ca. 90°-Drehbewegung einführen; bei Problemen ggf. für das Einführen eine Spreizzange verwenden (**cave:** Verletzungsgefahr).
- Trachealkanüle blocken, Katheter entfernen, Trachealkanüle fixieren.
- Absaugen → Falls wiederholt Blut abgesaugt werden kann, sollte eine bronchoskopische Kontrolle erfolgen.
- Wenn der Patient sich nicht gut beatmen lässt, evtl. erneut absaugen. Falls keine Besserung eintritt → bronchoskopische Kontrolle. Eventuell Sedierung/Analgesie intensivieren; Röntgen-Thorax mit Frage nach Pneumothorax.

Sprechkanülen

Die Sprechkanüle verhindert beim Ausatmen durch einen Ventilmechanismus das Ausströmen der Atemluft durch die Kanüle. Diese Atemluft kann somit zur Stimmerzeugung durch die Stimmritze geleitet werden.
Sprechversuche via Sprechkanüle sind nur beim sicher spontan atmenden Patienten sinnvoll (ausreichend lange „Trachvent-[T-Stück-]Phasen" möglich?). Der Patient muss zudem wach, orientiert und kooperativ sein.
Da die Trachealkanüle für das Sprechen entblockt werden muss, ist bei potenziellen Aspirationsrisiken (z. B. hochgradige Schluckstörung, starke Verschleimung) die Indikation für einen Versuch mit dem Sprechventil jeweils individuell, unter Beachtung der zu erwartenden Risiken, zu stellen.

⚠ Bei ersten Sprechversuchen via Sprechventil ist eine engmaschige Patientenüberwachung notwendig, um rechtzeitig Phasen der respiratorischen Erschöpfung mit Gefahr der Hypoventilation/Hypoxie zu erkennen.

B-1.2 Beatmung

Die Beatmung ist eine invasive Methode, die sich in der Anwendung aufgrund der verschiedenen Einstellungen an der Maschine, der physiologischen und pathophysiologischen Bedingungen und nicht zuletzt der interindividuellen Unterschiede der Patienten als problemlos bis hochkomplex gestalten kann. Neben Kenntnis der methodischen und (patho-)physiologischen Grundlagen ist v. a. eine gewisse Erfahrung erforderlich. Das vorliegende Kapitel kann nur eine Einführung bzw. kleine Hilfestellung geben. Neben kontrolliertem bzw. beobachtendem „Versuch und Irrtum", Oberarzt/Facharzt- und erfahrenen Schwester/Pfleger-Fragen, sind folgende Bücher eine sehr gute Unterstützung, um in die Welt der Beatmung Fuß zu fassen:
- Hintzenstern U von, Bein T. Praxisbuch Beatmung, 4. Aufl. München – Jena: Urban & Fischer Verlag/Elsevier GmbH 2007;
- Larsen R, Ziegenfuß T. Beatmung. Grundlagen und Praxis. 4. Aufl. Heidelberg: Springer 2009;
- Oczenski W. Atmen – Atemhilfen. 9. Aufl. Stuttgart: Thieme 2012.

B-1.2.1 Atmung, Atem- und Lungenversagen

Regelgrößen der Atmung

Die Atmung wird im Wesentlichen über die Partialdrücke von Kohlendioxid und Sauerstoff sowie den pH-Wert reguliert. Kohlendioxid ist dabei der wichtigste Parameter. Dabei gilt: Eine

Erhöhung des Atemminutenvolumens (AMV) wird getriggert durch pCO_2-Anstieg >>> pO_2-Abfall > pH-Abfall.

Die Atmung wird durch Chemorezeptoren in der Medulla oblongata (Regelgröße: pCO_2 >> pO_2) und in dem Karotisbulbus (pO_2) sowie durch mechanische Dehnungsrezeptoren im Thorax- und Lungenbereich reguliert.

Die **Ventilation** bezeichnet die Belüftung der Alveolen mit Frischgas während der Inspiration und die Entlüftung während der Exspiration.

Gasaustausch in der Lunge

Wesentliche Bestandteile des Gasaustauschs sind die Diffusion der Atemgase und die Perfusion der Alveolen. Das Zusammenspiel beider Vorgänge ist für die Aufrechterhaltung des Gasaustauschs und der normalen Partialdrücke erforderlich.

Wichtige Parameter des Gasaustauschs sind:
- **Diffusion** = Gastransport (O_2, CO_2) aufgrund unterschiedlicher Konzentrationen (Partialdrücke) zwischen Alveolen und Erythrozyten;
- **Perfusion** = Durchströmung der Lungenkapillaren mit Blut und Transport von CO_2 und O_2 (Störung der Perfusion durch Zunahme des alveolären Totraums und Zunahme des intrapulmonalen Rechts-links-Shunt);
- **Ventilations-Perfusions-Verhältnis** ($\dot{V}/\dot{Q}$): normal: 0,8; Ventilationsstörung: 0; Perfusionsstörung: ∞, Änderung von $\dot{V}/\dot{Q}$ durch Lageänderung (Stehen versus Liegen, Rücken- versus Bauchlage);
- **funktionelle Reservekapazität (FRC):** Einschränkung durch Rückenlage (eingeschränkte ventrale Bewegung des Zwerchfells), Anästhesie/Analgosedierung (fehlende Tonisierung der Atemmuskulatur);
- **Totraum:** funktioneller Totraum (= anatomischer Totraum [2 ml/kg KG] plus alveolärer Totraum [wobei dieser nicht genau bekannt ist] bzw. alveolärer Totraum (= Alveolen, die belüftet, aber nicht durch-

blutet sind [Ursachen: z. B. Lungenversagen, Lungenembolie]);
- **intrapulmonaler „Rechts-links-Shunt":** normal durchblutete Alveolen, die nicht belüftet sind bzw. nicht am Gasaustausch teilnehmen; Shuntvolumen beträgt normalerweise 2 bis 5 % des HZV – Erhöhung z. B. durch Atelektasen, Broncho-/Alveolarkollaps, Pneumothorax, ARDS, Lungenödem, Pleuraerguss, Pneumonie, hypoxische (reflektorische) Vasokonstriktion bei Asthma/COPD-Exazerbation.

Beatmungstherapie

! Die Indikation zur Beatmung ist das „Lungenversagen".

Wesentliches Merkmal der **Ventilationsstörung** ist das Pumpversagen mit alveolärer Hypoventilation mit Hyperkapnie (pCO_2 ↑) und Hypoxie.

Ursachen von Ventilationsstörungen sind:
- Dämpfung der Atemregulationszentren (Medikamente, zerebrale Schädigungen, Intoxikation);
- neuromuskuläre Störungen und Muskelerkrankungen (Medikamente, hohe Querschnittlähmung, Poliomyelitis, Guillain-Barré-Syndrom, myasthene Krise, Ermüdung der Atemmuskulatur, Critical-Illness-Polyneuropathie/-Myopathie);
- Restriktion: Störung der Lungenausdehnung (Pneumothorax, Pleuraerguss, Fibrose), Einschränkung der Thoraxbeweglichkeit (Kyphoskoliose, Thoraxtrauma z. B. Rippenserienfraktur), eingeschränkte Zwerchfellbeweglichkeit (Peritonitis, Ileus, extreme Adipositas);
- Obstruktion: Asthma, COPD, Verlegung der Atemwege.

Im Gegensatz zur Ventilationsstörung liegt bei der **Oxygenierungsstörung** ein Parenchymversagen mit einer Störung des Ventilations-Perfusions-Verhältnisses und/oder ein pulmonaler Shunt mit daraus resultierender alleiniger Hypoxie (pO$_2$ ↓) vor. Die Elimination von CO$_2$ wird durch Hyperventilation nicht beeinträchtigter Alveolen kompensiert. Die Störung liegt im Bereich der Alveolen und/oder des Kapillaren-dothels oder kann im Rahmen einer Verteilungsstörung (pO$_2$ ↓, pCO$_2$ ↑, z. B. pulmonaler Shunt) auftreten.

Ursachen von Oxygenierungsstörungen sind:
- Atelektasen,
- ARDS,
- Lungenödem,
- Pneumonie,
- Lungenfibrose.

In der kranken Lunge können im Wesentlichen 3 Lungenareale unterschieden werden:
- gesunde *(healthy)*,
- rekrutierbare *(recruitable)*,
- „kranke" und nicht rekrutierbare *(disease)*.

> **!** Entscheidend für die Oxygenierung ist die Einbeziehung (Rekrutierung) der „potenziell belüftbaren Areale".

Klinische Zeichen einer respiratorischen Insuffizienz sind:
- Tachypnoe (AF > 35/min);
- Atemzugvolumen ↓;
- Schaukelatmung;
- Einsatz der Atemhilfsmuskulatur;
- Dyspnoe;
- Zyanose;
- Sympathikotonus ↑: psychomotorische Unruhe, Schwitzen, Tachykardie, Hypertonie;
- BGA: pO$_2$ ↓, pCO$_2$ ↑ oder ↓.

Kenngrößen einer respiratorischen Insuffizienz sind:
- p$_a$O$_2$: < 50 mm Hg (Raumluft), < 60 mm Hg (O$_2$-Maske); s. a. Tab. B-1-1,
- p$_a$CO$_2$: > 55 mm Hg (COPD > 65 mm Hg),
- V$_D$/V$_T$: > 0,6,
- AF: > 35/min,
- *rapid shallow breathing index*: > 80 bis 100,
- Vitalkapazität: < 15 ml/kg KG,
- p$_{imax}$: < 20 bis 25 mbar,
- FEV$_1$: < 10 ml/kg KG.

Die **Ziele einer Beatmungstherapie** umfassen:
- Behebung von Oxygenierungsstörungen:
  - Erhöhung von F$_i$O$_2$,
  - Steigerung der Ventilation,
  - Erhöhung der FRC durch extrinsischen PEEP (PEEP$_e$),
  - Erhöhung der FRC durch intrinsischen PEEP (PEEP$_i$),
  - Lagerungstherapie, Sekretentfernung,
  - Therapie der zugrunde liegenden Ursache;
- Behebung Ventilationsstörungen:
  - Erhöhung des Atemhubvolumens,
  - Steigerung der Atemfrequenz,
  - Verminderung des Totraums,
  - Beseitigung von Obstruktionen, Atemtherapie, Sekretentfernung,
  - Therapie der zugrunde liegenden Ursache.

Nach dem **Innsbrucker Stufenschema** kommen je nach Atemstörung verschiedene Atemhilfen zum Einsatz:
- Sektor A: Physiotherapie mehrmals täglich;
- Sektor B:
  - Schritt 1: Spontan-CPAP zur Unterstützung der Spontanatmung,
  - Schritt 2: mechanische Ventilationshilfe z.B. mittels ASB oder BIPAP,
  - Schritt 3: kontrollierte Beatmung mit PEEP,
  - Schritt 4: Veränderung des Atemzeitverhältnisses;
- Sektor C: additive Maßnahmen, z. B. kinetische Therapie, NO-Beatmung, Prostazyklinvernebelung, ECLA/ECMO.

Tab. B-1-1 Abschätzung des arteriellen Sauerstoffpartialdrucks anhand der Sauerstoffsättigung.

SO$_2$ (%)	Geschätzter p$_a$O$_2$ (mm Hg)
80	44
85	50
90	60
95	79
99	145

B-1.2.2 Grundlagen der Beatmung

Für das Verständnis der Beatmung, der verschiedenen Beatmungsmodi und der unterschiedlichen Einstellmöglichkeiten kann der normale Beatmungszyklus (Abb. B-1-3) als Grundlage dienen.
Anhand des Druck-Zeit-Diagramms wird ersichtlich, wie sich Änderungen einzelner Beatmungsparameter auf den gesamten Zyklus auswirken können.

Beatmungsparameter sind:
- Beatmungsfrequenz (f/min): Jede Veränderung der Atemfrequenz beeinflusst bei gleich bleibender Inspirationszeit das I : E-Verhältnis;
- Verhältnis Inspiration : Exspiration (I : E, t_{insp}, t_{exsp});
- Beatmungsvolumen (abhängig von der Lungen- und Thoraxcompliance);
- prozentuales Minutenvolumen (%MinVol): 10 bis 350 % (Galileo®, ASV-Modus);
- Beatmungsdruck (p_{insp}), beispielhafte Einstellungen (Fa. Dräger: Evita®/Oxylog 3000®:
  - IPPV: PEEP = unteres Druckniveau,
  - BIPAP: p_{tief} = unteres Druckniveau (≈ PEEP),
  - IPPV: p_{plat} = oberes Druckniveau,
  - BIPAP: p_{hoch} = oberes Druckniveau;

- Flow (Volumen/Zeit, $t_{insp\ flow}$);
- „Rampe" (Druckanstiegsgeschwindigkeit, Zeit bis zur Erreichung des Plateaudrucks): Bei obstruktiven Störungen (COPD, Asthma) ist ein hoher Anfangsflow notwendig („steile Rampe"), damit der Druck im Bronchialsystem rasch überwunden werden kann;
- Plateau-Dauer ($t_{insp\ plateau}$) Flow ↑ = Plateau ↑: Die Plateauphase ist die Phase, in der weitgehend der Gasaustausch in den verschiedenen Lungenabschnitten stattfindet;
- PEEP (*positive endexpiratory pressure*, s. „Exkurs: PEEP", S. 51);
- Sauerstoffkonzentration (gemessen als Sauerstofffraktion F_iO_2: 0,21–1,0);
- Beatmungsspitzendruck (p_{peak});
- maximale obere Druckgrenze (p_{max}) = Stenosegrenze;
- Druckdifferenz zwischen PEEP und p_{peak} (Δ p) = Druckdifferenz, die benötigt wird, die Compliance (= *elastance* = Retraktionslast) des respiratorischen Systems zu überwinden;
- Flow-/Drucktrigger: Der **Flow- bzw. Drucktrigger** dient bei augmentierten Beatmungsverfahren als „auslösendes Moment" für den assistierten/druckunterstützten Atemzug. Bei der Triggerung über den Flow

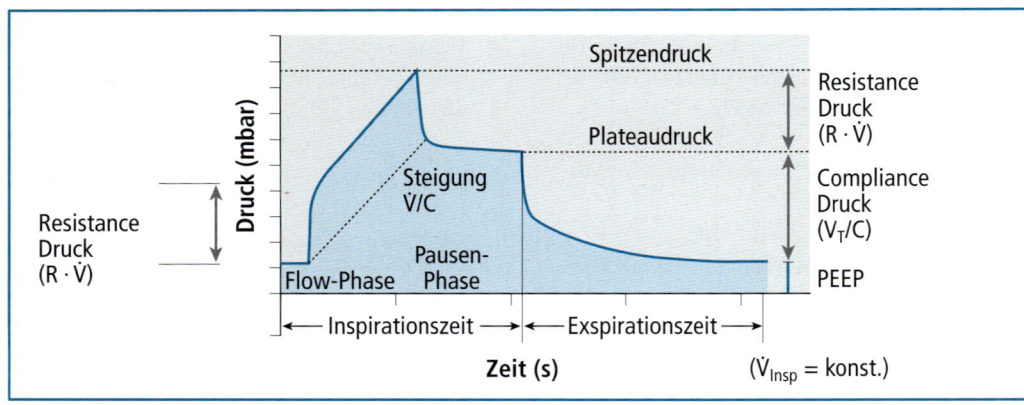

Abb. B-1-3 Die wichtigsten Komponenten des Atem- oder besser Beatmungszyklus am Beispiel des Druck-Zeit-Diagramms des Beatmungsgerätes Evita® 4 (Fa. Dräger). Resistance = Atemwegswiderstand, Compliance = Dehnbarkeit der Gesamtsystems (Lunge, Schläuche etc.).

(l/min) muss der Patient einen bestimmten Flow erzeugen, damit das Beatmungsgerät den Atemzug auslöst. Bei der Triggerung über den Druck muss der Patient erst einen bestimmten negativen Druck („Sog") erzeugen, damit der Atemzug ausgelöst wird. Der gewünschte Triggermodus inklusive Triggerschwelle ist am Beatmungsgerät einzustellen und sollte während der Beatmungstherapie individuell angepasst werden. Vorteil des Flowtriggers ist, dass bereits „Luft" in Bewegung ist und der Atemzug (= Volumen) dem Patienten besser und schneller angeboten werden kann, wodurch die Atemarbeit reduziert wird. Bei der Drucktriggerung muss zunächst der vom Patienten erzeugte negative Druck wahrgenommen werde, bevor ein Flow (= Atemzug) ausgelöst wird.

- Beatmungszeiten (am Beispiel der Evita® 4):
  - IPPV: Inspirationszeit = T_I, Exspirationszeit = T_E,
  - BIPAP: Inspirationszeit = T_{hoch}, Exspirationszeit = T_{tief};
- ATC (automatic tube compensation): flowproportionale Druckunterstützung zur Kompensation der tubusbedingten Strömungswiderstände; zur Unterstützung bei ruhiger Spontanatmung sind ca. 7 bis 10 mbar erforderlich.

Exkurs: PEEP

- **Wirkungen von PEEP:** Vermeidung des endexspiratorischen Alveolarkollapses, Offenhalten kollapsgefährdeter Lungenkompartimente, Vergrößerung der funktionellen Residualkapazität = **Vergrößerung** der Gasaustauschfläche, Abnahme des intrapulmonalen Rechts-links-Shunts, Verbesserung des Ventilations-Perfusions-Verhältnisses
- **Nebenwirkungen von PEEP:** Erhöhung des intrathorakalen Drucks ➜ Erhöhung des ZVD, Verminderung des venösen Rückstroms zum Herzen (= Vorlastsenkung), Abfall des Herzzeitvolumens, Abnahme der Organperfusion, Anstieg des intrakraniellen Drucks durch verminderten venösen Abstrom aus den Jugularvenen

- **Indikationen:**
  - postoperative Gasaustauschstörungen
  - Thoraxtrauma, instabiler Thorax
  - Pneumonie
  - kardiogenes Lungenödem
  - akutes Lungenversagen
- **Vorsicht bei:**
  - Hypovolämie (zuerst hämodynamische Stabilisierung)
  - obstruktiven Ventilationsstörungen (Gefahr des Airtrappings, $PEEP_e$ muss < $PEEP_i$ sein)
  - Schädel-Hirn-Trauma (Hirndrucksteigerung möglich)
  - Lungenembolie (Zunahme der rechtsventrikulären Nachlast)
- **Kontraindikation:** hämorrhagischer Schock

B-1.2.3 Beatmungsverfahren

⚠️ Jede Überdruckbeatmung stellt eine **nicht physiologische** Beatmung dar!

Man kann grundsätzlich 3 Beatmungsverfahren unterscheiden:
- kontrollierte Beatmungsverfahren,
- augmentierte/assistierende Beatmungsverfahren und
- Spontanatmungsverfahren.

In Tab. B-1-2 sind grundlegende Einstellungen am Beatmungsgerät der gängigsten Beatmungsmodi aufgeführt.

Bei der **volumenkontrollierten Beatmung** wird das Atemvolumen vorgegeben und nach dem „Alles-oder-Nichts-Prinzip" ungeachtet des Spitzendrucks in einer bestimmten Inspirationszeit in den Patienten appliziert. Der dabei benötigte Druck resultiert aus der Compliance und Resistance des Patienten.

Durch die „feste" Volumenvorgabe (ungeachtet des benötigten Drucks) besteht die Gefahr eines Volumen-/Barotraumas.

Durch unterschiedliche Atemwegswiderstände verschiedener Kompartimente können die Kompartimente mit geringerem Widerstand (s. Abb. B-1-4) durch schnellere Füllung und Überdehnung geschädigt werden.

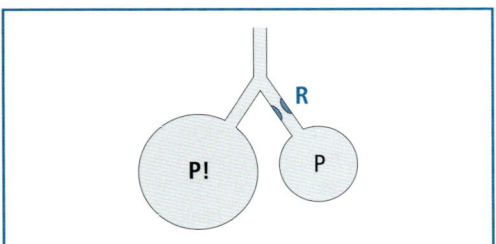

Abb. B-1-4 Mechanismus des Volumentraumas: Durch unterschiedliche Atemwegswiderstände kann es zur Überdehnung der schneller gefüllten Kompartimente kommen.

Tab. B-1-2 Grundlegende Einstellungen am Beatmungsgerät (mod. nach Oczenski 2012).

Ventilationsverfahren	Obligate Einstellungen	Grundeinstellungen
Volumenkontrollierte Beatmung (VCV)	• Atemfrequenz • Atemhubvolumen • Inspirationsflow • Inspirationszeit oder I : E-Verhältnis • PEEP • inspiratorische O_2-Konzentration • obere Druckbegrenzung	• 10–15/min (nach pCO_2) • 7–8 ml/kg KG (Sollgewicht) • 30–40 ml/min • I : E-Verhältnis = 1 : 2 • 5–8 mbar • 0,4 bzw. nach pO_2 • 30 mbar
Druckkontrollierte Beatmung (PCV)	• Atemfrequenz • Inspirationszeit oder I : E-Verhältnis • Inspirationsdruck (p_{insp})/inspiratorisches Druckniveau • PEEP • Druckanstiegsgeschwindigkeit (Rampe) • inspiratorische O_2-Konzentration	• 10–15 /min (nach pCO_2) • I : E-Verhältnis = 1 : 2 • 12–15 mbar (über PEEP) • 5–8 mbar • 0,2 s • 0,4 bzw. nach pO_2
Intermittierende mandatorische (vorgegebene) Beatmung (SIMV)	• SIMV-Frequenz • Inspirationsdruck (P-SIMV) oder • Atemhubvolumen (V-SIMV) • Dauer des mandatorischen Atemhubs • Triggerschwelle • Inspirationsflow • PEEP • inspiratorische O_2-Konzentration • obere Druckbegrenzung (bei V-SIMV)	• 10–12/min • 12–15 mbar (über PEEP) • 7–8 ml/kg KG • 1,5–2 s • 2–5 l/min bzw. 1 mbar unter PEEP • 30–40 l/min • 5–8 mbar • 0,4 bzw. nach pO_2 • 30 mbar
Inspiratorische Druckunterstützung (ASB)	• Druckunterstützungsniveau • PEEP • Druckanstiegszeit • Triggerschwelle • inspiratorische O_2-Konzentration	• 12–15 mbar über PEEP • 5–8 mbar • 0,2 s • 2–5 l/min bzw. 1 mbar unter PEEP • 0,4 bzw. nach pO_2
Biphasic positive airway pressure (BIPAP)	• oberes Druckniveau (p_{insp}) • unteres Druckniveau (PEEP) • Zeitdauer des oberen Druckniveaus (t_{hoch}) • Zeitdauer des unteren Druckniveaus ($t_{niedrig}$) oder Verhältnis I : E und Atemfrequenz • inspiratorische O_2-Konzentration • Druckanstiegsgeschwindigkeit • Triggerschwelle	• 12–15 mbar über PEEP • 5–8 mbar • 2 s • 4 s mandatorische AF 10/min • 0,4 bzw. nach pO_2 • 0,2 s • 2–5 l/min

Leckage-Volumina werden bei volumenkontrollierten Beatmungsverfahren nicht ausgeglichen. Das Mindestatemminutenvolumen kann auch durch „Hechelatmung" erzielt werden (unzureichende Ventilation/Oxygenierung).

Bei **druckgesteuerten oder drucklimitierten Beatmungsverfahren** wird der inspiratorische Maximaldruck vorgegeben. Das Atemvolumen resultiert im Wesentlichen aus der Druckdifferenz zwischen dem unteren (PEEP) und oberen (p_{insp}) Druckniveau. Bei Erkrankungen, die mit hohen Beatmungsdrücken einhergehen (restriktive und/oder obstruktive Lungenerkrankung, Gegenpressen etc.), besteht die Gefahr einer Hypoventilation, da der Atemhub nur bis zu dem vorgegebenen maximalen Inspirationsdruck erfolgt.

Um die Unterschiede der beiden Beatmungsmodi zu verdeutlichen, sind in Abb. B-1-5 die Einstellungsparameter Beatmungszeit und -druck des IPPV-Modus (volumenkontrolliert) dem BiPAP-Modus (druckkontrolliert) gegenübergestellt.

Augmentierende/assistierende Beatmungsverfahren

Unter augmentierenden bzw. assistierenden Beatmungsverfahren versteht man Beatmungsmodi, bei denen der Patient eine Unterstützung bei seinen Atembemühungen bekommt und/ oder die Möglichkeit hat spontan zu atmen.
Vorteile sind:
- schnelleres Weaning,
- geringere Rate an Pneumonien,
- reduzierte Beatmungszeit,
- stabilere Kreislaufsituation durch Reduktion der Analgosedierung.

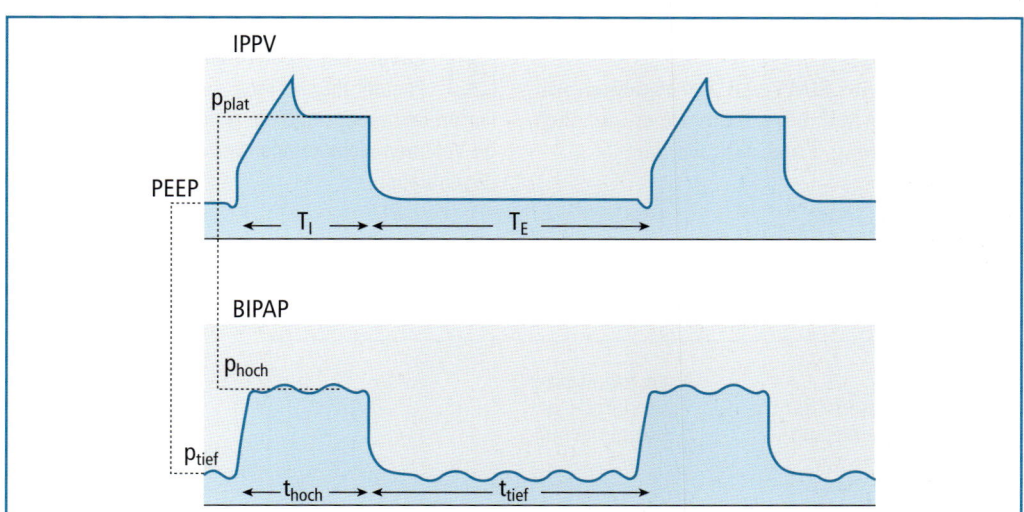

Abb. B-1-5 Gegenüberstellung der volumen- und druckkontrollierten Beatmung anhand der schematischen Druck-Zeit-Diagramme (T_I = Inspirationszeit, T_E = Exspirationszeit; mod. nach Produktinformation der Fa. Dräger). Bei der volumenkontrollierten Beatmung ist zur Überwindung der Resistance aller Lungenareale der Druck notwendig, der durch die Differenz zwischen dem Peak- und dem Plateaudruck entsteht.

Die Plateauphase (= „Pausenphase" ohne Flow) ist die Zeit der Inspiration, in der – bei einem bestimmten Druck (p_{plat}) – weitestgehend die Gasverteilung in der Lunge stattfindet.

Bei dem druckkontrollierten BIPAP-Modus beinhaltet die Plateauphase lediglich p_{hoch} und t_{hoch}. Bei ausreichendem Plateaudruck p_{hoch} und ausreichender t_{hoch} ist eine adäquate Gasverteilung möglich. Der „schädliche" Spitzendruck der volumengesteuerten Beatmungsform mit ungleicher Druckverteilung der verschiedenen Lungenareale entfällt.

Ein **Nachteil** bei all diesen Verfahren ist das durch die erforderliche Eigenaktivität (-atmung) des Patienten bedingte intensivere Monitoring (v. a. in der Initialphase), um eine Minderbelüftung (z. B. durch Erschöpfung, fehlenden Atemantrieb) und den damit verbundenen reduzierten Gasaustausch zu verhindern. Weitere Nachteile sind bei den jeweiligen Beatmungsmodi aufgeführt.

(Synchronized) Intermittent mandatory ventilation ([S]IMV)

Bei der (S)IMV erhält der Patient zusätzlich zu seiner Spontanatmung eine festgelegte Anzahl druck- oder volumenkontrollierter mandatorischer Atemhübe.
Der SIMV-Bedarf (= Anzahl der kontrollierten Atemzüge) orientiert sich am Minutenvolumen. (S)IMV = IMV + ASB in den Spontanatemphasen. Die mandatorischen Atemhübe werden mit der Spontanatmung synchronisiert (s. Abb. B-1-6).
Angewendet wird SIMV z. B. bei Patienten mit zu geringem AMV oder beim Weaning nach Langzeitbeatmung. Eingestellt werden:

* Frequenz: f_{IMV},
* I : E und f_{IPPV} oder T_{insp},
* PEEP,

* Atemhubvolumen oder Inspirationsdruck,
* Triggerschwelle und
* p_{max}.

Die Synchronisation der maschinellen Atemhübe und der spontanen Atemzüge des Patienten wird durch das sog. **Erwartungszeitfenster** geregelt, innerhalb dessen (bei Evita® 4 bspw. 5 s) ein patientengetriggerter Spontanatemzug erfolgen kann. Bleibt eine spontane Einatembemühung aus, appliziert der Respirator am Ende des Zeitfensters einen mandatorischen Atemhub entsprechend der eingestellten Parameter. **Nachteile** sind:

* schwierige Einstellung,
* fehlende Adaptation der Ventilation an den Patienten,
* unzureichende Unterstützung der Ventilation bei zu niedriger SIMV-Frequenz,
* Studienlage spricht nicht für SIMV im Weaning.

! **Cave:** Bei (potenziellen) Leckagen (NIV, Pneumothorax etc.) keine volumenkontrollierten Beatmungsmodi (± Autoflow), da das Leckage-Volumen nicht kompensiert wird (Gefahr der Hypoventilation).

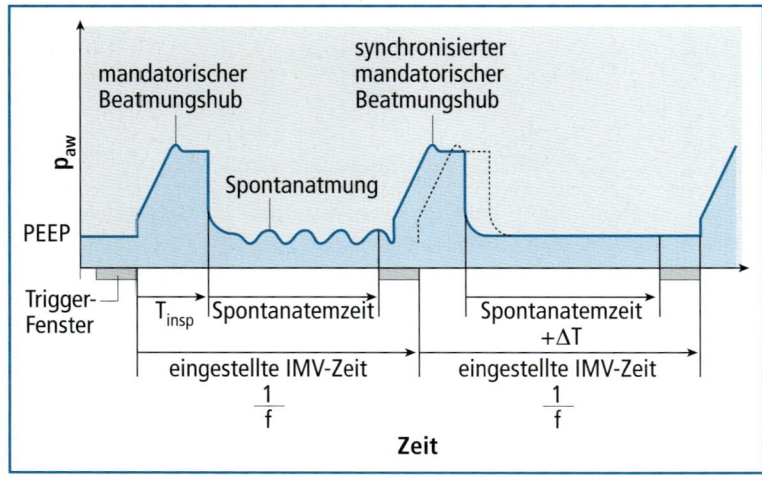

Abb. B-1-6 Schematische Darstellung der (S)IMV-Beatmung anhand des Druck-Zeit-Diagramms.

Der Autoflow (bei SIMV) birgt die Gefahr von Synchronisationsproblemen, da hierbei kein Exspirationstrigger integriert ist (nur so ist eine feste Volumenapplikation garantiert).

Biphasic positive airway pressure (BIPAP)

Bei dem BIPAP-Verfahren ist zum einen eine Spontanatmung auf 2 unterschiedlichen CPAP-Druckniveaus (inkl. Druckunterstützung auf dem unteren Druckniveau), zum anderen aber auch eine druckkontrollierte Beatmung (PCV) möglich (Abb. B-1-7).

Auf beiden Druckniveaus ist für den Patienten jederzeit eine Spontanatmung (CPAP) möglich. Zeigt der Patient keine Spontanatmung, findet aufgrund der beiden eingestellten Druckniveaus entsprechend der gewählten Zeitdauer, eine zeitgesteuerte druckkontrollierte Beatmung statt. Zusätzlich kann auch eine „Rampe" eingestellt werden.

In den P_{low}-Phasen kann eine Druckunterstützung (ASB) zugeschaltet werden.

Vorteile der Spontanatmung unter BIPAP sind:
- Verbesserung der Oxygenierung,
- Abnahme des intrapulmonale Rechts-links-Shunts,
- Abnahme der Totraumventilation,

- Verbesserung der Hämodynamik,
- gute Toleranz durch den Patienten,
- geringere Sedierung,
- geringe Atemmuskelatrophie,
- schnelleres Weaning.

Die Beatmungsform BIPAP ist die Atemhilfe der Wahl bei restriktiven Ventilationsstörungen. Sie stellt einen universellen Beatmungsmodus vom Anfang bis zum Ende der Beatmungstherapie dar, bei dem zunehmend die Eigenaktivität des Patienten möglich ist, sodass der Wechsel zwischen verschiedenen Beatmungsformen entfällt.

Einstellungen bei BIPAP:
- oberes (inspiratorisches) Druckniveau (p_{insp}),
- unteres (exspiratorisches) Druckniveau (p_{exsp}),
- Zeitdauer der beiden Druckniveaus,
- Sauerstoffkonzentration (F_iO_2),
- Druckanstiegsgeschwindigkeit („Rampe"),
- Flowtrigger.

! **Cave:** Aufgrund der unterschiedlichen Spontanatemzüge des Patienten sind das Atemzugvolumen und somit auch das AMV inkonstant. Daher ist eine adäquate Einstellung der Alarmgrenzen notwendig.

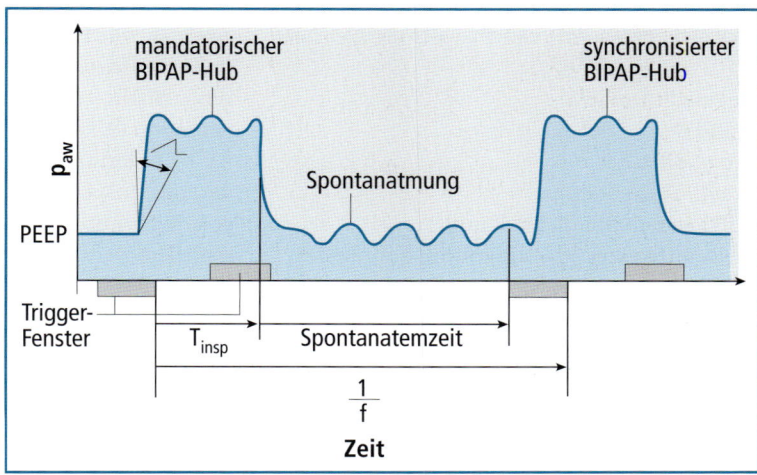

Abb. B-1-7 Schematische Darstellung der BIPAP-Beatmung anhand des Druck-Zeit-Diagramms (mod. nach Dräger-Präsentation).

Spontanatmungsverfahren

Beim intubierten und beatmeten Patienten konnte nachgewiesen werden, dass im Vergleich zur Spontanatmung der dorsale Lungenanteil schlechter belüftet wird. Komplizierend kommt hinzu, dass der hintere Lungenanteil beim auf dem Rücken liegenden Patienten besser durchblutet wird. Um dieses Missverhältnis (das physiologisch einem Shunt bzw. alveolärem Totraum gleicht) auszugleichen, sollte so früh wie möglich auf Spontanatmungs- bzw. assistierte Beatmungsverfahren umgestellt werden.

Um eine Spontanatmung mit zunächst aktiven Atembemühungen – jedoch evtl. noch zu geringer Atemkraft – zu gewährleisten, ist es oftmals notwendig, dem Patienten eine inspiratorische Druckunterstützung zu geben.

Druckunterstützung (pressure support [PS], assistent spontaneus breathing [ASB])

Bei der Druckunterstützung/ASB wird die Beatmung patientengetriggert gesteuert. Zur Reduktion der Atemarbeit wird die Inspiration mit einem bestimmten – vorher festgelegten – Druck unterstützt. Sie kann mit einem PEEP kombiniert werden.

> **!** **Cave:** Bei einer Druckunterstützung > 14 mbar wird die Atemarbeit nahezu vollständig von der Beatmungsmaschine übernommen (= „Schein"-Spontanatmung, der Patient triggert lediglich den Atemhub).

Eingestellt werden:
- PEEP,
- p_{insp} oder Δp,
- evtl. Delay/Rampe,
- Triggerempfindlichkeit und
- Atemfrequenz bzw. Definition des Atemzyklus, um eine Hechelatmung zu verhindern.

Proportional pressure support (PPS)

PPS (Evita® 4; Syn.: *proportional assist ventilation* = PAV) ist eine Weiterentwicklung von ASB mit einer dem jeweiligen Atembedarf an-

gepassten Druckunterstützung. Die benötigte Druckunterstützung wird je nach Einatemanstrengung des Patienten (p_{mus}) bemessen und anhand der gemessenen Parameter Resistance und Elastance bestimmt.

Eingestellt werden:
- $Assist_{Flow}$ und
- $Assist_{Volume}$.

Die Gefahr bei Verwendung des PPS ist eine Überkompensation *(runaway)*. Daher sollten für eine sinnvolle Einstellung annähernd die Werte für Compliance und Resistance bekannt sein.

> **!** PPS stellt ein Spontanatemverfahren dar und benötigt einen ausreichenden Atemantrieb des Patienten, da es keine „Mindestunterstützung" wie beim ASB gibt (**cave**: Hypoventilation). Bei „instabilen Patienten" sind strenge Alarmgrenzen für die Apnoeventilation notwendig.

Continuous positive airway pressure (CPAP; SPONT bei Galileo®)

CPAP ist eine reine Spontanatmung *mit* PEEP. Man erzielt damit aufgrund einer besseren Belüftungssituation eine Reduzierung des Rechtslinks-Shunts.

Das CPAP-Beatmungsverfahren sollte bei intubierten Patienten nicht angewandt werden, da die Atemarbeit alleine durch den Patienten geleistet wird und schnell erschöpflich ist (tubusbedingte Mehrarbeit ca. 7–8 mbar). Gegebenenfalls ist eine (automatische) Tubuskompensation (ATC) bei Evita® möglich.

Als Erweiterung gibt es die *„demand CPAP"*, bei der das Inspirationsventil patientengetriggert geöffnet wird. Die Triggerschwelle muss zuvor festgelegt werden (–0,5 bis –1,0 mbar).

Weitere Varianten sind die High- oder Continuous-Flow-CPAP und die CPAP mit Flowtrigger.

Sonderformen der Beatmung

Nichtinvasive Beatmung

In den vergangenen 20 Jahren hat sich zunehmend bei bestimmten Erkrankungen die nichtinvasive Beatmung (**NIV** = *non-invasive ventilation*) etabliert.

Die Beatmung erfolgt über eine möglichst dicht sitzende Nasen- oder Gesichtsmaske.

Prinzipiell kann jeder Beatmungsmodus auch nichtinvasiv angewendet werden. Die Machbarkeit hängt jedoch in großem Maße von der Mitarbeit des Patienten ab. Gerade bei neurologischen Patienten kann es aufgrund eines eingeschränkten Verständnisses, mangelnder Kommunikationsfähigkeit, Vigilanzminderung und Störungen des Schluck- und Hustenakts zu Problemen bei der NIV kommen.

Vorteile der NIV sind:
- bessere Toleranz im Vergleich zum Endotrachealtubus beim wachen Patienten,
- keine oder nur geringe Sedierung erforderlich,
- Beatmung „je nach Bedarf und Ort" (z. B. Heimbeatmung),
- erhaltene Kommunikationsfähigkeit,
- orale Ernährung möglich (keine Beeinträchtigung des Schluckakts),
- besser Mobilisierung,
- Vermeidung trachealer Druckläsionen,
- kürzere Beatmungsdauer und geringere Inzidenz an nosokomialen Pneumonien (im Vergleich zur invasiven Beatmung),
- keine Beeinträchtigung der mukoziliären Clearance (Abhusten besser möglich).

Nachteile/Probleme der NIV sind:
- kein Aspirationsschutz,
- unphysiologische Beatmungsmuster (aggressivere Beatmungsmodi) nicht möglich,
- Atemantrieb und Schutzreflexe erforderlich,
- wacher und kooperativer Patient erforderlich,
- dicht sitzende Maske notwendig.

! **Cave:** Bei volumenkontrollierter Beatmung (= festes Atemvolumen, „egal wo es hingeht") besteht bei hohen Leckagevolumina die Gefahr der Minderventilation.

Indikationen für die NIV sind:
- chronische respiratorische Insuffizienz: COPD, Hypoventilation, Atemantriebsstörungen, neuromuskuläre Erkrankungen (ALS, hohe Querschnittlähmung, Poliomyelitis);
- akute respiratorische Insuffizienz:
  - akut exazerbierte COPD,
  - Pneumonie,
  - Lungenembolie,
  - Weaning-Strategie nach Langzeitbeatmung, v. a. bei Patienten mit hohem Risiko eines Extubationsversagens (ältere Patienten, wiederholtes Weaning-Versagen, COPD, Hyperkapnie, Hypoxämie etc.);
- kardiogenes Lungenödem.

Mit der NIV soll begonnen werden bei:
- moderater bis schwerer Dyspnoe;
- Tachypnoe;
- erschwerter Atemarbeit, Einsatz der Atemhilfsmuskulatur;
- $p_aCO_2 > 55$ mm Hg;
- $p_aO_2 < 55$ mm Hg.

Kontraindikationen für die NIV sind:
- Atemstillstand bzw. fehlende Spontanatmung und Schnappatmung;
- nicht passende bzw. dicht sitzende Maske;
- unkooperativer/bewusstseinsgestörter Patient;
- unzureichende Schutzreflexe;
- verlegte Atemwege;
- starke Sekretbildung der Atemwege mit Notwendigkeit der häufigen Absaugung, schwere Schluckstörung;
- hämodynamische Instabilität (Herzinsuffizienz, Herzrhythmusstörungen);
- gastrointestinale Blutungen, Ileus;
- Multiorganversagen, Sepsis;
- aggressive Beatmungsmuster erforderlich;
- ggf. Verletzungen oder Operationen im Gesichts-/Schädelbereich.

Durchführung der NIV:
- Dem Patienten die Technik und das Vorgehen erklären.

- Passende Maske auswählen.
- Maske zunächst sanft auf das Gesicht pressen, bei guter Toleranz Maske fixieren, sodass sie dicht sitzt.
- Grundeinstellung bei NIV (prinzipiell kontrollierte von einer assistierten Beatmung unterscheiden):
  - Einstellung bei kontrollierter Beatmung:
    - Inspirationsdruck: 10 bis 12 mbar über PEEP, schrittweise Steigerung in 2-mbar-Schritten
    - Atemhubvolumen: 5 bis 7 ml/kg Sollgewicht
    - Atemfrequenz knapp über der Spontanfrequenz des Patienten (bis AF < 25/min)
    - I : E-Verhältnis: 1 : 2
    - PEEP: 5 bis 8 mbar (bzw. In Abhängigkeit vom p_aO_2)
    - inspiratorische Sauerstoffkonzentration: 0,4 bzw. nach p_aO_2
  - Einstellung bei assistierter/druckunterstützter Beatmung:
    - Inspirationsdruck: 10 bis 12 mbar über PEEP, schrittweise Steigerung in 2-mbar-Schritten; Zielgröße → Atemhubvolumen 5 bis 7 ml/kg Sollgewicht und Atemfrequenz < 25/min
    - PEEP: 5 bis 8 mbar bzw. in Abhängigkeit vom p_aO_2
    - inspiratorische Sauerstoffkonzentration: (0,4 bzw. nach p_aO_2)
- Alarmgrenzen einstellen.
- Falls erforderlich Patienten leicht sedieren.
- Beatmungsparameter kontrollieren und Beatmungseinstellungen anpassen.
- Blutgase analysieren!

Abbruchkriterien der NIV und Indikationen zur Intubation/invasiven Beatmung sind:
- Erschöpfung des Patienten → Hypoventilation, Tachypnoe, Hypoxämie, Hyperkapnie;
- fehlender Erfolg der NIV (keine Änderung von pO_2, pCO_2, pH);
- zunehmende Bewusstseinsstörung und Kooperationsprobleme;
- unzureichende Schutzreflexe;
- Aspiration;
- nicht beherrschbare Maskenprobleme;
- ausgeprägte Aerophagie;
- das Auftreten von Kontraindikationen.

Inverse ratio ventilation (IRV)

Bei der IRV wird das Verhältnis I : E (z. B. 1,5 : 1, 2 : 1, 3 : 1) umgekehrt. Dadurch wird ein „selektiver PEEP" der minderbelüfteten (erkrankten) Lungenareale bewirkt. Indiziert ist diese Beatmungsform bei Oxygenierungsstörungen.

> **[!]** **Cave:** Diese Form sollte nur bei druckkontrollierten Beatmungsmodi anwendet werden, da sonst eine Überblähung (durch Airtrapping) droht. Das Atemzugvolumen wird verringert, da das Beatmungsvolumen dem höheren intrapulmonalen Druck angepasst wird. Durch Erhöhung des intrathorakalen Drucks kann es zu hämodynamischen Nebenwirkungen mit Abnahme des Herzzeitvolumens und konsekutiver Minderperfusion von Organen inklusive Lunge und damit einhergehender schlechterer Oxygenierung kommen.

Permissive Hyperkapnie

Zur „Schonung" der Lunge (z. B. bei Barotrauma) wird ein Anstieg von CO_2 bei Erhaltung von p_{max} toleriert. Indiziert ist dieses Verfahren bei Patienten mit ARDS, Status asthmaticus und chronischen Lungenerkrankungen.
Als Komplikation ist eine respiratorische Azidose zu beachten (da der CO_2-Anstieg i. d. R. langsam geschieht, findet meistens eine metabolische Kompensation statt).

B-1.2.4 Beatmungstherapie

Ziele der Beatmungstherapie und mögliche Maßnahmen zum Erreichen dieser sind:
- Schutz gesunder Areale vor Überblähung:
  - → druckorientierte Beatmungsverfahren (PCV, P-SIMV, BIPAP),
  - → oberen Beatmungsdruck begrenzen = p_{max} < 30 mbar;
- Wiedereröffnung kranker Areale (= Recruitment):

→ PEEP/IRV,

→ Open-Lung-Manöver (1–2 ×/d),

→ Spontanatemtätigkeit erhalten (Belüftung dorsaler Lungenanteile, Erhöhung der FRC),

→ Lagerung (kinetische Therapie, Bauchlage);

- Vermeiden von:
  - beatmungsassoziierten Lungenschädigungen *(ventilator [„doctor"] induced lung injury)*,
  - Barotrauma,
  - Volumentrauma (Überblähung) – P > *upper inflection point*,
  - Atelektotrauma (atemzyklisches Öffnen und Kollabieren der Alveolen) – P < *lower inflection point*,
  - Biotrauma (zelluläre bzw. inflammatorische Reaktion).

Bei einer **lungenprotektiven Beatmung** sollten folgende Aspekte berücksichtigt werden (The Acute Respiratory Distress Syndrome Network 2000), da diese zu einer Reduktion der Mortalität und der Beatmungsdauer führen können:

- Zur Vermeidung eines Atelektotraumas sollte ein **ausreichend hoher PEEP** (oberhalb des unteren inflection point) gewählt werden. → „*Open the lung and keep the lung open.*" (Lachmann)
- Ein Volumen- bzw. Barotrauma kann durch ein **niedriges Atemzugvolumen (5–6 ml/kg Idealgewicht)** vermieden werden → „Behandle die Lunge wie eine Babylunge." (Gattinoni)
- Zur Vermeidung eines Biotraumas empfiehlt sich eine **geringe Beatmungsdruckdifferenz** (p_{max} – $PEEP_{tot}$ < 20 mbar).

B-1.2.5 Weaning und Extubation

Weaning

Die Entwöhnung beginnt mit der Intubation. Weaning nach einem Schema oder Protokoll verkürzt die Beatmungsdauer und reduziert die Komplikationsrate sowie die Kosten. Bei beatmeten Patienten mit einer neurologischen Schädigung konnte gezeigt werden, dass durch ein strukturiertes Weaning- und Extubationskonzept die Rate an Reintubationen um mehr als die Hälfte reduziert werden kann (12,5 versus 5 %; Navalesi 2008). Nach Selbstextubation treten bei einem Großteil der Patienten keine Komplikationen auf bzw. ist keine Reintubation notwendig (Betbese 1998).

! Cave: Gerade bei neurologischen Erkrankungen (z. B. Guillain-Barré-Syndrom, Myasthenia gravis, hohe zervikale Myelonläsion) kann die Entwöhnung durch die muskuläre Schwäche und frühe Erschöpfung oder neuronale Schädigung erschwert und langwierig sein. Zusätzlich kann es, z. B. bei hohen zervikalen Rückenmarkverletzungen oder Hirnstammschädigungen, zu einer Beeinträchtigung der Schutzreflexe kommen, was wiederum das Weaning erheblich erschwert und manchmal auch unmöglich macht (Läsion in Höhe C1–3 → Apnoe, C3–5 → Störung der Atmung unterschiedlichen Ausmaßes).

Auch pathologische Atemmuster oder die Störung der Atemmechanik (paradoxe Atmung bei Ausfall der Interkostalmuskulatur) können den Übergang zur Spontanatmung mit ausreichender Oxygenierung teilweise schwierig gestalten.

Das Weaning beinhaltet die **schrittweise Reduktion der Beatmungsinvasivität:**

- Reduktion von F_iO_2,
- Normalisierung des Atemzeitverhältnisses (I : E),
- Reduktion des PEEP-Niveaus,
- Reduktion der Druckunterstützung.

Bei ca. 80 % der Patienten ist das Weaning erfolgreich. Bei ca. 20 % ist primär mit einem Misserfolg (= schwieriges Weaning) zu rechnen. Bei bestimmten Patientengruppen (z. B. strukturelle Lungenschädigung bei COPD-Patienten) liegt die Misserfolgsrate bei 50 bis 80 %. Als **Weaning-Konzepte** existieren:

- **Training** der atrophierten Atemmuskulatur → augmentierende Beatmungsformen (mit schrittweiser Reduktion des maschinellen Anteils: Frequenz, Druckunterstützung bzw. Volumen);

- **Erholung** der erschöpften/überbeanspruchten Atemmuskulatur → kontrollierte Beatmung im Wechsel mit Spontanatemphase (z. B. 12-8-6-4-Stunden-Rhythmus).

Tägliche Aufwachversuche mit Spontanatemphasen können einen positiven Einfluss auf die Beatmungs- und Aufenthaltsdauer auf der Intensivstation haben (Girard 2008; Kress 2000), wobei diese nicht zu einem erhöhten Stress (durch Angst, Schmerz etc.) des Patienten führen dürfen. Auch sollte der Tag-Nacht-Rhythmus eingehalten werden.

Die **Weaning-Prognose** kann anhand verschiedener Parameter und Indices abgeschätzt werden:

- *rapid shallow breathing index* (RSB, Tab. B-1-3)

  Dieser berechnet sich aus: Atemfrequenz/Atemzugvolumen (in Litern).

  RSB < 100: Weaning wahrscheinlich erfolgreich,

  RSB > 105: Weaning wahrscheinlich nicht erfolgreich

Tab. B-1-3 *Rapid shallow breathing index.* Bei Werten > 105 ist ein Weaning wahrscheinlich nicht erfolgreich. Die grau unterlegten Werte sind als grenzwertig bis pathologisch zu sehen.

Atemfrequenz (pro min) Atemzugvolumen (in l)	10	20	30	40	50
1	10	20	30	40	50
0,8	13	25	38	50	63
0,6	17	33	50	67	83
0,5	20	40	60	80	100
0,4	25	50	75	100	125
0,3	33	67	100	133	167
0,2	50	100	150	200	250

- Oxygenierungsindex: Zielwert: p_aO_2/F_iO_2 > 150 bis 200
- Atemwegsokklusionsdruck (p0,1): p0,1 ist der Druck, der in den ersten 100 ms einer Inspiration im Atemsystem gegen ein geschlossenes Ventil aufgebracht wird. Er ist ein Maß für den zentralen Atemantrieb (= Anstrengung des Patienten) unter Spontanatmung.

  Normal: 1 bis 4 mbar, pathologisch: > 4 bis 6 mbar (→ Entwöhnung/Extubation unwahrscheinlich, respiratorische Erschöpfung droht)

In Tab. B-1-4 sind Kriterien für einen erfolgreichen Weaning-Versuch zu finden.

Extubation

Kriterien für die Extubation sind:
- wacher, kooperativer Patient,
- sichere Spontanatmung (z. B. auch „T-Stück"/Trachvent) über mindestens 24 h,
- erhaltene Schutzreflexe,
- stabile Herz-Kreislauf-Situation,
- Atemfrequenz < 25/min,
- Vitalkapazität > 10 ml/kg KG,

Tab. B-1-4 Kriterien für einen erfolgreichen Weaning-Versuch.

Kriterium	Größe
Ruheatemminutenvolumen	< 10 l/min
Vitalkapazität	> 10 ml/kg KG
Atemfrequenz	< 35/min
Atemzugvolumen	> 5 ml/kg KG
V_D/V_T	< 0,6
Maximale inspiratorische Kraft (p_{imax})	> 20 mbar
p_aO_2 (bei F_iO_2 0,4)	> 60 mm Hg
pCO_2	< 55 mm Hg
pH-Wert	> 7,3
p0,1	< 6 mbar
RSB (f/V_t)	< 100
Oxygenierungsindex	> 150–200

- gute Oxygenierung ($pO_2 > 70$ mm Hg) bei niedrigem F_iO_2 ($< 0{,}3$) und normalem pCO_2, (Sauerstoffpartialdruck kann anhand der Sauerstoffsättigung abgeschätzt werden [s. Tab. B-1-1, S. 49])
- keine relevante Begleiterkrankung (z. B. Pneumonie, Lungenödem, Sepsis, schweres Schädel-Hirn-Trauma, Hirnödem),
- normale metabolische Situation.

Vorbereitung und Durchführung:
- Wache Patienten über die Extubation aufklären.
- BGA vor Extubation („Referenzwert") durchführen.
- Circa 1 h vor Extubation: 250 mg Prednisolon i. v. geben (Prävention von Glottisödem).
- Rachen/Trachea und Magen absaugen!
- Tubusfixierung lösen, entblocken und Tubus unter Absaugung herausziehen.
- Dem Patienten Sauerstoff über eine Nasensonde geben.

Umrechnungstabelle für die Sauerstoffzufuhr mittels verschiedener Applikationsmöglichkeiten und zu erwartender F_iO_2.

Methode	O_2-Flow (l/min)	Geschätzter F_iO_2 (%)
Nasensonde	1	24
	2	28
	3	32
	4	36
	5	40
	6	44
Maske	5	40
	6–7	50
	7–8	60
Maske mit Reservoir	6	60
	7	70
	8	80
	9	90
	10	95

- Patienten innerhalb der nächsten Stunden engmaschig überwachen und Blutgase regelmäßig kontrollieren.

 Komplikationen der Beatmung

- Erhöhte Rate an nosokomialen Pneumonien bzw. *ventilator associated pneumonia*: Je länger beatmet wird bzw. der Patient intubiert ist, desto höher ist die Gefahr einer nosokomialen Pneumonie.
- Verschlechterung des Gasaustauschs mit Hypoxie ergibt sich durch:
  - Rechts-links-Shunt (Atelektasen, Lungenödem, Pneumonie),
  - gestörtes Ventilations-Perfusions-Verhältnis (Bronchokonstriktion, Sekretretention, pulmonale Vasodilatation z. B. durch Medikamente),
  - Hypoventilation (unzureichende Eigenatmung, Gasleckagen, fehlerhafte Respiratoreinstellung, Zunahme des physiologischen Totraums),
  - Störung der Herz-Kreislauf-Funktion (Low-output-Syndrom, Abfall des Herzzeitvolumens).
- Schädigung des Lungengewebes durch hohe inspiratorische Sauerstoffkonzentrationen.
- Hämodynamische Störungen, v. a. durch Änderungen der Lungenvolumina und des intrathorakalen Drucks (Übersicht in Michard 2005):
  - Verminderung des venösen Rückstroms zum Herzen,
  - Steigerung des pulmonalen Gefäßwiderstands,
  - Abnahme des enddiastolischen Ventrikelvolumens (Abnahme der Vorlast) und dadurch Abnahme des Schlagvolumens bzw. Abfall des Herzzeitvolumens; die hämodynamischen Auswirkungen der Beatmung werden durch den Volumenstatus und die Pumpfunktion des Herzens beeinflusst.
- Verminderung der Nieren-, Leber- und Splanchnikusdurchblutung

- Reduzierte Urinausscheidung und Flüssigkeitsretention (mit daraus resultierenden Ödemen, Hyponatriämie, Abnahme der Lungencompliance)
- Atrophie der Atemmuskulatur mit abgeschwächter Atempumpe
- Bei intubierten Patienten Schleimhautdruckläsionen und Larynxverletzungen
- *Ventilator associated lung injury* (VALI) durch zyklisches Kollabieren und Wiedereröffnen atelektatischer oder instabiler Alveolen *(alveolar cycling)*, sowie endinspiratorischer Überblähung der Alveolen
- Pulmonales Barotrauma/Volumentrauma mit „Makroläsionen": Emphysem, Pneumomediastinum, Pneumoperikard, subkutanes Emphysem, Pneumoperitoneum, Pneumothorax, bronchopleurale Fistel
- Anstieg des intrakraniellen Drucks durch gestörte zerebrovenöse Drainage und Abnahme der Hirndurchblutung durch zerebrale Vasokonstriktion bei (permissiver) Hyperkapnie

B-1.2.6 Beatmungstherapie bei speziellen Krankheitsbildern

Zerebrale Schädigungen (erhöhter Hirndruck, Schädel-Hirn-Trauma)

Das Problem bei neurologischen Patienten ist die Aufrechterhaltung eines ausreichenden zerebralen Perfusionsdrucks und einer suffizienten Oxygenierung bei gleichzeitiger Vermeidung eines Hirndruckanstiegs und sekundärer Hirnschädigungen.

■ Pathophysiologie/Probleme
- Eine Hypokapnie führt zu einer Vasokonstriktion der zerebralen Gefäße → Abnahme der Durchblutung (bei p_aCO_2-Werten < 25 mm Hg → Gefahr der zerebralen Ischämie).
- Eine Hyperkapnie führt zu einer Vasodilatation der zerebralen Gefäße → Zunahme der Durchblutung.

- Schädigungen des Hirnstamms können zu einer Störung der zentralen Atemregulation mit pathologischen Atemmustern (Cheyne-Stokes-, Biot-, Cluster-, ataktische Atmung) und häufig zu einer Tachypnoe führen.
- Ein erhöhter PEEP und hohe Beatmungsspitzendrücke können aufgrund einer Anhebung des intrathorakalen Drucks zu einer Reduktion der zerebrovenösen Drainage mit Steigerung des ICP sowie zu einer Reduktion des kardialen Auswurfs mit vermindertem mittleren arteriellen Druck und damit auch des zerebralen Perfusionsdrucks führen. Die Gefahr besteht im Besonderen, wenn eine Hypovolämie vorliegt.
  Eine Umkehrung des I : E-Verhältnisses in Richtung Inspiration scheint keinen wesentlichen Einfluss auf den ICP zu haben.

> ⚠ **Cave:** Auch eine ungünstige Lagerung mit Kompression der Jugularvenen (Rotation, Druck durch Kissen etc.) kann zu einer Störung der zerebrovenösen Drainage führen. Eine Oberkörperhochlagerung kann eine Reduktion des mittleren arteriellen Drucks bewirken.

- Eine Erhöhung des mittleren arteriellen Drucks kann zu einer Steigerung des intrazerebralen Blutvolumens führen. Aufgrund des exponentiellen Verhältnisses von ICP und intrakraniellem Volumen können geringe Erhöhungen des Volumens in oberen ICP-Bereichen zu einem erheblichen Anstieg des Drucks führen.
- Die Umstellung von einer kontrollierten Beatmung auf Spontanatemverfahren kann bei Patienten mit noch erhöhten ICP-Werten zu einem weiteren Anstieg des Hirndrucks führen (z. B. durch Stress, unregelmäßige Atemvolumina).
- Bei ca. 20 bis 25 % der Patienten mit einer Subarachnoidalblutung oder einem Schädel-Hirn-Trauma kann es im Krankheitsverlauf zu einem Lungenversagen (*acute respiratory distress syndrome* = ARDS) kommen, das spezielle Anforderungen an die Beatmungstherapie stellt und mit Problemen hinsichtlich zerebraler Schädigungen behaftet ist

(z. B. hoher PEEP erforderlich mit Gefahr eines ICP-Anstiegs, Oxygenierungsstörungen mit Hypoxie, Hyperkapnie durch „schonende" Beatmungseinstellung mit ICP-Anstieg).

- Eine Beatmung in Bauchlage kann zu einer verbesserten Oxygenierung durch bessere Rekrutierung bisher nicht belüfteter Lungenareale führen. Bei Patienten mit einer zerebralen Schädigung besteht jedoch die Gefahr einer ICP-Erhöhung mit Absenkung des zerebralen Perfusionsdrucks.

■ Beatmungsstrategie
Sie beinhaltet:
- druckkontrollierte Beatmung;
- wenn möglich, PEEP < 10 mm Hg;
- p_aCO_2 zwischen 35 und 40 mm Hg.

Hyperventilation (→ Hypokapnie) führt einerseits zu einer Vasokonstriktion mit Reduktion des zerebralen Blutflusses und damit des ICP, andererseits zu einer Steigerung der regionalen Durchblutung im ödematösen Areal (= geschädigtes Gewebe mit Verlust der Autoregulation = Vasodilatation, Inverse-Steal-Syndrom). Die Indikation ist nur bei erhöhtem Hirndruck gegeben. Die **prophylaktische Hyperventilation bringt keinen Vorteil** und nimmt die Möglichkeit, bei einer Hirndrucksteigerung den p_aCO_2 zu senken. Der ICP senkende Effekt der Hyperventilation tritt rasch ein, hält jedoch nur für wenige Stunden an. Zur Sicherstellung der Oxygenierung sollte zunächst F_iO_2 erhöht und danach der PEEP gesteigert werden. Ein PEEP > 10 mbar kann (muss jedoch nicht) zu einer Hirndrucksteigerung führen (→ kontinuierliches ICP-Monitoring erforderlich).
Eine **ausreichende Sedierung/Analgesie** und Anpassung der Beatmungseinstellung sind erforderlich, um „Stress" und Anstrengung mit Steigerung des mittleren arteriellen Drucks zu vermeiden.
Die **Umstellung** von einer kontrollierten zu einer spontanen (assistierten) Atmung sollte nur bei Patienten mit stabilen Kreislauf- und ICP-Werten erfolgen.

Lungenversagen/ARDS

■ Pathophysiologie/Probleme
ARDS-Lungen sind kleine Lungen (ventilierte Lungenareale machen nur ca. 20 bis 30 % der physiologischen Gasaustauschfläche aus, *baby lung concept*). Sie weisen (nach Gattinoni 2005) unterschiedlich belüftete Areale auf:
- Zone H = *healthy*/gesunde Lungenbezirke mit normalem Ventilations-Perfusions-Verhältnis;
- Zone R = *recruitable*/rekrutierbare Lungenbezirke, bei denen Atelektasen durch höhere Atemzugvolumina und/oder PEEP entfaltet werden können und dadurch für den pulmonalen Gasaustausch wieder zur Verfügung stehen (→ Zone H);
- Zone D = *diseased*/kranke Lungenareale ohne pulmonalen Gasaustausch.

Beim ARDS ist das **extravasale Lungenwasser** durch die gesteigerte Permeabilität der alveolo-kapillären Membranen erhöht. Die Zunahme des extravasalen Lungenwassers („feuchter Schwamm") und der Alveolarkollaps/die Atelektasen führen zum einen zu einer Abnahme der Lungencompliance (im Verlauf kann sich durch fibrotischen Umbau eine „steife Lunge" entwickeln). Bei Beatmung mit nicht druckkontrollierten hohen Atemzugvolumina kann es daher aufgrund der unterschiedlich belüfteten Zonen und der unterschiedlichen Compliance zu Lungenüberdehnungen, v. a. in den gesunden Arealen, kommen, wodurch weitere Schädigungen (Barotrauma, Volumentrauma) entstehen können, die zu einer weiteren Verschlechterung der pulmonalen Situation führen. Zum anderen resultiert eine Abnahme der funktionellen Residualkapazität mit Zunahme der intrapulmonalen Rechts-links-Shunts und daraus resultierender Hypoxie.
Hypoxische Vasokonstriktion, Hyperkapnie und Thrombosen in der pulmonalen Strombahn führen zu einer pulmonalen Hypertonie mit konsekutiver Rechtsherzbelastung.

Bei Patienten mit einer Sepsis können die Beatmung und das Weaning aufgrund folgender Veränderungen erschwert sein:
- Störung des Atemantriebs/-regulation (meist Tachypnoe mit reduzierten Atemvolumina);
- Störung der Atempumpe durch zunehmende muskuläre Erschöpfung mit der Gefahr des Atemstillstands (v. a. bei vorherigem *rapid shallow breathing*);
- erhöhter Energiebedarf der Atemmuskulatur bei oftmals eingeschränktem Energie- und Sauerstoffangebot im Rahmen eines septischen Kreislaufversagens bzw. Minderperfusion;
- Störung der muskulären Funktion;
- verschiedene Herz-Lungen-Interaktionen (z. B. erhöhter venöser Rückstrom bei gestörter linksventrikulärer Pumpfunktion mit der Folge eines Lungenödems oder reduzierter venöser Rückfluss bei hohem PEEP mit reduziertem kardialem Auswurf).

■ **Beatmungsstrategie**

Bei klinischen Zeichen der muskulären Erschöpfung (Tachypnoe mit Hypoventilation, *rapid shallow breathing*) ist eine frühzeitige Intubation und kontrollierte Beatmung indiziert. Ziel der Beatmungstherapie ist es, einen ausreichenden Gasaustausch zu gewährleisten und die erhöhte Atemarbeit zu senken, ohne die Lunge (und damit den Patienten) durch die Beatmung zu schädigen.
- Beatmungseinstellungen:
  - druckkontrollierte Beatmung
  - hoher PEEP (10–15 mbar, evtl. auch höher) bis eine suffiziente Oxygenierung erreicht wird (wobei ein PEEP primär dem Alveolarkollaps entgegenwirken soll, bei fehlendem Erfolg eines hohen PEEP ist evtl. ein Recruitment-Manöver sinnvoll)

Erforderlicher PEEP in Abhängigkeit von der F_iO_2 (orientierende Werte):								
F_iO_2 (%)	0,3	0,4	0,5	0,6	0,7	0,8	0,9	1,0
PEEP (mbar)	5	5–8	8–10	10	10–14	14	14–18	20–24

- niedriges Atemhubvolumen: Atemhubvolumen auf 6 bis 8 ml/kg KG begrenzen, zum Ausgleich eine leicht erhöhte Atemfrequenz von 18 bis 22 Atemzüge/min einstellen; je nach BGA-Einstellungen modifizieren, wobei ein erhöhter pCO_2 toleriert werden kann, solange die Oxygenierung ausreichend gelingt und der pH-Wert nicht bedrohlich absinkt (< 7,2)
- niedriger Inspirationsdruck
- Beatmungsspitzendrücke vermeiden, Ziel < 30 cm H_2O
- hohe inspiratorische O_2-Konzentrationen vermeiden (wegen möglicher Sauerstofftoxizität); F_iO_2 so hoch wie nötig, aber so niedrig wie möglich
- evtl. IRV oder permissive Hyperkapnie (**cave:** Anstieg des ICP möglich → Monitoring!, Herzrhythmusstörungen, pulmonale Vasokonstriktion mit pulmonaler Hypertonie)
- evtl. Recruitment-Manöver und hohen PEEP beibehalten → Atelektasen öffnen und offenhalten (*open the lung and keep the lung open*); allerdings ist zur Rekrutierung der Alveole ein höherer Druck nötig als zum Offenhalten der rekrutierten Alveole, sodass nach erfolgreichem Rekrutierungsmanöver die Beatmungsinvasivität reduziert werden sollte
- Restriktives Volumenmanagement bevorzugen (*keep the lung dry, but avoid hypovolemia*).
- Beatmung mit niedrigen Volumina kann beim Patienten das Gefühl der Luftnot auslösen. Um die Beatmung zu gewährleisten, ist daher meist eine adäquate Sedierung erforderlich.
- Patienten mit ARDS und Oxygenierungsstörungen: Eine Beatmung in Bauchlage oder 135°-Seitenlagerung kann aufgrund der unterschiedlich belüfteten Areale eine Verbesserung des p_aO_2/F_iO_2-Quotienten bewirken. Auch das Risiko ventilatorassoziierter Pneumonien kann durch die Manöver gesenkt werden. Unsicherheiten bestehen jedoch bezüglich Dauer und Häufigkeit der Lagerungsmanöver.

- Inhalation von Vasodilatatoren (Stickstoff-monoxid, Prostazyklin) führt zur Verbesserung der Oxygenierung.
- Bei anders nicht beherrschbaren Oxygenierungsstörungen sollte über eine extrakorporale Lungenunterstützung (ECLA = *extracorporal lung assist*, iLA = *interventional lung assist*, ECMO = extrakorporale Membranoxygenierung) nachgedacht werden.

Exazerbierte COPD mit respiratorischer Insuffizienz

Eine Exazerbation der COPD mit respiratorischer Insuffizienz wird durch eine Hypoxämie $p_aO_2 < 50$ mm Hg und eine Hyperkapnie $p_aCO_2 > 50$ mm Hg gekennzeichnet.

■ Pathophysiologie/Probleme
- Störung des pulmonalen Gasaustausch – v. a. durch die ungleichmäßige Verteilung der Atemluft – mit Hypoxämie und CO_2-Retention/Hyperkapnie
- Bronchospasmus/-konstriktion mit Einschränkung des exspiratorischen Flows und verlängerter Exspirationszeit
- Überblähung der Lunge mit Zunahme des Residualvolumens und der funktionellen Residualkapazität → Gefahr des Airtrappings und Zunahme des Intrinsic-PEEP
- gesteigerte Sekretion und gestörte mukoziliäre Clearance → exspiratorische Obstruktion bzw. erhöhte Resistance
- gesteigerte Atemarbeit (durch erhöhten Atemwegswiderstand, intrinsischen PEEP, Überblähung der Alveolen) mit Ermüdung der Atemmuskulatur → flache, schnelle Atmung → schlechterer Gasaustausch
- häufig respiratorische Infekte als Auslöser

■ Therapieziele
- Beseitigung der Hypoxämie durch Sauerstoffgabe, Ziel = $SO_2 > 90\%$, $pO_2 > 50$ bis 60 mm Hg
- Behandlung der Hyperkapnie: Verminderung der CO_2-Produktion durch Reduktion

der Atemarbeit und Steigerung der CO_2-Ausscheidung durch Verbesserung der alveolären Ventilation
- Bronchodilatation:
  - Beta-2-Sympathomimetika als Dosieraerosol oder Vernebler des Beatmungsgeräts; korrekte Anwendung ist wichtig (tief einatmen, in der Inspiration kurz Luft anhalten)
  - Theophyllin als kontinuierliche Infusion bei akuter respiratorischer Dekompensation; **cave:** geringe therapeutische Breite, v. a. kardiovaskuläre Nebenwirkungen (Herzrhythmusstörungen, Hypotonie) und bei höheren Dosierungen zerebrale Krampfanfälle → Monitoring der Theophyllinkonzentration im Serum (therapeutischer Bereich: 10–15 µg/ml)
  - Glucocorticoide (keine gesicherte Wirkung, jedoch teilweise erfolgreiche Bronchodilatation)
  - inhalative Anticholinergika (Ipratropiumbromid, Oxitropiumbromid)
- Expektoranzien (keine gesicherten wissenschaftlichen Daten zur Wirksamkeit)
  - Sekretolytika: Ambroxol, Bromhexin
  - Mukolytika: N-Acetylcystein i. v. (inhalative Applikation kann zu Hyperreaktivität der Bronchien mit Zunahme der Bronchialobstruktion führen)
  - Sekretomotorika: Beta-2-Sympathomimetika, Theophyllin, in geringerem Maße Anticholinergika
  - Thoraxphysiotherapie: Sekretolyse, Eröffnung von Atelektasen
- antibiotische Therapie bei sicheren Zeichen einer Infektion (erhöhte Entzündungsparameter, eitriges Sputum, Infiltrate im Röntgen-Thorax); positiver Effekt einer prophylaktischen Antibiose bei exazerbierter COPD ist nicht gesichert, wobei jedoch eine klinische Besserung unter frühzeitiger Antibiose aufgezeigt werden konnte

■ Beatmungsstrategie
Bei fehlendem Erfolg der oben aufgeführten konservativen Maßnahmen, ist eine Atemun-

terstützung oder kontrollierte Beatmung indiziert. Das gilt für:

- anhaltende Hypoxämie (p_aO_2 < 60 mm Hg bzw. < 50 mm Hg bei bekannter COPD) und Hyperkapnie (p_aCO_2 > 50 mm Hg bzw. > 70 mm Hg bei bekannter COPD);
- Bewusstseinsstörung;
- Tachypnoe, Hypoventilation;
- kardiovaskuläre Funktionsstörungen.

Vor allem **COPD-Patienten profitieren von einer nichtinvasiven Beatmung**, die auch deshalb primär versucht werden sollte, da sich die Entwöhnung von einer invasiven Beatmungstherapie aufgrund der schwachen Atempumpe meist langwierig und schwierig gestaltet.

Aufgrund der Bronchokonstriktion ist ein schnell ansteigender Spitzenfluss („um Volumen möglichst schnell in die Lunge zu bekommen") und eine Anpassung des I : E-Verhältnisses zu Gunsten der Exspiration sinnvoll (I : E 1 : 3 oder 1 : 4, „Volumen benötigt mehr Zeit zur Ausatmung"). Bei nicht ausreichender Möglichkeit der Ausatmung droht die **Gefahr des Airtrappings** mit Anstieg des Intrinsic-PEEP (Intrinsic-PEEP messen!) und einer zunehmenden Überblähung und somit die Gefahr eines Barotraumas. Daher sollte auch ein (Extrinsic-) PEEP vorsichtig titriert werden, mit dem Ziel: Extrinsic-PEEP < Intrinsic-PEEP.

Eine Verlängerung der Exspirationszeit geht immer mit einer Absenkung der Atemfrequenz einher, die wiederum oftmals nur durch Erhöhung des Inspirationsflows (um ausreichend Volumen in der Inspirationsphase in den Patienten zu bekommen) zu erzielen ist. Nachteile des erhöhten Inspirationsflows sind jedoch vermehrte Turbulenzen und die damit einhergehende Steigerung des bronchialen Strömungswiderstands.

Es sind niedrige Atemfrequenzen anzustreben, da bei hohen Atemfrequenzen sowohl die Inspirations- als auch die Exspirationszeiten verkürzt sind und nur geringe Volumenbewegungen stattfinden.

Zu Gunsten einer ausreichenden Oxygenierung kann eine permissive Hyperkapnie tole- riert werden**, zur Senkung des p_aCO_2 ist ggf. die Exspirationszeit zu verlängern oder für eine leichte Hyperventilation zu sorgen. Die Senkung des p_aCO_2 muss langsam erfolgen, da sonst die Gefahr einer metabolischen Alkalose besteht.

Aufgrund der Erhöhung des physiologischen Totraums bei COPD-Patienten ist eine Anpassung des Atemzugvolumens (AZV) erforderlich. Zunächst sollte das AZV auf ca. 8 bis 10 ml/kg KG eingestellt und danach nach den Blutgaswerten sowie den Beatmungsdrücken angepasst werden. Ziel sollten stabile Tidalvolumina sein. Eine Abnahme des Tidalvolumens kann ein Hinweis auf eine Zunahme des Intrinsic-PEEP sein.

Hohe Beatmungsdrücke sind wenig sinnvoll, da die Lunge meistens überbläht ist und die Alveolen offen sind. Aufgrund der erhöhten Resistance ist es oftmals auch nur möglich mit wenig Druck wenig Volumen zu applizieren.

Akute dekompensierte Herzinsuffizienz und kardiogenes Lungenödem

■ Pathophysiologie/Probleme

Eine dekompensierte Linksherzinsuffizienz geht mit einer permanenten Erhöhung der Vorlast, d.h. des linksventrikulären Füllungsdrucks, einher. Wenn die Kompensationsmechanismen (Steigerung des Herzzeitvolumens) versagen, kommt es zu einem Absinken der Auswurfleistung mit konsekutivem „Rückstau" des Blutes in die Lungengefäße und aufgrund des erhöhten pulmonalkapillären Drucks zum Austritt von Flüssigkeit in das Lungengewebe, mit dem klinischen Bild eines Lungenödems.

Das Lungenödem verursacht zum einen eine Gasaustauschstörung, die letztlich zu einer Hypoxie führt, und zum anderen eine Zunahme der Atemarbeit durch Abnahme der Lungencompliance.

Die gesteigerte Atemarbeit führt zu einem gesteigerten Energie- und Sauerstoffbedarf, der jedoch nur bedingt gedeckt werden kann, da das insuffiziente Herz das Herzzeitvolumen und die entsprechende Perfusion der verschiedenen

Organe aufgrund der eingeschränkten Pumpfunktion nur bis zu einem gewissen Grad aufrechterhalten kann. Der Circulus vitiosus wird
dadurch verstärkt, dass sich die Oxygenierungsstörung v. a. auch auf das Myokard auswirkt, das
zunehmend ischämisch und dadurch in seiner
Funktion gestört wird (mit Tachykardie, Herzrhythmusstörungen, gestörte Pumpfunktion,
weiterer Abfall des Herzzeitvolumens).
Ein weiteres Problem ist, dass mit zunehmender linksventrikulärer Störung die entsprechenden pulmonalen Veränderungen zu einem zunehmenden Anstieg des pulmonalarteriellen
Drucks (Widerstands) führen, der sich negativ
auf den rechten Ventrikel auswirken und zu
einer rechtsventrikulären Dekompensation
führen kann.

■ Beatmungsstrategie
- Primäres Ziel ist die Beseitigung der Hypoxie und Erhalt eines suffizienten Sauerstoffangebots.
- Wenn möglich sollte eine nichtinvasive Beatmung mit PEEP zwischen 7 und 12 mbar
  und F_iO_2 bis 1,0 angewendet werden.
- Bei invasiver Beatmung initial F_iO_2 bis 1,0
  anstreben mit dem Ziel eines normalen
  p_aO_2.
  Der PEEP sollte zwischen 5 und 12 mbar
  (bei schwerer Lungenstauung ggf. auch
  zwischen 10 und 15 mbar) liegen. Meistens
  muss man den PEEP schrittweise nach oben
  titrieren, bis eine ausreichende Oxygenierung – bei tolerablen hämodynamischen
  Effekten – erkennbar ist. Hohe PEEP-Werte
  führen durch Behinderung des venösen
  Rückstroms zu einer Senkung der Vorlast
  (venöses Pooling, „Nitroeffekt").
  Eventuell muss zur Aufrechterhaltung einer
  suffizienten Kreislauffunktion während der
  PEEP-Anwendung Volumen substituiert
  werden. Eine erhöhte Schlagvolumen-Varia-
  bilität oder atemsynchrone Blutdruckschwankungen können auf einen relativen Volumenmangel hinweisen. Eine probatorische
  Volumengabe mit positiven Änderungen der
  Kreislaufparameter bestätigt den Verdacht.

- Weitere kausale/symptomatische therapeutische Optionen sind im Kapitel D-5 (S. 381)
  zu finden.

B-1.3 Analgosedierung

Vor allem Schmerzen, aber auch die intensivmedizinische Behandlung und die damit verbundenen diagnostischen und therapeutischen
Maßnahmen (Entfernung von Drainagen,
Atemgymnastik, endotracheale Absaugung, La-
gerung/Drehen des Patienten) sind erhebliche
Stressoren des Intensivpatienten. Daher ist zur
Reduktion von vegetativen Stressreaktionen sowie Angst- und Unruhezuständen bei nahezu
allen Intensivpatienten eine adäquate Schmerztherapie und – falls erforderlich – Sedierung
erforderlich.
Zu beachten ist jedoch, dass eine Sedierung
dem Patienten dienen und nicht den „Arbeits-
ablauf auf der Intensivstation vor den Lebens-
äußerungen des Patienten" schützen soll. Eine
zu lange Sedierung kann auch negative Auswirkungen nach sich ziehen (z. B. längere Beatmungsdauer und Aufenthalt auf der Intensivstation; Strøm 2010).
Neben der Beatmungstherapie gibt es bei neurologischen Patienten noch weitere Indikationen (z. B. intrakranielle Blutungen, Migräne,
Neuropathie, Meningitis, Bandscheibenpro-
laps, Schädel-Hirn-Trauma), bei denen eine
Schmerztherapie erforderlich ist.
Indikationen für eine Analogosedierung sind:
- Analgesie (Schmerzfreiheit),
- Anxiolyse,
- Bewusstlosigkeit bei schmerzhaften Maß-
  nahmen,
- Stressreduktion,
- Ermöglichung von Schlaf,
- invasive Beatmung,
- Hirndrucksenkung,
- Reduktion des Sauerstoffverbrauchs,
- therapeutische Hypothermie,
- operative Maßnahmen,
- Schutz des Patienten vor Entfernen von
  Drainagen, Kathetern etc.

Klinische Kriterien zur **Beurteilung der Sedierungstiefe** sind:

- Reaktion auf Ansprache,
- Atmung,
- Schutzreflexe (z. B. Husten),
- motorische Reaktionen.

Die klinische Beurteilung ist mittels verschiedener Scores möglich – Glasgow Coma Scale (Tab. B-1-5), Ramsey Score, Cambridge Sedation Score u. a.; klinisch bewährt hat sich der **Ramsey Score**, für den gilt:

- R6 = tiefes Koma, keine Reaktion auf Stimuli;
- R5 = träge Reaktion auf Stimuli (Ansprache, Berührung);
- R4 = sediert, aber rasche Reaktion auf Ansprache/Berührung;
- R3 = sediert aber Reaktion auf Aufforderungen;
- R2 = Patient ruhig, orientiert und kooperativ;
- R1 = Patient agitiert und/oder ängstlich.

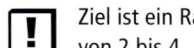 Ziel ist ein Ramsey Score von 2 bis 4.

B-1.3.1 Analgetika und Sedativa

Ziel der medikamentösen Therapie sollte eine maximale Schmerz- und Stressreduktion bei geringen oder tolerablen Nebenwirkungen sein. Je nach **Erfordernis und Therapieziel** (z. B. keine Beatmung versus Beatmung, schmerzhafte Eingriffe/Maßnahmen, Weaning) kann und sollte aufgrund der unterschiedlichen pharmakologischen Eigenschaften der verschiedenen Substanzen jeweils eine **individuelle Therapie** erfolgen. Bei kurzfristiger Analgosedierung sind beispielsweise Substanzen mit kurzer Wirkdauer und damit einhergehender besserer Steuerbarkeit zu bevorzugen (z. B. Remifentanil oder Sufentanil, Ketamin, Propofol).

In der klinischen Praxis hat sich zur **mittel- bis längerfristigen Analgosedierung** (> 7 Tage) eine Kombinationstherapie mit einem Analgetikum und einem Sedativum etabliert. Je nach Schwere der Erkrankung bzw. Ansprechen des Patienten können jedoch auch Drei- oder Vierfachkombinationen erforderlich sein.

Steht die **Schmerztherapie im Vordergrund**, haben neben den Opioid-Analgetika v. a. in der Kombinationstherapie auch Nichtopioid-Analgetika (z. B. Metamizol, Paracetamol, Ibuprofen) einen wichtigen Stellenwert. Deren Vorteil besteht v. a. in einer Reduktion der Opioidgabe und der damit verbundenen opioidassoziierten Nebenwirkungen.

Je nach Ursache der Schmerzen sollte auch über regionale Analgesieverfahren nachgedacht werden.

Moderne Sedierungskonzepte zielen auf eine kontrollierte Dämpfung des Bewusstseins und Reduktion von Angst- und Stressreaktionen ab (und sind nicht als „Ruhigstellen" des Patienten zu verstehen). Ziel sollte es sein, dem Patienten individuelle Beatmungsmuster und eigenständige Atmung zu ermöglichen. Lediglich bei diagnostischen oder operativen Maßnahmen, kritisch erhöhtem Hirndruck oder schweren Gasaustauschstörungen ist eine tiefe Sedierung angezeigt.

Tab. B-1-5 Glasgow Coma Scale.

Punkte	Augen öffnen	Verbale Kommunikation	Motorische Reaktion
6			Aufforderungen werden befolgt
5		orientiert	gezielte Schmerzabwehr
4	spontan	verwirrt, desorientiert	ungezielte Schmerzabwehr
3	Öffnen auf Aufforderung	unzusammenhängende Worte	auf Schmerzreiz beugen
2	Öffnen auf Schmerzreize	unverständliche Laute	auf Schmerzreiz strecken
1	keine Reaktion	keine verbale Reaktion	keine Reaktion
Bewertung: minimale Punktzahl = 3 (= tiefes Koma), maximale Punktzahl = 15 (= unauffällig)			

Auch die **Auswahl des Sedativums** ist sorgfältig zu treffen. Bei einer Sedierungsdauer bis zu 7 Tagen sollte bevorzugt Propofol und über 7 Tage Midazolam eingesetzt werden.

Wird ein **Weaning** angestrebt, sollten aufgrund der besseren Steuerbarkeit Analgetika und Sedativa mit kurzer Halbwertszeit verwendet werden.

Für die analgosedierende Therapie stehen verschiedene Substanzen zur Verfügung. Die wichtigsten sind in den Tab. B-1-6 und B-1-7 zusammengestellt.

Tab. B-1-6 Übersicht „Analgetika".

Wirkstoff (Handelsnamen) Wirkstoffmenge	Wirkung	Analgetische Potenz	Dosierung	Wirkdauer	Bemerkungen
Fentanyl (diverse Generika) 1 ml = 0,05 mg (2,5 mg/50 ml = 0,05 mg/ml)	μ-Opioid-Agonist, teilweise Wirkung auf κ- und δ-Rezeptoren	125	• Narkoseeinleitung: 0,2–0,5 mg → 4 – 10 ml i. v. • Analgesie: 0,1–0,25 mg → 2–5 ml i. v. • Perfusor → 1–8 (–10) ml/h	20–30 min	Atemdepression, Darmatonie
Sufentanil (z. B. Sufenta®) 1 ml = 5 μg (0,005 mg)	spezifischer μ-Opioid-Agonist	1 000	• Narkoseeinleitung: 0,5–2(–10) μg/kg KG → 7–30 ml i. v. • Erhaltungsdosis: ca. 25–50 μg, individuell nach Dauer der Narkose	ca. 30 min; dosisabhängig	–
Remifentanil (Ultiva®) 1 ml = 1 mg (1 mg/20 ml = 50 μg/ml)	selektiver μ-Opioid-Agonist	ca. 100–200	• Narkoseeinleitung: 0,5–1 μg/kg KG = 50–100 μg (1–2 ml bei 50 μg/ml) • Langzeitgabe: 0,1–1 μg/kg KG/min → 6–60 μg/kg KG/h; → 8–80 ml/h (bei 70 kg)	8–10 min	Anpassung der Dosis je nach Begleitmedikation und erwünschter Narkosetiefe (± 25–50 % alle 2–5 min) möglich
Alfentanil (Rapifen®) 1 ml = 0,5 mg	synthetisches Opioid mit μ-agonistischen pharmakologischen Effekten	30–40	• Kurzeingriffe: 15–20 μg/kg KG (2–3 ml) • mittlere Eingriffe: 20–40 μg/kg KG (3–6 ml) • Längere Eingriffe: 40–80 μg/kg KG (6–12 ml) • Langzeit (> 60 min): 80–150 μg/kg KG (12–20 ml) • Perfusor: 1 μg/kg KG/ min	10 min	Apnoe, Myoklonien, Herzrhythmusstörungen

Tab. B-1-6 (Fortsetzung)

Wirkstoff (Handelsnamen) Wirkstoffmenge	Wirkung	Analgetische Potenz	Dosierung	Wirkdauer	Bemerkungen
Morphin (diverse Generika) 1 ml = 10/20 mg	μ-Opioid-Agonist, zur Anwendung bei starken und stärksten Schmerzen, teilweise Wirkung auf κ- und δ-Rezeptoren	1	• 5–10 mg i. v. (0,05–0,1 mg/kg KG) • 5–10–20 mg s. c., i. m., 3–4 ×/24 h • Perfusor: 50–100 mg/24 h	2–4 h	Hypotonie, Übelkeit/Erbrechen, Sedierung, Atemdepression, Bronchospasmus, Obstipation, Immunsuppression
Piritramid (Dipidolor®) 1 ml = 7,5 mg	μ-Opioid-Agonist, zur Anwendung bei starken und stärksten Schmerzen	0,7	3–4 ×/24 h 7,5–22,5 mg i. v. 15–30 mg s. c., i. m.	4–6 h	Hypotonie, Übelkeit/Erbrechen, Sedierung, Atemdepression, Bronchospasmus, Obstipation
Esketamin (Ketanest® S) 1 ml = 5 mg oder 1 ml = 25 mg	NMDA-Rezeptor-Antagonist, dosisabhängig: analgetisch bis hypnotisch (dabei Augen offen), Bronchodilatation, sympathomimetisch	–	• Analgesie: 0,2–0,5 mg/kg KG • Narkose: 0,5–1,0 mg/kg KG (nach 10 min halbe Anfangsdosis zur Aufrechterhaltung) • Status asthmaticus: 1–2 mg/kg KG	• Anästhesie ca. 10–15 min • Analgesie ca. 30 min	Herzfrequenz- + Blutdruckanstieg (Kontraindikation: Herzinfarkt); **cave:** SHT → ICP-Anstieg möglich; Atemdepression, Albträume/Halluzinationen
Fentanyl-Pflaster (z. B. Durogesic®)	s. o.	–	Alle 3 Tage wechseln! Pflasterdosierungen: 12, 25, 50, 75, 100 μg/h		UAW s. o., langsame Eindosierung
Retardiertes Oxycodon + Naloxon (Targin® 10/5, 20/10)	Opioid + Opioidrezeptor-Antagonist mit Wirkung auf die μ-Rezeptoren des Gastrointestinaltrakts	–	2 × 10–20 mg		Vermeidung/Reduktion von Obstipation durch die fixe Naloxongabe
Metamizol (Novalgin®) 1 ml = 500 mg, Tbl. und Tropfen	peripher und zentral wirkendes Analgetikum	–	1–2,5 g langsam i. v., 500–1000 mg p.o., max. 5 g/24 h		**cave:** Kreislaufdepression bei i. v. Gabe möglich
Paracetamol (Tbl. und Tropfen oder Perfalgan® 1 000 mg Lösung i. v.)	peripher und zentral wirkendes Analgetikum (Hemmung der Prostaglandinsynthese)	–	10–15 mg/kg KG → Einmaldosis: 500– 1000 mg, i. v., p. o., rektal; bis zu 4 000 mg/24 h		**cave:** hepatotoxisch in höheren Dosierung (> 4 g/d)

Tab. B-1-6 (Fortsetzung)

Wirkstoff (Handelsnamen) Wirkstoffmenge	Wirkung	Anal-getische Potenz	Dosierung	Wirk-dauer	Bemerkungen
NSAR, z. B. Diclofenac, Ibuprofen	Hemmung der Cyclooxyge-nase, dadurch Verminderung der Prostaglan-dinsynthese	–	Diclofenac bis 150 mg/24 h Ibuprofen bis 2 400 mg/24 h		cave: Nephro-toxizität

Anmerkungen:
- **Halbwertszeit der Opioid-Analgetika:** Fentanyl > Alfentanil > > Sufentanil > Remifentanil
- **Nachteile der Opioid-Analgetika** sind: Kreislaufdepression, Bradykardie, Atemdepression, Magen-Darm-Motilitätsstörungen, Übelkeit/Erbrechen, Kumulation und schlechte Steuerbarkeit bei zunehmender Infusions-dauer: Fentanyl > Sufentanil > Alfentanil > Remifentanil.
- **Nichtopioid-Analgetika** weisen zwar im Vergleich zu den Opioiden ein günstigeres Nebenwirkungsprofil auf, besitzen jedoch eine schwächere analgetische Potenz. Daher ist (v. a. auf der Intensivstation) häufig eine Kombinationstherapie aus Opioiden und Nichtopioid-Analgetika sinnvoll.

Tab. B-1-7 Übersicht „intravenöse Sedativa".

Wirkstoff (Handelsnamen) Wirkstoffmengen	Wirkung	Dosierung	Wirk-dauer (in min)	Cave
Midazolam (z. B. Dormicum®) 1 ml = 5 mg	hypnotisch, keine Analgesie	• Sedierung: 1–5(–10) mg, z. B. in 1- bis 2-mg-Schritten titrieren • Perfusor (45 mg/50 ml): 2–10(–15) ml/h • Narkoseeinleitung: 0,1–0,3 mg/kg KG → 5–10–15 mg i. v.	15–60	Atemdepression, arterielle Hypotonie
Propofol 1 %/2 % (z. B. Disoprivan®) 10 mg/ml bzw. 20 mg/ml	i. v. Anäs-thetikum zur Narkoseein-leitung und Sedierung, hypnotisch, keine Analgesie	• Narkoseeinleitung: 1,5–2,5 mg/kg KG → 150–200 mg i. v. • Sedierung: 1–4 mg/kg KG → 30–50(–100) mg i. v. • Perfusor (1 000 mg/50 ml): → 2–20 ml/h	5–8	Hypotonie! – Atemdepres-sion, Myoklonien, sexuelle Fantasien, PRIS: Herzrhyth-musstörungen, Azidose, Rhabdomyolyse (v. a. bei Dosierungen > 4 mg/kg KG/h); max. Therapiedauer: 7 Tage
Haloperidol (Haldol-Janssen®) 1 ml = 50 mg	Neurolep-tikum mit sedierender Wirkung	50–150 mg/24 h	–	Hypotonie, Herzrhyth-musstörungen, Dyskinesien, Krampfanfälle, malignes neuroleptisches Syndrom
Clonidin (Catapresan®) 1 ml = 0,15 mg Tbl. 0,075, 0,15, 0,3 mg	zentrales Alphasym-pathomime-tikum	• bis zu 4 ×/24 h: ½–1 Amp. s. c., i. m. • Perfusor (0,75 mg/50 ml): 1–5 ml/h	300–600	Bradykardie, Hypotonie

Tab. B-1-7 (Fortsetzung)

Wirkstoff (Handelsnamen) Wirkstoffmengen	Wirkung	Dosierung	Wirk-dauer (in min)	Cave
Esketamin (Ketanest® S) 5 mg/ml oder 25 mg/ml	s. Tab. B-1-7			
Methohexital (Brevimytal®) 1%ige Lösung = 10 mg/ml	Barbiturat, Kurzhypno-tikum	• Narkoseeinleitung: 1–1,5 mg/kg KG → 50–120 mg (5–12 ml) • Repetitionsdosen: 2–4 ml alle 4–7 min	5–7	–
Thiopental (Trapanal®) 5%ige Lösung = 50 mg/ml	Barbiturat. Kurzhypno-tikum	• Narkoseeinleitung: 5 mg/ kg KG → 100–200 (–400 mg)	6–8	Hypotonie, Atemdepression, Traumerlebnisse, Histaminfreisetzung, allergische Reaktionen
Etomidat (Hypnomidate®) 2 mg/ml	rein hynotische Wirkung, keine Analgesie/ Muskel-relaxation	0,15–0,3 mg/kg KG (1–2 Amp.) langsam injizieren	3–5	Übelkeit/Erbrechen, Myoklonien (vorherige Midazolamgabe), geringe kardiovaskuläre Neben-wirkungen; keine Indikation in der Langzeitanwendung.

B-1.3.2 Muskelrelaxanzien

Man unterscheidet depolarisierende und nicht depolarisierende Muskelrelaxanzien.

Depolarisierende Muskelrelaxanzien wirken über eine nichtkompetitive, depolarisierende Besetzung der cholinergen Acetylcholin-Rezeptoren der motorischen Endplatte mit initialer Depolarisation (= Muskelfaszikulationen). Dadurch wird die Depolarisation durch Verhinderung der Repolarisation aufrechterhalten, sodass nachfolgend freigesetztes Acetylcholin auf eine depolarisierte motorische Endplatte trifft und somit wirkungslos bleibt. **Es ist keine Antagonisierung möglich!**

Nicht depolarisierende Muskelrelaxanzien verdrängen kompetitiv das Acetylcholin von den (nicotinergen) Acetylcholin-Rezeptoren der motorischen Endplatte („neuromuskuläre Blockade"); dadurch wird die Depolarisation verhindert mit der Folge fehlender Erregung der motorischen Nerven und muskulärer Schwäche. Eine Übersicht der verschiedenen Muskelrelaxanzien gibt Tab. B-1-8.

Indikationen für die Verwendung von Muskelrelaxanzien auf der Intensivstation können sein:
- diagnostische oder therapeutische Eingriffe:
  – MRT/Angiographie,
  – Tracheotomie,
  – evtl. Bronchoskopie,
  – evtl. inner- oder außerklinischer Transport;
- endotracheale Intubation;
- Beatmung (evtl. Verbesserung der Compliance, Reduktion der Beatmungsspitzendrücke, aber auch Ausschaltung der Hustenreflexe und Verschlechterung des Sekrettransports und Gefahr von Sekretstau, Atelektasen, Pneumonie) – statt Muskelrelaxanzien eher schonende Beatmungsmodi verwenden;

- erhöhter intrakranieller Druck (Indikation bei Versagen von adäquater Analgosedierung und Reduktion von Stressoren);
- therapeutische Hypothermie (zum Ausschalten des Kältezitterns falls nicht anders beherrschbar);
- Behandlung des Tetanus;
- Behandlung des malignen neuroleptischen Syndroms.

Probleme beim Einsatz von Muskelrelaxanzien:
- Der Einsatz von Muskelrelaxanzien muss mit einer ausreichenden Ausschaltung der Wahrnehmung verbunden sein (= Sedativa, Hypnotika), damit keine Wachheit möglich ist.
- Die klinische Beurteilbarkeit ist durch fehlende motorische Antwort erschwert.
- Beim Intensivpatienten kann die Wirkung eines Muskelrelaxans zu einer Änderung des Wirkungs- und Nebenwirkungsprofils führen durch
  - Störung des Säure-Basen-Haushalts,
  - Hypothermie,
  - Elektrolytverschiebungen (Hypokaliämie und Hypernatriämie ➜ Hyperpolarisierung der Muskelmembran, Hypokalzämie und Hypermagnesämie ➜ Reduktion präsynaptischer Acetylcholin-Freisetzung) und

  - Medikamenteninteraktionen (Antibiotika, Betarezeptorenblocker, Calciumkanalblocker).
- Eine verlängerte Wirkung der neuromuskulären Blockade kann durch eine Überdosierung, verzögerte Metabolisierung oder Ausscheidung der Substanz, aber z.B. auch durch eine Critical-Illness-Neuro-/Myopathie bedingt sein.
- Durch den fehlenden Hustenreflex kann es zu einer pulmonalen Sekretretention kommen, mit der Gefahr von Atelektasen und Pneumonie.
- Die Gefahr von Thromboembolien durch Verlust der „Muskelpumpe" in den Extremitäten ist erhöht.
- Bei Patienten mit einer Sepsis ist die Indikation eingeschränkt (möglicher Trigger für Critical-Illness-Myopathie).
- Succinylcholin birgt die Gefahr einer massiven Hyperkaliämie; daher ist es kontraindiziert bei Sepsis, ausgedehntem Trauma, Verbrennung, Wirbelsäulenverletzung, längerer Immobilisation, Guillain-Barré-Syndrom, ZNS-Verletzung und -Infektion.
- Pancuronium und Vecuronium sind wegen ihrer unkalkulierbaren Wirkungsverlängerung bei Intensivpatienten nur eingeschränkt indiziert.

Tab. B-1-8 Übersicht „Muskelrelaxanzien".

Muskel-relaxanzien	Wirkstoff (Handels-namen)	Dosierung	Wirkdauer (in min)	Cave
Depolarisierende Muskelrelaxanzien	Suxamethonium (Succinyl®, Lysthenon®)	• initialer Bolus: 1,0–1,5 mg/ kg KG	• Anschlagzeit: ca. 40–60 s, nach Faszikulationen = Relaxation • Wirkdauer: ca. 5–10 min	• Herzrhythmusstörungen, Blutdruckabfall, Faszikulationen (erhöhter Muskeltonus ➜ z.B. erhöhte Reflexgefahr), Hyperkaliämie! Histaminfreisetzung, Augeninnendruckerhöhung, ICP-Erhöhung, maligne Hyperthermie

Tab. B-1-8 (Fortsetzung)

Muskel-relaxanzien	Wirkstoff (Handels-namen)	Dosierung	Wirkdauer (in min)	Cave
Nicht depo-larisierende Muskel-relaxanzien	Atracurium	• initialer Bolus: 0,5–0,6 mg/kg KG • Wiederholungs-dosis: 0,1–0,2 mg/kg KG • Erhaltungsdosis: 0,3–0,6 mg/kg/h	• Anschlagszeit: ca. 60–90 s • Wirkdauer: ca. 15–35 min	• Histaminfreisetzung: Hypotonie, Tachykardie, Bronchospasmus, allergische Hautreaktion • Elimination unabhängig von Leber-/Nierenfunktion
	Cis-Atracurium (Nimbex®)	• initialer Bolus: 0,1–0,2 mg/kg KG • Erhaltungsdosis: 0,03–0,5 mg/kg KG/h	• Anschlagszeit: ca. 120 s • Wirkdauer: ca. 20 min	• Bradykardie, Hypotonie, Bronchospasmus • organunabhängige Elimination • Nicht mischen mit Propofol, Thiopental!
	Rocuronium (Esmeron®)	• initialer Bolus: 0,6–1 mg/kg KG • Wiederho-lungsdosis: ca. 0,15 mg/kg KG • Erhaltungsdosis: 0,3–0,6 mg/kg KG/h	• Anschlagszeit: ca. 1,5–2 min • Wirkdauer ca. 60–90 min	• Histaminfreisetzung: Hypotonie, Tachykardie, Bronchospasmus, allergische Hautreaktion • vorwiegend hepatische Elimination • für die CRUSH-Intubation zugelassen
	Vecuronium (Norcuron®)	• initialer Bolus: 0,08–0,1 mg/kg KG • Wiederholungs-dosis: 0,03–0,05 mg/kg KG	• Anschlagszeit: 2–3 min • Wirkdauer: ca. 60–90 min	• hepatische > renale Elimination → Gefahr der unkalkulierbaren Wirkungs-verlängerung
	Pancuronium (Pancuronium®)	• initialer Bolus: 0,07–0,1 mg/kg KG • Wiederholungs-dosis: 0,02–0,04 mg/kg KG	• Anschlagszeit 3–5 min • Wirkdauer: 90–120 min	• Vagolyse → Tachykardie und Bronchospasmus • renale Elimination → verlängerte Wirkung bei Niereninsuffizienz, auch bei Leberversagen, Leberzirrhose und biliärer Obstruktion

Antagonisierung der Muskelrelaxanzien durch Acetylcholinesterasehemmer:
• **Pyridostigmin** (Mestinon®): 5 mg langsam i. v.
• **Neostigmin** (Prostigmin®): 0,5–2 mg langsam i. v.
Cave: Bradykardie (Kombination mit Atropin!), Bronchokonstriktion, Bronchialsekretion, neuromuskuläre Blockade bei Überdosierung

Literatur, Infos, Internetadressen

Abroug F, Ouanes-Besbes L, Elatrous S, Brochard L. The effect of prone positioning in acute respiratory distress syndrome or acute lung injury: a meta analysis. Areas of uncertainty and recommendations for research. Intensive Care Med 2008; 34: 1002–11.

American Society of Anesthesiologists: Practice guidelines for management of the difficult airway 2009. www.asahq.org → publications.

Bein B, Francksen H, Steinfath M. Supraglottische Atemwegshilfen. AINS 2011; 46: 598–606.

Bein T, Weber-Carstens S. Einsatz extrakorporaler Lungenunterstützungsverfahren. AINS 2008; 11–12: 786–91.

Betbese AJ, Perez M, Bak E et al. A prospective study of unplanned endotracheal extubation in intensive care unit patients. Crit Care Med 1998; 26: 1180–6.

Busch T, Bercker S, Kaisers U. Die Behandlung des schweren akuten Lungenversagens (ARDS). Intensivmedizin up2date 2007; 3: 9–16.

Brower RG, Lanken PN, MacIntyre N et al. The National Heart, Lung, and Blood Institute ARDS Clinical Trials Network. Higher versus lower positive end-expiratory pressures in patients with the acute respiratory distress syndrome. N Engl J Med 2004; 351: 327–36.

Byhan C, Meininger D. Atemwegmanagement. Invasives Atemwegmanagement. AINS 2006; 9: 576–84.

Deja M, Lojewski C, Hommel M et al. Epidemiologie und Pathophysiologie des akuten Lungenversagens (ARDS). AINS 2008; 11–12: 758–66.

Deutsche Gesellschaft für Anästhesie und Intensivmedizin: Leitlinie Airwaymanagement 2004. www.dgai.de → Publikationen.

Dörges V, Bein B. Atemwegmanagement. Klinisches Management des schwierigen Atemwegs. AINS 2006; 9: 564–74.

Engelmann L. Bedeutung und Einsatz der Beatmung bei akut dekompensierter Herzinsuffizienz. Intensivmed 2009; 46: 391–8.

Feihl F, Broccard A. Interactions between respiration and systemic hemodynamics. Part I: basic concepts. Intensiv Care Med 2009; 35: 45–54.

Frutos-Vivar F, Esteban A, Apezteguía C et al.; International Mechanical Ventilation Study Group. Outcome of mechanically ventilated patients who require a tracheostomy. Crit Care Med 2005; 33: 290–8.

Gattinoni L, Caironi P, Cressoni M et al. Lung recruitment in patients with the acute respiratory distress syndrome. N Engl J Med 2006; 354: 1775–86.

Gattinoni L, Pesenti A. The concept of „baby lung". Intensive Care Med 2005; 31(6): 776–84.

Gerlach K, Dörges V, Uhlig T. Der schwierige Atemweg. AINS 2006; 41: 93–118.

Girard TD, Kress JP, Fuchs BD et al. Efficacy and safety of a paired sedation and ventilator weaning protocol for mechanically ventilated patients in intensive care (Awakening and Breathing Controlled Trial). Lancet 2008; 371: 126–34.

Gottlieb J. Bronchoskopie auf der Intensivstation. Intensivmedizin up2date 2007; 3: 105–18.

Griffiths J, Barber VS, Morgan L, Young JD. Systematic review and meta-analysis of studies of the timing of tracheostomy in adult patients undergoing artificial ventilation. BMJ 2005; 330(7502): 1243.

Henschke S, Hamacher J, Gröschel A. Der schwierige Atemweg. Epidemiologie, Diagnose und Management. Intensivmed 2006; 43: 252–9.

Herzer G, Trimmel H. Neuroanästhesie. Grundlagen der perioperativen Betreuung. Anaesthesist 2010; DOI 10.1007/s00101-010-1708-8.

Hintzenstern U, Bein T. Praxisbuch Beatmung. 4. Aufl. München: Elsevier 2007.

Humpich M, Byhahn C. Invasives Atemwegsmanagement. Update 2011. AINS 2011; 46: 608–15.

Kessler P, Martin J. Analgosedierung. Umsetzung der S2e-Leitlinien dient der Prozessoptimierung. AINS 2008; 1: 38–42.

Kill C, Kratz T. Schwieriger Atemweg in der Notfall- und Intensivmedizin. Prinzipielle Verfahrensweise und technische Innovationen. Intensivmed 2010; 47: 530–8.

Kress JP, Pohlman AS, O'Connor MF, Hall JB. Daily interruption of sedative infusions in critically ill patients undergoing mechanical ventilation. N Engl J Med 2000; 342: 1471–7.

Lapinsky S, Posadas-Calleja JG, McCullagh I. Clinical review: Ventilatory strategies for obstetric, brain-injured and obese patients. Critical Care 2009; 13: 206.

Larsen R, Ziegenfuß T. Beatmung. Grundlagen und Praxis. 4. Aufl. Heidelberg: Springer 2009.

Lavery G, McCloskey BV. The difficult airway in adult critical care. Crit Care Med 2008; 36: 2163–73.

Luecke T, Pelosi P, Quintel M. Hämodynamische Effekte der mechanischen Beatmung. Anaesthesist 2007; 56: 1242–51.

Magder S. Bench-to-bedside review: ventilatory abnormalities in sepsis. Critical Care 2009; 13: 202.

Malhotra A. Low-tidal-volume ventilation in the acute respiratory distress syndrome. N Engl J Med 2007; 357: 1113–20.

Meißner A. Der schwierige Atemweg auf der Intensivstation. Intensivmedizin up2date 2009; 5: DOI: 10.1055/s-0029-1214591.

Michard F. Changes in arterial pressure during mechanical ventilation. Anesthesiology 2005; 103: 419–28.

Mirski MA, Lewin III JJ. Sedation and pain management in acute neurological disease. Semin Neurol 2008; 28: 611–30.

Nava S, Hill N. Non-invasive ventilation in acute respiratory failure. Lancet 2009; 374: 250–9.

Navalesi P, Frigerio P, Moretti MP et al. Rate of reintubation in mechanically ventilated neurosurgical and neurologic patients: evaluation of a systematic approach to weaning and extubation. Crit Care Med 2008; 36: 2986–92.

Nyquist P, Stevens RD, Mirski MA. Neurologic injury and mechanical ventilation. Neurocrit Care 2008; 9: 400–8.

Oczenski W. Atmen – Atemhilfen. 9. Aufl. Stuttgart: Thieme 2012.

Putensen C, Muders T, Kreyer S, Wrigg H. Lungenversagen. Alveoläre Ventilation und Rekrutierung unter lungenprotektiver Beatmung. AINS 2008; 11–12: 770–6.

Richter T, Sutarski S. Tracheostoma. Handhabung und Komplikationen. Anaesthesist 2009; 58: 1261–74.

Rumbak MJ, Newton M, Truncale T et al. A Prospective, randomized, study comparing early percutaneus dilational tracheotomy to prolonged translaryngeal intubation (delayed tracheotomy) in critically ill medical patients. Crit Care Med 2004; 32: 1689–94.

Schälte MA, Rex S, Henzler D. Atemwegsmanagement. Anaesthesist 2007; 56: 837–57.

Schneemilch C. Neurologische Erkrankungen – Allgemeinanästhesie bei neurologischen Erkrankungen. AINS 2010; 45: 336–43.

Schneider G. Muskelrelaxanzien. Anwendung bei Intensivpatienten – Indikation und Risiken. AINS 2009; 44(5): 358–64.

Schönhofer B. Langzeitbeatmung und Entwöhnung von Beatmungsgerät. Intensivmedizin up2date 2006; 2: E1–22.

Schönhofer B, Kuhlen R, Neumann P et al. Klinische Leitlinie – Nicht invasive Beatmung bei akuter respiratorischer Insuffizienz. Dtsch Ärztebl 2008; 105(24): 424–33.

Slutsky AS, Hudson LD. PEEP or no PEEP – lung recruitment may be the solution. N Engl J Med 2006; 354: 1839–41.

Steinemann D, Priebe H-J. Krikoiddruck. Anaesthesist 2009; DOI: 10.2007/s00101-009-1548-6.

Strøm T, Martinussen T, Toft P. A protocol of no sedation for critically ill patients receiving mechanical ventilation: a randomised trial. Lancet 2010; 375: 475–80.

Surviving Sepsis Campaign – Guidelines for the management of severe sepsis and septic shock 2008. www.survivingsepsis.org → Guidelines.

Terragni PP, Antonelli M, Fumagalli R. Early versus late tracheotomy for prevention of pneumonia in mechanically ventilated adult ICU patients. JAMA 2010; 303: 1483–9.

The Acute Respiratory Distress Syndrome Network. Ventilation with lower tidal volumes as compared with traditional tidal volumes for acute lung injury and the acute respiratory distress syndrome. N Engl J Med 2000; 342(18): 1301–8.

Timmermann A. Modernes Atemwegsmanagement. Aktuelle Konzepte für mehr Patientensicherheit. AINS 2009; 44(4): 246–55.

Wappler F. Das Propofol-Infusionssyndrom. Klinik, Pathophysiologie und Therapie einer seltenen Komplikation. Dtsch Ärztebl 2006; 103(11): A 705–10.

www.awmf.org. S3-Leitlinie: Analgesie, Sedierung und Delirmanagement in der Intensivmedizin. Deutsche Gesellschaft für Anästhesiologie und Intensivmedizin e. V. (DGAI) und Deutsche Interdisziplinäre Vereinigung für Intensiv- und Notfallmedizin (DIVI), Stand 12/2009.

www.fachinfo.de

www.rote-liste.de

www.tracheotomie-online.de

B-2 Ernährung, Infusionstherapie und Gefäßzugänge

André Grabowski

B-2.1 Ernährungstherapie

B-2.1.1 Grundlagen

Gerade im neurologischen Fachgebiet sind viele Erkrankungen (Schlaganfall, Schädel-Hirn-Trauma, amyotrophe Lateralsklerose, Guillain-Barré-Syndrom, multiple Sklerose, Parkinson-Syndrom, Demenz) mit Schluckstörungen und somit einer verminderten Nahrungs- und Flüssigkeitszufuhr sowie der Gefahr eine Mangelernährung vergesellschaftet.

Um die Bedeutung der Ernährungstherapie zu verstehen, sind Kenntnisse der physiologischen Grundlagen der Stoffwechselveränderungen kritisch Kranker erforderlich.

Der Stressstoffwechsel ist geprägt durch die Freisetzung verschiedener Stresshormone (Katecholamine, Glucagon, Cortisol), die wiederum zu wesentlichen Stoffwechselveränderungen mit Proteinabbau Insulin-resistenter Hyperglykämie und einem gesteigerten Energieumsatz führen. Tabelle B-2-1 zeigt die wesentlichen Stoffwechselveränderungen im Rahmen einer schweren Erkrankung.

Ziele der Ernährung sind die Deckung des Energiebedarfs und die strukturelle sowie funktionelle Aufrechterhaltung lebenswichtiger Organe und Organsysteme. Gerade bei kritisch kranken Patienten besteht durch die katabole Stoffwechsellage die Gefahr eines Verlusts an Muskelmasse und Funktionsproteinen, die wiederum zu höheren Raten an nosokomialen Infektionen, erschwerter Entwöhnung vom Beatmungsgerät und verzögerter Mobilisierung führen können.

Um dies zu verhindern, sind neben der Zufuhr von Energieträgern (Kohlenhydrate, Fette) auch die Substitution von Proteinen/Aminosäuren, Vitaminen, Elektrolyten, Spurenelementen und v. a. Wasser wichtig.

Die Stickstoffbilanz ist ein Indikator für den Proteinstoffwechsel. Durch den vermehrten Abbau von Proteinen entsteht Stickstoff, der wiederum renal ausgeschieden wird. Besteht eine Diskrepanz zwischen Stickstoffzufuhr und -abbau ist die Bilanz entweder positiv oder negativ.

Vor Beginn einer Ernährungstherapie sind folgende Fragen zu beantworten:
- Benötigt der Patient überhaupt eine Ernährungstherapie?

Tab. B-2-1 Stoffwechselveränderungen im Rahmen einer schweren Erkrankung, Entzündung, Verletzung (mod. nach Striebel 2008).

Parameter	Akutphase (Aggressionsphase)	Übergangsphase (Postaggressionsphase)	Reparationsphase
Stoffwechsellage	reduziert	katabol	anabol
Dauer	wenige Stunden (max. 24 h)	Tage (bis Wochen)	Wochen (bis Monate)
Insulinantwort	↓↓↓	↓	normal
Stresshormone	↑↑↑	↑	normal
Glucosekonzentration	↑↑↑	↑	normal
Freie Fettsäuren	↑↑↑	↑	normal
Stickstoffbilanz	stark negativ	negativ	positiv

- Welche Ernährungsform ist möglich?
- Wie hoch ist der Nährstoffbedarf des Patienten?
- Ist der Bedarf durch die gewählte Ernährungsform zu decken?

Alle Punkte sind im Laufe der Behandlung jeweils neu zu bewerten, da sich je nach Krankheitsverlauf die Indikation zur Ernährungstherapie, der Bedarf des Patienten und die Möglichkeiten der Nahrungszufuhr sehr variabel gestalten können. So kann z. B. ein analgosedierter und beatmeter Patient sich nicht selbst ernähren und benötigt eine Ernährungstherapie. Diese kann zunächst enteral via Sondenkost erfolgen. Entwickelt der Patient jedoch im Verlauf eine schwere Infektion und bekommt zusätzlich gastrointestinale Motilitätsstörungen, sind sowohl der Bedarf als auch die Ernährungsform der veränderten Situation anzupassen.

Bei Patienten mit zerebraler Schädigung kann sich auch relativ früh herausstellen, dass eine selbstständige Nahrungszufuhr, z. B. aufgrund von Schluckstörungen, nicht mehr möglich ist und eine dauerhafte Nahrungs- und Flüssigkeitszufuhr nur durch Anlage einer PEG-Sonde möglich ist.

B-2.1.2 Indikationen und Ernährungsformen

Indikationen zur Ernährungstherapie sind:
- Patienten, die längerfristig (> 3–5 Tage) nicht essen **können, wollen oder dürfen**;
- bestehende Mangelernährung/Malnutrition; Hinweise geben z. B. ein Body-Mass-Index < 18,5 kg/m² oder ein Serum-Albuminspiegel < 35 g/l.

Bei **intensivpflichtigen** Patienten kann der verzögerte Beginn einer Ernährungstherapie zu einer Verlängerung des Krankenhausaufenthalts führen. Bei kritisch kranken Patienten, die hämodynamisch stabil sind und eine normale Magen-Darm-Funktion haben, wird empfohlen, innerhalb der ersten 24 h nach Aufnahme mit einer enteralen Ernährung zu beginnen. Bei

Patienten, die innerhalb der ersten Tage nicht enteral ernährt werden können, erscheint der Beginn einer parenteralen Ernährung sinnvoll. Wobei aktuelle Studienergebnisse darauf hinweisen, dass im Vergleich mit einem frühen Beginn eine parenterale Ernährung mit Beginn nach 8 Tagen gleichwertig ist hinsichtlich der Mortalität und tendenziell mit einem besseren Outcome verbunden sein kann (Casaer 2011).

⚠ Zur Überbrückung für wenige Tage muss keine „parenterale Vollernährung" durchgeführt werden.

Der Beginn oder die Fortführung einer Ernährungstherapie bei einem nicht einwilligungsfähigen Patienten sollte, sofern keine Patientenverfügung vorliegt, mit den Angehörigen, dem gesetzlichen Betreuer bzw. Vorsorgebevollmächtigten besprochen werden (s. a. Kap. A-1, S. 3). Es sollte eine realistische Zielsetzung entsprechend der Gesamtsituation vermittelt werden (z. B. in einer palliativen Situation Verbesserung der Lebensqualität ohne Beeinflussung der Prognose).

Ernährungsformen sind:
- totale parenterale Ernährung,
- partielle parenterale Ernährung (ergänzend zur oralen/enteralen Kost),
- enterale Ernährung („Sondenkost"),
- orale Ernährung,
- krankheitsadaptierte Ernährung (z. B. bei Leberinsuffizienz, Niereninsuffizienz, Diabetes mellitus).

B-2.1.3 Ermittlung des Energie- und Nährstoffbedarfs

Im klinischen Alltag kann der Energie- und Nährstoffbedarf eines Patienten meist nur geschätzt werden. Er kann individuell sehr unterschiedlich sein und ist wesentlich durch die Art und Schwere der Erkrankung sowie Mobilisation und körperliche Aktivität beeinflusst (z. B. Steigerung des Ruheenergieumsatzes bei Sepsis, Trauma oder Verbrennung um 40–80 %, und Verminderung bei Hyperthyreose, Schmerzen,

Kältezittern). Wichtig ist, dass der **Energiebe-darf eine dynamische Größe** ist, die sich im Verlauf und teilweise täglich ändern kann. Im Akutstadium einer Erkrankung, z.B. bei der Entwicklung einer schweren Sepsis oder eines Schocks, kann der Energiebedarf in den ersten Tagen zunächst abfallen und danach, in der Regenerationsphase, wieder ansteigen.

Bei den meisten Erkrankungen ist der Grundumsatz jedoch nicht wesentlich verändert, sodass als Bezugsgröße für die Bedarfsberechnung der Energieumsatz des Gesunden als Vergleichswert herangezogen werden kann. Über die **Formel von Harris und Benedict** ist eine Schätzung des Grundumsatzes möglich (Genauigkeit ± 20 %).

Folgende Angaben sind **Empfehlungen für die tägliche Energie- und Nährstoffzufuhr**, die evtl. den individuellen Bedürfnissen des Patienten angepasst werden müssen. Eine Hyperalimentation (> 30 kcal/kg KG/d) sollte bei kritisch Kranken in der Akutphase nicht durchgeführt werden (kein Vorteil gegenüber normaler Energiezufuhr, Gefahr der Hyperglykämie, in Studien tendenziell höhere Mortalität).

Bis heute herrscht Unsicherheit bezüglich der Intensität (hoch- versus normal-kalorisch), idealer Zusammensetzung (Anteil an Proteinen/Aminosäuren, Fetten, Energieträgern), Applikation (enteral versus parenteral versus Kombination) und Dauer (früh versus spät beginnen, wie lange welche Applikation) der Ernährung bei Intensivpatienten, sodass im klinischen Alltag die unten stehenden Empfehlungen letztlich nur einen Anhalt darstellen und eine individuelle Anpassung bzw. Entscheidung erforderlich ist.

■ Tägliche Energiezufuhr
- normal: 20 bis 25 kcal/kg KG, ältere Personen: ca. 20 kcal/kg KG
- Postaggressionsstoffwechsel, schwere Mangelernährung: 25 bis 30 kcal/kg KG
- schwere Sepsis/Verbrennung: 35 bis 45 kcal/kg KG

■ Tägliche Flüssigkeitszufuhr
- normal: 30 bis 40 ml/kg KG
- Fieber: pro 1 °C Temperaturerhöhung ca. 500 bis 1 000 ml Mehrbedarf
- Herzinsuffizienz ab NYHA II: ca. 500 bis 1 000 ml Flüssigkeit reduzieren (Klinik und Bilanz beachten)

Bei speziellen Erkrankungen (Sepsis, Schock, Nierenversagen, Durchfall, Erbrechen) ist der individuelle Flüssigkeitsbedarf bzw. der Volumenstatus durch das klinische Bild (Gewicht, erniedrigter Hautturgor und trockene Schleimhäute bei der Hypovolämie, periphere Ödeme und Lungenödem bei der Hypervolämie), Kreislaufmonitoring (Hypotonie und Tachykardie → Hypovolämie ?), ZVD, PiCCO®, Echokardiographie, Diurese > 0,5 ml/kg/h (→ Flüssigkeitsbilanzierung), Elektrolytstatus (erhöhtes Serum-Natrium und erhöhte Plasma-Osmolarität bei Hypovolämie, ggf. Hyponatriämie bei Hypervolämie) zu ermitteln.

■ Täglicher Nährstoffbedarf
- Zusammensetzung: 50 bis 60 % Kohlenhydrate, 25 bis 30 % Fette, 10 bis 15 % Proteine
- Glucose: 2 bis 4 g/kg KG (Minimum 1–2 g/kg KG, ca. 150–200 g/d)
- Aminosäuren: 0,8 bis 1,5 g/kg KG; bei schweren katabolen Zuständen (Verbrennung, kritisch kranke Dialysepatienten, Mangelernährung) kann eine Zufuhr von > 1,5 g/kg KG/d erforderlich sein
- Fette: 0,5 bis 2 g/kg KG (Serum-Triglyceridspiegel?)

■ Täglicher Elektrolytbedarf
- Kalium: ca. 1 bis 2 mmol/kg KG
- Natrium: ca. 4 mmol/kg KG
- Calcium: 0,2 bis 0,5 mmol/kg KG
- Chlorid: ca. 2 mmol /kg KG
- Magnesium: 0,1 mmol/ kg KG
- Phosphat: 0,2 mmol/kg KG

■ Vitamin- und Spurenelementbedarf
Vitamine und Spurenelemente müssen erst nach einer mehrtägigen oralen Nahrungska-

renz substituiert werden. Ab der 2. Woche können Vitaminkombinationspräparate (z. B. Cernevit®, Multibionta®, Soluvit®, Frekavit®, Vitalipid®) 3-mal wöchentlich bis 1-mal täglich verabreicht werden. Gegebenenfalls ist eine Spiegelbestimmung der Vitamine im Verlauf sinnvoll.

Bei der **Wernicke-Enzephalopathie** ist eine frühzeitige Substitution von **Thiamin** (Vitamin B$_1$) indiziert.

Spurenelemente können ebenfalls in Form von Kombinationspräparaten verabreicht werden (z. B. Inzolen®, Addel®, Tracutil®), wobei darauf zu achten ist, dass es bei Leber- und Nierenfunktionsstörungen zur Kumulation kommen kann und daher eher eine moderate Substitution sinnvoll erscheint.

B-2.1.4 Durchführung

■ **Wenn möglich, immer eine enterale Ernährung (auf der Intensivstation meistens Sondenkost) anstreben**

Falls eine alleinige enterale Ernährung zur Deckung des Energiebedarfs nicht möglich oder sinnvoll ist (z. B. hämodynamische Instabilität, Motilitätsstörungen, anatomische Gegebenheiten), kann eine „minimale enterale Ernährung" in Kombination mit einer parenteralen Ernährung in Betracht gezogen werden.

Bei Störungen der Magenmotilität bzw. der gastralen Toleranz (Patienten mit einem Magenrestvolumen > 200 ml → Aspirationsversuche via Magensonde!) – z. B. unter Analgosedierung oder Katecholamingabe – ist die rechtzeitige Gabe von Prokinetika und/oder Laxanzien (s. a. Motilitätsstörungen in Kap. D-9.2, S. 491) sinnvoll:

● Metoclopramid (z. B. Paspertin®, Gastrosil® oder MCP-Generika): 3 bis 4 × 20 bis 30 Tropfen
● Domperidon (z. B. Motilium®): 3 bis 4 × 1 bis 3 ml (1 ml = 10 mg)
● Movicol®: 1 bis 3 × 1 Beutel
● Lactulose-Saft: 2 bis 3 (bis 4) × 10 bis 20 ml
● Erythromycin: 3 × 200 mg

Von der Störung der gastralen Toleranz ist die der intestinalen zu unterscheiden. Letztgenannte ist durch einen geblähten Bauch, teilweise mit Druckschmerz, Durchfall, Obstipation und Regurgitation gekennzeichnet. In diesem Fall kann der Wechsel auf eine Sondenkost mit anderer Zusammensetzung sinnvoll sein.

■ **Energiebedarf ermitteln**

Der „normale Patient" benötigt ca. 20 bis 25 kcal/kg KG/d.

Bei schweren Erkrankungen – z. B. Sepsis, Verbrennung, schweres Trauma – ist in der initialen Phase (erste 72–96 h) eine Hyperalimentation zu vermeiden, da die Patienten regelhaft Glucoseverwertungsstörungen haben.

In der Postaggressionsphase (nach ca. 3–4 Tagen) ist wiederum auf eine ausreichende Nährstoffzufuhr inklusive Aminosäuren und Fetten zu achten.

Patienten mit Leberfunktionsstörungen (z. B. Leberzirrhose) haben einen erhöhten Energiebedarf von ca. 35 bis 40 kcal/kg KG/d.

Bei Patienten mit einer Dialysebehandlung, aber z. B. auch bei einer Plasmapherese/Hämofiltration bei Myasthenia gravis oder Guillain-Barré-Syndrom (GBS), können hohe Verluste an Substraten (v. a. Proteine, Elektrolyte) auftreten, die in die Berechnung des Energie- und Nährstoffbedarfs mit einbezogen werden müssen. Wenn eine orale Nahrungszufuhr möglich ist, kann beispielsweise auch eine hochkalorische **Trinknahrung** eingesetzt werden.

■ **Ernährungsform wählen**

Enteral versus parenteral, wenn enteral: oral versus Magensonde, wenn Magensonde versagt, ggf. Dünndarmsonde. → Es muss individuell überlegt werden, mit welcher Ernährungsform das Soll zu erreichen ist. Gegebenenfalls ist eine Kombination von Ernährungsformen notwendig.

Die Wahl der Ernährungsform kann durch verschiedene chirurgische und anatomische Faktoren beeinflusst werden. So können beispielsweise schwere Passagestörungen oder Obstruktionen bei Ileus, Peritonitis, Peritonealkarzinose, Ösophagusstenose oder gastrointestinalen Blutungen die enterale Ernährung limitieren.

Eine parenterale Ernährung über periphere Venenkatheter ist nur kurzfristig mit hypoosmolaren Lösungen und Fetten sinnvoll. Eine längerfristige parenterale Ernährung setzt aufgrund der hohen Osmolarität der Infusionslösungen einen suffizienten zentralvenösen Zugang voraus. Für eine kurzzeitige Therapie eignen sich auch „periphere" Venenkatheter, die z. B. über die Vena cubiti in eine „zentrale" Vene eingelegt werden. Alternativ dazu besteht bei längerfristiger Therapie (z. B. auch Chemotherapie) die Möglichkeit einen ZVK oder sog. *peripherally inserted central catheter* (PICC) in eine periphere Vene am Oberarm (meist ultraschallgesteuert) zu platzieren. Dieser stört den Patienten weniger, besitzt eine niedrigere Rate an Akutkomplikationen und kann über mehrere Wochen bis Monate belassen werden. Komplikationen sind Phlebitiden, Thrombosen und Infektionen.

Bei Patienten, die längerfristig (> 4 Wochen) eine künstliche enterale Ernährung benötigen (z. B. bei Zustand nach Schädel-Hirn-Trauma, Schluckstörung bei Zustand nach Schlaganfall, amyotropher Lateralsklerose, schwer verlaufendes GBS/Miller-Fisher-Syndrom) sollte die Anlage einer **PEG-Sonde** in Betracht gezogen werden (Vorteile: bessere Toleranz durch Patient, Patient kann zusätzlich orale Nahrung zu sich nehmen, logopädische Therapie ist möglich).

■ Zusammensetzung der Ernährung berechnen

Bei den parenteralen Infusionslösungen und der enteralen Sondenkost werden in der Regel Standardlösungen verwendet. Die Standard-Sondenkostlösungen enthalten Kohlenhydrate, Proteine, Fette sowie teilweise Ballaststoffe in einer Zusammensetzung, die den täglichen Nährstoffbedarf deckt. Es gibt jedoch auch Speziallösungen, die ballaststofffrei, glucosefrei (für Diabetiker), hochkalorisch *(high energy)* oder besonders protein- bzw. fettreich sind.

Bei schweren Leberfunktionsstörungen muss ggf. die Proteinzufuhr und die Zusammensetzung der Aminosäuren angepasst werden.

In der täglichen Praxis kann zur Berechnung der Zusammensetzung der Ernährung eine tabellarische Auflistung der vorhandenen Infusionslösungen und Sondennahrungen auf der Intensivstation/Stroke Unit hilfreich sein.

⚠ Üblicherweise beträgt der Energiegehalt einer Sondennahrung (und vieler Ernährungslösungen) 1 kcal/ml.

■ Flüssigkeitsbedarf berechnen und in die Ernährungsberechnung mit einbeziehen
→ Infusions-/Ernährungsplan erstellen!

■ Intensivierte Insulintherapie

Bei Intensivpatienten und v. a. **Diabetikern oder bei Patienten mit Glucoseverwertungsstörungen** ist ggf. eine intensivierte Insulintherapie mit Ziel-Blutglucosewerten von 110 bis 120 mg/dl erforderlich. Da bei der intensivierten Insulintherapie die **Gefahr von Hypoglykämien** (v. a. bei älteren Patienten) erhöht ist und dies mit einem schlechteren Outcome einhergeht (Krinsley 2011), ist jedoch auch ein intensives Glucose-Monitoring erforderlich, was wiederum hohe Ansprüche an die Mitarbeiter stellt und auch logistisch nicht immer möglich ist. **Je nach Situation des Patienten und der Möglichkeiten vor Ort müssen individuelle Ziel-Blutglucosewerte definiert werden.**

■ Lipide

Lipide dienen zum einen der Energiezufuhr durch ihre hohe Energiedichte, zum anderen aber auch zur Deckung des Bedarfs an essenziellen Fettsäuren (z. B. Linolsäure, α-Linolensäure). Bei fehlender oraler Zufuhr von Lipiden werden zunächst endogene Fette mobilisiert, um essenzielle Fettsäuren bereitzustellen. Nach ca. 1 Woche kann ein beginnender Mangel an Fettsäuren auftreten, sodass Lipide im Rahmen der Ernährungstherapie nach ca. 7 Tagen zugeführt werden sollten. **Cave:** Da Fette den höchsten Energiegehalt besitzen, muss eine Hyperalimentation vermieden werden, d. h., wenn Fette gegeben werden, kann meist die Glucosezufuhr reduziert werden. Vorteile sind ein geringeres

Hyperglykämierisiko und die Vermeidung einer Hepatosteatose. Fette sollten v. a. bei Patienten mit einer diabetischen Stoffwechsellage als Energieträger eingesetzt werden.

Da Fettemulsionen mit reinen langkettigen Fettsäuren zu verschiedenen Komplikationen führen können, sollten modernere Fettemulsionen verwendet werden, die Mischlösungen aus mittel- und langkettigen Fettsäuren enthalten und somit mehr dem physiologischen Bedürfnissen entsprechen.

■ **Katabole Stoffwechsellagen**

Katabole Stoffwechsellagen führen zu einem Protein-/Aminosäureverlust mit Reduktion der Körpermasse. Daher ist i. d. R. beim Intensivpatienten eine Substitution von Aminosäuren essenziell. Da die Proteinsynthese ein energieverbrauchender Prozess ist, ist eine gleichzeitige Energiezufuhr durch Glucose und/oder Fette erforderlich.

■ **Patienten mit Niereninsuffizienz**

Patienten mit einer Niereninsuffizienz benötigen essenzielle Aminosäuren, wobei die Stickstoffzufuhr gering gehalten werden sollte. Die Nahrungs-/Flüssigkeitssubstitution sollte kaliumarm und insgesamt volumenreduziert sein.

[!] Für Patienten mit Niereninsuffizienz ist die Gabe von spezifisch adaptierter Nahrung sinnvoll.

■ **Ernährung des Schlaganfallpatienten**

Die Nahrungszufuhr ist bei Schlaganfallpatienten durch Bewusstseinsstörungen, Schluckstörungen, schweren Paresen, aber auch durch Aufmerksamkeits- und/oder Bewegungsstörungen (Neglect bzw. Apraxie) häufig beeinträchtigt. Bei Schlaganfallpatienten mit schlechtem Ernährungszustand oder Zeichen einer Mangelernährung wurde eine höhere Mortalität und eine längere Krankenhausaufenthaltsdauer sowie Rehabilitationszeit beobachtet. Zudem ist die Rate an Infektionen (v. a. Aspirationspneumonie) und Dekubitalgeschwüren erhöht.

Liegt eine Schluckstörung vor, sollte – je nach logopädischem Befund – eine orale, enterale (Sondenkost) und/oder parenterale Ernährungstherapie durchgeführt werden. Eine Steigerung der Nahrungs- und v. a. der Energiezufuhr bei Mangelernährung kann ggf. durch **Trinknahrung** erzielt werden. Wenn eine orale Ernährung nicht möglich ist, sollte frühzeitig (d. h. innerhalb der ersten 2–3 Tage) mit einer enteralen Ernährung (Sondenkost über eine nasogastrale Sonde) begonnen werden. Im Verlauf sollten wiederholt Schluckversuche (kleine Mengen Wasser schlucken, Hustenstoß) gemacht werden, um möglichst auf eine orale Nahrungszufuhr wechseln zu können. Ist eine Sondenernährung längerfristig erforderlich (z. B. intensivpflichtige/beatmete Patienten), sollte nach 2–3 Wochen über die Anlage eine PEG-Sonde nachgedacht werden.

 Probleme der Ernährungstherapie

- Im Rahmen der Ernährungstherapie kann es je nach Grunderkrankung, Stoffwechselsituation und Ernährungsform zur **Hyperglykämie** kommen. Dieser kann durch kontinuierliche oder fraktionierte Insulingabe entgegengewirkt werden, z. B. Insulinzugabe in die Infusionslösung (z. B. 6 I. E. Insulin/h). Bei parenteraler Ernährung kann je nach Erfordernissen ggf. der Infusionslösung direkt Insulin zugegeben werden. Eine Glucosezufuhr von mehr als 4 g/kg KG führt zu einer gesteigerten Lipogenese mit Synthese von Triglyceriden. Gerade in der Anfangsphase des Stressstoffwechsels liegt regelhaft ein relativer Insulinmangel oder eine Insulinresistenz vor, die zu erhöhten Glucosespiegeln führen kann.
- Bereits nach kurzer parenteraler Ernährung mit hoher Kohlenhydratzufuhr kann es zu Leberverfettung, Cholestase und der nichtalkoholischen Steatohepatitis kommen. Bei langzeitiger parenteraler Ernährung kann sich eine **Leberverfettung und -zirrhose** entwickeln. Zur Vermeidung ist ein Monitoring der Stoffwechselparameter Glucose, Triglyceride

und Serum-Lactat hilfreich. Das Ausmaß der Katabolie kann über die 24-h-Harnstoffexkretionsrate im Urin abgeschätzt werden.

- Je nach Zusammensetzung einer Fettemulsion (Sojaöl, mittelkettige Triglyceride, Olivenöl, Fischöl) kann es zu einer übermäßigen Zufuhr an Triglyceriden kommen, die zu einem **„Fat-Overload-Syndrom"** führen können, mit SIRS-ähnlichen Störungen (Fieber, respiratorische Insuffizienz, Leberfunktionsstörungen mit Ikterus und Hypalbuminämie, disseminierte intravasale Gerinnung, selten Nierenversagen, Bluthochdruck und Tachykardie). Ein Serum-Triglyceridspiegel > 400 mg/dl sollte zu einer Dosisreduktion führen. Bei Substitution von Fetten sollte der Triglyceridspiegel < 350 mg/dl bei kontinuierlicher Gabe bzw. < 250 mg/dl nach 6 h Nüchternheit betragen.
- Eine **Hypertriglyceridämie** > 1 000 mg/dl kann eine **akute Pankreatitis** auslösen.
- Die erneute Nahrungszufuhr bei ausgeprägter Mangelernährung kann innerhalb der ersten Tage zu einem **„Refeeding-Syndrom"** führen: Vitamin-B_1-(Thiamin-)Mangel, akute Beriberi/Wernicke-Enzephalopathie, Volumenüberladung (periphere Ödeme, Herzinsuffizienz, Lungenödem), Elektrolytstörungen (Hypokaliämie, -phosphatämie, -magnesämie), Herzrhythmusstörungen und Glucoseintoleranz (Hyperglykämie, Glucosurie mit Dehydratation und hyperosmolarem Koma).
- Eine langzeitige parenterale Ernährung kann zu schweren **Störungen des Knochenstoffwechsels** führen. Zur Vorbeugung ist eine Substitution von Calcium, Vitamin D, Magnesium und Phosphat erforderlich.

B-2.2 Infusions- und Volumentherapie

B-2.2.1 Grundlagen

Der Körper besteht zu ca. 60 % aus Wasser, davon befinden sich ⅔ intrazellulär und ⅓ extrazellulär. Rund 75 % des extrazellulären Wassers sind im Interstitium, 25 % im Gefäßsystem (ca. 10 % des Gesamtkörperwassers sind intravasal, d. h. 3,5–5,5 l). Die Regulation des Wasserhaushalts erfolgt im Wesentlichen über die Hypothalamus-Hypophysen-Nebennierenrinden-Achse (antidiuretisches Hormon oder Vasopressin und natriuretische Hormone des Renin-Angiotensin-Aldosteron-Systems), die Nieren und teilweise über die Leber und das Herz (Angiotensinogen bzw. natriuretisches Peptid).

Eine **Dehydratation** kann durch verminderte Flüssigkeitszufuhr, Flüssigkeitsverluste (Diuretika, Durchfall, Erbrechen), Verdunstung (Haut bei Fieber, Atemwege bei Beatmung, große Wundflächen) und über Drainagen sowie Blutungen entstehen. Die Verluste können sowohl den intra- als auch den extrazellulären sowie den intravasalen Raum betreffen.

Flüssigkeitsverluste können über die intravasale Flüssigkeitssubstitution ausgeglichen werden. Der Volumeneffekt hängt jedoch wesentlich von der Verteilung der Infusionslösungen ab (Tab. B-2-2). Zu beachten ist, dass Moleküle mit einem Molekulargewicht größer 30 kDa das Gefäßendothel nicht passieren können.

Die Substitution, z. B. mit 5%iger Glucoselösung (= „freies Wasser"), hat kaum Einfluss auf das intravasale Volumen, da Glucose frei permeabel ist und sich auf den gesamten Intra- und Extrazellularraum verteilt (lediglich ca. 7 % des applizierten Volumens verbleiben intravasal). Natrium und Chlorid (NaCl) sind mit einem Anteil von ca. 75 % die dominierenden Elektrolyte im Interstitium. Entsprechend verhält sich auch intravasal zugeführte kristalloide NaCl-Lösung, deren Gabe vorwiegend zu eine „Auffüllung" des Interstitiums und weniger des intravasalen Volumens führt.

Bei der Wahl der Infusionslösung sollte immer die physiologische Elektrolytzusammensetzung des Blutplasmas (Tab. B-2-3) Beachtung finden (z. B. können hypotone Lösungen zur Verschiebung von Wasser in den Intrazellularraum und in der Folge möglicherweise zu einem Hirnödem führen).

Die vorhandenen Infusionslösungen stellen einen Kompromiss zur physiologischen Blutplas-

Tab. B-2-2 Verteilungsräume der verschiedenen Infusionslösungen.

Infusionslösung	Intravasaler Raum	Interstitieller Raum	Intrazellularraum
Glucose 5 %	+	+	+
⅓-Elektrolytlösung	+	+	(+)
Vollelektrolytlösung (z. B. Ringer, NaCl)	+	+	
Isoonkotische Kolloide (z. B. HES 6 %)	+		
Hyperonkotische Kolloide (z. B. HES 10 %)	++	–	
Hyperonkotische Lösungen (z. B. Hyper-HES: HES10 % + NaCl 7,2 %)	+++	–	–
+ = geringe Verteilung, ++ = stärkere Verteilung, +++ = starke Verteilung, – = kein Einfluss; HES = Hydroxethylstärke

Tab. B-2-3 Normale Blutplasmazusammensetzung.

Bestandteil	Normaler Gehalt im Plasma
Kolloid	Albumin
Natrium	142 mmol/l
Kalium	4,5 mmol/l
Calcium	2,5 mmol/l
Magnesium	1,25 mmol/l
Chlorid	103 mmol/l
Phosphat	0,8–1,5 mmol/l
HCO_3^-	24 mmol/l
Lactat	1,5 mmol/l
Osmolalität	287 mosmol/kg H_2O
BE	0

mazusammensetzung dar und sollten immer im klinischen Kontext (Elektrolyte, pH-Wert etc.) verabreicht werden (weitere Informationen zu Zusammensetzungen der Infusionslösungen finden sich in der Fachinformation).

B-2.2.2 Infusionslösungen

■ Kristalloide Lösungen

Ringer-Lösung, NaCl 0,9 %, Tutofusin®, Ringer-Lactat, Jonosteril®, Glucose 5 %, 10 % etc. Bei den kristalloiden Lösungen werden die **Vollelektrolytlösungen**, die eine dem Plasma ähn-

liche Ionenzusammensetzung haben (**cave:** rein kristalloide Lösungen sind hinsichtlich ihrer Zusammensetzung nicht physiologisch), von den balancierten Kristalloidlösungen (weitgehend dem Plasma entsprechende Kationen-Zusammensetzung), den ⅓-, ½-, ⅔-**Elektrolytlösungen**, mit einem reduzierten Natriumgehalt (oftmals zugunsten eines höheren Kaliumgehalts), und den **kaliumfreien Lösungen** (NaCl, Glucose etc.) unterschieden.

■ Kolloidale Lösungen

Kolloidale Lösungen enthalten großmolekulare Substanzen, die nicht oder kaum die Gefäßmembran passieren können, wodurch sie eine höhere intravasale Halbwertszeit haben und das Plasmavolumen erhöhen („Plasmaexpander"). Zudem können sie aufgrund ihres kolloidosmotischen (oder onkotischen) Drucks Wasser nach intravasal ziehen und wirken somit dem „natürlichen" hydrostatischen Druck entgegen. Je höher der kolloidosmotische Druck ist, desto mehr Wasser wird nach intravasal gezogen. Die Plasmaexpansion ist abhängig von der Konzentration der Lösung (z. B. 3 %, 6 %, 10 %) und kann das eigentliche infundierte Volumen übertreffen (z. B. 10 % HES 200/0,5 = 130 % Volumeneffekt).

Bei den kolloidalen Lösungen finden v. a. die künstlichen Lösungen **Hydroxyethylstärke** (HES), Gelatine und Dextran Verwendung. Am häufigsten werden HES-Lösungen eingesetzt, die es mit verschiedenen (durchschnittlichen) Molekulargewichten und molaren Substitutionsgraden (Verhältnis Glucoseeinheiten zu Hydroxyethylgruppen) gibt. Beispiele sind HES 70/0,5 (70 000 Da, molarer Substitutionsgrad 0,5), HES 130/0,4 oder HES 200/0,5. Es gilt: Je höher das Molekulargewicht und der molare Substitutionsgrad sind, desto länger ist die Plasmahalbwertzeit.

Gelatine wird aus Rinderkollagen gewonnen und hat aufgrund des niedrigeren Molekulargewichts im Vergleich zu HES (30 000–35 000 Da) einen deutlich geringeren und kürzeren Volumeneffekt.

Dextran wird aus Saccharosesirup in mehreren Schritten aufbereitet. Dextranlösungen werden in verschiedenen Konzentrationen angeboten und haben einen starken Volumeneffekt (10 % Dextran 40 ➝ 175–200 %, 6 % Dextran 70 ➝ 110–130 %). Sie besitzen positive rheologische Eigenschaften (Verbesserung der Mikrozirkulation) und wirken gerinnungshemmend (erhöhte Blutungsneigung).

Das natürliche Kolloid **Albumin** dient v. a. der Aufrechterhaltung des kolloidosmotischen Drucks, ist Transportprotein für viele Substanzen, wichtiges Proteinreservoir und Teil des Puffersystems. Die Gabe ist heutzutage speziellen Indikationen (z. B. Proteinmangel bei Leberfunktionsstörungen, Volumenersatz nach Aszitespunktion, schweres Verbrennungstrauma) vorbehalten. Humanalbuminpräparate unterliegen dem Transfusionsgesetz und ihre Gabe ist dokumentationspflichtig.

■ Hypertone hyperonkotische Lösungen

Sie sind eine Kombination aus einer hypertonen kristalloiden (z. B. NaCl 7,2 %) und einer kolloidalen Lösung (z. B. HES 200/0,5). Die Kombination führt einerseits durch die stark hypertone kristalloide Lösung zu einer Mobilisierung von Flüssigkeit aus dem extravasalen Raum nach intravasal und andererseits durch die kolloidalen Anteile zu einer Verlängerung dieses Volumeneffekts, der v. a. beim akuten Volumenmangelschock erwünscht ist. Zudem kann durch die stark hyperonkotische Wirkung auch beim Hirnödem eine Verminderung der Zellschwellung und somit eine Senkung eines erhöhten Hirndrucks erzielt werden.

Nachteil ist eine relativ kurze Wirkdauer von ca. 30 min durch rasche Verteilung der kristalloiden Anteile. Zudem besteht die Gefahr einer akuten Hyperosmolarität durch das applizierte Natriumchlorid (Osmolarität ca. 2 500 mosmol/l, Gefahr der zentralen pontinen Myelinolyse), sodass die Dosisgrenze bei 4 ml/kg KG (ca. 250 ml) liegt.

■ Spezielle Infusionslösungen

Zusätzlich zu den oben genannten Infusionslösungen gibt es noch spezielle Lösungen zur parenteralen Ernährung mit einem unterschiedlichen Gehalt an Proteinen, Kohlenhydraten und Elektrolyten sowie Infusionslösungen für bestimmte Krankheitsbilder (z. B. Nieren-, Leberinsuffizienz).

B-2.2.3 Indikationen und Auswahl der Infusionslösung

Grundsätzlich muss unterschieden werden zwischen einer **Flüssigkeitssubstitution** (Ausgleich eines bestehenden oder drohenden Flüssigkeitsmangels) und einem **Volumenersatz** (Beseitigung einer Hypovolämie mit dem Ziel die Hämodynamik aufrechtzuhalten). Auf den letztgenannten Aspekt wird im Kapitel D-4 (S. 367) näher eingegangen.

Zudem werden Infusionen oftmals auch als Trägersubstanzen von Medikamenten verwendet. Entsprechende Gaben müssen entsprechend auch in der Gesamtbilanz beachtet werden.

Für den **Basisflüssigkeitsbedarf** eignen sich isotone Vollelektrolytlösungen; täglicher Flüssigkeitsbedarf ca. 30–40 ml/kg KG.

Bei einem **akuten Volumenersatz** ist bei alleiniger Gabe kristalloider Lösungen eine viel größere Menge zur „Auffüllung" erforderlich als bei kolloidalen Infusionslösungen. Dies kann durch Diffusion in den interstitiellen Raum zu stärkeren Gewebeödemen führen.

In der Praxis ist beim akuten Volumenmangel am ehesten eine Kombinationstherapie – z. B. ⅔ Kristalloide und ⅓ Kolloide – am sinnvollsten. Wird eine **parenterale Ernährung** durchgeführt, stehen verschiedene Infusionslösungen zur Verfügung, die neben der Flüssigkeit (meisten 1 000 ml) und Elektrolyten auch Kohlenhydrate, Aminosäuren und teilweise Fette in einer fixen Kombination enthalten (z. B. Aminomix®, Nutriflex®). Je nach Krankheitsbild (Fieber, Beatmung, Medikamente) ist häufig noch eine zusätzliche Flüssigkeitsgabe erforderlich (orientierend z. B. an der stündlichen Diurese und der Flüssigkeitsbilanz).

Droht oder liegt eine *Hyperkaliämie* vor, sollten vorwiegend kaliumfreie Lösungen (NaCl 0,9 %, Glucose 5 %) verwendet werden.

Bei einer **Hypernatriämie** sollten, je nach Ausprägung, Infusionen mit reduziertem Natriumgehalt (NaCl 0,45 %) oder natriumfreie (Glucose 5 %) Infusionen verabreicht werden.

 Probleme/Komplikationen der Infusionstherapie

- **Iatrogene Hypervolämie:** Sie kann zu einer Endothelschädigung mit konsekutiver Extravasation und Zunahme einer intravasalen Hypovolämie führen.
- **Schwierige Zielparameter:** Die Volumentherapie muss zur Vermeidung einer Hypervolämie mittels adäquater Zielparameter erfolgen. Die Herzfrequenz, der arterielle Blutdruck, der zentralvenöse Druck und die Diurese sind recht variabel und werden durch verschiedene Parameter beeinflusst, sodass sie nur bedingt mit dem Volumenstatus korrelieren. Sie sind daher zu dessen Beurteilung nur eingeschränkt geeignet.
- **Dilutions-Azidose:** Größere und rasch verabreichte Volumina von Infusionslösungen ohne die Pufferbase Bicarbonat (z. B. NaCl 0,9 %, Glucose 5 %, Mannitol 5 %) können durch Verdünnung des Blutplasmas (Extrazellularraum) zu einer Abnahme der HCO_3^--Konzentration und damit zu einer Azidose führen.

- Der **Calciumgehalt in Ringerlösung** kann bei verschiedenen Medikamenten (z. B. Amphotericin B und Thiopental) zur Ausflockung führen; sie sollte daher nicht als Trägerlösung verwendet werden. Bei Blutkonserven kann das Calcium eine Thrombenbildung verursachen.
- Große Mengen 0,9%iger NaCl-Lösung können zu einer Hyperchloridämie und Azidose führen. Bei Nierenkranken kann dadurch evtl. die Entstehung eines Nierenversagens gefördert werden.
- **Hypertone Kochsalzlösung – Komplikationen:**
  - Flüssigkeits-Overload
  - Lungenödem
  - Hypokaliämie
  - Herzrhythmusstörungen
  - hyperchlorämische metabolische Azidose
  - Dilutionskoagulopathie
  - Rebound-Hirnödem und Hirndruckanstieg bei zu schneller Infusion mit Anstieg des Natriumspiegels (geringeres Risiko durch langsame Infusion mit einem maximalen Anstieg des Serum-Natriumspiegels von 12 mmol/l in 24 h)
- **Kolloidale Lösungen:** Die unerwünschten Wirkungen sind mehr oder weniger dosisabhängig, daher werden Tageshöchstdosen empfohlen:
  - 1,5 g/kg KG für langsam abbaubare HES-Lösungen (z. B. HES 450/0,7),
  - 2,0 g/kg KG für schnell abbaubare HES-Lösungen (z. B. HES 200/0,6),
  - 3,0 g/kg KG für sehr schnell abbaubare HES-Lösungen (z. B. HES 130/0,4).
- **Kolloidale Lösungen – Komplikationen:**
  - Gerinnungsstörungen, v. a. bei Dextran- und bei HES-Lösungen mit hohem molaren Substitutionsgrad (0,62 bzw. 0,7)
  - Dilutionskoagulopathie durch Konzentrationsabfall der Gerinnungsfaktoren
  - Hyperonkotische Wirkung „isoonkotischer" kolloidaler Lösungen mit Zunahme des extrazellulären und Abnahme des intrazellulären Volumens bei kritisch Kranken

bedingt durch eine regelhaft vorhandene Hypoproteinämie und Hypalbuminämie → zur Vermeidung einer Dehydratation daher auch Substitution mit kristalloiden Lösungen
- Anaphylaktische Reaktionen (v. a. bei Gelatine und Dextran); bei Gabe von Dextranen vorherige Applikation von kleinmolekularem Dextran mit dem Ziel der Bindung möglicher Antikörper (Haptenprophylaxe) empfohlen
- Nierenfunktionsstörungen bei kolloidalen Lösungen mit höheren Molekulargewichten (v. a. HES 450/0,7, HES 200/0,62); da die Ausscheidung über die Niere erfolgt, kann die gleichzeitige Gabe von kristalloiden Lösungen eine Beeinträchtigung der Nierenfunktion weitgehend verhindern.
- Pruritus ohne Hautveränderungen bei längerer Anwendung

B-2.3 Blutkomponenten und Transfusionen

Neben den kristalloiden und kolloidalen Infusionslösungen müssen noch die verschiedenen Blutkomponenten und Plasmaderivate (Erythrozyten, Thrombozyten, Gerinnungsfaktoren) genannt werden. Diese dienen v. a. der Substitution bestimmter Komponenten des Blutes.

B-2.3.1 Richtlinien

Der Therapie mit Blutkomponenten ist geregelt nach dem Transfusionsgesetz und den Querschnitts-Leitlinien der Bundesärztekammer zur Therapie mit Blutkomponenten und Plasmaderivaten aus dem Jahr 2008.

! Der Umgang und die Therapie mit Blutkomponenten ist eine ärztliche Aufgabe.

B-2.3.2 Therapie bei Gerinnungsstörungen bzw. Blutungen

Neben der Blutstillung bei aktiven Blutungen steht am Anfang der Therapie die Beseitigung

bzw. Korrektur von Störfaktoren der Hämostase. Relevante Störfaktoren sind:
- Hypothermie mit einer Körpertemperatur < 34 °C,
- Azidose mit einem pH-Wert < 7,2,
- Hypokalzämie < 0,9 mmol/l,
- Anämie mit einer Hämoglobinkonzentration < 7 g/dl,
- Hämatokrit < 21 Vol.-%.

Zu den **transfundierbaren Blutkomponenten** zählen:
- Erythrozytenkonzentrate,
- Thrombozytenkonzentrate,
- Fresh Frozen Plasma (FFP),
- Prothrombinkomplexkonzentrate (PPSB),
- Faktorenpräparate.

■ Erythrozytenkonzentrate

Die Indikation zur Gabe von Erythrozytenkonzentraten liegt bei einem Hb-Wert < 6 g/dl, unabhängig von weiteren Risikofaktoren, vor.
Bei einem Hb-Wert zwischen 6 und 8 g/dl ist die Indikation bei Vorliegen weiterer Risikofaktoren – wie KHK, Herzinsuffizienz, zerebraler Ischämie oder Zeichen einer Anämie-assoziierten Hypoxie (klinische Manifestation: Tachykardie, Hypotonie, kardiale Ischämie) – gegeben.
Bei einem Hb-Wert > 8 g/dl liegt eine relative Indikation vor und sollte je sich v. a. am klinischen Bild (Vorliegen einer Anämie-assoziierten Hypoxie oder relevanten Gerinnungsstörung) orientieren.

! Die Gabe eines Erythrozytenkonzentrats führt zu einem Anstieg des Hb-Wertes um ca. 1,0 bis 1,5 g/dl.

■ Thrombozytenkonzentrate

Bei akuten Blutungen und einer Thrombozytenzahl < 100 000/μl sollten Thrombozytenkonzentrate gegeben werden.
Zudem ist eine Substitution bei kleineren operativen Eingriffen oder Interventionen (ZVK-Anlage, Lumbalpunktion, Bronchoskopie) und einer Thrombozytenzahl < 20 000/μl bzw. grö-

ßeren operativen Eingriffen und einer Thrombozytenzahl < 50 000/µl indiziert.

Je nach Blutungsneigung und/ oder begleitenden Risikofaktoren muss eine individuelle „Transfusionsschwelle" bestimmt werden.

> **!** Die Gabe eines Thrombozytenkonzentrats führt zu einem Anstieg der Thrombozytenzahl um ca. 5 000 bis 10 000/µl.

■ Fresh Frozen Plasma (FFP)

Die Gabe von FFP ist indiziert bei Verlust- und Dilutionskoagulopathie, Verbrauchskoagulopathie, Plasmaaustauschverfahren, Massivtransfusionen und zur Substitution bei Faktorenmangelzuständen, für die keine reinen Faktorenpräparate verfügbar sind.

> **!** 1 ml/kg KG FFP steigert den Spiegel an Gerinnungsfaktoren und Inhibitoren um ca. 1 I. E./dl bzw. den Quick-Wert um 1 %.
Initial wird eine FFP-Gabe von 15 bis 20 ml/kg KG bzw. bei kritisch Kranken von 30 ml/kg KG empfohlen.

Cave: Der klinische Effekt der FFP-Konzentrate kann aufgrund der unterschiedlichen Plasmakonzentrationen der einzelnen Faktoren nicht zuverlässig berechnet werden.

Bei relevanten spezifischen Mangelzuständen ist FFP verhältnismäßig „schwach" wirksam und es müssten große Mengen verabreicht werden, daher eher Gabe von Einzelfaktorenpräparaten (soweit verfügbar).

> **!** FFP ist nicht zur Volumensubstitution geeignet!

■ Prothrombinkomplexkonzentrate (PPSB)

PPSB enthalten die Vitamin-K-abhängigen Gerinnungsfaktoren II, VII, IX und X (sowie Protein C und S, Antithrombin und Heparin) und können zur schnellen Wiederherstellung der Blutgerinnung unter Therapie mit Marcumar® oder bei schwerer Leberinsuffizienz gegeben werden.

> **!** 1 Einheit PPSB pro kg KG führt in der Regel zu einem Anstieg des Quick-Wertes (= Anstieg der Faktorenkonzentration) um ca. 1 %.
PPSB-Dosis (I. E.) = erwünschter Faktorenanstieg (in %) × kg KG.

■ Faktorenpräparate

Die Gabe von Einzelfaktoren ist v. a. bei hereditären Gerinnungsstörungen oder schweren Störungen der Hämostase, die auf eine Gabe von FFP nicht ausreichend ansprechen, erforderlich. Bei schweren Blutungen kommt es neben einem Verlust von Thrombozyten insbesondere zu einem kritischen Abfall des Fibrinogenspiegels, sodass eine frühzeitige und adäquate Substitution von Fibrinogen angestrebt werden sollte.

Tipps für die Hämotherapie

- PPSB und rekombinanter Faktor VIII wirken nur, wenn ausreichend Fibrinogen vorhanden ist (kritischer Wert < 1 g/l, Vorkommen z. B. bei Hämodilution). Eine Substitution von Fibrinogen (FFP oder Fibrinogenkonzentrat) ist nach folgender Formel möglich:
  Fibrinogendosis (in g) = erwünschter Anstieg (in g/l) × Plasmavolumen
  (Plasmavolumen = Blutvolumen (80 ml/kg KG) × 0,7 (bei Hämatokrit von 30 Vol.-%) → ca. 4 l).
- Aufgrund der relativ kurzen Halbwertszeit der PPSB (und der langen Halbwertszeit von Vitamin-K-Antagonisten) sollte zur Aufhebung des Gerinnungsdefekts zusätzlich zur PPSB-Gabe Vitamin K (5 –10 mg parenteral) gegeben werden, um einen längerfristigen Effekt zu erzielen.
- FFP alleine können maximal die Aktivität der darin enthaltenen Gerinnungsfaktoren erreichen. Diese ist abhängig von der Faktorenaktivität des Spenders und kann zwischen 60 und 140 % schwanken. Daher gilt, dass bei einem Gerinnungsfaktorenmangel je nach klinischem Bild über die Gabe von (einzelnen) Gerinnungsfaktoren nachgedacht werden muss.

- Ein **kongenitaler Faktor-XIII-Mangel** muss v. a. **bei zerebralen Blutungen** in Betracht gezogen werden (Erstmanifestation in bis zu 50 % der Fälle). Eine Substitution erfolgt in der Regel mit 10 bis 20 I. E./kg KG.
- Bei einer Thrombozytopenie ohne Blutungsneigung sollte immer auch an eine „Pseudothrombozytopenie" gedacht werden, die bei automatischer Thrombozytenzählung im Sinne eines Artefakts auftreten kann.
- Bei einer Blutung im Rahmen einer Thrombozytopenie ist für die Indikation einer Substitution nicht nur die absolute Thrombozytenzahl, sondern auch die Thrombozytenfunktion (z. B. medikamenteninduzierte Thrombozytopathie) wichtig. Diese kann beispielsweise mittels ROTEM® oder MULITPLATE® getestet werden.

 Komplikationen bei der Gabe von Blutkomponenten und Transfusionen
- Gerinnungsstörungen
- Bakterielle Infektionen (v. a. ältere Thrombozytenkonzentrate), virale Infektionen (Hepatitis B, C und HIV)
- Akute und verzögerte hämolytische Reaktionen
- Graft-versus-Host-Reaktion
- Immunologische und metabolische Effekte (TRIM = *transfusion related immune modulation*)
- Transfusionsassoziiertes akutes Lungenversagen (TRALI = *transfusion related acute lung injury*): Häufigkeit ca. 1 : 4000; Auftreten typischerweise innerhalb von 6 h nach der Transfusion mit akuter Dyspnoe, Hypoxämie und neu aufgetretenen bilateralen Infiltraten im Röntgen-Thorax ohne Hinweis auf eine kardiale Dekompensation (normale Pumpfunktion, Herz nicht vergrößert)
- Volumenüberladung (TACO = *transfusion associated circulatory overload*): v. a. bei älteren oder pulmonal bzw. kardial erkrankten Patienten mit eingeschränkten Kompensationsmöglichkeiten zu bedenken; kann bis zu 12 h nach der Transfusion auftreten und ist verbunden mit Zeichen der kardialen Dekompensation, neu aufgetretenen bilateralen Infiltraten im Röntgen-Thorax und ggf. Tachykardie und Hypertension, jedoch ohne relevante Hypoxämie
- Transfusionsassoziierte Dyspnoe (TAD): Dyspnoe ohne Nachweis von Infiltraten oder Zeichen der kardialen Dekompensation

B-2.4 Gefäßzugänge

B-2.4.1 Maßeinheiten, Größen und Durchflussraten

- Die Einheit **G** (= **Gauge**) steht für den Außendurchmesser der Kanüle. Je höher der Gauge-Wert, desto geringer ist der Außendurchmesser der Kanüle.
- **French (F):** 1 French = ⅓ mm
- **Charrière (Charr.):** 1 Charrière = ⅓ mm

Die Durchflussraten der verschiedener Venenverweilkanülen und zentraler Venenkatheter hängen vom Durchmesser des Katheters ab und liegen zwischen ca. 60 ml/min bei einer rosafarbenen Kanüle und bis zu 500 ml/min bei einem Shaldon-Katheter.

B-2.4.2 Zentralvenöser Katheter

Die Indikation zur Anlage eines zentralvenösen Katheters (ZVK) ist abzuwägen gegenüber potenziellen Komplikationen und Risiken.

! Ein kreislaufstabiler, wacher Patient, der keine hochosmolaren Infusionslösungen erhält, benötigt keinen ZVK.

Der **Punktionsort** hängt im Wesentlichen von der Erfahrung des Punktierenden, ggf. geplanten operativen Eingriffen (z. B. Karotis-Thrombendarteriektomie), Verletzungsmustern (Schädel-Hirn-Trauma) und anatomischen Varianten ab. Für die Pflege eignet sich, v. a. bei Männern aufgrund des Bartwuchses, die Anlage in die Vena subclavia; bei erhöhtem Hirndruck sollte die Kathetereinlage in die Vena jugularis wegen möglicher Abflussbehinderungen vermieden werden.

Alternativ zu den oben genannten Punktionsorten gibt es noch die peripher am Arm eingebrachten zentralen Katheter via Vena axillaris, cephalica und basilica. Eine Sonderstellung nehmen die sog. PICC-Line-Katheter ein, die in der Regel unter Ultraschallkontrolle in die Vena brachialis eingelegt werden und bis zu mehreren Monaten liegen bleiben können und beispielsweise eine Alternative zu einem Port darstellen. Spezifische Komplikationen sind v. a. die höhere Rate an Thrombophlebitiden und Thrombosen.

Als **Indikationen** für die Anlage eines zentralvenösen Katheters gelten:

- Gabe von hyperosmolaren Lösungen (Osmolarität über 600 mosm/l);
- hämodynamische Überwachung (ZVD-Messung, PiCCO®-Messung); die alleinige ZVD-Messung stellt aufgrund der ungenauen Messergebnisse (durch hohe Compliance des rechten Ventrikels, variable intrathorakale Drücke v. a. unter maschineller Beatmung, Herzrhythmus etc.) keine wirkliche Indikation zur ZVK-Anlage dar;
- evtl. Messung der zentralvenösen Sättigung;
- Gabe von Katecholaminen und anderen venenreizenden Substanzen;
- Langzeit-Infusionstherapie (mehr als 10 Tage);
- venöse Hämofiltration/-dialyse;
- schlechte periphere Venenverhältnisse und Indikation zur Infusionstherapie.

Kontraindikationen sind:
- Infektionen der Einstichstelle;
- Thrombose der Vene;
- Gerinnungsstörungen (z. B. auch Zustand nach systemischer Lyse, Antikoagulation), jedoch evtl. Punktion einer peripheren Armvene oder der Vena femoralis möglich.

■ **Vorgehen bei der Punktion**
- **aseptische Technik:** sterile Handschuhe, Mundschutz, Haube, steriler Kittel, sterile Abdecktücher, gründliche Hautdesinfektion
- **Lagerung des Patienten:** Die Kopftieflage erleichtert durch bessere Venenfüllung die

Punktion der Vena jugularis und der Vena subclavia (außerdem Reduktion der Gefahr einer Luftembolie).

! **Cave:** Patienten mit ICP-Erhöhung können durch Kopftieflagerung eine weitere Erhöhung des ICP erfahren!

- **Auswahl der Punktionsstelle:** Neben der Landmark-Methode (Orientierung an anatomischen Strukturen) stellt die ultraschallgestützte Punktion der Vena jugularis interna und der Vena subclavia eine sinnvolle Alternative dar (Übersicht in Maecken 2007). Letztere kann die anatomischen Gegebenheiten visualisieren und damit die Rate an Komplikationen (z. B. Fehlpunktionen mit Hämatombildung und Fehllage, Verletzung benachbarter Strukturen) senken (Fragou 2011; s. Abb. B-2-1 und B-2-2).
- **Lokalanästhesie/Sedierung:** Bei wachen Patienten ausreichende Lokalanästhesie, evtl. leichte Sedierung mit Midazolam (z. B. 2–5 mg).
- **Venenpunktion:** Punktion der Vena jugularis (von ventral, dorsal oder transmuskulär; Abb. B-2-3) oder der Vena subclavia (Abb. B-2-4) mit festaufgesetzter, zur Hälfte mit 0,9%iger Kochsalzlösung gefüllter, 5- oder 10-ml-Spritze; Anlage des ZVK in Seldinger-Technik; bei Anlage eines Subclavia-ZVK kann zur Vermeidung einer Fehllage in die ipsilaterale Vena jugularis, die Ausrichtung der j-gebogenen Führungsdrahtspitze nach unten sinnvoll sein (Park et al. 2005).
  Zu erwartende Lage der Katheterspitze 3 bis 4 cm subklavikulär rechtsparasternal durch vorheriges Abmessen abschätzen; EKG-Kontrolle (evtl. Auslösen von Rhythmusstörungen bei zu tiefer Lage des Katheters).
- **Aspirationsversuch:** Nach Legen des Katheters Aspirationsversuch. Die Punktionsspritze wird abgenommen, um zu prüfen, ob arterielles oder venöses Blut zurückfließt (arterielle Punktion?). Im Zweifelsfall wird Blut aspiriert und per Blutgasanalyse geprüft, ob es sich um arterielles oder venöses

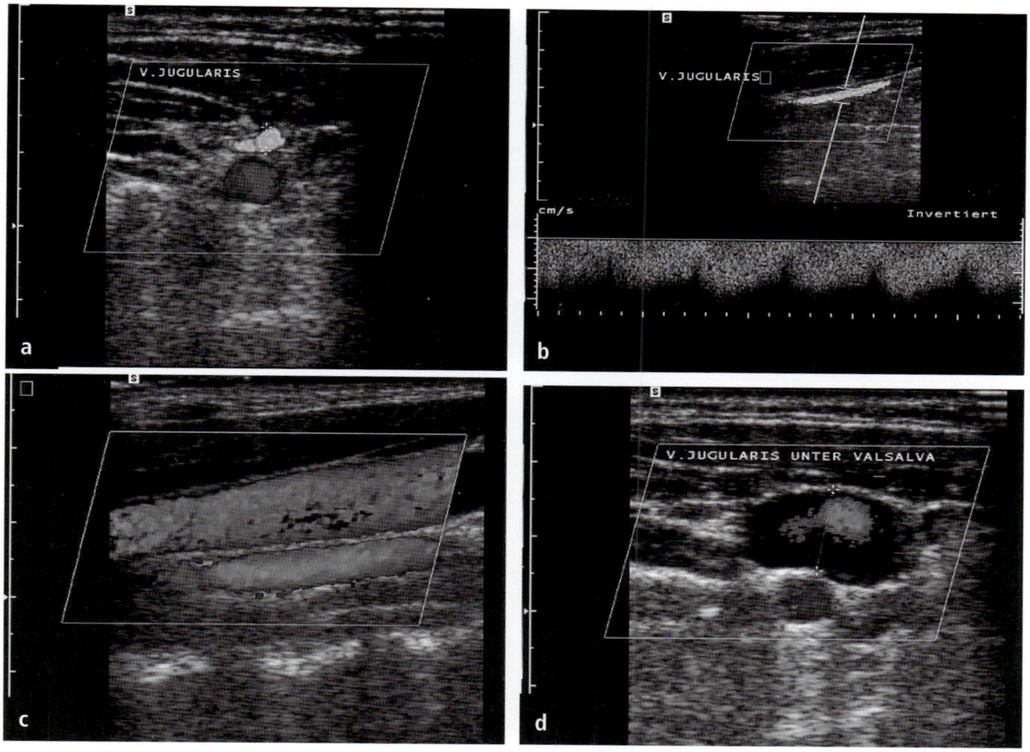

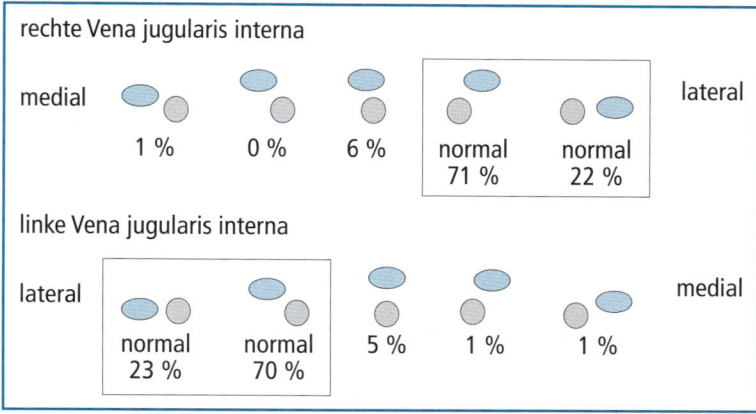

Abb. B-2-1 Duplex-Sonographie der Arteria carotis communis und der Vena jugularis interna. Zu beachten ist die räumliche Nähe der beiden Gefäße (**a**; oben Vene, unten Arterie) und das typische niedrigamplitudige Strömungsprofil der Vena jugularis (**b**). Unter Valsalva-Manöver erfolgt eine deutliche Dilatation der Vena jugularis (**c** und **d**).

Abb. B-2-2 Lagevarianten der Vena jugularis interna (nach Benter 2004). Die Vena jugularis interna (blau) liegt normalerweise lateral und etwas ventral der Arteria carotis communis bzw. interna (hellgrau). Der Punktionsort liegt etwa in Höhe des Kehlkopfs (ca. 1–2 cm/Querfinger unterhalb des Unterkiefers).

rechte Vena jugularis interna

medial   lateral

1 %   0 %   6 %   normal   normal
                                        71 %   22 %

linke Vena jugularis interna

lateral   medial

normal   normal   5 %   1 %   1 %
23 %   70 %

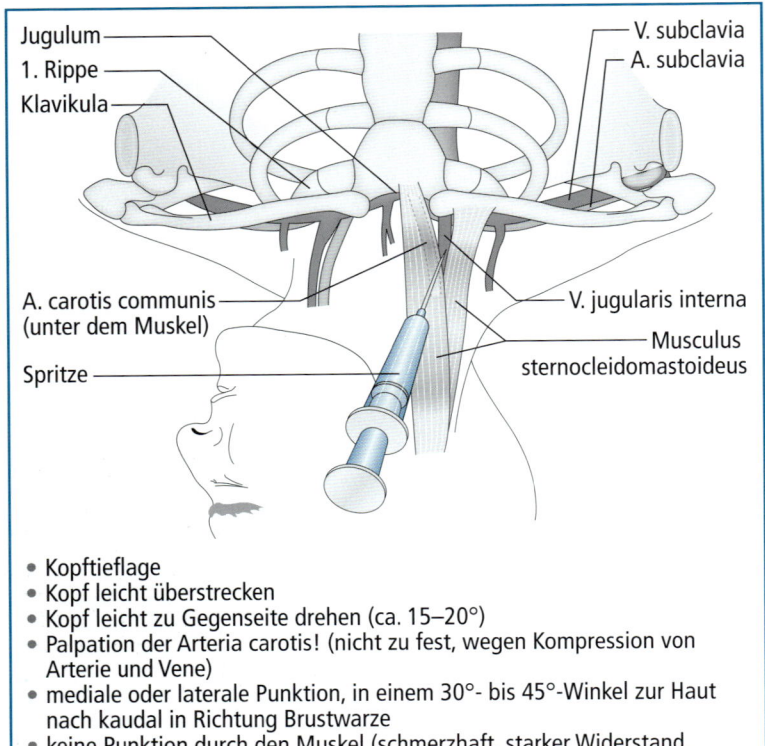

- Kopftieflage
- Kopf leicht überstrecken
- Kopf leicht zu Gegenseite drehen (ca. 15–20°)
- Palpation der Arteria carotis! (nicht zu fest, wegen Kompression von Arterie und Vene)
- mediale oder laterale Punktion, in einem 30°- bis 45°-Winkel zur Haut nach kaudal in Richtung Brustwarze
- keine Punktion durch den Muskel (schmerzhaft, starker Widerstand, Hämatombildung)

Abb. B-2-3 ZVK-Anlage mit Zugang über Vena jugularis interna.

Blut handelt. Wenn Blut frei aspiriert werden kann, kann der Katheter zu Infusionszwecken genutzt werden. Die Lage jedes neu angelegten ZVK muss so bald als möglich radiologisch kontrolliert werden (Fehllagen s. Abb. B-2-5). Spätestens danach wird der Katheter bei korrekter Lage angenäht.

- **Überwachung des Patienten:** Intensive Überwachung des Patienten innerhalb der nächsten Stunden, damit Komplikationen (Pneumothorax/Spannungspneumothorax; Tab. B-2-4) frühzeitig erkannt werden.
- **ZVK:** Jeder ZVK wird auf der Patientenkurve mit Zugangsweg, Art des Katheters und der Liegedauer des Katheters vermerkt. Wurde in Notfallsituationen ein ZVK nicht in aseptischer Technik gelegt, wird dieser sobald als möglich entfernt und die Katheterspitze zur mikrobiologischen Untersuchung eingeschickt.

■ Katheterpflege und -handling

Manipulationen und Diskonnektionen des Systems sollten möglichst vermieden werden. Der ZVK wird steril und ohne Abknickungen verbunden. Er muss so fixiert werden (durch Naht und Verband), dass Bewegungen im Bereich der Punktionsstelle verhindert werden.

Die Keimbesiedlung des Katheters (in der Regel mit Staphylococcus aureus) und die Infektionshäufigkeit nehmen zwar mit zunehmender Liegedauer zu, es lässt sich daraus aber nicht ableiten, wann ein Katheter notwendigerweise entfernt oder gewechselt werden muss. Täglich sollte jedoch der Nutzen des ZVK gegen die möglichen Risiken und Komplikationen abgewogen werden. Die Eintrittsstelle des Katheters sollte daher täglich inspiziert werden (z. B. transparenter Verband). Liegen Hinweise für eine lokale oder systemische Infektion vor,

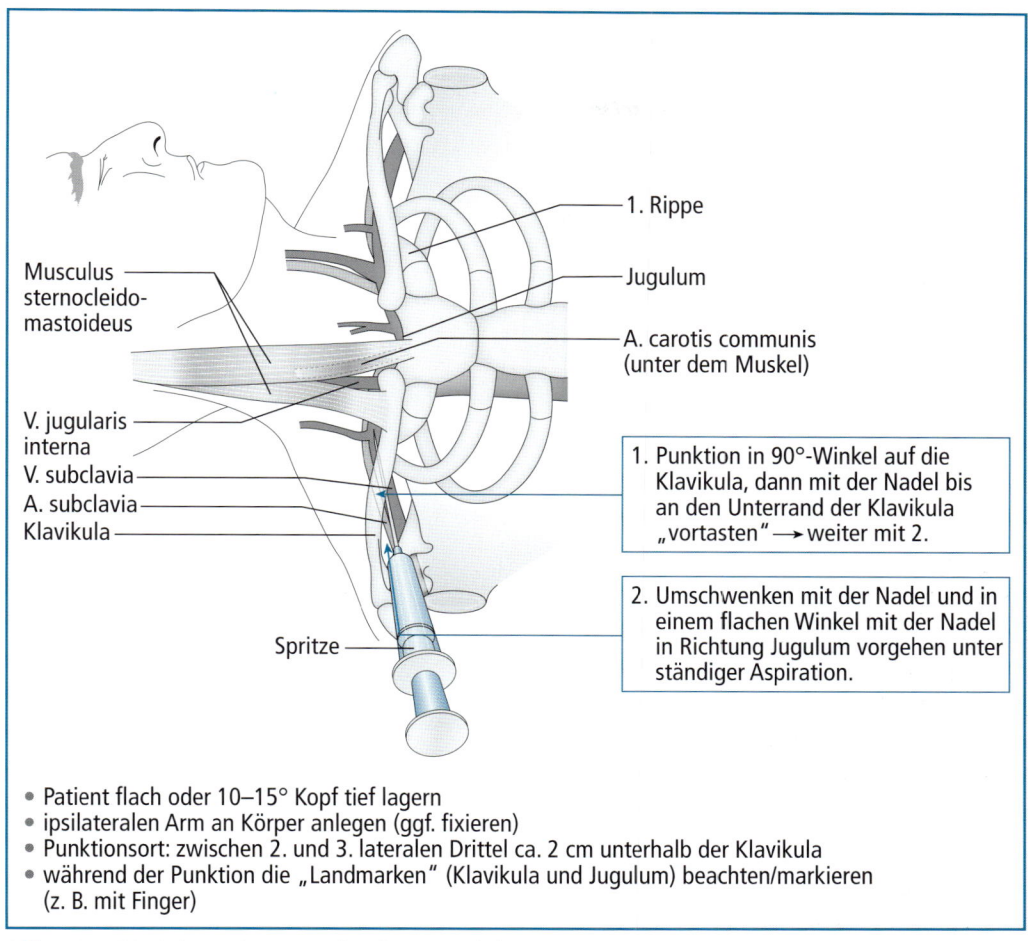

1. Rippe

Jugulum

Musculus sternocleidomastoideus

A. carotis communis (unter dem Muskel)

V. jugularis interna
V. subclavia
A. subclavia
Klavikula

1. Punktion in 90°-Winkel auf die Klavikula, dann mit der Nadel bis an den Unterrand der Klavikula „vortasten" ⟶ weiter mit 2.

2. Umschwenken mit der Nadel und in einem flachen Winkel mit der Nadel in Richtung Jugulum vorgehen unter ständiger Aspiration.

Spritze

- Patient flach oder 10–15° Kopf tief lagern
- ipsilateralen Arm an Körper anlegen (ggf. fixieren)
- Punktionsort: zwischen 2. und 3. lateralen Drittel ca. 2 cm unterhalb der Klavikula
- während der Punktion die „Landmarken" (Klavikula und Jugulum) beachten/markieren (z. B. mit Finger)

Abb. B-2-4 ZVK-Anlage mit Zugang über die Vena subclavia.

muss der Katheter umgehend entfernt werden. Die beste Prophylaxe eines Katheterinfekts ist ein streng aseptisches Vorgehen bei der Anlage (ein am Unfallort gelegter zentraler Venenkatheter wird in der Klinik entfernt), das Vermeiden von unnötigen Manipulationen, Asepsis bei Injektionen und Blutentnahmen über den Katheter (bei Dekonnektion des ZVK vom Infusionssystem wird vor erneuter Konnektion eine Sprühdesinfektion des Katheteransatzes vorgenommen), ein steriler Verband, die Einmalbenutzung der Verschlussstopfen der 3-Wege-Hähne, die Reduktion der Zahl der Verbindungsstücke und 3-Wege-Hähne auf ein

Minimum sowie engmaschige Kontrollen der Infektparameter (C-reaktives Protein, Leukozytenzahl, Fibrinogen). Ein unnötig häufiger Wechsel des ZVK lässt sich dadurch vermeiden. Nach Entfernen des ZVK sollte dessen Spitze zur mikrobiologischen Untersuchung eingesandt werden, auch wenn keine Hinweise auf einen katheterassoziierten Infekt bestehen.

■ Katheterwechsel
Die Liegedauer eines ZVK korreliert mit der Infektionsrate, dennoch gibt es keine allgemein verbindlichen Richtlinien, wie lange ein ZVK belassen werden kann. Lediglich der über eine

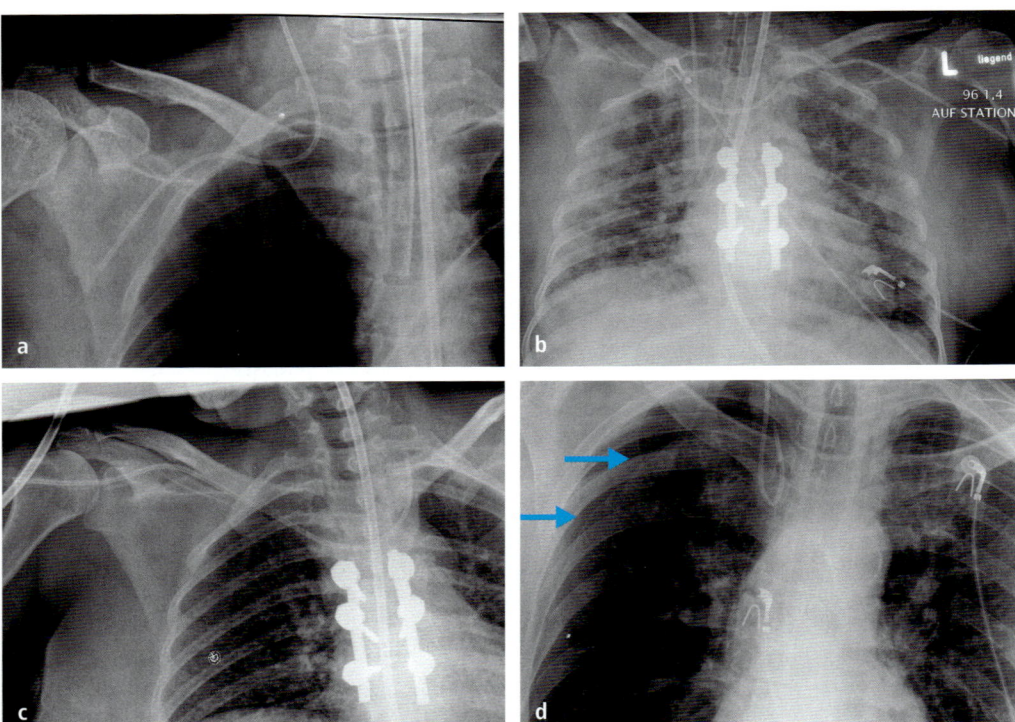

Abb. B-2-5 ZVK-Fehllagen. **a)** ZVK in der ipsilateralen Vena jugularis umgeschlagen, **b)** ZVK in der kontralatera-len Vena subclavia, **c)** ZVK in der kontralateralen Vena jugularis, **d)** ZVK umgeschlagen und Pneumothorax (Pfeile).

Tab. B-2-4 ZVK-assoziierte Komplikationen (nach Graham 2007).

Komplikation	Katheterort		
	Vena jugularis interna	**Vena subclavia**	**Vena femoralis**
Pneumothorax (%)	< 0,1–0,2	1,5–3	–
Hämatothorax (%)	–	0,4–0,6	–
Infektion (Rate/1 000 Katheter-Tage)	8,6	4	15,3
Thrombose (Rate/1 000 Katheter-Tage)	1,2–3	0–13	8–34
Arterielle Punktion (%)	3	0,5	6,25
Fehllage	geringes Risiko	höheres Risiko	geringes Risiko

periphere Vene eingebrachte ZVK sollte wie eine Venenverweilkanüle behandelt und daher nach 48 bis 72 h entfernt werden. Ansonsten wird jeder ZVK bei Anzeichen einer katheterassoziierten Temperaturerhöhung oder Sepsis entfernt.

Die unter sterilen Kautelen abgeschnittene Spitze wird in die Mikrobiologie eingeschickt. Muss ein zentraler Venenkatheter innerhalb der ersten 48 h nach Anlage gewechselt werden, kann, wenn die Punktionsstelle reizlos ist, per Seldinger-Technik ein neuer ZVK eingebracht werden. Dabei wird unter den oben beschriebenen Sterilitätskautelen der Katheter zunächst ca. 3 bis 5 Zentimeter zurückgezogen, sodass er aber noch sicher mit der Spitze intravasal liegt (ggf. unter Aspiration von Blut, um sicher zu gehen, dass der Katheter noch intravasal liegt), und dann abgeschnitten. Nach Wechseln der sterilen Handschuhe wird der Führungsdraht in das Lumen mit dem distalen Ausgang eingeführt und der Katheter entfernt. Danach erfolgen Wechsel der sterilen Abdeckung, Hautdesinfektion und erneuter Handschuhwechsel. Dann wir der neue Katheter wie oben beschrieben eingeführt, fixiert und verbunden.

 Komplikationen zentralvenöser Katheter (s. a. Tab. B-2-4)

- Punktion der Lunge mit Pneumothorax (v. a. Vena subclavia und jugularis interna)
- Hämatothorax und Hämatomediastinum, lokale Hämatome
- Punktion von arteriellen Gefäßen (Arteria carotis, subclavia und vertebralis) mit der Gefahr der Gefäßverletzung, Blutung/Hämatombildung, Ausbildung eines falschen Aneurysmas, arteriovenöse Fistel, selten Schlaganfall und Horner-Syndrom
- Luftembolie
- Punktion von Lymphgefäßen mit Chylothorax und Chylomediastinum
- Katheterfehllagen: z. B. im Pleuraraum mit der Folge des „Infusothorax", zu tief im rechten Vorhof oder Ventrikel, Vena cava inferior, falsche Richtung (Vena jugularis in Vena subclavia oder umgekehrt)
- Nervenverletzungen (Plexus brachialis, Nervus vagus bzw. Nervus phrenicus, Plexus cervicalis, Ganglion stellatum)
- Katheterinfektion und -sepsis
- Thrombose (speziell in der Vena femoralis)
- Auslösen von Herzrhythmusstörungen bei Vorschieben des Seldinger-Drahts oder des Katheters in den rechten Vorhof oder Ventrikel

---

B-2.4.3 Perfusoren

Perfusoren haben einen festen Platz im Bereich der Intensiv- und Überwachungsstationen. Sie ermöglichen die Gabe einer fest definierten Menge/Dosis eines Medikaments in einer variabel zu definierenden Zeit und gewährleisten somit eine kontinuierliche Medikamentengabe. Zusätzlich kann bei Bedarf jederzeit über den Perfusor auch ein Medikamentenbolus verabreicht werden.

Wie bei jedem technischen Gerät sind auch bei Perfusoren einige „Fallstricke" zu beachten.

 Für die Bedienung eines Perfusors ist eine Einweisung nach der MedGV erforderlich!

Tabelle B-2-5 enthält Vorschläge zur Mischung und Dosierung von Perfusoren (in der Regel bezogen auf 50-ml-Spritzen). Klinik- oder stationsinterne Schemata oder Vorgaben sollten beachtet werden, damit es nicht zu fehlerhaften Dosierungen kommt.

Tab. **B-2-5** Perfusoren-Schemata.

Wirkstoff	Mischung	Dosierung	Wichtige Hinweise
Amiodaron	initial 300 mg in 50 ml Glucose 5 %, danach 600 mg in 50 ml Glucose 5 % (1 ml = 12 mg)	initial 300 mg über 30–60 min (= 50–99,9 ml/h), danach 2 ml/h	separat laufen lassen
Clonazepam	8 mg in 50 ml (1 ml = 0,16 mg)	max. 13 mg/d, z. B. initial 3–6 ml	Lösungsflüssigkeit benutzen!
Clonidin	0,75 mg in 50 ml (1 ml = 0,015 mg)	1–5 ml/h	Bradykardie + Hypotonie!
Dobutamin	250 mg in 50 ml (1 ml = 5 mg)	2–8,5 ml/h	separat laufen lassen
Epinephrin	5 mg in 50 ml (1 ml = 0,1 mg)	0,5–20 ml/h	**cave:** Tachykardie
Fentanyl	2,5 mg in 50 ml (1 ml = 0,05 mg)	1–8(–10) ml/h	
Furosemid	500 mg in 50 ml (1 ml = 10 mg)	4–8(–10) ml/h	Lichtschutz und separat laufen lassen
Glyceroltrinitrat	50 mg in 50 ml (1 ml = 1 mg)	1–6 ml/h	Hypotonie
Heparin	10 000 I. E. in 50 ml (1 ml = 200 I. E.)	PTT-gesteuert, z. B. 4–7 ml/h	
Insulin	50 I. E. in 50 ml (1 ml = 1 I. E.)	Nach BZ-Spiegel (z. B. 1–5 ml/h)	BZ-Kontrolle!
Ketamin, Esketamin	2 500 mg in 50 ml (1 ml = 50 mg)	Narkose: 50–300 mg/h (1–6 ml/h) Analgosedierung: 0,5–3 ml/h	Esketamin = ½ Ketamin-Dosis Kombination mit Benzodiazepinen zur Analgosedierung, da Ketamin nur analgetisch wirkt, Lichtschutz und Handschuhe cave: Blutdruckanstieg, KHK
Metoprolol	25 mg in 50 ml (1 ml = 0,5 mg)	2–6 ml/h	Bradykardie!!!
Midazolam	45 mg in 50 ml (1 ml = 0,9 mg)	2–15 ml/h	„dicke Mischung": 90 mg Midazolam in 50 ml
Morphin	100 mg in 50 ml (1 ml = 2 mg)	0,5–2 ml/h	
Nifedipin	5 mg in 50 ml (1 ml = 0,1 mg)	2–12 ml/h	Lichtschutz
Nimodipin	10 mg in 50 ml (1 ml = 0,2 mg)	1. Std. 5 ml/h, danach 10 ml/h	Lichtschutz und ZVK; Blutdruck überwachen
Norepinephrin	5 mg in 50 ml (1 ml = 0,1 mg)	0,5–20 ml/h	**cave:** Vasokonstriktion, „dicke Mischung" = doppelte Dosis: 10 mg Arterenol in 50 ml

Tab. B-2-5 (Fortsetzung)

Wirkstoff	Mischung	Dosierung	Wichtige Hinweise
Orciprenalin	5 mg in 50 ml (1 ml = 0,1 mg)	10–30 µg/min (~ 6–18 ml/h)	
Phenobarbital	600 mg in 50 ml (1 ml = 12 mg)	1–2 ml/h (max. 600 mg/d)	
Propofol 2 %	1 000 mg in 50 ml (1 ml = 20 mg)	Narkose: initial 5–10 ml i. v., Erhaltung: 20–40 ml/h Sedierung: 2–20 ml/h	separat infundieren, Leitungen und 3-Wege-Hahn erneuern
Pyridostigmin	25 mg in 50 ml (1 ml = 0,5 mg)	0,5–2 ml/h	
Rocuronium	250 mg in 50 ml (1 ml = 5 mg)	zur Intubation: 0,6 mg/kg KG (~30–40 mg = 6–8 ml) Erhaltungsdosis: 2–10 ml/h	
rtPA (Alteplase)	50 mg in 50 ml (1 ml = 1 mg)	0,9 mg/kg KG, 10 % Bolus, Rest über 60 min	
Theophyllin	400 mg in 50 ml NaCl (1 ml = 8 mg)	2–4 ml/h; evtl. Bolus 12–25 ml über 15 min	Theophyllinspiegel-Kontrolle!, periphere Verabreichung möglich, aber separat laufen lassen
Thiopental	2 g in 50 ml Aqua dest. (1 ml = 40 mg)	3–7 mg/kg KG (200–500 mg) zur Narkoseeinleitung (Wirkdauer 5–15 min)	Lichtschutz, separat über ZVK laufen lassen
Torasemid	400 mg in 40 ml (1ml = 10 mg)	2–8 ml/h	
TRIS-Puffer/ Trometamol	20-ml-Amp. (1 ml = 3 mmol) in 50 ml Infusionslösung	0,25 mmol/kg KG/h	**cave:** initial Hyperkaliämie, sekundäre Hypokaliämie, Alkalose, Ziel-pH: 7,5–7,55 (→ BGA-Kontrolle), Gewebenekrosen bei Paravasat
Urapidil	150 mg in 50 ml (1 ml = 3 mg)	2–10 ml/h	
Valproinsäure	900 mg in 50 ml (1 ml = 18 mg)	0,5–1 mg/kg KG/h (~2,1–4,2 ml/h)	Spiegelkontrolle !!!
Verapamil	50 mg in 50 ml (1 ml = 1 mg)	4–10 ml/h	

Tipps für den Umgang mit Perfusoren

- Nur mit dem Perfusor kompatible Spritzen verwenden.
- Bei neuen Spritzen evtl. Kodierung am Perfusor ändern.
- Perfusorspritzen luftfrei aufziehen.
- Perfusorspritzen beschriften, ggf. auch die Perfusorleitung (Medikament und Dosierung).
- Perfusor vor dem Einsatz überprüfen (Fehlermeldungen, Akkukapazität).
- Bei hämodynamisch instabilen Patienten auf eine initial ausreichende Förderrate achten; Bsp.: Füllungsvolumen ZVK-Schenkel ca. 0,5 ml, Füllungsvolumen 3-Wege-Hahn ca. 0,2 ml → bei einer Förderrate von 3 ml/h dauert es ca. 14 min bis der Patient sein Medikament erhält!
- Die Dosis bzw. Förderrate frühzeitig und ausreichend dem Bedarf anpassen: Die „neue" Dosierung muss ca. 2,80 m Perfusorleitung (2 Heidelberger-Verlängerungen), die 3-Wege-Hähne und den ZVK-Schenkel passieren, um im Patienten anzukommen!
- Überlappender Perfusorwechsel unter Katecholamintherapie, „neuer" Perfusor kann bis zum Wechsel „stand-by" auf niedriger Förderrate (z. B. 0,1 ml/h) via 3-Wege-Hahn mitlaufen.
- Rückschlagventile einsetzen, wenn mehrere Perfusoren mit unterschiedlicher Förderrate an einem 3-Wege-Hahn bzw. einer Hahnenbank angeschlossen sind, damit ein Überlaufen in die langsameren Perfusorleitungen verhindert werden kann.
- Perfusoren auf Station am Strom lassen, für den Transport auf ausreichende Akkukapazität achten, Stromkabel mitnehmen.
- Für den Transport evtl. aufgezogene (und beschriftete) Ersatzspritzen mitnehmen.
- Perfusoren immer frei zugänglich positionieren.
- Eine Positionsänderung des Perfusor (v. a. in der Höhe) kann die Förderrate beeinflussen.

Literatur, Infos, Internetadressen

Benter T. Invasive sonographische Diagnostik in der Hämatologie und Onkologie. Habilitationsschrift 2004. http://edoc.hu-berlin.de/habilitationen/benter-thomas-2004-06-21.

Bormann B von. Klinische Aspekte der Therapie mit Erythrozyten. Anaesthesist 2007; 56: 380–4.

Bundesärztekammer. Querschnitts-Leitlinien (BÄK) zur Therapie mit Blutkomponenten und Plasmaderivaten. 4. Aufl. 2008. www.bundesärztekammer.de → Richtlinien, Leitlinien, Empfehlungen.

Caesar M, Mesotten D, Schetz MR. Bench-to-bedside review: metabolism and nutrition. Crit Care 2008; 12: 222.

Casaer M, Mesotten D, Hermans G et al. Early versus late parenteral nutrition in critically ill adults. N Engl J Med 2011; 365: 506–17.

Corwin HL, Carson JL. Blood transfusion – when is more really less? N Engl J Med 2007; 356: 1667–9.

Doig G, Simpson F. Early enteral nutrition in the critically ill: do we need more evidence or better evidence? Curr Opin Crit Care 2006; 12: 126–30.

Eichhorn V, Reuter D, Goetz AE. Volumenersatztherapie – Pharmakotherapie. Intensivmedizin up2date (2006) DOI: 10.1055/s-2006-925005.

Ertmer C, Rehberg S, van Aken H, Westphal M. Physiologische Grundlagen der perioperativen Flüssigkeitstherapie. Intensivmedizin up2date 2009. DOI 10.1055/s-2008-1077559.

Ertmer C, Rehberg S, Westphal M. Flüssigkeits- und Volumentherapie in der Intensivmedizin. Intensivmedizin up2date 2011; 7(3): e2–19.

Fragou M, Gravvanis A, Dimitriou V et al. Real-time ultrasound-guided subclavian vein cannulation versus the landmark method in critical care patients: a prospective randomized study. Crit Care Med 2011; 39(7): 1607–12.

Gajic O, Dzik WH, Toy P. Fresh frozen plasma and platelet transfusion for nonbleeding patients in the intensive care unit: benefit or harm? Crit Care Med 2006; 34(5 Suppl): S170–3.

Goeters C. Ernährungstherapie des kritisch Kranken. Intensivmedizin up2date 2005; DOI: 10.1055/s-2005-861004.

Graham AS, Ozment C, Tegtmeyer K et al. Videos in clinical medicine. Central venous catheterization. N Engl J Med 2007; 356: e21.

Grebe D, Sander M, von Heymann C et al. Flüssigkeits-management. Pathophysiologische Grundlagen sowie intra- und perioperatives Monitoring. AINS 2006; 6: 392–8.

Hackl JM, Balogh D. Indikation zur künstlichen Ernährung – Was ist gesichert? Akt Ernähr Med 1997; 22: 146.

Howard P, Jonkers-Schuitema C, Furniss L et al. Managing the patient journey through enteral nutritional care. Clin Nutr 2006; 25: 187–95.

Jauch KW, Schregel W, Stanga Z et al. Leitlinie parenterale Ernährung der DGEM. Technik und Probleme der Zugänge in der parenteralen Ernährung. Akt Ernähr Med 2007; 32 (Suppl 1): S41–53.

Krenitsky J. Glucose control in the intensive care unit: a nutrition support perspective. Nutr Clin Pract 2011; 26(1): 31–43.

Kreymann KG, Berger MM, Deutz NE et al; DGEM (German Society for Nutritional Medicine), Ebner C, Hartl W, Heymann C, Spies C; ESPEN (European Society for Parenteral and Enteral Nutrition). ESPEN Guidelines on Enteral Nutrition: Intensive care. Clin Nutr 2006; 25(2): 210–23.

Kreymann KG, de Heer G, Felbinger T et al. Ernährung kritisch Kranker auf der Intensivstation. Internist 2007; 48: 1084–92.

Krinsley J, Schultz MJ, Spronk PE et al. Mild hypoglycemia is independently associated with increased mortality in the critically ill. Crit Care 2011; 15: R173.

Lauzier F, Cook D, Griffith L et al. Fresh frozen plasma transfusion in critically ill patients. Crit Care Med 2007; 35: 1655–9.

Leitlinie Enterale Ernährung bei Patienten mit Schlaganfall. www.dgem.de → Leitlinien.

Leitlinie Parenterale Ernährung der DGEM. Akt Ernähr Med 2007; 32 (Suppl 1).

Lochs H, Allison SP, Meier R et al. Introductory to the ESPEN Guidelines on Enteral Nutrition: terminology, definitions and general topics. Clin Nutr 2006; 25(2): 180–6.

Maecken T, Grau T. Ultrasound imaging in vascular access. Crit Care Med 2007; 35(Suppl): S178–85.

Max M. Ernährung des Intensivpatienten. Strategien zur Planung und Umsetzung. AINS 2007; 9: 592–8.

McGee D, Gould M. Preventing complications of central venous catheterization. N Engl J Med 2003; 348: 1123–33.

Park HP, Jeon Y, Hwang JW et al. Influence of orientation of guidewire tip on the placement of subclavian venous catheters. Acta Anaesthesiol Scand 2005; 49: 1460–3.

Petros S. Stoffwechselversagen und Ernährung. Intensivmed 2006; 43: 564–9.

Polderman KH, Girbes AJ. Central venous catheter use. Part 1: mechanical complications. Intensive_Care Med 2002; 28(1): 1–17.

Polderman KH, Girbes AJ. Central venous catheter use. Part 2: infectious complications. Intensive Care Med 2002; 28(1): 18–28.

Pschowski R, Schefold JC, Walther A, Hofer S. Transfusionsstrategien: Leitliniengerechte Diagnostik und Therapie. Intensivmedizin up2date 2009; 5: 297–313; DOI 10.1055/s-0029-1215280.

Reil A, Bux J. Transfusionsassoziierte akute Lungeninsuffizienz. Dtsch Ärztebl 2007; 104(15): A 1018–23.

Riess H, Loew A. Rationaler Einsatz von Gerinnungsfaktorkonzentraten. Intensivmedizin up2date 2008; 2: 193–204; DOI 10.1055/s-2008-1077491.

Sachs UJH, Bein G. Transfusionsassoziierte akute Lungeninsuffizienz (TRALI). Diagnose, Therapie und Prävention. AINS 2007; 11–12: 774–81.

Schneider A et al. Indikation zur künstlichen Ernährung. Enterale und parenterale Ernährung. Internist 2007; 48: 1066–75.

Schütz T, Valentini L, Herbs B, Lochs H. ESPEN-Leitlinien Enterale Ernährung – Zusammenfassungen. Akt Ernähr Med 2006; 31: 196–210.

Singer P, Berger MM, Van den Berghe G et al. ESPEN Guidelines on Parenteral Nutrition: intensive care. Clin Nutr 2009; 28: 387–400.

Striebel HW. Operative Intensivmedizin. Stuttgart: Schattauer 2008.

Szibor-Krisen U, Rücker G, Vagts DA. Der zentrale Venenkatheter – eine Literaturanalyse. Indikation, Nutzen und Risiken. AINS 2008; 10: 654–63.

Teichmann J, Riemann JF. Techniken und Komplikationen im postinterventionellen und Langzeitintervall der Sondenernährung. Internist 2007; 48: 1076–83.

The European Society for Clinical Nutrition and Metabolism: www.espen.org.

Vincent J-L, Piagnerelli M. Transfusion in the intensive care unit. Crit Care Med 2006; 34 (Suppl): S96–101.

Weberhofer C, Lehmann A, Siegemund M. Implementierung evidenzbasierter Leitlinien zum Ernährungssupport auf der Intensivstation. Intensiv 2008; 16: 58–63.

Weimann A, Adolph M, Kreymann G. Wie viel Ernährung braucht der Intensivpatient? Intensivmed 2007; 44: 31–6.

Wiedermann CJ. Volumentherapeutische Möglichkeiten bei kritisch kranken Patienten. Intensivmed 2011; 48: 555–68.

Woolsey C, Coopersmith C. Vasoactive drugs and the gut: is there anything new? Curr Opin Crit Care 2006; 12: 155–9.

www.criticalcarenutrition.com

www.dgem.de (Deutsche Gesellschaft für Ernährungsmedizin)

www.fachinfo.de

www.physioklin.de

www.roteliste.de

Zander R, Adams HA, Boldt J et al. Forderung und Erwartungen an einen optimalen Volumenersatz. AINS 2005; 40: 701–19.

Ziegler T. Parenteral nutrition in the critically ill patient. N Engl J Med 2009; 361: 1088–97.

B-3 Allgemeine Labordiagnostik, hämatologische Probleme, Störungen im Säure-Basen-Haushalt

André Grabowski

B-3.1 Allgemeine Labordiagnostik

Die Labordiagnostik kann eingeteilt werden in die Phasen:
- **Präanalytik** (Indikationsstellung, Patientenvorbereitung, Probenentnahme und -transport),
- **Analytik** (Probenannahme und -vorbereitung, Testdurchführung, Befundübermittlung) und
- **Postanalytik** (Befundinterpretation, diagnostische und therapeutische Konsequenzen).

Am Anfang der Labordiagnostik steht die Indikationsstellung, bei der die wesentliche Frage der Aussagekraft des Befundes im Kontext mit der klinischen Fragestellung und den daraus resultierenden therapeutischen Konsequenzen beantwortet werden muss. Zu beachten sind die diagnostische Spezifität und Sensitivität eines Tests. So sind Tests mit hoher Sensitivität häufig unspezifisch (z. B. Screeninguntersuchungen bei HIV oder Hepatitis); Tests mit hoher Spezifität wiederum weisen in der Regel eine niedrigere Sensitivität auf.
Am Ende steht die Befundinterpretation, die idealerweise in Zusammenarbeit der Labormediziner mit den klinischen tätigen Ärzten erfolgt und das weitere diagnostische und therapeutische Vorgehen bestimmt.
Verschiedene Faktoren können die Labordiagnostik beeinflussen und in der Folge zu einem fehlerhaften Laborbefund und medizinischen Fehlentscheidungen führen.
Da v. a. die Prä- und Postanalytik in den Verantwortungsbereich des behandelnden Arztes fallen, werden im Folgenden relevante Einflussfaktoren und alarmierende Laborwerte besprochen.

B-3.1.1 Fehlerquellen und Einflussfaktoren

Patient

Geschlecht, Abstammung, Alter (z. B. Reduktion der GFR, Veränderungen des Blutbildes) und Körpergewicht beeinflussen in unterschiedlichem Maße die Laborwerte. Beispielsweise sind die unterschiedlichen Referenzbereiche für Männer und Frauen zu beachten.
Veränderliche Einflussgrößen sind Fasten, Coffeinkonsum, Nicotinabusus, Alkoholkonsum (z. B. Anstieg der Leberenzyme und des MCV), körperliche Aktivität (z. B. Anstieg der Kreatinkinase) und Medikamente (z. B. Störungen der Schilddrüsenhormonwerte durch iodhaltige Kontrastmittel).
Davon abzugrenzen sind die „**In-vitro-Effekte**", die sich auf Beeinflussungen des analytischen Prozesses beziehen.

Probenentnahme

- **Zeitpunkt:** Eine Beeinflussung durch die verschiedene Faktoren und Medikamente sollte möglichst vermieden werden. So sollte keine Blutentnahme direkt nach Gabe von Fettemulsionen (→ lipämische Proben), Glucose-, Protein- und Elektrolytinfusionen erfolgen. Auch nach Bluttransfusionen können verschiedene Veränderungen auftreten (z. B. Hämolyse mit erhöhtem Kalium und LDH).

Besonders beim Drug-Monitoring ist auf einen korrekten Entnahmezeitpunkt zu achten. Dieser ist abhängig von der Applikationsart (oral, i. v., i. m.), der Pharmakokinetik, dem Dosierungsintervall und dem gewünschten Medikamentenspiegel (Tal- oder Spitzenspiegel).

- **Tageszeitliche Schwankungen/zirkadiane Rhythmik** existieren z. B. bei ACTH, TSH, Prolactin, Adrenalin, Cortisol, Aldosteron, Renin, Eisen, Kalium, Natrium (z. B. morgendliches Maximum von Cortisol, ACTH und Prolactin; abendliches Maximum von TSH, Kalium, Eisen).
- **Entnahmeort:** nicht proximal von Infusionen (wegen Verdünnungseffekten und Kontaminationen z. B. Kalium, Natrium, Glucose); keine Entnahme aus Kathetersystemen wegen möglicher Kontaminationen (z. B. bei Heparin gespülten Systemen oder kaliumhaltigen Infusionen).
- **Körperlage:** Beim Wechsel vom Liegen zum Stehen kommt es zu einer Verminderung des Plasmavolumens (Hämokonzentration) und umgekehrt beim Wechsel vom Stehen zum Liegen zu einer Hämodilution. Dieser Effekt ist bei Patienten mit Ödemen besonders ausgeprägt.
- Zu **langes Stauen** (> 1 min) bei der Blutentnahme kann zu einem Konzentrationsanstieg von Blutzellen, Makromolekülen und proteingebundenen Substanzen führen. Darüber hinaus kommt es häufig zu einer „**Pseudohyperkaliämie**". Auch können die Fibrinolyse oder die Gerinnungsfaktoren frühzeitig aktiviert werden.
- **Blutproben** mit Antikoagulanzien nach der Entnahme zur Durchmischung mindestens **3-mal schwenken**, **nicht schütteln**!
- Zu starke Aspiration, zu dünne Nadel, abgeknickte Katheter und zu starkes Schütteln können eine **Hämolyse der Probe** verursachen (mit Anstieg von Kalium, Phosphat, LDH, freiem Hämoglobin, Schädigung von Thrombozyten).
- Eine zu geringe Aspiration bzw. Probenmenge kann zu einem **falschen Mischungs-**verhältnis von Antikoagulans und Blut führen, mit der Folge einer Verlängerung der Gerinnungszeit und Verminderung von Gerinnungsfaktoren, Fibrinogen und Antithrombin.

Lagerung und Transport

Die Blutproben sollten möglichst innerhalb einer Stunde verarbeitet werden. Zu lange Aufbewahrungszeiten, niedrige bzw. hohe Temperaturen und Lichteinfall können teilweise zu erheblichen Veränderungen der Laborwerte führen.

B-3.1.2 Interpretation von Laborbefunden

- Der **Referenzbereich** stellt eine statistische Orientierungsgröße dar, die individuell und von Labor zu Labor unterschiedlich sein kann. Werte, die etwas ober- oder unterhalb des Referenzbereiches liegen, sind aufgrund der Unschärfe vorsichtig zu interpretieren. Auch Werte innerhalb des Referenzbereiches schließen eine Krankheit nicht zu 100 % aus. In diesem Zusammenhang ist der prädiktive Wert (= Wahrscheinlichkeit, dass eine vermutete Krankheit vorliegt) eines Befundes zu erwähnen. Gerade bei seltenen Erkrankungen mit niedriger Bevölkerungsprävalenz ist der prädiktive Wert häufig niedrig und damit die Gefahr „falsch positiver" Laborbefunde erhöht. Aus diesem Grund ist auch eine ungezielte Diagnostik („Schrotschussdiagnostik") zu vermeiden.
- **Einflussfaktoren** wie operative Eingriffe (z. B. postoperative Leukozytose, Anstieg des CRP), Trauma (CK-Anstieg), Stress (Anstieg von TSH, Prolactin, Katecholaminen, Cortisol, Renin, Aldosteron), Bettruhe, Strahlentherapie (Abfall der Thrombozyten und Leukozyten, Anstieg der Harnsäure) etc. sind bei der Bewertung der Laborergebnisse zu beachten.
- Als Ursachen einer **Pseudohyperkaliämie** kommen infrage: Kontamination durch

kaliumhaltige Infusionen (Abnahme aus Kathetersystem oder proximal der Infusion), hämolytische Probe, zu langes Stauen und Muskelkontraktion, Lagerung der nicht zentrifugierten Probe für mehr 24 h (Austritt des Kaliums aus den Erythrozyten), selten Thrombozytose oder Leukozytose.

- **Blutzuckeranalyse:** Vollblutproben sollten innerhalb einer Stunde analysiert werden, da es sonst zu falsch niedrigen Werten kommen kann (Glykolyse führt zu einer Abnahme der Blutglucosekonzentration von ca. 10 mg/dl/h). Die kapillär gewonnenen Blutproben haben im Vergleich zum venösen Vollblut um 5 bis 15 % höhere Blutzuckerkonzentrationen (arteriovenöse Differenz). Der HbA_{1c}-Wert wird durch die Erythrozytenkonzentration (Hämolyse, Blutungen) und die Erythrozytenkinetik (z. B. Niereninsuffizienz) beeinflusst.

B-3.1.3 Übersicht alarmierende Laborwerte

In Tab. B-3-1 findet sich eine Übersicht über alarmierende Laborwerte.

Tab. B-3-1 Alarmierende Laborwerte (mod. nach Thomas 2008).

Parameter	Wert	Anmerkungen
aPTT	> 75 s	Gefahr der Blutung bei Überschreitung des 2,5-Fachen des oberen Referenzwertes! Mangel oder Inaktivität der Gerinnungsfaktoren VIII, IX, XI, XII?
Albumin	< 1,5 g/dl	Gefahr von Aszites und Ödemen
Ammoniak	> 100 µg/dl	Gefahr der hepatischen Enzephalopathie, Bewusstseinsstörungen oftmals erst bei Werten > 300 µg/dl
Anionenlücke	> 20 mmol/l	Liegt eine Keto- oder Laktatazidose vor?
Antithrombin	< 50 %	erhöhtes Risiko thromboembolischer Ereignisse
Alkohol	> 3,5 g/l (> 3,5 ‰)	erhöhtes Todesrisiko (hauptsächlich durch Aspiration, Atemlähmung), v. a. in Kombination mit Medikamenten (z. B. Benzodiazepine)
Calcium gesamt (Calcium ionisiert)	< 1,65 mmol/l (< 0,78 mmol/l)	Gefahr der hypokalzämischen Tetanie
	> 3,5 mmol/l (> 1,6 mmol/l)	Gefahr der hyperkalzämischen Krise (Polyurie, Exsikkose, Erbrechen, Bewusstseinsstörungen; s. a. Kap. „Störungen des Calciumhaushalts", S. 476)
Carbamazepin	> 15 mg/l	Herzrhythmusstörungen, Bewusstseinsstörungen, Schwindel, Übelkeit, Ataxie, Tremor, Erregung, tonisch-klonische Bewegungsstörungen, Hyponatriämie
Chlorid	< 75 mmol/l	Zeichen einer erhebliche metabolische Azidose
D-Dimere	5-fach über dem Referenzwert	Hinweis auf eine disseminierte intravasale Gerinnung
Digoxin	> 2 µg/l	s. Digitoxin
Digitoxin	> 40 µg/l	Müdigkeit, Lethargie, Muskelschwäche, Übelkeit, Erbrechen, Kopfschmerzen, Herzrhythmusstörungen (Bradykardie, Sinusarrhythmie, AV-Blockierung)
Fibrinogen	< 0,8–1 g/l	erhöhte Blutungsgefahr
Fibrinmonomere	positiv	bei Verbrauchskoagulopathie (DIC, Sepsis, Schock, Polytrauma, Pankreatitis)

Tab. B-3-1 (Fortsetzung)

Parameter	Wert	Anmerkungen
Glucose	< 45 mg/dl	Bewusstseinsstörungen, vegetative Symptome
	> 500 mg/dl	Coma diabeticum, osmotische Diurese mit Gefahr der Exsikkose und diabetische Ketoazidose (s. a. Kap. „Störungen des Glucosestoffwechsels", S. 452)
Hämatokrit	< 18 %	entspricht Hb-Konzentration von < 6 g/dl → Anämie mit möglicher Hypoxämie (v. a. mangelnde kardiale und zerebrale Sauerstoffversorgung)
	> 60 %	Hyperviskosität des Blutes
Harnsäure	> 13 mg/dl	Gefahr der akuten Harnsäurenephropathie mit Tubusblockade und Nierenversagen
Kalium	< 2,8 mmol/l	neuromuskuläre Störungen bis hin zur Lähmung der Atemmuskulatur, EKG-Veränderungen, Herzrhythmusstörungen bis hin zum Herzstillstand
	> 6,2 mmol/l	Herzrhythmusstörungen, Schwäche der Muskulatur bis hin zur Lähmung der Atemmuskulatur
Kreatinin	> 7 mg/dl	Hinweis auf ein akutes Nierenversagen (z. B. bei MOF, Sepsis, Polytrauma)
Lactat	> 45 mg/dl	Hyperlaktatämie im Rahmen einer Gewebehypoxie
Leukozyten	< 2 × 10⁹/l	erhöhte Infektionsgefahr, v. a. bei Granulozyten < 0,5 × 10⁹/l
	> 50 × 10⁹/l	leukämoide Reaktion, z. B. bei Sepsis, Leukämie
Lipase	> 1 000 U/l	akute Pankreatitis
Magnesium	< 1 mg/dl (0,41 mmol/l)	Parästhesien, Muskelkrämpfe, Tetanie, Herzrhythmusstörungen
	> 4,9 mg/dl (2 mmol/l)	herabgesetzte neuromuskuläre Übertragung (Muskelschwäche, schwache Reflexe), Hypoventilation, Bewusstseinsstörungen
Natrium	< 120 mmol/l	häufig Zeichen eines Volumenmangels, (diffuse) neurologische Symptome, Bewusstseinsstörungen
	> 160 mmol/l	gesteigerte neuromuskuläre Erregbarkeit, Krampfanfälle, Desorientiertheit/ Verwirrtheit
Neuronen-spezifische Enolase (NSE)	> 150 ng/ml (Serum)	Bei hypoxischem Hirnschaden bzw. irreversiblen Untergang von Hirngewebe finden sich regelmäßig NSE-Werte > 150 ng/ml. Richtungweisend sind jedoch nur seriell (wiederholt) erhobene Messwerte über einen Zeitraum von mindestens 24 bis 48 h Einzelwerte haben keinen prognostischen Wert, da auch kurzfristige Hirnstörungen zu einem Anstieg der NSE im Serum führen können.
Osmolalität	< 240 mosmol/ kg H₂O	Hirnödem, metabolische Enzephalopathie, Krampfanfälle, Delir, Bewusstseinsstörungen, Wasserdiurese
	> 330 mosmol/ kg H₂O	Wassermangel mit Durstgefühl und Oligurie/Anurie, metabolische Enzephalopathie, zerebrale Blutungen, Myoklonien, Delir, Bewusstseinsstörungen bis hin zum Koma
Phenytoin	> 20 mg/l	Doppelbilder, Nystagmus, Erregbarkeit, Schwindel, Übelkeit, Sprechstörung, Ataxie, Bewusstseinsstörungen, arterielle Hypotonie, Herzrhythmusstörungen, epileptische Anfälle
Thyroxin (T₄) frei	> 35 ng/l	Hinweis auf eine Thyreotoxikose
Theophyllin	> (20–)25 mg/l	Erregung, Unruhe, Tremor, Krampfanfälle, arterielle Hypotonie, v. a. tachykarde Herzrhythmusstörungen und ventrikuläre Arrhythmien, Rhabdomyolyse

Tab. B-3-1 (Fortsetzung)

Parameter	Wert	Anmerkungen
Thromboplastin-zeit (INR)	> 27 s (> 2)	Hinweis für eine Lebersynthesestörung, bei einem INR > 4 erhöhte Blutungsgefahr
Thrombozyten	$< 20 \times 10^3/\mu l$	erhöhte Blutungsgefahr
	$> 1\,000\,000 \times 10^3/\mu l$	erhöhte Thrombosegefahr
Valproinsäure	> 100 mg/l	Verwirrtheit, Bewusstseinsstörungen, Muskelschwäche, kardiale und respiratorische Störungen, metabolische Azidose, Hypernatriämie, Hirnödem, erhöhte Anfallsneigung

B-3.1.4 Liquordiagnostik

In Tab. B-3-2 sind Liquor-Normalwerte sowie alarmierende Werte und deren Bedeutung aufgeführt.

Abbildung B-3-1 zeigt das Reiber-Schema, anhand dessen durch Bestimmung des Liquor/Serum-Quotienten für IgG und Albumin eine Schrankenstörung sowie eine intrathekale IgG-Synthese nachgewiesen werden können.

Tab. B-3-2 Liquor-Normalwerte sowie alarmierende Werte und deren Bedeutung.

Parameter	Normalwerte	Alarmierende Werte
Aussehen	klar, farblos	• trübe: ab einer Zellzahl > 1 000/µl • eitrig: ab einer Zellzahl > 10 000/µl • blutig (DD: artifizielle Blutbeimengung → abnehmende Erythrozytenzahl in der 3-Gläser-Probe) • xanthochrom (gelbe bis gelbbraune Färbung, „Fleischwasser"): Hinweis für eine abgelaufene SAB (i. d. R. nach > 72 h) Unterscheidung artifizielle Blutbeimengung versus Blutung: blutigen Liquor schonend zentrifugieren → klarer Überstand bei artifizieller Blutbeimengung, xanthochromer Überstand bei älterer Blutung
Gesamtproteine	200–500 mg/l	Eine deutliche Proteinerhöhung spricht meist für eine bakterielle Infektion. Massive Proteinerhöhungen finden sich häufig bei Tuberkuloseinfektionen. Geringere Proteinerhöhungen kommen bei viralen oder mykotischen Infektionen und entzündlichen ZNS-Erkrankungen vor. **Cave:** Der Liquorproteinwert hängt stark von den Serumkonzentrationen ab → Liquor/Serum-Albuminquotienten zur Diagnostik verwenden.
Albumin	110–350 mg/l	Albumin wird ausschließlich außerhalb des Gehirns produziert und stellt daher einen idealen Parameter für die Blut-Liquor-Schrankenfunktion dar. Da der Albumingehalt im Liquor jedoch vom Gesamtprotein- bzw. Albumingehalt im Serum abhängt, ist es erforderlich einen **Albumin-Liquor/Serum-Quotienten** zu bilden (Normal Q_{Alb}: < 5–8×10^{-3} altersabhängig; s. a. Abb. B-3-1).

Tab. B-3-2 (Fortsetzung)

Parameter	Normalwerte	Alarmierende Werte
Lactat	< 2,2 mmol/l	> 3,5 mmol/l → Hinweis auf eine bakterielle Infektion
Glucose	45–75 mg/dl (2,7–4,2 mmol/l) Liquor-Glucose/Serum-Glucose-Quotient > 0,7	Glucose < 45 mg/dl bzw. (< 1,7 mmol/l) Liquor/Serum-Glucose-Quotient < 0,5 → Hinweis auf eine bakterielle, tuberkulöse oder pilzbedingte ZNS-Infektion
Antikörper-Index (AI)	< 1,5	Ein AI > 1,5 ist hinweisend, ein AI > 2 ist nahezu beweisend für eine intrathekale Antikörpersynthese.
Zellzahl	< 5/µl	• Zellzahl > 1 000/µl → Hinweis auf bakterielle Infektion • Zellzahl 10–1 000/µl → Hinweis auf eine virale Infektion
Lumbaler Liquor(öffnungs)-druck	5–15 mm Hg (im Liegen)	• < 5 mm Hg → Liquorunterdrucksyndrom • > 15 mm Hg → intrakranielle Drucksteigerung **cave:** Messfehler durch inadäquate Körperposition (exakte horizontale Lage erforderlich), Anspannung, Schreien, Husten des Patienten, PEEP-Beatmung

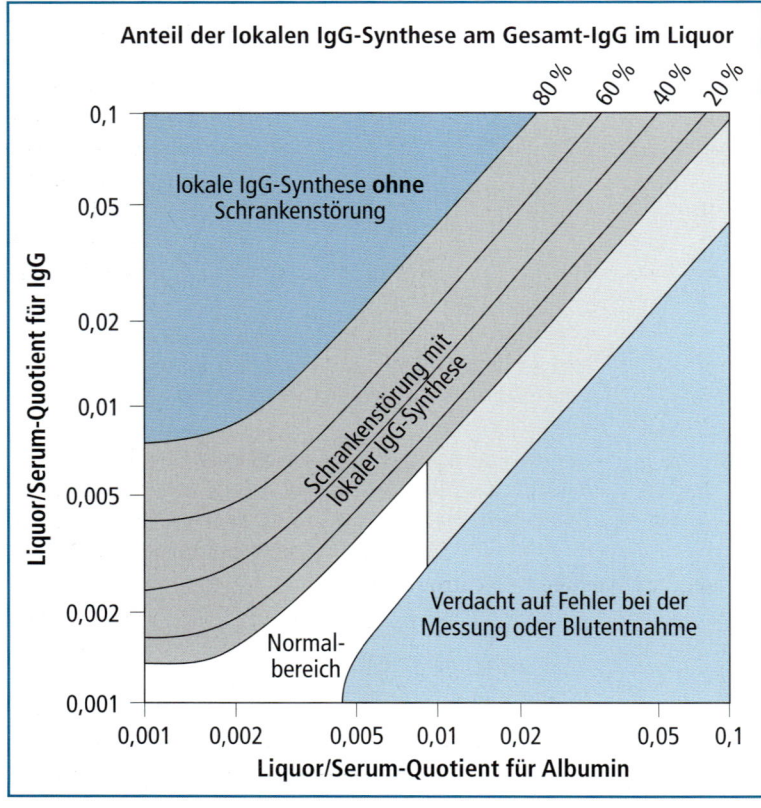

Abb. B-3-1 Reiber-Schema.

B-3.2 Hämatologische Probleme und Gerinnungsstörungen

B-3.2.1 Grundlagen der Blutbildung

Die Blutbildung – Erythropoese, Thrombozytopoese – findet im Knochenmark statt. Die Leukozyten werden im Knochenmark (Granulozyten) und im lymphoretikulären System (Lymphozyten, Monozyten-Makrophagen-System) gebildet. Wesentliche Bausteine der Erythropoese sind Eisen, Vitamin B_{12} und Folsäure. Wichtiger Trigger der Erythropoese ist Erythropoetin (EPO), das hauptsächlich in der Niere und vermehrt bei Sauerstoffmangel (z. B. Anämie, kardiale/pulmonale Insuffizienz) gebildet wird.
Die durchschnittliche Entwicklungszeit eines Erythrozyten beträgt ca. 1 bis 2 Wochen, kann jedoch durch EPO deutlich verkürzt werden. Die normale Lebenszeit eines Erythrozyten beträgt ca. 120 Tage.

B-3.2.2 Anämie

Eine Verminderung des Hämoglobinwertes unter den alters- und geschlechtsspezifischen Normwert wird als Anämie bezeichnet: Hämoglobin (Hb) < 13 g/dl (Männer), < 12 g/dl (Frauen) (bzw. Hkt < 42 Vol.-% [Männer], < 38 Vol.-% [Frauen]).
Für weitere Informationen bezüglich Klinik, Diagnostik und Therapie wird auf die Leitlinie Anämien der DGHO (www.dgho.de) und die Literatur (S. 118) verwiesen.

B-3.2.3 Leukozytose

Eine Leukozytose wird in der Regel als **Anstieg der Leukozyten auf > 10 × 10³/µl** definiert.
Unterschieden werden die reaktive Leukozytose und die Leukozytose aufgrund einer autonomen Proliferation.

■ Ursachen einer reaktiven Leukozytose
Physische und/oder psychische Belastung, Raucherleukozytose, infektiös-entzündliche Leukozytose, eosinophile Leukozytose (bei parasitären, allergischen oder autoimmunen Erkrankungen), medikamentös bedingte Leukozytose (z. B. Katecholamine, Cortison, Lithium).

> [!] Bei reaktiven Leukozytosen steigt die Leukozytenzahl in der Regel **nicht** über 100 × 10³/µl an.

■ Ursachen einer autonomen Proliferation
Akute Leukämie (myeloisch, myelomonozytär, monozytär, lymphatisch), chronische Leukämie, Polycythaemia vera (→ thromboembolische Komplikationen), myelodysplastisches Syndrom.
Cave: Eine akute Leukämie kann mit normaler oder erniedrigter Leukozytenzahl einhergehen. Die akuten Leukämien sind häufig von einer Anämie und einer deutlichen Thrombozytopenie (→ erhöhte Blutungsneigung!) begleitet.

> [!] Die Bestimmung der Art der Leukozytose kann nicht alleine anhand der Leukozytenzahl erfolgen. Zur weiteren Eingrenzung sind die Parameter eines großen Blutbildes (z. B. Unterscheidung von neutrophiler versus lymphozytärer Leukozytose, Thrombozytenzahl) und weitere anamnestische und klinische Daten (z. B. Entzündungszeichen, Medikamente) erforderlich.

B-3.2.4 Leukopenie

Leukopenie wird definiert als Abfall der Gesamtleukozytenzahl auf weniger als 4 × 10³/µl. Meistens liegt eine Verminderung der neutrophilen Granulozyten (Granulozytopenie bzw. Neutropenie) vor.
Ursachen einer Leukopenie (Granulozytopenie) sind: Infektionen (viral und bakteriell), Autoimmunerkrankungen, autoimmune Neutropenie, akute Leukämie, Leberzirrhose, Medikamente (z. B. Zytostatika, Analgetika, Antibiotika, Antikonvulsiva, Antidepressiva, Clozapin).

B-3.2.5 Gerinnungsstörungen

Bei Gerinnungsprozessen werden mehrere Systeme im Körper aktiviert. Dazu zählen die „zelluläre Gerinnung" (= primäre Gerinnung mittels Thrombozytenadhäsion) und die „plasmatische Gerinnung" (= sekundäre Gerinnung"). Des Weiteren spielen das Fibrinolysesystem, das System der Gerinnungs- und Fibrinolyse-Inhibitoren und das endotheliale System eine wichtige Rolle. Zeitgleich werden auch Komponenten der Entzündungskaskade aktiviert (Komplement-System, Kinin-System und Prozesse der Wundheilung).

Angeborene Gerinnungsstörungen (selten)

Als **Ursachen** kommen infrage: Faktorenmangel (z. B. Faktor-VIII-Mangel ➜ Hämophilie A, Faktor-IX-Mangel ➜ Hämophilie B), Defekt des von-Willebrand-Faktors, Thrombozytopathien.

Erworbene Gerinnungsstörungen

Als **Ursachen** kommen infrage:
- Medikamente:
  - Vitamin-K-Antagonisten ➜ Synthesestörung für Vitamin-K-abhängige Proteine (FII, VII, IX, X);
  - ASS, Clopidogrel, NSAR, GPIIb/IIIa-Antagonisten (Abciximab irreversible Hemmung, Tirofiban und Eptifibatid reversible Hemmung), Penicillin, Cephalosporine, rtPA, verschiedene Zytostatika, Calciumkanalblocker und Betarezeptorenblocker, trizyklische Antidepressiva, Antihistaminika ➜ Thrombozytopathien;
  - Heparin (ca. 1 000-fache Verstärkung des AT-Effekts) ➜ Heparin-induzierte Thrombozytopenien (HIT I und II);
  - Valproinsäure ➜ Von-Willebrand-Syndrom, Faktor-VIII-Mangel, Hypofibrinogenämie;
  - HES-Infusionen ➜ Dilutionskoagulopathie;
  - Antibiotika mit Wirkung auf die Darmflora (Induktion eines Vitaminmangels);
  - Fibrinolytika;
  - L-Asparaginase (Chemotherapie bei Leukämie und NHL, ➜ Synthesestörung für Fibrinogen und ATIII);
- Hypothermie (< 35 °C): Reduktion der Hämostaseaktivität um ca. 10 % pro 1 °C Temperaturerniedrigung;
- Azidose;
- Urämie, Leberschaden (Synthesestörung von ADP, ATP, Thromboxan und der Faktoren II, V, VII, X; erniedrigter Quick-Wert), Antithrombin und Protein C;
- Vitamin-K-Mangel (z. B. bei parenteraler Ernährung und antibiotischer Behandlung);
- Thrombozytopenie (Heparin-induzierte Thrombozytopenie, Knochenmarkerkrankungen z. B. Leukämie, Verbrauchskoagulopathie, Infektionskrankheiten, Sepsis, Lebererkrankungen, Hämodilution, Autoimmunthrombozytopenie Morbus Werlhof);
- Faktor-XIII-Mangel (fibrinstabilisierender Faktor): vermindert bei Leberschäden (Synthesestörung), Verbrauchskoagulopathie, Leukämie, Polytrauma (Verlust), große Operationen, Verbrennungen, chronisch entzündliche Darmerkrankungen;
- Fibrinogenmangel: Verbrauchskoagulopathie/DIC, Schock, Hämolyse, akute Leukämie, Leberschäden, massiver Blutverlust, massive Transfusionen, Verlust- und Verdünnungskoagulopathie (z. B. Masseninfusion beim Polytrauma), Hyperfibrinolyse (z. B. große Operationen), Dysfibrinogenämie;
- Hemmkörperhämophilie (Antikörperbildung gegen Faktor VIII) meist im höheren Alter;
- Anämie (durch fehlende Marginalisierung der Thrombozyten).

Die Tab. B-3-3 und B-3-4 zeigen die Normwerte der Blutzusammensetzung und der Gerinnungsparameter.
In Tab. B-3-5 sind die klinischen Zeichen und diagnostischen Möglichkeiten bei hämatologischen Störungen und Gerinnungsstörungen zu finden.

Tab. B-3-3 Blutzusammensetzung – Normwerte.

Blutzusammensetzung	Normwerte
Korpuskuläre Anteile	
Erythrozyten	M: 4,5–5,9, F: 4,1–5,1 ($\times 10^6$/µl)
Leukozyten	3,6–10 ($\times 10^3$/µl)
Neutrophile Granulozyten	1,7–7 ($\times 10^3$/l)
Thrombozyten	150 000–400 000/µl
Retikulozyten	90 +/– 25 ($\times 10^3$/µl)
Retikulozyten-Produktions-Index (RPI) (spiegelt die erythropoetische Aktivität wieder)	RPI > 3 = hyperregenerative Erythropoese RPI ~ 2 = regenerative Erythropoese RPI < 2 = hyporegenerative Erythropoese
Plasmatische Anteile	
Hämoglobin (Hb)	M: 13,5–17,5, F: 12,0–16,0 (g/dl)
Hämatokrit (Hkt) = Hb $\times$ 3	M: 40–53, F: 36–48 (Vol.-%)
MCH = Hb (g/l $\times$ 10)/Erys (10^{12}/l)	28–33 (pg)
MCV = Hkt (%$\times$ 10)/Erys (Mill/mm^3)	80–96 (fl)
MCHC = Hb (g/dl)/Hkt (Fraktion)	33–36 (g/dl)
Transferrinrezeptor (Transferrin = Transportprotein für Eisen)	abhängig vom Diagnostikahersteller
Transferrinsättigung	15–45 %
Ferritin (Speichereisen)	M: > 21, F: > 13 µg/l
Eisen	ca. 30–150 µg/dl (altersabhängig)

Tab. B-3-4 Gerinnungsparameter – Normwerte.

Gerinnungsparameter	Normwerte
Blutungszeit (globale Erfassung der Gesamtgerinnung und der Thrombozytenfunktion)	1,5–5 min
Partielle Thromboplastinzeit (PTT) (Erfassung der endogenen Gerinnungsfaktoren V, VIII, IX, X, XI, XII)	26–36 s
Thromboplastinzeit (TPZ, Quick-Wert, Prothrombinzeit) (Erfassung der exogenen Gerinnungsfaktoren II, VII, IX, X)	70–130 %
Fibrinogen (Substrat der plasmatischen Gerinnung)	1,5–3,5 g/l
Thrombinzeit (TZ) (Erfassung von Störungen der Fibrinbildung)	16–21 s
Faktor XIII (fibrinstabilisierender Faktor)	50–140 % der Norm
Antithrombin (wichtigster Inhibitor der Gerinnung)	70–125 % der Norm

Tab. B-3-4 (Fortsetzung)

Gerinnungsparameter	Normwerte
Protein C (Hemmung der aktivierten Faktoren Va und VIIIa)	70–140 % der Norm
Protein S (Ko-Faktor von Protein C, Beschleunigung der Protein-C-Wirkung)	60–130 % der Norm
D-Dimere (Fibrin-Spaltprodukte, Nachweis einer Gerinnungsaktivierung)	50–190 µg/dl
Fibrin-Monomere (Nachweis einer gesteigerten Thrombinbildung)	< 3,4–14,5 mg/l

Tab. B-3-5 Diagnostik bei hämatologischen Störungen und Gerinnungsstörungen.

	Hämatologische Störungen	Gerinnungsstörungen
Anamnese und Klinik	gehäuftes Auftreten von Anämien/Blutungen in der Familie, Herkunftsland, Vorerkrankungen (z. B. Herzklappenersatz), Haut-/Schleimhautveränderungen (Blässe, Ikterus), Gallensteine, Nierenschäden, Medikamentenanamnese	erhöhte Blutungsneigung, z. B. häufiges Nasenbluten, stark ausgeprägte Hämatome, frühere Blutungskomplikationen bei Operationen bzw. Zahnarzt, Haut- und Schleimhautblutungen (Mund, Harnblase → blutiger Urin), Blutungen neben Einstichstellen von intravasalen Kathetern
Basislabordiagnostik	<ul><li>Blutbild (ggf. Differenzialblutbild inkl. Retikulozyten)</li><li>Lactatdehydrogenase (LDH), Bilirubin</li><li>Gerinnungsdiagnostik (PTT, Quick-Test/INR, Fibrinogen)</li><li>Nierenwerte (Kreatinin, Harnstoff, GFR)</li><li>Leberwerte (γ-GT, GPT, Cholinesterase)</li><li>Gesamtproteine + Elektrophorese</li><li>Calcium, Eisen</li><li>ggf. BGA (pO_2, pCO_2, pH)</li></ul>	<ul><li>Blutbild</li><li>Thromboplastinzeit/Quick-Test (Störung der Faktoren II, V, VII, X und Fibrinogen)</li><li>aPTT (Störung der Faktoren II, V, VIII, IX, X, XI, XII, Fibrinogen, Präkallikrein) Thrombozytenzahl Da die Bestimmung von Quick-Wert und PTT die Aktivität des Gerinnungssystem ungenau abbildet und lediglich einer „Gruppendiagnostik" entspricht, ist bei positiver Blutungsanamnese und/oder unklaren Blutungen immer eine erweiterte Diagnostik notwendig.</li><li>D-Dimere, Fibrinogen, Antithrombin</li></ul>
Erweiterte Labordiagnostik	<ul><li>Transferrin und Transferrinsättigung</li><li>Vitamin B_{12}, Folsäure</li><li>Blutungsanämie: Haemoccult® Test, ggf. Gastroskopie und Koloskopie</li><li>Retikulozytenproduktionsindex (RPI, Marker für die Regenerationsfähigkeit des Knochenmarks, RPI > 3 = adäquat gesteigerte Erythropoese, RPI < 2 Hinweis für eine Regenerationsstörung z. B. Eisenmangel, chronische Erkrankung)</li><li>Hämoglobinelektrophorese (Thalassämie, Sichelzellanämie)</li></ul>	<ul><li>Blutungszeit, Thrombinzeit</li><li>Faktor XIII (wenn Blutungen bei normalen Globaltests),</li><li>Bestimmung von Einzelfaktoren (II, V, VII, VIII, IX, X, XI, XII, XIII)</li><li>bei Verdacht auf Heparin-induzierter Thrombozytopenie Nachweis der Antikörper gegen Heparin (Anti-PF4/Heparin-AK)</li><li>Thrombozytenaggregationstest</li><li>ROTEM®, Multiplate®</li></ul>

Tab. B-3-5 (Fortsetzung)

	Hämatologische Störungen	Gerinnungsstörungen

Erweiterte Labordiagnostik	• Coombs-Test (positiv bei Autoantikörpern gegen Erythrozyten z. B. Kälteagglutinine, Rhesus-Inkompatibilitäten)
	• megaloblastäre Anämie: Gastroskopie (chronisch atrophische Gastritis bei Vitamin-B_{12}-Mangel), Nachweis von Antikörpern gegen Intrinsic-Faktor und Parietalzellen
	• Knochenmarkdiagnostik (v. a. bei Verdacht auf Leukämie)
		• Thrombophilie-Screening:
		  – APC-Resistenz/Faktor-V-Leiden-Mutation
		  – Prothrombinmutation
		  – Antithrombin, Protein C und Protein S
		  – Antiphospholipid-Antikörper (Lupus-Antikoagulans, Anticardiolipin-Antikörper)

• **Diagnostische Hinweise für eine Hämolyse:** LDH ↑, indirektes Bilirubin ↑, Haptoglobin ↓, Urobilinogen im Urin ↑, Retikulozyten normal bis ↑
• **Diagnostische Hinweise für eine Eisenmangelanämie:** erniedrigter Serum-Eisenspiegel (eher Spätzeichen, wenn auch die Eisenspeicher leer sind), Serum-Ferritin < 12 µg/l, Anstieg der Transferrinkonzentration, reduzierte Transferrinsättigung, Anstieg des Transferrin-Rezeptors
  cave:
  – relativ niedrige Sensitivität und Spezifität der Serum-Eisenbestimmung (niedrige Eisenwerte finden sich auch bei Entzündung, Infektion, Tumor, Alkoholismus, Lebererkrankungen, falsch hohe Werte beispielsweise in der Akutphase einer Entzündung und nach Nahrungsaufnahme);
  – falsch hohe Serum-Ferritinwerte bei Entzündung, Tumor und Leberparenchymschäden (Ferritin = Akute-Phase-Protein);
  – Entzündung, Infektion und Malnutrition können erniedrigte Transferrinkonzentration bedingen;
  – **Transferrin-Rezeptor-Konzentration wird nicht durch Entzündung, Infektion und Tumoren beeinflusst, die Gabe von Erythropoetin führt jedoch zu einer Erhöhung der Konzentration.**
• **Diagnostische Hinweis für eine renale Anämie:** Hb < 12,5 mg/dl, Erythrozyten normochrom und normozytär, GFR < 30 ml/min, keine andere offensichtliche Anämieursache

Disseminierte intravasale Gerinnung (DIC)

Die DIC (Syn.: Verbrauchskoagulopathie) stellt eine Reaktion auf unterschiedliche „Reize" oder Trigger im Rahmen diverser Ursachen bzw. Grunderkrankungen dar. Es kommt zu einer Aktivierung des Gerinnungssystems mit nachfolgender intravasaler Mikrothrombosierung (→ Gefäßverschlüsse) und gleichzeitig einem Verbrauch von Gerinnungsfaktoren und Thrombozyten (→ erhöhte Blutungsneigung; s. Abb. B-3-2).
Als **Ursachen** kommen infrage:
• **Sepsis, Infektionen,**
• **Schock,**
• **Polytrauma,**
• große Operationen,
• maligne Erkrankungen,
• Leberschäden – akut und chronisch,
• Pankreatitis,
• Hämolyse,
• Transplantatabstoßung,
• Fehltransfusionen.

■ Diagnostik
• **Klinik:** Die klinische Symptomatik ist zunächst von der auslösenden Grunderkrankung geprägt. Bei manifester DIC können je nach Stadium und Verlauf **Organdysfunktionen** (Leber-, Nieren-, Lungenversagen etc.), **thromboembolische Ereignisse** (z. B. periphere Durchblutungsstörungen → Purpura fulminans) und **Blutungen** (Haut-, Organeinblutungen) auftreten.

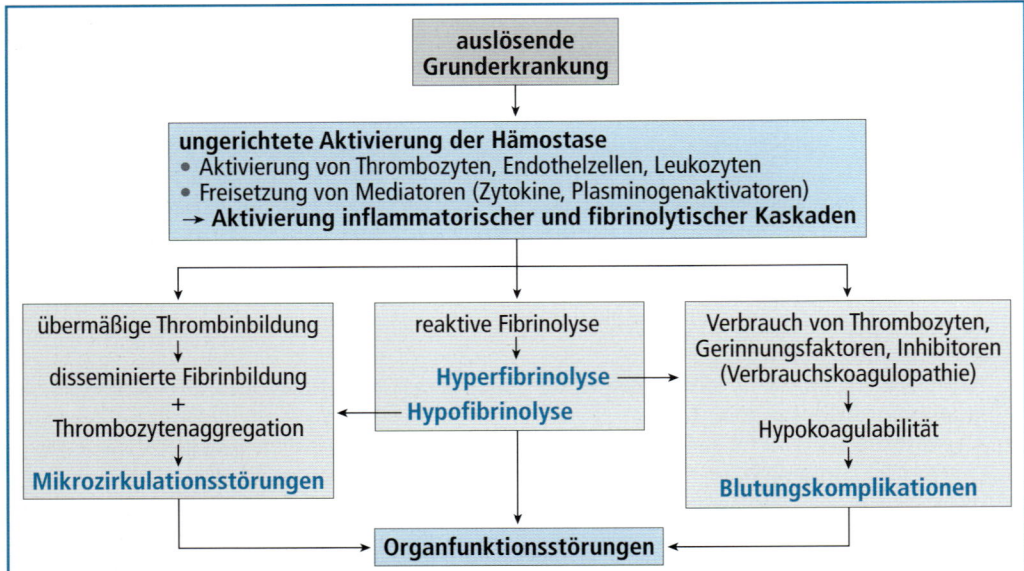

Abb. B-3-2 Pathophysiologie der DIC.

- **Gerinnungsdiagnostik:** Prothrombinzeit (Quick-Wert) ↓, aktivierte partielle Thrombinzeit (aPTT) ↑, Thrombozyten ↓, Antithrombin ↓, Fibrinogen ↓, D-Dimere und Fibrinmonomere ↑.

■ **Therapie**

- **Grunderkrankung** (= auslösendes Moment, z. B. Sepsis, Schock, Malignom, Intoxikationen) **frühzeitig erkennen und behandeln** → entscheidend für die Prognose.
- Bei akut dekompensierter DIC **intensivmedizinische Behandlung** mit **adäquater Volumen- und Katecholamintherapie.**
- **Organfunktionsstörungen** rechtzeitig erkennen und behandeln (z. B. Lungenversagen → **Beatmung**, Niereninsuffizienz → **Dialyse/Hämofiltration**).
- **Blutungsquellen identifizieren** und wenn möglich lokale **Blutstillung** (chirurgisch, endoskopisch, interventionell).
- **Hämostase wiederherstellen:** gefrorenes Frischplasma, evtl. Thrombozytenkonzentrate und ggf. Faktorenkonzentrate.

- **Blutkomponenten substituieren** (Erythrozytenkonzentrate, FFP, Thrombozytenkonzentrate).
- **Low-dose-Gabe von unfraktioniertem Heparin** (200–800 I. E./h); **cave:** erhöhte Blutungsgefahr, Kumulation bei Niereninsuffizienz (Datenlage für Heparingabe dürftig, eher empirische Empfehlungen, hohe Heparingabe nicht sinnvoll wegen Blutungskomplikationen).
- **Gerinnungsinhibitoren substituieren:** Antithrombin (Zielwert 80–120 %, Datenlage unsicher, Indikation bei schweren Krankheitsbildern und bei nachgewiesenem AT-Mangel unter extrakorporalen Zirkulationsverfahren z. B. ECMO, Nierenersatzverfahren), aktiviertes Protein C.

⚠ Die Wirksamkeit des Therapieregimes muss anhand kurzfristiger Laborkontrollen kontrolliert, reevaluiert und je nach Veränderung individuell angepasst werden.

B-3.3 Blutgase und Säure-Basen-Haushalt

B-3.3.1 Grundlagen

Für die Versorgung der Organe mit Sauerstoff sind die Perfusion und die Zahl der Sauerstoffmoleküle in der Peripherie entscheidend. Sie spiegelt sich primär im direkten Sauerstoffgehalt (C_aO_2), sekundär in der Sauerstoffsättigung (S_aO_2) und tertiär im Sauerstoffpartialdruck (p_aO_2) wieder.

Im klinischen Alltag wird v. a. der p_aO_2 als entscheidende Determinante herangezogen, was jedoch häufig zu therapeutischen Fehlentscheidungen führen kann.

Der Sauerstoffgehalt (C_aO_2) in ml O_2/100 ml Blut errechnet wie folgt:

> **!** Chemisch gebundener Sauerstoffgehalt + physikalisch gelöster Sauerstoffgehalt =
> **Hämoglobingehalt (Hb) × Sauerstoffsättigung (S_aO_2) × 1,34 (Hüfner-Zahl = O_2- Bindungskapazität) + Sauerstoffpartialdruck (p_aO_2) × 0,0031**

Die Bestimmung des Sauerstoffpartialdrucks als „entscheidender" Parameter im klinischen Alltag wird durch die Determinanten des C_aO_2 relativiert, da sowohl der Hb-Gehalt als auch die Sauerstoffsättigung eine wichtige Rolle spielen. Daraus ergibt sich, dass ein hoher Sauerstoffpartialdruck alleine keinen hohen Sauerstoffgehalt garantiert bzw. diesen teilweise nur unwesentlich beeinflusst. Hingegen führt eine Veränderung des Hb zu relevanten Veränderungen.

Der **Normalwert des C_aO_2** liegt bei ca. **20 ml O_2/100 ml**. Ein kritischer unterer Wert liegt bei akuten Erkrankungen bei ca. 8 ml O_2/100 ml und bei chronischen Erkrankungen bei ca. 5 ml O_2/100 ml.

Letztlich ist für die Organoxygenierung das **Sauerstoffangebot ($\dot{D}O_2$)** entscheidend, das sich als Produkt aus Herzminutenvolumen (CO = *cardiac output*) und Sauerstoffgehalt (C_aO_2) ergibt. Daraus lässt sich auch ableiten, dass

beispielsweise bei einer Anämie das Herzzeitvolumen (durch Herzfrequenz-Erhöhung) kompensatorisch gesteigert wird, um das Sauerstoffangebot aufrechtzuerhalten. Therapeutische Konsequenzen ergeben sich z. B. bei Patienten mit einem Herzinfarkt oder einer Herzinsuffizienz, bei denen die Korrektur einer Anämie zum einen zu einer Entlastung des Herzens führt und zum anderen das Sauerstoffangebot verbessert.

Säuren sind Substanzen, die in wässrigen Lösungen Wasserstoffionen abgeben, d. h., es kommt zum Anstieg der Wasserstoffionen im Blut. **Basen** sind Substanzen, die Wasserstoffionen aufnehmen können und damit zu einer Erniedrigung der Wasserstoffionen im Blut führen. Die Konzentration von Wasserstoffionen in Lösungen wird durch den pH-Wert dargestellt. Die Regulation des Säure-Basen-Haushalts erfolgt v. a.:

- **chemisch** – über Puffersubstanzen (z. B. Kohlensäure-Bicarbonat-Puffer, Plasmaproteine),
- **respiratorisch** – über Veränderung der Atemfrequenz und Atemtiefe und
- **metabolisch** – vorwiegend über die Niere (z. B. Ausscheidung von Wasserstoffionen bzw. Bicarbonatrückresorption).

Die Wasserstoffionen-Konzentration wird durch die Regelmechanismen in relativ engen Grenzen um 40 nmol/l (pH von $-\log_{10}$ (40×10^{-9}) = 7,40) gehalten. Der Erhalt der Wasserstoffionen-Konzentration ist essenziell für die zelluläre Funktion. Störungen können sich mit verschiedensten kardiovaskulären, gastrointestinalen, renalen, skelettalen, muskulären und zentralnervösen Störungen bemerkbar machen.

B-3.3.2 Blutgasanalyse

In Tab. B-3-6 sind die Parameter der Blutgasanalyse und ihre Normwerte aufgeführt.

Tab. B-3-6 Blutgasanalyse – Normwerte.

Parameter	Arteriell	Venös
pH	7,35–7,45	7,33–7,43
pO_2 (mm Hg)	80–110 (altersabhängig)	35–40
pCO_2 (mm Hg)	35–45	40–50
S_aO_2 (%)	95–99	70–75
Base Excess (BE, mmol/l)	0 ± 2	
HCO_3^- (mmol/l)	22–26	
Physiologische Anionenlücke (mmol/l) $(Na^+ + K^+) - (Cl^- + HCO_3^-)$	8–16 (laborabhängig)	
Lactat (mmol/l)	0,5–1,6	0,5–2,2

Einflussfaktoren und Fehlerquellen bei der Blutgasanalyse (BGA)

- **Temperatur:** Die BGA wird (in der Regel) bei 37 °C durchgeführt. Da pO_2, pCO_2 und pH temperaturabhängige Parameter sind, muss für eine genaue Analyse eine Abweichung der Körpertemperatur eingegeben werden, damit die „wahren" Werte berechnet werden können (wobei der klinische Nutzen einer Anpassung nicht eindeutig nachgewiesen ist). Hyperthermie → Erhöhung von pO_2, pCO_2 und Erniedrigung von pH, Hypothermie → Erniedrigung von pO_2, pCO_2 und Erhöhung von pH.
- **Probenentnahme:** Diese sollte arteriell oder kapillär erfolgen, **anaerob und luftblasenfrei,** um einen Gasaustausch mit der Umgebungsluft zu vermeiden (Gefahr von falsch hohen pO_2- und falsch niedrigen pCO_2-Werten). Eine zu starke Aspiration ist zu vermeiden, da dies einerseits zu einem Austritt der Gase, andererseits zu einer Hämolyse führen kann und damit falsche Werte verursacht. Bei Entnahmen aus einem liegenden Katheter muss vorher ausreichend aspiriert werden (ca. 3- bis 6-fache Menge des Katheterinhalts = ca. 2–5 ml), damit die Probe nicht „kontaminiert" wird. Nach der Entnahme ist ein („vorsichtiges") Durchmischen der Probe erforderlich, damit es nicht zu einer Sedimentierung kommt, was v. a. zu falschen Hämoglobinwerten führen kann.

- **Heparin-Mischung:** Da der pH-Wert von Heparin bei 7,0 liegt, kann es bei einem ungünstigen Mischungsverhältnis zu falsch niedrigen pH-Werten der Probe und damit zu Messabweichungen kommen. Um dies zu vermeiden, sollten am besten Fertigentnahmesets (z. B. mit sog. Elektrolyt kompensierten Trockenheparin-Spritzen) verwendet werden.
- **Transportzeit der Blutprobe:** Eine Analyse sollte innerhalb von 15 min erfolgen oder die Probe in Eiswasser gekühlt werden, da ansonsten aufgrund des Stoffwechsels der Blutzellen Sauerstoff verbraucht (Abnahme des pO_2) und Lactat gebildet wird, sodass das Bild einer metabolischen Azidose vorgetäuscht wird. Die Probenentnahme ist evtl. den festen Kalibrationen des Analysators anzupassen.
- **Alter des Patienten:** Mit zunehmendem Alter nimmt der „Norm"-pO_2 ab. Eine Korrektur erfolgt nach der Formel p_aO_2 (mm Hg) = $102 - 0,33 \times$ Lebensalter.

Beurteilung der Blutgasanalyse
- **pH-Wert:** Azidose (respiratorisch Ursache → pCO_2 erhöht?), Alkalose?
- **pCO_2:** Hyperkapnie (Hypoventilation? Respiratorische Azidose?), Hypokapnie (Hyperventilation? Stress?)

- **pO$_2$**: Hypoxie → Oxygenierungsstörung, Hypoventilation, F$_i$O$_2$ ausreichend? Hypotonie → Minderperfusion der Lunge?
  Ursachen der arteriellen Hypoxämie:
  – hypoxische Hypoxämie (Sauerstoffmangel, Abfall des p$_a$O$_2$) bei Lungenfunktionsstörungen, Atmungs-/Beatmungsproblemen, gestörtes Ventilations-Perfusions-Verhältnis
  – anämische Hypoxämie (Abnahme C$_a$O$_2$) im Rahmen einer Anämie oder Hämodilution → klinische Kompensationsmechanismen: Steigerung des Schlagvolumens oder Frequenzzunahme des Herzens
  – toxische Hypoxämie (Kohlenmonoxidvergiftung, Met-Hämoglobin-Bildner-Intoxikation)
- **HCO$_3^-$, BE**: erhöht (metabolische Alkalose?), erniedrigt (metabolische Azidose?), respiratorische Störung?

B-3.3.3 Störungen des Säure-Basen-Haushalts

Definition, Formen und Ursachen einer Azidose

Azidose = pH-Wert < 7,35 (= Anstieg der Wasserstoffionen-Konzentration):
- **Respiratorische Azidose** infolge verminderter CO$_2$-Ausscheidung aus der Lunge (CO$_2$-Retention) durch:
  – Verlegung der Atemwege,
  – Hypoventilation (z. B. medikamentös bedingt durch Sedativa, Muskelrelaxanzien),
  – falsche Respiratoreinstellung,
  – zentrale Atemstörung (Sedativa, SHT, Schlaganfall, ICB, Hirndruck etc.),
  – Verletzung der Atemorgane (z. B. Rippenserienfraktur, Pneumothorax),
  – neurologische/neuro-muskuläre Erkrankungen (z. B. GBS, ALS, CIP),
  – Lungenerkrankungen (Lungenembolie, Lungenödem, ARDS),
  – kardiopulmonale Reanimation.
- **Metabolische Azidose:**
  – infolge Zunahme der Säuren durch
    – Nierenversagen,
    – diabetische Ketoazidose,
    – Hungerketazidose,
    – alkoholische Ketazidose bzw. Alkoholvergiftung,
    – Laktatazidose,
    – Salicylsäurevergiftung,
    – Methanolvergiftung;
  – infolge Verlust von Bicarbonat durch
    – Durchfall,
    – Pankreassaft-/Dünndarmdrainage,
    – renale tubuläre Azidose;
  – infolge Abnahme der Bicarbonat-Konzentration durch Dilution mittels bicarbonatfreier Infusionslösungen (normovolämisch = Wiederauffüllung des EZR nach Verlusten, hypervolämisch = Vergrößerung des EZR).

Definition, Formen und Ursachen einer Alkalose

Alkalose = pH-Wert > 7,45 (= Abfall der Wasserstoffionen-Konzentration):
- **respiratorische Alkalose** infolge Verlust von Kohlendioxid durch vermehrte Abatmung (falsche Respiratoreinstellung, Angst, Stress, Schmerz, kompensatorische Hyperventilation bei Anämie oder Hypoxie, Medikamente)
- **metabolische Alkalose** infolge Verlust von Säuren durch:
  – Erbrechen
  – Reflux via Magensonde
  – Diuretikatherapie
  – schwere Hypokaliämie
  – unkontrollierte Pufferung einer Azidose
  – Cortisontherapie
- gemischte (respiratorische und metabolische) Störungen

Klinik

Häufig unspezifische Symptomatik mit Verwirrtheit, Bewusstseinsstörung, allgemeiner Schwäche.
- **Azidose:** Verwirrtheit und Bewusstseinsstörungen bis hin zum Koma, Muskelschwä-

che, Herzrhythmusstörungen, arterielle Hypotonie
- **Alkalose:** Übererregbarkeit des Nervensystems, z. B. Tetanie (tonische Verkrampfungen), Herzrhythmusstörungen, arterielle Hypotonie

Labordiagnostik

Respiratorisch bedingte Störungen sind v. a. durch einen veränderten **pCO$_2$** und **metabolische Störungen** durch **Änderungen des Base Excess und des Standardbicarbonats** geprägt (Tab. B-3-7).

! Zur Beurteilung des Säure-Basen-Haushalts müssen mindestens folgende Parameter bestimmt werden: pH-Wert, p_aCO_2, HCO_3^-, BE, Natrium, Chlorid.

Therapeutische Optionen bei pathologischen Blutgasveränderungen und Störungen des Säure-Basen-Haushalts

! Respiratorische Änderungen werden metabolisch kompensiert und sollten respiratorisch behandelt werden.

Metabolische Störungen werden respiratorisch kompensiert, sollten jedoch metabolisch therapiert werden.

Eine kompensierte Störung liegt vor, wenn der pH-Wert bereits wieder im Bereich zwischen 7,35 und 7,45 liegt. Das heißt aber auch, dass ein normaler pH-Wert nicht mit einem normalen Säure-Basen-Haushalt gleichzusetzen ist.

Vor einer spezifischen Therapie stehen immer die Beseitigung der Ursache und v. a. die Wiederherstellung einer suffizienten Herz-Kreislauf-Funktion, falls diese gestört sein sollte (z. B. Hypovolämie, Schock, Sepsis).
- **Probleme bei einer Azidose:**
  - Im Rahmen einer Azidose kommt es häufig zu einer Hyperkaliämie, die jedoch unter Therapie der Azidose beseitigt wird (**cave:** dann Gefahr der Hypokaliämie).
  - Die Reaktivität der Gefäßmuskulatur auf Katecholamine sowie die Kontraktionsfähigkeit des Myokards sind vermindert.
  - Bei ausgeprägter Azidose besteht die Gefahr der Minderdurchblutung der Niere; in Kombination mit einer Hypotonie und/oder einem Volumenmangel kann es zu einer Anurie/Nierenversagen kommen.

Tab. B-3-7 Typische Laborveränderungen bei Störungen des Säure-Basen-Haushalts.

Störung	Base Excess/ Bicarbonat	pH-Wert	pCO$_2$	Kompensation
Metabolische Azidose	↓ BE < − 2 mmol/l, HCO_3^- < 21 mmol/l	↘ < 7,35	↘	respiratorisch: vermehrte CO$_2$-Abatmung → pCO$_2$ ↘
Metabolische Alkalose	↑ BE > +2 mmol/l HCO_3^- > 26 mmol/l	↗ > 7,45	↗	respiratorisch: verminderte Ventilation mit CO$_2$-Retention → pCO$_2$ ↗
Respiratorische Azidose	↗	↘ < 7,35	↑ > 45 mm Hg	renal: vermehrte Elimination von H$^+$-Ionen, HCO_3^- ↗
Respiratorische Alkalose	↘	↗ > 7,45	↓ < 35 mm Hg	renal: vermehrte Ausscheidung von HCO_3^- → HCO_3^- ↘

↗ = leichte bis mäßige Erhöhung, ↘ = leichte bis mäßige Verminderung, je nach Ausmaß der Säure-Basen-Störung und der Effektivität der Kompensationsmechanismen

- **Probleme bei einer Alkalose:**
  - Es besteht die Gefahr der Hypokaliämie durch Verschiebung von Kalium aus dem EZR in die Zelle.
  - Der relative Calciummangel kann zu einer Tetanie führen.

Maßnahmen bei
- **respiratorischer Azidose:**
  - Verbesserung der alveolären Ventilation, z. B. durch Erhöhung des Atemminutenvolumens (Tidalvolumen und Beatmungsfrequenz);
  - evtl. Optimieren der Respiratoreinstellung, Anfeuchten der Inspirationsluft;
  - Atemtherapie, Lagerung (z. B. halbsitzend, obere Extremitäten auslagern), Vibration;
  - Sekretolyse/Broncholyse (Absaugen);
  - Schmerztherapie bei schmerzbedingter Hypoventilation;
- **metabolischer Azidose:**
  - bei renal bedingter Azidose (z. B. akutes Nierenversagen) → Verbesserung der Nierenfunktion durch Flüssigkeitsgabe, Diuretika, Absetzen oder Dosisreduktion von nephrotoxischen Substanzen möglich; bei schwerer renal bedingter Azidose (pH-Wert < 7,1) → Nachdenken über eine Nierenersatztherapie;
  - bei diabetischer Ketoazidose → *langsame* Senkung des Blutzuckerwertes im Vordergrund (Insulingabe in Kombination mit Kaliumsubstitution, s. a. Kap. „Störungen des Glucosestoffwechsels", S. 452);
  - bei bedrohlicher Azidose mit einem pH-Wert < 7,2 und fehlender rascher kausaler Behandlungsoption → Gabe von Puffersubstanzen (Natriumbicarbonat 4,2 % oder 8,4 %, **cave:** wegen hoher Osmolarität Gabe über ZVK!); Voraussetzung für die Pufferung ist jedoch eine suffiziente Atmung, da das anfallende CO_2 abgeatmet werden muss ($HCO_3^- + H^+$ → $H_2O + CO_2$);

! **Berechnung des Natriumbicarbonatbedarfs:**
$NaHCO_3$ in mmol/l = negativer Base Excess (mmol/l) × Körpergewicht (kg) × 0,3
Alternative: Tris-Puffer/Trometamol-Lösung (z. B. bei Hypernatriämie), Dosierung: Bedarf Trometamol in mmol = negativer BE × Körpergewicht (in kg) × 0,3 (Tageshöchstdosis 5 mmol/kg KG)
Cave: Atemdepression, passagere Hyperkaliämie, Paravasat kann zu schweren Gewebsnekrosen führen → Gabe über ZVK. Kontraindikation: relevante Nierenfunktionsstörung (Oligurie/Anurie) und Hyperkaliämie
→ Zeitnahe BGA-Kontrolle (z. B. nach Substitution der halben Dosis), um eine Alkalose zu verhindern!

- **respiratorischer Alkalose:**
  - Optimierung der Beatmungseinstellungen (Atemfrequenz und/oder Atemhubvolumen reduzieren);
  - bei Hyperventilation (Stress, Angst, Schmerzen) Patient beruhigen, auslösendes Moment beseitigen, ggf. Sedierung, Analgesie;
  - Erhöhung des Totraums (Rückatmung der Exspirationsluft/„Tütenatmung");
- **metabolischer Alkalose:**
  - Erbrechen/Reflux behandeln;
  - Flüssigkeitszufuhr mit isotoner NaCl-Lösung;
  - bei erhöhtem Bicarbonat → Acetazolamid (Diamox®; führt zu einer erhöhten renalen Ausscheidung von Bicarbonat);
  - evtl. Gabe von Salzsäure (Dosis: Säurebedarf in mmol = positiver BE × 0,3 × kg KG) oder Argininchloridlösung (**cave:** evtl. Verstärkung einer intrazellulären Alkalose);
  - Alkalose unter Diuretikatherapie und Hypokaliämie: Dosisreduktion wenn möglich, Kaliumsubstitution.

Säure-Basen-Management unter therapeutischer Hypothermie

Normothermie ist die Grundlage für verschiedene biochemische und biophysikalische Vorgänge des menschlichen Körpers. Bei therapeutischer Hypothermie (gezielte Temperaturabsenkung < 36 °C) kann es – abhängig von der absoluten Temperaturabsenkung – zu verschiedenen Nebeneffekten im Elektrolythaushalt, in der Gerinnung, im Säure-Basen-Haushalt und bei den Blutgasen kommen.

So führen erniedrigte Temperaturen trotz gleicher Gaskonzentration zu erniedrigten Partialdrücken, sodass dies bei der Interpretation der Blutgasanalyse beachtet bzw. rechnerisch ausgeglichen werden muss.

Unter Hypothermiebedingungen kommt es zu einer Abnahme der Dissoziation der Basen und Säuren mit der Folge, dass (bei gleich bleibendem CO_2) die Wasserstoffionenkonzentration verhältnismäßig sinkt und damit der pH-Wert steigt.

Prinzipiell stehen zwei Regime zur Verfügung:
- die Alpha-Stat-Regulation, bei der die unkorrigierten Werte unter der Hypothermie im Normbereich gehalten werden,
- die pH-Stat-Regulation, bei der die gemessenen Werte (die normalerweise auf der Basis einer Körpertemperatur von 37 °C berechnet werden) auf die aktuelle Körpertemperatur korrigiert werden.

❗ Keine temperaturkorrigierten und nicht temperaturkorrigierten Blutgasanalysen nebeneinander verwenden!

Unter der Annahme, dass ein arterieller pH von 7,40 vorliegen muss, solange der p_aCO_2 40 mm Hg und der BE 0 mmol/l beträgt, kann für die klinische Praxis empfohlen werden, dass bei konstant gehaltenem normalem endexspiratorischem CO_2-Gehalt (Norm für $p_{et}CO_2$ 40 ± 5 mm Hg) eine temperaturkorrigierte Messung des pCO_2 und des korrespondierenden pH zur Überwachung der Beatmungseinstellung ausreicht. Der Metabolismus wird über den temperaturunabhängigen Base Excess diagnostiziert. Die temperaturkorrigierte pH-Bestimmung kann der Unterscheidung zwischen Azidose und Alkalose dienen.

Literatur, Infos, Internetadressen

Bach F, Mertzlufft F. Therapeutische Hypothermie und Säure-Basen-Management. Anaesthesist 2007; 56: 366–70.

Bekanntmachung der Richtlinien zur Gewinnung von Blut und Blutbestandteilen und zur Anwendung von Blutprodukten (Hämotherapie) gemäß §§ 12 und 18 des Transfusionsgesetzes (TFG) Novelle 2005. www.bundesaerztekammer.de Leitlinien/Richtlinien.

Deisenhammer F, Bartos A, Egg R et al. Guidelines on routine cerebrospinal fluid analysis. Report from an EFNS task force. Eur J Neurol 2006; 13: 913–22.

Dempfle C-E, Borggrefe M. Disseminierte Gerinnung. Intensivmed 2006; 43: 103–10.

Deutsche Gesellschaft für Hämatologie und Onkologie. Leitlinie Anämien 2007. www.dgho.de/→ Informations-Pool → Leitlinien.

Fiedler GM, Thiery J. Der „fehlerhafte" Laborbefund. Teil 1: Fehlerquellen der prä- und postanalytischen Phase. Internist 2004; 45: 315–32.

Fries D, Streif W, Haas T, Kühbacher G. Die Dilutionskoagulopathie, ein unterschätztes Problem? Anästhesiol Intensivmed Notfallmed Schmerzther 2004; 39: 745–50.

Karimi M, Bereczky Z, Cohan N, Muszbek L. Factor XIII deficiency. Semin Thromb Hemost 2009; 35(4): 426–38.

Knichwitz G. Der Säure-Basen-Haushalt. Intensivmedizin up2date 2005; (1): 205–20.

Köhler D. CaO$_2$-Wert zur Beurteilung der Sauerstoff-Organversorgung". Dtsch Ärztebl 2005; 28/29: A2026.

Kretschmer V, Gombotz H, Rump G. Transfusionsmedizin – Klinische Hämotherapie. Stuttgart: Thieme 2008.

Luxembourg B, Krause M, Lindhoff-Last E. Basiswissen Gerinnungslabor. Dtsch Ärztebl 2007; 104(21): A1489–98.

Marino P. The ICU Book. Philadelphia: Lippincott Williams & Wilkins 2007.

Martinelli I, Bucciarelli P, Manucci P. Thrombotic risk factors: basic pathophysiology. Crit Care Med 2010; 38 (Suppl): S3–9.

Monnig M. Blutgasanalyse Teil 1 und 2. intensiv 2002; 10: 48–59 und 100–7.

Napolitano L, Warkentin T, AlMahameed A, Nasrawy S. Heparin-induced thrombocytopenia in the critical care setting: Diagnosis and management. Crit Care Med 2006; 34(12): 2898–911.

Ortel TL. Acquired thrombotic risk factors in the critical care setting. Crit Care Med 2010; 38(Suppl): S43–50.

Pieracci FM, Barie PS. Diagnosis and management of iron-related anemias in critical illness. Crit Care Med 2006; 34: 1898–905.

Schmitz M, Heering PJ. Intensivmedizinisch relevante Störungen des Säure-Basen-Haushaltes. Intensivmed 2010; 47: 507–12.

Storch-Hagenlocher B, Reiber H, Wildemann B, Otto M. Liquordiagnostik. Liquordiagnostik. In: Wildemann B, Reiber H, Oschmann P. Neurologische Labor-diagnostik. Stuttgart: Thieme 2006.

Thiery J, Fiedler GM. Der „fehlerhafte" Laborbefund. Teil 2: Häufige Ursachen von Fehlinterpretationen labormedizinischer Befunde. Internist 2004; 45: 437–54.

Thomas L. Labor und Diagnose. 7. Aufl. Frankfurt a. M.: TH-Books 2008.

Wollmer E, Neubauer A. Allgemeine und spezielle Anämiediagnostik. Internist 2006; 48: 1269–78.

www.fachinfo.de

www.giftinfo.uni-mainz.de

www.iakh.de (Interdisziplinäre Arbeitsgemeinschaft für Klinische Hämotherapie)

www.physioklin.de

www.rote-liste.de

Zander R. Optimierung des Säure-Basen-Status unter Hypothermie. Anaesthesist 2007; 56: 912–16.

B-4 Erhöhter Hirndruck

André Grabowski

B-4.1 Grundlagen

Die Monroe-Kellie-Doktrin besagt, dass die Volumenzunahme eines der intrakraniellen Kompartimente (Hirnparenchym, Liquor, Blut) nur durch eine Volumenabnahme eines anderen Kompartimentes kompensiert werden kann. Entsprechend sind die Kompensationsmöglichkeiten innerhalb der Schädelhöhle bei jüngeren Patienten relativ gering und bei älteren Patienten mit hirnatrophischen Veränderungen meist etwas größer. Trotzdem gibt es bei allen Patienten limitierende anatomische „Engstellen" (Tentoriumschlitz, Foramen magnum), die bei entsprechenden Hirndrücken zu erheblichen Hirnparenchymschädigungen und konsekutiv zum Tod führen können.

Zum Verständnis der diagnostischen und therapeutischen Möglichkeiten bei erhöhtem Hirndruck sind einige grundlegende anatomische und physiologische Kenntnisse hilfreich:

- Schädelbinnenvolumen: ca. 1500 bis 1700 ml, davon ca. 85 % Hirnparenchym und ca. 10 % Liquor und 5 % Blut;
- Liquorvolumen: ca. 70 bis 100 ml, tägliche Neubildung ca. 600 bis 700 ml;
- zerebrale Durchblutung: 15 % des Herzzeitvolumens (HZV) = 700 bis 900 ml/min (HZV = Schlagvolumen × Herzfrequenz = ca. 70 ml × 80/min= 5–6 l/min).

Der normale zerebrale Blutfluss (CBF) beträgt 45 bis 55 ml/100 g/min; bei einem CBF unter 20 ml/100 g/min liegt eine Mangeldurchblutung vor mit Ausfall der elektrischen Aktivitäten und drohendem hypoxischem Gewebeschaden.

Der zerebrale Blutfluss wird mithilfe des mittleren arteriellen Drucks (MAP), des intrakraniellen Drucks (ICP) und des zerebralen Gefäßwiderstands (CVR) nach folgender Formel berechnet:

 $$CBF = (MAP - ICP)/CVR$$

Der MAP errechnet sich aus der Formel: $(p_{syst} + 2 \times p_{diast})/3$.

- Die Differenz zwischen dem mittleren arteriellen Blutdruck und dem intrakraniellen Druck bezeichnet man auch als zerebralen Perfusionsdruck, abgekürzt CPP *(cerebral perfusion pressure)*. Dieser beträgt normalerweise > 70 mm Hg.

> **!** **Bei Patienten mit gestörter Autoregulation sind CPP-Werte zwischen 50 und 70 mm Hg meist ausreichend.** Ein Abfall des CPP unter 50 mm Hg muss jedoch vermieden werden. Eine aggressive Therapie, um Werte über 70 mm Hg zu erreichen, ist jedoch nicht erforderlich.

- Der **zerebrale Gefäßwiderstand** wird autoregulatorisch an den MAP angepasst, um die Gehirndurchblutung bei einem MAP zwischen 60 und 100 mm Hg stets konstant zu halten. Diese Autoregulation sorgt für eine konstante zerebrale Perfusion (unabhängig vom arteriellen Blutdruck). **Bei Hypertonikern** ist die untere Grenze der Autoregulation nach oben verschoben → der erforderliche CPP ist erhöht! **Bei zerebralen Läsionen** (Infarkt, Blutung etc.) kann die Autoregulation gestört oder aufgehoben sein. Die Hirndurchblutung folgt in diesem Fall dem zerebralen Perfusionsdruck (= MAP) mit der Gefahr einer Hypoperfusion (= Hypoxie) oder Hyperperfusion (z. B. ICP-Anstieg).

! Ein Hirndruck > 15 mm Hg bzw. 20 cm H$_2$O wird als erhöht bezeichnet.

Als **Ursachen eines erhöhten Hirndrucks** kommen infrage:
- Hirnödem bei
  - traumatischen Läsionen: Schädel-Hirn-Trauma, Kontusionen, Operationen;
  - osmotische Störungen: Hyponatriämie;
  - metabolische Störungen: Hypoglykämie, fulminantes Leberversagen;
  - Hypoxie: Schlaganfall, Zustand nach Reanimation;
  - Intoxikation, z. B. Blei;
  - Entzündung, z. B. Enzephalitis oder Meningitis;
- raumfordernde Prozesse:
  - Tumor;
  - Blutung (EDH, SDH, SAB, ICB);
  - Fremdkörper;
- Hydrocephalus (malresorptivus oder occlusus);
- Erhöhung der arteriellen Blutkompartimente durch:
  - hypertensive Entgleisung;
  - posttraumatische/ischämische Hyperperfusion;
  - epileptische Anfälle;
- venöse Stauung durch:
  - Sinus-/Hirnvenenthrombose;
  - Kopftieflage;
  - kardiale Stauung.

B-4.2 Klinik

Das klinische Bild kann sehr variabel sein und von Kopfschmerzen und Müdigkeit bis hin zum Koma reichen. Die Symptomatik hängt vom Ausmaß der Hirndrucksteigerung, aber auch von den zugrunde liegenden Pathomechanismen (Ursache, Lokalisation und Schwere der Schädigung) sowie Begleiterkrankungen (Schädel-Hirn-Trauma im Rahmen eines Polytraumas, metabolische Entgleisung, zerebrale Hypoxie bei Kreislaufversagen etc.) ab. Typische klinische Veränderungen sind in Tab. B-4-1 aufgeführt.

Tab. B-4-1 Typische Symptomatik bei Hirndrucksteigerung und Herniation.

Intrakranieller Druck (mm Hg)	Symptomatik
20–30	Kopfschmerzen, Übelkeit/Erbrechen, Somnolenz, Unruhe/Psychosyndrom, Hypertonie, Bradykardie, Krampfanfall
30–40	Sopor
40–50	Koma mit Cheyne-Stokes-Atmung, weite und lichtstarre Pupillen, Atemlähmung, Einklemmungssyndrome (Dekortikationssyndrom → Beugekrämpfe, Dezerebrationssyndrom → Streckkrämpfe, positive Pyramidenbahnzeichen, Atemstörungen, neurologische Ausfälle durch Hirninfarkte, Kreislaufdysregulation)
> 50	drohender Hirntod
Einklemmungssyndrome	
Uncus-Herniation (laterale transtentorielle Herniation des Temporallappens)	ipsilaterale Okulomotorius-Lähmung (weite Pupille), Arteria-cerebri posterior-Infarkt
Hirnstammherniation (zentrale Hirnstammherniation)	Ausfall der Hirnstammfunktionen von rostral nach kaudal
Kleinhirntonsillenherniation (transforaminale Herniation)	medulläre Dysfunktionen, Herz-Kreislauf-Stillstand

B-4.3 Diagnostik

Neben dem klinischen Bild und der körperlichen Untersuchung ist v. a. die **zerebrale Bildgebung** von entscheidender Bedeutung. Sie ermöglicht Aussagen zur Ursache (z. B. Blutung, Ödem), Ausmaß (z. B. Größenausdehnung, Raumforderungsfernzeichen) und Komplikationen (z. B. Einklemmungszeichen, Liquorzirkulationsstörungen) der Hirndrucksteigerung und kann zudem als Verlaufsparameter dienen. In Tab. B-4-2 sind exemplarisch typische CT- und MRT-Befunde bei Hirndrucksteigerung und hypoxischem Hirnschaden zu finden.

In den Abb. B-4-1 und B-4-2 sind beispielhaft die morphologischen Veränderungen die auf einen raumfordernden Effekt bzw. einen erhöhten Hirndruck hinweisen dargestellt. Auch kortikale Latenzverzögerungen und Amplitudenminderung der SEP (z. B. N. medianus) können auf eine druckbedingte Schädigung hinweisen (unspezifischer Befund, jedoch zur Verlaufskontrolle einsetzbar).

Neben der Bildgebung ist die **Hirndruckmessung** elementarer Bestandteil des „Neuro-Monitorings" bei Patienten mit erhöhtem Hirndruck. Die Grundlagen der Hirndruck (ICP)-Messung werden im Folgenden erklärt.

■ Sonden

Die ICP-Messung ist prinzipiell an 3 verschiedenen Orten möglich:
- extrazerebral: epi-/subdural,
- intraparenchymatös,
- intraventrikulär (mittels externer Ventrikeldrainage [EVD]).

Die zuverlässigsten Werte werden mittels der intraparenchymatösen und der intraventrikulären Druckmessung erzielt.

Vorteil der EVD ist neben einer verlässlichen ICP-Messung die Möglichkeit einer gleichzeitigen Hirndrucktherapie durch individuelle Drainage des Liquors.

Tab. B-4-2 Typische Befunde bei Hirnödem bzw. hypoxischem Hirnschaden.

cCT		cMRT	
Hirnödem	**Hypoxischer Hirnschaden**	**Hirnödem**	**Hypoxischer Hirnschaden**

• diffuse „Raumforderung" (Ödem) mit verstrichenen Liquorräumen, engen Ventrikeln und basalen Zisternen einer oder beider Hemisphären
• Aufhebung der Mark-Rinden-Grenze
• Stammganglien hypo- bis isodens, fehlende bzw. eingeschränkte Abgrenzbarkeit der Stammganglienstrukturen
	• evtl. streifige kortikale Hyperdensitäten (Nekrosen mit Einblutungen)
	• im Verlauf diffuse Atrophie
	• Aufhebung der Mark-Rinden-Grenze
	• Stammganglien hypo- bis isodens, fehlende bzw. eingeschränkte Abgrenzbarkeit der Stammganglienstrukturen
		• verstrichene Sulci
		• unscharfe Begrenzung bzw. Aufhebung der Mark-Rinden-Grenze
		• evtl. diffuse Signalsteigerung in den T2-/Flair-Sequenzen
			• akut bis subakut (erste 14 d)
			  – Hirnschwellung mit verstrichenen Sulci
			  – T2/PD/FLAIR: Hyperintensitäten in den Stammganglien
			  – DWI-Störungen (ADC = apparent *diffusion coefficient* ↓) Kortex, Stammganglien und Kleinhirn
			• spät subakut (nach 14 d):
			  – T2 normal
			  – DWI-Störungen Kortex und Stammganglien
			• chronisch:
			  – T2/PD/FLAIR: Hyperintensitäten in den Stammganglien
			  – T1: Hyperintensitäten kortikal (Nekrosen mit Einblutungen)
			  – ADC normal
			  – Hirnvolumenminderung

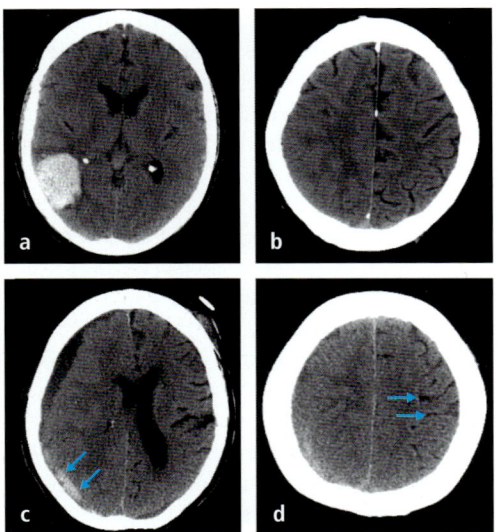

Abb. B-4-1 a) Atypische intraparenchymatöse Blutung rechts temporookzipital; **b)** rechtsseitiges Hirnödem mit verstrichenen Sulci und undeutlicher Grau-Weiß-Differenzierung; **c)** chronisches subdurales Hämatom mit „frischen" Blutanteilen im hinteren Anteil (Pfeile) über der rechten Hemisphäre mit Raumforderungszeichen (Ventrikelkompression, Mittellinienverlagerung, verstrichene Sulci); **d)** Zeichen eines Hemisphärenödems rechts mit verstrichenen Sulci und undeutlicher Grau-Weiß-Differenzierung (normale Darstellung der Sulci links; blaue Pfeile).

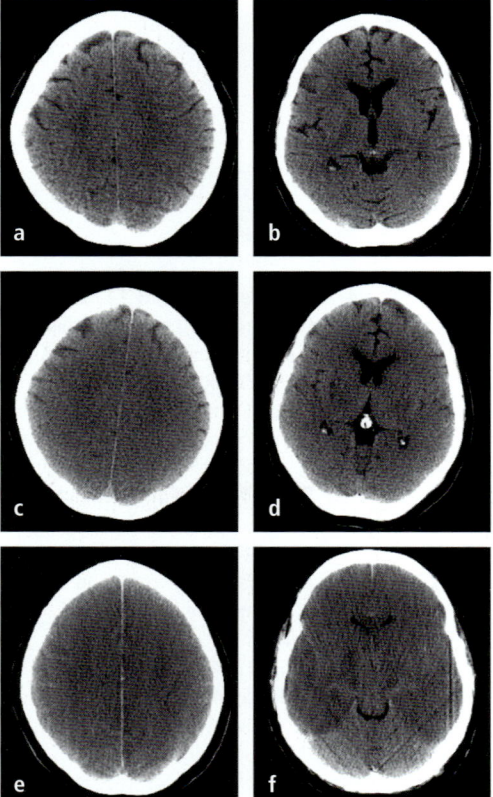

Abb. B-4-2 Hypoxischer Hirnschaden im Verlauf. **a und b)** 1 Tag nach Reanimation: unauffälliges CT des Schädels; **c und d)** 3 Tage nach Reanimation: beginnender Verlust der Grau-Weiß-Differenzierung und der Abgrenzbarkeit der Stammganglien; **e und f)** 14 Tage nach Reanimation: vollständiger Verlust der Grau-Weiß-Differenzierung, nicht mehr abgrenzbare Stammganglien, generalisiertes Hirnödem (beachte auch die engen Ventrikel), auffällige Dichteminderung des Gehirns im Rahmen des Ödems bzw. einer Kolliquationsnekrose mit vermehrtem Flüssigkeitsgehalt des Gehirns.

■ Messung von ICP, MAP und CPP

In Abb. B-4-3 sind beispielhaft die Messungen eines Patienten mit beidseitiger EVD und die zugehörigen Druckkurven gezeigt. Die Abb. B-4-4 zeigt schematisch das Prinzip der Ventrikeldrainage.

Fehlerquellen beim ICP-Monitoring

- Korrekte Positionierung der Referenzhöhe des Drucknehmers bzw. der EVD-Kammer – Soll: ca. Augenhöhe/äußerer Gehörgang (Monroi-Höhe; Abb. B-4-5); Überdrainage bei zu tiefer Position, Unterdrainage bei zu hoher Position sowie Fehlmessung des ICP + CPP!
- Nullabgleich zur Atmosphäre → Fehlmessung mit falschen therapeutischen Konsequenzen
- Filter der Mischkammer (Bakterienfilter) – Soll: trocken lassen/abklemmen beim Transport → sonst fehlender Druckausgleich
- Entleeren der Mischkammer – Soll: System zum Patienten verschließen → sonst entsteht ein Sog im gesamten System (inklusive Hirn)!
- „Kabelsalat" → Sonden, Drainagen, Katheter, Kabel zur Vermeidung von Diskonnektion, Beschädigung oder Manipulation (z. B. abklemmen) sortieren
- Fixierung – Naht versus Schraube → je nach Fixierung ist das Schlauchsystem eher fest oder eher locker mit dem Patienten verbunden

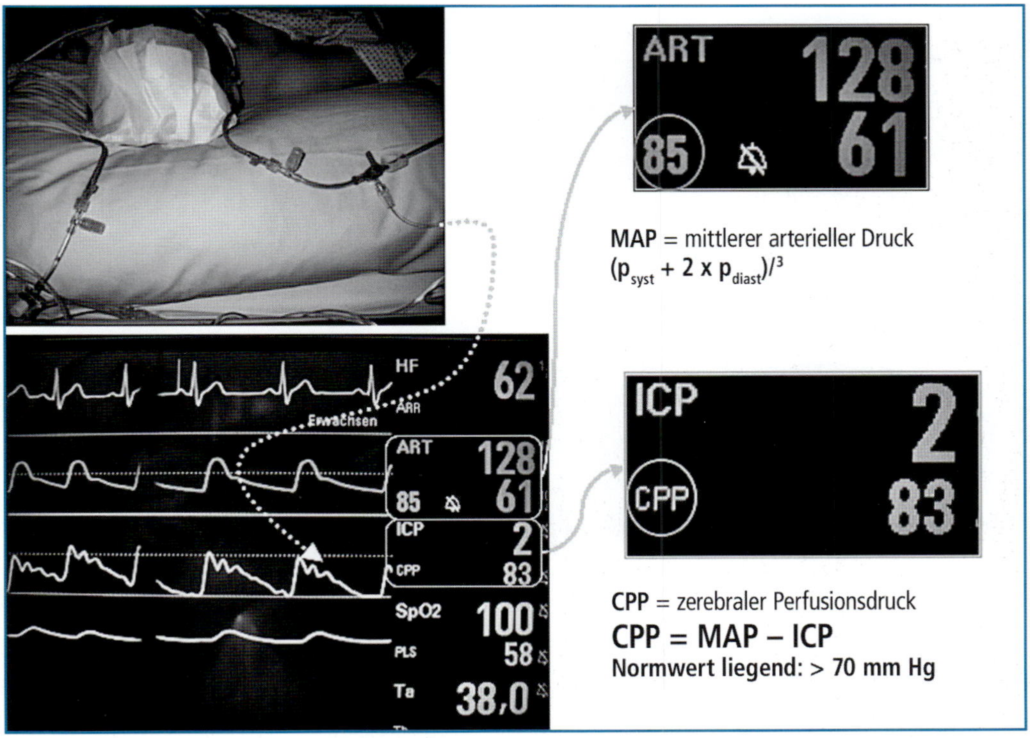

MAP = mittlerer arterieller Druck
$(p_{syst} + 2 \times p_{diast})/^3$

CPP = zerebraler Perfusionsdruck
CPP = MAP – ICP
Normwert liegend: > 70 mm Hg

Abb. B-4-3 Invasive kontinuierliche Druckmessung mittels beidseitiger EVD (Bild oben links). Im Monitor (Bild unten links) werden in der zweiten Reihe von oben die arteriellen Druckwerte inklusive MAP (hier 85 mm Hg) angezeigt. In der Reihe darunter werden der intrakranielle Druck (ICP) und der Perfusionsdruck (CPP) aufgeführt.

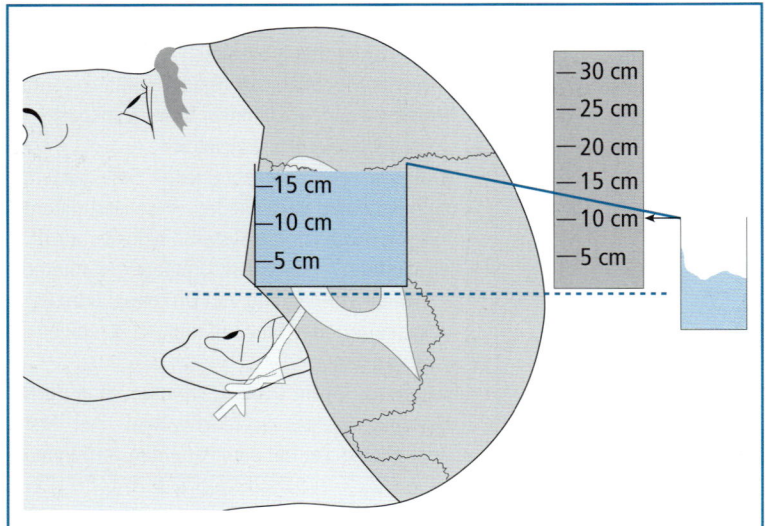

Abb. B-4-4 Schematische Darstellung der Funktion einer Ventrikeldrainage. Bei einem Anstieg des ICP über das eingestellte Niveau der EVD-Kammer (hier 10 cm) kommt es zum Überlaufen von Liquor bis das Druckniveau „innen zu außen" ausgeglichen ist und identische Druckverhältnisse vorliegen. Wichtig ist eine optimale und standardisierte Positionierung der EVD-Kammer auf die Referenzhöhe des Schädels (hier gestrichelte, blaue Linie).

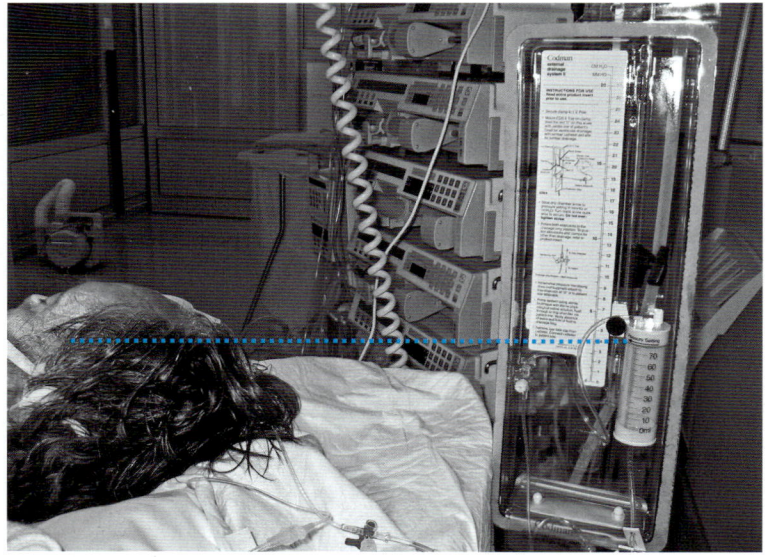

Abb. B-4-5 Korrekte Positionierung der EVD-Kammer: Das gewünschte Druckniveau soll in Augenhöhe bzw. auf Höhe des äußeren Gehörgangs liegen (gestrichelte Linie).

 Komplikationen beim ICP-Monitoring

- Drainagen-/Drucksondendislokation: keine Liquordrainage, fehlerhafte Druckwerte (Abb. B-4-6 a und b)
- Einblutungen im Bereich der Drainage/Sonde (Abb. B-4-6 c und d)
- Drainageninfektion (ca. 10 % innerhalb der ersten 10 Tage, Lozier 2002)
- Überdrainage/Unterdrainage durch falsche Positionierung

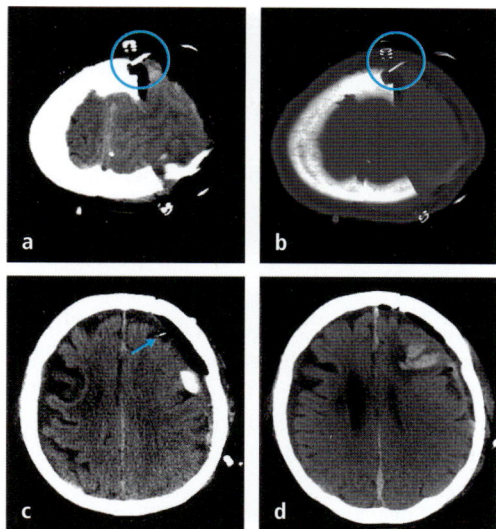

Abb. B-4-6 Drucksonden-Komplikationen im CT des Schädels: **a und b)** Dislokation einer „intraparenchymatösen" Drucksonde nach subkutan; **c)** operative Entlastung eines SDH links mit Anlage einer Drucksonde (Pfeil); **d)** klinische Verschlechterung nach Entfernung der Drucksonde durch eine Parenchymblutung im Bereich der ehemaligen Sondenposition.

B-4.4 Therapie

Zur Hirndrucktherapie stehen verschiedene Möglichkeiten zur Verfügung. Neben nicht-invasiven bzw. konservativen (Basis-)Maßnahmen wie beispielsweise Stressreduktion, Schmerztherapie, veränderte Lagerung und verschiedenen medikamentösen Ansätzen, stehen zur Eskalation auch invasive Methoden (Ventrikeldrainage, Hypothermiebehandlung, Dekompressionskrankiektomie) zur Verfügung.

> [!] Das Therapieziel ist ein ICP unter 20 mm Hg und ein CPP zwischen 50 und 70 mm Hg sowie eine stabile klinische Situation!

B-4.4.1 Konservative Maßnahmen

Lagerung

Als Empfehlung gilt: Oberkörperlagerung 0 bis 30°, aber ggf. kann eine flache (0°) Lagerung besser sein wegen
- besserer venöser Drainage und
- Reduktion des CPP durch Oberkörper-Hochlagerung.

Da es zu ungünstigen Auswirkungen auf den ICP kommen kann, sollten folgende Lagerungen vermieden werden:
- Kopfdrehung, -beugung;
- Jugularvenenkompression (z. B. auch durch ZVK, Pulmonalarterienkatheter);
- Kopftieflage.

Beatmung

Ein hoher PEEP und Plateaudruck (p_{peak}) sowie ein ungünstiges I:E-Verhältniss (I >> E) können sich aufgrund des erhöhten intrathorakalen Drucks ungünstig auf den intrakraniellen Druck auswirken.
Als Lösungen bieten sich an:
- ICP-Monitoring (Verändert das Beatmungsregime überhaupt den ICP/CPP?),
- moderater PEEP (5–8 mbar),
- normales I:E-Verhältnis,
- ausreichend hoher MAP und CPP (ggf. Gabe von Katecholaminen, Volumen, Erythrozytenkonzentraten, Proteine),
- assistierter Beatmungsmodus und/oder ausreichende Sedierung.
- Eine **Hyperventilation** führt im Rahmen der Absenkung des pCO_2 (< 40 mm Hg) zu einer Vasokonstriktion der zerebralen Gefäße. Dadurch wird das zerebrale Blutvolumen gesenkt und entsprechend der Monroe-Kellie-Doktrin der ICP verringert. Dieser Effekt wird rasch erzielt, hat jedoch nur kurzfristig (wenige Stunden) einen Einfluss auf den ICP (Anwendung daher nur im Notfall). Nachteil der Vasokonstriktion ist eine Reduktion des CPP und des CBF

mit der Gefahr der Minderperfusion bei Ischämien und SAB. Die Hirndurchblutung ändert sich um etwa 2 ml/100 g/min pro mm Hg Änderung des pCO_2. Bei einem pCO_2 von 15 bis 20 mm Hg ist die Hirndurchblutung um ca. 50 % reduziert.

- Eine **Hypoventilation** mit einem Anstieg des pCO_2 (> 40 mm Hg) und einem Abfall des Sauerstoffpartialdrucks (pO_2) führt zu einer Vasodilatation mit einer vermehrten zerebralen Durchblutung und einem Anstieg des ICP.

Temperaturmanagement

Eine erhöhte Temperatur geht mit einem schlechteren Outcome einher. Daher bei allen Patienten eine Normothermie, in der initialen Phase ggf. auch eine leichte Hypothermie herbeiführen.

Flüssigkeits-/Volumenmanagement

Zur Aufrechterhaltung eines ausreichenden CPP ist eine adäquate Volumentherapie notwendig (dies wird z. B. bei der Subarachnoidalblutung im Rahmen der Tripple-H-Therapie – Hypervolämie, Hämodilution, Hypertonie – therapeutisch genutzt). Jedoch birgt sie auch die Gefahr einer Steigerung des zerebralen Blutflusses mit Anstieg des intrakraniellen Drucks.

Mit besonderer Vorsicht sind hypotone Lösungen (z. B. 5 %ige Glucose) einzusetzen. Diese können aufgrund des osmotischen Gradienten und einer gestörten Endothelfunktion zu einer Zunahme eines Hirnödems führen.

Blutdruckmanagement

Empfohlene Antihypertensiva sind:
- Urapidil,
- Clonidin,
- Betarezeptorenblocker.

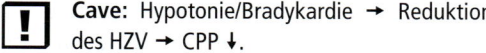

Cave: Hypotonie/Bradykardie → Reduktion des HZV → CPP ↓.

Ungünstige Antihypertensiva sind:
- Glyceroltrinitrat,
- Calciumkanalblocker,
- Dihydralazin.

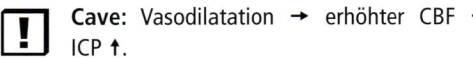

Cave: Vasodilatation → erhöhter CBF → ICP ↑.

Stressreduktion

Husten, Pressen, Würgen, Kältezittern, Umlagern/Transport, Schmerzen etc. erhöhen den intrakraniellen Druck. Daher ist es wichtig für eine ausreichende Sedierung und Analgesie Sorge zu tragen.

Cave: Ketamin erhöht den CBF und kann ggf. eine ICP-Erhöhung bedingen.

Medikamentöse Therapie

Für die medikamentöse Therapie eines erhöhten ICP stehen verschiedene Substanzen zur Verfügung. Neben den Osmotherapeutika (Glycerol, Mannitol, hypertone Kochsalzlösung) werden v. a. zur Deeskalation auch diverse Narkotika (z. B. Thiopental, Propofol) verwendet.

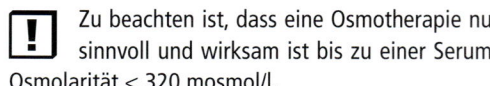

Zu beachten ist, dass eine Osmotherapie nur sinnvoll und wirksam ist bis zu einer Serum-Osmolarität < 320 mosmol/l.

Eine Übersicht der hirndrucksenkenden Medikamente ist in Tab. B-4-3 zu finden.

Die Gabe von Cortison zur Hirndrucktherapie ist lediglich bei intrakraniellen Tumoren (vasogenes Ödem) und Abszessen indiziert.

Bei bedrohlich raumfordernden intrakraniellen Tumoren oder Metastasen kann auch eine dringliche Bestrahlung und Dexamethason-Gabe (Fortecortin®) indiziert sein.

Als **Nebenwirkungen** einer Osmotherapie sind zu beachten:
- Volumenüberladung mit Herzinsuffizienz,
- Niereninsuffizienz,

Tab. B-4-3 Medikamente zur Hirndrucksenkung.

Substanz	Dosierung	Wirkung – Nebenwirkung – Cave
Glycerol 10 %	• i. v.: bis 4 × 125 ml über jeweils 60 min (max. 500 ml/d) • p. o.: 1 g/kg KG/24 h in 4–6 Einzeldosen	• Blutzuckerentgleisungen • i. v.: Hämolysegefahr, Volumenbelastung, ggf. Rebound-Effekt • p. o.: Aspirationsgefahr
Etomidat	15–20 mg i. v. (0,3–0,5 mg/kg KG/h)	• Reduktion des CBF und des O_2-Verbrauchs **cave:** Abfall von Blutdruck und CPP
Mannitol 20 %	3–4 × 125(–250) ml (ca. 0,5–1 g/kg KG)	• schnelle Wirkung • bei mehrmaliger Gabe Wirkungsverlust und Akkumulation, ggf. Ausdehnung des Ödems • Vorsicht bei Niereninsuffizienz → da nur renale Elimination!
NaCl 10 %	3 ml/kg KG, bis zu 250 ml/d	• Elektrolytkontrolle, ein Serum-Natriumwert > 155 mmol/l sollte nicht überschritten werden
Propofol	0,5–4 mg/kg KG/h + bei Bedarf Bolus 10–20 mg	• CBF ↓ **cave:** Blutdruckabfall, Bradykardie → CPP ↓; Atemdepression, Toleranzentwicklung, Propofol-Infusionssyndrom (PRIS)
Sorbit 40 %	0,5–0,75 g/kg KG über 20 min	**cave:** Blutzucker-Anstieg, Leberinsuffizienz
Thiopental	3–5 mg/kg KG als Bolus, ggf. Perfusor 3–5 mg/kg KG/h Eindosierung unter EEG-Kontrolle bis ein Burst-Suppression-Muster erreicht ist	• CBF + CBV ↓ • O_2- und Glucose-Verbrauch ↓ • antikonvulsive Wirkung • bei fehlendem Erfolg (ICP-Kontrolle) → Abbruch **cave:** Blutdruckabfall → CPP ↓
TRIS-Puffer	• Testdosis: 1 mmol/kg KG über 10 min, bei Ansprechen 60 mmol/2 h • Perfusor: 0,25 mmol/kg KG/h, Ziel-pH: 7,5–7,55	• sehr effektive ICP-Senkung durch Alkalisierung und nachfolgender Vasokonstriktion **cave:** lebensbedrohliche Alkalose (→ BGA-Kontrolle); Vorsicht bei Niereninsuffizienz

• Rebound-Phänomene mit Anstieg des ICP,
• Elektrolytstörungen,
• Störungen des Säure-Basen-Haushalts.

Hypothermie-Behandlung

Man unterscheidet die milde Hypothermie (Temperatur ~35 °C) von der moderaten Hypothermie (Temperatur ~33 °C).

Der Nutzen einer Hypothermie-Behandlung zur Hirndrucksenkung ist, außer bei der hypoxischen Enzephalopathie nach Reanimation und beim Schädel-Hirn-Trauma, nicht ausreichend gut durch Studiendaten belegt und muss zurzeit als „experimentell" bzw. „individueller Heilversuch" angesehen werden. Sie kann v. a. im Rahmen einer Eskalationstherapie – bei therapierefraktären Hirndruckkrisen – versucht werden.

Unter pathophysiologischen Aspekten (Senkung des zerebralen Metabolismus) ist jedoch ein Nutzen bei primären Hirnerkrankungen (Ischämie, Blutung) nachvollziehbar.

Für den Erfolg der Hypothermie-Behandlung scheint ein früher Beginn, eine Zieltemperatur von 33 bis 34 °C über 2 bis 3 Tage und eine nachfolgende langsame Wiedererwärmung (ca. 0,1 °C/h) bedeutend zu sein.

Die beste Steuerung ist durch intravasalen Kühlkatheter (z. B. Coolguard®) möglich. Die

Kühlung ist aber auch mittels Kühldecke (Cool Touch®), Kühlpacks und kalten Infusionen erzielbar.

> **Komplikationen der Hypothermie-Behandlung**
> - Kältezittern → ausreichende Sedierung/Analgesie, ggf. Relaxierung
> - Rheologische Störungen, Störungen der Blutgerinnung, Thrombozytopenie
> - Elektrolytstörungen (v. a. Hyperkaliämie)
> - Erhöhte Rate an nosokomialen Infektionen (v. a. Pneumonien)
> - Herzrhythmusstörungen, arterielle Hypotonie
> - Darmmotilitätsstörungen (z. B. Ileus)

Die Komplikationen hängen v. a. von der Dauer der Hypothermie-Behandlung und der Temperatur ab. Bei einer Temperatur < 32 °C steigt das Risiko für Komplikationen.

B-4.4.2 Invasive/operative Therapie

Indikationen für invasive Therapiemaßnahmen sind:
- raumfordernder Mediainfarkt bei jüngeren Patienten,
- raumfordernder Kleinhirninfarkt,
- akutes Epidural-/Subduralhämatom,
- intrazerebrale Blutung (v. a. oberflächlich gelegene Blutungen),
- Hydrocephalus occlusus.

Möglichkeiten der invasiven Therapie sind:
- Bohrlochtrepanation und Entlastung bei Epidural-/Subduralhämatomen,
- Hemikraniektomie bei malignen Mediainfarkten,
- Entlastungskraniektomie bei Kleinhirnblutungen,
- Ausräumung der Blutungshöhle (z. B. auch endoskopisch) bei intrazerebralen Blutungen,
- Anlage einer externen Ventrikeldrainage (EVD) zur Liquorableitung (s. Abb. B-4-7).

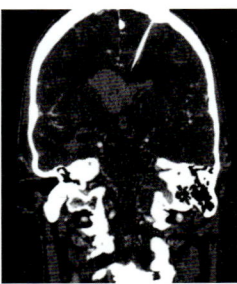

Abb. B-4-7 Das CT zeigt die Platzierung einer externen Ventrikeldrainage im linken Seitenventrikel bei einem Patienten mit intraventrikulärer Blutung und dadurch bedingter Verlegung des Foramen Monroi und des III. Ventrikels.

> **!** Die Entscheidung zur operativen Entlastung sollte v. a. bei jüngeren Patienten mit massiven Hirnschwellungen/-raumforderungen frühzeitig, d. h. innerhalb der ersten 48 h erfolgen.

> **Therapie von Hirndruckkrisen**
> - Auslöser (Stress, Schmerzen etc.) beseitigen.
> - Oberkörper hochlagern (**cave:** Reduktion des CPP möglich).
> - Analgosedierung vertiefen (**cave:** Hypotension mit Reduktion des CPP möglich).
> - Für Liquordrainage (intermittierend oder kontinuierlich) sorgen.
> - Rasche Gabe von Mannitol (**cave:** Nierenfunktion und Serum-Osmolarität) oder hypertoner NaCl-Lösung (**cave:** Hypernatriämie).
> - Forcierte Hyperventilation mit pCO_2 < 30 mm Hg (**cave:** kurzzeitiger Effekt, Gefahr der Minderperfusion).
> - Barbituratnarkose: initial Thiopental-Bolusgabe von 5 bis 10 mg/kg KG und Reaktion auf ICP abwarten; bei erfolgreicher Senkung Dauergabe (3–5 mg/kg KG) bis zum Erreichen eines Burst-Suppression-Musters im EEG (**cave:** Hypotension mit Reduktion des CPP möglich).
> - Gegebenenfalls passagere Hypothermie (33–34 °C für die Dauer von 2–5 d und langsamer Wiedererwärmung; effektive Hirndrucksenkung möglich jedoch ohne wesentlichen Einfluss auf Mortalität und Morbidität, tendenziell effektiver bei frühem Beginn).
> - Dekompressionstrepanation (Ultima-Ratio-Therapie bei therapierefraktärer ICP-Steigerung).

Literatur, Infos

Bershad EM, Humphreis WE, Suarez JI. Intracranial hypertension. Semin Neurol 2008; 28: 690–702.

Hauer EM, Stark D, Staykov D, Steigleder T, Schwab S, Bardutzky J. Early continuous hypertonic saline infusion in patients with severe cerebrovascular disease. Crit Care Med 2011; 39(7): 1766–72.

Hulme A, Cooper R. The effects of head position and jugular vein compression on intracranial pressure. Journal of Neurosurgical Nursing 1976; 13: 184–98.

Koenig MA, Bryan M, Lewin JL 3rd et al. Reversal of transtentorial herniation with hypertonic saline. Neurology 2008; 70(13): 1023–9.

Latorre JG, Greer DM. Management of acute intracranial hypertension. A review. The Neurologist 2009; 15: 193–207.

Lozier AP, Sciacca RR, Romagnoli MF, Connolly ES Jr. Ventriculostomy-related infections: a critical review of the literature. Neurosurgery 2008; 62 (Suppl 2): 688–700.

Meixensberger J, Renner C. Therapeutische Hypothermie auf der Intensivtherapiestation. Anaesthesist 2007; DOI 10.1007/s00101-007-1255-6.

Poldermann K. Induced hypothermia and fever control for prevention and treatment of neurological injuries. Lancet 2008; 371: 1955–69.

Scherer R. Intrazerebrale Blutung. Konservative Therapie bei Hirnödem – welche Wege führen nach Rom? Anaesthesiol Intensivmed Notfallmed Schmerzther 2008; 10: 692–701.

B-5 Organspende und Hirntoddiagnostik

André Grabowski

B-5.1 Organisation und Richtlinien

Die Organtransplantation wird durch das „Gesetz über die Spende, Entnahme und Übertragung von Organen (Transplantationsgesetz – TPG)" aus dem Jahr 1997, in der Neufassung aus 2007 und den Änderungen aus dem Jahr 2009 geregelt.

Der Hirntod und dessen Feststellung werden durch die Stellungnahme aus dem Jahr 1997 des wissenschaftlichen Beirats der Bundesärztekammer „Kriterien des Hirntodes – Entscheidungshilfen zur Feststellung des Hirntodes" in Form einer Richtlinie geregelt.

Die Organspende wird durch die Deutsche Stiftung Organspende (DSO) und deren regionalen Koordinatoren unterstützt und organisiert.

Zum **Aufgabenspektrum der DSO** gehören:
- orientierendes Konsil: Klärung der Voraussetzungen zur Organspende, Besprechung weiterer Schritte;
- Vermittlung eines neurologischen Konsils zur Hirntoddiagnostik;
- Entscheidung zur Organspende: Gespräch mit Angehörigen;
- Kommunikation mit der Staatsanwaltschaft: Freigabe bei nicht natürlicher Todesursache;
- organprotektive Intensivtherapie: Beratung und Unterstützung vor Ort;
- Durchführung spezieller Laboruntersuchungen (Toxikologie, Infektionsserologie, Gewebetypisierung);
- Koordination der Organentnahme (Eurotransplant, Entnahmeteam, Logistik).

Als **Spenderorgane** kommen infrage: Niere, Leber, Pankreas, Lunge, Herz, Dünndarm und Kornea.

Im Jahr 2010 gab es 1 296 Organspender. Todesursachen waren zu 53 % intrakranielle Blutungen, zu 18 % Schädel-Hirn-Traumen, zu 14 % hypoxische Hirnschäden, zu 12 % Hirninfarkte und mit jeweils 0,6 % entzündliche Hirnschäden sowie primäre Hirntumoren. Circa 50 % der Organspender waren zwischen 16 und 54 Jahren alt. Am häufigsten fanden Nierentransplantationen statt, gefolgt von Leber- und Herztransplantationen (Daten beziehen sich auf die Situation in Deutschland, Quelle DSO).

Voraussetzungen für die Organspende sind:
- Feststellung des Hirntodes = abgeschlossene Hirntoddiagnostik;
- Zustimmung zur Organspende – Informationsmaterialien zum Thema Hirntod und Organspende sind auf der Homepage der DSO zu finden, z. B. „Kein Weg zurück ... Informationen zum Hirntod" unter www.dso.de → Todesfeststellung → Hirntoddiagnostik;
- Ausschluss von **Kontraindikationen**:
  - HIV-Infektion,
  - akute Hepatitis B/C,
  - floride Tuberkulose,
  - schwere organische Erkrankungen (auch ohne aktuelle Manifestation),
  - Sepsis mit nachgewiesenen multiresistenten Keimen und/oder disseminierter intravasaler Koagulopathie, Thrombozytopenie, Organdysfunktion,
  - nicht kurativ behandeltes Malignom (Ausnahme primäre niedriggradige Hirntumoren, Meningeome, Adenome der Hypophyse, Basaliome, Spinaliome); bei malignomsuspekten Veränderungen ggf. Schnellschnittdiagnostik anstreben,
  - aktiver i. v. Drogenabusus.

> [!] Eine prinzipielle Altersbegrenzung zur Organspende existiert nicht. Entscheidend sind die Organfunktionen zum Zeitpunkt des Hirntodes.

Organe älterer Patienten werden meist aber nur älteren Patienten transplantiert (z. B. Niere, Kornea, Leber).

Die Transplantation von Organen mit zu erwartender passagerer Dysfunktion (z. B. Niere) kann nach Therapieoptimierung, Rücksprache mit dem DSO-Koordinator und Risikoabwägung in Betracht gezogen werden.

Im Krankenhaus sind folgende **Abläufe abzuklären**:

- Wer initiiert die Organspende?
- Wer führt die Hirntoddiagnostik durch?
- Wer kümmert sich um die Angehörigen (Information, Entscheidung zur Organspende etc.)?
- Wer überwacht die organprotektive Intensivtherapie?
- Wer ist für die ergänzende Diagnostik (Labordiagnostik, apparative Zusatzdiagnostik etc.) verantwortlich?
- Wo und wie wird die Organentnahme durchgeführt? (Anästhesisten, Chirurgen informieren)

Empfehlungen für das Angehörigengespräch

- Geeigneten, störungsfreien Raum bereitstellen.
- Alle erforderlichen Informationen zur Verfügung halten.
- Rollen der Gesprächspartner (v. a. bei mehreren Gesprächsführern) untereinander und gegenüber den Angehörigen klären.
- Ziel des Gesprächs erklären.
- Beim Gespräch verständliche Sprache mit geringer Anzahl von Fremdwörtern benutzen, ruhige Gesprächsatmosphäre herstellen und ausreichend Zeit gewähren.
- Klären, evtl. nachfragen, ob der Hirntod verstanden und akzeptiert wurden.
- Aktiv zuhören, um Fragen und Sorgen der Angehörigen Raum zu geben.

- Im Gespräch klären, ob weitere Informationen erforderlich sind und dafür Sorge tragen, dass die Angehörigen diese auch erhalten.
- Entscheidung begleiten und nicht drängen.
- Entscheidung der Angehörigen respektieren und nicht bewerten.
- Nach der Entscheidung weitere Hilfe anbieten (z. B. Verabschiedung vom Patienten ermöglichen, Gespräch mit Mitarbeitern der DSO organisieren, Information über Transplantationserfolg gewünscht?)

B-5.2 Intensivmedizinische Vorbereitung des Patienten

B-5.2.1 Labor- und apparative Diagnostik

Der Umfang von Diagnostik und Organspende bedingen einander und sollten mit der DSO besprochen werden. Bei fehlenden diagnostischen/infrastrukturellen Möglichkeiten der behandelnden Klinik organisiert die DSO diese von extern.

Zu den notwendigen **Laboruntersuchungen** gehören:

- Blutgruppe;
- arterielle Blutgase;
- Blutbild (evtl. plus Differenzialblutbild);
- Blutzucker und HbA_{1c};
- Urinstatus (inklusive Proteine) und Urinsediment;
- klinische Chemie: Natrium, Kalium, Kreatinin, Harnstoff, Amylase, Lipase, alkalische Phosphatase, GOT (ASAT), GPT (ALAT), γ-GT, Bilirubin (direkt und indirekt), LDH, CK/CK-MB, Quick-Wert (INR), Albumin, Fibrinogen, PTT, CRP;
- Serologie: HIV-1- und -2-AK, HCV-AK, HBsAg, Anti-HBc-AK, CMV-AK;
- Kulturen bei schweren Infektionen/Sepsis: Blut, Urin, Bronchialsekret aus bronchoalveolärer Lavage.

Die **apparative Diagnostik** umfasst:

- EKG,
- Röntgen-Thorax,
- Sonographie Abdomen,
- Echokardiographie (evtl. transösophageale Echokardiographie),
- ggf. Bronchoskopie,
- ggf. Koronarangiographie bei geplanter Herzentnahme.

B-5.2.2 Organprotektive Intensivtherapie

Die oftmals vor Eintritt des Hirntodes auf eine Minimalpflege beschränkten Pflegemaßnahmen sowie das Monitoring müssen nach dem Hirntod wieder intensiviert werden. Dabei kann die Pflege eines Hirntoten für das Pflegepersonal sehr belastend sein (Gefühl der Niederlage, Umgang mit den Angehörigen, Informationsdefizite bezüglich der Organspende). Um evtl. Problemen zuvorzukommen, sollten Bedenken und Fragen offen diskutiert und beantwortet werden.

Als **Therapieziele** sind zu definieren:

- MAP: 70 bis 90 mm Hg,
- ZVD: 7 bis 9 mm Hg,
- S_aO_2: > 95 %,
- p_aO_2: > 100 mm Hg,
- S_vO_2: > 70 %,
- Urinvolumen: 2 ml/kg KG/h,
- Körpertemperatur: > 35 °C,
- Natrium: 135–145 mmol/l,
- Kalium: 3,5–5 mmol/l,
- Hämatokrit: 20–30 Vol.-%,
- Blutzucker: < 180 mg/dl,
- Lactat: < 3 mmol/l,
- arterielle Blutgase im Normbereich.

 Es ist ein entsprechend intensives kontinuierliches Monitoring durchzuführen!

Bei **geplanter Lungenentnahme** sind wenig traumatisierende Beatmungseinstellungen (PEEP 10–15 mbar, Tidalvolumen 6–8 ml/kg KG, inspiratorischer Spitzendruck < 30 mbar) und eine negative Flüssigkeitsbilanz bzw. Volumenrestriktion erforderlich.

Bei einer **geplanten Nierenentnahme** muss auf eine ausreichende Ausscheidung geachtet werden. Bleibt die Diurese trotz adäquater Flüssigkeitszufuhr und eines suffizienten arteriellen Mitteldrucks unter 2 ml/kg KG/h, kann die Ausscheidung evtl. durch kleine Dosen Furosemid oder Mannitol gefördert werden.

Nach Ausfall zentraler Regulationsmechanismen können verschiedene Komplikationen auftreten, die einer adäquaten und zeitnahen Therapie bedürfen, um eine Schädigung der Organe zu vermeiden (s. Tab. B-5-1).

Tab. B-5-1 Komplikationen der organprotektiven Intensivtherapie bei potentiellen Organspendern.

Komplikationen	Maßnahmen

Hypovolämie/Hypotonie
Ursachen:
- Hypovolämie durch Flüssigkeitsmangel/-verluste
- Verlust des Gefäßtonus
- kardiale Dysfunktion (bei z. B. Herzerkrankung, Herzrhythmusstörungen, metabolischen Entgleisungen, Volumenüberlastung)
- Vasodilatation (z. B. spinaler Schock, Sepsis, Katecholamin-Wirkungsverlust)
	Ziel-MAP: 70–90 mm Hg
	- Infusionstherapie unter Bilanzierung der Ein- und Ausfuhr
	- Absetzen von Hypotonie verursachenden Medikamenten
	- Volumenersatztherapie: kombinierte Gabe von Kristalloiden/Kolloiden im Verhältnis 2 : 1
	- ggf. kombinierte Volumen-Katecholamintherapie
	  – Noradrenalin
	  – Dobutamin
	  – bei Versagen: ggf. Gabe von Methylprednisolon (100 mg/h)
	- FFP bei gleichzeitig bestehender Gerinnungsstörung
	- Erythrozytenkonzentrate bis Hkt von 20–30 Vol.-%

Tab. B-5-1 (Fortsetzung)

Komplikationen	Maßnahmen

Diabetes insipidus centralis
Bei bis zu 70 % der Patienten, Urinmengen > 5 ml/ kg KG/h und spezifisches Gewicht Urin < 1005, Ausbildung einer Hypernatriämie und Hypokaliämie → hypertone Dehydratation
	• Desmopressin (Minirin®): 2–4 µg i. v. (= ½–1 Amp.)
	  – wenn Diurese stark zurückgeht, liegt ggf. ein Volumenmangel vor
	  – bei persistierender Polyurie: Blutzuckerkontrolle wegen möglicher osmotischer Diurese
	• alternativ: Vasopressin (Pitressin®): 20–120 µU/kg KG/ min via Perfusor (**cave:** Gefahr der Vasokonstriktion mit Minderperfusion der Organe)
	• adäquate Volumensubstitution und Elektrolyt-/ Blutzuckerkontrolle:
	  – Hypernatriämie mit Hypovolämie: Infusion von 5%iger Glucose + Insulin
	  – Hypernatriämie mit ausreichendem Volumen: Furosemid + stündliche Volumensubstitution mit Glucose 5 % (nach Bilanz)
	  – Hypokaliämie: kontinuierliche Kaliumsubstitution

Elektrolytstörungen, v. a. Hypernatriämie und Hypokaliämie	• Hypernatriämie mit Hypovolämie: Glucose-5 %-Infusion + Insulin • Hypernatriämie mit ausreichendem Volumen: Furosemid + stündliche Volumensubstitution mit Glucose 5 % (nach Bilanz) • Hypokaliämie: kontinuierliche Kaliumsubstitution
Hypothermie Probleme der Hypothermie sind: adaptive Funktionsminderung der Organe, Verstärkung der Hyperglykämieneigung (Insulinausschüttung ↓), Kontraktilität des Herzens ↓, Arrhythmieneigung ↑, Verschlechterung der Mikrozirkulation, Gerinnungsstörungen	Ziel-Temperatur > 35 °C • Reduktion von Wärmeverlusten (Zudecken) • Erwärmung mit Heizdecken • Anwärmen mit Infusionslösungen • ggf. Coolguard®
Hypokapnie	• Optimierung der Stoffwechselsituation • Beatmungseinstellungen
Autonome Dysregulation (durch Ausfall zentraler pontiner bzw. medullärer Steuerungsmechanismen [Cushing-Reflex] mit Sympathikusaktivierung) • Hypertonie • Tachykardie	symptomatische Therapie mit • Urapidil • Nifedipin • Metoprolol (**cave:** HZV-Reduktion) • Ursachenbehandlung: z. B. der Hypovolämie, Hypokaliämie
Anämie	2–4 Erythrozytenkonzentrate kreuzen, damit diese bei Bedarf „vorrätig" sind Indikation zur Transfusion, v. a. bei der Mehrorganentnahme Ziel-Hkt: > 20 bzw. > 30 Vol.-% bei instabilen, katecholaminpflichtigen Patienten

B-5.3 Hirntodfeststellung

Voraussetzung für die Organspende ist die Feststellung des Hirntodes. Diese wird durch die „Richtlinien zur Feststellung des Hirntodes" der Bundesärztekammer und die Ausführungsgesetze der Länder geregelt (s. www.dso.de → Transplantationsgesetz).

Der Hirntod beinhaltet den unwiderruflichen Ausfall sämtlicher Gehirnfunktionen (Großhirn, Kleinhirn und Hirnstamm) und attestiert den Tod des Patienten.

Die Diagnose des Hirntodes erfordert:
- die Erfüllung der Voraussetzungen für die Feststellung des Hirntodes,
- die Feststellung der klinischen Zeichen des Hirntodes und
- den Nachweis der Irreversibilität der klinischen Ausfallssymptome.

Der Hirntod sollte mittels des von der Bundesärztekammer publizierten **Protokoll zur Feststellung des Hirntodes** dokumentiert werden (s. www.dso.de/fachinformationen/arbeitsmittel/pdf/hirntodprotokoll.pdf).

B-5.3.1 Voraussetzungen

[!] Unabdingbare Voraussetzungen für die Feststellung des Hirntodes sind der Nachweis einer primären oder sekundären **nicht reversiblen** Hirnschädigung (z. B. mittels cCT, cMRT oder eindeutiger Anamnese z. B. Zustand nach protrahierter kardiopulmonaler Reanimation) und der Ausschluss anderer Ursachen einer Hirnschädigung.

Zu den **primären (strukturellen) Hirnschädigungen** zählen z. B. Verletzungen, Blutungen, Infarkte, Tumoren oder Verschlusshydrozephalus.

Als **sekundäre (metabolische) Hirnschädigungen** kommen infrage z. B. Hypoxie, prolongierte Schocksituation oder Herz-Kreislauf-Stillstand

Ausgeschlossen werden müssen **reversible Ursachen** der Hirnschädigung:

- Intoxikation,
- medikamentöse Beeinflussung der Hirnfunktion (Sedativa, Narkotika) – **cave:** veränderte Pharmakokinetik bei kritisch kranken Patienten,
- Relaxation,
- primäre Hypothermie (Körpertemperatur < 32 °C),
- Kreislaufschock,
- Koma bei metabolischer, endokriner oder entzündlicher Erkrankung.

[!] Der Hirntod muss durch 2 Ärzte mit mehrjähriger Erfahrung in der Intensivbehandlung von Patienten mit schweren Hirnschädigungen bescheinigt werden. Die Ärzte müssen unabhängig voneinander arbeiten und dürfen nicht an der Entnahme oder Übertragung der Organe beteiligt sein.

B-5.3.2 Klinische Zeichen des Hirntodes

Zu den klinischen Zeichen des Hirntodes zählen:
- **Koma** mit fehlender Reaktion auf periphere Schmerzreize; **cave:** spinale Reflexe und Automatismen können zu Extremitätenbewegungen führen (Lazarus-Phänomen → Übersicht in Jain 2006);
- **Hirnstamm-Areflexie:**
  - Hirnnerven II + III: weite, oft entrundete Pupillen ohne Lichtreaktion,
  - Hirnnerven V + VII: Ausfall des Kornealreflexes, keine Reaktion auf Schmerzreize,
  - Hirnnerven III, IV, V, VI, VIII:
    - Ausfall des okulozephalen Reflexes: Unbeweglichkeit der Augäpfel bei passiver Bewegung des Kopfes (Puppenkopfphänomen) oder bei Spülung der Gehörgänge mit Eiswasser oder
    - Ausfall des okulokardialen Reflexes: keine Beeinflussung des Herzrhythmus durch Bulbusdruck (**cave:** autonome Dysfunktion beim GBS),

– Hirnnerven V + VII: keine Reaktion auf trigeminale Schmerzreize,
– Hirnnerven V, VII, IX, X: Ausfall des Würge- und Hustenreflexes (z. B. bei tiefer endotrachealer Absaugung);
• **Apnoe:** Vor der Durchführung des Apnoe-Tests müssen ideale Testbedingungen vorliegen, d. h.:
– Euthermie,
– systolischer Blutdruck > 90 mm Hg,
– stabile Herzfrequenz,
– normale pO_2-und pCO_2-Werte,
– kein Sedativa- oder Narkotikaeffekt mehr (auf Halbwertszeit achten, **cave:** veränderte Pharmakokinetik kann bei Intensivpatienten zu einer prolongierten Medikamentenwirkung führen).

Exkurs: Apnoe-Test

• Initiale BGA mit Ausgangswerten,
• nachfolgend hypovolumische Hyperoxygenation (F_iO_2 = 1 bzw. 100 % Sauerstoffgabe) bis zu einem pCO_2 von 60 mm Hg (bei nachgewiesener **Hyperoxygenation** p_aO_2 > 200 mm Hg),
• dann Diskonnektion und alleinige endotracheale Sauerstoffinsufflation (über ca. 5–10 min),
• regelmäßige BGA-Kontrollen (z. B. nach 3, 6 und 9 min).

Bei fehlenden Atembemühungen des Patienten trotz anhaltender Hyperkapnie (pCO_2 > 60 mm Hg oder Anstieg von mehr als 20 mm Hg im Vergleich zum Ausgangswert) ist der Apnoe-Test positiv. Dokumentation der BGA-Werte und der Dauer der Diskonnektion. Rekonnektion des Patienten an den Respirator (Vermeidung einer Hypoxie mit einer S_aO_2 < 85 %).
Ist der Test nicht eindeutig, kann dieser mit einer längeren Apnoephase wiederholt werden, wenn der Patient darunter kreislaufstabil ist.

! **Cave:** Für Patienten mit pulmonalen Vorerkrankungen (z. B. COPD), die an höhere pCO_2-Werte adaptiert sind, gibt es keine eindeutigen Empfehlungen. Bei Patienten mit Thoraxtrauma und/oder pulmonaler Schädigung mit Oxygenierungsstörungen, sollte zu Gunsten der Aufrechterhaltung der Oxygenierung auf den Apnoe-Test verzichtet werden. In beiden Fällen ist der Funktionsausfall des Hirnstamms durch apparative Zusatzdiagnostik zu belegen.

Exkurs: Atropin-Test

Tritt nach Gabe von 2 bis 3 mg Atropin ein Anstieg der Herzfrequenz (3–4/min) ein, so zeigt dieser eine Restfunktion des Hirnstamms an. Ein fehlender Frequenzanstieg belegt einen Perfusionsstillstand der hinteren Schädelgrube. Die Aussagekraft des Tests ist bei primären Hirnstammschädigungen eingeschränkt.

B-5.3.3 Nachweis der Irreversibilität der Ausfallssymptome

Die Irreversibilität der Hirnschädigung wird durch eine **klinische Nachuntersuchung nach einer bestimmten Beobachtungszeit** dokumentiert. Bei Erwachsenen mit primärer Hirnschädigung beträgt diese Beobachtungszeit 12 h, bei sekundärer Hirnschädigung 72 h.
Bei supratentoriellen Schädigungen **kann** alternativ (oder auch ergänzend) die Irreversibilität durch eine **apparative Zusatzdiagnostik** nachgewiesen werden. Die Beobachtungszeit von 12 bzw. 72 h ist dann nicht notwendig.
Bei infratentoriellen Schädigungen **muss** die Irreversibilität durch Zusatzuntersuchungen (EEG, transkranielle Doppler-Sonographie, Hirnperfusionsszintigraphie) bestätigt werden.

! **Cave:** Evozierte Potenziale sind bei **infratentoriellen** Schädigungen zur Feststellung des Hirntods nicht geeignet!

Die **apparative Zusatzdiagnostik** zur Feststellung des Hirntodes umfasst (Empfehlungen der DGKN sind auf der Homepage einsehbar → www.dgkn.de.):
• **Elektroenzephalogramm (EEG):** Nachweis eines Null-Linien-EEG über mindestens 30 min (mindestens 8 Kanäle, Empfindlichkeit 2 µV/mm, Richtlinien der DGKN); Fehlerquellen, s. S. 139);
• **Ableitung evozierter Potenziale:** Konsekutiver Verlust oder Ausfall der evozierten Potenziale – somatosensible evozierte Potenziale und akustisch evozierte Potenziale (SSEP und AEP) – können bei **zuvor vorhandenen** evozierten Potenzialen mit einer

Genauigkeit von über 90 % die Diagnose Hirntod bestätigen.

AEP und SSEP sind nur bei primär supratentorieller Schädigung valide zu verwerten.

Cave: In der frühen Phase des Hirntodes können die SSEP noch normal sein.

- **Nachweis eines zerebralen Kreislaufstillstandes** mittels:
  - **transkranieller Doppler-Sonographie:** mindestens 2 Untersuchungen im Abstand von 30 min und Nachweis der Hirntodkriterien

    ➜ fehlendes Strömungssignals (bei zuvor nachgewiesenem Strömungssignal bei gleichem Untersucher) *oder*

    ➜ biphasische Strömungen (Pendelfluss) mit antero- und retrograder Komponente oder frühsystolischen Spitzen *(systolic peaks)* mit fehlender systolischer oder diastolischer Strömung

    Der Nachweis ist jeweils in den Arteriae carotides internae und vertebrales sowie intrakraniell in den Arteriae cerebri mediae (50–60 mm Tiefe) und in der Arteria basilaris zu führen.

    Fehlerquelle: Bei erhöhtem intrakraniellen Druck (z. B. SHT, ICB) ist die die transkranielle Doppler-Sonographie meist nicht valide genug zum Nachweis eines Perfusionsstillstands ➜ alternativ EEG-Aufzeichnung.

  - **Perfusionsszintigraphie:** keine Darstellung der zerebralen Gefäße, keine zerebrale Perfusion, keine Anreicherung im Hirngewebe *(hollow skull sign)*
  - **Angiographie:** Kontrastmittelstillstand an der Hirnbasis oder im Anfangsteil der großen Arterien (= zerebraler Kreislaufstillstand durch den erhöhten intrakraniellen Druck). Die Angiographie hat heutzutage einen geringen Stellenwert in der Diagnostik des Hirntodes und sollte aufgrund der potenziellen Risiken durch die Kontrastmittelgabe (allergische Reaktionen, Nierenfunktionsstörungen) und erheblicher logistischer Erfordernisse nur in Ausnahmefällen durchgeführt werden.

 Cave: CT- und MR-Angiographie sind für die Hirntoddiagnostik noch nicht ausreichend evaluiert!

⚡ **Fehlerquellen der EEG Diagnostik**

- Artefakte – z. B. medizinische Geräte, Kunstherzen – können die EEG-Diagnostik gerade auf der Intensivstation erschweren (➜ ggf. auf ein anderes apparatives Verfahren ausweichen).
- Es existiert eine bis zu 20%ige Variabilität der Bewertung der EEG-Ergebnisse.
- Bis zu 20 % der Patienten mit sicheren klinischen Hirntodzeichen haben bis zu einer Dauer von mehreren Tage kein isoelektrisches EEG.
- Sedativa und andere Medikamente, Hypothermie sowie weitere metabolische oder toxische Einflüsse können die EEG-Ergebnisse verfälschen.
- Aktivitäten des unteren Hirnstamms werden im EEG nicht erfasst.

Literatur, Infos, Internetadressen

Blaes-Eise A-B, Samuel U, Hesse A. Herausforderung und Chance – Das Angehörigengespräch mit der Bitte um eine Organspende. Hess Ärztebl 2012; 2: 99–102.

Busl K, Greer D. Pitfalls in the diagnosis of brain death. Neurocrit Care 2009; DOI: 10.1007/s12028-009-9231-y.

Deutsche Gesellschaft für klinische Neurophysiologie www.dgkn.de ➜ Richtlinien ➜ Empfehlungen der Deutschen Gesellschaft für klinische Neurophysiologie und funktionelle Bildgebung zur Bestimmung des Hirntodes aus dem Jahr 2000.

Gruß M, Bernhard M, Weigand MA. Intensivtherapie des Organspenders. Intensimedizinup2date 2010; 6: 105–18.

Hömme R, Neeser G. Organspende. Anaesthesist 2007; 56: 1291–303.

Howard RS, Holmes PA, Koutroumanidis MA. Hypoxic-ischaemic brain injury. Pract Neurol 2011; 11: 4–18.

Jain S, DeGeorgia M. Brain death-associated reflexes and automatisms. Neurocrit Care 2005; 3: 122–6.

Kunesch E, Birken T, Classen J. Durchführung des Apnoetests bei der Hirntoddiagnostik. Akt Neurologie 2002; 29: 83–4.

Moskopp D. Hirntoddiagnostik. Intensivmedizin up-2date 2005; 1: 285–308.

Reimers CD, Pulkowski U. FAQs zur Hirntoddiagnostik: Empfehlungen zur Verfahrensweise. Akt Neurol 2009; 36: 313–22.

Richtlinien zur Feststellung des Hirntodes. Dritte Fortschreibung 1997 mit Ergänzungen gemäß Transplantationsgesetz (TPG). Dtsch Ärztebl 1998; 95(30): A1861–8.

Rommel W, Schmidt HHJ. Organtransplantation. Aktuelle rechtliche und organisatorische Rahmenbedingungen. Anästhesiol Intensivmed Notfallmed Schmerzther 2010; 45: 348–54.

Schlake H-P, Roosen K. Der Hirntod als der Tod des Menschen. 2. Aufl. Frankfurt: DSO 2001.

Trinka E, Höfler J. EEG im Koma und bei Hirntod. Klin Neurophysiol 2011; 42: 141–8.

Ulsenheimer K. Hirntod und Intensivmedizin. Juristische Probleme. Anaesthesist 2009; DOI 10.1007/s00101-009-1572-6.

Wijdicks EFM. Diagnosis of brain death. N Engl J Med 2001; 344: 1215.

Wijdicks EFM, Varelas PN, Gronseth GS, Greer DM. Evidence-based guideline update: determining brain death in adults: report of the Quality Standards Subcommittee of the American Academy of Neurology. Neurology 2010; 74: 1911–8.

Wood KE, Becker BN, McCartney JG et al. Care of Potential Organ Donors. N Engl J Med 2004; 351: 2730.

www.dso.de: Fachinformationen → Informationsordner 2. Aufl. 2003.

Teil C – Neurologische Erkrankungen

C-1 Zerebrale Ischämie

André Grabowski und Bodo Kress

C-1.1 Allgemeiner Teil

Grundlagen

Es werden in Deutschland ca. 250 000 Schlaganfälle pro Jahr registriert. Ein Schlaganfall stellt die **dritthäufigste Todesursache dar und ist die häufigste Ursache einer bleibenden Behinderung** (Heuschmann et al. 2010). Das prädisponierende Alter liegt zwischen dem 60. und 70. Lebensjahr, wobei beide Geschlechter gleichmäßig betroffen sind.

Man unterscheidet beim Schlaganfall den Hirn**infarkt** (ca. 85–90 %) von der Hirn**blutung** (10–15 %).

Nach dem Verlauf werden bei der Ischämie unterschieden:

- TIA (transitorische ischämische Attacke) ➜ neurologische Defizite < 1 h;
- *progressive stroke* ➜ im Verlauf Verschlechterung der neurologischen Symptomatik, Symptome nur teilweise reversibel;
- *complete stroke* ➜ vollendeter Infarkt, bleibende neurologische Defizite.

Als **Risikofaktoren für eine zerebrale Ischämie** spielen eine Rolle (Hauptrisikofaktoren hervorgehoben):

- **Alter > 55 Jahre,**
- **arterielle Hypertonie,**
- **vorangegangene TIA,**
- **Rauchen,**
- **Diabetes mellitus** (erhöhter HbA$_{1c}$-Spiegel [ARIC-Studie 2005]),
- Lipidstoffwechselstörungen,
- Vorhofflimmern,
- KHK,
- pAVK,
- chronischer Alkoholmissbrauch,

- hormonelle orale Kontrazeptiva (+ Rauchen und Adipositas),
- Adipositas,
- Stenose der Arteria carotis interna (ACI),
- Herzinsuffizienz,
- Drogenabusus,
- Blutgerinnungsstörungen.

Als **Ursachen** kommen infrage:

- **arteriosklerotische Erkrankungen der „großen" hirnversorgenden Arterien** (ca. 40 % der ischämischen Schlaganfälle):
  - **arterioarterielle Embolien** können zu einer (distalen) Okklusion einer intrakraniellen Arterie führen;
  - **hämodynamische Ursachen:** Bei hochgradigen Stenosen der hirnversorgenden extrakraniellen Gefäße (z. B. ACI, A. vertebralis) kann es – z. B. bei Hypotonie oder Hypovolämie – zu einer Minderversorgung zerebraler Regionen kommen;
  - **arteriosklerotische Erkrankungen intrakranieller zerebraler Arterien** können zu einer lokalen Minderdurchblutung (z. B. Karotissiphon, A. cerebri media [MCA = *middle cerebral artery*], Atherothrombose der A. basilaris) führen;
- **kardioembolische Ursachen** (ca. 25 % der Schlaganfälle):
  - Herzrhythmusstörungen (Arrhythmia absoluta bei Vorhofflimmern, Sick-sinus-Syndrom, höhergradiger AV-Block);
  - Myokardinfarkt;
  - Hypo- oder Akinese des linken Ventrikels – mit oder ohne Aneurysmen (z. B. Tako-Tsubo-Syndrom);
  - rheumatische Herzerkrankungen (Herzklappenerkrankungen);

– künstliche Herzklappen;
– Kardiomyopathien;
– Myokarditis;
– Endokarditis;
– persistierendes Foramen ovale (PFO) mit paradoxer Embolie;
– Myxom;
- **zerebrale Mikroangiopathie** (ca. 15 % der Schlaganfälle): Hier handelt es sich um Verschlüsse oder hochgradige Stenosen kleiner perforierender Marklagerarterien (= Endstromgebiet ohne Anastomosen).
Risikofaktoren (speziell der mikroangiopathischen Infarkte) sind arterielle Hypertonie, Diabetes mellitus, hohes Alter und Nicotin. Pathogenetisch handelt es sich um eine Hyalinose des Gefäßendothels.
- **andere Ätiologien** (ca. 5–20 %):
– Arteritiden (z. B. im Rahmen von Kollagenose);
– Vaskulitiden (z. B. isolierte ZNS-Vaskulitis, systemische Vaskulitiden);
– ZNS-Mykosen;
– Meningitis;
– Enzephalitis;
– Moya-Moya-Syndrom;
– CADASIL *(Cerebral Autosomal Dominant Arteriopathy with Subcortical Infarcts and Leukoencephalopathy)*;
– systemische Infektionen (z. B. schwere Sepsis);
– Dissektion (spontan oder traumatisch);
– Hyperkoagulabilität (z. B. Protein-S-, -C-Mangel, aktivierte Protein-C-(APC-) Resistenz, Faktor-V-Mutation, Antithrombin-Mangel);
– Medikamente und Drogen (z. B. Amphetamine, Ergotamin, Cocain, Heroin);
– iatrogene Ursachen (Angiographie, Karotisoperation, Angioplastie, Herzkatheter, Herzoperationen);
– Luft-, Fettembolie (z. B. nach Trauma);
– Amyloidose;
– mechanische Einengung durch Narben (z. B. nach Bestrahlung), Tumoren, Dissektion, HWS-Erkrankung, Strikturen;
– radiogene Makroangiopathie.

Klinik

Das klinische Bild hängt vom betroffenen Gefäßterritorium und den von diesem versorgten Hirnarealen ab. Tabelle C-1-1 gibt einen Überblick über die verschiedenen klinischen Erscheinungsbilder (weiterführende Literatur: Edlow 2011; Evangelidou 2008).

Diagnostik

Im Folgenden werden zunächst die Maßnahmen der **akuten Diagnostik** dargestellt:
- **Anamnese:** Art der Beschwerden, zeitlicher Verlauf (Beginn, Dauer), Risikofaktoren, Grunderkrankungen, Medikamente (v. a. Antikoagulanzien.
- **klinisch-neurologische Untersuchung:** Besonderes Augenmerk ist auf die in Tab. C-1-1 genannten Ausfälle zu richten. Häufig stellen sich Patienten mit Schwindel vor. Die von Kattah (2009) vorgestellten Untersuchungsschritte **„HINTS"** (= *Head-Impulse-Test, Nystagmus, Test of Skew)* können mit hoher Sensitivität und Spezifität helfen zwischen einer zentralen (vertebrobasiläre Ischämie) und einer peripheren (z. B. Neuronitis vestibularis) akuten Vestibularisschädigung zu unterscheiden.
- **Blutdruckmessung, Herzfrequenzbestimmung, Sauerstoffsättigung**
- **zerebrale Bildgebung: Initial cCT** mit der Frage nach Blutung, Infarkt oder Raumforderung; hyperdensem Gefäßzeichen *(dense artery sign)*, evtl. mit CT-Angiographie (Tab. C-1-2 und und Abb. C-1-1, S. 148). Je nach Möglichkeit, Symptomkonstellation und Zeitfenster ist eine multimodale Bildgebung, die eine Gefäßdiagnostik (CT- oder MRT-Angiographie; v. a. bei Patienten mit NIHSS > 10) und zerebrale Perfusionsmessung beinhaltet, sinnvoll. Die Frage einer Lyseindikation hängt im Wesentlichen von klinischen (neurologisches Defizit) und anamnestischen (Zeitraum, Verlauf) Parametern ab. Die wichtigste Information der Bildgebung ist der Ausschluss einer „akuten" Blutung. Dies kann mit sehr hoher Genauigkeit durch eine

Tab. C-1-1 Klinisches Bild ischämischer Syndrome in Abhängigkeit vom betroffenen Stromgebiet.

Zeichen der Ischämie im vorderen Stromgebiet – Versorgungsgebiet der A. carotis interna (mit A. cerebri anterior und media): Frontallappen, Parietallappen, größter Anteil des Temporallappens, Basalganglien, Capsula interna	**Zeichen der Ischämie im hinteren Stromgebiet** („vertebrobasiläres Gebiet") – Versorgungsgebiet der Aa. vertebrales (mit A. basilaris, A. cerebelli inferior posterior [PICA], A. cerebelli inferior anterior [AICA] und A. cerebri posterior): Hirnstamm, Kleinhirn, dorsaler Thalamus, Okzipitallappen, mediale und inferiore Anteile des Temporallappens

● A. cerebri media:
  – kontralaterale Hemiparese/-plegie
  – kontralaterale **Hemihypästhesie, brachio-fazial** betont
  – kontralaterale Hemianopsie
  – Augenbewegungsstörungen
  – Neglect zur kontralateralen Seite
  – Dysarthrie
  – dominante Hemisphäre: **Aphasie**, Dys-, Alexie, Agraphie, Dyskalkulie
  – nicht dominante Hemisphäre: Desorientierung, Verwirrtheit, Anosognosie
	„4 Ds": Dysarthrie, Dysphagie, Diplopie, dizziness (Schwindel)!
	cave: Kleinhirn- und Posteriorinfarkte können nur mit Kopfschmerzen symptomatisch werden
	
	● **allgemeine Symptome:**
	  – Sehstörungen (Hemianopsie, Quadrantenanopsie, Diplopie, visuelle Halluzinationen, Farbsehstörungen)
	  – Sensibilitätsstörungen
	  – Paresen
	  – gekreuzte motorische oder sensible Ausfälle
	  – Stand-, Gang-, Extremitätenataxie
	  – Nystagmus
	  – (Dreh-)Schwindel
	  – Verwirrtheit, Vigilanzstörungen, Gedächtnis-störungen, Demenz, Amnesie, Aphasie
	  – Augenmotilitätsstörungen
	  – Tinnitus
	  – Kopfschmerzen

● A. cerebri anterior:
  – kontralaterale beinbetonte Hemiparese
  – kontralaterale Hemihypästhesie beinbetont
  – Inkontinenz
  – Extremitätenapraxie
  – Sprachataxie
  – Frontalhirnsyndrome
	● **zerebelläre Gebiete:**
	  – PICA: kontralaterale dissoziierte Sensibilitäts-störungen, Horner-Syndrom, Extremitätenataxie, Nystagmus, Schwindel, Heiserkeit, Gaumensegel-parese, Hypästhesie im Gesicht, Übelkeit, Erbrechen (= Wallenberg-Syndrom)
	  – AICA: ähnlich wie Wallenberg-Syndrom, aber Fazialisparese ipsilateral, Hypakusis, Tinnitus
	
	● **Pons:** A. basilaris: kontralaterale Extremitätenparese, horizontale Augenmotorikstörungen, Fazialisparese
	
	● **Mesenzephalon:** vertikale Augenmotorikstörungen, Okulomotoriusparese (ipsilateral), kontralaterale Hemiparese
	
	● **Syndrom der Basilarisspitze** („top of the basilar"): Tetraparese, Bewusstseinsstörungen, Augenmotorik-störungen, Sensibilitätsstörungen

Lakunäre Syndrome:
● rein motorische Hemisymptomatik (Capsula interna, Pons)
● rein sensible Hemisymptomatik (Thalamus, Hirnstamm)
● Dysarthrie und Feinmotorikstörungen (Pons, selten Corpus striatum)
● ataktische Hemiparese (Pons mit Brachium conjunctivum)

Tab. C-1-1 (Fortsetzung)

Atypische Syndrome:
• neuropsychiatrische Symptome: Delir, akute mnestische Störungen, manisches Bild, affektive Störungen (frontale und/oder parietale Infarkte der nicht dominanten Hemisphäre)
• akute Verwirrtheit und Agitation (Infarkte im Temporal-, Okzipital- oder unteren Parietallappen)
• Somnolenz bis Koma (bithalamische Infarkte, Verschluss der Percheron-Arterie oder Top-of-the-basilar-Syndrom)
• Bewegungsstörungen: v. a. Hemiballismus, Hemichorea und Dystonie (Stammganglieninfarkte)
• Krampfanfälle (v. a. bei kortikalen Ischämien)
• Alien-Hand-Syndrom (Infarkt im Corpus callosum, Frontallappen oder posterolateralen Parietallappen)
• Asterixis (mesodienzephale Infarkte)
• Hemispasmus facialis (ipsilateraler lakunärer Ponsinfarkt)
• Kopfschmerzen (Kleinhirn-, Posteriorinfarkt, Gefäßdissektion)

CT erfolgen. In Kombination mit der CT-Angiographie ist eine sensitive Gefäßdiagnostik innerhalb weniger Minuten möglich. Trotz der „Attraktivität" der MR-Bildgebung hinsichtlich frühzeitiger Infarkt- bzw. Ischämiedetektion ist in Anbetracht des 2- bis 3-fachen Zeitaufwandes, der geringeren Verfügbarkeit und verschiedener Kontraindikationen bzw. Probleme (Schrittmacher, Bewegungsartefakte, aspirationsgefährdete Patienten, fehlende Überwachungsmöglichkeit bei kreislaufinstabilen Patienten) im Vergleich zur CT die MRT bei vielen Patienten (bis zu 45 %, Ringleb et al. 2008) nicht „die Methode der Wahl" in der initialen Phase.

Mögliche Indikationen zur primären MRT sind:

– unklares bzw. erweitertes > 4,5-h-Zeitfenster,
– Verdacht auf vertebrobasiläre Ischämie,
– Verdacht auf Gefäßdissektion ➔ Darstellung des intramuralen Wandhämatoms,
– Detektion lakunärer Ischämien,
– Ausschluss älterer Blutungen.

Typische MRT-Befunde sind in Tab. C-1-2 zu finden (s. a. Abb. C-1-2, S. 148).

Ein DWI-/FLAIR-Mismatch kann zur Unterscheidung in Infarktdauer größer oder kleiner 3 h (z. B. bei einem *„wake-up stroke"*) beitragen. Es konnte gezeigt werden, dass bei einem großen Anteil der Patienten mit einem Infarkt von mehr als 3 bzw. 4,5 h bereits Signalsteigerungen in der FLAIR- und DWI-Sequenz zu erkennen sind, d. h. kein DWI-FLAIR-Mismatch vorliegt (Thomalla 2009 u. 2011).

[!] Ein „Schlaganfall-MRT" **muss** eine T2- oder FLAIR, eine Diffusionssequenz (DWI) sowie eine T2*-Sequenz und **sollte** eine MR-Angiographie enthalten!
Cave: Auch bei Patienten mit einer zerebralen Ischämie kann die DWI innerhalb der ersten Stunden negativ sein (häufig bei kleinen Infarkten z. B. im Hirnstamm).
Diffusionsstörungen können auch durch nicht ischämische Veränderungen (Entzündung, Ödem, Tumor, T2-Durchscheineffekt, nach Krampfanfall) hervorgerufen werden.

• **12-Kanal-EKG:** Arrhythmie, Vorhofflimmern, Herzinfarkt?
• **Labor:** Blutbild, Bestimmung von Gerinnungsparametern, Blutzuckerkonzentration, Elektrolyte, CRP, Troponin, Nieren- und Leberwerte, BNP *(B-type natriuretic peptide)* bei Verdacht auf Herzinsuffizienz, Blutfette (nüchtern!), evtl. Medikamentenspiegel
• **Körpertemperaturbestimmung**
• **Doppler-/Duplex-Sonographie** der hirnversorgenden Gefäße: Stenosen, Verschlüsse, Dissektion, Kollateralkreisläufe?

Tab. C-1-2 Bildgebung bei der zerebralen Ischämie – typische Befunde und Beachtenswertes.

Befunde

cCT	cMRT

• frühestens ca. 2 h nach Symptombeginn:
  – Hypodensität der grauen Substanz
  – Verlust der Grau-Weiß-Differenzierung
    („unscharfe Mark-Rinden- und/oder der Stamm-
    ganglien-Begrenzung", Unterbrechung
    des Rindenbandes, Parenchymschwellung)
  – hyperdenses Gefäßzeichen (*dense artery sign*)
  – evtl. Dünnschicht-Rekonstruktionen (0,6–1 mm)
    des cCT-Datensatzes zur besseren Detektion
    eines dense artery signs
• im Verlauf:
  – Hypodensität (in einem Gefäßterritorium!)
  – verstrichene Sulci
  – evtl. Hyperdensität → DD: hämorrhagische
    Transformation oder Einblutung
• CT-Angio:
  – Gefäßabbrüche/-stenosen, intraluminale
    Kontrastmittelaussparungen → Thrombus?
  – evtl. seitendifferentes Flusssignal als Hinweis
    auf eine vorgeschaltete Stenose
  – häufig Minderperfusion des betroffenen
    Gefäßterritoriums erkennbar → verminderte
    Kontrastierung der Gefäße im Vergleich mit
    der „gesunden" Gegenseite
	• nach wenigen Minuten:
	  – Diffusionsstörung: Signalsteigerung in DWI und
	    Signalminderung in ADC-(*apparent diffusion*
	    coefficient-)Map
	  – Perfusionsstörung
	  – fehlendes Flow-Void-Zeichen bei Gefäßverschluss
	• nach mehreren Stunden bis wenigen Tagen:
	  – Verlust der Grau-Weiß-Differenzierung
	    („verstrichene Sulci") in T1 und T2
	  – hyperintense Demarkierung in T2/FLAIR
	  – evtl. Signalauslöschungen in T2*/SWI
	    (*susceptibility weighted imaging*) bei Einblutung/
	    hämorrhagischer Transformation
	• MR-Angio: Gefäßabbrüche/-stenosen,
	  evtl. seitendifferentes Flusssignal als Hinweis
	  auf eine vorgeschaltete Stenose
	• MR-Perfusion: Perfusionsdefizit in einem
	  Gefäßterritorium → berechnet werden die
	  mean transit time (MTT) und *time to peak* (TTP)

Beachtenswertes

- „Fogging-Phase" nach ca. 10–14 d im cCT mit geringerer hypodenser Darstellung des Infarktareals
- MRT: Fehlinterpretation eines T2-Durchscheineffekts in der DWI → Vergleich mit ADC; der ADC normalisiert sich nach ca. 7–10 d (die Signalsteigerung in DWI kann über mehrere Wochen anhalten, entspricht aber nach ca. 10 d einem T2-Durchscheineffekt)
- MR-Angio: häufig Überbewertung bzw. übertriebene Darstellung von Stenosen
- nach ca. 4–7 d zunehmende KM-Aufnahme innerhalb des Infarktareals im MRT (durch die Schrankenstörung)
- Probleme der CT-Angio:
  - Bewegungsartefakte
  - Kontrastmittelunverträglichkeit
  - Injektionsstelle (unzureichende Kontrastmittelinfusion oder Timing-Probleme bei peripherer Kontrastmittelgabe, z.B. Handrücken)
  - Herzinsuffizienz mit reduzierter Kontrastmittelverteilung

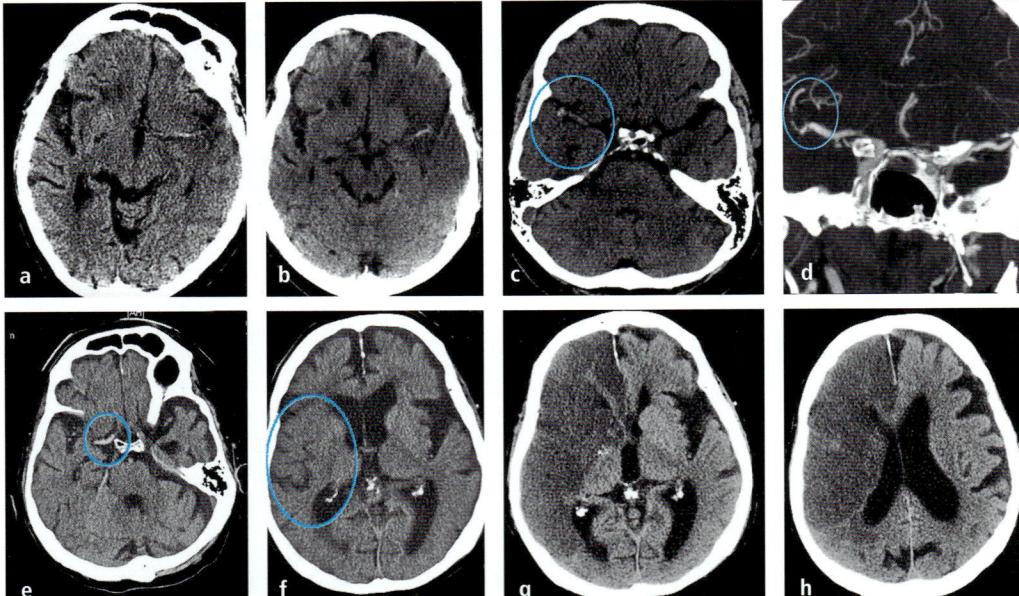

Abb. C-1-1 a) CT mit *dense media sign* der A. cerebri media links bei Aufnahme; **b)** CT des Patienten aus a) nach einem Tag mit hypodenser Demarkation eines Mediateilinfarkts; **c)** CT mit *dense media sign* der A. cerebri media rechts (Kreis); **d)** in der CT-Angiographie Nachweis einer hochgradigen Stenose in der Mediatrifurka- tion rechts (Kreis); **e und f)** CT mit Infarktfrühzeichen (verwaschene Darstellung der Stammganglien) und *dense media sign* der A. cerebri media rechts (Kreis) bei Aufnahme; **g und h)** gleicher Patient im Verlauf nach 2 Tagen (Demarkation eines Anterior- und Mediainfarkts rechts).

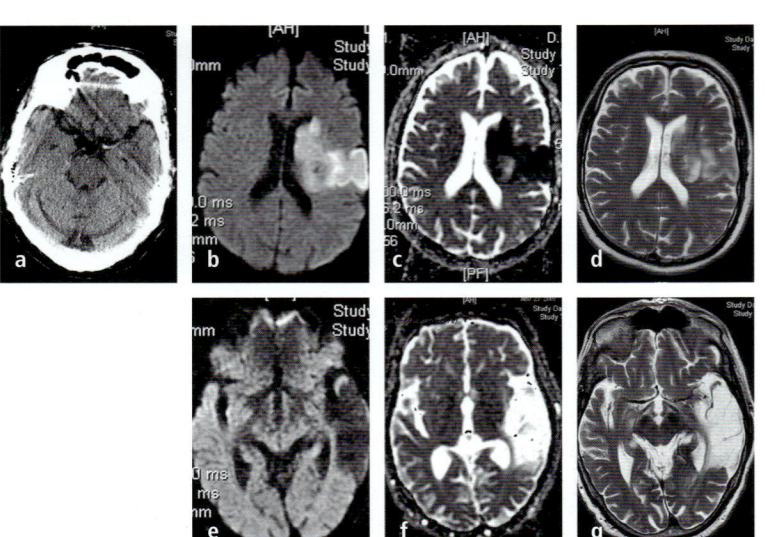

Abb. C-1-2 Akuter Infarkt: Im CT *dense media sign* links **(a)**, im MRT Mediateilinfarkt links mit Diffusionsstörung **(b)**, einer Signalminderung im ADC **(c)** und hyperintenser Infarktdemarkation in den T2-Sequenzen **(d)**. Im Vergleich zeigt sich bei einem älteren Infarkt keine Diffusionsstörung oder ADC-Minderung **(e und f)** bei jedoch auch hyperintenser Defektzone in den T2-Sequenzen **(g)**.

TIA – ein neurologischer Notfall

Patienten mit einer TIA oder einem *„minor stroke"* haben nach dem Ereignis ein hohes Rezidivrisiko (bis zu 10 % in der 1. Woche, bis zu 15 % im ersten Jahr). Daher ist eine frühzeitige Diagnostik und Therapieeinleitung wichtig (Rothwell et al. 2007; Sander 2006). Zur Risikoabschätzung kann der ABCD-Score verwendet werden (Tab. C-1-3). Bei Patienten mit einer TIA-Symptomatik sollte eine rasche Bildgebung mittels MRT erfolgen (20–50 % der Patienten haben Diffusionsstörungen = Ischämie). Zudem ist eine zügige Gefäßdiagnostik, zum Ausschluss relevanter Stenosen, erforderlich.

Die **spätere Diagnostik** umfasst die folgenden Maßnahmen:
- kardiale Diagnostik (Laufs et al. 2010):
  - transthorakale Echokardiographie (TTE): bei Hinweisen auf eine kardiale Erkrankung, bei Verdacht auf kardiale Emboliequelle, bei kryptogenem Schlaganfall;
  - transösophageale Echokardiographie (TEE): bei Verdacht auf eine kardiale Emboliequelle, z. B. PFO, Vorhofthrombus, Endokarditis, Aortenbogenpathologie;
  - Langzeit-EKG: Bis zu 5 % der Patienten mit einem Hirninfarkt haben ein bisher nicht bekanntes Vorhofflimmern bzw. Episoden mit asymptomatischem oder subklinischem Verlauf. Die Wahrscheinlichkeit ein Vorhofflimmern zu erfassen, nimmt mit der Registrierdauer zu (bei einem Langzeit-EKG über 7 Tage bis zu 3-mal höhere Detektionsrate an paroxysmalen VHF-Episoden im Vergleich zum 24-h-EKG; Stahrenberg 2010)
  - Langzeit-Blutdruckmessung.
- bei Verdacht auf PFO → transkranielle Doppler-Sonographie (TCD) mit Kontrastmittel mit Frage nach *„microbubbles"* (HITS);
- evtl. Lumbalpunktion (DD: SAB, Meningitis, entzündlicher ZNS-Prozess, Vaskulitis);
- Labor: Prüfung der Parameter für Gerinnungsstörungen, Fettstoffwechselstörungen, Diabetes mellitus (HbA_{1c}), Vaskulitis (inkl. Lues, Borreliose);
- Röntgen-Thorax.

Differenzialdiagnosen

Die Differenzialdiagnosen zerebraler Ischämien sind:
- Subarachnoidalblutung,
- Sinus-/Hirnvenenthrombose,
- Hirntumor,
- Hirnabszess,
- Enzephalitis,
- Hypoglykämie,
- Fokaler Krampfanfall,

Tab. C-1-3 ABCD-Score-TIA-Risikoabschätzung (mod. nach Rothwell et al. 2005; Sciolla 2008).

Parameter	Wert	Score
Alter	> 60 Jahre	1
Blutdruck	> 140 mm Hg systolisch > 90 mm Hg diastolisch	1
Klinische Symptomatik (**C**linical Feature)	einseitige Parese	2
	Sprachstörung ohne Parese	1
	andere Symptomatik	0
Dauer der Symptome	> 60 min	2
	10–59 min	1
	< 10 min	0

Die maximale Punktzahl beträgt 6. Bei einem Wert von > 4 ist das Schlaganfallrisiko um das 4- bis 6-Fache erhöht. Das 1-Monats-Rezidivrisiko beträgt bei 4 Punkten ca. 4 %, bei 5 Punkten 8 % und bei 6 Punkten 15 %.

- Todd-Parese nach Krampfanfall (Kopf-/ Blickwendung und Parese meist auf der gleichen Seite),
- Otogener Schwindel,
- Migraine accompagnée,
- Synkope,
- psychogene Störung,
- autoimmunentzündlicher ZNS-Prozess.

 Komplikationen/Probleme zerebraler Ischämien (nach Freeman 2010)

- Raumfordernde Infarkte mit sekundären Hirnschädigungen
- „Progressive" Infarkte (Umwandlung der Penumbra in einen Infarkt, z. B. durch Kollateralversagen)
- Rezidivinfarkte (bis zu 9 % innerhalb der 1. Woche)
- Verschlechterung des klinischen Bildes durch ein perifokales Ödem (Beginn meist nach 2–3 Tagen)
- Infarkteinblutungen und hämorrhagische Transformationen
- Reperfusionsblutungen nach Karotisendarteriektomie oder Stentimplantation
- Liquorzirkulationsstörungen
- Kardiovaskuläre Komplikationen: hypertensive Entgleisungen, Herzrhythmusstörungen, Herzinfarkte, Herzinsuffizienz, „Stress-Kardiomyopathie" (Tako-Tsubo-Kardiomyopathie)
- Plötzlicher Tod (*sudden unexpected death* bei bis zu 15 % der Schlaganfallpatienten; Sörös 2012) am ehesten durch autonome und kardiovaskuläre Störungen
- Pulmonale Komplikationen: Lungenödem, (Aspirations-)Pneumonie, Lungenembolie
- Dysphagie mit Mangelernährung und Exsikkose
- Harnwegsinfekte
- Harn- und Stuhlinkontinenz
- Niereninsuffizienz
- Elektrolytstörungen
- Schmerzhafte Spastiken der Extremitäten
- Dekubitalulzera
- Erhöhtes Sturz- und Frakturrisiko
- Tiefe Beinvenenthrombosen
- Poststroke-Epilepsie
- Poststroke-Depression
- Bleibende kognitive Defizite

Therapie

Patienten mit einer zerebralen Ischämie (bzw. dem Verdacht auf) sollten auf einer Stroke Unit (= Schlaganfallspezialstation) behandelt werden. In mehreren Studien konnte gezeigt werden, dass die strukturierte Behandlung in einer solch spezialisierten Abteilung die Mortalität, die Behinderung, die Pflegebedürftigkeit, die Verweildauer im Krankenhaus und die Therapiekosten senken kann (Middleton 2011).

■ Sicherung und Überwachung der Vitalfunktionen

Wichtig ist die **Sicherstellung einer suffizienten Atmung und Oxygenierung** durch Monitoring (Pulsoxymetrie, ggf. BGA), Sauerstoffgabe (2–4 l/min) und evtl. Intubation sowie Beatmung bei respiratorischer Insuffizienz oder erhöhter Aspirationsgefahr.

Um **adäquate Herz-/Kreislaufparameter** zu erhalten, werden 1 bis 2 venöse Zugänge benötigt. Falls eine parenterale Ernährung oder die Gabe von höher osmolaren Infusionen erforderlich ist, musst ein ZVK gelegt werden. Eine adäquate, individuell angepasste Infusions-/Volumentherapie ist genauso notwendig wie ein kontinuierliches EKG-Monitoring in der Anfangsphase.

Der **Blutdruck** sollte im hochnormalen Bereich liegen; in der Akutsituation keine Blutdrucksenkung bei Werten < 220 mm Hg systolisch/110 mm Hg diastolisch. Bei Werten > 220/110 mm Hg den Blutdruck langsam absenken, zunächst um maximal 20 % des Ausgangswertes; Mittel der Wahl sind Nifedipin, Clonidin und Urapidil.

Vor einer Lysetherapie sollten die Blutdruckwerte unterhalb von 185 mm Hg systolisch bzw. 110 mm Hg diastolisch liegen bzw. bis zu diesen Werten mindestens gesenkt werden (Empfehlung ESO 2009).

[!] **Cave:** Ein erhöhter Blutdruck innerhalb der ersten 24 h nach einer Lysetherapie geht mit einer höheren Rate an intrazerebralen Blutungen, einem schlechteren Behandlungsergebnis und einer erhöhten Mortalität einher (Ahmed et al. 2009).

Für die frühe Gabe eines Antihypertensivums (Candesartan) bei Schlaganfallpatienten mit einem erhöhten Blutdruck (ACCESS-Studie 2003; SCAST Studie 2011) gibt es bis heute noch keinen wissenschaftlichen Beleg. Eine vorsichtige Blutdrucksenkung (10–15 % innerhalb von 24 h) sollte bei anhaltenden Blutdruckwerten > 180 bis 200 mm Hg erfolgen. Bei Hypotonie sollte der Blutdruck auf normale bis hochnormale Werte mittels Infusions- und/oder medikamentöser Therapie (HES 6 %, Gelatine-Infusion, Akrinor®, Arterenol®) angehoben werden. Tachykarde Herzrhythmusstörungen können mit Metoprolol, Amiodaron und Verapamil beseitigt werden. Bei einer Hypovolämie ist eine Flüssigkeitssubstitution mit Kolloiden und Kristalloiden sinnvoll.

◼ Allgemeine Maßnahmen
- **Blutzucker (BZ):** Normoglykämische Werte (100 mg/dl) anstreben; bei Hyperglykämie Altinsulin nach BZ-Wert (1 I. E. Altinsulin senkt den BZ um ungefähr 30 mg/dl), bei Hypoglykämie Glucose 10 % i. v.
- **Körpertemperatur:** Normotherme Werte anstreben; bei nicht beherrschbarem Fieber kann eine Hypothermie-Behandlung zur Temperaturkontrolle sinnvoll sein.
- **Wasser- und Elektrolythaushalt:** Ausgleich von Elektrolytstörungen, Flüssigkeitssubstitution nach Kreislaufparametern (Blutdruck und Herzfrequenz) und Diuresesituation (Urinmenge mindestens 0,5–1 ml/kg KG/h); evtl. initial parenterale Ernährung bei Dysphagie und/oder Vigilanzstörung (wegen Gefahr der Aspirationspneumonie).
- **Magensonde, Blasenkatheter, evtl. ZVK** zur Kontrolle der Einfuhr und Ausfuhr. Bei Patienten, die eine systemische Lyse erhalten, wenn immer möglich vor (bzw. am Anfang) einer Lysetherapie die Sonden/Katheter legen (nach der Lyse besteht eine erhöhte Blutungsgefahr).

◼ Systemische Thrombolyse
Die Wirksamkeit der i. v. Lysetherapie konnte erstmals durch die 1995 publizierte NINDS-Studie belegt werden (The National Institute of Neurological Disorders and Stroke rt-PA Stroke Study Group 1995, Zulassung in Deutschland im August 2000).

Die i. v. Lysetherapie kann bei über 50 % der Patienten mit einem Gefäßverschluss eine Rekanalisation bewirken und verbessert das Outcome der Patienten. Die Rekanalisationsrate sinkt, je weiter proximal der Verschluss liegt und je länger der Thrombus ist (bezogen auf den Mediaverschluss; Riedel 2011; Zangerle et al. 2007).

Aufgrund der erhöhten Gefahr einer intra- und extrazerebralen Blutung besteht eine **strenge Indikationsstellung!** Bei einem von 100 mit Lysetherapie behandelten Patienten kommt es zu einer symptomatischen und zur Behinderung führenden Blutung. Prädiktoren für eine symptomatische Blutung nach/unter Lysetherapie sind höheres Alter, schweres neurologisches Defizit bzw. hohe Werte in der NIHSS *(National Institutes of Health Stroke Scale)* sowie hohe Blutglucosewerte und Raumforderungszeichen im primären CT, sowie das DWI- und PWI- *(Perfusion-weighted-Imaging-)*Läsionsvolumen (Lansberg et al. 2007; Saver 2007).

Alteplase ist zugelassen für den Zeitraum bis 4,5 h nach Beginn der Schlaganfall-Symptomatik. Im Rahmen von Studien (ECASS-III 2008) und dem SITS-Register (Wahlgren et al. 2008) konnte im Zeitfenster von 3 bis 4,5 h eine Überlegenheit von Alteplase bezüglich des Outcomes gegenüber Placebo gezeigt werden (bei nicht relevant erhöhter Rate an symptomatischen intrazerebralen Blutungen) und gleichzeitig die Sicherheit einer Lysetherapie belegt werden (Übersicht in Wechsler 2011).

Aktuell wird in der EXTEND-Studie (bzw. in Europa ECASS IV – EXTEND) auch mittels Mismatch-Konzept das Zeitfenster bis 9 h nach Symptombeginn untersucht (www.strokecenter.org/trials).

Bei Patienten mit einem Basilarisverschluss wird – aufgrund des schlechten Outcomes ohne Therapie – eine Thrombolyse (bzw. mechanisch rekanalisierenden Maßnahmen) teilweise bis zu 12 h nach Beginn der Symptomatik durchgeführt. Als günstig hat sich auch eine Bridging-Therapie mit GPIIb/IIIa-Antagonisten und lokaler arterieller Lysetherapie (Nagel et al. 2009) oder eine Kombination aus i. v. Lyse und Thrombektomie erwiesen.

Weitere Kriterien für eine systemische Thrombolyse sind:

* Ausschluss einer Blutung im cCT oder cMRT;
* keine (oder nur geringe) Infarktfrühzeichen im cCT;
* Alter < 80 Jahren (> **80 Jahre und < 18 Jahre = *off-label use***, wobei eine relative Sicherheit auch bei älteren Patienten gezeigt werden konnte; Thomalla et al. 2007);
* Erfahrung in der Schlaganfalltherapie und in spezieller neurologischer Intensivmedizin;
* Teilnahme an Qualitätssicherung.

Eine Vormedikation mit Acetylsalicylsäure stellt prinzipiell keine Kontraindikation dar, geht jedoch mit einem etwas erhöhten Blutungsrisiko einher (Uytteenboogaart 2008).

Zugelassenes Präparat für die i. v. Lysetherapie ist **Actilyse®** (Wirkstoff: Alteplase, rtPA) in der Dosierung (s. Tab. C-1-4): 0,9 mg/kg KG i. v.

(max. 90 mg). Dabei werden initial 10 % der Menge als Bolus und die verbleibenden 90 % über 60 min i. v. gegeben.

Nach dem Motto „*time is brain*" sollte die Lysetherapie frühestmöglich nach Ausschluss einer Blutung und wenn möglich bereits im CT-Raum beginnen.

> **!** **Cave:** Innerhalb von 24 h nach einer systemischer Lysetherapie sollte aufgrund einer erhöhten Rate an Blutungskomplikationen auf die Anlage eines ZVK oder einer arteriellen Kanüle verzichtet werden.

GP-IIb/IIIa-Antagonisten haben beim ischämischen Schlaganfall keine Indikation in der Akutbehandlung (Adams et al. 2008: keine Änderung im Outcome und erhöhte Rate an symptomatischen Blutungen gegenüber Placebo).

Als **Kontraindikationen für eine systemische Lyse** gelten:

* zerebrale Blutung (ICB, SAB, SDH, EDH);
* schwerstes hemisphärisches Schlaganfallsyndrom mit Bewusstseinsstörung (z. B. Mediainfarkt > 33 % des Territoriums, NIHSS > 25);

Tab. C-1-4 Dosierung von rtPA entsprechend dem Körpergewicht.

KG (kg)	Gesamtdosis (mg = ml)	Bolus (ml)	Infusion (ml/h)
50	45	5	40
55	49,5	5	45
60	54	5	49
65	58,5	6	53
70	63	6	57
75	67,5	7	61
80	72	7	65
85	76,5	8	69
90	81	8	73
95	85,5	9	77
> 100	90	9	81

- geringfügiges oder rasch rückläufiges neurologisches Defizit;
- bestehende neurologische Erkrankung mit Behinderung (relative Kontraindikation, z. B. Zustand nach Schlaganfall);
- „aktive" Magen-Darm-Ulzera;
- Aneurysma;
- manifeste oder kurz zurückliegende Blutungen;
- Operationen oder schwere Traumen innerhalb der letzten 3 Monate;
- Entbindung vor weniger als 10 Tagen;
- kurz zurückliegende Punktionen (v. a. an nicht komprimierbaren Stellen, z. B. Prostata oder Gefäße);
- hypertensive Entgleisung/nicht beherrschbare Hypertonie;
- Endokarditis, Perikarditis;
- akute Pankreatitis;
- arteriovenöse Missbildungen;
- Schlaganfall innerhalb der letzten 3 Monate;
- intrakranieller Tumor, Aneurysmen;
- schwere Lebererkrankungen, Ösophagusvarizen;
- Thrombozyten < 100 000/µl, PTT verlängert, bekannte Gerinnungsstörung, hämorrhagische Diathese;
- Antikoagulation: Marcumar® oder auch vorherige Heparingabe, Dabigatran-Einnahme innerhalb der letzten 48 h (bei normaler Thrombinzeit ist kein Dabigatran-Effekt vorhanden), Einnahme von Apixaban oder Rivaroxaban (bei normalem Anti-Xa-Aktivitätstest ist kein Apixaban bzw. Rivaroxaban-Effekt vorhanden).
Unter Antikoagulation ist die Blutungsrate nach systemischer Lyse auch bei niedrigem INR (< 1,7) deutlich erhöht (Prabhakaran 2010).

■ Interventionelle Therapie

(s. a. „Exkurs: Neuroradiologische Interventionen", S. 169)
Bei Verschluss des Karotis-T-Abschnitts, der Arteria cerebri media oder der Arteria basilaris kann primär (z. B. bei Kontraindikation für eine systemische Lysetherapie) oder auch sekundär (z. B. erfolglose Lysetherapie) ein interventioneller Rekanalisationsversuch in Betracht gezogen werden. In der Primärtherapie ist beispielsweise eine Bridging-Therapie (systemische plus lokale Lyse) oder auch eine alleinige intraarterielle Lyse und/oder eine mechanische Rekanalisation bzw. Thrombektomie möglich. Dies ist v. a. bei hoher Thrombuslast angezeigt. In einer Studie konnte gezeigt werden, dass bei einem thrombotischen Verschluss der Arteria cerebri media mit einer Thrombuslänge von mehr als 8 Millimetern eine Rekanalisation mittels i. v. Thrombolyse nur mit einer geringen Wahrscheinlichkeit erzielt werden kann (Riedel 2011). Bei hochgradigen Stenosen ist auch eine primäre Stenteinlage möglich.
Die interventionellen Rekanalisationsversuche sind speziellen neuroradiologischen Zentren vorbehalten. Das periprozedurale Komplikationsrisiko (Blutungen, Ischämie, Tod) liegt bei ca. 15 %.

■ Operative Dekompression

Bei (drohenden) raumfordernden Infarkten (maligner Mediainfarkt, Kleinhirninfarkt) und Patienten < 60 Jahren sollte eine frühzeitige (innerhalb der ersten 24–72 h; Mori 2004) dekompressive Kraniektomie zur Hirndruckentlastung in Betracht gezogen werden. Ziel ist der Schutz des gesunden Gewebes vor den Folgen des erhöhten Hirndrucks und/oder Vermeidung von Liquorzirkulationsstörungen beim raumfordernden Kleinhirninfarkt.
Aktuelle Analysen zeigten bei Patienten mit malignem Mediainfarkt und früher Dekompression (< 48 h) eine reduzierte Letalität und ein besseres funktionelles Outcome (Hofmeijer et al. 2009; Vahedi et al. 2007).

■ Thromboseprophylaxe

Niedermolekulare Heparine (Sherman 2007) und Physiotherapie/Mobilisierung. Antithrombosestrümpfe alleine verhindern eine tiefe Beinvenenthrombose nicht (CLOTS-Trial 2009).

!| **Cave:** Als Nebenwirkungen von Heparinen sind heparininduzierte Thrombozytopenien, Kumulation bei Niereninsuffizienz, Osteoporose, allergische Hautreaktionen, Blutungen und Hämatomneigung zu bedenken.

■ Infektionsprävention und -therapie
Dazu gehören die frühzeitige Mobilisierung des Patienten, eine adäquate Lagerung (z. B. regelmäßiger Wechsel der Seite, Oberkörperhochlagerung), Atemgymnastik, die Vermeidung einer Aspiration, Blasenkatheter so lang wie nötig, jedoch so kurz wie möglich.
Eine präventive bzw. undifferenzierte Antibiose bei Schlaganfallpatienten ist nicht sinnvoll (Chamorro 2005). Bei Infektionszeichen sollte jedoch frühzeitig eine möglichst **gezielte** antibiotische Therapie (➔ Blutkulturen!) eingeleitet werden.

■ Hirnödemtherapie
* 0- bis 30°-Oberkörperhochlagerung, körperliche Schonung, Stressreduktion (z. B. Sedierung plus Analgesie);
* Medikamente: Glycosteril 10 %, 125 ml 3- bis 4 × in 24 h oder Mannitol 20 %, 125 ml bis zu 4 × in 24 h.

■ Vollheparinisierung
Die Indikation ist streng zu stellen. Bei Verdacht auf ein (kardio-)embolisches Geschehen mit hohem Rezidivrisiko (z. B. Vorhofthrombus) oder bei Gefäßdissektion kann eine PTT-gesteuerte i. v. Heparinisierung angezeigt sein. Zielwert ist eine 2- bis 2,5-fache Erhöhung der PTT, ➔ Bolus 5000 I. E., danach 15 bis 20 I. E./kg KG/h (Bsp. Für Patienten mit 70 kg KG: 1000–1400 I. E./h, 1 ml = 200 I. E. ➔ 5–7 ml/h über Perfusor, PTT-Kontrolle nach ca. 4–6 h). Dauer: 7 bis 14 Tage, danach evtl. Umstellung auf orale Antikoagulanzien (z. B. Marcumar®).
Kontraindikationen sind:
* Complianceprobleme,
* zerebrale Blutung,
* maligne Hypertonie,
* Gerinnungsstörungen,
* Magen-Darm-Ulzera,

* Nephrolithiasis,
* großer Territorialinfarkt.

■ Antiepileptische Therapie
Nach stattgehabtem Krampfanfall ist eine antiepileptische Therapie angezeigt; bei Schluckstörungen, z. B. Gabe von Valproinsäure (i. v. Aufsättigung mit 900–1 200 mg über 24 h, danach orale oder i. v. Gabe nach Spiegelkontrolle), alternativ Levetiracetam i. v.

■ Dekubitusprophylaxe
Diese erfolgt durch entsprechende Lagerung und Mobilisierung sowie eine gezielte Physiotherapie.

■ Rehabilitation
Frühzeitige Mobilisierung, Physiotherapie, Gehtraining, Orthesen, Ergotherapie, Logopädie und psychologische/psychosomatische Begleitung sind die wesentlichen Bestandteile der Schlaganfalltherapie.
Die Therapie bei Spastik umfasst: Physiotherapie, Lagerung, Schienen, Medikamente: Baclofen (Lioresal®, 10–100 mg/d), Tizanidin (Sirdalud®, 3 × 2 mg bis 3 × 10 mg/d), evtl. Botulinumtoxin.
In der Behandlung neuropathischer Schmerzen bieten sich Versuche mit Lamotrigin, Gabapentin und Pregabalin an.

■ Medikamentöse Sekundärprophylaxe
Die Abschätzung des Risikos für ein Schlaganfallrezidiv ist mittels dem Essener Stroke-Risk-Score (s. Tab. C-1-5) möglich und kann für die Planung der Sekundärprophylaxe mit herangezogen werden.

!| **Cave:** Bei der medikamentösen Sekundärprophylaxe (Tab. C-1-6) sind neben der richtigen Indikationsstellung und Auswahl der Präparate v. a. die Compliance bzw. die Therapieadhärenz der Patienten von entscheidender Bedeutung. Es konnte gezeigt werden, dass bei bis zu mehr als 50 % der Schlaganfallpatienten in einem 2-Jahres-Zeitraum nach dem Ereignis die initial verordneten Medikamente nicht mehr eingenommen wurden (Glader 2010).

Tab. C-1-5 Schlaganfall-Rezidiv-Risikoabschätzung z. B. mittels Essener Stroke-Risk-Score (ESRS; nach Weimar et al. 2008).

Merkmale	Punkte
Alter 65–75 Jahre	1
Alter > 75 Jahre	2
Arterielle Hypertonie	1
Diabetes mellitus	1
Zustand nach Myokardinfarkt	1
Andere kardiovaskuläre Erkrankungen (außer Vorhofflimmern und Myokardinfarkt)	1
pAVK	1
Raucher	1
Zerebrale Ischämie oder TIA	1
Maximalpunktzahl	**9**
ESRS-Interpretation: 9–7 Punkte: sehr hohes Risiko 6–3 Punkte: hohes Risiko ($\geq 4\,\%$/Jahr) 2–0 Punkte: niedriges Risiko ($\leq 4\,\%$/Jahr)	

Tab. C-1-6 Medikamentöse Sekundärprophylaxe der zerebralen Ischämie.

Wirkstoff (Handelsname)	Dosierung	Indikation
ASS (z. B. Aspirin®)	100 mg/d	• nicht kardioembolische zerebrale Ischämie (TIA, Hirninfarkt)
ASS plus Dipyridamol (Aggrenox®)	2 × 25/200 mg/d	• zerebrale Ischämie + Rezidivrisiko > 4 %/Jahr
Clopidogrel (Plavix®, Iscover®)	75 mg/d	• zerebrale Ischämie + pAVK • zerebrale Ischämie + Rezidivrisiko > 4 %/Jahr • zerebrale Ischämie + ASS-Unverträglichkeit
Clopidogrel + ASS	75 mg/d + 100 mg/d	• eingeschränkte Indikation aufgrund der derzeitigen Studienlage, evtl. Patient mit hohem Ischämierezidivrisiko (Zustand nach Hirninfarkt oder Myokardinfarkt, pAVK) • zerebrale Ischämie + Myokardinfarkt → Kombi-Tx für 3 Monate • evtl. Rezidivreduktion bei Gabe innerhalb der ersten 3 Monate nach Ereignis • Prävention von Stentthrombosen
Cumarin (Marcumar®)	Ziel-INR 2–3	• (kardio-)embolische Infarkte (s. a. Kap. „Herzrhythmusstörungen", S. 388) • Gefäßdissektion (für 3–6 Monate) **Keine Indikation bei nicht embolischen Infarkten oder intrakraniellen Gefäßstenosen!**
Dabigatran (Pradaxa®) Rivaroxaban (Xarelto®)	2 × 110 mg/d 1 × 20 mg/d	• bei kardioembolischen Ereignissen (Dabigatran cave bei eingeschränkter Nierenfunktion)
Statin z. B. Atorvastasin (Sortis®)	80 mg/d	• absolute Risikoreduktion ca. 2 % bei zerebraler Ischämie

Die frühe Gabe von **Thrombozytenaggregationshemmern** (innerhalb von 48 h nach TIA/*minor stroke*) reduziert das Risiko eines erneuten Schlaganfalls (FASTER-, Express-, Charisma-Trial).

In den aktuellen Guidelines der European Stroke Organisation (2008) und der DGN (2012) wird, wenn möglich die Gabe von **Acetylsalicylsäure (ASS) + retardiertem Dipyridamol oder Clopidogrel** bei Patienten mit nicht embolischer TIA/Schlaganfall empfohlen. Falls dies nicht möglich ist (Unverträglichkeit, „zu teuer"), wird ASS allein empfohlen.

Die Wirksamkeit von einer **ASS-Monotherapie** zur Sekundärprophylaxe des Schlaganfalls ist in großen Studien nachgewiesen worden (IST-Trial, CAST-Trial). Bei Patienten, die unter ASS-Monotherapie gastrointestinale Blutungen (im Rahmen bspw. eines Ulkus) erlitten, kann die Kombination mit Protonenpumpeninhibitoren zu einer Reduktion der Blutungen führen (Chan et al. 2005).

ASS plus retardiertes Dipyridamol ist der alleinigen Gabe von ASS überlegen (ESPS-2 1996; ESPRIT 2006, Verro 2008).

ASS plus retardiertes Dipyridamol und Clopidogrel sind gleich wirksam in der Sekundärprophylaxe des ischämischen Schlaganfalls (Diener et al. 2008). Clopidogrel kostet ca. 5-mal so viel wie ASS plus+ Dipyridamol.

Die Kombination von **ASS plus Clopidogrel** (im Vergleich mit ASS-Monotherapie) reduziert zwar die Rate von ischämischen Ereignissen, geht jedoch mit einer höheren Rate an Blutungen einher, sodass in der Summe kein positiver Effekt für die Kombination vorliegt (MATCH-Trial, CHARISMA-Studie).

Eine **Antikoagulation** (z. B. mit Phenprocoumon, Dabigatran) ist nur bei (kardio-)embolischen Schlaganfällen oder (temporär für 3–6 Monate) im Rahmen einer Gefäßdissektion indiziert.

> **!** Bei nicht embolischen Infarkten oder intrakraniellen Gefäßstenosen ist eine Indikation zur Antikoagulation **nicht** gegeben! (WARSS-Studie, BAFTA-Studie, ESPRIT-Studie, SPIRIT-Studie, Medi et al. 2010).

Bei Kontraindikationen für die Antikoagulation bringt die Kombination aus ASS und Clopidogrel einen geringen Vorteil gegenüber der alleinigen ASS-Gabe (ACTIVE Investigators 2009). Die alleinige ASS-Gabe bei Vorhofflimmern bringt keine wesentliche Risikoreduktion. Das Blutungsrisiko unter Antikoagulation kann mittels HAS-BLED-Score ermittelt werden (Pisters 2010). Der HAS-BLED-Score enthält die folgenden 9 klinischen Befunde, die mit jeweils 1 Punkt in die Berechnung Eingang finden:

- **H**ypertension (Blutdruck über 160 mm Hg systolisch),
- **a**bnormal *liver function* (Zirrhose *oder* Bilirubin mehr als doppelt *oder* Transaminasen mehr als dreimal so hoch wie die Normwerte),
- abnormale **N**ierenfunktion (Dialyse, Nierentransplantation, Serum-Kreatinin über 2,2 mg/dl),
- **S**troke (Schlaganfall),
- **B**leeding (Blutungsneigung oder Hinweise darauf, auch Anämie),
- **l**abile INRs (wenn der INR stark schwankt oder weniger als 60 % der Werte im therapeutischen Bereich liegen),
- **e**lderly (älter als 65 Jahre),
- **D**rugs (gleichzeitige Einnahme von Medikamenten, die die Blutungsneigung erhöhen, etwa ASS, Rheumamittel),
- **A**lkohol.

Ein HAS-BLED-Score von 3 oder darüber (Maximalwert wäre 9) bedeutet „hohes Risiko" für Blutungen; diese Patienten brauchen *„some caution"*, d. h. eine gewisse Vorsicht während der Therapie und eine regelmäßige Neubewertung der Situation.

Auch der $CHADS_2$-Score korreliert mit dem Blutungsrisiko unter Antikoagulation. Je höher der Wert (= hohes Schlaganfallrisiko) desto höher auch das Blutungsrisiko unter oraler Antikoagulation (Oldgren 2011).

In der RELY-Studie (Conolly et al. 2009) konnte eine gleiche Wirksamkeit bei besserer Sicherheit (niedrige Dosis, 110 mg) bzw. verbesserte

Wirksamkeit bei gleicher Sicherheit (höhere Dosis, 150 mg) von Dabigatran (direkter oraler Thrombininhibitor) gegenüber Warfarin gezeigt werden, sodass dieser eine Alternative zu Phenprocoumon darstellt. Weitere neue Substanzen zur Antikoagulation sind Rivaroxaban und Apixaban. Die Vorteile der neuen Substanzen sind geringere Blutungskomplikationen, ein rascherer Wirkungseintritt und keine Notwendigkeit eines Monitorings. Durch die kurze Halbwertszeit der Präparate (ca. 10–14 h) ist jedoch eine gute Compliance (= regelmäßige Medikamenteneinnahme) erforderlich.

Weitere Ausführungen zur Therapie bei Vorhofflimmern siehe Kapitel D-5.2.3 (S. 396).

Die Gabe eines **Statins** (v. a. Atorvastatin) kann zur Risikoreduktion eines Schlaganfallrezidivs führen (Amarenco et al. 2006 u. 2009).

Patienten mit einer zerebralen Ischämie und Nachweis eines **persistierenden Foramen ovale** sollten nach dem Ersteereignis einen Thrombozytenaggregationshemmer (ASS 100 mg/d) zur Sekundärprophylaxe erhalten. Kommt es zu einem Rezidiv oder liegt ein Vorhofseptumaneurysma vor, wird eine Antikoagulation mit einer Ziel-INR zwischen 2,0 und 3,0 für mindestens 2 Jahre empfohlen. Bestehen Kontraindikationen für eine Antikoagulation, kann ein interventioneller Verschluss erwogen werden („PFO-Schirmchen"), wobei es keinen wissenschaftlichen Beweis einer Überlegenheit der Intervention gibt.

> **!** **Cave:**
> - Die Thrombozytenaggregationshemmung soll wegen der erhöhten Blutungsgefahr erst 24 h **nach** einer Lysetherapie begonnen werden.
> - Die Kombination von Clopidogrel und Protonenpumpenhemmern wird nicht empfohlen, da es zu einer erhöhten Rate an vaskulären Ereignissen kommen kann (auch wenn die derzeitige Studienlage keine eindeutige Aussage ermöglicht; Charlot 2010; Kreutz 2010; Laine 2010; Siller-Matula 2010).

■ Reduktion bzw. Beseitigung der Risikofaktoren

Arterielle Hypertonie, Diabetes mellitus, Adipositas, Rauchen, Hyperlipidämie, Herzrhythmusstörungen (z. B. positiver Einfluss durch regelmäßiges körperliches Ausdauertraining und Gewichtsreduktion; Kahn et al. 2008) müssen therapeutisch angegangen werden.

Bei Diabetikern liegt ein erhöhtes vaskuläres Risiko vor, sodass in dieser Patientengruppe neben einer strengeren Blutzucker- und Blutdruckeinstellung (HbA$_{1c}$ < 6,5 %, BZ nüchtern 80–120 mg/dl, Ziel-Blutdruck < 130/85 mm Hg) auch eine adäquate Behandlung der Dyslipidämie (LDL < 100 mg/dl, HDL > 45 mg/dl) sowohl in der Primär- als auch in der Sekundärprophylaxe erforderlich ist.

■ Therapie von relevanten Gefäßstenosen

Die Indikation zur operativen Therapie symptomatischer Stenosen ist bei einem Stenosegrad von mehr als 70 % (der ipsilaterale Seite) gegeben. Der Nutzen der Operation ist geringer bei Stenosen zwischen 50 und 69 %. Die Therapie mittels Operation oder Dilatation bzw. Stentimplantation sollte möglichst innerhalb der ersten 2 bis 4 Wochen nach dem Ereignis erfolgen, da spätestens nach 12 Wochen kein sekundärprophylaktischer Effekt (= Schlaganfallrisikoreduktion) der Intervention mehr zu erwarten ist (Rothwell et al. 2004). Ois und Mitarbeiter (2009) konnten zeigen, dass das Risiko eines erneuten ischämischen Ereignisses bei nachgewiesener Gefäßstenose > 70 % insgesamt und v. a. innerhalb der ersten 72 h erhöht ist. Die Karotisthrombendarteriektomie stellt derzeit den „Goldstandard" dar (bei einem periprozeduralem Risiko der operierenden Abteilung < 5 %, ESO-Recommendations 2008). Alternativ kann eine interventionelle Therapie mittels Stenteinlage plus Ballondilatation überlegt werden (Brott et al. 2010; Eckstein et al. 2008, International Carotid Stenting Study [ICSS] Investigators 2010). Derzeit gibt es Hinweise, dass ältere Patienten eher von der Operation (Thrombendarteriektomie = TEA) und jüngere Patienten (< 70 Jahre) eher von der Stenteinlage plus Ballondilatation profitieren. Letztlich sollte jegliche Maßnahme bei der Karotisstenose eine Fall-zu-Fall-Entscheidung sein, die von Neurologen, Gefäßchirurgen und Neuroradiologen getroffen wird (Stellungnahme DGN März 2010).

> **!** **Cave:** Es besteht die Gefahr von Reperfusionsblutungen nach Karotisthrombendarteriektomie bzw. Stentimplantation (van Mook et al. 2005).

Indikationen für eine primäre Stentimplantation sind: Zustand nach Karotisthrombendarteriektomie mit Restenose, Zustand nach Bestrahlung, Tandemstenosen, Stenosen, die operativ aufgrund der anatomischen Verhältnisse nicht zu erreichen sind, hohes Narkoserisiko (z. B. Begleiterkrankungen wie Herzinsuffizienz, schwere pulmonale Erkrankungen).

Prognose

Sie ist abhängig vom Schweregrad der Läsionen und der neurologischen Symptomatik (bspw. haben Patienten mit einem initialen *dense artery sign* häufiger eine klinische Verschlechterung und ein schlechteres Outcome, Aries et al. 2009). Rund 25 % der Patienten versterben innerhalb des ersten Monats nach dem Ereignis, ca. 50 % im ersten Jahr. Bei Vorhandensein von Risikofaktoren (z. B. ACI-Stenose, Hypertonie) ist auch die Gefahr eines erneuten Hirninfarkts deutlich erhöht.

Eine Rückbildung der neurologischen Defizite erfolgt oftmals erst nach Monaten bis Jahren. Ca. 50 % der Schlaganfallpatienten bleiben dauerhaft arbeitsunfähig, ungefähr ein Viertel bleibt pflegebedürftig.

Bei Patienten, bei denen sich bereits frühzeitig ein schlechter Verlauf herausstellt und/oder bei denen ein Überleben unwahrscheinlich ist, sollten die kurativen zu Gunsten der palliativen Maßnahmen in den Hintergrund rücken. Im Vordergrund stehen hier dann eher symptomorientierte Behandlungsansätze (z. B. Schmerztherapie, Behandlung von Angst und Depression, Therapie von Spastik mittels Physiotherapie und Medikamenten), aber auch die frühzeitige Kommunikation im Team und mit den Angehörigen, wie mit Komplikationen umzugehen ist (z. B. lebenserhaltende Maßnahmen ja oder nein?).

Aktuelle Empfehlungen zur Pflege und interdisziplinären Rehabilitation von Schlaganfallpatienten liegen von dem *American Heart Association/Stroke Council* vor (Miller et al. 2010).

C-1.2 Spezielle Behandlungsprobleme

C-1.2.1 Maligner Mediainfarkt

Grundlagen

Bis zu 10 % der Infarkte sind maligne Infarkte. Diese entstehen in der Regel durch einen proximalen Gefäßverschluss und gehen mit einem entsprechend großen Infarktareal einher. Es kommt meistens innerhalb der ersten 2 bis 4 Tage zu einer deutlichen Schwellung (Hirnödem) und raumfordernden Wirkung (lokale Massenverschiebung) des infarzierten Gewebes mit konsekutiver Steigerung des Hirndrucks und Schädigung der nicht betroffenen Hirnareale bis hin zur transtentoriellen Herniation.

Klinik

- Fixierte Kopf- und Blickwendung zur betroffenen Seite
- Hochgradige kontralaterale Hemiparese oder Hemiplegie
- Multimodaler Neglect
- Schwere Sprachstörung (wenn die sprachdominante Hemisphäre betroffen ist)
- Bewusstseinsstörungen

Diagnostik

Bildgebende Verfahren – CT und MRT – spielen die zentrale Rolle und zeigen (s. a. Abb. C-1-3):

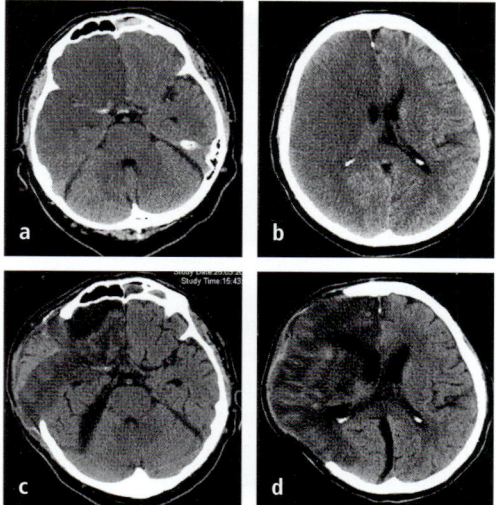

Abb. C-1-3 Maligner Mediainfarkt im Verlauf: **a und b)** initiales CT mit ausgedehntem Mediainfarkt rechts und positivem Mediazeichen rechts; **c und d)** raumfordernder Mediainfarkt nach 20 Tagen; bei Zustand nach Hemikraniektomie Verlagerung des infarzierten Gewebes nach extrakraniell und damit keine Kompression von gesundem Hirngewebe.

- Infarzierung von mehr als 50 % des Mediastromgebiets,
- zunehmende Raumforderungszeichen (Ventrikelkompression, Mittellinienverlagerung, Kompression gesunder Hirnareale, evtl. Liquorzirkulationsstörungen).

Prädiktoren für die Entwicklung eines malignen Mediainfarkts sind:
- jüngeres Alter (höheres Hirnvolumen = weniger Kompensationsraum);
- hoher NIHS-Score bei Aufnahme (häufig > 15, wenn die nicht dominante und > 20, wenn die dominante Hemisphäre betroffen ist);
- zunehmende Verschlechterung des klinischen Bildes innerhalb der ersten 2 bis 3 Tage;
- Infarktareal > 50 % des Gefäßterritoriums, Einbeziehung der Stammganglien;
- Infarkte in mehreren Gefäßterritorien;

- Karotis-T-Verschluss;
- Mittellinienverlagerung > 5 mm innerhalb der ersten 2 Tage.

> ⚡ **Probleme/Komplikationen des malignen (= raumfordernden) Mediainfarkts**
> - Sekundäre zerebrale Ischämie („Penumbra") durch Abfall des zerebralen Perfusionsdrucks (CPP = *cerebral perfusion pressure*) bei steigendem Hirndruck
> - „Mechanische" Kompression noch gesunder Hirnareale durch steigenden Hirndruck bzw. Raumforderung
> - Ateminsuffizienz und erhöhte Aspirationsgefahr
> - Herzrhythmusstörungen
> - Kreislaufregulationsstörungen (Blutdruck ↑ oder ↓), Gefahr der zerebralen Minderperfusion bei arterieller Hypotonie
> - Temperaturerhöhung („zentrales Fieber")
> - Komplikation nach Hemikraniektomie:
>   – *sinking skin flap syndrome* mit paradoxer Herniation (Sarov et al. 2010)
>   – bei zu kleiner Kraniotomielücke: zu geringe Gewebeexpansion, Herniation des Gewebes durch die Lücke mit sekundären Blutungen und Ischämien
>   – Meningitis, Abszess
>   – chronisches subdurales Hämatom
>   – Liquorzirkulationsstörungen
>   – Nekrose des Knochendeckels

Therapie

> ❗ Grundlage der Therapie ist eine frühzeitige intensivmedizinische Behandlung mit einem adäquaten Neuro- und Kreislaufmonitoring!

Alle Maßnahmen, die eine Senkung des Hirndrucks zum Ziel haben, müssen vor Eintritt sekundärer Schädigungen begonnen werden.

- **Frühzeitige Intubation und Beatmung** zur Aufrechterhaltung einer ausreichenden Oxygenierung und Verhinderung einer Aspiration bei Schluckstörungen.
- **Lagerung** nach Hirndruck- (ICP = *intracranial pressure*) und CPP-Werten. Eine gene-

relle Oberkörperhochlagerung kann nicht empfohlen werden, da zwar der ICP i. d. R. sinkt, jedoch auch der CPP sinken kann. Auch eine Flachlagerung muss nicht zum ICP-Anstieg führen, kann aber die zerebrale Perfusion verbessern; daher individuell nach ICP/CPP entscheiden! (Schwarz et al. 2002).

- **Aufrechterhaltung eines suffizienten CPP** (von > 70 mm Hg) durch Erhaltung des mittleren arteriellen Blutdrucks (MAP) und Senkung des ICP.
- **Frühzeitige operative Dekompression** bei Patienten < 60 Jahren innerhalb von 48 h in Erwägung ziehen (Therapie der zerebralen Ischämie, S. 150).
- **Normothermie** erhalten, evtl. kurzfristige Hypothermie (über 72 h, 33–34 °C, langsame Wiedererwärmung, → 0,1 °C/h, wegen der Gefahr von Rebound-Effekten).
  Die Hypothermie-Behandlung ist in der Therapie des malignen Mediainfarkts der dekompressiven Hemikraniektomie unterlegen (Georgiadis 2002).
- **Medikamentöse Hirndrucktherapie** (Mannitol, Glycerol, hypertone Kochsalzlösung, Hyperhaes®, TRIS-Puffer, Barbiturate) bei Hirndruckkrisen.

> [!] **Cave:** Die „theoretische" Wirkung der Osmotherapeutika kann aufgrund der meist gestörten Blut-Hirn-Schranke im Infarktareal nur gering oder gar nicht ausgeprägt sein. Auch potenziell schädliche Wirkungen (z. B. osmotischer Flüssigkeitsentzug und konsekutive Volumenminderung der gesunden Hemisphäre, mit Zunahme der Massenverlagerung) sind denkbar, sodass Osmotherapeutika mit einer gewissen Vorsicht eingesetzt werden sollten.
> Die Gabe von Barbituraten und TRIS-Puffer kann durch die erzeugte Vasokonstriktion zu einer relevanten Reduktion der zerebralen Perfusion mit sekundärer Ischämie führen.

- **Beatmung evtl. modifizieren**. Ein hoher positiver endexspiratorischer Druck (PEEP), Spitzenbeatmungsdruck (p_{insp}) und die Verlängerung der Inspirationsphase können sich negativ auf den ICP und den MAP auswirken. Die Atemfrequenz und das daraus resultierende Atemminutenvolumen können den arteriellen CO_2-Partialdruck und darüber den CPP beeinflussen. Eine Hyperventilation kann zur kurzfristigen Hirndrucksenkung („Druckkrisen") versucht werden.

Prognose

Die Letalität des malignen Mediainfarkts liegt trotz maximaler **konservativer** Behandlung bei 60 bis 80 % (Schwab et al. 1999). Durch die dekompressive Kraniektomie kann eine Verbesserung des Überlebens und des funktionellen Outcomes erzielt werden.

 Weiterführende Literatur: Kimberly 2011, Witsch 2011.

C-1.2.2 Gefäßdissektion

Grundlagen

Gefäßdissektionen sind für rund 15 bis 20 % der Schlaganfälle bei Patienten unter 50 Jahren verantwortlich. In ca. ⅔ der Fälle ist die Arteria carotis interna und in rund ⅓ die Arteria vertebralis betroffen. Selten ist die Arteria carotis communis z. B. im Rahmen einer Aortendissektion betroffen.

Dissektionen der hirnversorgenden Gefäße gehen mit einer Einblutung in die Arterienwand („intramurales Hämatom" mit oder ohne Verletzung der Tunica interna bei spontanen Dissektionen) einher. Sie können umschrieben und auch langstreckig sein.

Hirninfarkte können entstehen durch:

- unterschiedlich ausgeprägte dissektionsbedingte Stenosen oder einen Verschluss des Gefäßes mit hämodynamisch bedingten Infarkten oder
- eine lokale Thrombosierung im Bereich der Dissektion mit Thrombenbildung und konsekutiver Embolie in die intrakraniellen Arterien.

Neben ischämischen Ereignissen kann es durch das Wandhämatom zu druckbedingten Funktionseinschränkungen der Hirnnerven kommen. Es werden spontane von traumatischen (iatrogenen) Dissektionen unterschieden. Als **Ursachen für spontane Dissektionen** werden v. a. Schwächen der Bindegewebsstruktur der Gefäßwand im Sinne einer Vaskulopathie, z. B. im Rahmen einer hereditären Bindegewebserkrankung (Ehlers-Danlos-Syndrom, Marfan-Syndrom, Pseudoxanthoma elasticum) und der fibromuskulären Dysplasie diskutiert. Auffällig ist auch eine gewisse Assoziation zu vorangegangenen Infekten.

Traumatische Dissektionen können im Rahmen stumpfer und spitzer bzw. penetrierender Traumata (Schädel-Hirn-Trauma, Schädelbasis-, Gesichtsschädelfraktur, Wirbelsäulenfraktur im HWS-Bereich, Messerstichverletzung) oder heftiger Schleuderbewegungen entstehen. Oftmals liegt jedoch eher ein Bagatelltrauma, wie z. B. Kopfdrehung, Schlag gegen den Hals (z. B. Kampfsport, Ballspiele), chiropraktische Manöver (v. a. A. vertebralis) und heftiges Husten vor, wobei auch hier eine gewisse Disposition im Sinne einer Bindegewebsschwäche diskutiert wird. Auch an iatrogene Verletzungen (Punktionen, Operationen, Angiographie/Angioplastie) muss gedacht werden. Selten kann sich eine Typ-A-Aortendissektion bis in die hirnversorgenden zervikalen Gefäße ausdehnen (Grabowski et al. 2006).

Klinik

Ein typisches Symptom sind plötzliche lateralisierte Hals- und Nackenschmerzen (ziehend, reißend, drückend) und/oder Kopfschmerzen. Diese können sowohl sofort als auch mit einer Verzögerung von ein paar Tagen nach der Dissektion auftreten. Ischämische Ereignisse (TIA und Infarkte) treten bei ca. 60 bis 80 % der betroffenen Patienten (häufig ebenfalls mit Verzögerung) auf.

Symptome in Abhängigkeit vom betroffenen Gefäßgebiet:

- **Arteria carotis interna:** ipsilaterale Schmerzen im vorderen/seitlichen Halsbereich, Kopfschmerzen temporal und retroorbital, ipsilaterales Horner-Syndrom, ggf. kaudale Hirnnervenausfälle, evtl. (pulssynchroner) Tinnitus, sonstige Schlaganfallsymptome des vorderen Stromgebiets (s. Tab. C-1-1, S. 145) bei „symptomatischer" Dissektion;
- **Arteria vertebralis:** Nackenschmerzen/Hinterkopfschmerzen (oft lateralisiert), Schlaganfallsymptome des hinteren Stromgebiets (s. Tab. C-1-1, S. 145); selten radikuläre Beschwerden bei raumfordernden Hämatomen im zervikalen Abschnitt.

Diagnostik

In der Diagnostik spielen v. a. bildgebende Verfahren eine Rolle.

Probleme bei der **Ultraschalldiagnostik** (Doppler- und Duplex-Sonographie) sind die Untersucherabhängigkeit und die damit einhergehende Befundunsicherheit, sowie fehlende bzw. schlechte Darstellbarkeit von Dissektionen schädelbasisnaher Gefäßabschnitte der ACI und der Arteria vertebralis. In über 80 % der Fälle ist es möglich mittels Ultraschall die Diagnose zu stellen.

Direkt nachgewiesen werden können: Dissektionsmembran mit Entry- und Reentry-Phänomen, intramurales (echoarmes) Wandhämatoms oder ein falsches Lumen („Doppellumen"); s. Abb. C-1-4 a bis d. Indirekte Zeichen sind Stenose- oder Verschlusszeichen (Strömungsbeschleunigung bzw. „Stumpfsignal" oder fehlender Flow), sich nach distal verjüngendes Lumen, Kalibersprünge, Stenose **ohne** atherosklerotische Veränderungen

> **!** **Cave:** Im vertebrobasilären Stromgebiet muss differenzialdiagnostisch zwischen einer Stenose/Lumeneinengung und einer primären Hypoplasie unterschieden werden. Letztere betrifft in der Regel den gesamten Gefäßverlauf.

In der **MRT** zeigt sich eine unterschiedlich ausgeprägte Stenosierung, häufig langstreckig (spitz zulaufend, irreguläre Wandung). Das Wandhämatom ist oft erst **nach dem 3. Tag in der MRT** (axiale T1 mit Fettunterdrückung) als

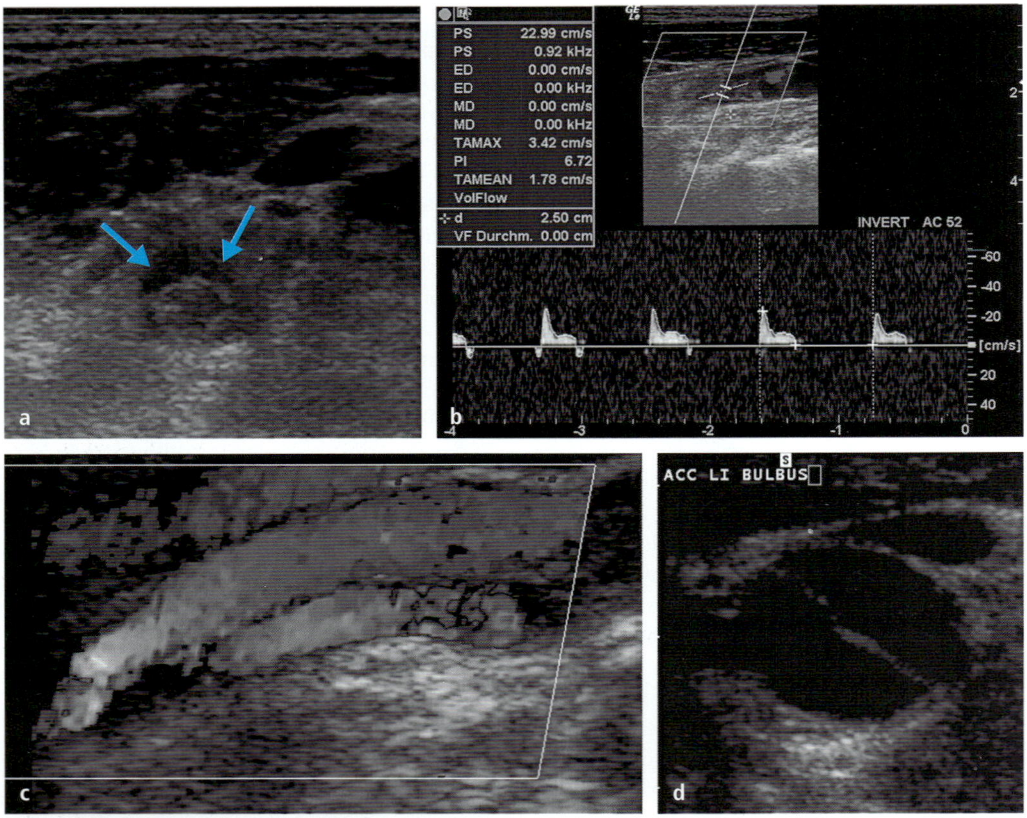

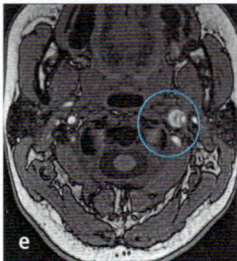
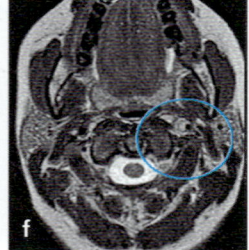

Abb. C-1-4 a–d) Patient 1: Pandissektion der hirnversorgenden Gefäße im Rahmen einer herznahen Aortendissektion mit Nachweis eines echoarmen Wandhämatoms (Pfeile, a) und pathologischen Flusssignalen in der ACI (b) sowie eines Doppellumens (wahres und falsches Lumen; c) und einer Dissektionsmembran (d) in der ACC im Ultraschall. **e und f)** Patient 2: Im MRT zeigt sich das typische Bild einer Gefäßdissektion, mit hyperintensem Wandhämatom der Arteria carotis interna links in den T1- und T2-Sequenzen.

hyperintense wandständige Formation erkennbar (s. Abb. C-1-4 e und f).

Ergänzend oder bei Kontraindikationen bezüglich der MRT (Schrittmacher etc.) kann eine arterielle CT-Angiographie (richtiges Bolus-Timing wichtig!) durchgeführt werden. Auch wenn das Wandhämatom dort nicht direkt dargestellt werden kann, sind lokale Wandverdickungen mit Stenose des Gefäßes hinweisend auf ein Wandhämatom. Eventuell ist ein Intima-Flap zu erkennen.

Die **digitale Subtraktionsangiographie (DSA)** galt lange als Goldstandard, wurde jedoch in den letzten Jahren durch Duplex-Sonographie und MRT abgelöst. Häufige Befunde in der Angiographie sind „zipfelig" auslaufender Verschluss, langstreckige irreguläre Stenosen, Pseudoaneurysma, Zeichen einer fibromuskulären Dysplasie (irreguläre ACI-Kontur ohne Stenosen → *pearl of beads* = perlschnurartig).

Differenzialdiagnosen

Die Differenzialdiagnosen der Gefäßdissektion sind:
- Vaskulitis,
- Gefäßhypoplasie.

Probleme/Komplikationen der Gefäßdissektion
- Rezidivierende embolische Ischämien
- Gefäßverschluss
- Bleibende Gefäßstenose
- Pseudoaneurysma

Therapie

Evidenzbasierte Empfehlungen liegen aufgrund der mäßigen Datenlage (v. a. aufgrund der geringen Fallzahl bzw. Inzidenz) nicht vor.

Nach den Leitlinien der Deutschen Gesellschaft für Neurologie (DGN) 2012 wird wie bei jedem Schlaganfallpatienten eine i. v. Lysetherapie innerhalb des Lysezeitfensters empfohlen. Die Gefahr einer Zunahme des Wandhämatoms durch die Lysetherapie ist nach derzeitigem Stand der Literatur nicht gegeben.

Da die Dissektionen innerhalb der ersten Wochen einer erheblichen Dynamik unterliegen, ist der Beginn einer zeitnahen gerinnungshemmenden Sekundärprophylaxe sinnvoll. Die derzeitige Studienlage zeigt keine Überlegenheit einer (oralen) Antikoagulation gegenüber einer alleinigen Thrombozytenaggregationshemmung (bei insgesamt geringen Rezidivraten einer zerebralen Ischämie; Georgiadis et al. 2009).

Indikationen für eine Antikoagulation können sein:
- Nachweis von HITS in der Doppler-Sonographie als Hinweis auf Mikroembolien,
- Okklusion/Pseudookklusion mit Gefahr der Embolisation im Rahmen der Rekanalisation,
- rezidivierende TIAs oder Ischämien,
- frei flottierende Thromben,
- Pseudoaneurysma.

Die gängige Behandlungspraxis (v. a. in Deutschland) ist nach Ausschluss von Kontraindikationen (z. B. großer Infarkt, hämorrhagisch transformierter Infarkt) eine Antikoagulation zunächst mit Heparin i. v. (PTT-Verlängerung auf das 2- bis 3-Fache des Ausgangswertes) und im Folgenden mittels Marcumar® (INR 2–3). Bei Patienten mit einem Hirninfarkt sollte aufgrund des erhöhten Einblutungsrisikos die orale Antikoagulation erst nach 2 bis 3 Wochen begonnen werden. Allerdings geht auch eine Antikoagulation mit Heparin mit einem erhöhten Blutungsrisiko bei Patienten mit einem embolischen Schlaganfall einher (Paciaroni et al. 2007). Insgesamt ist das Risiko einer zerebralen Blutung unter gerinnungshemmender Therapie bei Patienten mit einer Dissektion jedoch nicht relevant erhöht (Engelter et al. 2007).

TIA-Patienten können innerhalb der ersten Tage nach dem Ereignis oral antikoaguliert werden. Die Antikoagulation sollte zunächst für 3 bis 6 Monate fortgeführt werden. Danach erfolgt eine Ultraschall- und/oder MRT-Kontrolle. Bei „normaler" Gefäßmorphologie (komplette Rekanalisation des Gefäßes, keine Emboliequelle mehr vorhanden) und keinem Nachweis eines Hirninfarkts kann die Therapie beendet werden.

Bei fortbestehender Gefäßpathologie (Stenose, Verschluss, Pseudoaneurysma) und Nachweis eines Hirninfarkts ist eine Fortführung der oralen Antikoagulation für weitere 3 bis 6 Monate sinnvoll. Nach 12 Monaten wird bei Vorliegen von Risikofaktoren für einen Infarkt eine Dauertherapie mit Thrombozytenaggregationshemmern empfohlen.

Bei anhaltenden hochgradigen Stenosen oder Pseudoaneurysmen muss eine individuelle Entscheidung hinsichtlich einer medikamentösen und/oder interventionellen Therapie getroffen werden. Optional kann die orale Antikoagulation fortgeführt werden. Auch eine interventionelle Therapie, z. B. Stenteinlage bei höhergradigen (symptomatischen) Stenosen bzw. Coiling bei Pseudoaneurysmen, kann prinzipiell in Betracht gezogen werden.

Weiterführende Literatur: Übersichtsartikel von Dittrich et al. 2011.

C-1.2.3 Basilaristhrombose/ Top-of-the-Basilar-Syndrom

Grundlagen

Als **Ursachen** kommen in absteigender Häufigkeit infrage: kardiale Embolie > lokale Thrombose/Atherosklerose > arterioarterielle Embolien bei vorgeschalteter Vertebralisstenose/-dissektion. Selten sind Vaskulitiden, Meningitiden, Neurosyphilis, Aneurysmen oder perinterventionelle Komplikationen Ursache eine Basilaristhrombose.

Klinik

Das klinische Bild hängt von der Verschlusssituation (Thrombose des proximalen, mittleren oder distalen Basilarissegments, längerstreckiger Verschluss, Vorhandensein eines Kollateralkreislaufs), den betroffenen anatomischen Strukturen und letztlich vom Ausmaß der ischämischen Läsionen ab.

Häufige Symptome sind:
- Bewusstseinsstörung (v. a. bei distalem Basilarisverschluss durch ischämische Läsionen des Mesencephalons und der Thalami);
- Okulomotorikstörungen (z. B. Doppelbilder);
- Dysphagie und Dysarthrie;
- weitere Hirnnervenausfälle;
- Hemiparese bis Tetraparese (v. a. bei Verschlüssen des proximalen und mittleren Basilarisabschnitts);
- Ataxie (durch zerebelläre Infarkte);
- Gesichtsfelddefekte (durch Infarkte im Posteriorstromgebiet).

Diagnostik

- **cCT:** hyperdense distale Arteria basilaris („positives Gefäßzeichen", Abb. C-1-5 a und d), je nach Infarktdauer hypodense Infarktareale im vertebrobasilären Stromgebiet (Hirnstamm, Kleinhirn, Posteriorstromgebiet)

- **cMRT:** innerhalb der ersten Stunden Diffusionsstörungen im vertebrobasilären Stromgebiet (Abb. C-1-5 b und c), im Verlauf Signalsteigerungen in den T2/FLAIR-Sequenzen
- **CT-/MR-Angio:** Gefäßabbruch, Kontrastmittelaussparungen, Plaques
- **Digitale Subtraktionsangiographie:** Gefäßabbruch (Abb. C-1-5 e), evtl. Kollateralgefäße; eine Katheterangiographie ist i. d. R. zur Diagnose nicht erforderlich, sondern wird im Rahmen einer interventionellen Rekanalisierung durchgeführt.

Differenzialdiagnosen

Die Differenzialdiagnosen der Basilaristhrombose (und weiterführende Diagnostik) sind:
- Intoxikationen (Labor),
- Hypoglykämie (BZ-Messung),
- Hyperkapnie (BGA),
- Enzephalitis (Liquoruntersuchung),
- Wernicke-Enzephalopathie (Anamnese, Alkoholspiegelbestimmung, MRT),
- zentrale pontine Myelinolyse (Elektrolyte, MRT),
- Polyradikulitis – GBS, Miller-Fisher-Syndrom (klinischer Verlauf, cMRT, Elektrophysiologie),
- Bickerstaff-Enzephalitis (cMRT),
- nonkonvulsiver Status epilepticus (EEG),
- innere Hirnvenenthrombose (D-Dimere, venöse MR-/CT-Angiographie),
- Hirnstammblutung (cCT),
- Basilarismigräne (Anamnese, Ausschlussdiagnostik).

 Probleme/Komplikationen der Basilaristhrombose
- Prinzipiell können alle Probleme bzw. Komplikationen der zerebralen Ischämie auftreten (siehe S. 150).
- Häufig liegen bereits in der initialen Phase Bewusstseinsstörungen vor, die mit weiteren Komplikationen (z. B. reduzierte Schutzreflexe und Aspirationsgefahr) einhergehen können.

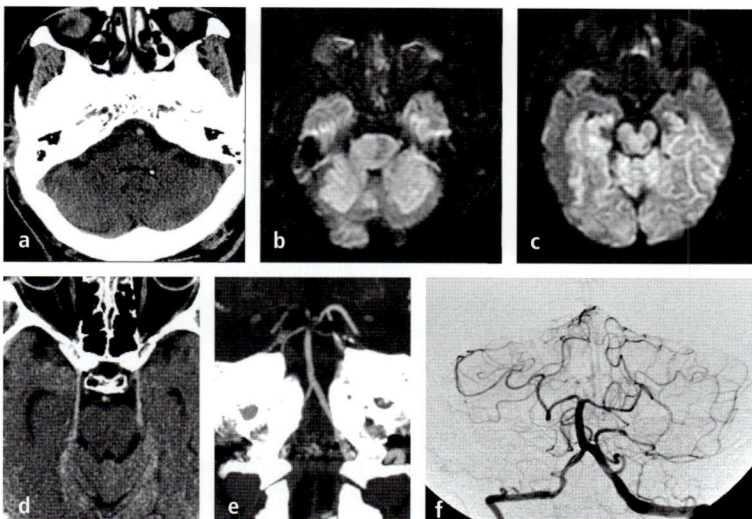

Abb. C-1-5 a–c) Patient 1 mit Basilarisverschluss: a) cCT mit positivem (hyperdensem) Gefäßzeichen der Arteria basilaris. b u c) In den MRT-DWI-Sequenzen sind ausgedehnte Infarzierungen im Kleinhirn-, Hirnstamm- und Posteriorstromgebiet beidseits erkennbar. **d–f)** Patient 2: d) Hier ist ebenfalls ein positives Gefäßzeichen der Arteria basilaris zu erkennen. e) In der CT-Angiographie typisches Bild eines thrombotischen Basilariskopfverschlusses (Kontrastmittelaussparung; f) nach interventioneller Therapie komplette Rekanalisation der Arteria basilaris.

Therapie
- Systemische Lysetherapie mit rtPA 0,9 mg/kg KG
- Interventionelle Therapieoptionen bis 9 h nach Symptombeginn („Alles-oder-Nichts-Prinzip"; **cave:** zurückhaltendes Vorgehen bei bereits demarkierten Hirnstamminfarkten und Koma über mehrere Stunden – gutes funktionelles Ergebnis ist dann weniger wahrscheinlich):
  - intraarterielle Lyse,
  - Bridging-Konzept: Beginn mit systemischer Lyse plus lokale intraarterielle Lyse,
  - mechanische Rekanalisierung – Stent-Retriever, Phenox®-Katheter, Penumbra®-System
- Eventuell temporär GPIIb/IIIa-Antagonist bei residueller Stenose/Thrombus

Prognose
Die Basilaristhrombose kann mit geringen neurologischen Defiziten bis hin zu schweren Behinderungen (z. B. Locked-in-Syndrom) und raschem Exitus letalis einhergehen. Die Prognose und das Outcome hängen im Wesentlichen von dem initialen klinischen Bild, der Dauer bis zum Therapiebeginn und der Rekanalisierungsrate sowie bestehender Kollateralkreisläufen ab.

 Weiterführende Literatur: Übersichtsartikel von Mattle 2011.

C-1.2.4 Intrakranielle Stenose

Grundlagen
Pathophysiologisch führen bei intrakraniellen Stenosen vier Mechanismen zu Ischämien:
- hämodynamische Kompromittierung mit Minderperfusion distaler Gefäßabschnitte,
- arterioarterielle Embolien mit Verschluss distaler (pialer) Gefäße,
- lokaler Verschluss perforierender Gefäße (v. a. proximale A. cerebri media, A. basilaris),

- lokaler thrombotischer Verschluss des stenosierten Gefäßes.

Das 2-Jahres-Infarktrisiko hängt vom Stenosegrad und weiteren Faktoren ab (Kasner et al. 2006). Es beträgt:
- bei einer intrakraniellen Stenose < 70 % ca. 8 bis 10 %,
- bei einer intrakraniellen Stenose > 70 % ca. 20 %.

Weitere Risikofaktoren sind: arterielle Hypertonie mit einem systolischen Druck > 140 mm Hg, Hypercholesterinämie und stattgehabte zerebrale Ischämie.

Klinik
Das klinische Bild hängt vom betroffenen Gefäßterritorium ab.

Diagnostik
Da die Patienten mit höhergradigen Stenosen *on high risk* sind, ist für die Therapieplanung eine exakte Diagnose bzw. Stenosegraduierung wichtig. Zur Verfügung stehen:
- **Doppler-/Duplex-Sonographie:** Eher Screening Methode durch die vom Untersucher abhängige Befundvariabilität und teilweise eingeschränkte Untersuchbarkeit (schlechtes Schallfenster).
- **MR-Angiographie:** Eher Screening-Methode, da es durch flussbedingte Artefakte zu einer Überbewertung der Stenosen kommen kann. Bei auffälligem Befund ergänzende CT-Angio oder DSA.
- **CT-Angiographie:** Nahezu der DSA gleichwertig, jedoch ca. dreimal schlechtere Auflösung als die DSA und verschiedene Probleme beim *post-processing* („Der Befunder muss wissen, was er befundet."). Teilweise bestehen Vorteile gegenüber der DSA bei Low-Flow-Situationen durch *blood-pooling* und Darstellung einer verzögerten Gefäßkontrastierung als Hinweis auf eine Kollateralisierung bei hochgradigen Stenosen. Bei unklaren Befunden in der CT-Angio DSA veranlassen.

- **DSA:** Goldstandard, Real-Time-Darstellung, invasive Methode mit vertretbarer Komplikationsrate (< 1 % bei diagnostischer Angiographie). Bei geplanter Intervention ist eine DSA zur genauen Bewertung der Stenose und des Zugangswegs erforderlich.

Differenzialdiagnose
Die Differenzialdiagnose der intrakraniellen Stenose ist Vaskulitis versus atherosklerotische Stenose.

> **Probleme/Komplikationen der intrakraniellen Stenose**
> - Rezidivierende Infarkte auch unter adäquater medikamentöser Therapie (*best medical treatment*)

Therapie
In den Leitlinien/Empfehlungen der DGN aus dem Jahr 2008 wird bei Patienten mit hochgradigen intrakraniellen Stenosen oder Verschlüssen die Sekundärprävention mit Thrombozytenfunktionshemmern (ASS 100–300 mg/d) empfohlen.
Die 2011 veröffentlichte SAMMPRIS-Studie (Chimowitz 2011) konnte eine Unterlegenheit der Stentimplantation (Wingspan-Stent) gegenüber einer aggressiven konservativ-medikamentösen Therapie (ASS 325 mg, Clopidogrel 75 mg für 3 Monate, Behandlung von Bluthochdruck, erhöhtem LDL und Cholesterol, Optimierung der Behandlung eines Diabetes mellitus, sowie Lebensstiländerung mit Nicotinkarenz, Reduktion von Übergewicht und körperlicher Bewegung) bei Patienten mit einer symptomatischen intrakraniellen Stenose (Stenosegrad 70–99 %) aufzeigen. In Anbetracht der Studienergebnisse ist die Indikation zum intrakraniellen Stenting eher restriktiv zu stellen. Vielmehr sollte die medikamentöse Therapie dahingehend optimiert werden, dass es zu keinem Fortschreiten der Stenose kommt (doppelte Thrombozytenaggregationshemmung und v. a. Bluthochdrucktherapie!).
Bei Rezidivereignissen unter adäquater medikamentöser Therapie (*best medical treatment*)

kann eine Stentimplantation in einem Zentrum mit entsprechender neuroradiologischer Erfahrung erwogen werden. Anschließend erfolgt die Gabe von 75 mg Clopidogrel und 100 mg ASS über einen Zeitraum von 1 bis 3 Monaten.

> **!** Asymptomatische intrakranielle Stenosen sollten nicht endovaskulär behandelt werden!

Für eine Antikoagulation gibt es **keine** eindeutige Indikation. Die WASID-Studie (Warfarin versus ASS 1300 mg) zeigte eine vergleichbare Infarktrate bei erhöhter Blutungsrate unter Warfarin (Chimowitz 2005).

Prognose

Die Prognose hängt davon ab, wie viele Gefäße/Gefäßterritorien betroffen sind, wie gut die medikamentöse Therapie anspricht und inwieweit ein Fortschreiten des atherosklerotischen Prozesses gemindert werden kann (bspw. optimale Therapie eines Diabetes mellitus und einer arteriellen Hypertonie).

C-1.2.5 Zerebrale Vaskulitis

Grundlagen

Eine Beteiligung der zerebralen Gefäße ist sowohl im Rahmen einer primären als auch einer sekundären systemischen Vaskulitis möglich. Davon abzugrenzen ist die primäre („isolierte") ZNS-Vaskulitis (Opherk et al. 2009).

- **Primäre systemische Vaskulitiden:**
  - Riesenzellarteriitis cranialis (Takayasu, Arteriitis temporalis Horton)
  - Panarteriitis nodosa
  - Mikroskopische Polyangiitis
  - Churg-Strauss-Granulomatose
  - Kawasaki-Syndrom
  - Wegener-Granulomatose
  - Behçet-Syndrom
  - Purpura Schönlein-Henoch
- **Sekundäre systemische Vaskulitiden:**
  - Medikamente (v. a. Morphin, Cocain, Amphetamin, aber auch Phenytoin, Thyreostatika, Thiazide, Penicillin, Sulfonamide)

- Infektionen/parainfektiöse Phänomene (bakterielle Meningitis, bakterielle Endokarditis, Lues, Borreliose, Tuberkulose, Hepatitis, Infektionen mit HIV, Herpes-, Zytomegalie-, Varicella-Zoster-Viren, Streptokokken, Aspergillus, Askariden, Zystizerken)
  - Kollagenosen-assoziiert (rheumatoide Arthritis, Lupus erythematodes, Sjögren-Syndrom, Sklerodermie)
  - Maligne Erkrankungen
  - Autoimmunerkrankungen (Morbus Crohn, Colitis ulcerosa, Sarkoidose)
- **Primäre ZNS-Vaskulitis** (selten): Die Diagnose einer isolierten Angiitis des ZNS ist einerseits eine Ausschlussdiagnose, andererseits sollte zur Therapieplanung eine histologische Sicherung erfolgen (DGN-Leitlinie 2008).

Klinik

- **Neurologische Symptome und Erscheinungen:**
  - sensomotorische Defizite
  - Kopfschmerzen (v. a. bei der Arteriitis temporalis Horton)
  - psychiatrische Auffälligkeiten (kognitive Einbuße, Persönlichkeitsänderung, affektive oder psychotische Störung)
  - Myelitis
  - Neuropathien
  - Enzephalitis
  - Myalgien bei Myositiden
- **Allgemeine Symptome:**
  - Fieber, Nachtschweiß, Gewichtsverlust, Adynamie
  - bei Hautbeteiligung: Purpura, Nekrosen, Ulzera, Urtikaria, Raynaud-Symptomatik
  - bei Beteiligung der Atemwege: Sinusitis, Schleimhautulzera, Hämoptysen, Asthmasymptome
  - bei Beteiligung von Herz und Gefäßen: Angina pectoris, Symptome infolge Perimyokarditis, Thrombosen, Stenosen, Aneurysmen und embolische Infarkte
  - bei Beteiligung des Gastrointestinaltrakts: kolikartige Bauchschmerzen, blutige Stühle

– bei Beteiligung des Urogenitaltrakts: Oligurie, Polyurie, Ödeme, Hämaturie
– bei Beteiligung des Bewegungsapparats: Gelenkschwellung, Myalgien, Arthralgien, rheumatoide Beschwerden

Diagnostik

! Die Kombination eines entzündlichen ZNS-Prozesses und vaskulärer Läsionen weist auf eine zerebrale Vaskulitis hin.

Zur Diagnose einer Vaskulitis sollte die Klassifikation des *American College of Rheumatology* (Holle et al. 2010 oder www.rheumatology.org/publications) herangezogen werden.

- **Allgemeine Labordiagnostik**: Blutbild, Entzündungsparameter (CRP, BSG), Kreatinkinase, Elektrophorese, Immunelektrophorese, Kreatinin, glomeruläre Filtrationsrate (GFR), Urinstatus inklusive Eiweiß, Glucose, Albumin.
- **Spezielle Laboruntersuchungen:**
  - Hepatitisserologie (positive Ergebnisse bei bis zu 60 % der Patienten mit Polyarteriitis nodosa),
  - pANCA (Churg-Strauss-Syndrom, mikroskopische Polyarteriitis),
  - cANCA (Wegener-Granulomatose),
  - ANA (erhöht bei fast allen Kollagenosen),
  - ds-DNA-Antikörper, Lupusantikoagulans (Lupus erythematodes),
  - C3- und C4-Komplement (vermindert bei systemischen Lupus und generalisierten Vaskulitiden, erhöht bei systemischen Entzündungen = Akute-Phase-Protein),
  - Anti-Ro-(SS-A-) und Anti-La-(SS-B-) Antikörper (Sjögren-Syndrom),
  - Anti-SCL-70-Antikörper (Sklerodermie),
  - RNP-Antikörper (Sharp-Syndrom = *mixed connective tissue disease*),
  - Kryoglobuline (oftmals erhöht bei Nicht-ANCA-assoziierten Vaskulitiden),
  - Rheumafaktor (erhöht bei rheumatoider Arthritis, systemischer Lupus erythematodes, Sjögren-Syndrom, Sklerodermie),
  - Luesserologie, Borrelien-Antikörper, HIV-Nachweis,
  - Liquor: Zellzahl, Eiweiß, Glucose, oligoklonale Banden, Lactat.
- **Zerebrale Bildgebung:** MRT (atypische Herdläsionen, nicht passend zu atherosklerotischen Läsionen) und CT- oder MR-Angiographie (multifokale Stenosen häufig peripher gelegen, Gefäßabbrüche); zur Diagnosesicherung zerebrale Katheterangiographie erforderlich.
- Zur Diagnosesicherung immer **histologische Abklärung** anstreben: Biopsie von Haut/Schleimhaut, Gefäße, Muskel, Nerv, Niere, Leber, evtl. leptomeningealem bzw. Hirngewebe.
- **Ergänzende Diagnostik** zur Klärung der Organbeteiligung: Röntgen- oder CT-Thorax, Abdomen-Ultraschall, Elektroneurographie, SEP, Elektromyographie.

Differenzialdiagnose

Die wesentliche Differenzialdiagnose zur zerebralen Vaskulitis sind atherosklerotische Stenosen der intrakraniellen Arterien (dabei Alter und Risikofaktoren beachten).

 Probleme/Komplikationen der zerebralen Vaskulitis
- Rezidivierende zerebrale Ischämien
- Befall mehrerer Gefäßterritorien und Gefäßabschnitte
- Gefäßverschlüsse

Therapie

Grundlage der Therapie primärer Vaskulitiden ist die Entzündungshemmung mit dem Ziel der Remission, initial mit Kortison (z. B. Prednisolon 1 mg/kg KG/d, ggf. Beginn mit einer i. v. Pulstherapie mit 1 000 mg Prednisolon i. v./d über 3 Tage) in Kombination mit verschiedenen Immunsuppressiva (Cyclophosphamid, Azathioprin, Methotrexat, ggf. Mycophenolatmofetil). Die Therapie richtet sich nach der zugrunde liegenden Ursache der Vaskulitis und dem Schweregrad der Erkrankung.

Bei sekundären Vaskulitiden steht zunächst die Beseitigung des auslösenden Agens bzw. die

Therapie der Grunderkrankung im Vordergrund. Vor allem infektiöse Vaskulitiden (z. B. Lues-Vaskulitis, Herpes-Enzephalitis/Vaskulitis) sollten rasch antibiotisch bzw. antiviral behandelt werden.

Exkurs: Neuroradiologische Interventionen

Indikationen
Die **Rekanalisation akuter Gefäßverschlüsse** durch lokale intraarterielle Lysetherapie mit rtPA (ggf. Urokinase) und/oder lokale Thrombektomie stellt zunehmend eine der wichtigsten akuten interventionellen Verfahren in der Neuroradiologie dar. Gerade in den letzten Jahren hat sich durch die Entwicklung der sog. „Stent-Retriever" (Solitaire® [ist auch ablösbar], Trevo®, pREset®, Revive®), aber auch anderer Thrombektomiesysteme (MERCI®-Device, Penumbra-System, Phenox® Clot-Retriever, Catch-Retriever) und intrakranieller Stents (Enterprise®-Stent, Neuroform®-Stent und Pharos®-Stent = ballonmontiert, für intrakranielle Anwendung zugelassen) das Spektrum der Interventionsmöglichkeiten deutlich verbessert.
Die lokale intraarterielle Lyse kann bis zur maximalen i. v. Lysedosis durchgeführt werden. Effektiv ist häufig auch eine **Bridging-Therapie:** z. B. 0,6 mg/kg KG i. v. Lyse mit rtPA mit 20 % Bolus und 80 % über 60 min, restliche 0,3 mg/kg KG für die lokale intraarterielle Lyse bis zur gewichtsadaptierten i. v. Maximaldosis *oder* GPIIb/IIIa-Antagonist und intraarterielle Lyse. **Bei geplanter mechanischer Rekanalisation kann auch die gesamte gewichtsadaptierte Dosis rtPA gegeben werden.**
Die Therapieentscheidung zur Intervention erfolgt individuell (z. B. junge Patienten, großes DWI/PWI-Mismatch, erfolglose i. v. Lyse, Vorliegen von Kontraindikationen für systemische Lyse z. B. postoperativ, postpartum). Eine Indikation ist v. a. beim Karotis-T-Verschluss, proximalem Mediaverschluss und Basalisverschluss im Zeitfenster bis 5 oder 6 h nach Symptombeginn gegeben. Die RECANALISE-Studie (Mazighi 2009) konnte zeigen, dass eine Intervention (vorwiegend bei Verschlüssen der vorderen Zirkulation) über den Zeitraum von mehr als 260 min mit einem schlechten Outcome einhergeht. Eine Intervention über den Zeitraum von 5 bis 6 h hinaus ist aufgrund der schlechten Prognose daher nur beim Basilarisverschluss gerechtfertigt. Die Interventionen stellen zurzeit eine experimentelle Therapie im Sinne eines Heilversuchs dar

und sollten nur in speziellen Zentren durchgeführt werden. Durch die intraarterielle Lysetherapie und mechanische Thrombektomie können bei Gefäßverschlüssen höhere Rekanalisationsraten (bis zu mehr als 60 %) erzielt werden. Vor allem auch die neuen Devices, die eine mechanische Thrombektomie ermöglichen, zeigen hohe Rekanalisationsraten (bis mehr als 80 %) bei ausreichender Sicherheit (periprozedurale Komplikationen ca. 10 %) bzw. tolerablen Nebenwirkungen (Lee et al. 2010; Liebig et al. 2010; Tomsick et al. 2010).
Weitere Indikationen neuroradiologischer Interventionen sind:
- **Dilatation und/oder Stenteinlage** bei Stenosen der hirnversorgenden Gefäße (symptomatische **Stenosen** > 70 %, evtl. > 50 %, asymptomatische Stenosen > 80 %);
  Cave: relative Kontraindikationen für ein ACI-Stenting sind stark elongierter Gefäßverlauf, subtotale Stenosen/Pseudookklusionen, hohes Embolierisiko, starke Verkalkungen;
- Aneurysma-Coiling (evtl. zusätzliche Stenteinlage bei breitbasigen Aneurysmen);
- Verschluss von Gefäßmalformationen;
- (durale) AV-Fisteln;
- Embolisation bei (v. a. extrakraniellen) Blutungen;
- Tumorembolisation.

Allgemeine Komplikationen der Angiographie
(nach Willinsky et al. 2003)
- Thromboembolische Ereignisse (zerebrale/periphere Ischämie); Risikofaktoren: vaskuläre Vorerkrankungen (Plaques, Thromben etc.), hohes Alter des Patienten, lange Untersuchungsdauer, Interventionen, geringe Erfahrung des Untersuchers; bei bis zu 25 % der Patienten postangiographisch „klinisch stumme" DWI-Läsionen (Bendszus et al. 1999 u. 2006).
- Gefäßverletzungen (Dissektion, Perforation)
- Kontrastmittelallergie, durch Kontrastmittel induzierte hyperthyreote Krise
- Blutungen im Bereich der Punktionsstelle
- Nerven-, Weichteilverletzungen
- Nierenfunktionsstörungen, Kontrastmittel induzierte Nephropathie

Spezielle Risiken/Probleme
- Stenteinlage extrakraniell → Thromboembolien, Gefäßverletzungen, Herzrhythmusstörungen/ Asystolie, Reperfusionsblutungen, Fehlplatzierung des Stents

- Stenteinlage intrakraniell → Thromboembolien, Gefäßverletzungen
- Intraarterielle Lyse → Blutungen, Re-Verschluss
- Mechanische Rekanalisation → (Reperfusions-)Blutungen, Gefäßverletzungen, Gefäßspasmen
- Coiling → Aneurysmaruptur, Gefäßverschlüsse, inkomplette Aneurysmaauskleidung, technische Probleme, lokale Thrombosen/Thromboembolien
- Embolisation → Gefäßverschlüsse, Verschleppung von Embolisationsmaterial

Vorbereitung und Monitoring bei neuroradiologischen Angiographien/Interventionen

- Aufklärung/Einverständniserklärung unterschreiben lassen.
- Aktuelle Laborparameter (Blutbild, Gerinnung, Elektrolyte, Nierenwerte, TSH) bestimmen.
- Bei eingeschränkter Nierenfunktion 4 h vor der Angiographie 500 ml NaCl 0,9 % infundieren, evtl. auch orale Gabe von N-Acetylcystein.
- Bei Interventionen: Prämedikation mit ASS plus Clopidogrel 3 Tage vorher (alternativ *loading dose* ASS 500 i. v. plus 6 Tbl. Clopidogrel).
- Patienten nüchtern lassen, Punktionsstelle rasieren, Antithrombosestrümpfe anziehen lassen.
- 1 bis 2 venöse Zugänge legen, möglichst auf der linken Seite, da meistens die angiographierenden Ärzte rechts stehen und somit die Zugänge nicht mehr gut zugänglich sind.
- Bei länger dauernden Interventionen Blasenkatheter legen.
- Bei ängstlichen Patienten evtl. eine anxiolytische Therapie mit Benzodiazepinen (z. B. Lorazepam 1–2 mg p. o.) erwägen.
  Cave: Der Patient sollte weiterhin kontaktfähig sein, um den neurologischen Status während der Intervention beurteilen zu können. Bei älteren Patienten kommt es häufiger zu paradoxen Reaktionen.
- Bei intrakraniellen Interventionen ist i. d. R. eine Narkose mit Intubation und kontrollierter Beatmung erforderlich. Teilweise wird die Intervention jedoch unter moderater Sedierung und Analgesie durchgeführt (das Thrombektomie-Manöver ist meist schmerzhaft).
- Für **kontinuierliches Kreislaufmonitoring** (Herzfrequenz, Blutdruck, Sauerstoffsättigung) während der Angiographie/Intervention sorgen. Vor Beginn der Angiographie „Probefahrt" des

C-Bogens, um sicherzustellen, dass keine Kabel oder Infusionsleitungen im Weg sind.
- Bei Interventionen zur Dauerspülung 500 ml NaCl 0,9 % plus 500 I. E. Heparin via Infusomat vorbereiten.
- Bei intrakraniellen Interventionen ist eine Dauerspülung mit Nimodipin (1 mg/500 ml NaCl 0,9 %) zur Vorbeugung von Gefäßspasmen zu empfehlen. **Cave:** Blutdruckabfall möglich.
- Medikamente bereithalten: Infusionen (inkl. kolloidale Infusionslösung), Atropin, Arterenol, Antihypertensiva (z. B. Urapidil, Nitrospray), Sedativa (z. B. Lorazepam), Heparin, Alteplase, GPIIb/IIIa-Antagonist (bei akuter Thrombose), Nimodipin (bei Gefäßspasmus).

Therapeutische Optionen bei Komplikationen

- Allergische Reaktion → i. v. Gabe von H_1- und H_2-Rezeptoren-Blockern und Corticosteroiden
- Periprozedurale thromboembolische Komplikationen/Gefäßverschlüsse:
  → medikamentös: ASS i. v./i. a., Heparin i. v., i. a., GPIIb/IIIa-Antagonisten (Aggrastat®, Reopro®), rtPA
  → mechanische Rekanalisation, Stenteinlage, Ballondilatation
  → Optimierung der Kreislaufsituation/des zerebralen Perfusionsdrucks → Blutdruckanhebung, Beseitigung von Herzrhythmusstörungen, Flüssigkeitssubstitution
- Prophylaxe von thromboembolischen Ereignissen: z. B. Katheter-Dauerspülung (Reduktion der thromboembolischen Ereignisse von ca. 25 auf 6 %), kurze Untersuchungsdauer anstreben, **bei Problemen Hilfe holen**
- Gefäßspasmus → intraarterielle Gabe von Nimodipin (z. B. fraktioniert in 0,5- bis 1-mg-Gaben), Papaverin (z. B. 300 mg über 1 h) oder Nitraten (z. B. 2 mg auf 10 ml fraktioniert).
  Cave: Alle Präparate können eine Hypotonie verursachen. Keine gleichzeitige Gabe von Papaverin und heparinisierten Infusionslösungen, da Ausbildung von Präzipitaten/Ausfällung möglich.
- Vegetative Störungen (Herzrhythmusstörung, Blutdruckabfall) bei Stenteinlage/Gefäßdilatation zervikal → kurz vor der Stentimplantation Atropingabe (1–2 Amp. i. v.)
- Reperfusionsblutung → Blutdruckkontrolle, Zieldruck < 160 mm Hg systolisch

- Gefäßverletzungen/Dissektion → Stenteinlage
- Aneurysmaruptur → evtl. kurzfristige Hypotension (z. B. Gabe von Urapidil oder Esmolol), Versuch des Aneurysma-/Gefäßverschlusses mittels Coils oder Stent, evtl. intravaskuläre Kompression mittels Ballon

Nach angiographischen Komplikationen sollte zeitnah ein cCT zur Evaluierung möglicher Schädigungen bzw. Blutungsausdehnung und Liquorzirkulationsstörungen sowie erforderlicher neurochirurgischer (z. B. EVD-Anlage, Hämatomausräumung) und medikamentöser Maßnahmen durchgeführt werden.

Literatur, Infos, Internetadressen

ACTIVE Investigators; Connolly SJ, Pogue J, Hart RG et al. Effect of clopidogrel added to aspirin in patients with atrial fibrillation. N Engl J Med 2009; 360: 2066–78.

Adams HP Jr, Effron MB, Torner J et al; AbESTT-II Investigators. Emergency administration of abciximab for treatment of patients with acute ischemic stroke: results of an international phase III trial: Abciximab in Emergency Treatment of Stroke Trial (AbESTT-II). Stroke 2008; 39(1): 87–99.

Ahmed N, Wahlgren N, Brainin M et al.; SITS Investigators. Relationship of blood pressure, antihypertensive therapy, and outcome in ischemic stroke treated with intravenous thrombolysis: retrospective analysis from Safe Implementation of Thrombolysis in StrokeInternational Stroke Thrombolysis Register (SITSISTR). Stroke 2009; 40: 2442–9.

Allen CL, Bayraktutan U. Risk factors for ischemic stroke. Int J Stroke 2008; 3(2): 105–16.

Amarenco P, Labreuche J. Lipid Management in the prevention of stroke: review and updated meta-analysis of statins for stroke prevention. Lancet Neurol 2009; 8(5): 453–63.

Amarenco P, Bogousslavsky J, Callahan A 3rd et al. Stroke Prevention by Aggressive Reduction in Cholesterol Levels (SPARCL) Investigators. High-dose atorvastatin after stroke or transient ischemic attack. N Engl J Med 2006; 355(6): 549–59.

Aries MJ, Uyttenboogaart M, Koopman K et al. Hyperdense middle cerebral artery sign and outcome after intravenous thombolysis for acute ischemic stroke. J Neurol Sci 2009; 285: 114–7.

Arzneimittelkommission der Deutschen Ärzteschaft. Die Gabe von Protonenpumpeninhibitoren kann die präventiven Effekte von Clopidogrel bei Patienten mit akutem Koronarsyndrom vermindern. Drug Safety Mail 2009-062 vom 24.04.2009. www.akdae.de.

Bash S, Villablanca JP, Jahan R et al. Intracranial vascular stenosis and occlusive disease: evaluation with CT angiography, MR angiography, and digital subtraction angiography. AJNR 2005; 26(5): 1012–21.

Bendszus M, Koltzenburg M, Burger R et al. Silent embolism in diagnostic cerebral angiography and neurointerventional procedures: a prospective study. Lancet 1999; 354(9190): 1594–7.

Bendszus M, Stol G. Silent cerebral ischaemia: hidden fingerprints of invasive medical procedures. Lancet Neurol 2006; 5: 364–72.

Berkefeld J, Hamann GF, du Mesnil R et al. Endovaskuläre Behandlung intrakranieller Stenosen. Nervenarzt 2006; 77: 1444–55.

Berlit P. Zerebrale Vaskulitis. Nervenarzt 2004; 75: 817–30.

Bhatt DL, Fox KA, Hacke W et al; CHARISMA Investigators. Clopidogrel and aspirin versus aspirin alone fort he prevention of atherothrombotic events. N Engl J Med 2006; 354: 1706–17.

Brandt T, Orberk E, Grond-Ginbach C. Klinik und Therapie der Dissektionen hirnversorgender Arterien. Nervenarzt 2006; 77: 17–30.

Brott TG, Hobson RW 2nd, Howard G et al.; CREST Investigators. Stenting versus endarterectomy for treatment of carotid-artery stenosis. N Engl J Med 2010; 363(1): 11–23.

Chamorro A, Horcajada JP, Obach V et al. The early systemic prophylaxis of infection after stroke study: a randomized clinical trial. Stroke 2005; 36: 1495–500.

Chan FKL, Chin JY, Hung LC et al. Clopidogrel versus Aspirin and esomeprazol to prevent recurrent ulcer bleeding. N Engl J Med 2005; 352: 238–44.

Charlot M, Ahlehoff O, Norgaard ML et al. Proton-pump inhibitors are associated with increased cardiovascular risk independent of clopidogrel use. A nationwide cohort study. Ann Intern Med 2010; 153: 378–86.

Chimowitz MI, Lynn MJ, Derdeyn CP et al.; SAMMPRIS Trial Investigators. Stenting versus aggressive medical therapy for intracranial arterial stenosis. N Engl J Med. 2011; 365(11): 993–1003.

Cloft HJ, Joseph GJ, Dion JE. Risk of cerebral angiography in patients with subarachnoid hemorrhage, cerebral aneurysm, and arteriovenous malformation: a metaanalysis. Stroke 1999; 30(2): 317–20.

CLOTS Trials Collaboration; Dennis M, Sandercock PA, Reid J et al. Effectiveness of thigh-length graduated compression stockings to reduce the risk of deep vein thrombosis after stroke (CLOTS trial 1): a multicentre, randomised controlled trial. Lancet 2009; 373(9679): 1958–65.

Connolly SJ, Ezekowitz MD, Yusuf S et al.; RE-LY Steering Committee and Investigators. Dabigatran versus warfarin in patients with atrial fibrillation. N Engl J Med 2009; 361: 1139–51.

Debette S, Leys D. Cervical-artery dissections: predisposing factors, diagnosis, and outcome. Lancet Neurol 2009; 8: 668–78.

Del Zoppo GJ, Saver JL, Jauch EC, Adams HP Jr; American Heart Association Stroke Council. Expansion of the time window for treatment of acute ischemic stroke with intravenous tissue plasminogen activator. A science advisory from the American Heart Association/American Stroke Association. Stroke 2009; 40: 2945–8.

Diener HC, Sacco RL, Yusuf S et al.; Prevention Regimen for Effectively Avoiding Second Strokes (PRoFESS) Study Group. Effects of aspirin plus extended-release dipyridamole versus clopidogrel and telmisartan on disability and cognitive function after recurrent stroke in patients with ischaemic stroke in the Prevention Regimen for Effectively Avoiding Second Stroke (PRoFESS) trial. Lancet Neurol 2008; 7: 875–84.

Dittrich R, Ritter MA, Naßenstein I et al. Dissektion der hirnversorgenden Arterien, spontan und traumatisch, extra- und intrakraniell – Aktuelle Konzepte zur Pathophysiologie, Diagnostik und Therapie. Klin Neurophysiol 2011; 42: 156–65.

Donnan GA, Fisher M, Macleod M, Davis SM. Stroke. Lancet 2008; 371: 1612–23.

Dzialowski I, Puetz V, von Kummer R. Computertomographie beim akuten Schlaganfall. Aktuelle Entwicklungen im Vergleich mit dem Schlaganfall-MRT. Nervenarzt 2009; 80: 137–46.

Eckstein HH, Ringleb P, Allenberg JR et al. Results of the stent-protected angioplasty versus carotid endarterectomy (SPACE) study to treat symptomatic stenoses at 2 years: a multinational, prospective, randomised trial. Lancet Neurol 2008; 7(10): 893–902. Erratum in: Lancet Neurol 2009; 8(2): 135.

Edlow JA, Newman-Toker DE, Savitz SI. Diagnosis and initial management of cerebellar infarction. Lancet Neurol 2008; 7: 951–64.

Edlow JA, Selim MH. Atypical presentation of acute cerebrovascular syndromes. Lancet Neurol 2011; 10: 550–60.

Els T, Qehm E, Voigt S et al. Safety and therapeutical benefit of hemicraniectomy combined with mild hypothermia in comparison with hemicraniectomy alone in patients with malignant ischemic stroke. Cerebrovasc Dis 2006; 21: 79–85.

Engelter ST, Brandt T, Debette S et al.; for the Cervical Artery Dissection in Ischemic Stroke Patients (CADISP) Study Group. Antiplatelets versus anticoagulation in cervical artery dissection. Stroke 2007; 38: 2605–11.

European Medicines Agency: Public statement on possible interaction between clopidogrel and proton pump inhibitors. Mai 2009, www.emea.europa.eu.

Evangelidou E, Dengler R. Akute Hirnstammsyndrome. Nervenarzt 2009; 80: 975–86.

Feldmann E, Wilterdink JL, Kosinski A et al.; Stroke Outcomes and Neuroimaging of Intracranial Atherosclerosis (SONIA) Trial Investigators. The Stroke Outcomes and Neuroimaging of intracranial Atherosclerosis (SONIA) Trial. Neurology 2007; 68(24): 2099–106.

Fields M, Levine S. Thrombophilias and stroke: diagnosis, treatment, and prognosis. J Thromb Thrombolysis 2005; 20(2): 113–26.

Freeman WD, Dawson SB, Flemming KD. The ABC's of stroke complications. Semin Neurol 2010; 30: 501–10.

Georgiadis D, Schwarz S, Aschoff A, Schwab S. Hemicraniectomy and moderate hypothermia in patients with severe ischemic stroke. Stroke 2002; 33(6): 1584–8.

Georgiadis D, Arnold M, von Buedingen HC et al. Aspirin vs. anticoagulation in carotid artery dissection: a study of 298 patients. Neurology 2009; 72: 1810–5.

Gizewski ER, Grams AE, Kaps M. Schlaganfallprävention: intrakranielle arterielle Stenosen. Akt Neurol 2011; 38: 428–35.

Glader EL, Sjölander M, Eriksson M, Lundberg M. Persistent use of secondary preventive drugs declines rapidly during the first 2 years after stroke. Stroke 2010; 41(2): 397–401.

Grabowski A. Bilaterale Halsarteriendissektion bei herznaher Aortendissektion. Nervenarzt 2006; 77: 1223–7.

Hacke W, Kaste M, Bluhmki E et al.; ECASS Investigators. Thrombolysis with alteplase 3 to 4.5 hours after acute ischemic stroke. ECASS III-Study. N Engl J Med 2008; 359: 1317–29.

Heuschmann PU, Buss O, Wagner M et al. für das Kompetenznetz Schlaganfall, die Deutsche Schlaganfallgesellschaft sowie die Stiftung Deutsche Schlaganfall-Hilfe. Schlaganfallhäufigkeit und Versorgung von Schlaganfallpatienten in Deutschland. Akt Neurol 2010; 37: 333–40.

Hofmeijer J. Kappelle LJ, Algra A et al.; HAMLET Investigators. Surgical decompression for space-occupying cerebral infarction (the Hemicraniectomy After Middle Cerebral Artery infarction with Life-threatening Edema Trial [HAMLET]): a multicentre, open, randomised trial. Lancet Neurol 2009; 8: 326–33.

Holle JU, Bley T, Gross WL. Klassifikation und leitliniengerechte Empfehlung zur Diagnose und Therapie von Vaskulitiden. Radiologe 2010, DOI: 10.1007/s00117-010-2000-2.

Hoppe UC. Kardiologische Diagnostik nach Schlaganfall. Was ist wirklich wichtig? Internist 2009; 50: 1210–7.

International Carotid Stenting Study (ICSS) Investigators; Ederle J, Dobson J, Featherstone RL et al. Carotid artery stenting compared with endarterectomy in patients with symptomatic carotid stenosis (International Carotid Stenting Study): an interim analysis of a randomised controlled trial. Lancet 2010; 375(9719): 985–97.

Jüttler E, Köhrmann M, Schwab S. Behandlung des raumfordernden Mediainfarktes. Intensivmedizin up2date 2008; 4: 217–27.

Kahn R, Robertson RM, Smith R, Eddy D. The impact of prevention on reducing the burden of cardiovascular disease. Circulation 2008; 118(5): 576–85.

Kasner SE, Chimowitz MI, Lynn MJ et al. Predictors of ischemic stroke in the territory of symptomatic intracranial arterial stenosis. Circulation 2006; 113(4): 555.

Kattah JC, Talkad AV, Wang DZ et al. HINTS to the diagnose stroke in acute vestibular syndrome. Three-step bedside oculomotor examination more sensitive than early MRI diffusion-weighted imaging. Stroke 2009; 40: 3504–10.

Khatri P, Wechsler LR, Broderick JP. Intracranial hemorrhage associated with revascularization therapies. Stroke 2007; 38: 431–40.

Kimberly T, Sheth K. Approach to severe hemispheric stroke. Neurology 2011; 76 (Suppl 2): S50–6.

Kirshner HS. Current issues in antiplatelet therapy for stroke prevention: the importance of stroke subtypes and differences between stroke and MI patients. J Neurol 2010; 257: 1788–97.

Kreutz RP, Stanek EJ, Aubert R et al. Impact of proton pump inhibitors on the effectiveness of clopidogrel after coronary stent placement. Pharmacotherapy 2010; 30: 787–96.

Kuhlenbäumer G, Ringelstein EB, Stögbauer F. Spontane Dissektionen der hirnversorgenden Gefäße. Fortschr Neurol Psychiat 2004; 72: 282–93.

Kumar S, Selim MH, Caplan LR. Medical complications after stroke. Lancet Neurol 2010; 9: 105–18.

Laine L, Hennekens C. Proton pump inhibitor and clopidogrel interaction: fact or fiction? Am J Gastroenterol 2010; 105: 34–41.

Lansberg M, Thijs VN, Bammer R et al.; DEFUSE Investigators. Risk factors of symptomatic intracerebral hemorrhage after tPA therapy for acute stroke. Stroke 2007; 38: 2275–8.

Lansberg M, Bluhmki E, Thijs VN. Efficacy and safety of tissue plasminogen activator 3 to 4.5 hours after acute ischemic stroke. A metaanalysis. Stroke 2009; 40: 2438–41.

Laufs U, Hoppe UC, Rosenkranz S et al. Kardiologische Diagnostik nach zerebraler Ischämie. Konsensuspapier der AG Herz und Hirn der DGK und der DSG. Nervenarzt 2010; 81: 444–62.

Lee M, Hong KS, Saver JL. Efficacy of intra-arterial fibrinolysis for acute ischemic stroke: meta-analysis of randomized controlled trials. Stroke 2010; 41: 932–7.

Lees K, Bluhmki E, von Kummer R et al.; for the ECASS, ATLANTIS, NINDS and EPITHET rt-PA Study Group Investigators. Time to treatment with intravenous alteplase and outcome in stroke: an updated pooled analysis of ECASS, ATLANTIS, NINDS, and EPITHET trials. Lancet 2010; 375(9727): 1695–703.

Liebig T, Stehle S, Lockau H et al. Stent-Triever: Weiterhin das Konzept der Wahl bei der endovaskulären Schlaganfallbehandlung? – Monozentrische Analyse nach 100 Patienten. Vortrag auf dem Kongress der Deutschen Gesellschaft für Neuroradiologie, Oktober 2010.

Liebig T, Wawrzyniak S, Dorn F et al. Minimal invasiv – maximal riskant? – Prozedurale Komplikationen der mechanischen Thrombektomie beim ischämischen Schlaganfall. Vortrag auf dem Kongress der Deutschen Gesellschaft für Neuroradiologie, Köln Oktober 2010.

Luengo-Fernandez R, Gray AM, Rothwell PM. Effect of urgent treatment for transient ischemic attack and minor stroke on disability and hospital costs (EXPRESS study): a prospective population-based sequential comparison. Lancet Neurol 2009; 8: 235–43.

Mant J, Hobbs FD, Fletcher K et al.; BAFTA Investigators. Warfarin versus aspirin for stroke prevention in an elderly community population with atrial fibrillation (the Birmingham Atrial Fibrillation Treatment of the Aged Study, BAFTA): a randomised controlled trial. Lancet 2007; 370: 493–503.

Mas J-L, Trinquart L, Leys D et al.; EVA-3S Investigators. Endarterectomy versus angioplasty in patients with symptomatic severe carotid stenosis (EVA-3S) trial: results up 4 years from a randomised, multicentre trial. Lancet Neurol 2008; 7: 885–92.

Mattle HP, Arnold M, Lindsberg PJ et al. Basilar artery occlusion. Lancet Neurol 2011; 10: 1002–14.

Mazighi M, Serfaty JM, Labreuche J et al.; RECANALISE Investigators. Comparison of intravenous alteplase with a combined intravenous-endovascular approach in patients with stroke and confirmed arterial occlusion (RECANALISE study): a prospective cohort study. Lancet Neurol 2009; 8(9): 802–9.

Medi C, Hankey GJ, Freedman S. Stroke risk and antithrombotic strategies in atrial fibrillation. Stroke 2010; 41: 2705–13.

Meier P, Knapp G, Tamhane U et al. Short term and intermediate term comparison of endarterectomy versus stenting for carotid artery stenosis: systematic review and meta-analysis of randomised controlled clinical trials. BMJ 2010; 340: C467 (DOI 10.1136/bmj.c467).

Meloni B, Mastaglia FL, Knuckey NW. Therapeutic applications of hypothermia in cerebral ischaemia. Ther Adv Neurol Disord 2008; 1(2): 75–89.

Middleton S, McElduff P, Ward J et al.; QASC Trialists Group. QASC Trialists Group. Implementation of evidence-based treatment protocols to manage fever, hyperglycaemia, and swallowing dysfunction in acute stroke (QASC): a cluster randomised controlled trial. Lancet 2011; 378: 1699–706.

Miller EL, Murray L, Richards L et al. and on behalf of the American Heart Association Council on Cardiovascular Nursing and Stroke Council. Comprehensive overview of nursing and interdisciplinary rehabilitation care of the stroke patient: a scientific statement from the American Heart Association. Stroke 2010; 41: 2402–48.

Mori K, Nakao Y, Yamamoto T, Maeda M. Early external decompressive craniectomy with duroplasty improves functional recovery in patients with massive hemispheric embolic infarction: timing and indication of decompressive surgery for malignant cerebral infarction. Surg Neurol 2004; 62(5): 420–9; discussion 429–30.

Nagel S, Schellinger PD, Hartmann M et al. Therapy of acute basilar artery occlusion. Intraarterial thrombolysis alone vs. bridging therapy. Stroke 2009; 40: 140–6.

Nassief A, Marsh J. Statin therapy for stroke prevention. Stroke 2008; 39: 1042–8.

Nogeira RG, Yoo AJ, Buonanno FS, Hirsch JA. Endovascular approaches to acute stroke, part 2: a comprehensive review of studies and trials. Am J Neuroradiol 2009; 30: 859–75.

Ois A, Cuadrado-Godia E, Rodríguez-Campello A et al. High risk of early neurological recurrence in symptomatic carotid stenosis. Stroke 2009; 40: 2727–31.

Oldgren J, Alings M, Darius H. Risks for stroke, bleeding, and death in patients with atrial fibrillation receiving dabigatran or warfarin in relation to the CHADS2 score: a subgroup analysis of the RE-LY trial. Ann Intern Med 2011; 155: 660–7.

Opherk C, Peters N, Dichgans M. Vaskulitis und genetisch bedingte Mikroangiopathien. Internist 2009; 50: 1200–9.

Paciaroni M, Agnelli G, Micheli S, Caso V. Efficacy and safety of anticoagulant treatment in acute cardioembolic stroke: a meta-analysis of randomized controlled trials. Stroke 2007; 38: 423–30.

Pisters R, Lane DA, Nieuwlaat R et al. A novel user-friendly score (HAS-BLED) to assess 1-year risk of major bleeding in patients with atrial fibrillation: the Euro Heart Survey. Chest 2010; 138(5): 1093–100.

Prabhakaran S, Rivolta J, Vieira JR et al. Symptomatic intracerebral hemorrhage among eligible warfarin-treated patients receiving intravenous tissue plasminogen activator for acute ischemic stroke. Arch Neurol 2010; 67(5): 559–63.

Preiß H, Reinartz J, Lowens S, Henkes H. Anästhesiologisches Management bei neuroendovaskulären Eingriffen. Anaesthesist 2006; 55: 679–92.

Riedel CH, Zimmermann P, Jensen-Kondering U et al. The importance of size: successful recanalization by intravenous thrombolysis in acute anterior stroke depends on thrombus length. Stroke 2011; 42(6): 1775–7.

Ringleb P, Schellinger PD, Hacke W. Leitlinien zum Management von Patienten mit akutem Hirninfarkt oder TIA der Europäischen Schlaganfallorganisation 2008. Nervenarzt 2008; 79: 936–57.

Rothwell PM, Buchan A, Johnston SC. Recent advances in management of transient ischaemic attacks and minor strokes. Lancet Neurol 2006; 5: 323–31.

Rothwell PM, Giles MF, Chandratheva A et al. Early use of Existing Preventive Strategies for Stroke (EXPRESS) study. Effect of urgent treatment of transient ischaemic attack and minor stroke on early recurrent stroke (EXPRESS study): a prospective population-based sequential comparison. Lancet 2007; 370(9596): 1432–42.

Rothwell PM, Giles MF, Flossmann E et al. A simple score (ABCD) to identify individuals at high early risk of stroke after transient ischaemic attack. Lancet 2005; 366: 29–36.

Sander D, Conrad B. Die transitorisch ischämische Attacke – ein medizinischer Notfall. Dtsch Ärztebl 2006; 103(30): A2041–6.

Sandset EC, Bath PM, Boysen G et al.; SCAST Study Group. The angiotensin-receptor blocker candesartan for treatment of acute stroke (SCAST): a randomised, placebo-controlled, double-blind trial. Lancet 2011; 377(9767): 741–50.

Sarov M, Guichard J-P, Chibarro S et al.; The DECIMAL Investigators. Sinking skin flap syndrome and paradoxical herniation after hemicraniectomy for malignant hemispheric infarction. Stroke 2010; 41: 560–2.

Saver J. Hemorrhage after thrombolytic therapy for stroke. The clinically relevant number needed to harm. Stroke 2007; 38: 2279–83.

Schrader J. Schlaganfall und Hypertonie. Internist 2009; 50: 423–32.

Schrader J, Lüders S, Kulschewski A et al.; Acute Candesartan Cilexetil Therapy in Stroke Survivors Study Group. The ACCESS Study: evaluation of Acute Candesartan Cilexetil Therapy in Stroke Survivors. Stroke 2003; 34(7): 1699–703.

Schwab S, Schwarz S, Bertram M et al. Moderate Hypothermie zur Behandlung des malignen Mediainfarktes. Nervenarzt 1999; 70: 539–46.

Schwarz S, Georgiadis D, Aschoff A, Schwab S. Effects of body position on intracranial pressure and cerebral perfusion in patients with large hemispheric stroke. Stroke 2002; 33: 497–501.

Sciolla R, Melis F; SINPAC Group. Rapid identification of high-risk transient ischemic attacks: prospective validation of the ABCD score. Stroke 2008; 39(2): 297–302.

Sherman DG, Albers GW, Bladin C et al.; PREVAIL Investigators. The efficacy and safety of enoxaparin versus unfractionated heparin for the prevention of venous thromboembolism after acute ischaemic stroke (PREVAIL Study): an open-label randomised comparison. Lancet 2007; 369(9570): 1347–55.

Siller-Matula JM, Jilma B, Schrör K et al. Effect of proton pump inhibitors on clinical outcome in patients treated with clopidogrel: a systematic review and meta-analysis. J Thromb Haemost 2010; 8(12): 2624–41.

Sörös P, Hachinski V. Cardiovascular and neurological causes of sudden death after ischaemic stroke. Lancet Neurol 2012; 11: 179–88.

Stahrenberg R, Weber-Krüger M, Seegers J et al. Enhanced detection of paroxysmal atrial fibrillation by early and prolonged continuous holter monitoring in patients with cerebral ischemia presenting in sinus rhythm. Stroke 2010; 41(12): 2884–8.

The CLOTS Trials Collaboration; Dennis M, Sandercock PA, Reid J et al. Effectiveness of thigh-length graduated compression stockings to reduce the risk of deep vein thrombosis after stroke (CLOTS trial 1): a multicentre, randomised controlled trial. Lancet 2009; 373(9679): 1958–65.

The ESPRIT Study Group; Halkes PH, van Gijn J, Kappelle LJ et al. Aspirin plus dipyridamol versus aspirin alone after cerebral ischemia of arterial origin (ESPRIT): randomised controlled trial. Lancet 2006; 367: 1665–73.

The National Institute of Neurological Disorders and Stroke rt-PA Stroke Study Group. Tissue plasminogen activator for acute ischemic stroke. N Engl J Med 1995; 333: 1581–7.

Thomalla G, Köhrmann M, Röther J, Schellinger PD. Effektive Schlaganfalltherapie jenseits der Zulassungsbeschränkungen: intravenöse Thrombolyse im erweiterten Zeitfenster (> 3 h) und bei alten Patienten. Fortschr Neurol Psychiat 2007; 75: 343–50.

Thomalla G, Rossbach P, Rosenkranz M et al. Negative fluid-attenuated inversion recovery imaging identifies acute ischemic stroke at 3 hours or less. Ann Neurol 2009; 65: 724–32.

Thomalla G, Cheng B, Ebinger M et al.; for the STIR and VISTA Imaging Investigators. DWI-FLAIR mismatch for the identification of patients with acute ischaemic stroke within 4,5 h of symptom onset (PRE-FLAIR): a multicentre observational study. Lancet Neurol 2011; 10: 978–86.

Tomsick TA, Khatri P, Jovin T et al. Equipoise among recanalization strategies. Neurology 2010; 74: 1069–76.

Trenkler J. Der akute ischämische Schlaganfall. Bildgebende Diagnostik und interventionelle Möglichkeiten. Radiologe 2008; DOI: 10.1007/s00117-008-1663-4.

Uyttenboogaart M, Koch MW, Koopman K et al. Safety of antiplatelet therapy prior to intravenous thrombolysis in acute ischemic stroke. Arch Neurol 2008; 39: 1470–5.

Vahedi K, Hofmeijer J, Juettler E et al.; DECIMAL, DESTINY, and HAMLET Investigators. Early decompressive surgery in malignant infarction of the middle cerebral artery: a pooled analysis of three randomised controlled trials. Lancet Neurol 2007; 6: 215–22.

Van Mook W, Renneberg RJ, Schurink GW et al. Cerebral hyperperfusion syndrome. Lancet Neurol 2005; 4: 877–88.

Verro P, Gorelick PB, Nguyen D. Aspirin Plus Dipyridamol versus Aspirin for Prevention of Vascular Events after Stroke or TIA: A Metaanalysis. Stroke 2008; 39(4): 1358–63.

Wahlgren N, Ahmed N, Dávalos A et al.; SITS Investigators. Thrombolysis with alteplase 3–4,5 h after acute ischaemic stroke (SITS-ISTR): an observational study. Lancet 2008; 372: 1303–09.

Waugh J, Sacharias N. Arteriographic complications in the DSA era. Radiology 1992; 182: 243–6.

Wechsler LR. Intravenous thrombolytic therapy for acute ischemic stroke. N Engl J Med 2011; 364: 138–46.

Weimar C, Goettler M, Röther J et al. Predictive value of the Essen Stroke Risk Score and Ankle Brachial Index in acute ischaemic stroke patients from 85 german stroke units. J Neurol Neurosurg Psychiatry 2008; 79(12): 1339–43.

Weimar C, Diener HC, Alberts MJ et al. Reduction of atherothrombosis for continued health registry investigators. Stroke 2009; 40: 350–4.

Willinsky R, Taylor SM, TerBrugge K et al. Neurologic complications of cerebral angiography: prospective analysis of 2,899 procedures and review of the literature. Radiology 2003; 227: 522–8.

Witsch J, Jüttler E, Schneider H. Raumfordernder Hirninfarkt: Aktuelle Behandlungskonzepte. Akt Neurol 2011; 38: 351–61.

Wormland B, Nacimiento W, Papadopoulos R et al. Therapiezieländerung und Palliativmedizin beim schweren Schlaganfall. Nervenarzt 2008; 79: 437–43.

www.dgn.org (Deutsche Gesellschaft für Neurologie)

www.dsg-info.de (Deutsche Schlaganfallgesellschaft)

www.eso-stroke.org (European Stroke Organisation)

Zangerle A, Kiechl S, Spiegel M et al. Recanalization after thrombolysis in stroke patients: predictors and prognostic implications. Neurology 2007; 68: 39–44.

C-2 Intrakranielle Blutungen

André Grabowski und Bodo Kress

C-2.1 Intrazerebrale Blutung

Grundlagen

Für 10 bis 20 % aller Schlaganfälle kommen intrazerebrale Blutungen (ICB) als Ursache infrage. Die Inzidenz liegt bei ca. 12 bis 15 Erkrankungsfälle pro 100 000 Einwohner. Man unterscheidet primäre von sekundären Ursachen der intrazerebralen Blutungen (Tab. C-2-1).

Der zugrunde liegende Pathomechanismus ist charakterisiert durch eine Extravasation von Blut in das Hirnparenchym; 85 % der Blutungen entstehen auf dem Boden einer spontanen Ruptur kleiner Arteriolen im Rahmen einer langjährigen Schädigung durch Bluthochdruck oder durch eine Amyloidangiopathie.

Die Schädigung des Hirngewebes entsteht primär durch die Destruktion im Rahmen der Einblutung und sekundär durch die Raumforderung der Blutung, das perifokale Ödem und Liquorzirkulationsstörungen. Zudem werden direkte toxische und inflammatorische Veränderungen im Bereich der Blutung diskutiert.

Als **Risikofaktoren** sind anzusehen:

- arterielle Hypertonie (mehr als 2-fach höheres Risiko);
- Nicotinkonsum (am ehesten im Rahmen einer höheren Hypertonie-Inzidenz);
- erhöhter Alkoholkonsum;
- Drogen (z. B. Amphetamine, Cocain);
- Gerinnungsstörungen (orale Antikoagulation, Thrombolysetherapie, Thrombozytenaggregationshemmung), Mikroblutungen gehen mit einem erhöhten Risiko zerebraler Blutungen unter Antikoagulation einher (Heparin, Warfarin etc.; Edinburgh Stroke Study Group 2010);
- Amyloidangiopathie (v. a. bei Patienten > 70 Jahre);
- Hirntumoren;
- Vaskulitiden.

⚠ Es besteht eine erhöhte Blutungsgefahr unter Marcumar® in Kombination mit Antibiotika, NSAR, ASS und Tramadol (Penning van Beest 2005).

Tab. C-2-1 Ursachen der intrazerebralen bzw. intraparenchymatösen Blutungen.

Primäre Ursachen	Sekundäre Ursachen
• hypertensive Blutung • Amyloidangiopathie	• Trauma • Gefäßmalformationen (AV-Malformation, Kavernom, durale AV-Fistel) • Medikamente (ASS, Heparin, Antikoagulanzien) • Aneurysma • Koagulopathie (angeboren, erworben z. B. Leukämie, Lebererkrankungen, Thrombozytopenie) • hämorrhagisch transformierter/eingebluteter Infarkt • Sinus-/Hirnvenenthrombose • Hirntumoren mit Einblutung • Drogen (Cocain, Sympathomimetika) • zerebrale Vaskulitis

Klinik

Die Symptome treten meist plötzlich auf und sind abhängig von der Lage, der Größe und dem zeitlichen Verlauf der Blutung. Aufgrund der Hämatomausdehnung mit Entwicklung eines perifokalen Ödems nimmt die Symptomatik häufig im Verlauf zu:

- lokale Ausfallserscheinungen: sensomotorisches Defizit, Hirnnervenausfälle, Sprach-/Sprechstörungen;
- Allgemeinsymptome: Kopfschmerzen, Übelkeit/Erbrechen;
- bei zunehmendem intrakraniellen Druck: Bewusstseinsstörungen (Somnolenz – Sopor – Koma);
- Krampfanfälle (v. a. bei lobulären Blutungen);
- vegetative Störungen (Herzrhythmusstörungen, Blutdruckentgleisungen).

Diagnostik

Die diagnostischen Maßnahmen umfassen zunächst **Blutdruckmessung, Herzfrequenzbestimmung, 12-Kanal-EKG** (Arrhythmie, Vorhofflimmern, Herzinfarkt), **Laboruntersuchungen** (Blutbild, Bestimmung von Gerinnungsparametern, Blutzuckerkonzentration, Elektrolyten, Entzündungszeichen, Nieren- und Leberwerten, evtl. Medikamentenspiegeln) und **Körpertemperaturmessung**.

Im Zuge der **zerebrale Bildgebung** (Tab. C-2-2 und Kidwell 2008) ist primär eine **CT** des Schädels erforderlich (Sensitivität nahezu 100 %). In Kombination mit Kontrastmittelgabe kann möglicherweise eine Aussage über das Risiko von Nachblutungen gemacht werden (Kontrastmittelextravasat = *spot sign*, Wada 2007 und PREDICT-Studie [Demchuk 2012]).

Tab. C-2-2 Bildgebung bei intrazerebraler Blutung – typische Befunde und Beachtenswertes.

Typische Befunde	
cCT	**cMRT**

• **akut:**
  – hyperdense Raumforderung (meist rund/elliptisch, Houndsfield-Einheiten [HE] 50–60), ggf. mit Ventrikeleinbruch („Spiegelbildung" im Hinterhorn?)
  – evtl. Liquorzirkulationsstörungen
  – Raumforderungszeichen (z. B. Ventrikelkompression, Mittellinienverlagerung)
• **im Verlauf:**
  – hyperdense Raumforderung mit hypodensem Ödemsaum; Dichte der Blutung nimmt um ca. 1,5 HE/d ab
  – nach 1–2 Wochen stellt sich die Blutung meist isodens dar
	• **hyperakut (0–24 h):**
	  – T1: isointens
	  – T2 und Flair: leicht hyperintens
	  – T2*: leicht hypointens (v. a. im Randbereich)
	• **akut (1–3 d):**
	  – T1: isointens bis leicht hyperintens
	  – T2: stark hypointens
	  – T2*: hypointens
	• **subakut (3–7 d):**
	  – T1: (stark) hyperintens
	  – T2: stark hypointens
	  – T2*: hypointens
	• **spät subakut (7–14 d):**
	  – T1: stark hyperintens
	  – T2: stark hyperintens
	  – T2*: hypointens
	• **chronisch:**
	  – T1: Zentrum isointens, Peripherie leicht hypointens
	  – T2: Zentrum leicht hyperintens, Peripherie hypointens
	  – T2*: hypointens

Beachtenswertes	
DD aufgrund der ICB-Lokalisation: • Loco typico = Stammganglien, Thalamus, infratentoriell → meist hypertensive ICB • lobär, kortikal, atypische Konfiguration = atypische ICB (→ Tumoren/Metastasen, Gefäßmalformationen, Sinus-/Hirnvenenthrombose, Amyloidangiopathie, Vaskulitis, Aneurysma, Gerinnungsstörungen)	

Die **MRT** (T2*, Flair) ist der cCT in der Diagnose einer akuten ICB gleichwertig. In der Detektion älterer bzw. „chronischer" Blutungen ist die MRT der CT jedoch überlegen.

Das Blutvolumen ist ein entscheidender Faktor für das Outcome des Patenten (Brott 1997). Die Bestimmung des Blutvolumens (in ml) erfolgt nach Messung des Durchmessers (in mm) in 3 Raumebenen mittels der Formel $A \times B \times C/2$:

- **Blutungsvolumen < 10 ml** (und GCS > 9) → **good outcome** (30-Tage-Letalität < 20 %),
- **Blutungsvolumen > 60 ml** (und GCS < 8) → **bad outcome** (30-Tage-Letalität > 90 %).

Die Abb. C-2-1 und C-2-2 zeigen die Befunde bei typischen („loco typico") und atypischen Blutungen.

Bei Patienten mit atypischen Blutungen oder fehlenden Risikofaktoren (z. B. junge Patienten ohne arterielle Hypertonie) sollte eine zeitnahe **Gefäßdiagnostik** (Ausschluss Aneurysma, Gefäßmalformation, Sinusthrombose z. B. mittels CT- oder MR-Angiographie) durchgeführt werden. Bei negativen Befunden in der CT-/MR-Angiographie sollte nach 4 bis 6 Wochen (bzw. Hämatomresorption) eine Verlaufskontrolle mittels DSA durchgeführt werden. Typische Befunde bei Gefäßmalformationen sind in Tab. C-2-3 zu finden.

Differenzialdiagnosen

Die Differenzialdiagnosen der intrazerebralen Blutung sind:

- Metastasen (z. B. Melanome erscheinen häufig hyperdens im CT),
- Verkalkungen (Messung der Dichte im CT: Verkalkungen > 100 HE, Blutungen 50–60 HE),
- Fetthaltige Läsionen (z. B. Dermoide, Lipome): können im MRT ein ähnliches Signalverhalten wie subakute Blutungen aufweisen, haben jedoch in der Regel kein perifokales Ödem (→ zur Unterscheidung fettgesättigte Sequenzen durchführen und/oder cCT mit typischen Dichtewerten).

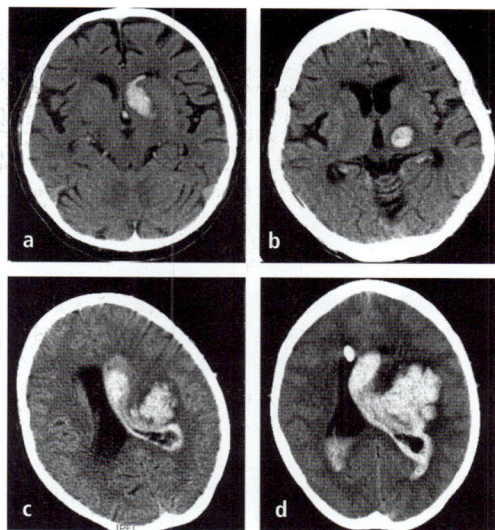

Abb. C-2-1 ICB loco typico bei 3 verschiedenen Patienten: Die „typische" Lokalisation der hypertensiven ICB ist im Bereich **a)** der Stammganglien und **b)** des Thalamus. **c)** Große Stammganglienblutung links mit Ventrikeleinbruch, innerhalb von 24 h **d)** Zunahme des Blutvolumens und der Raumforderungszeichen. Daher Anlage einer externen Ventrikeldrainage.

⚡ Probleme/Komplikationen der intrazerebralen Blutung

- Blutungszunahme bei > 70 % der Patienten innerhalb der ersten 3 h (Davis et al. 2006). Die Folgen können Zunahme der neurologischen Defizite, Bewusstseinsstörungen, erhöhter Hirndruck mit konsekutiver Schädigung der gesunden Hirnareale und Gefahr der Einklemmung, Kreislauf- und Atemregulationsstörungen sein (Abb. C-2-1).
- Einblutung in das Ventrikelsystem (bis zu 40 % der ICB-Patienten) mit konsekutiven Liquorzirkulationsstörungen (initial akuter obstruktiver Hydrozephalus durch Verlegung v. a. des 3. und 4. Ventrikels, im Verlauf dann auch kommunizierender Hydrozephalus durch subarachnoidale Blutverteilung) und deutlich erhöhter 30-Tage-Mortalität.

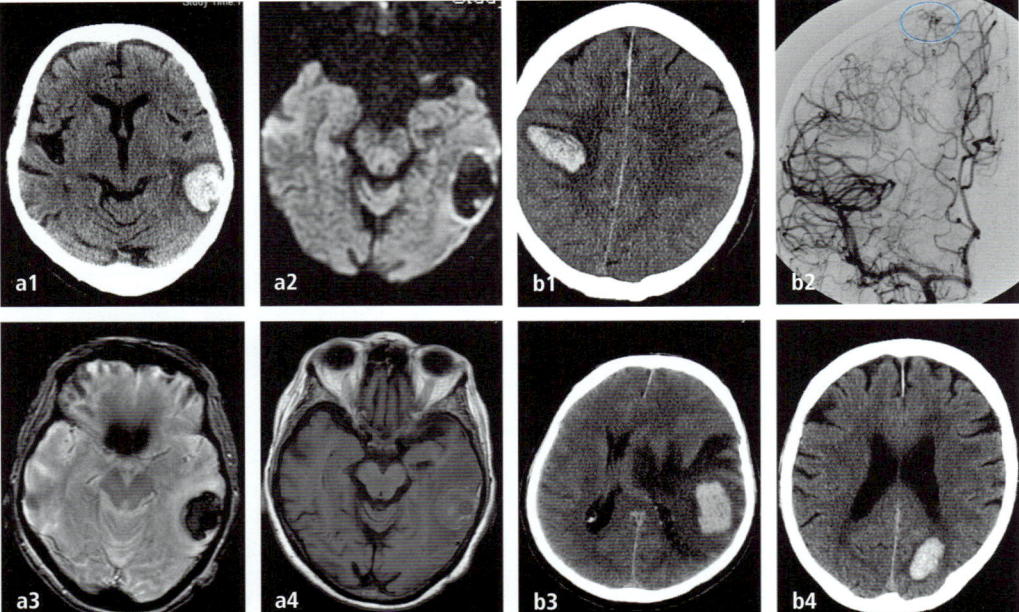

Abb. C-2-2 a1–a4) Atypische hyperdense Blutung links parietotemporal im cCT (a1); im cMRT typischer Befund einer 3 Tage alten Blutung (hypointens in DWI [a2] und T2* [a3], leicht hyperintens in T1 [a4]). **b1–b4)** Atypische intrazerebrale Blutung rechts im cCT (b1), bei AV-Malformation (b2) in der DSA. Im cCT atypische Blutungen bei einer Tumoreinblutung (b3) und unter Therapie mit doppelter Thrombozytenaggregationshemmung und Heparingabe (b4).

- Zunahme des perifokalen Hirnödems mit sekundärer Schädigung des Hirnparenchyms (druckbedingt, ischämisch, Kompression von Hirnvenen mit konsekutiver venöser Stauung) und/oder Liquorzirkulationsstörungen sowie Anstieg des ICP; Beginn innerhalb der ersten 24 bis 72 h mit einem Maximum meist in der 2. Woche. → Daher wird eine initiale CT-Verlaufskontrolle nach 24 bis 48 h empfohlen.
- Bei intrazerebralen Blutungen unter oraler Antikoagulation besteht ein erhöhtes Risiko einer Nachblutung.
- Gefahren der **Kleinhirnblutung**: Durch das begrenzte Kompartiment (hintere Schädelgrube und Tentorium) kann es rasch zu einer Hirnstammkompression und Verlegung des 4. Ventrikels mit konsekutiven Liquorzirkulationsstörungen kommen, zudem besteht die Gefahr einer Upward-Herniation (v. a. bei alleiniger Liquordrainage via EVD).
- Krampfanfälle: Unterschieden werden frühe (innerhalb der ersten 2 Wochen) und späte (jenseits von 2 Wochen) Krampfanfälle. Die Häufigkeit wird auf 20 bis 30 % geschätzt (**cave:** häufig können die Anfälle subklinisch auftreten → EEG-Monitoring sinnvoll).
- Beinvenenthrombose und Lungenembolie

Weiterführende Informationen: Übersichtsartikel von Balami 2012.

Tab. C-2-3 Bildgebung bei Gefäßmalformationen – typische Befunde und Beachtenswertes.

Typische Befunde		
Gefäßmalformation	**cCT**	**cMRT**
Kavernom	meist nur größere Kavernome nachweisbar → runde/ovale Hyperdensität, evtl. Einblutung, Verkalkung, Kontrastmittelaufnahme möglich	„popcorn- oder maulbeerähnliche" Struktur mit hypointensem Saum, zentral inhomogen in T1 und T2, in T2* teilweise hypointens, Kontrastmittelaufnahme möglich, selten perifokales Ödem; oftmals mit begleitender venöser Dysplasie (T1 + KM)
AV-Malformation	meist hyperdenses Gefäßkonvolut, evtl. Verkalkungen, evtl. Blutungen, Kontrastmittelaufnahme	girlandenartige Hypointensität (= *flow void*, v. a. in T2-Sequenzen), starke Kontrastmittelaufnahme
Arteriovenöse Fistel (Shunt)	häufig in der hinteren Schädelgrube und im Sinus cavernosus, vermehrte Gefäßzeichnung, thrombosierte Venen/Sinus, nativ oft nicht nachweisbar	je nach Fluss evtl. vermehrtes *flow void* in den T2- und T2*-Sequenzen, multiple geschlängelte Gefäße im Hirnparenchym nach Kontrastmittelgabe
Venöse Dysplasie/ developmental venous anomaly (DVA)	nativ meist normal, nach Kontrastmittelgabe sternförmige, lineare oder punktförmige Venen abgrenzbar	je nach Größe und Flow unterschiedliches Signalverhalten, evtl. *flow void* → hypointens, starke Kontrastmittelaufnahme: stern- oder schirmförmig verlaufende Venen mit erweiterter zentraler Sammelvene
Kapilläre Teleangiektasie	meist Normalbefund	solitäre Läsion, in T2 iso- bis hyperintens, in T2* meist hypointens, flaue, punktförmige Kontrastmittelaufnahme, häufig kräftige Drainagevene
Aneurysma	rundlich-ovale Hyperdensität an typischen Stellen, evtl. Wandverkalkungen, kräftige Kontrastierung nach Kontrastmittelgabe; bei Verdacht CT-Angio sinnvoll	unterschiedliches Signalverhalten je nach Sequenz und Flussverhältnissen, meist „flow void" in T2, bei Verdacht MR-Angio sinnvoll
Beachtenswertes		
Zur sicheren Diagnose einer AV-Malformation und eines Aneurysmas ist die DSA obligat!		

Therapie

Intrazerebrale Blutungen haben eine hohe Sterblichkeitsrate (zwischen 20 und 60 %). Es konnte gezeigt werden, dass Patienten mit einer Blutung von einer Behandlung auf einer Stroke Unit bzw. neurologischen Intensivstation profitieren.

⚠ Zur Optimierung bzw. Modifikation der Therapie sind eine regelmäßige klinisch-neurologische Verlaufsuntersuchung und eine apparative Überwachung erforderlich. Bei klinischer Verschlechterung ist immer zeitnahe Verlaufsbildgebung mittels cCT ratsam.

■ Sicherung und Überwachung der Vitalfunktionen

Wichtig ist die **Sicherstellung einer suffizienten Atmung und Oxygenierung** durch Monitoring (Pulsoxymetrie, ggf. BGA) und Sauerstoffgabe (2–4 l/min). Eventuell sind Intubation und Beatmung zu erwägen bei Aspirationsgefahr, Hypoxie oder Hyperkapnie ($pCO_2 >$ 60 mm Hg). Erhöhte CO_2-Werte können zu einer Vasodilatation der intrazerebralen Gefäße führen und damit zu einer Erhöhung des zerebralen Blutvolumens (CBV) und des ICP.

Für **Monitoring und Aufrechterhaltung adäquater Herz-/Kreislaufparameter** werden 1 bis 2 venöse Zugänge gelegt (falls erforderlich ZVK-Anlage), über die ein individuell angepasstes Flüssigkeits- und Volumenmanagement möglich ist. Ergänzend hinzukommen ein initial kontinuierliches EKG-Monitoring sowie regelmäßige Blutdruckmessung.

Rationale für eine **Blutdrucksenkung** sind eine Begrenzung des Hämatomwachstums, die Verhinderung von Nachblutung und eine geringere Ödembildung. Eine kontrollierte Blutdrucksenkung bei Patienten mit ICB ist machbar und sicher (Anderson et al. 2008; ATACH-Trial; INTERACT-Trial; Qureshi 2010; um den Effekt einer initialen Blutdrucksenkung bei einer ICB besser beurteilen zu können, laufen derzeit noch die Folgestudien INTERACT 2 und ATACH 2). Jedoch können zu niedrige Blutdruckwerte (< 120 mm Hg systolisch) auch mit einem schlechteren Outcome einhergehen, sodass wahrscheinlich eine U-förmige Kurve bezüglich des Zusammenhangs der Blutdruckwerte und des Outcomes besteht → schlechteres Outcome bei Werten < 120 mm Hg und > 220 mm Hg systolisch (Vemmos 2004).

Die **Empfehlung ESO 2008** und **DGN 2012** gibt vor: Eine Blutdrucksenkung sollte bei Werten > 180 mm Hg systolisch bzw. einem MAP > 130 mm Hg erfolgen; Zieldruck: < 160/90 mm Hg. Wichtig ist jedoch eine Aufrechterhaltung einer ausreichenden zerebralen Perfusion. Entscheidende Parameter sind der zerebrale Perfusionsdruck (CPP) bzw. zerebrale Blutfluss (CBF). Eine zu starke oder auch zu schnelle Blutdrucksenkung kann zu einer zerebralen Minderperfusion mit sekundärer Hirnschädigung führen. Daher immer langsame Drucksenkung mit gut steuerbaren Medikamenten. Mittel der Wahl: Urapidil, Clonidin oder kurz wirksame Betarezeptorenblocker (z. B. Esmolol). Bei Hypotonie, Anhebung des Blutdrucks auf normale bis hochnormale Werte mittels Infusions- und/oder evtl. medikamentöser Therapie

(HAES® 6 %, Gelatine-Infusion, Akrinor®, Arterenol®); Beseitigung tachykarder Herzrhythmusstörungen (Metoprolol, Amiodaron, Verapamil); bei Hypovolämie Flüssigkeitssubstitution mit Kolloiden und Kristalloiden.

■ Allgemeine Maßnahmen

- **Blutzuckereinstellung:** Normoglykämische Werte (100–140 mg/dl) anstreben, bei Hyperglykämie Gabe von Altinsulin nach BZ-Wert (1 I. E. Altinsulin senkt den BZ um ungefähr 30 mg/dl), bei Hypoglykämie Glucose 10 % i. v.
- **Körpertemperatur:** Normotherme Werte anstreben, frühzeitige Behandlung von Fieber, v. a. durch Beseitigung möglicher auslösender Faktoren.
- **Wasser- und Elektrolythaushalt:** Ausgleich von Elektrolytstörungen, Flüssigkeitssubstitution nach Kreislaufparametern (Blutdruck und Herzfrequenz, ZVD 5–8 mm Hg) und Diurese (Urin mind. 0,5–1 ml/kg KG/h), evtl. initial parenterale Ernährung bei Dysphagie und/oder Vigilanzstörung (wegen Gefahr der Aspirationspneumonie).

> **!** **Cave:** Kein „freies Wasser" (z. B. 0,45%ige NaCl-Lösung oder 5%ige Glucose-Lösung) verabreichen, da es zu einer Verstärkung eines Hirnödems mit Zunahme des Hirndrucks kommen kann.

- **Thromboseprophylaxe:** Niedermolekulare Heparine niedrig dosiert ab dem 2. (bis 4. Tag; ggf. Monitoring mittels Anti-Xa-Spiegel), Physiotherapie/Mobilisierung soweit möglich (Vorsicht bei erhöhtem Hirndruck), Antithrombosestrümpfe.
  Bei akuter tiefer Beinvenenthrombose und ICB sollte anstatt einer Antikoagulation über die Implantation eines Vena-cava-Filters nachgedacht werden.
- **Magensonde, Blasenkatheter** zur Kontrolle der Ein- und Ausfuhr sowie zur Reduktion des Aspirationsrisikos bei Schluckstörungen
- **Hirndrucktherapie:**
  - Eventuell Oberkörperhochlagerung (20–30°)
  - Stressreduktion, Sedierung/Analgesie

!	**Cave:** Sedativa und Analgetika können eine arterielle Hypotonie mit relevanter Senkung des CPP verursachen.

– **Medikamente:** Glycerosteril, Mannitol, Barbiturate, TRIS-Puffer. Der positive Effekt einer prophylaktischen bzw. Routine-Therapie mit Mannitol ist **nich**t belegt (Misra 2005)!
Die Wirksamkeit von Corticosteroiden ist bei einer ICB **nicht** nachgewiesen (eher Gefahr von Nebenwirkungen wie Hyperglykämie, erhöhte Infektionsrate)!

– **Externe Ventrikeldrainage (EVD):** Vorteil: Möglichkeit der gezielten, schnellen und effektiven Hirndrucktherapie durch Messung des ICP (und dadurch auch des CPP), **Ziel: ICP < 15 mm Hg, CPP > 70 mm Hg**. Vor allem **bei komatösen Patienten** (GCS < 8) ist aufgrund der fehlenden klinischen Beurteilbarkeit **eine EVD-Anlage sinnvoll** (außer bei infausten Prognosen).

– **Hypothermie:** Bei nicht beherrschbaren ICP-Erhöhungen kann eine induzierte Hypothermie von 32 bis 34 °C durch Oberflächen- oder endovaskuläre Kühlung versucht werden.
Cave: erhöhte Rate an nosokomialen Infektionen, Herzrhythmusstörungen, arterieller Hypotonie, Gerinnungsstörungen, Shivering, Hyperkaliämie, Hyperglykämie, Ileus.

■ **Spezielle Therapiemaßnahmen**

Eine **operative Hämatomausräumung ist bei intrazerebralen Blutungen nicht prinzipiell angezeigt**. Eventuell profitieren jedoch Patienten (hinsichtlich Mortalität und Morbidität) mit lobären, oberflächlichen Blutungen ohne Einbruch in das Ventrikelsystem von einer Operation (Abb. C-2-3; STICH-Trial – Mendelow et al. 2005, Prasad et al. 2008, weitere Daten werden von dem STICH-II-Trial erwartet, bei dem v. a. oberflächliche Blutungen, bis 1 cm unter der Hirnoberfläche, operiert werden).

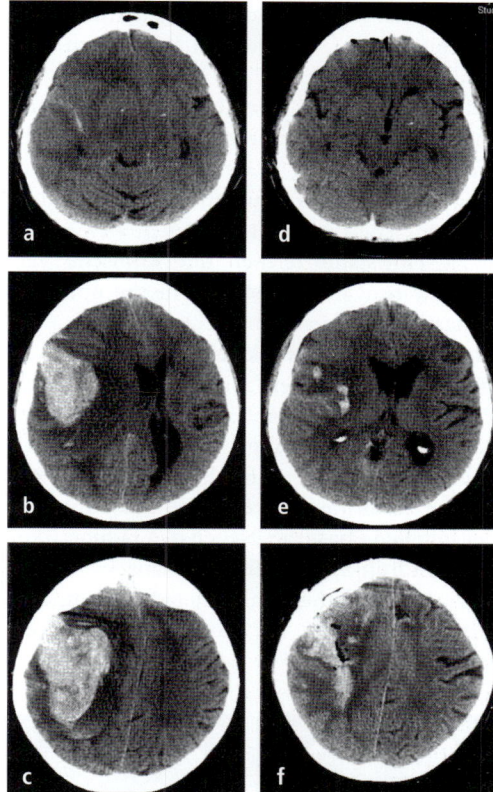

Abb. C-2-3 a–c) Raumfordernde ICB rechts im cCT mit deutlicher Mittellinienverlagerung von 2 cm und Hirnstammbedrängung. **d–f)** 6 h nach operativer Hämatomausräumung guter Entlastungseffekt.

In verschiedenen Untersuchungen konnten auch minimal invasive Verfahren (z. B. stereotaktisch-endoskopische Ausräumung) positive Ergebnisse zeigen.

Intrazerebrale Blutungen und deren Folgen (zunehmender Hirndruck), die mit konservativen Methoden und/oder Liquordrainage nicht zu kontrollieren sind, profitieren evtl. von einer (sekundären) dekompressiven Hemikraniektomie.

Ein zurückhaltendes Vorgehen ist sinnvoll bei primär komatösen Patienten und sehr ausgedehnten Blutungen mit großen irreversiblen Parenchymschädigungen, v. a. die dominante Hemisphäre betreffend. Auch Vorerkrankungen und der (mutmaßliche) Patientenwille sollten mit in die Überlegungen einbezogen werden.

Bei Patienten mit **Kleinhirnblutungen** und entsprechenden Raumforderungszeichen (Durchmesser der Blutung > 3 cm, Kompression des 4. Ventrikels) sowie ungünstigen klinischen Zeichen (Bewusstseinsstörungen bzw. GCS < 13, Hirnstammzeichen und klinische Verschlechterung) ist meist eine rasche operative Entlastung indiziert (Abb. C-2-4).

Blutungen mit Ventrikeleinbruch (bei bis zu 40 % der ICB) gehen mit einer schlechteren Prognose (bis zu 30 % höhere Mortalität) einher. Die Prognose hängt von dem intraventrikulären Blutvolumen und der Dynamik (= Zunahme des intraventrikulären Blutvolumens in der initialen Phase) ab. Neben den Liquorzirkulationsstörungen mit Hirndruckanstieg, sorgen auch entzündliche Reaktionen für sekundäre Hirnschädigungen, die häufig mit einer Ver-

schlechterung des klinischen Bildes (v. a. zunehmende Bewusstseinsstörungen) einhergehen. Bei Ventrikeleinbruch und/oder Hinweisen auf Liquorzirkulationsstörungen ist die frühzeitige Anlage einer **externen Ventrikeldrainage** sinnvoll.

Im Sinne einer experimentellen Therapie („individueller Heilversuch", *off-label use*) ist eine **intraventrikuläre Lysetherapie** (Abb. C-2-5) zu überlegen. *Durchführung*: Unter sterilen Bedingungen 0,5–1 mg rtPA via EVD injizieren, mit 2 bis 3 ml NaCl EVD-Volumen nachspülen, EVD für ca. 1 h abklemmen, ggf. 1- bis 2-mal innerhalb von 24 h wiederholen. Kontroll-cCT mit Nachweis eines Therapieerfolgs bzw. -versagens! Die Blutungsrate scheint bei Gabe von mehr als 3 mg deutlich anzusteigen (Rincon u. Mayer 2008).

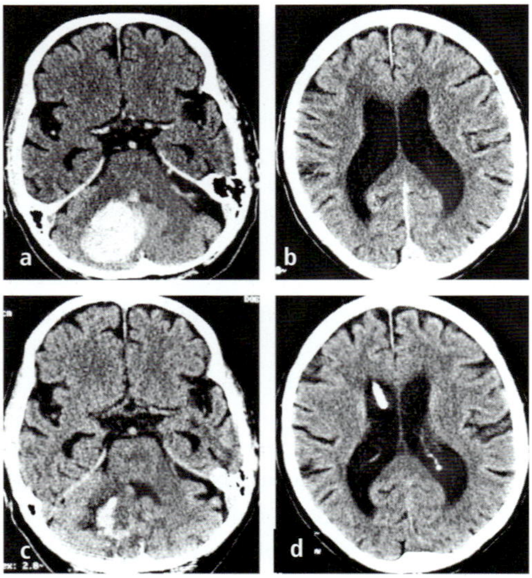

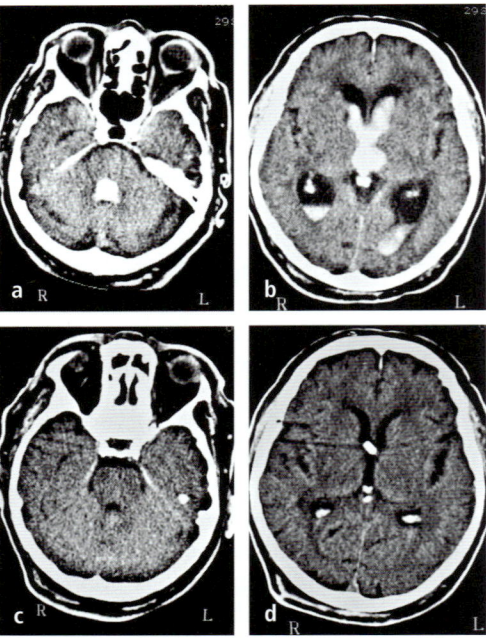

Abb. C-2-4 a und b) Raumfordernde Kleinhirnblutung im cCT mit Kompression des 4. Ventrikels und erweiterten Seitenventrikeln als Hinweis von Liquorzirkulationsstörungen. **c und d)** Zustand nach operativer Entlastung mit entfaltetem 4. Ventrikel (zudem Anlage einer EVD rechts frontal).

Abb. C-2-5 a und b) Kraniale CT eines Patienten mit kleiner thalamischer Blutung, jedoch deutlichen intraventrikulären Blutansammlungen. **c und d)** 3 Tage nach intraventrikulärer Lysetherapie sind im cCT keine intraventrikulären Blutansammlungen mehr erkennbar. Keine Komplikationen in Form von intraparenchymatösen Blutungen oder Liquorzirkulationsstörungen.

Die Machbarkeit und Sicherheit wurde in aktuellen Studien belegt (CLEAR-IVH-Trial 2008, in Planung CLEAR-IVH-III-Trial, Ehtisham 2008, Naff 2011). Auch in einer Metaanalyse konnte der Vorteil einer intraventrikulären Lyse gegenüber einer alleinigen EVD-Anlage gezeigt werden (Gaberel 2011).

Blutungen unter Antikoagulation (Heparin, Cumarine) gehen mit einem größeren Blutungsvolumen, einer erhöhten Mortalität sowie einer höheren Rate an Behinderung einher (Cucchiara et al. 2008). Daher sollte eine rasche Antagonisierung mit dem Ziel einer Normalisierung der Gerinnungsparameter (Ziel-INR < 1,4) erfolgen (Goldstein et al. 2008):

- bei **Cumarintherapie:**
  - Vitamin K (Konakion®): 5 bis 10 mg p. o. oder i. v.; die Wirkung tritt verzögert ein – ca. 6 bis 8 h nach i. v. Gabe und 24 h nach oraler Gabe.
  - PPSB (z. B. Beriplex®, Gerinnungsfaktoren II, VII, IX, X, Protein C und S): Berechnung: 1 I. E. PPSB pro 1 % gewünschte Anhebung des Quick-Werts/kg KG (Bsp.: Ist-Quick-Wert = 15 %, Ziel-Quick-Wert = 50 %, KG = 70 kg ➜ 35 × 70 = 2 450 I. E. PPSB); Vorteil: schneller Wirkungseintritt, **cave:** Thromboembolien (Thrombosen, Myokardinfarkt), anaphylaktische Reaktion, DIC ➜ deshalb langsame Gabe ca. 1 ml PPSB/min.
  - Fresh Frozen Plasma (FFP): 15 bis 20 ml/kg KG; die INR-Normalisierung kann erst nach mehreren Stunden eintreten. Nebenwirkungen: Volumenüberlastung (je nach Transfusionsbedarf), allergische Reaktionen, TRALI.
- bei **Heparintherapie:** Protamin: 1 bis 1,5 ml Protamin neutralisieren ca. 1 000 I. E. Heparin.
- bei **Dabigatran-Therapie:** Gabe von PPSB.
- bei **Rivaroxaban-Therapie:** Gabe von PPSB und evtl. FV IIa.

Eine **antikonvulsive Therapie** sollte nach stattgehabtem Krampfanfall (oftmals innerhalb der ersten Tage) erfolgen. Eine prophylaktische antiepileptische Therapie wird nicht empfohlen. Medikamente zur i. v. Aufsättigung sind Benzodiazepine (Lorazepam, Clonazepam), Phenytoin, Valproinsäure (bei erhöhten Valproinsäurespiegeln Gefahr von Thrombozytopenien mit Gerinnungsstörung) sowie Levetiracetam.

Für die Gabe von **rekombinantem Faktor VIIa** gibt es derzeit keine eindeutige wissenschaftliche Grundlage. Aktuell wird in der STOP-IT-Studie (The Spot Sign for Predicting and Treating ICG Growth Study, www.stopitstudy.org) untersucht, ob bei besserer Patientenselektion (FV-IIa-Gabe bei positivem *spot sign* in der CT-Angio) das Hämatomwachstum und Patientenoutcome verbessert werden kann.

Jede **symptomatische** (= blutende) **Gefäßmalformation** muss zeitnah therapiert werden. Zur Verfügung stehen:
- neurochirurgische Verfahren,
- Bestrahlung,
- endovaskuläre Verfahren (nur bei durale AV-Fisteln und AV-Malformationen).

Die Wahl der Therapie ist abhängig vom Operationsrisiko, dem Blutungsrisiko der Gefäßmalformation und der Lokalisation (Einteilung nach Spetzler und Martin bei AV-Malformationen und nach Cognard bei duralen AV-Fisteln). Angiome im Hirnstamm und in den Stammganglien sind v. a. strahlentherapeutisch zu behandeln. Ziel der endovaskulären Therapie ist eine Ausschaltung des Angiomnidus bzw. des Fistelpunkts durch Embolisationsmaterial (z. B. Onyx® = „Gewebekleber", Mikropartikel, Spiralen).

Die Therapieentscheidung und -strategie sollte in einem interdisziplinären Ansatz zwischen Neurologe, Neurochirurg, Neuroradiologe und Strahlentherapeut getroffen werden.

Prognose

Bis zu 40 % der Blutungen gehen mit einem Ventrikeleinbruch und einer schlechteren Prognose einher. Eine prognostische Abschätzung hinsichtlich der Mortalität ist mittels ICH-Score möglich. Ein positives *spot sign* geht mit einem Hämatomwachstum sowie einer höheren Mortalität und einem schlechteren Outcome einher (Delgado Almandoz et al. 2010). Auch frühe Krampfanfälle können auf einen schlechten Verlauf hinweisen.

Vor allem bei raumfordernden Kleinhirnblutungen sollte im Verlauf mittels cMRT eine evtl. Schädigung des Hirnstamms und angrenzender Strukturen zur Prognoseabschätzung durchgeführt werden.

C-2.2 Epidurale und subdurale Blutung

Grundlagen

Als **Ursache**n kommen infrage:
- Trauma:
  - *akute und chronische subdurale Hämatome* (akute bzw. chronische SDH): Sie entstehen durch Zerreißung der kortikalen Venen und Arterien, sowie der Brückenvenen und können oftmals schon nach Bagatelltraumen („Kopf angestoßen") und entsprechender Prädisposition (Antikoagulation, ASS etc.) auftreten.
  - *epidurale Hämatome* (EDH): Sie bedürfen meist eines stärkeren Traumas und finden sich v. a. bei Kalottenfrakturen und Zerreißung der meningealen Arterien (v. a. A. meningea media).

  Je nach Ausmaß des Schädel-Hirn-Traumas können sowohl SDH wie auch EDH (sowie ICB, Subarachnoidalblutung [SAB] und Kontusionen) vorhanden sein.
- **spontanes Ereignis:** unter Antikoagulation bzw. gerinnungshemmender Therapie, Gerinnungsstörungen, Gefäßmalformationen, Tumoren, Hirnatrophie;
- **postoperative Entwicklung:** nach Trepanation, Drainagenanlage, Biopsie, Shunt-Überdrainage, Ventrikulostomie des 3. Ventrikels.

Klinik

Bei epiduralen Hämatomen liegen häufig Kopfschmerzen und je nach Ausdehnung und Lokalisation neurologische Defizite der kontralateralen Körperseite und Bewusstseinsstörungen vor. Auch epileptische Anfälle können bei bis zu 10 % der Patienten beobachtet werden.

> ❗ Epidurale Hämatome können mit einer gewissen Latenz zwischen Trauma und klinischen Symptomen einhergehen.

Akute subdurale Hämatome gehen häufig mit Bewusstseinsstörungen und Halbseitenausfällen einher. Auch hier können bei ca. 10 % der Patienten epileptische Anfälle auftreten.

Chronisch subdurale Hämatome gehen häufig mit Kopfschmerzen und psychischen bzw. kognitiven Auffälligkeiten einher. Im Verlauf können auch neurologische Ausfallserscheinungen und epileptische Anfälle auftreten.

Diagnostik

Die Akutdiagnostik beinhaltet v. a. eine Bildgebung mittels cCT-Schädel (Tab. C-2-4 und C-2-5), v. a. bei Trauma (zum Frakturausschluss) und nach neurochirurgischen Eingriffen ist die Darstellung im Knochenfenster erforderlich. Bei unklaren Befunden im CT oder auch zur Verlaufsbeurteilung kann ein MRT des Schädels sinnvoll sein (Abb. C-2-6 bis C-2-8).

Differenzialdiagnosen

Die Differenzialdiagnosen des EDH sowie akuten und chronischen SDH sind:
- sub- bzw. epidurale Empyeme, z. B. nach neurochirurgischen oder HNO-Operationen (oftmals schwierig zu unterscheiden von Blutungen; Anamnese und mögliche Lufteinschlüsse sind hinweisend; s. Abb. C-7-4, S. 242);
- Subdurales Hygrom (subdurale Liquoransammlung) z. B. nach traumatischen bzw. iatrogenen Einrissen der Arachnoidea, Überdrainage bei Implantation eines Shunt-Systems oder Liquorverlustsyndrom z. B. nach spinalem oder zerebralem Trauma; in der Bildgebung „sichelförmige" extrazerebrale Raumforderung mit einem Dichte- bzw. Signalverhalten wie Liquor; Bsp. in Abb. C-2-9a, S. 189).

Tab. C-2-4 Bildgebung bei EDH – typische Befunde und Beachtenswertes.

Typische Befunde	
cCT	**cMRT**
• hyperdense bikonvexe extrazerebrale Blutung (Begrenzung durch die Suturen) • fast immer Kalottenfraktur in Beziehung zum EDH (intrakranielle Lufteinschlüsse?) • evtl. Raumforderungszeichen • evtl. verstrichene Hirnfurchen • evtl. Contre-Coup-Läsion (Blutung, Kontusion)	• bikonvexe extrazerebrale Blutung mit einem Signalverhalten je nach Alter oft wie bei der ICB (s. Tab. C-2-2) • evtl. dünne schwarze Linie zwischen Hirnparenchym und Blutung → verlagerte Dura
Beachtenswertes	
• Ganz frische Blutungen können im cCT auch hypodens sein. • „Wirbelzeichen" (hyper- und hypodense Blutanteile im CT) sprechen für eine aktive Blutung. • Beim Schädel-Hirn-Trauma immer nach weiteren zerebralen Läsionen (SAB, SDH, Kontusion) suchen.	

Tab. C-2-5 Bildgebung bei SDH – typische Befunde und Beachtenswertes.

Typische Befunde	
cCT	**cMRT**
• **akut**: – hyperdense, konvex-konkave („sichelförmige") Raumforderung auf der Hirnoberfläche – evtl. Raumforderungszeichen (Mittellinienverlagerung), – evtl. Liquorzirkulationsstörungen – evtl. verstrichene Hirnfurchen • **chronisch**: – iso- bis hypodense, konvex-konkave Raumforderung auf der Hirnoberfläche – evtl. Raumforderungszeichen	konvex-konkave Formation auf der Hirnoberfläche mit einem Signalverhalten je nach Alter wie bei der ICB (s. Tab. C-2-2) In FLAIR innerhalb der ersten Tage i. d. R. hyperintense Darstellung
Beachtenswertes	
• Subdurale Hämatome werden (im Gegensatz zu den epiduralen Hämatomen) nicht durch Suturen begrenzt und sind somit häufig über einen größeren Bereich verteilt. • Ganz frische Blutungen können im cCT auch hypodens sein. • Beim Schädel-Hirn-Trauma immer nach weiteren zerebralen Läsionen (SAB, EDH, Kontusion) suchen.	

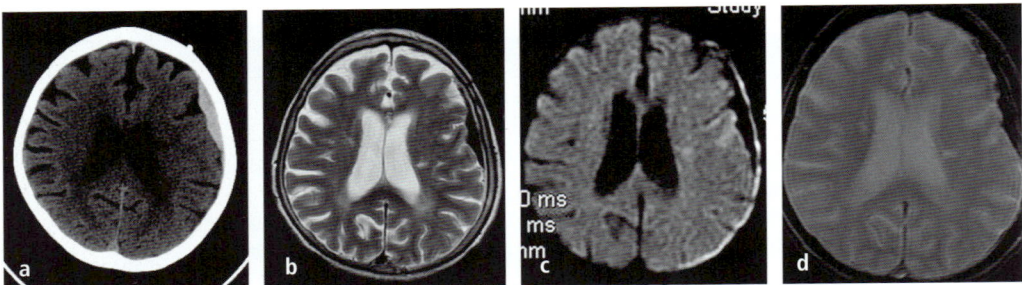

Abb. C-2-6 Akutes SDH. Hyperdense extrazerebrale Raumforderung links frontal im cCT und hypointense Darstellung im MRT. **a)** cCT, **b)** T2-, **c)** DWI-, **d)** T2*-Sequenz.

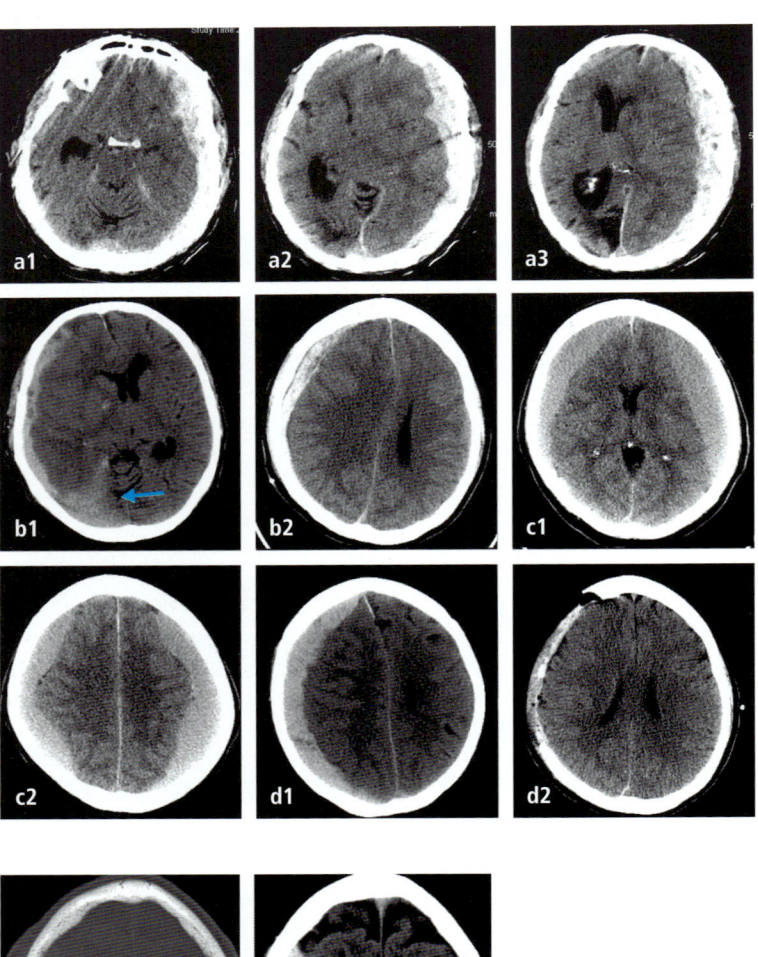

Abb. C-2-7 a1–a3) Akutes SDH im cCT: „sichelförmige" hyperdense extrazerebrale Raumforderung mit deutlichen Raumforderungszeichen (Ventrikelkompression und Mittellinienverlagerung); **b1 und b2)** cCT: frisches SDH über der rechten Hemisphäre unter Marcumar®-Therapie mit tentoriellen Blutanteilen (Pfeil); **c1 und c2)** spontanes SDH im cCT beidseits mit deutlichen Kompressionseffekt („verstrichene Sulci"); **d)** traumatisches SDH rechts bei einem jungen Patienten (22 Jahre, Sturz im Alkoholrausch) mit deutlichen Raumforderungszeichen im cCT, präoperativ (d1), postoperativ nach dekompressiver Hemikraniektomie (d2).

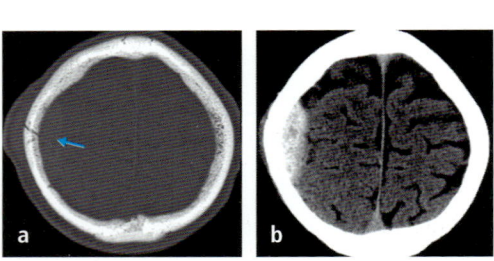

Abb. C-2-8 a und b) Traumatisches EDH mit Kalottenfraktur (Pfeil) rechts frontal im cCT.

Abb. C-2-9 a1–a3)
Zunehmende frontale Hygrome im cCT eines Patienten nach Schädel-Hirn-Trauma, im Verlauf von 10 Wochen entwickeln sich zunehmend frontale Hygrome. **b)** Im cCT beidseits raumfordernde chronisch subdurale Hämatome. **c1)** Im cCT chronisch subdurales Hämatom rechts im 3-Wochen-Verlauf **(c2)** mit deutlicher Zunahme des chronisch subduralen Hämatoms und frischen Einblutungen („hyperdenser Blutspiegel").

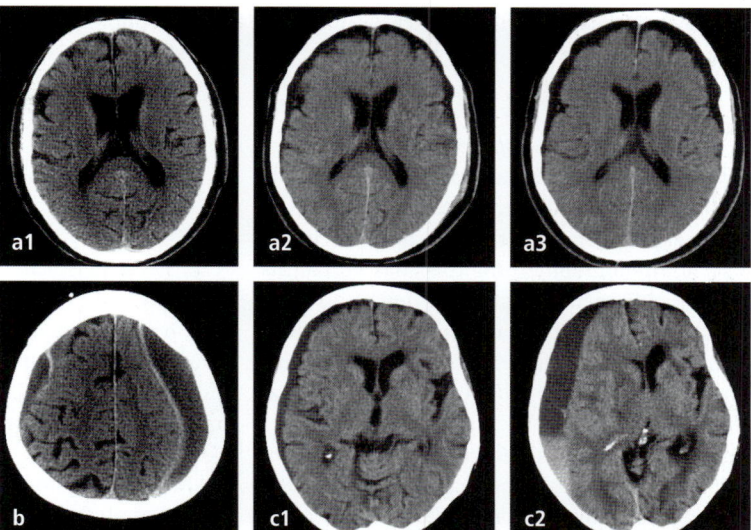

⚡ Probleme/Komplikationen der EDH/akuten SDH

- Epidurale und akute subdurale Hämatome: schnelle Größenzunahme, erhebliche Raumforderung, rascher Anstieg des intrakraniellen Drucks mit der Gefahr der Ausbildung sekundärer Hirnschädigungen (Kompression, Herniation, Liquorzirkulationsstörungen).
- Chronische subdurale Hämatome können lange unbemerkt bleiben, da die initialen klinischen Symptome unspezifisch und daher nicht immer richtungweisend sein können.
- Bei kleinen chronischen subduralen Hämatomen, die konservativ behandelt werden, kann es im Verlauf zu einer Größenzunahme mit Raumforderungszeichen (z. B. „frische" Einblutung) kommen (s. Abb. C-2-9 b und c) → zeitnahe Verlaufskontrollen!
- Nach operativer Ausräumung eines epiduralen oder subduralen Hämatoms kann es zu Rezidiven kommen (z. B. häufiger bei gekammerten Blutungen).
- Nach operativer Ausräumung eines subduralen Hämatoms kann es im Verlauf zur Ausbildung eines chronischen subduralen Hämatoms kommen.

Therapie
Aufgrund der oben dargestellten Probleme ist unter dem Ansatz einer kurativen Therapie bei bestehenden Raumforderungszeichen eine rasche operative Entlastung (Bohrlochtrepanation, Kraniektomie) erforderlich.
Bei kleinen epi- und subduralen Hämatomen sollte je nach Klinik und Größe sowie Raumforderungszeichen der Blutung zwischen einer konservativen und operativen Therapie entschieden werden. Epidurale Hämatome < 10 mm Dicke und einem Blutungsvolumen < 30 ml und auch subdurale Hämatome mit einer Dicke < 10 mm können evtl. unter klinischer und neuroradiologischer Überwachung (zunächst) konservativ behandelt werden.

C-2.3 Subarachnoidale Blutung

Grundlagen
Gemäß den Ursachen werden verschiedene Formen subarachnoidaler Blutungen (SAB) unterschieden:
- aneurysmatische SAB/Aneurysmaruptur,

- nicht aneurysmatische und nicht traumatische SAB sowie
- traumatische SAB.

■ Aneurysmatische SAB/Aneurysmaruptur

Circa 85 % der nicht traumatischen SABs entstehen auf dem Boden eines Aneurysmas.

Die Inzidenz von Aneurysmen: post mortem 2 bis 5 %, Angiographie 1 bis 10 %; das Verhältnis Frauen : Männer beträgt 3 : 2. Bei 12 bis 15 % der Betroffenen gibt es eine positive Familienanamnese. Die Häufigkeit einer Aneurysmablutung wird auf 5 bis 10/100 000/Jahr geschätzt (Rinkel 2008).

Bei der Entstehung von Aneurysmen werden neben familiären bzw. genetischen Komponenten v. a. hämodynamische Ursachen und Risikofaktoren wie Rauchen und Bluthochdruck diskutiert (Brown et al. 2008). Die meisten intrakraniellen Aneurysmen befinden sich im Bereich des Circulus arteriosus cerebri (vordere Zirkulation ca. 80–90 %), bis zu 15 % sind vertebrobasilär (hintere Zirkulation) gelegen. Extradurale Aneurysmen der ACI (Abgang kaudal der A. ophthalmica) stellen kein Blutungsrisiko dar, können jedoch bei entsprechender Größe auch symptomatisch werden (z. B. Hirnnervenausfälle).

Das **Blutungsrisiko** aller Aneurysmen zusammengenommen liegt bei ca. 1 % pro Jahr. Wesentliche Faktoren, die das Rupturrisiko beeinflussen sind:

- Größe und Lokalisation (Rupturrisiko über 5 Jahre, modifiziert nach den Daten der ISUIA-2-Studie:
  - *Aneurysmagröße < 7 mm:* vordere Zirkulation < 1 %, hintere Zirkulation 2,5 %;
  - *Aneurysmagröße 7–12 mm:* vordere Zirkulation 2,6 %, hintere Zirkulation ca. 15 %;
  - *Aneurysmagröße 13–24 mm:* vordere Zirkulation 14,5 %, hintere Zirkulation 18 %;
  - *Aneurysmagröße > 24 mm:* beide Zirkulationsgebiete 40–50 %);
- Größenwachstum (bei ca. 3–8 % der Aneurysmen kommt es innerhalb von 5 Jahren zu einem Größenwachstum);

- Morphologie: irreguläre Konfiguration, mehrfach gelappt, Babyaneurysma;
- frühere SAB aus einem Aneurysma;
- familiäre Aneurysmaerkrankung;
- Rauchen, Bluthochdruck und Alkoholmissbrauch (Teunissen et al. 1996; Wiebers et al. 2003).

Das heißt beispielhaft, dass bei Patienten mit großem (> 12 mm), unregelmäßig konfigurierten Aneurysma der hinteren Zirkulation, die rauchen und unter Bluthochdruck leiden, ein hohes jährliches Rupturrisiko von deutlich mehr als 10 % besteht.

■ Nicht aneurysmatische und nicht traumatische SAB

Circa 10 bis 20 % der subarachnoidalen Blutungen sind weder aneurysmatisch noch traumatisch. **Ursachen** hierfür sind:

- Blutung aus präpontinen/perimesenzephalen Venen („perimesenzephale SAB"),
- arteriovenöse Malformationen,
- durale Fisteln,
- Blutumverteilung bei intraventrikulären Blutungen,
- Vaskulitiden/Arteritiden:
  - erregerbedingt (z. B. mykotische Aneurysmen, Syphilis, Borreliose),
  - immunvermittelt (z. B. ZNS-Angiitis, Morbus Wegener, Polyarteriitis nodosa, Neurosarkoidose, Morbus Behçet),
- Tumoren (intrakraniell, intraspinal),
- Sinus-/Hirnvenenthrombose,
- Dissektionen der intrakraniellen (intraduralen) Gefäße,
- Amyloid-Angiopathie,
- Moya-Moya-Krankheit,
- gerinnungshemmende medikamentöse Therapie,
- Cocain.

■ Traumatische SAB

Traumatische subarachnoidale Blutungen kommen bei ca. ⅓ der Patienten mit einem schweren Schädel-Hirn-Trauma vor. Ursächlich sind Zerreißungen von kortikalen Arterien und Venen, Brückenvenen, sowie Blutungen aus Kontusionen oder intraparenchymatöse Blutungen, die Anschluss an den Subarachnoidalraum gefunden haben. Aber auch bei leichteren bis moderaten traumatischen Verletzungen kann es neben anderen traumatischen Läsionen (z. B. Kontusion) zu einer SAB kommen.

Klinik

Die nachfolgend genannten Symptome finden sich v. a. bei der aneurysmatischen SAB:

- akut einsetzende, starke bis stärkste Kopfschmerzen („Kopfschmerzen wie ich sie noch nie hatte");
- bei bis zu 25 % der Patienten mit einer aneurysmatischen SAB im Vorfeld „Warnblutung" *(warning leak)* mit kurzzeitigem Kopfschmerzereignis;
- Meningismus;
- Bewusstseinsstörung;
- Übelkeit/Erbrechen, vegetative Störungen;
- Hirnnervenausfälle und weitere neurologische Ausfälle.

Die klinische Einteilung der SAB erfolgt nach Hunt und Hess oder der Klassifikation der *World Federation of Neurosurgeons* (Tab. C-2-6).

Diagnostik

Im Mittelpunkt der **Akutdiagnostik** steht die zerebrale Bildgebung (s. Tab. C-2-7). Daher muss bei jedem Patienten mit klinischem Verdacht auf eine SAB eine CT (oder MRT) des Schädels erfolgen. Bei Nachweis einer SAB (Abb. C-2-10 bis C-2-12) ist eine Gefäßdiagnostik mittels CT- oder MR-Angiographie erforderlich.

⚠️ **Cave:** Ein Trauma kann Ursache, aber auch Folge einer SAB (z. B. Sturzereignis nach Aneurysmaruptur) sein. Daher ist bei einer Traumaanamnese und bei Nachweis einer SAB zum Ausschluss eines Aneurysmas immer zeitnah eine intrazerebrale Gefäßdarstellung durchzuführen!

Eine unauffällige CT schließt eine stattgehabte kleine (*warning leak*, Abb. C-2-13) oder mehrere Tage zurückliegende Aneurysmablutung nicht aus. Die Sensitivität des CT ist innerhalb der ersten 24 h hoch (> 95 %), sinkt jedoch mit zunehmender Dauer zum Ereignis (75 % nach 3 Tagen 50 % nach 7 Tagen). Ergänzend kann eine MRT mittels FLAIR- und T2*-Sequenzen evtl. kleine oder ältere Blutungen detektieren. Bei Verdacht auf eine SAB muss immer eine **zeitnahe Gefäßdiagnostik („Panangiographie")** erfolgen. Fragen, die mit der Gefäßdiagnostik geklärt werden sollen, sind:

Tab. C-2-6 Klinische Einteilung der SAB nach WFNS bzw. Hunt-und-Hess-Klassifikation (nach Böscher-Schwarz 2005).

WFNS (World Federation of Neurological Surgeons)			Hunt und Hess	
Grad	GCS	Fokal-neurologisches Defizit	Grad	Klinisches Bild
I	15	nein	I	leichte Kopfschmerzen, leichter Meningismus
II	14–13	nein	II	starke Kopfschmerzen, Meningismus, evtl. Hirnnervenausfälle
III	14–13	ja/nein	III	Somnolenz, Verwirrtheit, leichte neurologische Ausfälle
IV	12–7	ja	IV	Sopor oder Koma, neurologische Ausfälle, vegetative Störungen
V	6–3	ja	V	tiefes Koma, Einklemmungszeichen

Tab. C-2-7 Bildgebung bei der SAB – typische Befunde und Beachtenswertes.

Typische Befunde	
cCT	**cMRT**

• **akut:**
 – hyperdense Schlieren/Areale in den Sulci/
  Zisternen
 – Lokalisation beim Trauma eher in der Konvexität
  gelegen und in Nachbarschaft zu Kontusionen/SDH
 – Lokalisation bei aneurysmatischen SAB in Nach-
  barschaft zu Prädilektionsstellen: ACA, proximale
  MCA, PCA, distale A. basilaris in basalen Zisternen,
  Interhemisphärenspalt oder präpontin
 – bei aneurysmatischer SAB auch ICB und
  Ventrikeleinbruch möglich
• **im Verlauf:**
 – Sensitivität der Blutungsdarstellung im cCT
  nimmt rasch ab
 – evtl. Liquorzirkulationsstörungen (häufig
  beginnend mit Erweiterung der Temporalhörner)
• **CT-Angio:** Aneurysmanachweis/-ausschluss,
 evtl. Vasospasmen
	• **akut:**
	 – Protonendichte gewichtete Sequenz:
	  hyperintens (im hypointensen Liquor)
	 – FLAIR: hyperintens
	• **subakut (> 5 d):**
	 – FLAIR- und PD-Sequenzen (hyperintens)
	  hoch sensitiv
	• **chronisch:**
	 – T2 und T2*: hypointense Linie entlang der
	  Hirnoberfläche/Sulci (Hämosiderinablagerung)
	 – PD: hypointens
	 – evtl. Liquorzirkulationsstörungen mit
	  Hydrozephalus
	• **MR-Angio:**
	 – Aneurysmanachweis, evtl. Vasospasmen
	  und sekundäre zerebrale Ischämien
	  (DWI-Läsionen)

Beachtenswertes	
• Traumatische versus nichttraumatische SAB: SAB kann Ursache oder Folge eines Sturzes sein! • Beim Schädel-Hirn-Trauma immer nach weiteren zerebralen Läsionen (EDH, SDH, Kontusion) suchen. • Bei fehlendem Aneurysmanachweis in der initialen DSA Kontrolle nach 6 Wochen sinnvoll. • DD perimesenzephale SAB: Blut vor Pons/Mesenzephalon ohne Aneurysmanachweis → Blutung aus präpontinen/perimesenzephalen Venen.	

• Gibt es überhaupt ein oder mehrere Aneurysma/ta? Welches ist für die Blutung verantwortlich?
• Wie ist die Morphologie (sakkulär, fusiform)?
• Trägergefäß (*parent vessel*)?
• Aneurysmagröße, Aneurysmahalsgröße, Verhältnis Aneurysma-Dom/Aneurysma-Hals?
• Ausrichtung, Winkel?
• Beziehung zu Nachbarstrukturen (Gefäße, Knochen, Parenchym)?

In entsprechenden Zentren ist es ggf. sinnvoll unter Interventionsbereitschaft (→ Coiling) gleich eine Katheterangiographie (DSA = Goldstandard) durchzuführen. Ansonsten ist zur Aneurysmadetektion auch eine CT-Angiographie möglich. Diese ist der DSA nahezu gleichwertig hinsichtlich Sensitivität (bis zu 83 %, Stroke Guidelines AHA/ASA) und Spezifität und besitzt den Vorteil eines Post-Processings zur genauen Aneurysmabetrachtung und -vermessung.

Zum sicheren Ausschluss einer SAB sollte bei nicht richtungsweisendem CT/MRT eine **Liquordiagnostik** durchgeführt werden (Perry et al. 2008). Hinweisend für eine SAB sind:
• frisches Blut (DD: artefizielle Blutbeimengung, evtl. erneute Liquorpunktion in anderer Höhe);
• xanthochromer Liquor (nach Stunden bis ca. 2 Wochen nach Blutung);
• Ferritin und Siderophagen, 3 bis 4 Wochen nach Blutung im Liquor nachweisbar sind.

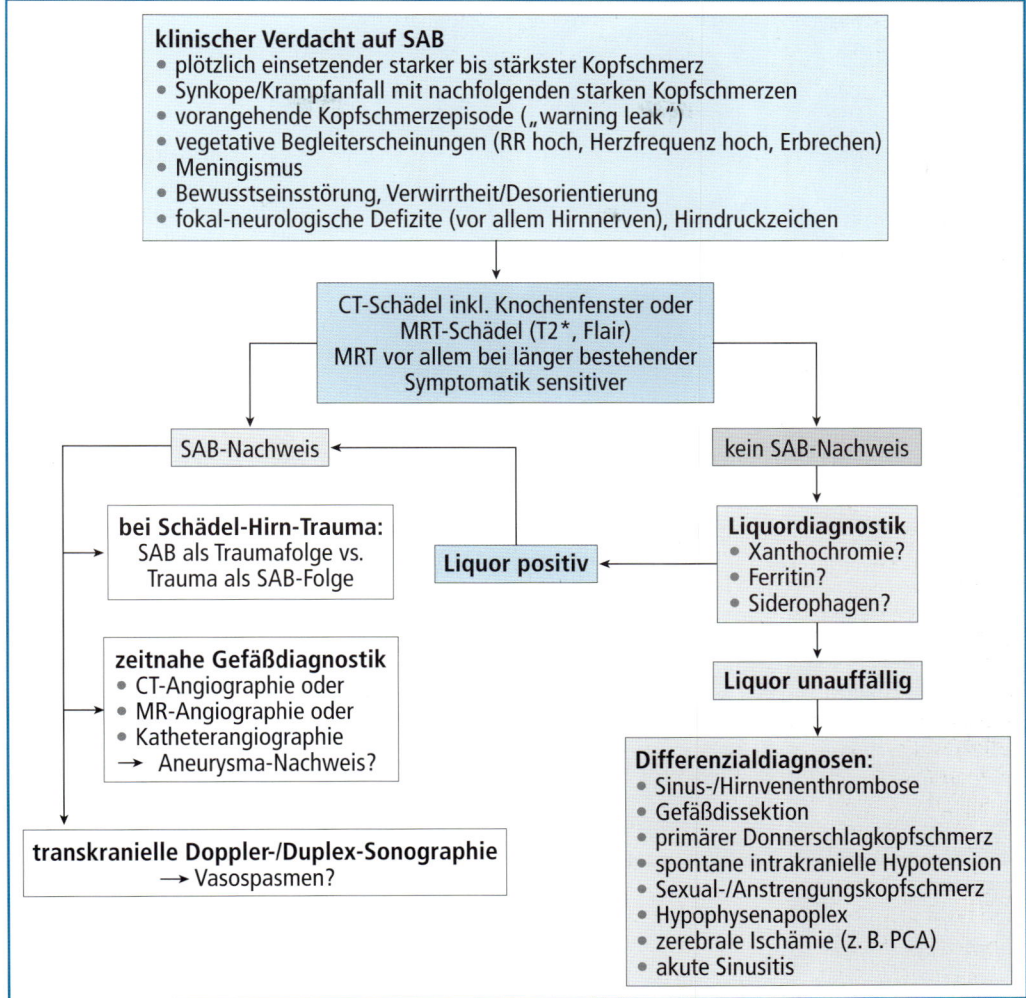

Abb. C-2-10 Diagnosealgorithmus bei subarachnoidaler Blutung.

Differenzialdiagnosen

Die Differenzialdiagnosen der SAB (und weiterführende Diagnostik) sind:

- traumatische versus nicht traumatische SAB (Anamnese, Verletzungen, Aneurysmanachweis);
- aneurysmatische versus nicht aneurysmatische SAB (z. B. perimesenzephale SAB, Ausschluss durch Angiographie!);
- Pseudo-SAB (Hirnödem im cCT mit hypodensem Hirnparenchym, hyperdenser Liquor bei intrathekaler Kontrastmittelansammlung, Meningitis);

- Sauerstofftherapie – $O_2 > 50\%$ (hyperintenses Signal in FLAIR);
- akuter Kopfschmerz anderer Ursache (s. a. Symptome und Syndrome, S. 21)

Gründe für eine Fehldiagnose können sein:
- fehlende Berücksichtigung und Kenntnis des klinischen Bildes: *warning headaches* – plötzlich, schwer und ungewöhnlich – nicht erfragt bzw. unterbewertet, Wirkung von Analgetika nicht beachtet, vegetative Begleitsymptomatik falsch interpretiert – z. B. als Meningitis, Gastroenteritis, Fokussie-

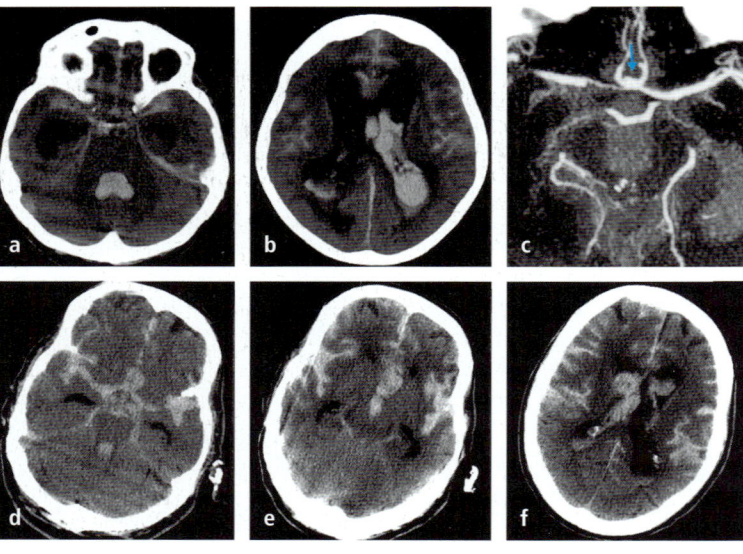

Abb. C-2-11 a–c) Im cCT SAB Hunt- und-Hess-Klassifikation 4–5 mit Blut im gesamten Ventrikelsystem („Ventrikeleinbruch") und deutlichen Liquorzirkulationsstörungen (a und b) bei rupturierten Arteria-communicans-anterior-Aneurysma in der CT-Angiographie (Pfeil in c); **d–f)** Massive SAB im cCT: Hunt- und-Hess-Klassifikation 4–5 mit Ventrikeleinbruch.

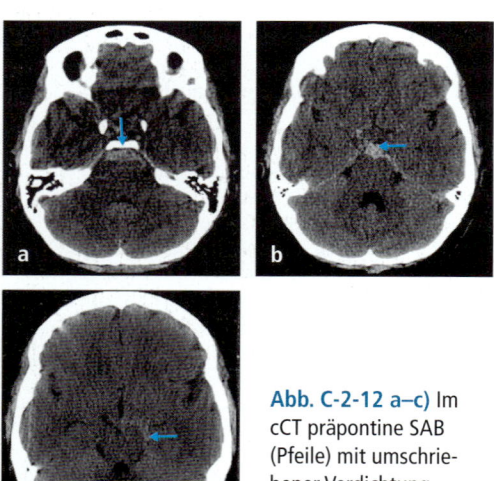

Abb. C-2-12 a–c) Im cCT präpontine SAB (Pfeile) mit umschriebener Verdichtung (ca. 55 HE) prä- und peripontin links.

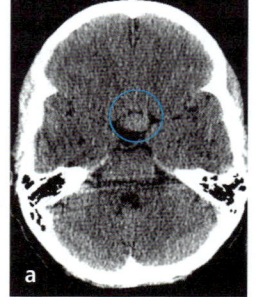
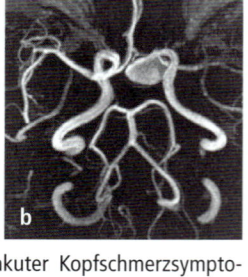

Abb. C-2-13 Patient mit akuter Kopfschmerzsymptomatik und Aneurysmanachweis, jedoch ohne Nachweis einer SAB (Verdacht auf *warning leak*). Nachweis des großen Aneurysmas **a)** im nativen cCT (Kreis) und **b)** in der MR-Angiographie.

rung auf sekundäre Kopfschmerzursachen, Bluthochdruck und Auffälligkeiten im EKG;
- fehlende Durchführung oder Überbewertung der CT zum Ausschluss einer SAB: Sensitivität nimmt im Laufe der Zeit ab, kleine Blutvolumina können übersehen werden, falsche Interpretation des Befundes durch den Befunder, fehlende Darstellung

der Blutung – z. B. zu große Schichtdicke, Bewegungsartefakte;
- fehlende oder mangelhafte Liquordiagnostik: Xanthochromie kann in der Frühphase (< 12 h) und nach mehr als 2 Wochen fehlen, Unfähigkeit zwischen „traumatischer Blutbeimengung" und einer echten SAB zu unterscheiden (→ 3-Gläser-Probe, ggf. Liquor zentrifugieren, Xanthochromie bleibt erhalten!).

Probleme/Komplikationen der SAB

- Bewusstseinsstörungen
- Zunahme der neurologischen Defizite (z.B. durch Hirnödem, sekundäre Ischämie, Liquorzirkulationsstörungen)
- Epileptische Anfälle (bis 10 % der Patienten)
- Nachblutungen bei aneurysmatischen SAB (4–6 % innerhalb der ersten 24 h, 40 % innerhalb der ersten 3 Wochen)
- Vasospasmen mit sekundären Ischämien (*delayed ischemic neurological deficit*) (Sakowitz 2006); Beginn meist ab dem 3. Tag, symptomatische Vasospasmen = neu aufgetretenes neurologisches Defizit (bei 20–50 % der Patienten mit SAB nachweisbar); symptomatische Vasospasmen gehen mit einer Mortalität von ca. 10 % einher.
- Liquorzirkulationsstörungen mit Hydrozephalus und erhöhtem Hirndruck bei bis zu 25 % der Patienten (auch im Langzeitverlauf)
- Kardiopulmonale Funktionsstörungen: Herzrhythmusstörungen (Tachy-/Bradykardien), kardiale Ischämien, Herzinsuffizienz, Lungenödem in der Frühphase (wenige Stunden nach Beginn) und mehrere Wochen anhaltend
- Elektrolytstörungen: CSWS *(cerebral salt wasting syndrome)* und SIADH (Syndrom der inadäquaten ADH-Sekretion) sowie Störungen der humoralen und neuralen Regulation des Elektrolyt- und Wasserhaushalts → klinisch relevanten Hyponatriämie bei bis zu einem Drittel der Patienten
- Komplikationen während/nach der Aneurysmabehandlung:
  - Clipping: Clipstenose, Thrombose, Gefäßruptur
  - Coiling: Aneurysmaperforation (ca. 2–8 %), Verschluss des Trägergefäßes (ca. 3–5 %), Ruptur und Dislokation bzw. Migration von Spiralen (ca. 1–5 %), Rezidivblutung von inkomplett (< 90 % des Aneurysma-Volumens) verschlossenen Aneurysmen (ca. 6–27 %), Thromboembolien (ca. 5–25 %), Gefäßdissektionen

Exkurs: Monitoring/Diagnostik von Vasospasmen

- Klinische Untersuchung – Sie ist nur bei wachen Patienten möglich, wenn die Störung bemerkt wird, ist evtl. schon ein Parenchymschaden eingetreten. Differenzialdiagnosen der klinischen Verschlechterung sind: Sedativa, Nachblutung, Hydrozephalus, Hirnödem, metabolische Störungen, Infektionen.
- Kontinuierliches EEG – störanfällig, Erfahrung notwendig
- Angiographie (Goldstandard) – personal- und zeitintensiv, potenzielle Risiken durch Transport
- Transkranielle Doppler-Sonographie (V_{max} > 120 cm/s oder Anstieg der V_{max} > 50 cm/s in 24 h) – untersucherabhängig, Winkelfehler, Spezifität ca. 50 bis 60 %
- Transkranielle Duplex-Sonographie – untersucherabhängig
- CT-Angiographie, CT-Perfusion, MR-Angiographie, MR-Perfusion – „Momentaufnahme", potenzielle Risiken durch Transport, personalintensiv; v.a. die „funktionellen" bildgebenden Verfahren sind noch nicht ausreichend evaluiert
- Messung von zerebraler Oxygenierung, zerebralem Blutfluss, Mikrodialyse: aufwendige Verfahren, teilweise experimentell

Therapie

Patienten mit einer SAB benötigen in der initialen Phase ein kontinuierliches Monitoring (Bewusstsein, neurologischer Status, Kreislaufparameter, Temperatur, Laborwerte, ab dem 2./3. Tag auch tägliche TCD-Kontrolle).

Die Blutung in den Subarachnoidalraum stellt die eigentliche Erkrankung dar, sodass die Behandlung der mit der Blutung verbundenen Komplikationen im Wesentlichen das Outcome prägt. Die Therapie des Aneurysmas ist wichtig zur Sekundärprophylaxe, stellt jedoch nur einen Baustein der gesamten Behandlung dar.

■ Konservative Therapiemaßnahmen der (aneurysmatischen) SAB

- **Thromboseprophylaxe:** Antithrombosestrümpfe, passive Physiotherapie; **Cave:** Heparintherapie kann zu Nachblutungen führen

- **Fiebersenkung** bei Temperaturen > 38,5 °C
- Behandlung von Hyperglykämie
- **Vermeidung von Hirndruckspitzen** durch Pressen, Würgen, Husten → Bettruhe, Antiemetika, Laxanzien; bei starkem Husten evtl. Antitussiva und bei Verschleimung Absaugen und Schleimlöser (z. B. ACC®)
- **Schmerztherapie und Sedierung:** Adäquate und kontinuierliche bzw. regelmäßige (feste Zeitintervalle) Analgesie mit peripheren (z. B. Paracetamol, Metamizol) und/oder zentralen Analgetika (Opiate) ist notwendig. Agitation und Schmerzzustände können mit deutlichen Blutdrucksteigerungen einhergehen und zu einem erhöhten Nachblutungsrisiko führen. **Cave:** Eine zu starke Sedierung erschwert die klinische Beurteilbarkeit des Patienten.
- **Blutdrucktherapie:** Deutlich erhöhte Blutdruckwerte können bei nicht behandelten Aneurysmen mit einem erhöhten Nachblutungsrisiko einhergehen. Eine arterielle Hypotonie hingegen birgt die Gefahr einer Minderperfusion mit sekundärer Ischämie in Arealen mit aufgehobener Autoregulation.
  Eine Blutdrucktherapie wird nur bei deutlichen Blutdruckentgleisungen empfohlen, und sollte den individuellen „Vor-SAB"-Blutdruckwerten, den Begleiterkrankungen und dem Alter des Patienten angepasst werden.
  Zur Vermeidung einer zerebralen Minderperfusion empfiehlt sich immer eine vorsichtige Blutdrucksenkung mit gut steuerbaren Medikamenten (z. B. Urapidil i. v., Betarezeptorenblocker).

  > **!** **Cave:** Erhöhte Blutdruckwerte können bei Komplikationen (z. B. Nachblutung, Hirndruck), aber auch bei Schmerzen auftreten.

- **Therapie kardialer Störungen:** Vor allem innerhalb der ersten 48 h werden häufig Herzrhythmusstörungen, EKG-Veränderungen (z. B. ST-Strecken-Veränderungen, AV-Blockierungen), ein Anstieg der Herzenzyme und Einschränkungen der kardialen Pumpleistung bis hin zum Lungenödem und vollständigen Pumpversagen beobachtet.
  Da die Störungen meistens transient sind und nach wenigen Tagen eine Erholung zu erwarten ist, sind v. a. symptomatische Therapieansätze sinnvoll.

- **Therapie von Flüssigkeits- und Elektrolytstörungen:** Nach einer SAB kommt es häufig zu einer erheblichen Natriurese mit Hypovolämie. Zur Vermeidung einer zerebralen Minderperfusion sollte daher immer eine Normovolämie angestrebt werden.
  Primär sollten kristalloide, isotonische Infusionen angewandt werden – 24-h-Bedarf: ~ 30 ml/kg KG → z. B. 2,5 bis 3,5 l 0,9%ige NaCl-Lösung.
  Die Flüssigkeitsgabe muss den individuellen Gegebenheiten angepasst werden (z. B. Reduktion bei Herzinsuffizienz, Erhöhung bei Fieber [ca. 500–1 000 ml pro 1 °C Temperaturerhöhung). Die Überwachung erfolgt mittels Kreislaufmonitoring (EKG, arterieller Blutdruck, ZVD, ggf. PiCCO-System®, Pulmonalarterienkatheter) und Flüssigkeitsbilanzierung (→ Blasenkatheter legen).
  Bei Elektrolytstörungen orale und/oder i. v. Substitution der fehlenden Elektrolyte, Reduktion von Diuretika, ggf. Infusionen umstellen entsprechend den Elektrolytdefiziten (z. B. hypertone Kochsalzlösungen), tägliche Laborkontrollen → s. a. Kapitel „Elektrolytstörungen", S. 464.

- **Prävention sekundärer Ischämien bei aneurysmatischer SAB – Therapie von Vasospasmen:** Nimodipin: Die derzeitige Studienlage unterstützt lediglich die *orale* Gabe von Nimodipin (6 × 60 mg/24 h ab Diagnosestellung für 3 Wochen) zur Vasospasmusprophylaxe (Cochrane Review). Die Wirkung der i. v. Nimodipin-Gabe ist nicht eindeutig belegt und birgt v. a. die Gefahr einer Blutdrucksenkung mit Gefahr der zerebralen Minderperfusion.
  Auch wenn die sog. Triple-H-Therapie (Hämodilution: Hb > 10 g/dl, Hkt 30–35 Vol.-%, kolloidale Infusionen; Hypervolämie: kris-

talloide Infusionen 3 000–10 000 ml/24 h; Hypertonie: mittlerer arterieller Druck > 70 mm Hg) vielfach bei nachgewiesenen Vasospasmen empfohlen und angewandt wird, gibt es keine Studien, die einen eindeutigen Vorteil in der Behandlung von Vasospasmen bzw. in der Vermeidung sekundärer Ischämien aufzeigen konnten (Diringer 2009; Dorhout Mees et al. 2007; Leitlinien DGN 2012).

Endovaskuläre Therapie bei sonst nicht zu beherrschenden Vasospasmen oder Patienten mit schwerer kardialer Grunderkrankung, die einer Nimodipintherapie nicht zugeführt werden können (Therapie in speziellen Zentren): Ballondilatation, intraarterielle Gabe von vasodilatatorischen Substanzen z. B. Calciumkanalblocker, Papaverin (keine fundierte Studienlage, Komplikationen: Gefäßruptur, Gefäßverschluss, Dissektion, Einblutung, Provokation einer Aneurysmablutung).

- **Therapie eines Hydrozephalus:** Da Liquorzirkulationsstörungen bei bis zu 30 % der Patienten innerhalb der ersten 3 Tage auftreten, ist eine engmaschige Beobachtung erforderlich und bei nachgewiesenem Hydrozephalus mit Hirndruckerhöhung und entsprechender klinischer Symptomatik eine externe Liquorableitung (EVD) indiziert. EVD ggf. vor einer Intervention legen, da anschließend evtl. eine gerinnungshemmende Therapie (z. B. nach Stenting) erforderlich ist.
  Bei bis zu ¼ der Patienten kann ein Hydrozephalus mit einer Verzögerung von mehreren Wochen auftreten, wobei die Rate unabhängig von der durchgeführten Therapie (Coiling oder Clipping) ist.
- **Behandlung von Krampfanfällen:** Die Indikation zur antikonvulsiven Therapie besteht erst nach dem ersten Anfallsereignis. Es gibt keine Indikation für eine prophylaktische antiepiletische Therapie.

■ **Operative/interventionelle Therapiemaßnahmen bei aneurysmatischer SAB:**
Aufgrund des hohen Nachblutungsrisikos in der Frühphase einer SAB nach Aneurysmaruptur sollte die Behandlung innerhalb der ersten 72 h (vor Beginn der Vasospasmen) erfolgen.

Die Indikation zur Behandlung und Wahl der Behandlungsmethode (Coiling versus Clipping) hängt von der Lokalisation, der Größe, der Form und der Beschaffenheit des Aneurysmas ab. Die Entscheidung sollte gemeinsam von erfahrenen Neuroradiologen und Neurochirurgen getroffen werden.

Hinsichtlich der idealen Therapie eines Aneurysmas (neurochirurgisches Clipping versus endovaskuläres Coiling) ist die Studienlage nicht eindeutig. In der ISAT-Studie und einem Cochrane Review (Molyneux et al. 2005; van der Schaf 2005) konnte bei Patienten mit rupturiertem intrazerebralem Aneurysma ein besseres Outcome nach Therapie mittels Coiling gegenüber neurochirurgischem Clipping aufgezeigt werden. Kritisch anzumerken ist, dass in der Studie nur kleine, schmalhalsige rupturierte Aneurysmen (ohne Verwendung zusätzlicher Devices – z. B. Stent, Ballon) behandelt wurden, sodass diese Ergebnisse nicht auf die Aneurysmabehandlung im Allgemeinen übertragen werden können. Im Langzeitverlauf (6–14 Jahre) war kein wesentlicher Unterschied hinsichtlich des Outcomes zwischen den beiden Behandlungsverfahren nachweisbar, die erneute Blutungswahrscheinlichkeit bei mit Coiling behandelten Patienten war jedoch etwas höher (Bakker 2010; Molyneux 2009).

Vor allem kleinere Aneurysmen (< 10 mm), mit einem Verhältnis der Weite des Trägergefäßes zum Hals des Aneurysmasacks von > 2 : 1, weisen eine günstige Okklusionsrate mittels Coiling auf. Zudem sprechen allgemein erhöhtes operatives Risiko, eine Lokalisation im vertebrobasilären Stromgebiet, ausgedehnte Vasospasmen und erfolglose Clipping-Versuche eher für eine endovaskuläre Therapie (bei sackförmigen Aneurysmen).

Bei größeren Aneurysmen (> 10 mm) mit weitem Hals im Verhältnis zum Trägergefäß, teilthrombosierten Aneurysmen und solchen im Bereich multipler Abzweigungen ist eine geringere Okklusionsrate bei der endovaskulären Behandlung zu erwarten. Sehr kleine Aneurysmen (< 2,5 mm) sind endovaskulär kaum zu behandeln (v. a. wenn sie auch noch in einem schlechten Winkel vom Trägergefäß abgehen). Bei sehr komplexer und/oder unklarer Anatomie des Aneurysmas ist eine operative Therapie indiziert.

In einem Review (Ferns 2009) werden primäre Verschlussraten durch das Coiling von > 90 % berichtet. Es kommt jedoch auch im Verlauf bei 20 % der gecoilten Aneurysmen zu Wiedereröffnungen von Aneurysmen mit erneut notwendigen Behandlungen in 10 % der Fälle. Vor allem Aneurysmen > 10 mm zeigen eine höhere Rate an Wiedereröffnungen. In einer Studie aus dem Jahr 2011 war bei gecoilten Aneurysmen eine erneute Therapie jedoch lediglich in 3 % der Fälle erforderlich (HELPS-Studie, White et al. 2011).

> **!** Die Therapie des Aneurysmas muss immer eine individuelle Entscheidung sein, die von Patientenfaktoren (z. B. Alter, Begleiterkrankungen) und der Lage, Größe und Morphologie des Aneurysma beeinflusst wird.

■ Therapie der nicht aneurysmatischen SAB

Die Therapie der nicht aneurysmatischen SAB hängt im Wesentlichen von der zugrunde liegenden Ursache ab. Spezifische Therapieempfehlungen gibt es nicht, sodass v. a. die konservative Therapie im Vordergrund steht.

Die Gabe von Nimodipin wird bei der Therapie nicht aneurysmatischer SABs **nicht** empfohlen (DGN-Leitlinie 2008).

Prognose

Trotz Verbesserung der therapeutischen Optionen versterben rund 50 % der Patienten mit einer SAB innerhalb der ersten 28 Tage, bis zu 25 % bevor sie das Krankenhaus erreichen.

Die Prognose hängt einerseits von der primären Schädigung ab. Patienten, die initial komatös sind, haben eine schlechtere Prognose. Anderrerseits können sekundäre Komplikationen wie beispielsweise Ischämien durch Gefäßspasmen oder Liquorzirkulationsstörungen zu weiteren Schädigungen führen. Ungefähr 30 bis 50 % der betroffenen Patienten können 1 Jahr nach einer SAB unabhängig leben. Neben motorischen und sprachlichen Defiziten, leiden die Betroffenen häufig an kognitiven und affektiven Störungen sowie Geruchs- und Hörstörungen.

Literatur, Infos, Internetadressen

AHA/ASA Guidelines for the management of spontaneous intracerebral hemorrhage in adults – Update 2007. Stroke 2007; 38: 2001–23.

Anderson CS, Huang Y, Wang JG et al.; INTERACT Investigators. Intensive blood pressure reduction in acute cerebral haemorrhage trial (INTERACT): a randomised pilot trial. Lancet Neurol 2008; 7(5): 391–9.

Bakker NA, Metzemaekers JD, Groen RJ et al. International subarachnoid aneurysm trial 2009: endovascular coiling of ruptured intracranial aneurysm has no significant advantage over neurosurgical clipping. Neurosurgery 2010; 66(5): 961–2.

Balami JS, Buchan AM. Complications of contracerebral haemorrhage. Lancet Neurol 2012; 11: 101–18.

Bederson JB, Connolly ES, Batjer HH et al.; American Heart Association. Guidelines for the management of aneurysmal subarachnoid hemorrhage: a statement for healthcare professionals from a special writing group of the stroke council, American Heart Association. Stroke 2009; 40: 994–1025.

Böscher-Schwarz H, Perneczky A. Aneurysmata der Hirnarterien. In: Moskopp D, Wassmann H. Neurochirurgie. Stuttgart: Schattauer 2005.

Brisman JL, Song JK, Newell DW. Cerebral aneurysms. N Engl J Med 2006; 355: 928–39.

Brott T, Broderick J, Kothari R et al. Early hemorrhage growth in patients with intracerebral hemorrhage. Stroke 1997; 28(1): 1–5.

Brown RD Jr, Huston J, Hornung R et al. Screening for brain aneurysm in the Familial Intracranial Aneurysm study: frequency and predictors of lesion detection. J Neurosurg 2008; 108(6): 1132–8.

Cognard C, Gobin YP, Pierot L et al. Cerebral dural arteriovenous fistulas: clinical and angiographic correlation with a revised classification of venous drainage. Radiology 1995; 194(3): 671–80.

Cucchiara B, Messe S, Sansing L et al.; CHANT Investigators. Hematoma growth in oral anticoagulant related intracerebral hemorrhage. Stroke 2008; 39(11): 2993–6.

Davis SM, Broderick J, Hennerici M et al.; Recombinant Activated Factor VII Intracerebral Hemorrhage Trial Investigators. Hematoma growth is a determinant of mortality and poor outcome after intracerebral hemorrhage. Neurology 2006; 66(8): 1175–81.

Delgado Almandoz JE, Yoo AJ, Stone MJ et al. Systematic characterization of the computed tomography angiography spot sign in primary intracerebral hemorrhage identifies patients at highest risk for hematoma expansion. The spot sign score. Stroke 2009; 40: 2994–3000.

Delgado Almandoz JE, Yoo AJ, Stone MJ et al. The spot sign score in primary intracerebral hemorrhage identifies patients at highest risk of in-hospital mortality and poor outcome among survivors. Stroke 2010; 41: 54–60.

Demchuk AM, Dowlatshahi D, Rodriguez-Luna D et al.; PREDICT/Sunnybrook ICH Study Group. Prediction of haematoma growth and outcome in patients with intracerebral haemorrhage using the CT-angiography spot sign (PREDICT): a prospective observational study. Lancet Neurol 2012; 11(4): 307–14.

Deutsche Gesellschaft für Neurologie. Leitlinien 2008. www.dgn.org.

Deutsche Gesellschaft für Neuroradiologie, Leitlinie Endovaskuläre Therapie von Hirngefäßaneurysmen mit ablösbaren Platin-Mikrospiralen (April 2007); www.dgnr.org.

Diringer M. Management of aneurysmal subarachnoid hemorrhage. Crit Care Med 2009; 37: 432–40.

Dorhout Mees SM, Rinkel GJ, Feigin VL et al. Calcium antagonists for aneurysmal subarachnoid haemorrhage. Cochrane Database Syst Rev 2007; 3: CD000277.

Edinburgh Stroke Study Group; Sorimachi T, Werring DJ, Gregoire SM et al. Antithrombotic drug use, cerebral microbleeds, and intracerebral hemorrhage: a systematic review of published and unpublished studies. Stroke 2010; 1222–8.

Edlow JA, Caplan LR. Avoiding pitfalls in the diagnosis of subarachnoid hemorrhage. N Engl J Med 2000; 342: 29–36.

Ehtishma A. Use of intrathecal tissue plasminogen activator for thrombolysis in intraventricular hemorrhages in different subtypes. Case series of 10 patients. Poster-Presentation World stroke Congress, Vienna 2008.

Ferns SP, Sprengers ME, van Rooij WJ et al. Coiling of intracranial aneurysms. A systematic review on initial occlusion and reopening and retreatment rates. Stroke 2009; 40: e523–9.

Fiebach JB, Steiner T, Neumann-Hafelin T. Bildgebende Diagnostik bei intrazerebralen Blutungen. Nervenarzt 2009; 80: 205–14.

Forsting M. Therapieentscheidung bei akuter Subarachnoidalblutung. Intensivmedizin up2date 2006; 2: 317–28.

Gaberel T, Magheru C, Parienti JJ et al. Intraventricular fibrinolysis versus external ventricular drainage alone in intraventricular hemorrhage: a meta-analysis. Stroke 2011; 42(10): 2776–81.

Goldstein JN, Rosand J, Schwamm LH. Warfarin Reversal in Anticoagulant-Associated Intracerebral Hemorrhage. Neurocrit Care 2008; 9: 277–83.

Greiner C. Intrazerebrale Blutung. Indikation und Durchführung der dekompressiven Kraniektomie. Anästhesiol Intensivmed Notfallmed Schmerzther 2008; 10: 682–9.

Hanley D. Intraventricular hemorrhage. Severity factor and treatment target in spontaneous intracerebral hemorrhage. Stroke 2009; 40: 1533–8.

Hassler W-E, Schick U. Arteriovenöse Missbildungen des ZNS. In: Moskopp D, Wassmann H. Neurochirurgie. Stuttgart: Schattauer 2005.

Hemphill JC 3rd, Bonovich DC, Besmertis L et al. The ICH Score: a simple, reliable grading scale for intracerebral hemorrhage. Stroke 2001; 32: 891–7.

Huttner HB, Staykov D, Bardutzky J et al. Behandlung von intraventrikulären Blutungen und Hydrozephalus. Nervenarzt 2008; 79: 1369–76.

International Study of Unruptured Intracranial Aneurysms Investigators. Unruptured intracranial Aneurysms: natural history, clinical outcome, and risk of surgical and endovascular treatment. Lancet 2003; 362: 103–10.

Kidwell CS, Wintermark M. Imaging of intracranial haemorrhage. Lancet Neurol 2008; 7: 256–67.

Kowalski RG, Claasen J, Kreiter KT et al. Initial misdiagnosis and outcome after subarachnoid hemorrhage. JAMA 2004; 291: 866–9.

Linn J, Brückmann H. Differential diagnosis of nontraumatic intracerebral hemorrhage. Clin Neuroradiol 2009; 19: 45–61.

Mayer SA, Rincon F. Treatment of intracerebral hemorrhage, Lancet Neurology 2005; 4: 662–72.

Mayer S, Brun NC, Begtrup K et al.; FAST Trial Investigators. Efficacy and safety of recombinant activated factor VII for acute intracerebral hemorrhage. N Engl J Med 2008; 358: 2127–37.

Mendelow AD, Gregson BA, Fernandes HM et al.; STICH Investigators. Early surgery versus initial conservative treatment in patients with spontaneous supratentorial intracerebral haematomas in the International Surgical Trial in Intracerebral Haemorrhage (STICH): a randomised trial. Lancet 2005; 365: 387–97.

Misra UK, Kalita J, Ranjan P, Mandal SK. Mannitol in intracerebral hemorrhage: a randomized controlled study. J Neurol Sci 2005; 234: 41–5.

Molyneux AJ, Kerr RS, Yu LM et al.; International Subarachnoid Aneurysm Trial (ISAT) Collaborative Group. International subarachnoid aneurysm trial (ISAT) of neurosurgical clipping versus endovascular coiling in 2143 patients with ruptured intracranial aneurysms: a randomised comparison of effects on survival, dependency, seizures, rebleeding, subgroups, and aneurysm occlusion. Lancet 2005; 366(9488): 809–17.

Molyneux AJ, Kerr RS, Birks J et al.; ISAT Collaborators. Risk of recurrent subarachnoid haemorrhage, death, or dependence and standardised mortality ratios after clipping or coiling of intracranial aneurysm in the International Subarachnoid Aneurysm Trial (ISAT): long-term follow-up. Lancet Neurol 2009; 8(5): 427–33.

Morgan T, Awad I, Keyl P et al. Preliminary report of the clot lysis evaluating accelerated resolution of intraventricular hemorrhage (CLEAR-IVH) clinical trial. Acta Neurochir Suppl 2008; 105: 217–20.

Naff N, Williams MA, Keyl PM et al. Low-dose recombinant tissue-type plasminogen activator enhances clot resolution in brain hemorrhage: the intraventricular hemorrhage thrombolysis trial. Stroke 2011; 42(11): 3009–16.

Naval NS, Stevens RD, Mirski MA, Bhardwaj A. Controversies in the management of aneurysmal subarachnoid hemorrhage. Crit Care Med 2006; 34: 511–24.

Ohkuma H, Tsurutani H, Suzuki S. Incidence and significance of early aneurysmal rebleeding before neurosurgical or neurological management. Stroke 2001; 32: 1176–80.

Penning-van-Beest F, Erkens J, Petersen KU et al. Main comedications associated with major bleeding during anticoagulant therapy with coumarins. Eur J Clin Pharmacol 2005; 61: 439–44.

Perry JJ, Spacek A, Forbes M et al. Is the combination of negative computed tomography result and negative lumbar puncture result sufficient to rule out subarachnoid hemorrhage? Ann Emerg Med 2008; 51: 707–13.

Prasad K, Mendelow AD, Gregson B. Surgery for primary supratentorial intracerebral haemorrhage. Cochrane Database Syst Rev 2008; 4: CD000200.

Qureshi AI, Tariq N, Divani AA and the Antihypertensive Treatment of Acute Cerebral Hemorrhage (ATACH) Investigators. Antihypertensive treatment of acute cerebral hemorrhage. Crit Care Med 2010; 38: 637–48.

Rincon F, Mayer S. Clinical review: critical care management of spontaneous intracerebral hemorrhage. Crit Care 2008; 12: 237.

Rinkel G. Medical management of patients with aneurysmal subarachnoid haemorrhage. Intern J Stroke 2008; 3: 193–204.

Rinkel G, Algra A. Long-term outcomes of patients with aneurysmal subarachnoid haemorrhage. Lancet Neurol 2011; 10: 349–56.

Sakowitz OW, Unterberg AW. Detecting and treating microvascular ischemia after subarachnoid hemorrhage. Curr Opin Crit Care 2006; 12(2): 103–11.

Sarrafzadeh AS, Kaisers U, Boemke W. Aneurysmatische Subarachnoidalblutung. Bedeutung und Komplikationen. Anaesthesist 2007; 56: 957–67.

Sellar R. Complications of interventional treatment of cerebral aneurysms. Interv Neuroradiol 2008; 14: 63–74.

Steiner T. Neue direkte orale Antikoagulanzien: Was im Notfall zu beachten ist. Dtsch Ärztebl 2012; 109(39): B-1570-2.

Steinmetz H. Unrupturierte intrakranielle Aneurysmen. Nervenarzt 2011; 82: 1343–50.

Teunissen LL, Rinkel GJ, Algra A, van Gijn J. Risk factors for subarachnoid hemorrhage: a systematic review. Stroke 1996; 27(3): 544–9.

Torbey M. Intracerebral hemorrhage. What's next? Stroke 2009; 40: 1530–40.

Trojanowski T. How intracranial aneurysm rupture damages the brain. Interv Neuroradiol 2008; 14: 9–12.

Van der Schaaf I, Algra A, Wermer M et al. Endovascular coiling versus neurosurgical clipping for patients with aneurysmal subarachnoid haemorrhage. Cochrane Database Syst Rev 2005; 4: CD003085.

Vemmos KN, Tsivgoulis G, Spengos K. U-shaped relationship between mortality and admission blood pressure in patients with acute stroke. J Intern Med 2004; 255: 257–65.

Wada R, Aviv RI, Fox AJ et al. CT angiography „spot sign" predicts hematoma expansion in acute intracerebral hemorrhage. Stroke 2007; 38(4): 1257–62.

Wartenberg KE, Mayer SA. Medical complications after subarachnoid hemorrhage: new strategies for prevention and management. Curr Opin Crit Care 2006; 12: 78–84.

White PM, Lewis SC, Gholkar A et al.; HELPS Trial Collaborators. Hydrogel-coated coils versus bare platinum coils for the endovascular treatment of intracranial aneurysms (HELPS): a randomised controlled trial. Lancet 2011; 377(9778): 1655–62.

Wiebers DO, Whisnant JP, Huston J 3rd et al.; International Study of Unruptered Intracranial Aneurysms Investigators. Unruptured intracranial aneurysms: natural history, clinical outcome, and risks of surgical and endovascular treatment. Lancet 2003; 362 (9378): 103–10.

www.eso-stroke.org (European Stroke Organisation)

Xi G, Keep RF, Hoff JT. Mechanisms of brain injury after intracerebral haemorrhage. Lancet Neurol 2006; 5: 53–63.

C-3 Hirnvenen-/Sinusthrombose

André Grabowski und Bodo Kress

Grundlagen

Hirnvenen und venöse Sinus sind unterschiedlich oft **Manifestationsorte** von Thrombosen:

- Sinus transversus: ca. 86 %,
- Sinus sagittalis superior: ca. 62 %,
- Sinus rectus: ca. 18 %,
- kortikale Venen: ca. 17 %,
- innere Hirnvenen: ca. 11 %.

Bei einem Großteil der Patienten liegen Thrombosen in mehreren Sinus vor.

In rund 30 % der Fälle handelt es sich um **idiopathische Hirnvenen-/Sinusthrombosen**. Als **nachweisbare Ursachen bzw. prothrombotische Risikofaktoren** sind zu nennen:

- orale Kontrazeptiva;
- Schwangerschaft (v. a. letztes Trimenon) und Peri- bzw. Postpartalphase (Häufigkeit 12/100 000 Geburten);
- thrombophile Gerinnungsstörungen (z. B. Faktor-V-Leiden, APC-Resistenz, Prothrombin-Mutation, AT-III-, Protein-C-, Protein-S-Mangel, Cardiolipin-Antikörper, DIC);
- hämatologische Ursachen (z. B. Polyzythämie, Sichelzellanämie, Thrombozythämie);
- Tumoren und paraneoplastische Gerinnungsstörungen;
- Kollagenosen, Vaskulitiden;
- (lokale) extrakranielle Infektionen (Mastoiditis, Otitis, Sinusitis, Zahnentzündungen, Tonsillitis, Infektionen im Mittelgesichts-/Orbitabereich), Sinus-cavernosus-Thrombosen treten v. a. im Rahmen einer Sinusitis ethmoidalis oder Sinusitis sphenoidalis bzw. Orbita- oder Gesichtsinfektionen auf;
- generalisierte Infektionen (Sepsis, Endokarditis, Masern, CMV-Infektion, Parasiten, Pilze);
- intrakranielle Infektionen: Hirnabszess, Meningitis, Empyem, Enzephalitis;
- seltene Ursachen:
  - intrakranielle Hypotension;
  - vorausgegangene Lumbalpunktion;
  - lokale Thrombosen nach Operation, Schädel-Hirn-Trauma, bei Tumoren;
  - vorausgegangene ZVK-Anlage (v. a. Jugularis-Katheter);
  - Medikamente (Androgene, Chemotherapeutika, Corticosteroide, Drogen);
  - metabolische Störungen (Diabetes mellitus, Thyreotoxikose, Urämie);
  - kardiale Erkrankungen (Herzinsuffizienz, Kardiomyopathie);
  - gastrointestinale Erkrankungen (Leberzirrhose, Morbus Crohn, Colitis ulcerosa).

Hinsichtlich der Verteilung und der damit verbundenen Komplikationen werden zwei **pathophysiologische Mechanismen** unterschieden:

- Thrombosen zerebraler Venen (Brückenvenen) mit lokalen Effekten:
  - lokale Ödeme (zytotoxische Ödeme entstehen durch Ischämien mit Störung der energieabhängigen Zellmembranpumpen und intrazellulärer Schwellung; vasogene Ödeme entstehen durch Störung der Blut-Hirn-Schranke und Austritt von Blutplasma in den Interzellularraum),
  - venöse Infarkte,
  - petechiale Einblutungen;
- Thrombosen der venösen Sinus mit Hirndrucksteigerung durch gestörten venösen Abfluss und verminderte Liquorresorption.

Klinik

Das klinische Bild kann sehr vielgestaltig sein und sich hinsichtlich Dynamik, Dauer, Intensität und Symptomen sehr heterogen präsentieren.

- mäßige bis starke, oft subakut auftretende – und v. a. anhaltende – Kopfschmerzen (90 % der Patienten), bei älteren Patienten Kopfschmerzen oftmals nicht so stark ausgeprägt (→ intrakranielle Druckerhöhung manifestiert sich aufgrund der Hirnatrophie später), dafür häufiger psychiatrische Auffälligkeiten;
- Übelkeit/Erbrechen;
- evtl. Nackensteifigkeit;
- Sehstörungen (Papillenödem durch die Hirndrucksteigerung);
- neurologische Ausfälle (bis zu 15 % der Patienten) je nach Lokalisation der Thrombose und der Stauungsödeme, -blutungen, -infarkte;
- Krampfanfälle (bis zu 40 % der Patienten);
- psychiatrische Symptome (z. B. Verwirrtheit, Desorientierung), Bewusstseinsstörung (v. a. ältere Patienten);
- bei Thrombose der inneren Hirnvenen mit bithalamischen Läsionen: Bewusstseinsstörungen, delirante Syndrome, Amnesie;
- bei Hirnstammbedrängung: Bewusstseinsstörung bis zum Koma und Einklemmungssyndrome (z. B. vegetative Entgleisungen, Streckkrämpfe, Anisokorie);
- bei infektiösen Thrombosen: Kopfschmerzen + **Fieber**;
- Sinus-cavernosus-Thrombose: Kopfschmerzen + Fieber + „Augensymptome" (periorbitale Ödeme, Proptose, Augenbewegungsstörungen, schmerzhafte Ophthalmoplegie);
- Bild eines Pseudotumor cerebri (= isolierte intrakranielle Drucksteigerung, klinisch: Kopfschmerzen, Sehstörung, Stauungspapille), bei bis zu einem Drittel der Patienten mit einer Sinus-/Hirnvenenthrombose.

Diagnostik

Die Diagnose der Hirnvenen-/Sinusvenenthrombose basiert auf dem klinischen Bild und der zerebralen Bildgebung (Abb. C-3-1 und C-3-2). Labordiagnostische Methoden sind le-

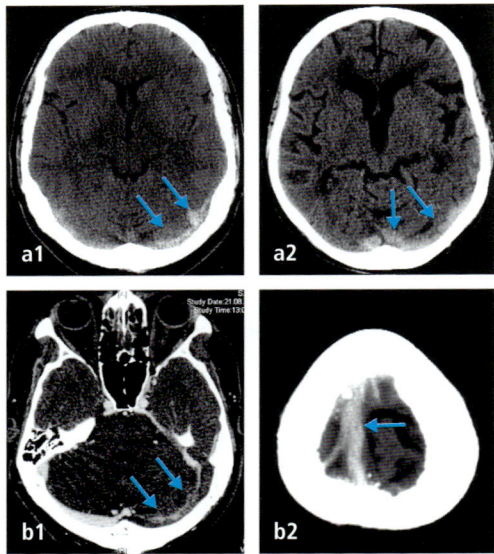

Abb. C-3-1 a1 und a2) Sinus-transversus-Thrombose links, im Seitenvergleich hyperdenser Sinus transversus links (Pfeile). **b1 und b2)** Sinus-transversus- und -sagittalis-superior-Thrombose mit Kontrastmittelaussparung in der venösen CTA (2 Pfeile) und hyperdensem Sinus in der nativen CT (Pfeil).

diglich eine Ergänzung (D-Dimere) oder dienen der Ursachenforschung.

■ Zerebrale Bildgebung (Tab. C-3-1)
- CT des Schädels plus venöse CT-Angiographie (strenge Indikation bei Kindern, niereninsuffizienten Patienten und Schwangeren)
- MRT des Schädels plus venöse MR-Angiographie

Eine Katheterangiographie (DSA) ist nur in seltenen Fällen erforderlich (z. B. isolierte kortikale Venenthrombose).

[!] Atypische Blutungen bzw. bilaterale Blutungen (v. a. „zentral" gelegen, z. B. bithalamisch) und Infarkte, die nicht einem Gefäßterritorium zuzuordnen sind, sollten an eine Sinus-/Hirnvenenthrombose denken lassen und erfordern eine zeitnahe Gefäßdiagnostik.

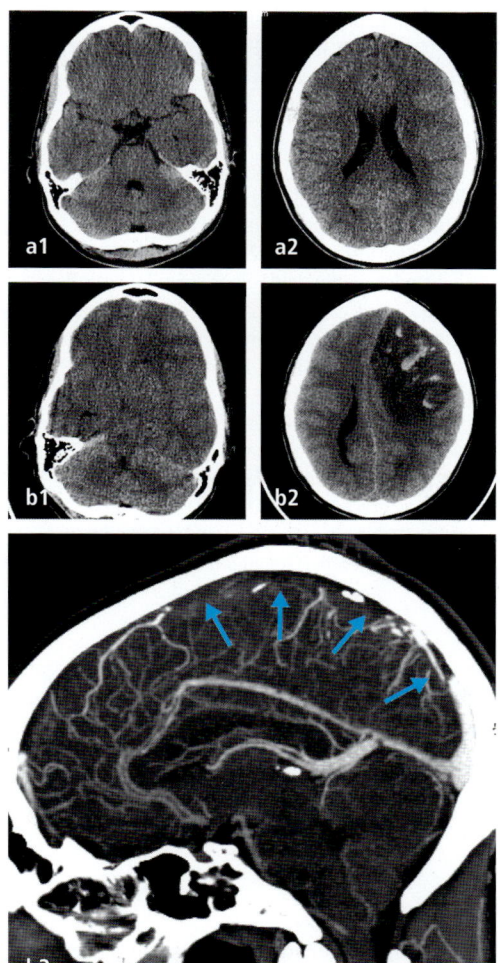

Abb. C-3-2 Sinus-sagittalis-superior-Thrombose mit fulminantem Verlauf. **a1 und a2)** cCT am Tag 1: keine Pathologika im Hirnparenchym erkennbar. **b1–b3)** cCT am Tag 2: Einblutungen und Stauungsödem links frontal mit massiven Raumforderungszeichen und beginnender transtentorieller Einklemmung; in der CTA (b3) fehlende Kontrastierung des Sinus sagittalis superior (Pfeile).

■ **Labordiagnostik**
- Blutbild (Leukozytose, Thrombozytose?)
- CRP-Erhöhung?
- D-Dimere: Erhöhte D-Dimere (> 500 µg/l) gehen mit hoher Sensitivität, jedoch geringer Spezifität mit einer Thrombose einher

(etabliert v. a. bei tiefen Becken-Bein-Venenthrombosen). Niedrige Werte (< 500 µg/l) schließen eine Thrombose mit recht hoher Wahrscheinlichkeit aus.

 Ein negativer D-Dimer-Test schließt eine Sinus-/Hirnvenenthrombose nicht aus (10–20 % falsch negative Ergebnisse; Crassard et al. 2005).

- Gerinnungsstörungen (Thrombophilie-Screening)

Differenzialdiagnosen
Die Differenzialdiagnosen der Hirnvenen-/Sinusvenenthrombose sind:
- andere Ursachen atypischer Blutungen, z. B. Tumoreinblutung, Gefäßmalformation, Amyloidangiopathie, medikamenteninduziert (zum Ausschluss am besten MRT des Schädels plus Kontrastmittel und Gefäßdarstellung);
- arterieller Hirninfarkt: Bei der zerebralen Ischämie ist in der Regel ein definiertes Gefäßterritorium betroffen, ADC erst nach ca. 7 bis 10 Tagen normal, klinisch meist keine Cephalgien.

> **⚡ Probleme/Komplikationen der Hirnvenen-/Sinusthrombose**
> - Hirnödem und Hirndrucksteigerung
> - Parenchymeinblutungen
> - Sekundäre Ischämie („venöse Infarkte")

Therapie
■ **Allgemeine Therapiemaßnahmen**
Diese entsprechen denen bei der zerebralen Ischämie oder Blutung (s. S. 150), wobei sich die Intensität an der Schwere des klinischen Bildes orientieren sollte.

■ **Spezielle Therapiemaßnahmen**
- Behandlung von Infektionen: Im Falle einer septischen Thrombose sollte eine frühzeitige Sanierung des Fokus (z. B. Sinusitis, Mastoiditis) inklusive antibiotischer Therapie angestrebt werden.

Tab. C-3-1 Bildgebung bei Hirnvenen-/Sinusthrombose – typische Befunde und Beachtenswertes.

Typische Befunde	
cCT	**cMRT**

• **akut und subakut:**
  – evtl. Hypodensität (Ödem) mit/ohne Hyperdensität (Einblutung) oder SAB (Blut im Sulcus Blut) im Drainagegebiet
  – evtl. verstrichene Sulci bei generalisiertem Hirnödem/Hirndrucksteigerung
  – evtl. hyperdenser thrombosierter Sinus
  – nach Kontrastmittelgabe thrombosierter Sinus *hypo*dens, evtl. Kontrastmittelaufnahme in der Sinuswand *(empty triangle oder delta sign, cord sign)*
  – im Verlauf ggf. ischämische Läsionen (oftmals hypodense Areale die nicht zu einem bestimmten arteriellen Gefäßterritorium gehören oder atypisch liegen)
• **venöse CTA:** Aussparung/Verschmächtigung des thrombosierten Sinus, Fehlen von Hirnvenen, übermäßige Darstellung der kortikalen oder inneren Hirnvenen (→ Kollateralkreislauf)
	• **akut:**
	  – Parenchym im Drainagegebiet hyperintens in T2 (Ödem, venöser Infarkt)
	  – Thrombus hyperintens in T2, FLAIR und DWI; Signalauslöschung in T2*, isointens in T1/PD
	  – fehlendes „Flow-void"-Phänomen im betroffenen Sinus
	  – evtl. T2*-Auslöschungen im Hirnparenchym als Hinweis auf (ältere) Einblutung
	• **subakut (1.–2. Woche):**
	  – Thrombus hyperintens in T2/T1/PD
	  – ADC nach ca. 4 d normal
	• **spät subakut (nach 2 Wochen):**
	  Thrombus hypointens in T2/T1/PD
	• **venöse-MR-Angio:** Aussparung/Verschmächtigung der Sinus, fehlende Darstellung der Sinus

Beachtenswertes	
• Häufig werden Sinus-/Hirnvenenthrombosen durch atypische Blutungen symptomatisch: temporal, kortikal, frontal oder bei innerer Hirnvenenthrombose Stammganglien/Thalamus beidseits. • **Cave:** Anomalie der Sinus (Aplasie, Hypoplasie, Asymmetrie), häufige Asymmetrie des Sinus transversus (rechts > links), Hypoplasie des vorderen Drittels des Sinus sagittalis superior.	

• Nach einem epileptischen Anfall sollte eine antikonvulsive Therapie begonnen werden.
• Intravenöse Heparinisierung mit einer Ziel-PTT der 2-fachen Ausgangs-PTT (i. d. R. 60–80 s) für 10 bis 14 Tage. Das Vorliegen von (Stauungs-)Blutungen ist per se keine Kontraindikation für eine Heparinisierung, da ernsthafte hämorrhagische Komplikationen eher wenig häufig beobachtet werden.
• Bei schweren Verläufen kann eine interventionelle Therapie („Ultima-Ratio-Therapie") mit endovaskulärer Thrombolyse und/oder mechanischer Thrombuszerstörung oder Retraktion in Betracht gezogen werden (jedoch experimentelle Therapie in speziellen Zentren; Huber et al. 2007).

• Bei raumfordernden Blutungen oder erheblichem Hirnödem kann zur Entlastung eine Hemikraniektomie positive Auswirkungen haben (Ferro et al. 2011).

Als **Sekundärprophylaxe** wird in den Leitlinien der DGN (2012) eine **orale Antikoagulation für 3 bis 12 Monate** mit einer Ziel-INR von 2 bis 3 empfohlen.
Die Therapieempfehlungen berücksichtigen weder die Ätiologie der Thrombose (z. B. ~ 25 % unklare Ätiologie) noch die Schwere des klinischen Bildes (z. B. keine residuellen Symptome). Die Therapieempfehlung ist nur eingeschränkt durch Studien belegt.
Bei Vorliegen einer prothrombotischen Grunderkrankung (z. B. Thrombophilie) oder re-

zidivierenden Thrombosen wird eine langfristige Antikoagulation empfohlen, wobei aufgrund der fehlenden sicheren Studienlage keine Aussage über die Dauer gemacht werden kann.

Prognose

Bis zu 80 % der Patienten mit einer Hirnvenen-/Sinusvenenthrombose haben keine oder nur geringe Residuen im Verlauf. Rund 10 % der Betroffenen versterben oder sind schwer behindert. **Prädiktoren für ein schlechtes Outcome** sind: höheres Alter, Koma, psychische Auffälligkeiten, Blutungen bei Aufnahme, tiefe Hirnvenenthrombose, ZNS-Infektionen und maligne Grunderkrankung.

Literatur, Infos

Bousser MG, Ferro JM. Cerebral venous thrombosis: an update. Lancet Neurol 2007; 6: 162–70.

Canhao P, Ferro J, Lindgren AG et al.; for the ISCVT Investigators. Causes and predictors of death in cerebral venous thrombosis. Stroke 2005; 36: 1720–5.

Canhao P, Cortesao A, Cabral M et al.; for the ISCVT Investigators. Are steroids useful to treat cerebral venous thrombosis? Stroke 2008; 39: 105–10.

Crassard I, Soria C, Tzourio C et al. A negative D-dimer assay does not rule out cerebral venous thrombosis: a series of seventy-three patients. Stroke 2005; 36(8): 1716–9.

Dentali F, Gianni M, Crowther MA, Ageno W. Natural history of cerebral vein thrombosis: a systematic review. Blood 2006; 108: 1129–34.

Ferro JM, Canhao P, Stam J et al.; ISCVT Investigators. Prognosis of cerebral vein and dural sinus thrombosis: results of the International Study on Cerebral Vein and Dural Sinus Thrombosis (ISCVT). Stroke 2004; 35(3): 664–70.

Ferro JM, Crassard I, Coutinho JM et al.; Second International Study on Cerebral Vein and Dural Sinus Thrombosis (ISCVT 2) Investigators. Decompressive surgery in cerebrovenous thrombosis: a multicenter registry and a systematic review of individual patient data. Stroke 2011; 42(10): 2825–31.

Huber R, Gdynia H-J, Kühnlein P, Schmitz B. Lokale intravenöse Fibrinolyse bei tiefer Hirnvenenthrombose. Nervenarzt 2007; 78: 1430–4.

Koennecke H-C. Zerebrale Sinus- und Venenthrombose. Fortschr Neurol Psychiat 2009; 77: 228–40.

Lalive PH, de Moerloose P, Lovblad K et al. Is measurement of D-dimer useful in the diagnosis of cerebral venous thrombosis? Neurology 2003; 61: 1057–60.

Stam J. Thrombosis of the cerebral veins and sinus. N Engl J Med 2005; 352: 1791–8.

C-4 Myasthenia gravis

André Grabowski

Grundlagen

Die Myasthenia gravis stellt eine seltene Krankheit mit einer Prävalenz von bis zu 20/100 000 dar. Die Erkrankungsgipfel liegen im dritten Lebensjahrzehnt und jenseits des 60. Lebensjahres.

Pathogenetisch handelt es sich um eine Autoimmunerkrankung mit Bildung von Antikörpern (in Thymus und lymphatischem System) gegen die postsynaptischen nicotinergen Acetylcholin-(ACh-)Rezeptoren der Muskulatur. Dadurch kommt es zu einer Blockierung der Rezeptoren und in der Folge zur Abnahme der verfügbaren funktionsfähigen ACh-Rezeptoren an der neuromuskulären Endplatte, was zur Erschöpfung der neuromuskulären Erregungsübertragung führt. Als zweiter Blockierungsmechanismus der postsynaptischen Region wurden mittlerweile die muskelspezifischen Tyrosinkinase-(MuSK-)Antikörper identifiziert.

Acetylcholin-Rezeptor-Antikörper finden sich in folgender Häufigkeit: ca. 80 bis 90 % bei generalisierter, ca. 50 bis 60 % bei okulärer, fast 100 % bei paraneoplastischer Myasthenia gravis.

Muskelspezifische Tyrosinkinase-Antikörper finden sich bei ca. 2 bis 5 % der Patienten und bei ca. 40 % der „primär seronegativen" Patienten.

Bei ca. 70 % der ACh-Rezeptor-AK-positiven Myasthenia-gravis-Patienten unter 40 Jahren ist eine Thymitis mit Hyperplasie diagnostizierbar. Thymome oder Thymuskarzinome sind bei 5 bis 15 % der Myasthenia-gravis-Patienten nachweisbar (= paraneoplastische Myasthenia gravis).

Klinik

Charakteristische Symptome sind:
- abnorme, belastungsabhängige Schwäche und Müdigkeit der Muskulatur (meist proximale Extremitätenmuskulatur, z. B. im Bereich von Nacken und Schultern) mit Zunahme der Beschwerden im Tagesverlauf;
- Besserung der Beschwerden nach Ruhepausen;
- häufig transiente oder fluktuierende Doppelbilder (durch Augenbewegungsstörungen) und Ptosis (ein- und/oder beidseitig), die unter Ruhebedingungen besser werden (viele Patienten stellen sich zunächst auch beim Augenarzt vor!);
- belastungsabhängige Tachypnoe und Dyspnoe;
- Schluck- und Kau- sowie Sprechstörungen („näselnde" Sprache) unterschiedlichen Ausmaßes.

Klinisch kann die Myasthenie grob in eine okuläre, eine (okulo-)faziopharyngeale und eine generalisierte Form jeweils unterschiedlicher Schweregrade unterschieden werden.

In Deutschland hat sich die Einteilung nach Osserman 1958 bzw. die Klassifikation der MGFA 2000 (Myasthenia gravis Foundation Association) etabliert (Tab. C-4-1).

Als **myasthene Krise** bezeichnet man die lebensbedrohliche Exazerbation der generalisierten Myasthenia gravis mit respiratorischer Insuffizienz, schwerer Schluckstörung, Aspirationsgefährdung und progredienter hochgradiger Muskelschwäche.

Auslöser können sein:
- Infektionen,
- Myasthenie verstärkende Medikamente (Tab. C-4-2), Glucocorticoide führen oft-

Tab. C-4-1 Klinische Einteilung der Myasthenia gravis nach Osserman bzw. Klassifikation der MGFA (dunkelgrau hinterlegt). Überschneidungen der beiden Einteilungen finden sich in den Graduierungen I–IIb.

Osserman	MGFA	Klinische Form	Symptome
Oss I	MGFA I	okuläre Form	Ptose, Doppelbilder
Oss II a	MGFA II a	leichte generalisierte Form	leichte generalisierte Schwäche
Oss II b	MGFA II b	faziopharyngeale Form	II a + Schwäche der oropharyngeale Muskulatur und der Atemmuskulatur
Oss III		schwere akute generalisierte Form	akute schwere generalisierte Schwäche + bulbäre Symptome + respiratorische Insuffizienz
	MGFA III	mäßiggradige generalisierte Form	mäßiggradige generalisierte Schwäche
	MGFA III a		Schwäche der Extremitäten-/Rumpfmuskulatur > Schwäche der faziopharyngealen Muskulatur
	MGFA III b		Schwäche der faziopharyngeale Muskulatur/Atemmuskulatur > Schwäche der Extremitäten-/Rumpfmuskulatur
Oss IV		schwere chronisch progrediente Form	schwere, häufig progrediente generalisierte Schwäche
	MGFA IV	schwere generalisierte Form	
	MGFA IV a		Schwäche der Extremitäten-/Rumpfmuskulatur > Schwäche der faziopharyngealen Muskulatur
	MGFA IV b		Schwäche der faziopharyngealen Muskulatur/Atemmuskulatur > Schwäche Extremitäten-/Rumpfmuskulatur
Oss V		Defektmyasthenie	schwere chronische Form mit Muskelatrophie
	MGFA V	intubationspflichtige schwere Myasthenia gravis	

mals nur in der initialen Phase zu einer Verschlechterung,

- Fehler in der Medikamenteneinnahme (z. B. Absetzen der Immunsuppressiva),
- emotionaler Stress,
- schwere Operationen,
- Narkose.

Gefährdet sind besonders Patienten mit instabilen bulbären bzw. respiratorischen Symptomen (Aspiration im Rahmen der Schluckstörungen mit Gefahr einer Pneumonie bzw. respiratorische Erschöpfung mit Hypoventilation). Die Mortalität der myasthenen Krise wird zwischen 5 und 12 % angegeben.

Bei bekannter Myasthenie ist die Diagnose der krisenhaften Verschlechterung in der Regel kein Problem. Bei bisher nicht bekannter Myasthenie gibt es folgende Differenzialdiagnosen bei dem klinischen Bild mit akuter schlaffer Tetraparese, Schluckstörung und respiratorischer Insuffizienz:

- Guillain-Barré-Syndrom,
- Lambert-Eaton-Syndrom,
- akute intermittierende Porphyrie,
- Botulismus,
- Organophosphatintoxikation (E605).

Eine cholinerge Krise kann ähnliche Symptome aufweisen wie die myasthene Krise. Zur differenzialdiagnostischen Klärung kann unter in-

Tab. C-4-2 Medikamente, die eine Myasthenie verschlechtern können.

Arzneimittelgruppe	Beispiele für Wirkstoffe
Analgetika	Flupirtin, Morphine
Antibiotika	Aminoglykoside, Makrolide, Ketolide, Lincomycine, Gyrasehemmer, Sulfonamide, Tetrazykline, Penicilline in hoher Dosierung
Antidepressiva	Trizyklika (Amitriptylin-Typ)
Antikonvulsiva	Benzodiazepine, Carbamazepin, Ethosuximid, Gabapentin
Antimalariamittel	Chinin, Chloroquin und Analoga
Antirheumatika	D-Penicillamin, Chloroquin, Etanercept
Betarezeptorenblocker	Pindolol, Propranolol, Timolol
Calciumkanalblocker	Verapamil, Diltiazem, Nifedipin
Diuretika	Acetazolamid, Benzothiadiazine, Schleifendiuretika
Glucocorticoide	Prednisolon (Verschlechterung oftmals nur initial)
Interferone	Interferon-alpha
Lokalanästhetika	Procain
Muskelrelaxanzien	Curare-Derivate, Succinylcholin
Psychopharmaka	Chlorpromazin, Promazin, Benzodiazepine, Lithium, Zolpidem, Zopiclon
Sonstige	Magnesium hoch dosiert (z. B. als Laxans), Statine

Bei jeder medikamentösen Erstbehandlung ist eine strenge Indikationsstellung und ggf. Abwägung notwendig. Eine genaue Beobachtung der Myasthenie-Symptome ist immer erforderlich (evtl. auch im Rahmen eines stationären Krankenhausaufenthalts).

tensivmedizinischer Überwachung ein Tensilon®-(Edrophonium-)Test durchgeführt werden. Ein fehlendes Ansprechen macht eine cholinerge Krise wahrscheinlich.

Diagnostik

Im Mittelpunkt der Diagnostik steht die serologische Antikörperbestimmung und elektrophysiologische Untersuchung. Bei unklaren Ergebnissen kann, aufgrund der verschiedenen Differenzialdiagnosen, jedoch eine umfangreichere Diagnostik erforderlich sein.

- **Einfache klinische Tests:**
  - Simpson-Test: Patient soll 60 s nach oben blicken ➙ bei myasthener Schwäche nimmt die Ptosis zu (Augen können nicht mehr richtig aufgehalten werden).
  - Eisbeuteltest bei Ptosis: Eisbeutel für 1 bis 2 min auf die geschlossenen ptotischen Augen legen. Danach Besserung der Ptosis, da die Aktivität der ACh-Esterase gehemmt wird.
  - Cogan-Zeichen: rückläufige Ptosis nach festem Augenschluss (Aktivierung des Musculus orbicularis oculi führt zu einer „Erholung" des Musculus levator palpebrae).
- **Myasthenie-Score:** Zur Bestimmung werden Belastungstests mit zunehmender Ermüdung nach 1 bis 2 min (Tab. C-4-3) herangezogen, z. B.
  - Lid-Ermüdungstest (Simpson-Test, Blick nach oben > 1 min),
  - Doppelbild-Belastungstest (Seitblick > 1 min),
  - Blinzel-Test (Augen öffnen/schließen),
  - Faustschluss,
  - Armvorhalten,
  - Beinhalteversuch,
  - Kopfhalteversuch.

Tab. **C-4-3** Myasthenie-Score (mod. nach Besinger et al. 1983).

Test \ Bewertung	Keine Schwäche (0 Punkte)	Milde Schwäche (1 Punkt)	Mäßige Schwäche (2 Punkte)	Starke Schwäche (3 Punkte)
Armhalteversuch (90°, stehend/sitzend)	> 180 s	60–180 s	10–60 s	< 10 s
Beinhalteversuch (45°, Rückenlage)	> 45 s	30–45 s	5–30 s	< 5 s
Kopfhalteversuch (45°, liegend)	> 90 s	30–90 s	5–30 s	< 5 s
Vitalkapazität	> 4.0 l (m) > 3,0 l (w)	2,5–4 l (m) 2,0–3,0 l (w)	1,5–2,5 l (m) 1,2–2 l (w)	< 1,5 l (m) < 1,2 l (w)
FEV$_1$	> 90 %	60–90 %	40–60 %	< 40 %
Kauen/Schlucken	normal	Ermüdung bei fester Nahrung	Ermüdung bei weicher Nahrung	Magensonde
Mimik (Lidschluss)	normal	schwacher Lidschluss	inkompletter Lidschluss	keine Mimik
Doppelbilder (Blick zur Seite)	> 60 s	10–60 s	> 0–10 s	spontane Doppelbilder
Ptose (Blick nach oben)	> 60 s	10–60 s	> 0–10 s	spontane Ptose

Score-Wert = Gesamtpunktzahl dividiert durch die Anzahl der durchgeführten Tests. Der Punktwert dient zur Therapie- und Verlaufskontrolle. Scoreänderungen < 0,3 gelten als unverändert, Werte zwischen 0,3 und 1 als relevante Änderung sowie über 1 als wesentliche Änderung.

- **Tensilon®-Test:**
  - Sicheren i. v. Zugang legen.
  - 10 mg Edrophoniumchlorid (kurz wirksamer Cholinesterasehemmer) mit NaCl auf 10 ml verdünnen (= 1 mg/1 ml). Gabe von 2 ml i. v. ⇢ bei positivem Test Besserung der muskulären Schwäche nach 1 bis 2 min. Bei fehlendem Ansprechen titrierte Gabe der restlichen 8 ml (z. B. 2 × 4 ml). **Cave:** muscarinerge Nebenwirkungen (Bradykardie, Asthmaanfall, Übelkeit/Erbrechen, Durchfall, vermehrte Speichel- und Bronchialsekretion) ⇢ Atropin 0,5–1 mg als Gegenmittel bereithalten.
  - Bei untypischen klinischen Befunden (DD: psychogene Beschwerden) ggf. Test mit 1 Amp. NaCl-Lösung als Placebo vor der Edrophoniumgabe.
  - Alternative zum Tensilon®-Test: ggf. nur orale Testung mit Pyridostigmin (30–60 mg Mestinon®) bei älteren oder instabilen Patienten, typischerweise mit einem Wirkungseintritt (⇢ Verbesserung der Motorik) nach 30 bis 60 min.
  - Eine weitere Alternative ist die i. v. Gabe von Neostigmin.
- **Labordiagnostik:** Acetylcholin-Rezeptor-Antikörper-Testung, bei „seronegativen" Patienten Testung auf muskelspezifische Tyrosinkinase-(MuSK-)Antikörper. Bei ca. 5 % der Myasthenia-gravis-Patienten lassen sich keine Antikörper nachweisen. Gegebenenfalls Suche nach Anti-Titin-Antikörpern (häufig mit Thymomen oder Thymuskarzinomen, im Sinne einer „paraneoplastischen Myasthenie", assoziiert).
  Bestimmung der Schilddrüsenhormone (da Hypo- und Hyperthyreose die klinische Symptomatik verstärken können).

- **Elektrophysiologie:** Es erfolgt eine repetitive 3-Hz-Reizung des Nervus accessorius oder des Nervus facialis mit supramaximalen Reizen und Ableitung der Reizantwort der entsprechenden Muskulatur (Musculus trapezius bzw. orbicularis oculi). Eine Abnahme (Dekrement) der Amplitude 1 zu 5 des motorischen Summenpotenzials von mehr als 12 % ist pathologisch. Nach vorheriger Belastung wird das Dekrement verstärkt. Nach Gabe von Tensilon® (s. Tensilon®-Test) sollte das Dekrement verschwinden.
- **Bildgebung:**
  - CT-/MRT-Thorax inklusive Mediastinum,
  - Octreotid-Szintigraphie zur Abschätzung der Größenausdehnung bei Thymomen (v. a. auch bei Zustand nach Thymomoperation geeignet zur Klärung der Frage nach Resttumorgewebe).

Differenzialdiagnosen

Die Differenzialdiagnosen der Myasthenia gravis (und weiterführende Diagnostik) sind:
- Lambert-Eaton-Syndrom: paraneoplastisches Syndrom mit Bildung von Autoantikörpern gegen präsynaptische spannungsabhängige Calciumkanäle (Diagnostik mittels Antikörpernachweis; Elektrophysiologie: Inkrement des MSAP nach ca. 1 min Willkürmotorik, häufig autonome Störungen (Blasenstörung, Impotenz, Hypotonie, mangelnde Schweiß-/Speichelsekretion; Tensilon®-Test i. d. R. negativ; Tumorsuche, v. a. Bronchialkarzinom);
- Botulismus (Anamnese, zusätzliche vegetative Symptomatik, Toxinnachweis);
- Polymyositis, okuläre Myositis/mitochondriale Myopathie (Muskelschmerzen, Laborveränderungen z. B. CK-Erhöhung, ggf. Muskelbiopsie);
- okulopharyngeale Muskeldystrophie (Muskelbiopsie, CK-Erhöhung, molekulargenetische Untersuchung);
- periodische Lähmungen – „Kanalerkrankungen" (Elektrophysiologie, Labordiagnostik);

- amyotrophe Lateralsklerose/Bulbärparalyse (typische Anamnese und elektrophysiologischer Befund);
- multiple Sklerose (MRT von Schädel und Wirbelsäule, typischer Liquorbefund, Tensilon®-Test negativ);
- Guillain-Barré-Syndrom, Miller-Fisher-Syndrom (typischer Liquor- und elektrophysiologischer Befund, Serologie, Tensilon®-Test negativ, s. a. S. 219);
- Raumforderungen retrobulbär, an der Schädelbasis oder intrazerebral (cMRT mit Kontrastmittel);
- funktionelle Paresen (Anamnese und Verlauf, Situationsabhängigkeit, evtl. Besserung auf Placebomedikament).

 Probleme/Komplikationen der Myasthenia gravis
- Respiratorische Insuffizienz (durch muskuläre Erschöpfung)
- Schluckstörungen mit Aspirationsgefahr und Mangelernährung
- Myasthene Krise: progrediente generalisierte Muskelschwäche, vegetative Begleiterscheinungen (Tachykardie, Schwitzen)
- Erhöhte Fallneigung
- Immobilisation mit erhöhter Thrombosegefahr und Neigung zu Dekubiti
- Erhöhte Infektionsgefahr (v. a. Pneumonien, Harnwegsinfekte)
- Cholinerge Krise unter Therapie mit Acetylcholinrezeptor-Antagonisten (s. u.)
- Muskuläre Atrophie bei langjähriger hoch dosierter Cholinesterasehemmer-Einnahme

Therapie

 Jeder Patient mit rasch fortschreitenden
- respiratorischen Problemen (Vitalkapazität < 1,5–2 l, Tachypnoe, Dyspnoe in Ruhe),
- bulbären Symptomen (Schluckstörungen, Aspirationsgefahr, reduziertem Hustenstoß) und/oder
- motorischen Symptomen (generalisierte hochgradige Schwäche der Extremitätenmuskulatur) sowie

- zunehmendem Bedarf an Cholinesterasehemmern (ohne durchgreifende Besserung)

muss **intensivmedizinisch überwacht** werden.

■ Allgemeine Therapiemaßnahmen

- Kreislaufmonitoring (Herzfrequenz, Blutdruck, Atemfrequenz)
- Blutgasanalyse (Hyperkapnie durch Hypoventilation?)
- Regelmäßige Kontrolle der Vitalkapazität
- Maschinelle Beatmung bei Abfall der Vitalkapazität unter 1 l (bzw. < 15 ml/kg KG) und/oder schweren Schluckstörungen mit Aspirationsgefahr; möglichst assistierte Beatmungserfahren und geringe Beatmungsinvasivität anwenden; frühzeitige Eigenatemaktivitäten fördern; je nach Mitarbeit des Patienten und klinischem (bzw. pulmologischem) Bild Versuch der noninvasiven Beatmung
- Thromboseprophylaxe
- Ulkusprophylaxe
- Bei Infektionen frühzeitige antibiotische Behandlung (v. a. mit Cephalosporinen der 3. Generation)
- Frühzeitige Mobilisierung und Lagerung zur Vermeidung von Dekubiti und Pneumonien

■ Spezielle Therapiemaßnahmen

Acetylcholinesterasehemmer (AChE-Hemmer) dienen der symptomatischen Basis-Dauertherapie. Sie führen zu einer Erhöhung der Acetylcholinkonzentration im synaptischen Spalt. Wichtigste Substanz ist Pyridostigmin (Mestinon®, Kalymin®; Vorteile Kalymin®: teilbare Tablette und schnellerer Wirkungseintritt). Die übliche Dosierung beträgt 10 bis 60 (bis 90) mg alle 3 bis 4 h, evtl. 90 bis 180 mg retard zur Nacht oder tagsüber alle 5 bis 6 h. Es liegt eine bessere bzw. schnellere Resorption bei leerem Magen vor. Der Plasmaspiegel und die klinische Wirksamkeit stehen jedoch nicht in direktem Zusammenhang. Die individuelle Dosis von Pyridostigmin richtet sich nach dem klinischen Erfolg (= gute Muskelkraft bei tolerablen Nebenwirkungen), der 1 bis 2 h nach Einnahme

z. B. mittels dem Myasthenie-Score bewertet werden sollte. Die maximale Dosis liegt bei ca. 500 mg in 24 h (individuell können höhere Dosen erforderlich sein, z. B. bei gastrointestinalen Resorptionsstörungen).

Retardpräparate sind v. a. bei nächtlichen und morgendlichen starken Symptomen sinnvoll, aber auch bei starken Fluktuationen oder jungen Patienten, die z. B. tagsüber arbeiten gehen (Sieb 2010).

Häufige Nebenwirkungen der AChE-Hemmer sind: Durchfall, abdominelle Krämpfe, Übelkeit, vermehrter Speichelfluss, Bradykardie (v. a. bei Komedikation mit Betarezeptorenblockern), Agitiertheit, Schlafstörungen. Bei Patienten mit kardialer Erkrankung und Asthma/COPD ist eine vorsichtige Dosierung notwendig. Bei manifesten Nebenwirkungen kann ein Therapieversuch mit Atropin sowie eine vorsichtige Dosisreduktion von Pyridostigmin unternommen werden.

Dosierungen über 600 mg/24 h über mehrere Tage können zu dem Bild einer **cholinergen Krise** (schwere, progrediente Muskelschwäche, abdominelle Krämpfe, Übelkeit, Erbrechen, Durchfälle, Hypersalivation und erhöhte Bronchialsekretion, Schwitzen, Bronchokonstriktion, Faszikulationen, Muskelspasmen, AV-Block, Miosis, Reizbarkeit, Unruhe, Angst, zerebrale Krampfanfälle, Koma) führen. Bei einer cholinergen Krise wird die Dosis des AChE-Hemmers reduziert (bei schweren Krisen auch Medikamentenpause) und es werden Anticholinergika (z. B. Atropin, Ipratropiumbromid) verabreicht.

Selten wird bei Patienten, die Pyridostigmin nicht vertragen, Neostigminbromid in der Langzeittherapie eingesetzt (15-mg-Tabletten, über die internationale Apotheke zu bestellen, Höchstdosis oral: 180–300 mg/24 h; **cave:** schnellerer Wirkungseintritt, aber kürzere Wirkdauer als Pyridostigmin, daher meist 5–6 Einzeldosen in 24 h erforderlich).

Bei schweren bulbären Symptomen mit Schluckstörung kann die Gabe über eine nasogastrale Sonde versucht werden oder evtl. die überbrückende Einnahme von **Neostigmin-**

Nasenspray. Die Zubereitung ist in der (Krankenhaus-)Apotheke möglich.

Falls eine orale bzw. nasale Therapie keinen ausreichenden Erfolg zeigt, sollte eine passagere **parenterale Therapie mit Pyridostigmin** angestrebt werde. Dabei ist zu beachten, dass 1 mg Pyridostigmin i. v. in etwa 30 mg oral entspricht. Die maximale parenterale Dosis liegt bei 25 mg/24 h (in Einzelfällen auch mehr). Die i. v. Gabe erfolgt idealerweise via Perfusor (z. B. 25 mg Mestinon®/50 ml, Laufrate: 0,5–1 mg/h). Auch intermittierende Gaben von Edrophonium (Tensilon®) können kurzzeitig (maximal 10 min) zur Besserung des klinischen Bildes beitragen (z. B. Gabe bei Schluckstörungen, um das Schlucken von Tabletten zu ermöglichen). Zudem kann mit Edrophonium getestet werden, ob mit einer höheren Dosierung von AChE-Hemmern überhaupt noch ein positiver Effekt zu erzielen ist.

❗ Im Falle einer Operation sollte die Therapie mit AChE-Hemmern bis zum Operationstag fortgeführt werden. Postoperativ sollte so früh wie möglich mit einer i. v. Gabe von AChE-Hemmern begonnen werden.

Cave:
- Das Ansprechen auf und die Dosierung der AChE-Hemmer kann individuell sehr unterschiedlich sein. Die initiale Einstellungsphase kann mehrere Wochen dauern. Die in der Initialphase häufiger auftretenden Medikamentennebenwirkungen sind meist nach ein paar Wochen rückläufig.
- Oftmals kann nicht bei allen beteiligten Muskelgruppen ein ähnlicher Kräftigungseffekt erzielt werden. Bei höherer Dosierung können jedoch schon cholinerge Überdosierungserscheinungen auftreten, sodass v. a. eine Kräftigung der für den Patienten wichtigen Muskelgruppen primär erzielt werden sollte (z. B. Schluckmuskulatur).
- In der Langzeittherapie sollten die AChE-Hemmer immer mit einer immunsuppressiven Therapie kombiniert werden.

Glucocorticoide sind neben den AChE-Hemmern ein zweiter wichtiger Baustein, sowohl in der Akut-, als auch in der Langzeittherapie. Initial wird eine Dosis von 0,5–1,5 mg/kg KG Methylprednisolon oder Prednisolon p. o. empfohlen; nach Erreichen einer Symptomremission (Wirkungseintritt häufig nach 1 bis 3 Wochen) eine *langsame* Reduktion bis zur Erhaltungsdosis (= Dosis mit anhaltender Symptomfreiheit bzw. -kontrolle). Eventuell kann im Langzeitverlauf bei suffizienter Immunsuppression durch andere Substanzen auf Cortison verzichtet werden. Oftmals ist jedoch eine geringe Cortisondosis zur Stabilisierung erforderlich.

Bei schweren Symptomen (v. a. myasthene Krise) ggf. i. v. Hochdosis-Cortisontherapie (500–2 000 mg/d) über 1 bis 3 Tage mit anschließender oraler Erhaltungstherapie. **Cave:** Die myasthenen Symptome verschlimmern sich regelhaft 3 bis 10 Tage nach Beginn der Cortisoneinnahme (ggf. intensivmedizinische Überwachung).

 Bei Cortison-Langzeittherapie an Osteoporoseprophylaxe und Magenschutz denken.

In der **immunsuppressiven Langzeittherapie** haben sich folgende Substanzen bewährt:
- **Azathioprin:** 2 bis 3 mg/kg KG/d in 2 bis 3 Einzeldosen. Die Erhaltungsdosis liegt meist zwischen 100 und 150 mg/d (1–2,5 mg/kg KG/d). Die Zieldosis wird anhand der Blutbildveränderungen bemessen: Leukozyten zwischen 4 000 und 5 000/µl (in Kombination mit Cortison bis 6 000/µl und höher), Lymphozyten < 1 000/µl. Die Wirkung tritt i. d. R. erst nach 3 bis 6 Monaten ein (das bedeutet Fortführung der Cortisoneinnahme!). Regelmäßige Laborkontrollen sind notwendig. **Cave:** Interaktion mit Allopurinol (→ 25%ige Dosisreduktion); unerwünschte Arzneimittelwirkungen (UAW): opportunistische Infektionen, Myelonsuppression, selten idiosynkratische Reaktion mit Fieber, Hautreaktionen, Übelkeit und Erbrechen.
- **Ciclosporin A:** initial 3 bis 5 mg/kg KG initial, Erhaltungsdosis 2 (bis 5) mg/kg KG/d (verteilt auf 2 Einzeldosen). Wirkungseintritt meist nach 4 bis 6 Wochen. Wegen der

höheren Nebenwirkungen nicht für die Primärtherapie geeignet.

UAW: opportunistische Infektionen, Myelonsuppression, Nephrotoxizität, gastrointestinale Probleme, arterielle Hypertonie, Tremor, Kopfschmerzen, erhöhte Krampfbereitschaft.

- **Mycophenolatmofetil** (CellCept®): Indiziert bei Azathioprin-Therapieversagen; Dosierung: 1 500 bis 2 000 mg/d (2 Einzeldosen), ggf. Dosisanpassung nach Spiegelbestimmung (Ziel ca. 1 mg/l 12 h nach der Einnahme); **cave:** eine positive Wirkung ist erst nach ca. 6 Monaten zu erwarten (Hehir 2010).
- **Cyclophosphamid:** Reservemedikament bei schwerer Myasthenie nach Versagen der Standardtherapie; Dosierung: z. B. orale Therapie mit 1 bis 2 mg/kg KG/d oder Cyclophosphamid-Puls-Therapie 500 bis 750 mg/m^2 Körperoberfläche alle 4 bis 12 Wochen; kumulative Gesamtlebenszeitdosis: 45 g.
  UAW: Fertilitätsstörungen, Malignome, Blutbildveränderungen.

Weitere Medikamente (alle *off-label use*, es gibt nur Einzelfallberichte bei schwer verlaufender, therapierefraktärer Myasthenie):

- Methotrexat (7,5–15 mg, 1 × pro Woche);
- Off-Label-Therapie mit sehr begrenzten Erfahrungen: Tacrolimus (0,1 mg/kg KG/d auf 2 Dosen verteilt), Rituximab (MabThera®, übliche Dosis in der Onkologie 375 mg/m^2 Körperoberfläche, wobei die Dosis individuell an die Laborwerte angepasst werden sollte → Rücksprache mit Hämatologen halten!);
- i. v. Immunglobuline: Indikation bei instabiler Myasthenie, drohender Verschlechterung, myasthener Krise; Dosierung: 0,4 g/ kg KG/d über 5 Tage.

Eine Alternative zur medikamentösen Therapie stellt bei schwerer Myasthenie/myasthener Krise, instabiler Myasthenie oder therapierefraktärer Myasthenie die **Plasmapherese** oder die **Immunadsorption** dar.

Bei der Immunadsorption werden im Gegensatz zur Plasmapherese selektiv Immunglobuline der IgG-Subklassen aus dem Blut entfernt. Auch aufgrund des reduzierten Spektrums an Nebenwirkungen (keine Ersatz von Plasmaproteinen, keine Störung der Blutgerinnung, geringerer Volumenschwankungen) hat die Immunadsorption vielfach die Plasmapherese bei der Therapie der Myasthenia gravis ersetzt.

Meistens sind 5 bis 8 Behandlungen mit einem Austauschvolumen von 2 bis 2,5 l jeden 2. Tag notwendig.

Für die Behandlung ist die Anlage eines großlumigen Shaldon-Katheters (meist in die V. jugularis interna rechts) notwendig.

> **!** **Cave:** Im Rahmen der Plasmapherese ist auch ein Absinken der AChE-Hemmer-Konzentration möglich, sodass die Dosis in der Therapiephase angepasst werden muss. Zudem sinkt häufig der Fibrinogenspiegel und es kommt zu einer Hypokalzämie. Schwer betroffene Patienten (z. B. myasthene Krise) profitieren evtl. eher von einer Plasmapherese/Immunadsorption als von einer Therapie mit Immunglobulinen (Liu 2010).

Die **Thymektomie** ist ein elektiver Eingriff bei stabilen Myasthenie-Patienten und hat in der Akutsituation keinen Stellenwert. Indikation ist ein nachgewiesenes Thymom (v. a. jüngere Patienten bis zum Alter von 50 bis 60 Jahren und **ACh-Rezeptor-Antikörper-positive** Patienten profitieren von der Operation). Ältere Patienten können ggf. bestrahlt werden. Bei lokal-invasiven Thymomen kann eine adjuvante Chemotherapie oder eine kombinierte Radiochemotherapie sinnvoll sein.

Behandlung der myasthenen Krise

- Frühzeitig intensivmedizinische Überwachung anstreben.
- Oberkörperhochlagerung, Guedel-Tubus, Absaugung, Sauerstoffgabe via Maske, ggf. Magensonde legen zur Medikamentengabe.
- Bei fehlender Besserung: i. v. Gabe von AChE-Hemmern (Pyridostigmin-Bolus 1–3 mg) und nachfolgend kontinuierliche Gabe (0,5–1 mg/h via Perfusor) + regelmäßige Atropingabe (4 bis 6 × 0,5 mg/24 h s. c. zur Reduktion der muscarinergen Nebenwirkungen.
- Therapie auslösender Ursachen:
  → auslösende Medikamente absetzen,
  → bei Infekten antibiotische Therapie (z. B. Cephalosporine der 3. Generation),
  → Ausgleich von Elektrolytverschiebungen (v. a. **hochnormales Kalium** anstreben).
- Plasmapherese/Immunadsorption (mindestens 3–5 Behandlungen), Kontraindikation: Sepsis, schlechte Venenverhältnisse, instabile Kreislaufverhältnisse.
- Alternative zur Plasmapherese: Immunglobuline i. v. (0,4 g/kg KG über 5 Tage)
- Vitalkapazität (Grenzwert: < 1,2 l) und BGA regelmäßig überprüfen. Bei respiratorischer Insuffizienz/Erschöpfung (BGA-Kontrolle → pO_2 ↓, pCO_2 ↑) → Intubation und Beatmung (aber frühzeitig assistierte Beatmungsmodi anstreben!).
- Immunsuppressive Therapie beginnen oder eskalieren: Hochdosis-Cortisontherapie (z. B. 500–1 000 mg über 3–5 Tage und langsam reduzieren bis zu einer Erhaltungsdosis, bei der eine Symptomkontrolle erreicht wird) plus Azathioprin (50 mg initial und wöchentlich steigern um 50 mg, bis zur Erhaltungsdosis von 2–3 mg/kg KG).

Literatur, Infos, Internetadressen

Besinger UA, Toyka KV, Hömberg M et al. Myasthenia gravis: long-term correlation of binding and bungarotoxin blocking antibodies against acetylcholine receptors with changes in disease severity. Neurology 1983; 33(10): 1316–21.

Gold R, Hohlfeld R, Toyka KV. Progress in the treatment of myasthenia gravis. Therapeutic advances in neurological disorders 2008; 1(2): 99–114.

Hehir MK, Burns TM, Alpers J et al. Mycophenolate mofetil in AChR-antibody-positive myasthenia gravis: outcomes in 102 patients. Muscle Nerve 2010; 41: 593–8.

Henze T, Janzen RWC, Schumm F. Immuntherapie bei Myasthenia gravis und Lambert-Eaton-Syndrom. Teil 1: Medikamentöse Immunsuppression. Akt Neurol 2010; 37: 518–23.

Henze T, Janzen RWC, Schumm F. Immuntherapie bei Myasthenia gravis und Lambert-Eaton-Syndrom. Teil 2: Intravenöse Immunglobuline und Plasmaaustauschverfahren. Akt Neurol 2010; 37: 524–9.

Liu JF, Wang WX, Xue J et al. Comparing the autoantibody levels and clinical efficacy of double filtration plasmapheresis, immunoadsorption, and intravenous immunoglobulin for the treatment of late-onset myasthenia gravis. Ther Apher Dial 2010; 14(2): 153–60.

Rózsa C, Mikor A, Kasa K et al. Long-term effects of combined immunosuppressive treatment on myasthenic crisis. Eur J Neurol 2009; 16: 796–800.

Sathasivam S. Steroids and immunosuppressant drugs im myasthenia gravis. Nature Clin Pract Neurol 2008; 4(6): 317–27.

Sieb JP, Köhler W. Benefits from sustained-release pyridostigmin bromide in myasthenia gravis: results of a prospective multicenter open-label trial. Clin Neurol Neurosurg 2010; 112: 781–4.

Schumm F, Henze T. Symptomatische Therapie bei Myasthenia gravis und anderen neuromuskulären Übertragungsstörungen. Akt Neurol 2011; 38: 178–89.

Toyka KV, Schneider-Gold C, Gold R, Fortschritte in Pathogenese und Therapie der Myasthenia gravis und des Lambert-Eaton-Syndroms. Akt Neurol 2008; 35: 192–203.

Treuheit T-O. Myasthene Krise in der Intensivmedizin. Intensivmedizin up2date 2008; 4: 329–36.

www.myasthenia-gravis.de

C-5 Akute Polyradikulitis (Guillain-Barré-Syndrom, Miller-Fisher-Syndrom)

André Grabowski

Grundlagen

Dem Guillain-Barré-Syndrom (GBS) liegt eine **akute entzündliche Polyradikulitis** zugrunde. In europäischen Ländern überwiegt die demyelinisierende Form (**AIDP** = *acute demyelinating polyradiculopathy*). Seltener (ca. 5 %) findet man axonale Läsionsmuster (**AMSAN** = *acute motor and sensory axonal neuropathy*, **AMAN** = *acute motor axonal neuropathy*) und selten rein sensible Neuropathien (*acute sensory neuropathy*). Das GBS kann, zusätzlich zu der peripheren Neuropathie, mit Störungen des autonomen Systems einhergehen (Pandysautonomie) und die Atemmuskulatur befallen. Als Varianten gibt es das Miller-Fisher-Syndrom (MFS) und auch sog. „Overlap-Formen" mit GBS- plus MFS-Symptomatik.

Ätiopathogenetisch liegt dem GBS eine akute – am ehesten autoimmune – inflammatorische Neuropathie (v. a. der ventralen und dorsalen Nervenwurzeln) zugrunde.

Die meisten Fälle von GBS/MFS treten sporadisch auf. Bis zu zwei Drittel der Patienten haben jedoch in den 6 Wochen vor Beginn der neurologischen Ausfälle grippeähnliche Beschwerden oder eine Gastroenteritis. Bis zu 25 % der Patienten mit einem GBS hatten vorangegangene bakterielle Enteritiden (v. a. durch Campylobacter jejuni).

Auch ein Zusammenhang einer Infektion mit Haemophilus influenzae, Zytomegalie-Viren oder Epstein-Barr-Viren und einem GBS/MFS konnte nachgewiesen werden.

Klinik

- **GBS:**
  - typischerweise von distal nach proximal **„aufsteigende" Lähmungen der Extremitäten (häufig symmetrisch ausge-** prägt), mit Erreichen des Maximums nach ca. 4 Wochen, evtl. **Beteiligung der Atemmuskulatur**, Hirnnervenbeteiligung meist in Form von fazialen Paresen, seltener bulbäre oder okuläre Lähmungen (→ sonst evtl. Overlap-Form);
  - **Hypo- oder Areflexie;**
  - evtl. **autonome Regulationsstörungen** wie arterielle Hypo-/Hypertonie, Herzrhythmusstörungen, Miktionsstörungen, Ileus;
  - Hypästhesie/Parästhesie eher weniger stark ausgeprägt als die motorischen Ausfälle, oftmals auch Schmerzen der Extremitäten (Ruts et al. 2010);
  - **Verlauf:**
    - AIDP: Höhepunkt meist nach 2 bis 4 Wochen erreicht, danach variable Plateauphase und Rückbildung der Beschwerden innerhalb von Wochen bis Monaten, meist in entgegengesetzter Reihenfolge wie sie erschienen sind (proximal nach distal);
    - AMAN: häufig früheres Erreichen des Höhepunkts, aber auch schnellere Rückbildung;
- **MFS:**
  - typische Trias: Ophthalmoplegie, Ataxie, Areflexie;
  - auch Beteiligung der fazialen und unteren Hirnnerven (Schluckstörungen, Sprechstörungen) möglich;
- **Overlap-Form:** Hirnnervenausfälle plus Lähmung der Extremitäten (plus respiratorische Schwäche).

Diagnostik

Neben dem **klinischen Bild** (progrediente Lähmungen, Areflexie, autonome Regulationsstörungen) sind für die Diagnosefindung von Bedeutung:

- **Liquordiagnostik:** Proteingehalt ↑↑ bei normaler Zellzahl (zytoalbuminäre Dissoziation, oftmals innerhalb der ersten Tage noch nicht nachweisbar → Verlaufskontrolle; **cave:** falsch positive Werte nach Beginn einer i. v. Immunglobulin-Therapie
- **Elektrophysiologie:** Es sollten immer mindestens 2 Nerven untersucht werden und Verlaufsuntersuchungen unternommen werden (Uncini 2010).
  - *AIDP:* motorische **Nervenleitgeschwindigkeit** ↓ (< 90 % der unteren Normgrenze), **DML** ↑ (> 110 % der oberen Normgrenze), **proximaler Leitungsblock** (= Amplitude nach proximaler Stimulation < 50 % als nach distaler Stimulation), **F-Wellen-Latenz** ↑ (> 120 % der oberen Normgrenze)
  - *AMSAN:* **Amplitude des motorischen Muskelsummenaktionspotenzials** ↓ (< 10 % der unteren Normgrenze), **Amplitude des sensiblen Nervensummenaktionspotenzials** ↓, Demyelinisierungszeichen in höchstens einem Nerv nachweisbar
  - *AMAN:* **Amplitude des motorischen Muskelsummenaktionspotenzials** ↓ (< 10 % der unteren Normgrenze), Demyelinisierungszeichen in höchstens einem Nerv nachweisbar, **sensible Nervensummenaktionspotenzials normal**

- *Acute sensory neuropathy:* lediglich Reduktion der Amplitude des sensiblen Nervenaktionspotenzials; keine Beteiligung motorischer Nerven
- **Serologische Diagnostik:** Antikörperbestimmung (s. Tab. C-5-1)
- **Bildgebung: MRT von Schädel und Wirbelsäule/Rückenmark** – Kontrastmittelaufnahme der Nervenwurzeln, ggf. der Hirnnerven, Ausschluss der Differenzialdiagnosen
- **Ergänzende Diagnostik** bei Verdacht auf GBS/MFS:
  - Labordiagnostik (Entzündungszeichen? Elektrolyte? Gerinnungsstörungen? Urindiagnostik)
  - Röntgen-Thorax (bei respiratorischer Insuffizienz besteht eine erhöhte Pneumoniegefahr!)
  - Lungenfunktionstest (wiederholte Testung!)
  - EKG, Langzeit-EKG
  - Sonographie des Abdomens (Restharnbestimmung, Nieren-Aufstau?)
  - Stuhlkultur bei Gastroenteritis, Serologie für Campylobacter jejuni

Differenzialdiagnosen

Die Differenzialdiagnosen der akuten Polyradikulitis sind:

- Hirnstamminfarkt;
- Hirnstamm-Enzephalitis;
- Meningitis carcinomatosa;

Tab. C-5-1 Antikörpernachweis bei der akuten Polyradikulitis (die wichtigsten Antikörper sind hervorgehoben).

Form der Polyradikulitis		Nachweisbare Antikörper
Guillain-Barré-Syndrom	AIDP	unbekannt
	AMAN	**GM1 + GM1b** (> 60 % der Patienten), GD1a, GalNac-GD1a
	AMSAN	**GM1, GM1b**, GD1a
	Acute sensory neuropathy	GD1b
Miller-Fisher-Syndrom		**GQ1b** (> 90 % der Patienten), GT1a
Overlap-Form		GQ1b, GM1, GM1b, GD1a, GalNac-GD1a

- akute anteriore Poliomyelitis infolge Infektion mit Poliovirus oder anderen neurotropen Viren (z. B. West-Nile-Virus);
- akute Myelopathie infolge Raumforderungen oder akuter transverser Myelitis;
- periphere Neuropathien:
  - Intoxikationen (Schwermetalle, Drogen, biologische Substanzen),
  - vaskulitische Neuropathie,
  - Critical-Illness-Polyneuropathie,
  - akute intermittierende Porphyrie,
  - Post-Tollwut-Impfung-Neuropathie,
  - Borreliose,
  - CIDP (chronische inflammatorische demyelinisierende Polyneuropathie): Differenzialdiagnostisch muss zwar an eine CIDP gedacht werden; diese hat aber definitionsgemäß (INCAT-Kriterien) einen progredient oder schubförmigen Verlauf von mindestens 2 Monaten, weist motorische und sensible Dysfunktionen an mehr als einer Extremität auf, die Muskeleigenreflexe sind abgeschwächt oder erloschen und zeigt in der Elektrophysiologie einen partiellen Leitungsblock an mindestens 2 Nerven. Zudem geht sie mit einer veränderten Nervenleitgeschwindigkeit, distalen motorischen Latenz oder F-Latenz einher (fehlt der Leitungsblock müssen die NLG, DML und F-Latenz an 3 Nerven verändert sein). Auch gibt es Verlaufsformen des GBS mit rezidivierenden Attacken. Letztlich ist auch ein Übergang der AIDP in eine CIDP möglich (Bewertung manchmal erst retrospektiv möglich).
- neuromuskuläre Erkrankungen:
  - Myasthenia gravis,
  - Botulismus;
- Muskelerkrankungen:
  - Myositiden,
  - Rhabdomyolyse,
  - periodische Lähmungen.

 Probleme/Komplikationen der akuten Polyradikulitis

- Respiratorische Insuffizienz (bis zu 25 %)
- Schluckstörungen mit Aspirationsgefahr
- Autonome Dysfunktion (Herzrhythmusstörungen, Blutdruckschwankungen)
- Immobilisation mit erhöhter Gefahr von tiefer Beinvenenthrombose, Infektionen, Miktionsstörungen, Ileus, Schmerzen, Dekubiti
- Psychologische/psychiatrische Störungen: depressive Störungen, posttraumatische Belastungsstörung, Fatigue (60–80 % der Patienten)
- Übergang der AIDP in eine CIDP

Therapie

Je nach Ausprägung, Komplikationen und Verlauf der Erkrankung muss frühzeitig über eine intensivmedizinische Überwachung nachgedacht werden.

Indikationen für eine intensivmedizinische Überwachung sind sich rasch entwickelnde und zunehmende respiratorische Insuffizienz (Vitalkapazität < 20 ml/kg KG), schwere Schluckstörung mit Aspirationsgefahr und schwere autonome Störungen.

■ **Allgemeine Therapiemaßnahmen:**
- Engmaschige Überwachung des Patienten auf Allgemeinstation
- Regelmäßige Bestimmung der Vitalkapazität und Atemfrequenz (2–4 × täglich)
- Auf Schluckstörungen achten (→ evtl. Magensonde, künstliche Ernährung)
- Frühzeitige Behandlung von Infektionen
- Thromboseprophylaxe mit niedermolekularen Heparinen und Antithrombosestrümpfen
- EKG-Verlaufskontrollen zur Erfassung von relevanten Herzrhythmusstörungen
- Blutdruckkontrolle mehrmals täglich
- Bei Miktionsstörungen → Blasenkatheter
- Eventuell prokinetische Substanzen und Laxanzien bei gastrointestinalen Motilitätsstörungen

- Schmerztherapie (radikuläre Schmerzen, Muskel- und Gelenkschmerzen, Meningismus, neuropathische Schmerzen → Therapieversuch mit Amitriptylin, Antikonvulsiva, Corticosteroiden, Opioiden)
- Bei fazialer Beteiligung → Augenpflege zur Vermeidung von Hornhautulzerationen bzw. -austrocknung
- Verhinderung von Dekubiti und Kontrakturen verhindern durch adäquate Lagerung und **frühzeitigen Beginn von Physiotherapie/rehabilitativen Verfahren**
- **Bei schweren Verläufen:**
  - Intensivmedizinische Überwachung mit kontinuierlichem Monitoring der Herz-/Kreislauf- und Atmungsparameter
  - Bei respiratorischer Insuffizienz (bis zu 25 % der Patienten) → Intubation und kontrollierte/assistierte Beatmung
  - Monitoring von autonomen Funktionsstörungen: **bedrohliche Blutdruckentgleisungen** (Hypo- und Hypertonie!), **Herzrhythmusstörungen** (Brady-, Tachykardie, Arrhythmie + Asystolie); evtl. Provokationstest → Bulbusdruckversuch, Karotisdruckversuch, Valsalva-Manöver, immer unter Monitoring und Interventionsbereitschaft, symptomatische Therapie mit Antihypertensiva, Betarezeptorenblockern, Atropin, evtl. (passagere) **Herzschrittmacheranlage** bei bedrohlichen Bradykardien/Bradyarrhythmien
  - Bei Schluckstörungen Magensonde legen und parenterale Ernährung inklusive ausreichender Flüssigkeit beginnen

■ Spezielle Therapiemaßnahmen
- Intravenöse Immunglobulingabe (IVIg): täglich 0,4 mg/kg KG über 5 Tage oder
- Plasmapherese/Immunadsorption 2 bis 3 × wöchentlich für 1 bis 2 Wochen.

Die Plasmapherese war jahrelang das Mittel der Wahl zur Behandlung des GBS. Nachteile gegenüber der IVIg-Therapie sind die höhere Belastung für die Patienten, Komplikationen durch Shaldon-Katheter-Anlage, Laborveränderungen (Elektrolytstörungen, Proteinverluste) und hohe Kosten.

In mehreren randomisierten Studien konnte nachgewiesen werden, dass eine IVIg-Therapie der Plasmapherese gleichwertig ist und heutzutage als Mittel der Wahl beim GBS/MFS empfohlen wird (Hughes 2010).

Eine Kombination der beiden Therapiemaßnahmen zeigt keinen Vorteil gegenüber einer Monotherapie.

Über die Therapie bei schweren Verläufen mit unzureichender oder fehlender Rückbildung oder Patienten mit fluktuierender Symptomatik gibt es keine sicheren Daten. Sowohl eine Wiederholung der IVIg-Gabe, als auch kombinierte Therapien (IVIg plus Plasmapherese/Immunadsorption) können in diesen Fällen versucht werden.

 Die Gabe von Corticosteroiden hat keinen Einfluss auf den Krankheitsverlauf!

Prognose
Die Prognose hängt nicht nur von dem Verlauf der neurologischen Störungen ab (schneller Beginn = schlechtere Prognose), sondern wird v. a. auch durch die während der Erkrankung auftretenden Komplikationen bestimmt. Bis zu 15 % der Patienten versterben. Circa 20 % haben nach einem Jahr bleibende Behinderungen.

Rehabilitative und psychotherapeutische Maßnahmen sollten frühzeitig begonnen werden und nach Abklingen der Akutphase in speziellen neurologischen Rehakliniken fortgeführt werden. Da häufig junge Patienten erkranken, sind berufliche Wiedereingliederungsmaßnahmen anzustreben.

Van Koningsveld et al. (2007) haben eine einfaches prognostisches Scoring-System für GBS-Patienten entwickelt (*Erasmus-GBS outcome score*), bei dem gezeigt werden konnte, dass die wesentlichen prognostischen Faktoren das Alter der Patienten, Durchfall innerhalb der letzten 4 Wochen und die Schwere der Erkrankung 2 Wochen nach Beginn (gemessen mittels *GBS disability scale*) sind.

Literatur, Infos

Flachenecker P. Autonomic dysfunction in Guillain-Barré syndrome and multiple sclerosis. J Neurol 2007; 254 (Suppl 2): II/96-II/101.

Hughes RA, Cornblath D. Guillain-Barré syndrome. Lancet 2005; 366: 1653–66.

Hughes RA, Swan AV, Raphaël JC et al. Immunotherapy for Guillain-Barré syndrome: a systematic review. Brain 2007; 130: 1–13.

Hughes RA, Swan AV, van Doorn PA. Intravenous immunoglobulin for Guillain-Barré syndrome. Cochrane Database Syst Rev 2010; 6: CD002063.

Ruts L, Drenthen J, Jacobs BC, van Doorn PA. Distinguishing acute-onset CIDP from fluctuating Guillain-Barré syndrome: a prospective study. Neurology 2010; 74(21): 1680–6.

Uncini A, Manzoli C, Notturno F, Capasso M. Pitfalls in electrodiagnosis of Guillain-Barré syndrome subtypes. J Neurol Neurosurg Psychiatry 2010; 81(19): 1157–63.

Van Doorn PA, Ruts L, Jacobs BC. Clinical features, pathogenesis, and treatment of Guillain-Barré-syndrome. Lancet Neurol 2008; 7: 939–50.

Van Koningsveld R, Schmitz PE, Meché FG et al.; Dutch GBS study group. Effect of methylprednisolon when added to standard treatment with intravenous immunoglobulin for Guillain-Barré syndrome: randomised trial. Lancet 2004; 363: 192–6.

Van Koningsveld R, Steyerberg EW, Hughes RA et al. A clinical prognostic scoring system for Guillain-Barré-Syndrome. Lancet Neurol 2007; 6: 589–94.

C-6 Critical-Illness-Polyneuropathie bzw. -Myopathie

André Grabowski

Grundlagen

Die Critical-Illness-Polyneuropathie (CIP) ist eine potenziell reversible, akute distale axonale sensomotorische Polyneuropathie, die zu einer Schwäche der Extremitäten- und v.a. auch der Atemmuskulatur führt. Die Gesichtsmuskulatur ist meist ausgespart. Die Critical-Illness-Myopathie (CIM) ist durch eine Muskelatrophie und -schwäche und das histopathologische Bild einer Faseratrophie, Fibrosen und fettigen Degenerationen geprägt. Wegen der oft festzustellenden Überlagerung der beiden Manifestationen wird auch von einer Critical-Illness-Polyneuromyopathie gesprochen, einer häufigen neurologischen Komplikation beim Intensivpatienten. Die Prävalenz der CIP/CIM wird je nach zugrunde liegender Erkrankung (inklusive neurologischer und neurochirurgischer Erkrankungen) mit 30 bis 60 % der Intensivpatienten angegeben und steigt mit der Aufenthaltsdauer und der Schwere der Erkrankung an (bei Patienten mit septischem Krankheitsbild und/oder Multiorganversagen steigt sie bis auf 70–100 %). Die primäre Erkrankung an sich hat wahrscheinlich keine Bedeutung für die Entstehung einer CIP oder CIM, der genaue pathophysiologische Mechanismus der zur Entstehung führt, ist jedoch nicht bekannt. Vermutlich verursachen verschiedene inflammatorische und proinflammatorische Mediatoren, Veränderungen des Metabolismus und mitochondriale Dysfunktionen, die im Rahmen der verschiedenen unten genannten prädisponierenden Faktoren entstehen, Kaskaden, die zu einer Schädigung der neuralen bzw. muskulären Strukturen führen. Vor allem die hohe Inzidenz bei schweren systemischen Erkrankungen (SIRS = *systemic inflammatory response syndrome*, Sepsis, Multiorganversagen) lässt die Frage aufkommen, ob die Schädigungen des Nervensystems und der Muskulatur ein weiteres „Organversagen" (z.B. im Rahmen von Mikrozirkulationsstörungen) darstellen.

Eine intensivierte Insulintherapie mit Vermeidung einer Hyperglykämie führt zu einer geringeren Inzidenz einer CIP/CIM, sodass beispielsweise auch metabolische Faktoren diskutiert werden. Eine Übersicht der diskutierten Pathomechanismen findet sich in der Literatur (z.B. Hermans et al. 2008). Weitere Übersichtsarbeiten zur CIP/CIM: Griffiths 2010; Howard 2008; Latronico 2011.

Risikofaktoren sind:

- Sepsis/SIRS;
- Multiorganversagen;
- Langzeitbeatmung;
- Polytrauma;
- große chirurgische Eingriffe;
- intrakranielle Läsionen;
- Steroide, Muskelrelaxanzien (bei der nekrotisierenden Myopathie) und Aminoglykoside;
- zunehmende Länge der intensivmedizinischen Behandlung;
- Hyperglykämie.

Klinik

Das Hauptmerkmal der CIP und CIM ist die muskuläre Schwäche während oder nach einer intensivmedizinischen Behandlung. Unten stehend werden die klinischen Charakteristika aufgeführt:

- **CIP:**
  - generalisierte Muskelatrophien und distal betonte höhergradige schlaffe Paresen – v.a. der unteren Extremitäten;
  - eher geringe Beteiligung des sensiblen Systems → Reaktion auf Schmerzreize

(z. B. Grimassieren) bei reduzierter oder fehlender motorischer Antwort („Flucht-reaktion") der Extremitäten;
– initial meist abgeschwächte, jedoch noch erhaltene Muskeleigenreflexe (ggf. auch gesteigerte Reflexe bei spinaler oder zere-braler Schädigung), im Verlauf meist zunehmender Verlust der Muskeleigen-reflexe;
– erschwertes Weaning mit verlängerter Beatmungsdauer (ohne Vorliegen pul-monaler Gründe) um den Faktor 2 bis 7;
– verzögerte Mobilisierung.
● **CIM:**
  – Schwäche und Atrophie der Muskulatur;
  – erschwertes Weaning;
  – Muskeleigenreflexe können leicht abge-schwächt sein;
  – bei reiner CIM keine sensiblen Ausfälle.

Diagnostik
Die Diagnose einer CIP/CIM kann gestellt wer-den nach **Ausschluss von**
● primär zentralnervösen Schädigungen, die die Symptomatik erklären (v. a. Rücken-markläsionen);
● vorbestehenden und aktuell dekompensier-ten neuromuskulären Erkrankungen;
● anderen Erkrankungen, die die Symptoma-tik erklären (s. Tab. C-6-1).

Das typische klinischen Bild und die Anamnese alleine reichen oftmals schon zur Diagnose ei-ner CIP/CIM aus (Oehmichen 2011). Ergän-zende diagnostische Möglichkeiten sind:
● **Elektrophysiologie:**
  – *Elektroneurographie:* Bei der CIP Zeichen einer akuten (bzw. neu aufgetretenen!) **axonalen** Schädigung, die nicht durch andere Ursachen erklärt werden kön-nen – (fast) normale oder nur geringe Reduktion der Nervenleitgeschwindig-keiten und distal motorische Latenzen – verbunden mit einer Amplitudenminde-rung und Verbreiterung der Summen-aktionspotenziale. Betroffen sind v. a. motorische Fasern.

⚠ **Cave:** Reduzierte Amplituden der mo-torischen Summenaktionspotenziale können auch durch eine schwere Muskelatro-phie bzw. reduzierte sensible Nervenaktions-potenziale durch Gewebsödeme verursacht sein.

– *Elektromyographie (EMG):* Bei der CIP findet sich meist eine ubiquitäre Spon-tanaktivität (Fibrillationen und positive scharfe Wellen) als Zeichen der Dener-vierung. Im Verlauf sind ggf. Reinnerva-tionen (verbreiterte polyphasische Mus-kelaktionspotenziale) erkennbar.
Der Nachweis der Myopathie im EMG ist häufig durch die begleitende CIP und fehlende Mitarbeit des Patienten (keine kontrollierte Innervation) erschwert. Typischerweise finden sich kleine, ver-kürzte polyphasische Muskelaktionspo-tenziale. Alternativ zum EMG kann eine direkte Muskelstimulation auch bei feh-lender Mitarbeit des Patienten zur Dia-gnose beitragen.
Die elektrophysiologischen Veränderungen können je nach zugrunde liegenden Fakto-ren bereits nach wenigen Tagen (z. B. schwe-re Sepsis/septischer Schock), häufig jedoch nach den ersten 2 Wochen, nachweisbar sein.
● **Muskelbiopsie:** Sie ist meist zur definitiven Diagnose der CIM bzw. nekrotisierenden Myopathie erforderlich.
● **Labordiagnostik:** Bei der CIM ist die Kreatinkinase (CK) in der Regel normal. Bei der nekrotisierenden und der Thick-Filament-Myopathie kommt es häufig zu einer CK-Erhöhung als Hinweis auf eine Myopathie.
● **Bildgebung:** MRT von Schädel und Wirbel-säule zum Ausschluss zentralnervöser Ursa-chen der Lähmungen; Röntgen-/CT-Thorax zum Ausschluss pulmonaler Ursachen für ein erschwertes Weaning.

Tab. C-6-1 Differenzialdiagnosen von Lähmungen auf der Intensivstation.

Ort der Erkrankung		Erkrankung
ZNS	Gehirn	• Enzephalitis (infektiös oder autoimmun), Enzephalopathie, Demyelinisierung, Infarkt, Blutung, Trauma, Hypoxie, zentrale pontine Myelinolyse, Krampfanfälle
	Rückenmark	• Infarkte, Demyelinisierung, Trauma, Myelitis, Kompression (z. B. Tumor, Hämatom)
Nerv		• GBS/MFS • CIP • porphyrische Neuropathie (oft medikamenteninduziert; Nachweis von Porphyrinogen im Urin) • Diphtherie • Toxine (Medikamente, v. a. Immunsuppressiva) • dekompensierte Motoneuronerkrankung • paralytische Polymyositis • vaskulitische und paraneoplastische Neuropathien • Exazerbation einer vorbestehenden Neuropathie (z. B. CIDP) • septisch-metastatische Abszedierung in die Vasa nervorum
Neuromuskuläre Endplatte		• Botulismus • myasthene Krise, Lambert-Eaton-Syndrom • Vergiftung mit Organophosphaten • prolongierte Muskelrelaxanzienwirkung (z. B. hohe kumulative Dosen bei Niereninsuffizienz, Hypothermie, Therapie mit Aminoglykosiden)

Muskel		• CIM
		• Saure-Maltase-Mangel (adulte Form)
		• inflammatorische Myopathien (Polymyositis, Dermatomyositis)
		• Rhabdomyolyse
		• Pyomyositis
		• toxische Myopathie (durch Alkohol, Medikamente und andere Toxine)
		  – Steroidmyopathie
		  – nekrotisierende Myopathie durch Lipidsenker, Ciclosporin A, Propofol
		  – vakuoläre Myopathie durch Chloroquin, Hydrochloroquin, Amiodaron
		  – mitochondriale Myopathie durch Zidovudin, Lamivudin, Didanosin
		  – antimikrotubuläre Myopathie durch Colchicin, Vincristin
		  – inflammatorische Myopathie durch D-Penicillamin, Cimetidin, L-Dopa, Phenytoin, Lamotrigin, Interferon-alpha, Hydroxyurea
		  – hypokaliämische Myopathie durch Diuretika, Laxanzien, Amphotericin B, Lakritz
		  – Drogen und Toxine: Alkohol, Amphetamine, Heroin, Cocain, Botulinumtoxin, Tetanustoxin, Organophosphate, Pentachlorphenol (PCP)
		• periodische hyper- und hypokaliämische Lähmungen
		• Kachexie

Differenzialdiagnosen

Von der CIM abzugrenzen ist die unspezifische nekrotisierende Myopathie und die Thick-Filament-Myopathie. Bei Letzterer kommt es zu einem Verlust der dicken Myosinfilamente.

Die nekrotisierende Myopathie wird häufig im Zusammenhang mit einer Hochdosis-Steroidtherapie und/oder hohen Dosis von nicht depolarisierenden Muskelrelaxanzien beobachtet. Weitere Differenzialdiagnosen sind in Tab. C-6-1 aufgeführt.

Probleme/Komplikationen der CIP/CIM

- Verlängerte Beatmungsdauer und eingeschränkte Mobilisierung mit entsprechenden Sekundärkomplikationen (z. B. Pneumonie, Thrombose)

Therapie

Eine spezifische Therapie der CIP/CIM ist nicht bekannt.

Als supportive Maßnahmen eignen sich:
- Lagerung (Vermeidung von Druckschäden von Nerven und Muskeln),
- Mobilisierung,
- Blutzuckernormalisierung (z. B. intensivierte Insulintherapie, **cave:** Hypoglykämie),
- adäquate Therapie der Sepsis,
- Verzicht auf ungezielten Einsatz von Steroiden und Muskelrelaxanzien („so viel wie nötig, so wenig wie möglich"), **cave:** Auslösung einer lebensbedrohlichen Hyperkaliämie durch depolarisierende Muskelrelaxanzien bei Vorliegen einer CIP/CIM.
- Eventuell Sedierung reduzieren und tägliche Aufwachversuche initiieren.
- Frühzeitig Physio- und Ergotherapie auf der Intensivstation und rehabilitative Maßnahmen einleiten.

Prognose

Bei leichten Verläufen ist nach Beendigung der intensivmedizinischen Behandlung häufig eine komplette Rückbildung innerhalb von Wochen zu beobachten. Bei schweren Verläufen können die motorischen Schädigungen in unterschiedlichem Ausmaß fortbestehen und zu eine bleibenden Behinderung führen, wobei v. a. die neuropathischen Veränderungen zu längerfristigen bzw. bleibenden Funktionsstörungen führen und die myopathischen Veränderungen sich eher innerhalb weniger Monate zurückbilden. Der axonale Schaden ist dann auch im Verlauf elektrophysiologisch nachweisbar.

Literatur, Infos

Alb M, Hirner S, Luecke T. Critical illness polyneuropathy and critical illness myopathy. Pathogenesis and diagnostic. AINS 2007; 4: 250–8.

Bolton C. Neuromuscular manifestations of critical illness. Muscle Nerve 2005; 32: 140–63.

Friedrich O, Hund E. Critical illness myopathy bei Intensivpatienten. Anaesthesist 2006; 55: 1271–80.

Fürer V, Reichmann H. Medikamenten- und toxininduzierte Myopathie. Akt Neurol 2006; 33: 124–9.

Garnacho-Montero J, Amaya-Villar R, García-Garmendía JL et al. Effect of critical illness polyneuropathy on the withdrawal from mechanical ventilation and the length of stay in septic patients. Crit Care Med 2005; 33: 349–54.

Griffiths RD, Hall JB. Intensive care unit-acquired weakness. Crit Care Med 2010; 38: 779–87.

Hermans G, De Jonghe B, Bruyninckx F et al. Clinical review: critical illness polyneuropathy and myopathy. Crit Care 2008; 12: 238–47.

Howard RS, Tan SV, Z'Graggen WJ. Weakness on the intensive care unit. Pract Neurol 2008; 8: 280–95.

Hund E. Critical-Illness-Polyneuropathie und -Myopathie. Intensivmedizin up2date 2005; 1: 345–51.

Hund E. Critical-Illness-Polyneuropathie. Akt Neurol 2005; 32: 202–7.

Latronico N, Bolton CF. Critical illness polyneuropathy and myopathy: a major cause of muscle weakness and paralysis. Lancet Neurol 2011; 10: 931–41.

Oehmichen F, Pohl M, Schlosser R et al. Critical-Illness-Polyneuropathie und -Polymyopathie. Wie sicher ist die klinische Diagnose bei Patienten mit Weaning-Versagen? Nervenarzt 2011; DOI 10.1007/s00115-011-3356-x.

Preston D, Shapiro B. Electromyography and neuromuscular disorders. Chapter 37: Approach to electrodiagnostic studies in the intensive care unit. 2nd ed. Philadelphia: Elsevier 2005; 615–26.

Schorl M, Röhrer S, Valerias-Kukula S, Kemmer T. Critical-Illness-Polyneuropathie: Inzidenz und Auswirkung auf die Beatmungsdauer bei Patienten in der neurologischen Frührehabilitation nach schweren neurologischen und neurochirurgischen Erkrankungen. Akt Neurol 2009; 36: 168–73.

Visser LH. Critical illness polyneuropathy and myopathy: clinical features, risk factors and prognosis. Eur J Neurol 2006; 13: 1203–12.

C-7 Infektionen des ZNS

André Grabowski, Bodo Kress und Sanjay Menon

C-7.1 Meningitis und Enzephalitis

Grundlagen

Eine **akute bakterielle Meningitis** im Erwachsenenalter wird meist durch Pneumo- und Meningokokken verursacht, seltener durch Listerien, Staphylokokken, Haemophilus influenzae oder Pseudomonas aeruginosa. In Industrieländern kommen etwa 5 bis 10 Erkrankungsfälle pro 100 000 Einwohner (Inzidenz) vor.

> **!** **Cave:** Bei Urlaubern und Einwanderern in Ländern des „Meningitisgürtels" (afrikanische Tropen) treten Meningitiden alle 8 bis 15 Jahre epidemieartig mit einer Inzidenz von 1 000 pro 100 000 Einwohner auf.

Nosokomiale bakterielle Meningitiden (häufige Erreger sind Staphylokokken, Enterobacteriacae und Pseudomonas spp.) können nach neurochirurgischen Eingriffen (z. B. Kraniotomie), nach Anlage von internen oder externen Ventrikelkathetern bzw. externen lumbalen Drainagekatheter, nach Schädel-Hirn-Trauma (v. a. bei Schädelbasisfrakturen mit Verbindung zu den Nasennebenhöhlen oder offenem Schädel-Hirn-Trauma) und seltener nach Lumbalpunktionen auftreten.

Die Inzidenz der viralen ZNS-Infektionen beträgt ca. 10 bis 20 Fälle pro 100 000 Einwohner. Die **Herpes-simplex-Enzephalitis** ist mit einer Zahl von 2 bis 5 pro 1 000 000 Einwohner die häufigste sporadische Enzephalitis in Westeuropa. Die **aseptische Meningitis/akute lymphozytäre Meningitis** wird oft durch Viren (Varicella-Zoster-, Epstein-Barr-, Zytomegalie-, Herpes-simplex-Typ-2-, HI-Virus), mitunter aber auch von anderen Erregern (Mykobakterien, Leptospiren, Mykoplasmen) hervorgerufen. Eine exakte Inzidenz ist bei dieser Gruppe an Infektion nicht bekannt, da viele Virusmeningitiden aufgrund ihres blanden Krankheitsverlaufs häufig nicht diagnostiziert werden.

Die **Pathogenese** der Erkrankungen weist deutliche Unterschiede auf. Bei der **bakteriellen Meningitis** handelt es sich um eine Entzündung der Pia mater und der Arachnoidea vorwiegend als Folge fortgeleiteter Infektionen (Sinusitis, Mastoiditis, Hirnabszess) oder hämatogener Erregerausbreitung (bakterielle Endokarditis, Pneumonie). Selten entsteht sie durch eine Inokulation, z. B. nach Ventrikeldrainage oder periduraler Anästhesie.

Die **Virus-Meningitis/-Enzephalitis** entwickelt sich meist im Rahmen eines systemischen Virusinfekts; beim direkten Erregerbefall gelangen Viren am häufigsten auf hämatogenem Weg ins ZNS. Die Viren können die Blut-Hirn-Schranke relativ leicht überwinden!

Der ZNS-Befall ist abhängig vom Ausmaß der Virämie, diese wiederum von der Verfassung des Immunsystems. Meist ist es das Zusammenwirken mehrerer ungünstiger Faktoren, das aus einer Virusinfektion eine Enzephalitis entstehen lässt. Es kommt zu einem Untergang der Neuronen mit konsekutiver entzündlicher Reaktion.

Als **Risikofaktoren** bzw. **prädisponierende Faktoren** kommen infrage:
- Otitis, Sinusitis;
- chronische, die Abwehr schwächende Krankheiten, z. B. chronischer Alkoholismus, Malignome, Diabetes mellitus, Behandlung mit Immunsuppressiva;
- terminales Nierenversagen;
- Leberzirrhose;
- Pneumonie;
- Endokarditis.

Klinik

Allgemeine Symptome einer Meningitis und Enzephalitis sind: Fieber, Kopfschmerzen, Bewusstseinsstörung, neurologische Ausfälle, Krampfanfälle, Meningismus und Lichtempfindlichkeit.

Detaillierte Angaben zur Symptomatik bei verschiedenen Erregern sowie zum Verlauf sind in den Tab. C-7-1 bis C-7-3 zusammengestellt.

Tab. C-7-1 Klinische Symptome und Diagnostik viral bedingter ZNS-Infektionen.

Erreger		Klinisches Bild, Anmerkungen	Zeitlicher Verlauf	Diagnostik
Herpes-viren	Herpes-simplex-Virus 1 und 2 (HSV 1/2)	oftmals grippeähnliche Beschwerden, im Weiteren psychologische Auffälligkeiten, danach fokal- neurologische Defizite und Bewusstseinsstörungen	akut	AK, AI, PCR
	Varicella-Zoster-Virus (VZV)	charakteristisches Exanthem, im Weiteren fokal-neurologische Defizite und Bewusstseinsstörungen	akut bis subakut	AK, AI, PCR
	Zytomegalie-Virus (CMV)	psychiatrische Auffälligkeiten, Bewusstseinsstörungen, Chorioretinitis, Myelitis, Polyradikulitis, oft schwere Enzephalitiden, fokale Defizite	akut bis subakut	AI und Antigennach-weis im Blut, PCR
	Epstein-Barr-Virus (EBV)	Lymphadenitis, Splenomegalie, meist gutartiger Verlauf (> 90 %)	akut bis subakut	AK, Serologie, PCR
	Humanes-Herpes-Virus (HHV) Typ 6 und 7	v. a. HHV-6-Enzephalitiden		AK, PCR
Entero-viren	Coxsackie-Virus-A	meistens gutartiger Verlauf mit grippeähnliche Beschwerden, Herpangina, Gastroenteritis, meningeale Reizzustände	akut	1. PCR, Serologie 2. Erreger-isolation
	Coxsackie-Virus-B			
	ECHO-Virus			
	Enterovirus 71	Exantheme an Händen und Füßen sowie Enanthem im Mund („Hand-Fuß-Mund-Erkrankung"), meistens Kinder betroffen		PCR, Zellkulturen
	Poliomyelitis-Virus	initial Symptome eines gastrointestinalen + respiratorischen Infekts, im Weiteren fokal-neurologische Defizite (Radikulitis, Lähmungen, Enzephalitis)	subakut bis chronisch	Serologie, PCR
Myxo-viren	Masern-Virus	parainfektiöse „gutartige" Enzephalitis, aber auch fulminante Verläufe mit Parenchymdefekt, Masern-Enzephalitis-Mortalität ca. 10–20 %	akut bis subakut nach dem Exanthem	Ak
	Mumps-Virus	Allgemeinsymptome Grippe, Bronchitis bzw. Parotitis/Orchitis; parainfektiöse Enzephalitis möglich, meistens gutartiger Verlauf		Ak
	Influenza-Virus A und B			Ak
	Parainfluenza-Virus			Ak
	Nipah-Virus	bei ZNS-Beteiligung: Bewusstseins- + Kreislauf-störung, Hirnnervenausfälle, Letalität bis 30 %		PCR, Ak

Tab. C-7-1 (Fortsetzung)

Erreger		Klinisches Bild, Anmerkungen	Zeitlicher Verlauf	Diagnostik
Flavi-viren	FSME-Virus	initial grippeähnliche Beschwerden, danach oftmals Besserung und nachfolgend Entwicklung neurologischer Defizite, „polioähnlicher" Verlauf möglich (!)	subakut	AI, RNA-PCR
	St.-Louis-Enzephalitis-Virus	Allgemeinsymptome (Fieber, Kopfschmerzen, Myalgien), Exanthem (50 % der West-Nil-Virus-Infektionen), Bewusstseinsstörungen, Krampfanfälle, poliomyelitisähnliche Lähmungen, parkinsonoide Bewegungsstörungen, Enzephalitis bei ca. ⅔ der Betroffenen, häufig Hirnnervenbeteiligung (bis 25 %)		Ak, PCR
	West-Nil-Virus			
	Japanisches Enzephalitis-Virus			
Arbo-viren	California-Virus	meist Kinder betroffen, häufig Krampfanfälle, gute Prognose		Ak
	Östliches-Pferde-Enzephalitis-Virus	Enzephalitis nach Moskitostich, Letalität 30–80 %		
	Westliches-Pferde-Enzephalitis-Virus	Enzephalitis nach Moskitostich, meist gutartiger Verlauf (Letalität < 4 %)		
Weitere Viren	Rabies-(Lyssa-)Virus	Schmerzen an der Bissstelle, Hydrophobie, Muskelkrämpfe, psychische Auffälligkeiten (Aggressivität), vegetative Störungen, Atem- und Schlucklähmung	akut bis subakut	Ak, PCR, Hirngewebe, Schleimhaut, Kornea
	LCM-Virus	lymphozytäre Choriomeningitis, Beginn oftmals mit grippeähnlichen Beschwerden	subakut bis chronisch	Ak
	JC-Virus	progressive multifokale Leukenzephalopathie, neurologische Ausfälle abhängig von der Lokalisation der Läsionen	chronisch	PCR
	HIV 1 und 2	aseptische Enzephalitis, Neuropathien, Myopathien, Enzephalopathien, Myelopathien, opportunistische Infektionen	akut bis subakut und chronisch	PCR, Ak
	Röteln-Virus	oftmals parainfektiöse Enzephalitis, Röteln-Enzephalitis-Mortalität ca. 10 %	akut bis subakut	Ak, AI
	Hanta-Virus	Fieber, Myalgien, hämorrhagische Nephropathie und Pneumonie, selten Enzephalitis		Ak (PCR)
	Dengue-Virus	Fieber, Arthralgien, Exanthem, Zweitinfektion ggf. mit hämorrhagischem Verlauf inkl. ZNS-Beteiligung; hämorrhagische Läsionen, oftmals fulminant verlaufend	akut	PCR, Ak
	Toskana-Virus	grippeähnliche Beschwerden, selten Meningitis/Enzephalitis, gute Prognose		Ak, PCR

Verlaufserläuterungen: akut = Stunden bis Tage; subakut = Tage bis Wochen; chronisch = Wochen bis mehrere Monate; AI = antikörperspezifischer Index, Ak = Antikörper-Nachweis, PCR = Polymerasekettenreaktion

Tab. C-7-2 Klinische Symptome und Diagnostik bakteriell bedingter ZNS-Infektionen.

Erreger	Klinisches Bild, Anmerkungen	Verlauf	Diagnostik
Borrelia burgdorferi	meist 3 Stadien: 1. Erythema migrans, Fieber, Kopf-, Glieder-, Hals-/Bauchschmerzen, 2. Radikulitis, Arthritis, Hirnnervenausfälle, Neuro-Borreliose mit Myelitiden, Menigitiden, Enzephalitiden, 3. chronische Haut-, Nerven-, Gelenkschäden (selten)	subakut bis chronisch	Ak, AI, PCR
Listeria monocytogenes	häufig generalisierte schwere Infektion bis Sepsis	akut	Mikroskopie, Kultur
Mycobacterium tuberculosis	pulmonale Hauptmanifestation (> 80 %); zerebrale Tuberkulome können lange asymptomatisch sein	subakut bis chronisch	PCR, Kultur, Tuberkulin-Test
Toxoplasma gondii	häufige opportunistische Infektion bei HIV-Patienten, oftmals multilokuläre Herde im MRT	subakut	PCR, Ak, Mikro
Tropheryma whipplei	Morbus Whipple: gastrointestinale Störungen (Durchfall, abdominelle Schmerzen, Malabsorption, Gewichtsverlust), häufig Arthritis, neurologische Symptome: Demenz, supranukleäre Ophthalmoplegie, Myoklonien, Krampfanfälle	subakut bis chronisch	PCR, Mikro, Dünndarmbiopsie
Treponema pallidum	Durchgemachte Syphilis (Lues) → Lymphadenitis, Exantheme, gefährdete Person? (Milieu Anamnese)	subakut	TPHA, Ak, AI, VDRL
Meningokokken, Pneumokokken, Haemophilus influenzae, Staphylokokken	häufige Erreger von Meningitiden, Staphylokokken bei Shunt/Drainageinfektionen Symptomatik: Fieber, Kopfschmerzen, Meningismus, Bewusstseinsstörung	akut	Mikro, Kultur, PCR

Verlaufserläuterungen: akut = Stunden bis Tage; subakut = Tage bis Wochen; chronisch = Wochen bis mehrere Monate
AI = antikörperspezifischer Index, Ak = Antikörper-Nachweis, Mikro = Mikroskopie, PCR = Polymerasekettenreaktion, TPHA = Treponema-Hämagglutinations-Assay, VDRL = *veneral disease research laboratory test*

Tab. C-7-3 Klinische Symptome und Diagnostik pilzbedingter ZNS-Infektionen.

Erreger	Klinisches Bild	Verlauf	Diagnostik
Cryptococcus neoformans	Kopfschmerzen, fokale neurologische Ausfälle, Hirndruckzeichen, evtl. epileptische Anfälle; ZNS-Aspergillose oftmals nach vorangegangener Aspergillus-Pneumonie	chronisch	PCR, Tuschefärbung
Aspergillosen		meist subakut	PCR, Mikro, Ak
Zerebrale Candidose			PCR, Mikro, ggf. Biopsie

Verlaufserläuterungen: akut = Stunden bis Tage; subakut = Tage bis Wochen; chronisch = Wochen bis mehrere Monate
Ak = Antikörper-Nachweis, PCR = Polymerasekettenreaktion

Exkurs: Immunsupprimierte Patienten

Zu dieser Gruppe gehören HIV-/AIDS-Patienten (v. a. mit CD4-T-Zellzahl < 140–200/µl), Patienten nach Organ-/Knochenmark-/Stammzelltransplantation, onkologisch/hämatologische Patienten mit einer Neutropenie < 500/µl, Alkoholiker, Diabetes-mellitus-Patienten und Patienten mit langjähriger Immunsuppression (z. B. bei rheumatischen Erkrankungen, Vaskulitiden, Myasthenia gravis).

Infektionen, die sich bei **Immunsupprimierten** häufig im ZNS manifestieren, sind:

- zerebrale Toxoplasmose,
- Kryptokokken-Meningoenzephalitis,
- progressive multifokale Leukenzephalopathie (JC-Virus),
- CMV-Enzephalitis,
- EBV-Enzephalitis,
- Mykobakterien-Infektion,
- Humanes-Herpes-Virus-6-Enzephalitis,
- Aspergillosen,
- Nocardia-Infektionen,
- ZNS-Tuberkulose,
- Herpes-simplex-Enzephalitis,
- ZNS-Listeriose.

Diagnostik

! Notfalldiagnostik: Bei Verdacht auf eine akute entzündliche Erkrankung sollte man sich zunächst auf die wesentlichen diagnostischen Schritte, die zur Einleitung einer Therapie notwendig sind, beschränken:

- CT des Schädels → Ausschluss einer intrakraniellen Druckerhöhung und anderweitiger relevanter Pathologika (Blutung, Infarkt, Raumforderung);
- Blutentnahme → Leukozyten-, CRP-Bestimmung; bei Fieber → Blutkultur!
- Liquorpunktion und -diagnostik:
  Zellzahl > 1 000/µl, Lactat ↑ und Glucose ↓ → **eher bakterielle Infektion**,
  Zellzahl < 1000/µl Lactat und Glucose normal → **eher virale Infektion**.

Neben der Notfalldiagnostik spielen in der diagnostischen Abklärung entzündlicher und infektiöser ZNS-Erkrankungen die folgenden Aspekte eine wichtige Rolle.

■ Anamnese
Begleit-, Grund- und Vorerkrankungen, Familienanamnese, **Auslandsaufenthalte**, Medikamentenanamnese, Frage nach ähnlichen Symptomen in der Vergangenheit, Dauer der Beschwerden

■ Klinische Untersuchung
Ganzkörperstatus(!), neurologische Untersuchung, Körpertemperaturbestimmung (Fieber?), Suche nach autonomen Störungen

■ Labordiagnostik
Blutbild, Entzündungsmarker (CRP, Procalcitonin), Serologie, immunologische Parameter, ggf. Blutkultur, Liquordiagnostik (inkl. Zytologie, Liquorkultur [s. Tab. C-7-4], Immunologie → mögliche Erreger s. Tab. C-7-1 bis C-7-3)

Tab. C-7-4 Typische Liquorbefunde bei entzündlichen und infektiösen ZNS-Erkrankungen.

Parameter \ Situation	Normal-befund	Bakterielle Entzündung	Virale Entzündung	Sonstige Entzündung (chronische ZNS Erkrankung, mykotisch, parasitär)
Gesamtprotein (mg/l)	200–500	↑↑ (↑)	normal bis ↑	normal bis ↑
Glucose-Ratio (Liquor/Serum)	> 0,7	↓ (< 0,3)	normal	normal
Lactat (mmol/l)	< 3,5	> 3,5	normal	normal
Zellzahl (pro µl)	< 5	> 1 000	10–1 000	normal bis leichte Pleozytose
Zellbild	unauffällig	granulozytär	lymphozytär (manchmal initial granulozytär)	unauffällig

---

Praktische Hinweise zur Liquordiagnostik

- Liquor **vor** Beginn der Therapie entnehmen.
- Auf aseptische Entnahme (wegen Kontamination) achten.
- Ausreichend Liquor entnehmen für Liquorchemie + Zytologie + Serologie + Kultur (ggf. Rücksprache mit Labor halten!).
- Liquor nicht „ungezielt" zentrifugieren → Zellzerstörung!
- Liquor zeitnah zur Entnahme untersuchen (< 1 h, da Gefahr der Zellzerstörung).
- Bei bakteriellen Infektionen zeitnahe Gram-Färbung durchführen.
- Zellzahl, Eiweiß, Lactat und Glucose können zu Beginn einer entzündlichen Erkrankung ohne wesentliche Veränderungen sein → Verlaufskontrolle!

■ Immunologischer Erregernachweis

Die meisten Erreger sind heutzutage indirekt über Bildung spezifischer Antikörper (IgM und IgG) nachzuweisen. Das sog. „**Reiber-Schema**" (s. S. 106) wird in Form von Liquor/Serum-Quotienten-Diagrammen dargestellt und spiegelt das Verhältnis der Schrankenstörung zur intrathekalen Antikörpersynthese (IgG, IgM, IgA) wider.

Die definitive Diagnose einer ZNS-Infektion kann nur bei Nachweis spezifischer intrathekaler Antikörperproduktion gestellt werden. Dazu hat sich in der Liquordiagnostik der **antikörperspezifische Index** (AI) nach Reiber etabliert. Um den AI zu bestimmen, ist eine zeitgleiche Entnahme von Serum notwendig. Der Antikörperindex ist eine rechnerische Größe, die sich – bei normalem Liquor/Serum-IgG-Quotienten – aus dem Liquor/Serum-Quotienten spezifischer Antikörper und dem Liquor/Serum-Quotienten des Gesamt-IgG berechnet.

> **!** Eine intrathekale erregerspezifische Antikörperproduktion liegt bei einem AI > 1,5 verdachtsweise und bei > 2 sicher vor.

Der **Antigennachweis mittels PCR** ist eine schnelle, zuverlässige (Sensitivität 75–95 %) und relativ kostengünstige Methode, v. a. in der Diagnostik viraler ZNS-Erkrankungen. In der Frühphase einer viralen Erkrankung kann die humorale Antikörperantwort unzureichend sein, sodass nur der direkte DNA- oder RNA-Nachweis die Diagnose ermöglicht. Die Indikation zur PCR besteht immer auch dann, wenn:

- die Mikroskopie-, Kultur- und Serologie-Ergebnisse ungenau oder unzureichend sind;
- die Ergebnisse der Kultur nicht zur klinischen Symptomatik und dem erwarteten Erregerspektrum passen;
- immunsupprimierte Patienten erkrankt sind.

> **!** **Cave:** Bei > 30 % der Patienten mit einer Enzephalitis kann kein Erreger identifiziert werden (Granerod 2010).

■ Zerebrale Bildgebung

- cCT initial v. a. bei bewusstseinsgestörten Patienten und/oder fokal-neurologischen Defiziten
- cMRT plus Kontrastmittel (ggf. CT plus Kontrastmittel bei Kontraindikationen zum MRT) zum Nachweis struktureller Schädigungen, Signalsteigerungen des Hirnparenchyms in den T2-/FLAIR-Sequenzen (z. B. bei Enzephalitiden; Abb. C-7-1), DWI-Signalsteigerung (z. B. bei Abszessen, s. Abb. C-7-2), meningeale oder lokale KM-Anreicherung (Enhancement bei Meningitis bzw. Zerebritis, s. Abb. C-7-3), und Beurteilung der Nasennebenhöhlen
- Bei Traumata cCT mit Knochenfenster zum Nachweis von Frakturen; intrakranielle Luftansammlungen gelten als Hinweis auf ein „offenes" Schädel-Hirn-Trauma
- Gegebenenfalls Angiographie (bei verschiedenen differenzialdiagnostischen Überlegungen, z. B. Vaskulitis)

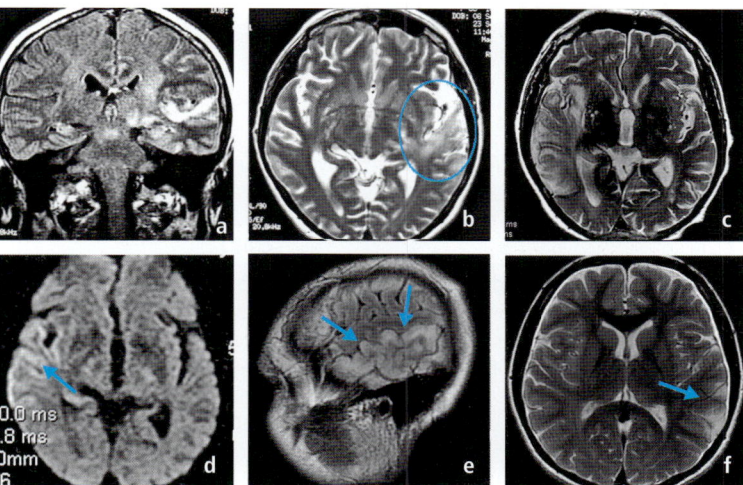

Abb. C-7-1 Virale Enzephalitiden im MRT: **a und b)** Herpes-Enzephalitis links temporal; Signalsteigerung in FLAIR (a) und T2 (b, Kreis); **c und d)** VZV-Enzephalitis rechts: T2- (c) und DWI-Signalsteigerung (Pfeil in d); **e und f)** Röteln-Enzephalitis links temporal; Signalsteigerung (Pfeile) in FLAIR (e) und T2 (f).

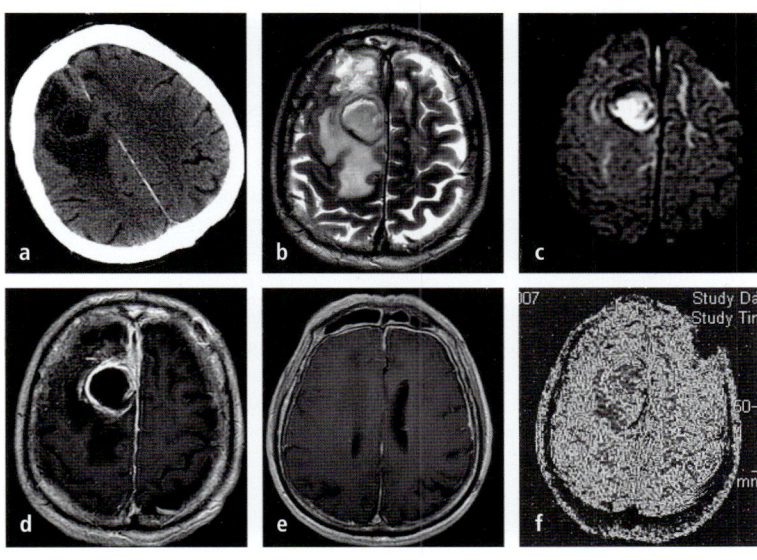

Abb. C-7-2 Abszess rechts frontal mit perifokalem Ödem; im cCT hypodense rundliche Raumforderung **(a)** und im MRT hyperintense Raumforderung in T2 **(b)**, Signalsteigerung/ Diffusionsstörung in DWI **(c)**, ringförmiger Kontrastmittelaufnahme in T1 **(d)**; zusätzlich „verdickte" kontrastmittelaufnehmende Meningen **(e)**. In der Perfusionsmessung **(f)** zeigt sich eine leichte Steigerung des Blutflusses (CBF) im Randbereich des Abszesses.

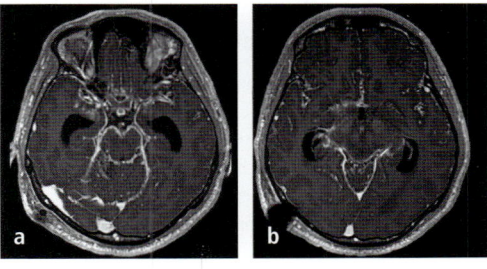

Abb. C-7-3 a und b) MRT-T1-Sequenzen mit ausgeprägter meningealer Kontrastmittelanreicherung perimesenzephal, peripontin und insulär bei Kryptokokken-Meningitis; zudem Zeichen der Zerebritis temporal (a) und mesenzephal (b).

In den Tab. C-7-5 und C-7-6 sind die typischen Befunde bei viralen und bakteriellen ZNS-Infektionen dargestellt.

Tab. C-7-5 Bildgebung bei Virusenzephalitis – typische Befunde und Beachtenswertes.

Typische Befunde	
cCT	**cMRT**
• In fortgeschrittenen Stadien sind die betroffenen Strukturen hypodens, evtl. hyperdense hämorrhagische Anteile (z. B. bei der Masern-/Röteln-Enzephalitis) nachweisbar	• 2–3 d nach Beginn unscharf begrenzte Hyperintensitäten in T2 und FLAIR (bei Herpes-simplex-Virus-Infektionen ist typischerweise der Temporallappen betroffen) • im Verlauf zunehmendes Ödem (Signalsteigerungen in T2 und FLAIR, verstrichene Sulci) und Einblutungen möglich ($T2^*$ → hypointens) • Kontrastmittelaufnahme oftmals erst im Verlauf (typisch an der Mark-Rinden-Grenze)
Beachtenswertes	
Bildmorphologische Differenzialdiagnosen zur akuten viralen Enzephalitis: • niedriggradige Gliome (i. d. R. keine Kontrastmittelaufnahme) • zerebrales Lymphom (meist deutliche Kontrastmittelaufnahme) • ADEM (akute disseminierte Enzephalomyelitis; multiple, meist Kontrastmittel aufnehmende Herde) • Ischämie (DWI-Störung und typische Lokalisation in einem Gefäßterritorium)	

Tab. C-7-6 Bildgebung bei Meningitis – typische Befunde und Beachtenswertes.

Typische Befunde	
cCT	**cMRT**

• initial meist normal, evtl. Liquorzirkulationsstörungen mit erweitertem Ventrikelsystem
• als Komplikationen im Verlauf: Hirnödem (verstrichene Sulci, enge Ventrikel) und ischämische Läsionen (hypodense Areale)
	• Verdickung und Kontrastmittelaufnahme der Meningen
	• evtl. Hyperintensitäten in T2/FLAIR im Subdural-/Subarachnoidalraum (→ Eiter)
	• Komplikationen:
	  – Liquorzirkulationsstörungen → erweitertes Ventrikelsystem, evtl. verstrichene Sulci
	  – Hirnödem → verstrichene Sulci, enge Ventrikel
	  – Ventrikulitis → Kontrastmittelaufnahme im Ventrikelependym, evtl. „Eiterspiegel" in den Hinterhörnern der Seitenventrikel in den DWI-Sequenzen
	  – Vaskulitis → Infarkte (DWI-Störungen im Hirnparenchym)

Beachtenswertes	

• Bei Verdacht auf Meningitis/Abszess immer zeitnahe Liquordiagnostik!
• DD Meningitis:
  – Meningeosis carcinomatosa (geht auch mit einer meningealen Kontrastmittelaufnahme und oftmals unregelmäßigen Verdickungen der Meningen einher → Tumoranamnese?)
  – Liquorunterdrucksyndrom/meningeales Reizsyndrom (führt häufig auch zu einer meningealen Kontrastmittelaufnahme; vorangegangene Liquorpunktion/Operation erfragen)
  – Neurosarkoidose (häufig meningeale Kontrastmittelaufnahme, Hirnnervenbefall möglich)	

Differenzialdiagnosen

Die Differenzialdiagnosen der ZNS-Infektionen (und diagnostische Hinweise) sind:
- **vaskuläre Erkrankungen:**
  - Ischämien (akute Symptomatik, DWI-Läsion, Gefäßveränderungen);
  - intraparenchymatöse Blutungen (CT: hyperdenser Herd, cMRT-T2*: Signallöschung);
  - Subarachnoidalblutung (akute Symptomatik, cCT: Blut im Subarachnoidalraum, Liquor: 3-Gläser-Probe mit Blutnachweis);
  - Gefäßmalformationen und Aneurysmen (Angiographie);
  - vaskuläre Kompressionssyndrome (MRT + Angiographie);
  - Vaskulitiden (Bestimmung von Entzündungsparametern [z. B. CRP, BKS], Antikörper-Bestimmung [z. B. ANA, ANCA], Angiographie);
- **Autoimmunerkrankungen:**
  - multiple Sklerose (MRT: multiple Läsionen, „alte und neue", Liquor: leichte Pleozytose, IgG-Erhöhung, positive oligoklonale Banden);
  - akute disseminierte Enzephalomyelitis (akuter Verlauf, oftmals postinfektiös oder postvakzinal, MRT: multiple Kontrastmittel aufnehmende Herde → floride Entzündung);
- **metabolische Störungen:**
  - Wilson-Krankheit (Serum-Kupfer erhöht, Coeruloplasminspiegel erniedrigt, typische hyperintense MRT-Veränderungen der Stammganglien in T2);
  - Wernicke-Enzephalopathie (Mangelernährung, Trias: Ataxie plus Okulomotorikstörungen plus psychische Veränderungen, MRT-T2: hyperintense Herde);
  - zentrale pontine Myelinolyse (Hyponatriämie plus rascher Ausgleich, MRT: zentrale Entmarkung in T2 hyperintens);
  - hypoxische/anoxische Enzephalopathie (Anamnese! MRT: diffuse Ödeme, Ischämien, Nekrosen);
- **toxische Schädigungen:**
  - Drogen- und Medikamente, z. B. NSAR, IVIg ([Medikamenten-]Anamnese + Klinik, MRT, Labor inklusive Liquor oftmals unauffällig, toxikologisches Screening!);
  - toxische Substanzen (chronische Exposition [Berufsanamnese], Unfallhergang);
- **maligne Prozesse:**
  - Gliome (Raumforderung plus ggf. perifokales Ödem, Kontrastmittel-Enhancement);
  - Medulloblastome (v. a. bei Kindern, zerebelläre Symptome, häufig zystischer Tumor);
  - Ependymome (MRT: T1 hypointens, T2 hyperintens, Verkalkungen);
  - Lymphome (MRT: kräftiges Kontrastmittel-Enhancement; probatorische Cortisongabe);
  - Metastasen (MRT: multiple Herde? „B-Symptomatik", Primärtumorsuche: CT-Thorax, CT-Abdomen, Tumormarker, ggf. Biopsie);
  - paraneoplastische Phänomene (Graus et al. 2010);
    - Bronchialkarzinome (Anti-Hu/Anti-Ri-Ak, Ma-1-Ak, CV-2-Ak, CYFRA; B-Symptomatik; CT-Thorax);
    - Mammakarzinome (Anti-Ri-Ak, CA 13-3);
    - Hodenkarzinome (Ma-2-Ak, AFP, hCG);
    - Ovarialkarzinome (Anti-Yo-Ak, AFP);
- **seltene Erkrankungen:**
  - subakute Angioenzephalopathie (sehr seltene, ödematöse nekrotisierende Erkrankung unklarer Ätiologie mit progredientem Verlauf);
  - subakute sklerosierende Panenzephalitis (v. a. bei Kindern/Jugendlichen **nach** Maserninfektion, Liquor: Masern-IgG-Ak, Masern-AI);
  - nekrotisierende Enzephalopathie (Morbus Leigh; v. a. bei Kindern; MRT: hyperintense symmetrische bilaterale Herde,

teilweise Nekrosen; Liquor und Serum: Lactat und Pyruvat erhöht);
– Rasmussen-Enzephalitis (sehr seltene chronische fokale Entzündung des Hirnparenchyms, Beginn meist im Kindesalter);
– akute hämorrhagische Leukenzephalitis (Hurst-Enzephalitis; fulminante **parainfektiöse** Erkrankung mit multiplen petechialen Blutungen + Hirnödem; Labor: Leukozytose).

 Probleme/Komplikationen bei ZNS-Infektionen

- Direkte erregerassoziierte Schäden können autoimmunologische Reaktionen nach sich ziehen (Sekundärschäden).
- Hirnödem mit erhöhten intrakraniellen Druck (ICP) bei ca. 10 bis 15 % → Monitoring mittels ICP-Sonde, zerebrale Bildgebung
- Hydrozephalus – akut und chronisch (ca. 10–15 %)
- Arterielle zerebrale Gefäßkomplikationen (Arteriitis/Vaskulitis, Vasospasmus) mit *delayed stroke* (ca. 10–20 %) → TCD (transkranielle Doppler-Sonographie), CT-Angio, MR-Angio
- Epileptische Anfälle
- Septische Hirnvenen-/Sinusthrombosen → venöse MR- oder CT-Angiographie
- Hirnabszess oder Zerebritis (häufig per continuitatem) → MRT + Kontrastmittel + DWI
- Ventrikulitis (bis zu 30 %) → MRT + Kontrastmittel + DWI
- Hirnparenchymnekrose (z. B. nach HSV-Enzephalitis) → Diagnostik durch zerebrale Bildgebung (MRT)
- Hörstörungen, Vestibulopathie
- Hirnnervenschädigungen
- Komplikationen bei HIV-Erkrankung:
  - HIV-assoziierte Demenz
  - Depression (Prävalenz ca. 25–35 %)
  - HIV-assoziierte Polyneuropathie (häufig distal-sensible Polyneuropathie)
  - antiretroviral-toxische Neuropathie (Entwicklung meist in den ersten Wochen nach Therapiebeginn)
  - HIV-assoziierte Myopathie
  - opportunistische Infektionen
  - Neuro-Lues (im Stadium II Manifestation als luetische Meningitis möglich, häufig mit Hirnnervenbeteiligung, v. a. beidseitige Fazialisparese; im Spätstadium meningovaskuläre Lues mit zerebralen Ischämien)
  - progressive multifokale Leukenzephalopathie (PML, ausgelöst durch das JC-Virus, klinisch zeigen sich neurologische Ausfälle und Zeichen eines organischen Psychosyndroms)
  - Immunrekonstitutionssyndrom (inflammatorisches Immunrekonstitutionssyndrom = IRIS als Reaktion auf eine spät begonnene antiretrovirale Therapie, klinisch sind starke Entzündungsreaktionen zu finden)

Therapie

■ Allgemeine Therapiemaßnahmen

Bei Verdacht auf eine **bakterielle Meningitis** sollten unmittelbar im Anschluss an die klinisch-neurologische Untersuchung Blutkulturen abgenommen werden, dann ein cCT und – bei Ausschluss von Kontraindikationen (generalisiertes Hirnödem, Liquorzirkulationsstörungen, Hinweis auf Hirnabszess, klinische Zeichen einer Einklemmung → Anisokorie etc.) – eine Liquorpunktion durchgeführt werden. Da der Erreger in der Anfangsphase meist unbekannt ist, muss eine kalkulierte antibiotische Therapie zügig eingeleitet werden. Diese beinhaltet ein Cephalosporin der Gruppe 3a in Kombination mit Ampicillin (s. a. Tab. C-7-7).

! **Cave:** Eine Verzögerung der antibiotischen Therapie von mehr als 3 h ist bei der bakteriellen Meningitis mit einer schlechteren Prognose vergesellschaftet (Auburtin 2006).

Zudem ist eine zeitnahe Fokussuche und -therapie (infektiöse Herde wie Sinusitis, Mastoiditis, Endokarditis etc.) in die Wege zu leiten: HNO-Konsil, Echokardiographie, Röntgen-Thorax.

[!] Ein Ansprechen der antibiotischen Therapie sollte 48 h nach Therapiebeginn mittels Kontroll-Liquoruntersuchung überprüft werden.

Bei den meisten **viralen (Menigo-)Enzephalitiden** ist die Therapie symptomatisch ausgerichtet. Hierbei werden dennoch häufig intensivmedizinische Betreuung und Überwachung mit einbezogen: Prophylaxe plus adäquate Behandlung eines erhöhten Hirndrucks, evtl. Intubation, Sedierung, Normoventilation, Osmo- und Kreislauftherapie, Fiebersenkung, Kontrolle von Elektrolyt- und Wasserhaushalt sowie engmaschige Kontrolle der Atmungsparameter.
Eine **Isolation** ist in der Regel **nicht notwendig**. Komplikationen einer HIV-Infektion sollten bei opportunistischen Infektionen entsprechend den (zu vermuteten Erregern) behandelt werden. Zudem muss in vielen Fällen eine hochaktive antiretrovirale Therapie begonnen/fortgeführt werden (Rücksprache mit Spezialzentren!) Eine **antikonvulsive Therapie** ist bei Anfällen oder bei Verdacht auf nicht konvulsive Anfälle indiziert.
Eine **osteoklastische Trepanation ("dekompressive Hemikraniektomie")** ist bei schweren Fällen mit fokaler Hirnschwellung und/oder bei Hirnstammkompression (bei klinischen und neuroradiologischen Zeichen) indiziert.
Die **Thromboseprophylaxe** sollte mit niedermolekularen Heparinen erfolgen.

■ **Spezielle Therapiemaßnahmen**
Die speziellen antibiotischen oder antiviralen Therapiemöglichkeiten werden in Tab. C-7-7 aufgeführt.

Tab. C-7-7 Therapieempfehlungen bei ausgewählten ZNS-Infektionen.

Erreger/Erkrankung	Therapieempfehlungen
Herpes-simplex-Viren	• Aciclovir i. v. (3 × 10 mg/kg KG/d) über 10–14 d (**cave**: Dosisanpassung bei Niereninsuffizienz), Alternativen: Foscarnet (180 mg/kg KG/d in 2–3 Einzeldosen) oder Brivudin (125 mg/d p. o.)
Varicella-Zoster-Virus	s. Herpes-simplex-Viren
Epstein-Barr-Virus	Ganciclovir (2 Einzeldosen à 5 mg/kg KG/d i. v.) über 10–14 d (**cave**: Niereninsuffizienz)
Zytomegalie-Virus	Ganciclovir (2 Einzeldosen à 5 mg/kg KG/d i. v.), alternativ oder in Kombination Foscarnet (2 Einzeldosen à 90 mg/kg KG/d i. v.) oder Cidofovir (5 mg/kg KG i. v. 1 × pro Woche)
Humanes Herpes-Virus	Foscarnet oder alternativ Ganciclovir oder Cidofovir (Dosierung s. Zytomegalie-Virus)
Enteroviren	Pleconaril – oraler Kapsidblocker (3 × 200–800 mg/d p. o.; in Deutschland noch nicht zugelassen)
Bakterielle Meningoenzephalitis	Empirische parenterale Therapie bei unbekanntem Erreger: • Cefotaxim i. v. (6–12 g/d, verteilt auf 3 Einzeldosen) oder Ceftriaxon i. v. (4 g/d, verteilt auf 1–2 Einzeldosen), ggf. initial zusätzlich Ampicillin (12–15 g/d, verteilt auf 3–4 Einzeldosen) • Dexamethason-Gabe: Eine Metaanalyse aus dem Jahr 2010 konnte keine signifikanten Vorteile einer zusätzlichen Dexamethasongabe bei Meningitis aufzeigen (van de Beek et al. 2010), sodass derzeit lediglich ein positiver Effekt der adjuvanten Dexamethasongabe bei einer Pneumokokken-Meningitis (Dexamethason 10 mg i. v vor Antibiose, danach 4 × 10 mg/d i. v. über 4 Tage) und schweren tuberkulösen Meningitis (Dosierung s. u., Prasad 2008) gegeben ist. Die antibiotische Weiterbehandlung erfolgt entsprechend dem Antibiogramm!

Tab. C-7-7 (Fortsetzung)

Erreger/Erkrankung	Therapieempfehlungen
Nosokomiale Meningitis	• Vancomycin in Kombination mit Cefepim, Ceftazidim oder Meropenem über mindestens 10 d • bei Schädelbasisfraktur: Vancomycin in Kombination mit Cephalosporinen der 3. Generation (Cefotaxim, Ceftriaxon; s. a. Kap. D-1, S. 309) • bei katheterassoziierten Infektionen evtl. auch Betalactamantibiotika in Kombination mit Fosfomycin, Rifampicin oder Vancomycin • Vancomycin (z. B. 5–20 mg/d), Gentamicin (4–8 mg/d) und Amikacin (5–30 mg/d) auch intraventrikulär/intrathekal applizierbar • auch Linezolid i. v. effektiv; bei fehlendem Therapieerfolg oder primär eitriger Ventrikulitis, wenn möglich Katheter wechseln (Rücksprache mit Neurochirurgie)
Neuro-Borreliose	Ceftriaxon (2–4 g/d i. v.) oder Cefotaxim (3 × 2 g/d i. v.) über 2 Wochen bei akuter Neuro-Borreliose und für 2–3 Wochen bei chronischer Neuro-Borreliose (ideale Therapiedauer derzeit noch unklar), alternativ Doxycyclin 200–300 mg/d p. o.
Listeriose	Ampicillin 12–15 g/d auf 3–4 Einzeldosen verteilt oder Minocyclin (0,2 g/d) plus Gentamicin (5 mg/kg KG) i. v. 1 × täglich, Therapiedauer mindestens 3 Wochen
Tuberkulose	Antibiotische Kombinationstherapie (Isoniazid plus Rifampicin plus Pyrazinamid plus Ethambutol für 4 Monate, dann Isoniazid plus Rifampicin für weitere 4–8 Monate), ggf. plus lokale Herdsanierung. Zudem gibt es Hinweise, dass eine begleitende Dexamethason-Gabe die Prognose verbessert. Patienten mit GCS < 15 und fokal-neurologischem Defizit: Dexamethason-Startdosis p. o. oder i. v. 0,4 mg/kg KG/d für 4 Wochen, mit Reduktion der täglichen Dosis um 0,1 mg/kg KG/d pro Woche, danach orales Ausschleichen über 4 Wochen. Patienten mit normalem GCS ohne neurologische Defizite: Start mit 0,2 mg/kg KG/d p. o. oder i. v. für 2 Wochen mit Reduktion in Woche 2 auf 0,1 mg/kg KG (Fitch u. van de Beek 2008; Prasad 2008).
Neuro-Lues	Penicillin G (25–30 Mio. I. E./d verteilt auf 3–5 Einzeldosen. i. v.) oder Ceftriaxon (2–4 g/d i. v.), Therapiedauer abhängig vom Stadium
Morbus Whipple	Penicillin G (30 Mio. I. E./d i. v.) + Streptomycin (1 g/d i. m.) über 2 Wochen, danach Trimethoprim/Sulfamethoxazol (3 × täglich 160/800 mg p. o.) oder Cephalosporine der 3. Generation
Legionellose	Makrolidantibiotika (z. B. Erythromycin 2 g/d p. o. oder i. v.), ggf. + Rifampicin in der 1. Woche
Toxoplasmose	antibiotische Kombinationstherapie mit Pyrimethamin und Sulfadiazin oder Pyrimethamin und Clindamycin
Pilz-Meningoenzephalitis	Amphotericin B (1 × 0,5–1 mg/kg KG/d i. v.) + Flucytosin (100 mg/kg KG/d i. v.), ggf. + Fluconazol (1 × 400–800 mg/d i. v.), Amphotericin-B-Gabe auch intrathekal möglich (0,1–0,5 mg alle 24 h)

Prognose

Die Prognose hängt vom Erreger, der Latenz bis zum Beginn und Ansprechen der Therapie, der primären und sekundären Hirnschädigung sowie den Begleiterkrankungen (z. B. immunkompetent versus immunkompromittiert) ab.

Einige ZNS-Infektionen haben einen gutartigen und milden Verlauf (z. B. parainfektiöse Erkrankungen durch Myxoviren), andere wiederum (z. B. Herpes-Enzephalitis, ZNS-Listeriose) können mit schweren Parenchymschäden und entsprechenden funktionellen Defiziten bzw. Behinderungen einhergehen.

Exkurs: Neuro-EHEC

Im Jahr 2011 kam es in Deutschland durch verunreinigte Lebensmittel erstmalig zu einer aggressiv verlaufenden endemischen Infektionswelle mit der enterohämorrhagischen Escherichia coli (EHEC). Bei über 700 der über 2 000 EHEC-Erkrankten kam es zur Ausbildung eines hämolytisch-urämischen Syndroms (HUS). Etwa die Hälfte der HUS-Patienten zeigte auch – teilweise schwere – neurologische Komplikationen (agitiertes Psychosyndrom, Verwirrtheit, Tremor, Somnolenz, Okulomotorikstörungen, Aphasie, Apraxie sowie Myoklonien und epileptische Anfälle bis hin zum Status epilepticus). Bei über 50 % der Neuro-EHEC Patienten fanden sich Auffälligkeiten im cMRT (v. a. thalamopontine Signalsteigerungen in den DWI- und T2-Sequenzen). Eindeutige Therapieempfehlungen zur Behandlung des HUS können nicht gegeben werden. Neben einer Anfallskontrolle durch Antikonvulsiva wurden Plasmapherese und bei Nierenversagen ggf. eine Hämodialyse durchgeführt. Zudem wurde ein Teil der schwer betroffenen Patienten mit dem monoklonalen Antikörper Eculizumab behandelt.

C-7.2 Hirnabszess, Herdenzephalitis und intrakranielles Empyem

Grundlagen

Intrakranielle umschriebene Infektionen können wie folgt unterschieden werden:
- Zerebritis = lokale Infektion des Hirnparenchyms;
- Hirnabszess = im Verlauf einer Zerebritis entstehende Eiteransammlung und Bildung einer Bindegewebskapsel;
- subdurales/epidurales Empyem = Infektion in „präformierter" Höhlen ➜ Eiteransammlung im Sub- bzw. Epiduralraum;
- Herdenzephalitis = lokale bis multilokuläre Infektion des Hirnparenchyms durch septisch-embolische („infizierte Thromben" meist im Rahmen einer Endokarditis, infizierter ZVK) oder septisch-metastatische Prozesse (direkte hämatogene Erregerstreuung [Mikroabszesse]).

Ursachen sind:
- hämatogene Streuung (10–20 %);
- Operationen/Traumata (20–30 %), v. a. nach Nasennebenhöhlen- und neurochirurgischen Operationen (z. B. Trepanation);
- Kalottenfraktur;
- fortgeleitete Infektion aus z. B. Nasennebenhöhlen, Mittelohr, Mastoidzellen (30–60 %).

Als **Erreger** kommen vorrangig in Betracht: Streptokokken > Bacteroides spp. > Enterobakterien und Pseudomonas spp. > Staphylokokken; selten Pilze.

Besonders Drogenabhängige und Immunsupprimierte sind bezüglich einer septisch-embolischen Herdenzephalitis gefährdet.

Klinik

Zu den wesentlichen Symptomen zählen:
- Kopfschmerzen,
- vegetative Symptome (Übelkeit, Erbrechen, Fieber),
- neurologische Ausfälle (je nach Lage und Ausdehnung des Abszesses),
- Krampfanfälle,
- Bewusstseinsstörungen.

Bei Patienten mit einer Herdenzephalitis können teilweise auch periphere Embolien mit Petechien und Osler-Knötchen, v. a. an den Fingerkuppen und Zehen, auftreten.

Diagnostik

Neben der Anamnese mit Fragen v. a. nach vorangegangenen Infektionen oder Operationen, Drogenabusus und Medikamente sind folgende diagnostische Schritte sinnvoll:
- **Fokussuche:** Inspektion der Mundhöhle (Zahnstatus?), äußerer Gehörgang;
- **Labordiagnostik:** CRP-Bestimmung (CRP bei 80–90 % der Patienten erhöht), Erregerisolation mittels Blutkulturen (Abnahme vor Beginn der Antibiose);
- **Bildgebung:** Die cMRT ist der cCT hinsichtlich der Sensitivität überlegen. In der cCT finden sich umschriebene Hypodensie, nach Kontrastmittelgabe meist eine Kon-

trastmittelaufnahme im Randbereich der Herdläsionen. Der Abszess stellt sich im späteren Stadium (nach Kapselbildung) in der MRT meist als ringförmige Struktur dar. In den T2-Sequenzen ist er meist hyperintens im Zentrum mit perifokalem Ödem, in den T1-Sequenzen nach Kontrastmittel meist mit Enhancement im Randbereich. In den **DWI-Sequenzen zeigt sich typischerweise eine Signalsteigerung (= Diffusionsstörung). Die DWI-Veränderungen können auch gut zur Verlaufsbeurteilung verwendet werden.** In der MR-Spektroskopie ist eine Lactat-Peak-Erhöhung im Zentrum (wegen des Zelluntergangs) nachweisbar, in der MR-Perfusion zeigen sich in der Regel eine Minderperfusion im „Kern" und eine gesteigerte Perfusion im Randbereich (s. Abb. C-7-2f).

Das subdurale bzw. epidurale Empyem (s. Abb. C-7-4) ist wie die entsprechenden Blutungen konfiguriert (epidural bikonvex, subdural konvex-konkav = sichelförmig). Eventuell sind Lufteinschlüsse nachweisbar. Eine Kontrastmittelaufnahme in den Randbereichen ist möglich. Auf begleitende Raumforderungsfernzeichen ist zu achten (Ventrikelkompression, Hemisphärenödem, komprimierte bzw. enge basale Zisternen). Typische bildgebende Befunde bei Abszessen und Empyemen sind in Tab. C-7-8 zu finden.

Bei Verdacht auf eine Infektion per continuitatem oder postoperativ bzw. posttraumatisch sollte eine Dünnschicht-CT der Schädelbasis inklusive angrenzender knöcherner Strukturen (Nasennebenhöhlen, Mittelohr, Mastoidzellen) durchgeführt werden.
Bei Verdacht auf eine hämatogene Streuung müssen eine Thorax-CT (und ggf. Abdomen-CT), eine erweiterte Röntgendiagnostik (ossäre Herde) sowie eine Echokardiographie/TEE (zum Ausschluss einer Endokarditis) erwogen werden.
● Eine zügige **Erregerisolation** durch (stereotaktische) Abszesspunktion, Drainage oder Exzision und zeitnahe Mikroskopie sowie

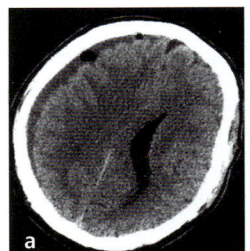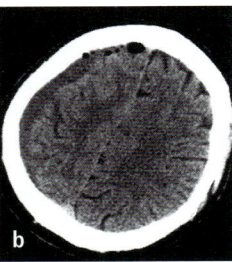

Abb. C-7-4 a und b) Subdurales Empyem im cCT: sichelförmige hypodense Raumforderung mit Lufteinschlüssen rechts frontoparietal und Raumforderungsfernzeichen mit Mittellinienverlagerung.

serologische oder immunologische Testung ist anzustreben.
● Die **Liquordiagnostik** ist bei Anschluss des Abszesses an das Liquorsystem zur Erregerisolation evtl. sinnvoll, hat jedoch im Vergleich zu den oben aufgeführten Schritten eine geringere Bedeutung.

[!] Bei raumfordernden Prozessen **keine** Lumbalpunktion wegen der Gefahr der transtentoriellen Herniation.

Differenzialdiagnosen

■ **Abszess**
● Metastasen/Gliome (deutliche und häufig auch homogene Kontrastmittelaufnahme, meist keine DWI-Störung)
● Demyelinisierende Erkrankungen, z. B. konzentrische Sklerose, ADEM (keine/geringe DWI-Signalsteigerung, kein/geringes perifokales Ödem)
● Parasitäre Erkrankungen (i. d. R. keine DWI-Störung)
● Hämatom in Resorption (T2*-Hypointensitäten?)
● Thrombosiertes Aneurysma (→ MR- oder CT-Angiographie, i. d. R. keine Kontrastmittelaufnahme).

Zur Differenzialdiagnose einer Raumforderung ist evtl. eine ergänzende MR-Spektroskopie sinnvoll.

Tab. C-7-8 Bildgebung bei Abszessen und Empyemen – typische Befunde und Beachtenswertes.

Typische Befunde		
	cCT	**cMRT**
Abszess	• hypodense (meist) rundliche Struktur • Raumforderungszeichen	• rundliche Struktur in T2 hyperintens, in T1 iso- bis hypointens, perifokales Ödem • im Frühstadium Kontrastmittelaufnahme im Randbereich (nicht obligat!), im Weiteren kräftige, ringförmige Kontrastmittelaufnahme • zentrale Nekrose, gestörtes DWI = Signalsteigerung (ADC ↓) • Randbereich, evtl. Kontrastmittelaufnahme im angrenzenden Hirnparenchym (= Zerebritis/Abszess)
Empyem	• subdurales Empyem: schmale, oftmals „sichelförmige" extrazerebrale iso- bis hypodense Flüssigkeitsansammlung; evtl. Lufteinschlüsse innerhalb der Formation nachweisbar • epidurales Empyem: bikonvexe hypodense Ansammlung zwischen Dura und Kalotte, kann die Mittellinie überschreiten	• subdurales Empyem: in T1 hyperintense, in T2 iso- bis hyperintense extrazerebrale Flüssigkeitsansammlung, FLAIR hyperintens, DWI: Signalsteigerung (= Diffusionsstörung), meist Kontrastmittelaufnahme im Randbereich (Membran/Kapsel) • epidurales Empyem: in T1 und T2 bikonvexe iso- bis hyperintense Flüssigkeitsansammlung zwischen Hirngewebe und Kalotte, hypointense Abgrenzung (= Dura) zum Hirnparenchym, kann die Mittellinie überschreiten, FLAIR: hyperintens, DWI: gemischtes Signal; T1 plus Kontrastmittel: Kontrastmittelaufnahme im Randbereich möglich
Beachtenswertes		
• Immer Kontrastmittelgabe bei der Fragestellung. • DWI ist zur Differenzialdiagnose und Verlaufsbeurteilung wichtig. • Wegen der Gefahr einer Sinus-/Hirnvenenthrombose → venöse MR-Angiographie.		

■ **Herdenzephalitis**
• Disseminierte Ischämien (DWI-Störung, keine Kontrastmittelaufnahme)
• Fett- und Luftembolien (typische Dichtewerte im CT)
• Vaskulitis (s. S. 167)
• Nichtembolische disseminierte Infektionen (z. B. Herpes-Enzephalitis, ZNS-Tuberkulose)

■ **Subdurales Empyem**
• Chronisch subdurales Hämatom (→ häufig schwierige Differenzialdiagnose; evtl. T2* hypointens und schmaler als subdurales Empyem, kann auch Kontrastmittel im Randbereich aufnehmen, Anamnese und Klinik sind wichtig)

• Subdurales Hygrom (→ keine Kontrastmittelaufnahme, häufig Traumaanamnese)
• Durale Metastase (Primärtumor meist bekannt; noduläre, diffuse Kontrastmittelaufnahme, evtl. auch Kalottenmetastase)

 Probleme/Komplikationen der umschriebenen intrakraniellen Infektionen
• Abszesse
– Raumforderung durch den Abszess und das perifokale Ödem mit sekundären Hirnschädigungen
– Liquorzirkulationsstörungen
– Hirnödem mit Gefahr der Einklemmung
– Durchwanderungsmeningitis
– Ventrikeleinbruch mit Ventrikulitis
– Krampfanfälle

- Septische Embolien
  - entzündliche Gefäßnekrosen
  - zerebrale Ischämie
  - embolische („mykotische") Aneurysmen
  - Abszessbildung und Meningitis
- Subdurale und epidurale Empyeme
  - Raumforderung mit sekundären Hirnschädigungen und Liquorzirkulationsstörungen
  - Meningitis, Abszess
  - Sinus-/Hirnvenenthrombose

Therapie

■ Abszesse

Wenn möglich operative Sanierung.

Anzustreben sind **Fokussanierung** bei Streuherden (z. B. Endokarditis) und Abszessexzision/-evakuation/-punktion sowie Erregerisolation plus Antibiogramm zur Initiierung einer gezielten antibiotischen Therapie.

Eine **alleinige antibiotische Therapie** – ohne operative Sanierung und damit ohne zusätzlichen Parenchymschaden – ist bei multiplen und/oder kleinen tief liegenden Abszessen ohne wesentliche Raumforderungszeichen in Betracht zu ziehen. Auch im Stadium der Zerebritis ist eine konservative Therapie zunächst sinnvoll.

Eine **empirische antibiotische Therapie** kann z. B. mit einem Cephalosporin der 3. Generation plus Metronidazol (wegen Anaerobiern), ggf. plus Fosfomycin oder Flucloxacillin oder Vancomycin oder Meropenem bei Verdacht auf Staphylokokkeninfektion (z. B. postoperativ, Shunt-Infektion, posttraumatisch) erfolgen. Bei nosokomialen Infektionen sollte immer eine Dreifachkombination angestrebt werden.

Eine Anpassung der Antibiose ist evtl. nach Erregerisolation und Antibiogramm (mehrmalige Probenentnahme, v. a. bei Verdacht auf Endokarditis) notwendig, jedoch ist auf eine ausreichende Liquorpenetration des Antibiotikums zu achten.

Die antibiotische Therapie muss für mindestens 4 bis 8 Wochen durchgeführt werden. Der Therapieerfolg sollte mittels zerebraler Bildgebung (z. B. alle 1–2 Wochen) kontrolliert werden.

Der Einsatz von **Corticosteroiden** (z. B. Dexamethason 3 × 8 mg/d) ist bei ausgedehntem perifokalen Ödem oder gefährdeten Regionen (z. B. Kleinhirn) mit Raumforderungszeichen indiziert.

■ Herdenzephalitis

Die antibiotische Therapie sollte initial kalkuliert, und möglichst schnell nach Erregerisolation gezielt erfolgen.

■ Epidurales und subdurales Empyem

Epi- und subdurale Empyeme stellen aufgrund der raumfordernden Wirkung neurochirurgische Notfälle dar, die eine dringliche Entlastung mittels großzügiger Trepanation erfordern. Zudem müssen eine Fokussanierung und eine adäquate antibiotische Therapie erfolgen.

Prognose

Die Prognose hängt im Wesentlichen vom initialen neurologischen Befund und dem Erfolg der Therapie (z. B. Fokussanierung, Erregerisolation und gezielte antibiotische Therapie) ab. Neuropsychologische Defizite werden bei mehr als 50 % der Betroffenen nach einem Hirnabszess berichtet. Die Letalität wird mit 5 bis 10 % angegeben. Häufige Komplikationen nach einem Hirnabszess sind epileptische Anfälle.

Literatur, Infos, Internetadressen

Arendt G, Nolting T. Neurologische Komplikationen der HIV-Infektion. Nervenarzt 2008; 79: 1449–63.

Auburtin M, Wolff M, Charpentier J et al. Detrimental role of delayed antibiotic administration and penicillin-nonsusceptible strains in adult intensive care unit patients with pneumococcal meningitis: the PNEUMOREA prospective multicenter study. Crit Care Med 2006; 34(11): 2758–65.

Beer R, Pfausler B, Schmutzhard E. Management of nosocomial external ventricular drain-related ventriculomeningitis. Neurocrit Care 2009; 10: 363–7.

Bitsch A, Prange H. Neue Virustatika. Akt Neurol 2005; 33: 257–62.

Brandt T, Dichgans J, Diener HC. Therapie und Verlauf neurologischer Erkrankungen. 4. Aufl. Stuttgart: Kohlhammer 2003.

Brodt H-R. Antibiotika-Therapie. Klinik und Praxis der antiinfektiösen Behandlung. 12. Aufl. Stuttgart: Schattauer 2013.

Deisenhammer F, Bartos A, Egg R et al. Guidelines on routine cerebrospinal fluid analysis. Report from an EFNS task force. Eur J Neurol 2006; 13: 913–22.

Deutsche Gesellschaft für Neurologie. Leitlinien für Diagnostik und Therapie in der Neurologie. 4. Aufl. 2008; www.dgn.org.

Dewhurst S. Human herpesvirus type 6 and human herpesvirus type 7 infections of the central nervous system. Herpes 2004; 11 (Suppl 2): 105–11A.

Fitch M, van de Beek D. Drug Insight: steroids in CNS infectious diseases – new indications for an old therapy. Nat Clin Pract Neurol 2008; 4(2): 97–104.

Gerber J, Nau R. Mechanisms of injury in bacterial meningitis. Curr Opin Neurol 2010; 23: 312–8

Granerod J, Ambrose HE, Davies NW et al.; UK Health Protection Agency (HPA) Aetiology of Encephalitis Study Group. Causes of encephalitis and differences in their clinical presentations in England: a multicentre, population-based prospective study. Lancet Infect Dis 2010; 10(12): 835–44.

Graus F, Saiz A, Dalmau J. Antibodies and neuronal autoimmune disorders of the CNS. J Neurol 2010; 257: 509–17.

Griffiths P. Cytomegalovirus infection of the central nervous system. Herpes 2004; 11(Suppl 2): 95–104A.

Haglund M, Gunther G. Tick-borne encephalitis-pathogenesis, clinical course and long-term follow-up. Vaccine 2003; 21(Suppl 1): S11–8.

Hayes E, Sejvar J, Zaki S et al. Virology, pathology, and clinical manifestations of West Nile virus disease. Emerg Infect Dis 2005; 11(8): 1174–9.

Hemachudha T, Laothamatas J, Rupprecht CE. Human rabies: a disease of complex neuropathogenetic mechanisms and diagnostic challenges. Lancet Neurol 2002; 1(2): 101–9.

Huang C-C, Liu C-C, Chang Y-C, Chen C-Y. Neurologic complications in children with enterovirus 71 infection. N Engl J Med 1999; 341(13): 936–42.

Husstedt I, Gregor N, Kraemer C et al. Opportunistische ZNS-Erkrankungen bei HIV und AIDS. Psychoneuro 2004; 30(12): 655–60.

Kaiser R. Neuroborreliose und Frühsommer-Meningoenzephalitis – Gemeinsamkeiten und Unterschiede. Fortschr Neurol Psychiatr 2005; 73: 750–64.

Kellinghaus C, Schilling M, Lüdemann P. Neurosarcoidosis: clinical experience and diagnostic pitfalls. Eur Neurol 2004; 51: 84–8.

Kennedy PG. Viral encephalitis: causes, differential diagnosis, and management. J Neurol Neurosurg Psychiatry 2004; 75: 10–5.

Kidd D, Steuer A, Denman AM, Rudge P. Neurological complications in Behçet's syndrome. Brain 1999; 122: 2183–94.

Maschmeyer G, Kern WV. Infektionen bei hämatologischen und onkologischen Erkrankungen. Deutsche Gesellschaft für Hämatologie und Onkologie 2004; www.dgho.de.

McArthur JC, Brew BJ, Nath A. Neurological complications of HIV infection. Lancet Neurol 2005; 4(9): 543–55.

Meyding-Lamadé U. Virale Infektionen. In: Wildemann B (Hrsg). Therapieleitfaden Neurologie. Stuttgart: Kohlhammer 2003.

Meyding-Lamadé U, Sellner J, Martinez-Torres F. Klinik und Therapie der viralen Meningoenzephalitiden. Akt Neurol 2004; 31: 159–69.

Nowak D, Widenka D. Neurosarcoidosis: a review of its intracranial manifestation. J Neurol 2001; 248(5): 363–72.

Odaka M, Yuki N, Yamada M et al. Bickerstaff's brainstem encephalitis: clinical features of 62 cases and a subgroup associated with Guillain-Barré syndrome. Brain 2003; 126: 2279–90.

Osborne A, Salzman K, Barkovich AJ. Diagnostic imaging brain. 2nd ed. Salt Lake City: Amirsys 2010.

Padovan CS, Sostak P, Straube A. Neurologische Komplikationen nach Organtransplantation. Der Nervenarzt 2000; 71: 249–58.

Petereit HF, Seifert H, Geiss HK, Wildemann B. Liquoranalytik in der Diagnostik erregerbedingter Erkrankungen des Zentralnervensystem. Der Nervenarzt 2006, 77: 481–94.

Pfister HW, Kaiser R. Rationale Differenzialdiagnostik und Vorgehensweise bei Verdacht auf Meningitis/Enzephalitis. Akt Neurol 2003; 30: 27–34.

Portegies P, Solod L, Cinque P et al. Guidelines for the diagnosis and management of neurological complications in HIV infection. Eur J Neurol 2004; 11: 297–304.

Prasad K, Singh MB. Corticosteroids for managing tuberculous meningitis. Cochrane Database Syst Rev 2008; (1): CD002244.

Reiber H. Liquordiagnostik. In: Thomas L. Labor und Diagnose. 6. Aufl. Frankfurt am Main: TH-Books 2005; 1743–84.

Reske D, Petereit H-F. Differenzialdiagnose chronisch-entzündlicher Erkrankungen des Zentralnervensystems. Der Nervenarzt 2004; 75: 945–52.

Rotbart HA. Viral meningitis. Semin Neurol 2000; 20(3): 277–92.

Rote Liste Service GmbH. Rote Liste (Arzneimittelverzeichnis für Deutschland). Frankfurt am Main 2011.

Schmutzhard E, Pfister HW. Seltene bakterielle Infektionen des Nervensystems. Akt Neurol 2001; 28: 373–82.

Shah PM, Brodt H-R, Wichelhaus TA et al. Bakterielle Meningitis. Empfehlungen zur kalkulierten parenteralen Initialtherapie bakterieller Erkrankungen bei Erwachsenen – Update 2010. www.p-e-g.org.

Solomon T. Flavivirus encephalitis. N Engl J Med 2004; 351(4): 370–8.

Steiner I, Muller M, Joukhadar C. Antibiotika im schwer erreichbaren Kompartiment. Grundlagen und Klinik. Chemother J 2004; 13: 195–202.

Steiner I, Budka H, Chaudhuri A et al. Viral encephalitis: a review of diagnostic methods and guidelines for management. Eur J Neurol 2005; 12: 331–43.

Van de Beek D, Drake J, Tunkel A. Nosocomial bacterial meningitis. N Engl J Med 2010; 362: 146–54.

Van de Beek D, Farrar JJ, de Gans J et al. Adjunctive dexamethasone in bacterial meningitis: a meta-analysis of individual patient data. Lancet Neurol 2010; 9: 254–63.

Vardakas KZ, Matthaiou DK, Falagas ME. Adjunctive dexamethasone therapy for bacterial meningitis in adults: a meta-analysis of randomized controlled trials. Eur J Neurol 2009; 16: 662–73.

Voltz R. Paraneoplastic neurological syndromes: an update on diagnosis, pathogenesis, and therapy. Lancet Neurol 2002; 1: 294–305.

Wildemann B, Fogel W. Therapieleitfaden Neurologie. Stuttgart: Kohlhammer 2003.

Wildemann B, Oschmann P, Reiber H. Neurologische Labordiagnostik. Stuttgart: Thieme 2006.

www.bni.uni-hamburg.de (Bernhard-Nocht-Institut in Hamburg)

www.cdc.gov (Center of Disease Control USA)

www.dgln.de (Deutsche Gesellschaft für Liquordiagnostik und klinische Neurochemie)

www.hyg.uni-heidelberg.de (Tropeninstitut der Universität Heidelberg)

www.niaid.gov (National Institute for Allergy and Infectious Disease)

www.p-e-g.org (Paul-Ehrlich-Gesellschaft für Chemotherapie)

www.rki.de (Robert-Koch-Institut)

www.virology.net (Links zu Virologie-Seiten)

www.who.int, www.euro.who.int (Weltgesundheitsorganisation)

C-8 Krampfanfälle

André Grabowski, Bodo Kress und Lilian Faber

C-8.1 Epilepsie

Grundlagen

Krampfanfälle sind ein häufiges Symptom, das zur Aufnahme in eine neurologische Klinik führt, treten aber auch als Komplikation verschiedener (neuro-)intensivmedizinscher Erkrankungen auf.

Tabelle C-8-1 zeigt die übliche Einteilung in fokale und generalisierte Krampfanfälle, sowie spezielle epileptische Syndrome. Ein anderer Ansatz der Einteilung ist die semiologische Anfallsklassifikation (Beschreibung des klinischen Anfallsgeschehens), in der die Zuordnung anhand der drei Ebenen Symptom, Syndrom und Ätiologie erfolgt (Übersicht in Noachter 2012).

Von der **idiopathischen bzw. kryptogenen Epilepsie** („angeboren") ist die **symptomatische Epilepsie** abzugrenzen, für die es zahlreiche Ursachen gibt, wie

- primäre Hirntumoren, Metastasen, Meningeome, paraneoplastische limbische Enze-

phalitis, Gefäßmalformationen (arteriovenöse Malformationen [AVM], Kavernome);
- zerebrale Ischämie: akut *heraldic-seizure* und als Post-Stroke-Epilepsie bei bis zu 5 % der Patienten (bei Frühanfällen [innerhalb der ersten 2 Wochen] manifestiert sich eine Epilepsie bei bis zu 30 % , bei Spätanfällen bei über 60 % der Patienten; zudem korreliert die Schwere des neurologischen Defizits positiv mit dem Risiko einer sich entwickelnden Epilepsie);
- intrazerebrale Blutungen (Häufigkeit 5–10 %), SAB (bis zu 10 % der Patienten), SDH;
- zerebrale Hypoxie;
- Hirnvenen-/Sinusvenenthrombose (in ca. 30 % der Fälle Anfall als Initialsymptom);
- Trauma (Kontusion, EDH, SDH, postoperativ);
- Infektionen (Meningitis, Enzephalitis, Abszesse, AIDS);
- Entzündungen (Vaskulitis, MS);

Tab. C-8-1 Einteilung zerebraler Krampfanfälle.

Fokale Krampfanfälle	Generalisierte Krampfanfälle	Spezielle epileptische Syndrome
- einfach-fokaler Krampfanfall - komplex-fokaler Krampfanfall (mit Bewusstseinsstörung) - fokaler Anfall mit sekundärer Generalisierung - fokaler Anfallsstatus	- einfach-generalisierter Krampfanfall - konvulsiver Anfallsstatus (Anfallsdauer > 5 min) - nonkonvulsiver Anfallsstatus - Absencen	- Absencen-Epilepsie (frühkindliche und juvenile Formen) - West-Syndrom (Blitz-Nick-Salaam-Anfälle) - Dravet-Syndrom (schwere myoklonische Epilepsie) - Doose-Syndrom (myoklonisch-astatische Epilepsie) - Lennox-Gastaut-Syndrom (tonische Anfälle plus atypische Absencen) - Rolando-Epilepsie (benigne idiopathische Partialepilepsie; betrifft Kinder und junge Jugendliche, danach meist Anfallsfreiheit) - Janz-Syndrom (juvenile myoklonische Epilepsie) - Aufwach-Grand-Mal-Epilepsie (Epilepsie mit isolierten generalisierten tonisch-klonischen Anfällen) - mesiale Temporallappenepilepsie

- degenerative ZNS-Veränderungen (v. a. Demenz und vaskuläre Leukenzephalopathie);
- metabolische Störungen (Hypoglykämie, hepatische/urämische Enzephalopathie);
- Wasser-/Elektrolytentgleisungen (Hypo-/Hypernatriämie, Hypo-/Hyperkaliämie, Hypomagnesiämie);
- endokrine Störungen (Addison-Krise, Hypo-/Hyperthyreoidismus, Cushing-Syndrom, Phäochromozytom);
- Schwangerschaft (Eklampsie);
- kardiovaskuläre Störungen (Schock, hypertensive Enzephalopathie);
- genetische und chromosomale Erkrankungen;
- Phakomatosen (tuberöse Sklerose, Sturge-Weber-Syndrom);
- metabolische Erkrankungen (z. B. mitochondriale Enzephalopathien, Kreatinmangelsyndrom);
- Entwicklungsstörungen (Lissenzephalien, fokale kortikale Dysplasien, Heterotopien);
- Intoxikationen/Medikamente (z. B. Neuroleptika, trizyklische Antidepressiva, Theophyllin, Cortison);
- Alkohol-/Drogen-/Medikamentenentzug.

Medikamente, die die Krampfschwelle herabsetzen
- Antibiotika (Imipenem, Penicillin, Cephalosporine, Isoniazid, Metronidazol)
- Antihistaminika
- Antipsychotika (Clozapin, niedrigpotente Phenothiazine)
- Antidepressiva (v. a. trizyklische)
- Baclofen
- Fentanyl
- Flumazenil
- Ketamin
- Lidocain
- Lithium
- Theophyllin

Klinik

Zum typischen klinischen Bild gehören: Prodromi, Aura, Bewusstseinsstörungen unterschiedlichen Ausmaßes, Amnesie, motorische Entäußerungen, postiktale Veränderungen (z. B. Lähmungen, Aphasie), lateraler Zungenbiss, Einnässen und Einkoten.

 Die klinische Symptomatik hängt von der betroffenen bzw. beteiligten Hirnregion ab.

Beispielsymptome spezieller Hirnregionen sind:
- motorische Symptome (z. B. Jackson-Anfälle, klonisch-tonische Anfälle) bei Beteiligung des Motorkortex;
- sensible Aura bei Beteiligung des sensorischen Kortex;
- visuelle Aura bei Beteiligung des Okzipitallappens;
- epigastrische Auren, orale und manuelle Automatismen bei Temporallappenepilepsien;
- Bewusstseinsstörung bei generalisierten Krampfanfällen (inkl. sekundär generalisierter Anfälle) mit Beteiligung der gesamten Hemisphäre.

Wichtig für die Zuordnung der Epilepsie ist die Anamnese bzw. Anfallssemiologie:
- Aura (visuell, auditiv, gustatorisch, sensibel, epigastrisch, vegetativ, psychisch);
- motorische Symptome (myklonisch, klonisch, tonisch, tonisch-klonisch, atonisch, akinetisch);
- vegetativ-autonome Symptome (orale Automatismen, Schwitzen, Blässe);
- postiktale Umdämmerung (**cave:** ein nonkonvulsiver Status kann auch mit anhaltenden Bewusstseinsstörungen einhergehen);
- Absencen: Abwesenheitszustände von meist 5 bis 30 s Dauer, evtl. auch motorische und vegetative Symptome.

Diagnostik

Für die Diagnose einer Epilepsie sind neben dem klinischen Bild folgende Kriterien von Bedeutung:
- erweiterte Anamnese,
- Bildgebung und
- EEG.

Bei der **erweiterten Anamnese** sind zu erfragen: Schlafentzug, Alkoholexzesse oder -entzug, Drogenkonsum, Medikamentennebenwirkung, Exposition gegenüber toxischen Substanzen, Computerspiele, positive Familienanamnese und Gehirnschädigungen.

Bildgebende Verfahren dienen der Suche nach einem epileptogenen Fokus. In der cMRT können strukturelle Läsion (Narbe nach Trauma, Hirninfarkt, Entzündung), Enzephalitis (FLAIR-Sequenz), Raumforderung, Gefäßmalformation, Dysplasie, Heterotopie oder Hippocampussklerose detektiert werden. Zur neuroradiologischen Erstabklärung einer Epilepsie bzw. einem erstmaligen Krampfanfall sollte ein spezielles „MRT- Epilepsie-Protokoll" durchgeführt werden, das neben den Standardsequenzen (axiale T2, axiale oder sagittale FLAIR, axiale T1 vor und nach Kontrastmittelgabe) auch dünne (maximale Schichtdicke 3 mm) koronare T2- und FLAIR-Sequenzen sowie eine T1-Inversion-Recovery-(IR-)Sequenz beinhaltet.

❗ Wichtig für die neuroradiologische Diagnostik sind die klinischen Angaben (z. B. lateralisierte Anfälle, Herdstörung im EEG).

Das **EEG** zeigt epilepsietypische Potenziale: schnelle und langsame Spitzen *(spikes)*, Spitzen und Wellen (Spike-Wave-Paroxysmen), steile Wellen *(sharp waves;* (Beispiel s. Abb. C-8-1). Eventuell sind Schlafentzugs- bzw. 24-h-EEG erforderlich.

❗ Cave: Gerade bei älteren Patienten liegen im EEG häufig nichtspezifische Allgemeinveränderungen vor und das interiktale EEG besitzt eine geringe Sensitivität und Spezifität (bis zu 25 % falsch positive Veränderungen).

Zum Ausschluss symptomatischer Ursachen bzw. zur Abklärung von Differenzialdiagnosen sind weitere Untersuchungen notwendig:
- Kreislaufparameterkontrolle (Hypotonie?);
- Temperaturmessung;
- Labordiagnostik: Blutbild, Nieren- und Leberwerte, metabolische Störungen anzeigende Parameter (Glucosespiegel, Elektrolyte), TSH, Drogen- und Medikamentenscreening;
- Sauerstoffsättigung, ggf. Blutgasanalyse (z. B. Hypoxie/Hyperkapnie bei Asthma/COPD;
- 12-Kanal-EKG, evtl. Langzeit-EKG, Echokardiographie;
- Liquordiagnostik (Enzephalitis?).

Differenzialdiagnosen

Die Differenzialdiagnosen der Epilepsie sind:
- Synkopen – orthostatisch, kardial, vasovagal, autonome Neuropathien (s. Tab. C-8-2);
- Psychogene (dissoziative) Anfälle (häufig längere Dauer [> 5 min], asynchrone motorische Entäußerungen, Automatismen eher wechselnd und teilweise bizzar, oftmals sehr variables Erscheinungsbild von Anfall zu Anfall, Augen geschlossen bzw. zugekniffen, raschere Reorientierung);
- Hyperventilationssyndrom;
- Einschlaf-Myoklonien;
- postanoxische Myoklonien;
- Kataplexie;
- paroxysmale Dyskinesien;
- Migräne mit Aura;
- Panikattacke;
- zerebrale Ischämie, z. B. Aphasie;
- transitorische globale Amnesie;
- Parasomnie, Narkolepsie mit Automatismen;
- Drop attacks;
- Verwirrtheit/Bewusstseinsstörung anderer Ursache, z. B. Demenz, Exsikkose, Intoxikation, Drogen, Alkohol.

 Probleme/Komplikationen der Epilepsie
- Anfallsserie und Status epilepticus (s. Kap. C-8.2, S. 254)
- Sekundäre Traumata durch den Krampfanfall an sich (z. B. Wirbelkörperfraktur) und auch durch Sturz im Rahmen des Krampfanfalls (Prellung, Fraktur)
- Aspiration
- Hypoxie

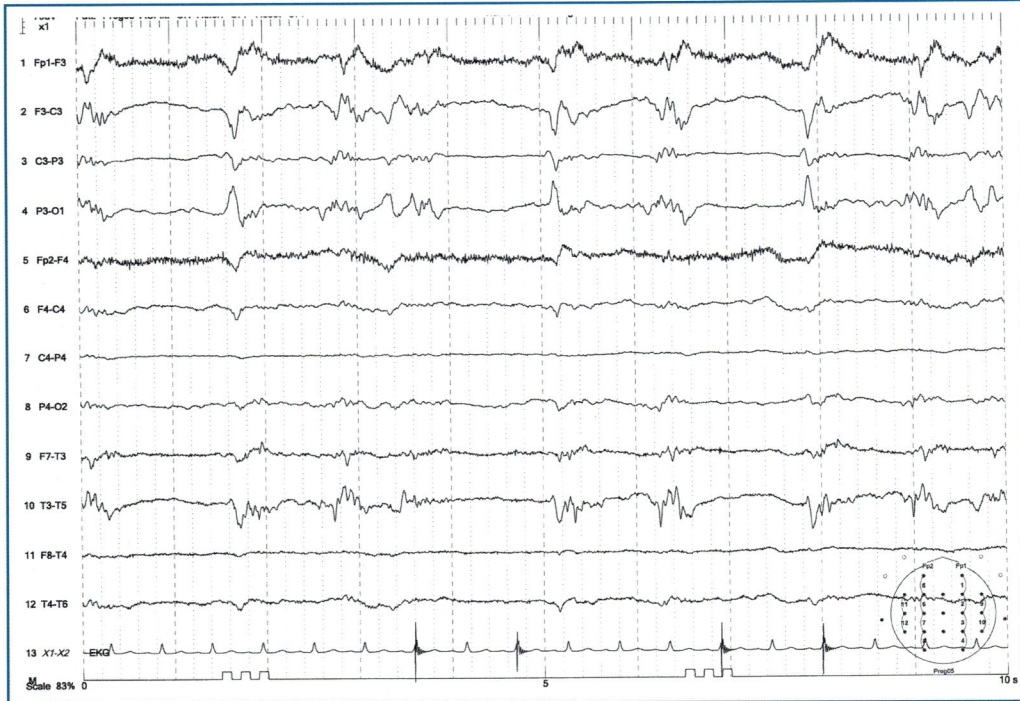

Abb. C-8-1 Periodisch wiederkehrende lateralisierte epileptische Aktivität (PLED) in Form von hochgespannten, polymorphen Komplexen vom Sharp-Slow-Wave-Charakter links temporal. Klinisch zeigten sich wiederholte rechts fokale, teilweise komplexe Anfallsereignisse.

Tab. C-8-2 Abgrenzung von Krampfanfall, Synkope und psychogenem Anfall.

Eher Krampfanfall	Eher Synkope	Eher psychogener Anfall
• Aura (olfaktorische, epigastrische Sensationen) • Zungenbiss • postiktale Bewusstseins- störung meist > 1 min • prolongierte Reorientierungs- phase • Amnesie für das Ereignis • fokal-neurologisches Defizit • Aphasie	• Schweißausbruch • Blässe • längeres Stehen, plötzliches Aufstehen • kurze Bewusstseinsstörung (< 1 min) • rasche Reorientierung, keine Amnesie • Brustschmerzen • Palpitationen • Herzrhythmusstörungen • arterielle Hypotonie	• variable Auslöser • Augen zusammengekniffen • wechselnde motorische Entäußerungen, teilweise bizarre Bewegungsmuster • Dauer sehr variabel, teilweise mehrere Minuten • Kontaktaufnahme oftmals während des „Anfalls" möglich, Patient teilweise suggestibel und befolgt Aufforderungen

Therapie

Das Rezidivrisiko nach einem ersten epileptischen Anfall (generalisierter tonisch-klonischer Anfall) **ohne Therapie** beträgt innerhalb der nächsten 5 Jahre ca. 45 %. Die meisten Rezidive treten innerhalb des ersten Jahres nach dem Erstereignis auf. Eine medikamentöse antikonvulsive Therapie kann das Rezidivrisiko auf ca. 30 % senken.

Die Indikation zur antikonvulsiven Therapie ist immer mit einer Nutzen-Risiko-Analyse verbunden. Folgende Aspekte sprechen für eine **Dauertherapie**:

- früherer symptomatischer Anfall,
- positive Familienanamnese,
- epileptisches Syndrom mit hoher Rezidivwahrscheinlichkeit (z. B. Absencen, myoklonisch-impulsive Anfälle),
- Problemanfälle (z. B. Status epilepticus, Anfallsserie),
- vorbestehende Hirnschädigung (Zustand nach Schlaganfall, Tumoren, SHT etc.),
- Spike-Wave-Paroxysmen im EEG.

Der Wunsch der Patienten (und auch der behandelnden Ärzte) ist das „perfekte" Antikonvulsivum, das zur Anfallsfreiheit führt und keine Nebenwirkungen hat. Da dieses oftmals nicht existiert, müssen immer eine Nutzen-Risiko-Abwägung und eine individuelle Auswahl des Antikonvulsivums erfolgen.

Kriterien für die Auswahl sind:

- Epilepsieform/epileptisches Syndrom (s. Tab. C-8-3); bei **fokalen Anfällen** werden **Lamotrigin und Levetiracetam** [bessere Verträglichkeit gegenüber CBZ bei gleicher Wirksamkeit] und bei **generalisierten oder nicht näher klassifizierbaren Anfällen Valproinsäure** [bessere Anfallskontrolle gegenüber Lamotrigin und Levetiracetam] als Mittel der 1. Wahl empfohlen [Marson 2007; Schmidt 2012]);
- Alter (veränderte Pharmakokinetik und -dynamik, höhere Empfindlichkeit gegenüber Nebenwirkungen, z. B. Kognition, Antrieb und Vigilanz, Begleitmedikation: z. B. gehäuftes Auftreten einer Hyponatriämie bei Gabe von Diuretika und Carbamazepin oder Oxcarbazepin);
- Geschlecht (z. B. Interaktion von Kontrazeptiva und Lamotrigin, Kinderwunsch);
- Akuität: Notwendigkeit langsamer versus rascher Aufdosierung (parenteral; s. Tab. C-8-4);

Tab. C-8-3 Auswahl der Antikonvulsiva nach Epilepsieform.

Fokale Epilepsie	Generalisierte Epilepsie

• Zugelassen zur Mono- und Kombinationstherapie:
  – Carbamazepin
  – Gabapentin
  – Lamotrigin
  – Levetiracetam
  – Oxcarbazepin
  – Phenobarbital
  – Phenytoin
  – Topiramat
  – Valproinsäure
  – Zonisamid
• Zugelassen zur Kombinationstherapie:
  – Clobazam
  – Felbamat
  – Pregabalin
  – Tiagabin
  – Vigabatrin
	• Zugelassen zur Mono- und Kombinationstherapie:
	  – Ethosuximid
	  – Lamotrigin
	  – Phenobarbital
	  – Primidon
	  – Topiramat
	  – Valproinsäure
	• Zugelassen zur Kombinationstherapie:
	  – Clobazam
	  – Levetiracetam

- Komorbidität und Begleitmedikation (inter-aktionsarme Antikonvulsiva bevorzugen); Enzyminduktoren und -hemmer haben ein erhöhtes Interaktionspotenzial:
  - Substanzen mit hoher hepatischer Enzyminduktion und hohem Interaktionspotenzial: Carbamazepin (CBZ), Phenytoin (PHT), Valproinsäure (VPA), Phenobarbital (PB), Primidon (PRM);
  - Substanzen mit geringer hepatischer Enzyminduktion und niedrigem Interaktionspotenzial: Lamotrigin (LTG), Oxcarbazepin (OXC), Topiramat (TPM);
  - Antiepileptika mit renaler Elimination ohne hepatische Enzyminduktion (= geringes Interaktionspotenzial): Gabapentin (GBP), Levetiracetam (LEV), Pregabalin (PRG), Vigabatrin (VGB).

Bei Abbruchraten einer Monotherapie von bis zu ⅓ innerhalb des ersten Jahres ist die Verträglichkeit bzw. das Nebenwirkungsspektrum (s. Tab. C-8-5) neben der Anfallskontrolle ein

Tab. C-8-4 Antikonvulsiva – parenterale Dosierung (Einmalgaben).

Antikonvulsiva	Intravenöse Dosierung	Zu beachten
Clonazepam	0,02–0,05 mg/kg KG (→ 1–4 mg)	Sedierung, Atemdepression, arterielle Hypotonie
Diazepam	0,25–0,5 mg/kg KG (→ 10–20–40 mg)	
Lorazepam	0,1 mg/kg KG (→ 2–4–8 mg)	
Levetiracetam	30–40 mg/kg KG (→ 1 500 mg)	*off-label use* beim Anfallsstatus
Phenytoin	250 mg langsam	Herzrhythmusstörungen, arterielle Hypotonie, Inkompatibilität mit anderen Medikamenten → **über separaten i.v. Zugang geben**
Valproinsäure	20–40 mg/kg KG in ca. 5 min (→ 1 200 mg)	Hepatopathie, Pankreatitis, VPA-Enzephalopathie

Tab. C-8-5 Spektrum unerwünschter Wirkungen von Antiepileptika.

Unerwünschte Wirkung	Besonders häufig zu finden bei	Alternative Antiepileptika
Ataxie	CBZ, OXC	GBP, LEV, LTG, TPM
Erektile Dysfunktion	–	LTG, VPA
Exanthem	LTG, CBZ, OXC	–
Gewichtszunahme	VPA, GBP, PRG	LTG, LEV, OXC, PHT, PHB, PRM, TPM, CBZ
Haarausfall	VPA, LTG	–
Hyponatriämie	CBZ, OXC	–
Kognitive Störungen	TPM	GBP, LTG, LEV, OXC
Psychische Störungen (v. a. Depressionen, Psychosen)	PHB, TPM, LEV, ESM	LTG
Reizleitungsstörungen (AV-Block)	CBZ	–
Schlafstörungen	LEV, LTG	–
Teratogenität	–	CBZ, LTG
Tremor	VPA > LTG	–

CBZ = Carbamazepin, DPH = Diphenylhydantoin, GBP = Gabapentin, LCM = Lacosamid, LEV = Levetiracetam, LTG = Lamotrigin, OXC = Oxcarbazepin, PHB = Phenobarbital, PHT = Phenytoin, PRG = Pregabalin, TPM = Topiramat, VPA =Valproinsäure, ZNS = Zonisamid

wichtiger Faktor für die Medikamentencompliance. Zu beachten sind:

- Eindosierungsgeschwindigkeit,
- Zieldosis,
- Maximaldosis,
- Interaktionen,
- Begleiterkrankungen; Beispiel Post-Stroke-Epilepsie: Lamotrigin und Gabapentin wurden erfolgreich untersucht. Ältere Antikonvulsiva (z. B. Phenytoin, Phenobarbital, Benzodiazepine und auch Valproinsäure) können aufgrund ihrer pharmakodynamischen und -kinetischen Eigenschaften negative Auswirkungen auf die Komedikation (z. B. Thrombozytenaggregationshemmer, Antikoagulanzien) haben.

 Je mehr Antikonvulsiva kombiniert werden, desto geringer ist meist der zusätzlich zu erzielende antikonvulsive Effekt hinsichtlich einer reduzierten Anfallsfrequenz und Anfallsfreiheit, bei relevanter Zunahme der Nebenwirkungen.

> ### ⚡ Fallstricke der Therapie
>
> - Verharren im „Referenzbereich der Serumkonzentration" bei guter Verträglichkeit ohne Anfallsfreiheit
> - Fehlende oder falsche Wahrnehmung der Anfallshäufigkeit; v. a. einfach-fokale, komplex-fokale Anfälle und Anfälle im Schlaf sowie Absencen werden im Verlauf der Erkrankung bei bis zu 50 % der Patienten seltener dokumentiert („Neglect") oder anders bewertet („Coping", z. B. als Schwindel oder Unwohlsein); Zusatzinformationen durch Fremdanamnese einholen, evtl. Video-Aufnahme der Anfälle
> - Unzureichende Dosissteigerung (im sinnvollen Therapiespektrum) trotz persistierender Anfälle
> - Wahl eines prokonvulsiven Antiepileptikums bei idiopathischen Epilepsien
> - Zu rasche Aufdosierung mit schlechter Verträglichkeit (und ggf. schlechter Compliance)
> - „Schwierige" Kombinationstherapien bedingt durch Interaktionen: Carbamazepin und Lamotrigin, Phenytoin und Carbamazepin

- Falsche Erwartungen: Antiepileptika wirken nicht kurativ „antiepileptisch" im eigentlichen Sinn, sondern reduzieren lediglich die Anfallshäufigkeit (= antikonvulsive Wirkung)
- Fehlende Beachtung begleitender Erkrankungen und Medikamente (Interaktionen v. a. mit Neuroleptika, Antidepressiva, Calciumkanalblocker, Warfarin, Statinen, Chemotherapeutika)
- Pharmakoresistenz = fehlende Anfallsfreiheit nach 2 oder mehr adäquaten Therapieversuchen (d. h. richtige Indikation, Dosierung und gute Verträglichkeit des Antiepileptikums)
- Bei komplexen Krankheitsbilder oftmals komplexe Behandlungsstrategien erforderlich, bei therapierefraktären Verläufen ggf. Vorstellung in einem Epilepsiezentrum

Die Überwachung (v. a. der Compliance) der medikamentösen Therapie kann durch Serumspiegelkontrollen erfolgen (s. Tab. C-8-6).

 Der sog. „therapeutische Bereich" ist eine statistische Beobachtungsgröße, spiegelt aber nicht die individuelle therapeutische Dosis und Verträglichkeit eines Antiepileptikums wider.
Der wahre therapeutische Bereich ist die Dosis, die eine bestmögliche Anfallskontrolle bei Abwesenheit von unerwünschten Wirkungen erzielt.

Tab. C-8-6 „Übliche Plasmakonzentrationen („therapeutischer Bereich") verschiedener Antiepileptika.

Substanz	Mittlere Plasmakonzentration (in mg/l)
Carbamazepin	3–12
Ethosuximid	3
Lamotrigin	2–15 (schwache Korrelation mit Wirksamkeit)
Oxcarbazepin	5–30 (Hydroxymetabolit)
Phenobarbital	10–40
Phenytoin	5–25
Primidon	5–15 (Primidon); 10–40 (Metabolit Phenobarbital)
Valproinsäure	30–120
Zonisamid	15–20

C-8.2 Status epilepticus

Grundlagen

Der Status epilepticus ist definiert durch:
- hintereinander auftretende einzelne Anfälle, zwischen denen es weder klinisch noch elektroenzephalographisch zu einer Restitutio kommt oder
- kontinuierlich anhaltende Anfälle mit einer Dauer mehr als 5 min.

Unterschieden werden:
- der fokale Anfallsstatus,
- der generalisierte tonisch-klonische Anfallsstatus,
- der nonkonvulsive Anfallsstatus (bei bis zu ⅓ der neurologischen Intensivpatienten möglich) und
- der therapierefraktäre Status epilepticus, d. h. die fehlende Anfallskontrolle trotz adäquater Dosierung eines Benzodiazepins und wenigstens eines Antiepileptikums.

Ursachen eines De-Novo-Status epilepticus sind:
- Medikamentenunterdosierung bei bekannter Epilepsie (z. B. Resorptionsstörung bei Durchfall/Erbrechen),
- metabolische Entgleisungen,
- zerebrale Hypoxie,
- Schädel-Hirn-Trauma,
- Intoxikationen (v. a. Alkohol),
- Enzephalitis,
- Medikamenten-/Drogenentzug (v. a. Benzodiazepine),
- Hirninfarkt und Hirnblutung,
- Hirntumoren,
- Zunahme/Verschlechterung einer bestehenden Schädigung (z. B. Blutung).

Klinik

■ Fokaler und generalisierter Status epilepticus

Typische Symptome sind motorische Entäußerungen, die fokal (z. B. Gesicht, Extremitäten) oder generalisiert auftreten und entspre-chend der Definition keine Unterbrechung aufweisen. Bei der generalisierten Form liegen definitionsgemäß auch Bewusstseinsstörungen vor.

■ Nonkonvulsiver Status epilepticus

Die wichtigsten Symptome sind:
- **„abnormales Verhalten"** mit Bewusstseinsstörung,
- reduzierte Sprache,
- eingeschränkte Gedächtnisfunktion,
- labile Emotionalität,
- Agitation,
- Aggressivität,
- Verwirrtheit,
- subtile Myoklonien,
- rhythmische Augenbewegungen.

[!] Auch prolongierte Bewusstseinsstörungen nach einem generalisierten Anfall bzw. nach therapiertem konvulsivem Status epilepticus (bis zu 50 % der Patienten) können Zeichen eines nonkonvulsiven Status epilepticus sein.

Diagnostik

Im **EEG** des nonkonvulsiven Status epilepticus sind meist generalisierte oder fokale Spike-Wave-Komplexe zu sehen (s. Abb. C-8-2). Auch eine deutliche Besserung des EEG-Musters (kontinuierliches Monitoring) und des klinischen Bildes nach „moderater" Benzodiazepingabe (Dosierung, die nicht zu einer übermäßigen Sedierung führt) kann zur Diagnosesicherung beitragen.

Differenzialdiagnosen

Die Differenzialdiagnosen des Status epilepticus sind:
- Bewusstseinsstörungen anderer Ursachen beim nonkonvulsiven Status epilepticus (s. Kap. A-2, S. 164);
- selten lateralisierte akute Dystonien, Tremor und choreatiforme Bewegungsstörungen, die einen Anfallsstatus imitieren (bzw. als solcher verkannt werden);

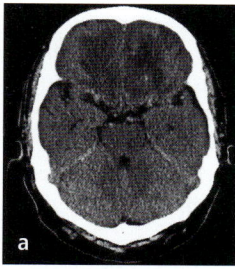

Abb. C-8-2 a) Patient mit Zustand nach bifrontalen linksbetonten Hirnkontusionen (frontale Hypodensitäten im cCT) und einem nonkonvulsiven Anfallsstatus 7 Tage nach dem Trauma. **b)** Das EEG zeigt generalisierte, hochgespannte, polymorphe Verlangsamungen im Theta-Delta-Bereich, sowie wiederholte Spitzenpotenziale.

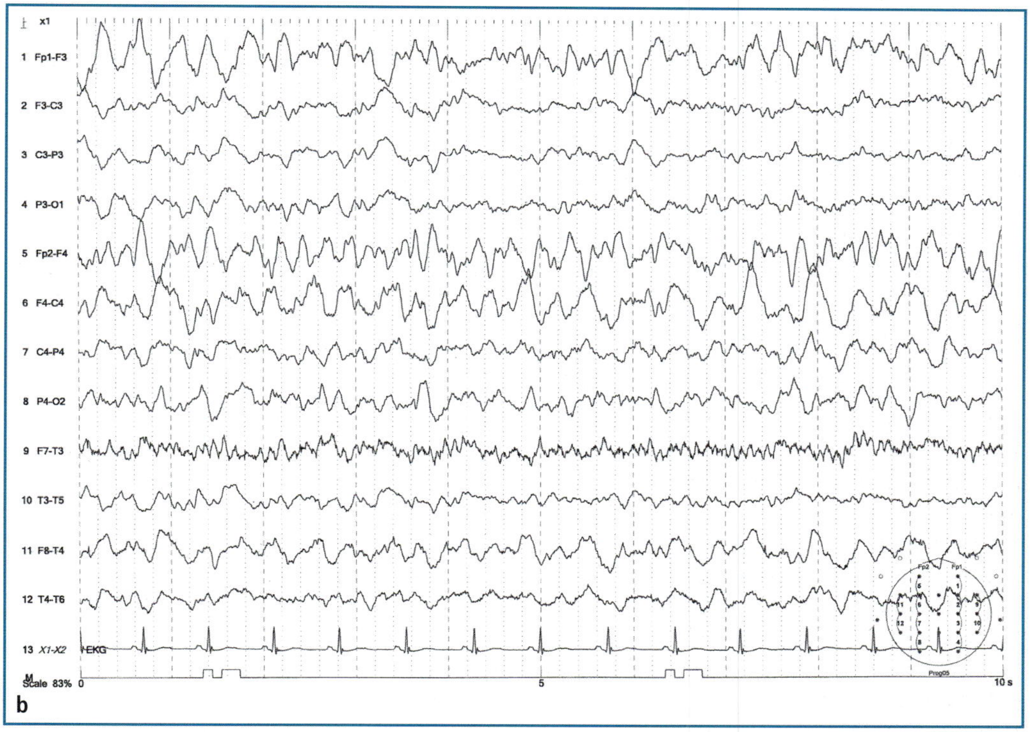

- einschießende Spastiken, die als tonische, klonische Entäußerungen interpretiert werden;
- Zittern *(shivering)*, das beim sedierten Patienten als Anfallsstatus fehlgedeutet wird;
- psychogene Anfälle (teilweise bis zu 50 % der Patienten werden als Anfallsstatus fehlinterpretiert; Abgrenzung z. B. durch fehlende Prolactinerhöhung und normales EEG möglich).

! Bevor eine aggressive antikonvulsive Therapie begonnen wird, müssen die Differen-

zialdiagnosen ausgeschlossen werden, um eine iatrogene Schädigungen durch die Therapie zu verhindern.

Probleme/Komplikationen des Status epilepticus
- Herzrhythmusstörungen
- Störungen der Temperaturregulation
- Elektrolytstörungen
- Rhabdomyolyse
- Lungenödem
- Die Mortalität des Status epilepticus liegt zwischen 3 und 40 % und ist abhängig von der zugrunde liegenden Ursache, dem Alter des

Patienten, der Dauer des Anfallsstatus bzw. der Bewusstseinsstörung („je länger, desto tödlicher").

- Schäden des ZNS sind bei einem generalisierten Anfallsstatus bereits nach 10 min Anfallsdauer möglich. Circa 10 bis 20 % der Patienten mit einem Status epilepticus weisen im weiteren Verlauf neue neurologische Defizite bzw. Behinderungen auf (Legriel 2010; Neligan 2010).

Therapie

Der nonkonvulsive und der fokale Anfallsstatus sind keine bedrohlichen Situationen, sodass zunächst eine Situationsanalyse mit Diagnosestellung und einer überlegten Therapie erfolgen kann.

! Der **generalisierte tonisch-klonische Status epilepticus** stellt einen lebensbedrohlichen Notfall dar.
Je länger der Anfallsstatus andauert, desto geringer ist die Wahrscheinlichkeit eines spontanen Sistierens und desto schwieriger ist die medikamentöse Anfallskontrolle.

Daher ist neben der **raschen Anfallsunterbrechung (→ Therapiebeginn nach spätestens 5-minütiger Anfallsdauer)** v. a. auch die Erhaltung bzw. Stabilisierung der Kreislauf- und Atmungsfunktionen erforderlich durch

- kontinuierliches Kreislaufmonitoring, S_pO_2-Messung bzw. Blutgasanalyse;
- großlumige venöse Zugänge;
- Sauerstoffgabe, Intubationsbereitschaft.

! Für die Therapie des Status epilepticus gibt es keine evidenzbasierten Empfehlungen.

Neben der antikonvulsiven medikamentösen Therapie gilt es, **behandelbare Ursachen/Auslöser (z. B. metabolische Störungen, Enzephalitis) frühzeitig zu beseitigen bzw. zu therapieren**.
Die **medikamentöse Therapie** kann wie folgt aussehen (s. Tab. C-8-4 u. C-8-7): Initial **Benzo-**

diazepine in ausreichender (= gewichtsadaptierter) Dosierung; dabei unterschiedliche Wirkdauer beachten: Midazolam (5–10 min) < Diazepam (15–30 min) < Clonazepam (< 24 h) < Lorazepam (12–24 h).
Lorazepam ist im Vergleich zu den anderen Benzodiazepinen weniger lipophil und wirkt besser am Rezeptor.
Midazolam (z. B. 10 mg der i. v. Lösung über speziellen Applikator) und Lorazepam (z. B. Schmelztabletten) können auch intranasal bzw. bukkal verabreicht werden.
Bei fehlendem Erfolg nach 20 bis 30 min Gabe von **Phenytoin** (250–500 mg langsam i. v. über *eigenen* venösen Zugang) oder **Valproinsäure** (20–40 mg/kg KG über ca. 5–10 min) oder **Levetiracetam** (30 mg/kg KG i. v., danach Aufsättigung auf 4 000–5 000 mg/d, *off-label use!*).

! Cave: Phenytoin → arterielle Hypotonie, Arrhythmien, Inkompatibilitäten mit anderen Medikamenten (Ausflockung); Valproinsäure → Hepatotoxizität, Pankreatitis, VPA-Enzephalopathie (Bewusstseinsstörung und diffuse Verlangsamung im EEG).

Bei anhaltendem Status über 30 bis 60 min (= therapierefraktärer Status epilepticus) sollten eine **Narkose mit Barbituraten** (Thiopental), Propofol und/oder Midazolam sowie Intubation und kontrollierter Beatmung erfolgen.
Sollte der Anfallsstatus fortbestehen (= maligner oder superrefraktärer Status epilepticus) gibt es keine klare Empfehlungen mehr. Es gibt gewisse Erfahrungen mit Lacosamid (5 mg/kg KG) oder Einzelfallberichte mit Ketamin (NMDA-Antagonist; in Kombination mit einem Benzodiazepin), Magnesium, Inhalationsanästhetika (z. B. Isofluran), Lidocain, Hypothermie, Hirnstimulation und epilepsiechirurgischen Maßnahmen bei fokalen Läsionen.
Auch die orale Gabe (via Magensonde) von **Topiramat, Gabapentin, Oxcarbazepin, Carbamazepin** oder **Pregabalin** kann zur Durchbrechung des Status epilepticus versucht werden (es liegen nur Einzelfallberichte bzw. Fallserien vor).

Die Therapie sollte durch ein **kontinuierliches EEG-Monitoring** überwacht werden (Ziel ist beispielsweise ein Burst-Suppression-Muster unter Thiopentalnarkose für mindestens 24 h). Beim nonkonvulsiven Status epilepticus sind ein normales Verhalten und ein normalisiertes EEG als Therapieerfolg zu werten.

Gründe eines Therapieversagens können sein:
- inadäquate Dosierung/Infusionsgeschwindigkeit,
- behandelbare Ursache nicht behandelt,
- psychogener Anfallsstatus,
- zu schneller Wechsel der Antiepileptika (keine ausreichende Ausdosierung).

Literatur, Infos, Internetadressen

Azar N, Abou-Khalil BW. Considerations in the choice of an antiepileptic drug in the treatment of epilepsy. Semin Neurol 2008; 28: 305–16.

Bauer J, Kronisch C. Medikamentöse Epilepsietherapie. Die Innenwelt der Außenwelt. Nervenarzt 2009; 80: 386–98.

Bauer J, Neumann M. Erstdiagnose Epilepsie – Wie ist das medikamentöse Vorgehen? Fortschr Neurol Psychiat 2008; 76: 679–92.

Brodie MJ, Elder AT, Kwan P. Epilepsy in later life. Lancet Neurol 2009; 8: 1019–30.

Crampton D, Berkovic S. The borderland of epilepsy: clinical and molecular features of phenomena that mimic epileptic seizures. Lancet Neurol 2009; 8: 370–81.

Erbguth F. Management epileptischer Anfälle. Systematisch den Status stoppen. NeuroTransmitter 2006; 9: 53–60.

Hiba A, Hirsch LJ. Treatment of status epilepticus. Seminar Neurol 2008; 28: 342–54.

Kanner A. Common errors made in the diagnosis and treatment of epilepsy. Semin Neurol 2008; 28: 364–78.

Krämer G, Saußele T. Lacosamid. Neues Antiepileptikum zur Add-on-Therapie bei fokalen Anfällen. Arzneimitteltherapie 2009; 27: 157–62.

Legriel S, Mourvillier B, Bele N et al. Outcomes in 140 critically ill patients with status epilepticus. Intensive Care Med 2008; 34: 476–80.

Legriel S, Azoulay E, Resche-Rigon M et al. Functional outcome after convulsive status epilepticus. Crit Care Med 2010; 38(12): 2295–303.

Marson A, Al-Kharusi AM, Alwaidh M et al.; SANAD Study Group. The SANAD study of effectiveness of carbamazepine, gabapentin, lamotrigin, oxcarbazepine, or topiramate for treatment of partial epilepsy: an unblinded randomised controlled trial. Lancet 2007; 369: 1000–15.

Marson A, Al-Kharusi AM, Alwaidh M et al.; SANAD Study Group. The SANAD study of effectiveness of valproate, lamotrigine, or topiramate for generalised and unclassifiable epilepsy. An unblinded randomised controlled trial. Lancet 2007; 369: 1016–26.

McKeon A, Vaughan C, Delanty N. Seizure versus syncope. Lancet Neurol 2006; 5: 171–80.

Meierkord H, Boon P, Engelsen B et al. EFNS guideline on the management of status epilepticus. Eur J Neurology 2006; 13: 445–50.

Neligan A, Shorvon SD. Prognostic factors, morbidity and mortality in tonic-clonic status epilepticus: a review. Epilepsy Res 2011; 93(1): 1–10.

Neubauer B, Groß S, Hahn A. Epilepsie im Kindes- und Jugendalter. Dtsch Ärztebl 2008; 105 (17): 319–28.

Noachtar S, Rémi J. Epilepsietherapie. NeuroTransmitter 2008; 3: 72–83.

Noachtar S, Rémi J. Klassifikation epileptischer Anfälle und Syndrome. Nervenarzt 2012; 83: 156–61.

Perruca E. Clinically relevant drug interactions with antiepileptic drugs. Br J Clin Pharmacol 2006; 61: 246–55.

Rémi J, Noachtar S. Differenzialdiagnose epileptischer Anfälle. Nervenarzt 2012; 83: 162–6.

Riss J, Cloyd J, Gates J, Collins S. Benzodiazepines in epilepsy: pharmacology and pharmacokinetics. Acta Neurol Scand 2008; 118: 69–86.

Rossetti A, Lowenstein DH. Management of refractory status epilepticus in adults: still more questions than answers. Lancet Neurol 2011; 10: 922–30.

Schmidt D, Krämer G. Medikamentöse Therapie der Epilepsie. Nervenarzt 2012; 83: 213–9.

Toledano R, Gil-Nagel A. Adverse effects of antiepileptic drugs. Seminar Neurol 2008; 28: 317–27.

Werhahn KJ. Altersepilepsie. Dtsch Ärztebl 2009; 106(9): 135–42.

Werhahn KJ. Epileptische Anfälle im Alter. Nervenarzt 2009; 80: 399–404.

Weil S, Deppe C, Noachtar S. The treatment of women with epilepsy. Dtsch Ärztebl Int 2010; 107(45): 787–93.

www.dgfe.info (Deutsche Gesellschaft für Epileptologie)

Tab. C-8-7 Übersicht Antikonvulsiva – Dosierung, Indikationen, unerwünschte Arzneimittelwirkungen, Kontraindikationen.

Wirkstoff (Abkürzung; Handelsname)	Dosierung/Applikation	Indikationen	Unerwünschte Arzneimittelwirkungen	Kontraindikationen	Bemerkungen
Carbamazepin (CBZ; Tegretal®, Timonil®, Sirtal®, Fokalepsin®, Carbabeta®)	• einschleichend dosieren • Retardpräparate bevorzugen! • initial: 200 mg/d • Zieldosis: 600–1 200 mg /d (Erwachsene: 15–20 mg/ kg KG/d) • Maximaldosis: ca. 2 × 800 mg/d • Dosierung: der retardierten Form 2 ×/d	• fokale Epilepsien (1. Wahl) • sekundäre generalisierte Anfälle • generalisierte tonisch-klonische Anfälle (2. Wahl)	• Schwindel, Übelkeit, Müdigkeit • Diplopie, Ataxie, Dysarthrie • Hyponatriämie • allergisches Exanthem • Leukozytopenie, Anämie	• CBZ-Allergie • bradykarde Herzrhythmusstörungen • symptomatische Hyponatriämie	• Referenzbereich: 4–12 mg/l • Timonil® als **Saft** erhältlich • **cave:** – Interaktion mit VPA, LTG, TPM, ZNS, LEV – Nebenwirkung Müdigkeit v.a. bei älteren Patienten • Ausscheidung hepatisch
Gabapentin (GBP; Neurontin®)	• initial: 300 mg/d, Steigerung um 300 mg alle 2–3 Tage • Zieldosis: 900–2 400 mg/d • Maximaldosis: 4 800 mg/d • Dosierung: 2–3 ×/d	• fokale Anfälle mit oder ohne sekundäre Generalisierung (Mono- und Kombinationstherapie)	• Müdigkeit, Schwindel, Ataxie, Cephalgien, Tremor • Gewichtszunahme • Übelkeit, Erbrechen, Appetitlosigkeit • Reizbarkeit • extrapyramidale Störungen (Myoklonien)	• Allergie • akute Pankreatitis	• **cave:** Dosisreduktion bei Niereninsuffizienz da renale Ausscheidung
Lacosamid (LCM; Vimpat®)	• initial 50 mg/d, Steigerung wöchentlich um 100 mg • Zieldosis: 200–400 mg/d • Maximaldosis: 400 mg/d • Dosierung: 2 ×/d	• Add-on-Therapie für fokale Anfälle mit oder/ ohne sekundäre Generalisierung	• Schwindel, Kopfschmerzen • Sehstörung, Übelkeit	• Herzrhythmusstörungen, höhergradige AV-Blockierungen, schwere KHK und Herzinsuffizienz	• **cave:** Interaktionen mit CBZ, PHT, PB möglich • Präparat zur i.v. Gabe vorhanden • Dosisreduktion bei Niereninsuffizienz (max. 250 mg/d), da überwiegend renale Ausscheidung

Tab. C-8-7 (Fortsetzung)

Wirkstoff (Abkürzung; Handelsname)	Dosierung/Applikation	Indikationen	Unerwünschte Arzneimittelwirkungen	Kontraindikationen	Bemerkungen
Lamotrigin (LTG; Lamictal®)	• initial: 25 mg/d, Steigerung der Dosis alle 2 Wochen um 25 mg/d • ab Woche 5 alle 2 Wochen 50 mg/d (bei gleichzeitiger VPA-Gabe halbe Dosis!) • Zieldosis: 150–400 mg/d • Maximaldosis: 600 mg/d • Dosierung: 1–2 ×/d	• Erstbehandlung fokaler und sekundär generalisierter Anfälle	• Schwindel, Tremor, Ataxie, Doppelbilder • Arzneimittelexanthem + bullöse Dermatitis	• LTG-Allergie	• langsame Eindosierung • cave: – VPA erhöht dosisunabhängig die Serumkonzentration von LTG, bei VPA-Komedikation halbe Dosis von Lamotrigin! – Interaktionen mit: CBZ (reduziert Bioverfügbarkeit!), orale Kontrazeptiva, PHT, PB, PRM, Paracetamol, Sertralin – Ausscheidung hepatisch
Levetiracetam (LEV; Keppra®)	• initial: 500 mg/d, Steigerung um 500 mg alle 3–5 d • Zieldosis: 1 000–3 000 mg/d • Maximaldosis: 5 000 mg/d • Dosierung: 2 ×/d	• Behandlung fokaler Anfälle mit und ohne sekundäre Generalisierung bei Erwachsenen	• Müdigkeit, Schwäche • Schwindel, Cephalgien • Nervosität, Konzentrationsstörungen	• Nieren-/Leberinsuffizienz	• gute Wirksamkeit und Verträglichkeit in der Kombinationstherapie bei Erwachsenen • auch i. v. Applikation möglich • Ausscheidung renal > hepatisch
Oxcarbazepin (OXC; Trileptal®, Timox®)	• initial: 150–300 mg/d • Steigerung alle 2–3 d um 150(–300) mg • Zieldosis: 900–1 800 mg/d • Maximaldosis: 2 400(–3 000) mg/d • Dosierung: 2 ×/d	• fokale Anfälle • sekundär generalisierte Anfälle (Mono- und Kombinationstherapie)	• Müdigkeit, Schwindel, Diplopie • Hyponatriämie • Exanthem, Akne • gastrointestinale Beschwerden	• Hyponatriämie • Allergie	• cave: evtl. Dosisanpassung bei Niereninsuffizienz • Suspension erhältlich

Tab. C-8-7 (Fortsetzung)

Wirkstoff (Abkürzung; Handelsname)	Dosierung/Applikation	Indikationen	Unerwünschte Arzneimittel-wirkungen	Kontraindikationen	Bemerkungen

Phenobarbital (PHB; Luminal®, Luminaletten®)	• initial: 50–100 mg, Steigerung wöchentlich um 50 mg
	• Zieldosis: 100–200 mg (2–3 mg/kg KG)
	• Maximaldosis: 500 mg/d
	• Dosierung: 1–2 × täglich
		• fokale Anfälle
		• generalisierte tonisch-klonische Anfälle
		• myoklonische Anfälle
		• Status epilepticus (i.v. Gabe)
			• Müdigkeit, Verlangsamung, Gangunsicherheit
			• Exanthem
			• Schulter-Arm-Syndrom, Dupuytren-Kontraktur
			• Libido-Verlust, Potenzstörung
			• Kreislaufstörungen
			• Depression, Gereiztheit
				• Allergie
				• Schulter-Arm-Syndrom
					• **langsame** Eindosierung
					• Referenzbereich: 10–40 mg/l
					• **cave:**
					  – Enzyminduktion → orale Kontrazeptiva unwirksam
					  – langsames Ausschleichen → sonst Entzugsanfälle möglich
					  – Interaktion mit CBZ, VPA, LTG, TPM, ZNS, LEV
					• i.v. Gabe möglich
					• Ausscheidung hepatisch

Phenytoin (PHT, DPH = Diphenylhydantoin; Epanutin®, Phenydan®, Zentropil®)	• initial: 50–100 mg/d (5–6 mg/kg KG), Steigerung alle 3 d um 50–100 mg (ab 300 mg Tagesdosis um 25 mg alle 2 Wochen steigern)
	• Zieldosis: 200–300 mg/d
	• Maximaldosis: 500 mg/d
	• Dosierung: 1–2 × täglich
		• fokale Anfälle
		• unklassifizierbare generalisierte tonisch-klonische Anfälle
			• Schwindel, Gangstörungen, Dysarthrie, Nystagmus, extrapyramidale Störungen
			• Exanthem
			• Gingivahyperplasie
			• vergröberte Gesichtszüge
			• Hirsutismus
			• Polyneuropathien
			• selten Kleinhirnatrophie
				• Allergie	• Referenzbereich: 10–25 mg/l
					• **cave:**
					  – ab 300 mg Tagesdosis exponentieller Serumspiegelanstieg mit Intoxikationsgefahr
					  – Interaktion mit VPA (→ Serumkonzentration von PHT erhöht), CBZ, LTG, TPM, ZNS, LEV
					• i.v. Gabe möglich (→ rasche Aufsättigung)
					• Ausscheidung hepatisch

Tab. C-8-7 (Fortsetzung)

Wirkstoff (Abkürzung; Handelsname)	Dosierung/Applikation	Indikationen	Unerwünschte Arzneimittelwirkungen	Kontraindikationen	Bemerkungen
Primidon (PRM; Mylepsinum®)	• initial: 62,5 mg/d, Steigerung wöchentlich um 62,5 mg • Zieldosis: 500–750 (–1 000) mg/d • Maximaldosis: 1 500 mg/d • Dosierung 3 ×/d	• Reservemittel für refraktäre fokale und generalisierte Anfälle sowie myoklonische Anfälle	• Müdigkeit, Verlangsamung, Gangunsicherheit • Exanthem • Schulter-Arm-Syndrom, Dupuytren-Kontraktur • Libido-Verlust, Potenzstörung • Kreislaufstörungen • Depression, Gereiztheit	• Allergie gegenüber PB/PRI	• Referenzbereich: 4–12 mg/l • Phenobarbital ist aktiver Hauptmetabolit • als Saft erhältlich
Tiagabin (TGB; Gabitril®)	• initial 5 mg/d, Steigerung wöchentlich um 5 mg • Zieldosis: 15–30(–60) mg/d • Maximaldosis (Empfehlung): 70 mg/d • Dosierung: 3 ×/d	• Zusatztherapie pharmakoresistenter fokaler Anfälle mit/ohne sekundäre Generalisierung	• Müdigkeit, Schwindel, Tremor, Nervosität, Konzentrationsstörungen • Depression, Psychosen	• Absencen • generalisierte Myoklonien • Leberfunktionsstörungen	• cave: Interaktionen mit CBZ, PHT, PB, PRI möglich
Topiramat (TPM; Topamax®)	• initial: 25 mg/d, Steigerung alle 1–2 Wochen um 25–50 mg/d • Monotherapie: – Zieldosis: 100–200 mg/d – Maximaldosis: 500 mg/d • Zusatztherapie: – Zieldosis: 200–400 mg/d – Maximaldosis: 600 mg/d • Dosierung: 2×/d	• Monotherapie bei neu diagnostizierter Epilepsie oder Umstellung auf eine Monotherapie • Kombinationstherapie bei fokalen und generalisierten Anfällen bei Versagen der Standardbehandlung	• Schwindel, Müdigkeit • Gewichtsabnahme • Parästhesien • kognitive Beeinträchtigung • Sprach-/Sprechstörungen • Nierensteine • psychotische Reaktionen • Myopie, Glaukom	• Allergie • Nierensteine	• langsame Eindosierung → Reduktion der UAW • Ausscheidung renal

Tab. C-8-7 (Fortsetzung)

Wirkstoff (Abkürzung; Handelsname)	Dosierung/Applikation	Indikationen	Unerwünschte Arzneimittelwirkungen	Kontraindikationen	Bemerkungen
Valproinsäure (VPA; Ergenyl®, Convulex®, Orfiril®, Leptilan®)	• Retard-Präparate bevorzugen! • initial: p. o. 300–500 mg/d • Zieldosis: 1 000–1 800 mg/d (Erwachsene: 10–20 mg/kg KG/d) • Maximaldosis: 3 000 mg/d • Dosierung: der retardierten Form 1–2 ×/d	• Mittel der 1. Wahl bei fokalen und generalisierten Anfällen (und unklassifizierbaren Anfällen)	• Übelkeit, Erbrechen • Schwindel, Tremor, Unruhe • Haarausfall (reversibel) • Leberversagen • Gewichtszunahme	• akute Lebererkrankungen/Leberversagen	• Referenzbereich: 50–150 mg/l • Gabe i. v. möglich • **cave:** Interaktionen mit Phenobarbital, Lamotrigin, Phenytoin, Felbamat • Ausscheidung hepatisch
Zonisamid (ZNS, Zonegran®)	• initial 50 mg/d, nach einer Woche 100 mg/d, danach wöchentliche Dosiserhöhung von bis zu 100 mg/d • Zieldosis: 200–600 mg/d • Maximaldosis: 600 mg/d • Dosierung: 2 ×/d	• fokale Anfälle mit oder/ ohne sekundäre Generalisierung	• Müdigkeit, Schwindel • Agitiertheit, Verwirrtheit • Anorexie • Doppelbilder • Hautausschläge (selten schwer)	• Vorsicht bei Nierensteinen • Schwangerschaft	• Ausscheidung renal

Maximaldosis teilweise oberhalb der zugelassenen Bereiche (= *off-label use*).

C-9 Bewegungsstörungen

André Grabowski

Bewegungsstörungen sind gekennzeichnet durch eine Störung der willkürlichen und unwillkürlichen Bewegungsinitiierung und Durchführung. Sie werden unter klinisch-praktischen Gesichtspunkten in hypokinetische und hyperkinetische Bewegungsstörungen unterteilt.

C-9.1 Hypokinetische Bewegungsstörungen

Einteilung und Klinik
Das Parkinson-Syndrom ist durch das Bild einer akinetisch-rigiden Bewegungsstörung geprägt. Unterschieden werden primäre von den sekundären (symptomatischen) Parkinson-Syndromen.

■ Primäre Parkinson-Syndrome
Die **Kardinalsymptome** des idiopathischen Parkinson-Syndroms (iPS, Syn.: Morbus Parkinson) sind **Akinese/Bradykinese/Hypokinese**, **Rigor**, **Tremor** (Frequenz 4–6 Hz, „Pillendrehen") und **Haltungsinstabilität** („posturale Instabilität").
Weitere häufige Symptome des Parkinson-Syndroms sind: Gangstörungen, autonome Störungen, Schlafstörungen, Schmerzen, Schluckstörungen mit/ohne Hypersalivation, Riechstörungen (Frühsymptom), Fatigue, Demenz und Verhaltensstörungen (z. B. Impulskontrollstörungen), psychotische Symptome.
Zu den **atypische Parkinson-Syndromen** zählen:
- progressive supranukleäre Paralyse (PSP, Syn.: Steele-Richardson-Olszewski-Syndrom) mit vertikaler Blickparese oder verlangsamten vertikalen Sakkaden, Rigor,

symmetrischer Akinese, Gang- und Standunsicherheiten mit Fallneigung, Dysphagie, Dysarthrie und fehlendem Ansprechen auf L-Dopa;
- Multisystematrophie (MSA) mit symmetrischer Akinese, Rigidität, Gang- und Standunsicherheiten, autonomen Störungen, schwerer Dysphonie und Dysarthrie, orthostatischer Hypotonie (frühere Bezeichnung Shy-Drager-Syndrom) und fehlender oder nur geringer Besserung auf L-Dopa-Gabe; je nach dominierender Symptomatik erfolgt die Unterteilung in:
  - Multisystematrophie – Parkinson-Typ (MSA-P, früher striatonigrale Degeneration) mit rasch progredienter Parkinson-Symptomatik, Kamptokormie sowie Kontrakturen;
  - Multisystematrophie – zerebellärer Typ (MSA-C, früher olivo-ponto-zerebelläre Atrophie) mit Parkinson-Symptomatik und zerebellärer Symptomatik (Ataxie, Gang- und Standunsicherheiten);
- kortikobasale Degeneration (CBD), einem deutlich asymmetrisch ausgeprägtes hypokinetisch-rigiden Syndrom mit Apraxie, Halte- und Aktionstremor, Verhaltensstörung, Demenz und Fehlen einer adäquaten Besserung auf L-Dopa-Gabe;
- diffuse Lewy-Körperchen-Krankheit/ Demenz vom Lewy-Körper-Typ, einem demenziellen Syndrom mit Parkinson-Symptomen, die nur gering auf L-Dopa-Gabe ansprechen, und visuellen Halluzinationen.

■ Sekundäre Parkinson-Syndrome
Neben den genannten primären gibt es eine Vielzahl sekundärer Parkinson-Syndrome (s. Abschn. „Differenzialdiagnosen", S. 265).

■ **Akinetische Krise**

Zu den **Ursachen einer akinetischen Krise** zählen:

- nicht bzw. unterdosiert über mehrere Tage eingenommene Medikamente;
- Exsikkose, z. B. infolge Durchfall und/oder Erbrechen;
- Resorptionsstörungen infolge Durchfall/Erbrechen oder Antibiotikaeinnahme;
- Infektionen/Sepsis;
- Elektrolytstörungen;
- Gabe von klassischen Neuroleptika.

Die **akinetische Krise** ist klinisch gekennzeichnet durch:

- schwere Bewegungseinschränkung bis vollständige Bewegungslosigkeit,
- starken Rigor,
- Schluckstörungen,
- Sprechstörungen (Hypo-/Aphonie).

! In der Regel zeigen Patienten mit einer Parkinson-/akinetischen Krise **keine** Bewusstseinsstörung (außer evtl. bei Exsikkose oder Sepsis).

Diagnostik

Die Diagnose eines Parkinson-Syndroms wird v. a. klinisch und anhand der Anamnese (inklusive Fremdanamnese!) gestellt.
Unterschieden werden entsprechend der Manifestation 3 Typen:

- **Äquivalenz-Typ:** Akinese, Rigor und Tremor annähernd gleich ausgeprägt;
- **akinetisch-rigider Typ:** Tremor fehlt oder ist minimal vorhanden;
- **Tremordominanz-Typ**: Akinese und Rigor nur minimal ausgeprägt.

Beim idiopathischen Parkinson-Syndrom werden 5 Stadien unterschieden (nach Hoehn u. Yahr 1967):

- I: einseitige Symptomatik, ohne oder mit geringer Beeinträchtigung;
- II: beidseitige Symptomatik, keine Haltungsinstabilität;
- III: geringe bis mäßige Behinderung mit leichter Haltungsstabilität, Arbeitsfähigkeit teilweise erhalten;

- IV: Vollbild mit starker Behinderung, Patient kann aber noch ohne Hilfe gehen und stehen;
- V: Patient ist an Rollstuhl oder Bett gebunden und hilfsbedürftig.

Neben dem klinischen Bild spielen in der Diagnostik folgende Verfahren eine Rolle:

- **L-DOPA-Test:** Gabe von 100 bis 200 mg L-DOPA bei Erstdiagnose bzw. 1,5-fache Menge der normalen Dosis bei vorbehandelten Patienten (z. B. Madopar LT®) als Einzeldosis – nach Vorbehandlung mit Domperidon (3 × 2 Tbl. Motilium® für 24 h). Bei positivem Ansprechen sind die klinischen Symptome (v. a. Rigor und Akinese) rückläufig. Alternativ kann ein Apomorphin-Test mit ansteigenden Dosen (1, 2, 3, 5, 8 bis 10 mg s. c.) durchgeführt werden (auch hier Vorbehandlung mit Domperidon über 24 h).
- **Labordiagnostik:** Sie dient zum Ausschluss von Elektrolytstörungen und Infektionen, zur Bestimmung von Medikamentenspiegeln bei Verdacht auf Überdosierung sowie zum toxikologischen Screening. Gegebenenfalls ist eine Liquordiagnostik zum Ausschluss einer ZNS-Infektion notwendig. Bei jungen Patienten ist unter Umständen die Bestimmung des Coeruloplasminspiegel sinnvoll. Dieser ist bei Morbus Wilson erniedrigt.
- **Zerebrale Bildgebung** (cMRT): Sie dient zum Ausschluss von zerebraler Ischämie, Blutung, Tumor, subkortikale vaskuläre Enzephalopathie, Hydrozephalus (Diskrepanz zwischen der Weite der inneren und äußeren Liquorräume, Liquordiapedese mit T2-hyperintensen „Ventrikelkappen"), Morbus Wilson (Hyperintensitäten in den Stammganglien, insbesondere Putamen, v. a. bei jüngeren Patienten), atypischen Parkinson-Syndromen (MSA: pontine und zerebelläre Atrophie, pontines *hot cross bun sign*; PSP: mesenzephale und obere Kleinhirnstielatrophie, *Micky-Mouse sign*). Bei unklaren Befunden ist ggf. eine Dopamin-Transporter-Szintigraphie zum Nach-

weis einer Dopamintransportstörung sinnvoll.

- Kipptischuntersuchung bei Verdacht auf orthostatische Kreislaufdysregulation.
- Bei Verdacht auf Demenz: Mini-Mental-Status-Test, DEMTEC.

Differenzialdiagnosen des Parkinson-Syndroms

Sekundäre Parkinson-Syndrome entstehen durch:

- Medikamente: Neuroleptika, Metoclopramid, Lithium, Calciumkanalblocker, Reserpin, Tetrabenazin, Amiodaron, Valproinsäure, pflanzliche Präparate (Kava-Kava, Betelnuss, Schlangenwurzel);
- Toxine: Kohlenmonoxid, Quecksilber, Cyanid, Mangan, Methanol, MPTP (synthetisches Heroin);
- vaskuläre Läsionen (lokale Ischämien und subkortikale arteriosklerotische Enzephalopathie/Morbus Binswanger);
- Raumforderungen im Bereich der Basalganglien und des Frontallappens: Hämatome, Primärtumoren/Metastasen;
- Normaldruck-Hydrozephalus (typische Hakim-Trias): Gangstörungen, demenzielle Entwicklung und Urininkontinenz;
- Enzephalitis (viral z. B. durch HIV, EBV bzw. durch Mykoplasmen oder Tuberkelbakterien; s. a. Kap. D-1, S. 327), Prionen-Erkrankungen;
- metabolische Störungen: extrapontine Myelinolyse, Urämie, Morbus Wilson;
- Schädel-Hirn-Trauma: posttraumatische Enzephalopathie, chronisches subdurales Hämatom;
- hereditäre Formen: Morbus Huntington, Hallervordern-Spatz-Krankheit, Morbus Machado-Joseph, x-gebundenes Dystonie-Parkinson-Syndrom, dentato-rubro-pallido-mysiale Atrophie, DOPA-sensitive Dystonie (kann mit parkinsonoiden Symptomen einhergehen), autosomal-rezessiver/autosomal-dominanter juveniler Parkinsonismus.

Probleme/Komplikationen des Parkinson-Syndroms

- Akinetische Krise mit Aspiration durch Schluckstörungen, erhöhter Infektionsgefahr, Dekubiti, Exsikkose und Mangelernährung
- Wirkungsfluktuationen mit hypokinetischen Episoden (*Freezing*, On-off-Phänomenen, *Wearing-off*, akinetische Krise) und hyperkinetischen Störungen (Dyskinesien)
- Medikamenteninduzierte Psychose (10–30 % der Patienten), Verwirrtheit
- Autonome Funktionsstörungen: orthostatische Hypotonie, Blasenfunktionsstörung, Sexualfunktionsstörungen, gastrointestinale Funktionsstörung, Sialorrhö
- Schlafstörungen

Therapie

Aufgrund der Komplexität einer medikamentösen Parkinson-Therapie soll hier im Wesentlichen auf die Therapieoptionen bei Wirkungsfluktuationen und der akinetischen Krise, sowie typische Komplikationen einer Parkinson-Therapie eingegangen werden.

Neben der Beseitigung der auslösenden Ursache einer akinetischen Krise sollte die Therapie die folgenden Punkte beinhalten:

- Flüssigkeitssubstitution;
- Ausgleich von Elektrolytstörungen;
- ausreichende Kalorienzufuhr, evtl. Ernährung via Magensonde;
- bei Infektionen antibiotische Therapie, Antipyretika;
- Thromboseprophylaxe;
- Pneumonieprophylaxe = Aspirationsprophylaxe und Atemtherapie;
- Dekubitusprophylaxe;
- Behandlung internistischer Grunderkrankungen;
- Medikamente (Optionen bei der akinetischen Krise):
  - Amantadin: i. v. bis 3 × 200 mg/d (3 h Infusionsdauer); **cave** bei Niereninsuffizienz wegen vorwiegend renaler Ausscheidung, zudem hohes Psychoserisiko bei älteren Patienten;

– Apomorphin: 2–10 mg als Bolus s. c. (plus Domperidon), Wirkungseintritt nach 10 bis 15 min, Wirkungsdauer 30 bis 60 min, nachfolgend s. c. Dauerinfusion mit 1 bis 10 mg/h;
– frühzeitige **orale L-Dopa-Gabe** 4 bis 6 × 125 mg/d (evtl. via Magensonde oder nasoduodenaler Sonde).

Die **medikamentöse Therapie** des idiopathischen Parkinson-Syndroms (s. a. Tab. C-9-1) hängt von verschiedenen Begleitumständen (Lebensalter, Begleiterkrankungen), den im Vordergrund stehende Symptomen (akinetisch-rigide versus tremordominant), der Schwere der Erkrankung sowie der bisherigen Medikation und deren Verträglichkeit ab. Auch pharmakologische Aspekte wie die Halbwertszeit (bessere Steuerbarkeit v. a. bei älteren Patienten), die Dauer bis zum Erreichen der Erhaltungsdosis (L-Dopa kann schnell aufdosiert werden, Dopaminagonisten brauchen meist mehrere Wochen bis zum Erreichen der Erhaltungsdosis) und die Häufigkeit der Einnahme (z. B. einmal tägliche Gabe) spielen einer wichtige Rolle bei der Auswahl der Präparate.

Bei **Patienten unter 70 Jahren** sollte initial L-Dopa vermieden werden (wegen möglicher Spätkomplikationen wie Dyskinesien, Fluktuationen, Verhaltensänderungen) und – soweit verträglich bzw. effektiv – Dopaminagonisten oder – bei leichter Symptomatik – MAO-B-Hemmer als Monotherapie gegeben werden. Falls durch eine Monotherapie mit einem Dopaminagonisten keine ausreichende Wirkung erzielt werden kann, sollte eine Kombinationstherapie mit L-Dopa („so wenig wie möglich, so viel wie nötig zur Symptomkontrolle") frühzeitig begonnen werden.

Patienten über 70 Jahre erhalten i. d. R. primär eine L-Dopa-Monotherapie oder eine Kombinationstherapie mit Dopaminagonisten.

Neben der dopaminergen Medikation sind **Physio-, Ergo-, Logo- und Bewegungstherapie sowie Schulungsmaßnahmen** (z. B. Medikamenteneinnahme und Nahrungsaufnahme) wichtige Bestandteile der Therapie.

Bei starken Wirkungsfluktuationen und Dyskinesien, die medikamentös nicht beherrschbar sind, sollte über eine operative Therapie (tiefe Hirnstimulation) nachgedacht werden.

❗ Bei mangelnder Wirksamkeit einer dopaminergen Therapie trotz adäquater Dosierung sollte nochmals die Diagnose überprüft und ein atypisches Parkinson-Syndrom ausgeschlossen werden.

Die **Therapieoptionen bei Wirkungsfluktuationen** richten sich danach, ob hypo- oder hyperkinetische Fluktuationen auftreten. Je nach Schwere der Erkrankung, aktueller Medikation und Begleiterkrankung muss eine individuelle Strategie entwickelt werden.

■ Hypokinetische Fluktuationen

● Wearing-off-/End-of-Dose-Effekt (meist nachmittägliche oder nächtliche Akinese durch Nachlassen der Medikamentenwirkung bzw. frühmorgendliche Akinese vor der ersten Medikamenteneinnahme):
  – Medikamente 30 bis 60 min vor dem Essen einnehmen (Verbesserung der Resorption)
  – Erhöhung der Zahl der Tageseinzeldosen von L-Dopa bei Reduktion der L-Dopa-Einzeldosis
  – zusätzliche Gabe eines COMT-Hemmers zu jeder L-Dopa-Einzeldosis bzw. Umstellung auf fixe Kombination
  – Umstellung auf L-Dopa-Retardpräparate
  – zusätzliche Gabe oder Dosiserhöhung eines Dopaminagonisten
  – zusätzliche zu L-Dopa-Gabe von einem MAO-B-Hemmer (Selegilin, Rasagilin)
  – intermittierend Apomorphin s. c.
● On-/off-Phänomen (rascher Wirkungsverlust mit oder ohne zeitlichen Bezug zur Medikamenteneinnahme):
  – Maßnahmen wie beim Wearing-off, zusätzlich Selbstinjektion von Apomorphin in den Off-Phasen

Tab. **C-9-1** Antiparkinson-Medikamente.

Präparate		Übliche Dosierungen
L-Dopa Präparate	• L-Dopa + Benserazid (z. B. Madopar®) • L-Dopa + Carbidopa (z. B. Nacom®, Duodopa-Gel® zur kontinuierlichen intestinalen Applikation) • L-Dopa + Carbidopa + Entacapon (Stalevo®)	• 3–4 × 100–200 mg/d (empfohlene Tageshöchstdosis L-Dopa 600 mg, höhere Dosierungen sind individuell je nach Verträglichkeit möglich)
Dopaminagonisten	Non-Ergot-Dopaminagonisten: • Ropinirol (z. B. Requip®) • Pramipexol (Sifrol®) • Rotigotin (Neupro®, transdermales Pflaster) • Piribedil (Clarium® retard) • Apomorphin (APO-go, s. c. Injektionslösung) Ergot-Dopaminagonisten: • Bromocriptin (Pravidel®) • Lisurid (Dopergin®) • Pergolid (z. B. Parkotil®) • Cabergolin (z. B. Cabaseril®)	 • 3 × 3–8 mg/d oder retard 1 × 6–24 mg/d • 3 × 0,35–0,7 mg/d oder 1 × Retardpräparat 1,05–3,15 mg/d • 4–8 mg/24 h • 3 × 50 mg/d • 2–10 mg (Bolus) • 3 × 2,5–10 mg/d • 3 × 0,4–1 mg/d • 3 × 0,5–1,5 mg/d • 1 × 3–6 mg/d
NMDA-Antagonisten	• Amantadin (PK-Merz®, Tbl. und Infusion) • Budipin (Parkinsan®)	• 100–400 mg/d • 3 × 20 mg/d
MAO-B-(Monoaminoxidase-B-)Hemmer	• Selegilin (z. B. Movergan®, Xilopar®) • Rasagilin (Azilect®)	• 5–10 mg/d • 1 mg/d
COMT-(Catechol-O-Methyltransferase-)Hemmer	• Entacapon (Comtess®) • Tolcapon (Tasmar®)	• mit jeder L-Dopa Tbl. 200 mg Entacapon (max. 2000 mg/d) • 3 × 100(–200) mg (zusätzlich zu L-Dopa!)
Anticholinergika	• z. B. Biperiden (Akineton®, Tbl. und i. v. Injektionslösung)	• 6–12 mg/d p. o. (auch als Retardpräparat erhältlich); i. v. 2,5–5 mg/d

Cave:
- L-Dopa nicht ohne Decarboxylasehemmer geben.
- COMT-Hemmer nicht als Monotherapie, sondern immer in Kombination mit L-Dopa einsetzen.
- Anticholinergika bei älteren Patienten vermeiden (erhöhtes Risiko von Verwirrtheitszuständen).
- Ergot-Dopaminagonisten gehen mit einem erhöhten Risiko von pleuropulmonalen und Herzklappenfibrosen einher → Non-Ergot-Dopaminagonisten bevorzugen.
- Unter Dopaminagonisten-Therapie kommt es vermehrt zu Impulskontrollstörungen (pathologisches Spielen, impulsives Einkaufen, Hypersexualität, *binge eating*, Selbstüberschätzung).

– Anstreben einer kontinuierlichen Dopamin-Rezeptor-Stimulation durch lang wirksame Dopaminagonisten (Ropinirol) bzw. Dopaminagonisten-Pflaster (Rotigotin)
- Freezing (plötzliche Blockade beim Gehen, häufig bei der Ganginitiierung):
  – Off-Freezing → Erhöhung der Dopaminergika
  – On-Freezing → Reduktion der Medikation
  – Gangschulung, externe Stimuli nutzen

Hyperkinetische Fluktuationen
- On-Dyskinesien (Peak-Dose-Dyskinesien und Plateau-Dyskinesien): Soweit die Dyskinesien während der On-Phasen als störend empfunden werden, sollte die L-Dopa-Dosis reduziert und im Gegenzug zusätzlich Amantadin, ein COMT-Hemmer oder ein Dopamin-Agonist gegeben werden.
- Off-Dyskinesien (Auftreten bei niedriger dopaminerger Stimulation in den Off-Phasen, häufig morgens):
  – Gabe eines langwirksamen Dopamin-Agonisten
  – COMT-Hemmer
  – lösliches L-Dopa in der Akutsituation
  – Apomorphin s. c.
  – retardiertes L-Dopa zur Nacht

Bei typischen Komplikationen im Langzeitverlauf eines Parkinson-Syndroms gibt es die nachstehend dargestellten therapeutischen Möglichkeiten.

Medikamenteninduzierte Psychose
- Zweiterkrankung ausschließen bzw. suchen (z. B. Demenz).
- Für ausreichende Flüssigkeitszufuhr sorgen und Elektrolytstörungen ausgleichen.
- Infektionen und Fieber behandeln.
- Antiparkinsonmedikamenten absetzen oder die Medikamente auf die minimale effektive Dosis reduzieren; bei älteren Patienten Anticholinergika oder Amantadin absetzen.

! Cave: Bei plötzlichem Absetzen der Dopaminergika kann es zu einer deutlichen Verschlechterung der Beweglichkeit kommen. Selten kann ein L-Dopa-Entzugssyndrom auftreten (Hyperthermie, Tachykardie und Bewusstseinsstörung).

- Antipsychotische Medikamente sollten eingesetzt werden, wenn eine Dosisreduktion oder das Absetzen nicht erfolgreich waren oder eine nicht tolerable Verschlechterung der motorischen Funktionen auftritt. Empfehlung: Clozapin (12,5–100 mg/d) oder Quetiapin (25–100–300 mg/d, *off-label use*, kontroverse Studienergebnisse).

! Cave: Hochpotente klassische Neuroleptika (z. B. Haloperidol) sollen **nicht** gegeben werden.

Depression und Angst
Depressionen treten bei ca. 40 bis 50 % der Parkinson-Patienten auf. Medikamentös werden trizyklische Antidepressiva und SSRI-Antidepressiva empfohlen. Zudem sollten psychotherapeutische Maßnahmen in Form von Einzel- und/oder Gruppentherapien unterstützt werden. Zum Erhalt psychosozialer Kompetenzen (v. a. Vermeidung von sozialem Rückzug und fehlender Kommunikation durch die Behinderung) bieten sich v. a. gruppentherapeutische Ansätze an (z. B. auch über Selbsthilfe- oder Bewegungsgruppen).

Autonome Funktionsstörungen
- Orthostatische Hypotonie → Domperidon 3 × 10 bis 20 mg/d, vermehrte Flüssigkeits- und Salzaufnahme, Tragen von Kompressionsstrümpfen, Midodrin 2 bis 3 × 2,5 mg/d (maximal 30 mg/d), Fludrocortison 0,05–0,3 mg/d
- Blasenfunktionsstörung (Harndrang und Dranginkontinenz, erhöhte Miktionsfrequenz, Nykturie) → bei Detrusorhyperaktivität z. B. Trospiumchlorid 2 bis 3 × 10 bis 20 mg/d oder 1 × 60 mg retard

- Gastrointestinale Motilitätsstörungen → Domperidon (3 × 10–20 mg/d) zur Motilitätsförderung, Einnahme von Flüssigkeit und Ballaststoffen, körperliche Aktivität, Macrogol 1 bis 3 Beutel/d
- Sialorrhö (meist durch reduziertes Schlucken) → Optimierung der medikamentösen Parkinson-Therapie, ggf. Einsatz von Anticholinergika (z. B. Biperiden 2 mg/d, Scopolamin-Pflaster)

C-9.2 Hyperkinetische Bewegungsstörungen

Hyperkinetische Bewegungsstörungen stellen unwillkürliche und abnorme Bewegungen dar und werden entsprechend ihrem Erscheinungsbild eingeteilt. Dazu zählt man Tremor, Dystonie, Tics, Athetosen und Ballismus, Dyskinesien und Myoklonien.

Klinik

Das klinische Bild der verschiedenen Bewegungsstörungen sowie deren Einteilung und Ursachen sind in Tab. C-9-2 aufgeführt.

Diagnostik

Die Diagnose der hyperkinetischen Bewegungsstörung wird primär anhand des klinischen Bildes gestellt:
- rhythmisch, z. B. Tremor;
- stereotyp (die gleiche sich wiederholende Bewegung), z. B. Dystonie, Tic;
- nicht rhythmisch und nicht stereotyp, z. B. Chorea, Myoklonus.

Des Weiteren sollten die Familienanamnese, Grunderkrankungen und Medikamenteneinnahmen (z. B. Metoclopramid, Neuroleptika) erfragt werden.

> **!** **Cave:** Auch mehrere Monate zurückliegende Medikamenteneinnahmen können für Bewegungsstörungen verantwortlich sein!

Ergänzend ist ein zerebrales MRT erforderlich, um primäre (z. B. Morbus Huntington, Morbus Wilson) von sekundären (z. B. medikamenteninduziert) Ursachen unterscheiden zu können. Die Routinelabordiagnostik sollte v. a. auch die Bestimmung der Elektrolyte, der Leber- und

Tab. C-9-2 Klassifikation der hyperkinetischen Bewegungsstörungen.

Bewegungsstörung	Einteilung, Ursachen, Klinik
Tremor = rhythmisch oszillierende Bewegung eines Körperteils	**Einteilung:** Ruhetremor, Intentionstremor, essenzieller Tremor (meist Halte- und Aktionstremor), orthostatischer Tremor Ein Ruhetremor ist charakteristisch für das Parkinson-Syndrom. Ein essenzieller Tremor besteht häufig über mehrere Jahre bevor ein Arzt aufgesucht wird und ist meistens bilateral; zudem existiert häufig eine positive Familienanamnese. Ein Intentions- und Aktionstremor ist oftmals mit Schädigungen des Kleinhirns bzw. der efferenten zerebellären Bahnen vergesellschaftet. Der orthostatische Tremor ist v. a. von Standunsicherheiten und hochfrequentem Zittern der Beinmuskeln geprägt. **Ursachen eines verstärkten physiologischen Tremors** (nach DGN-Leitlinie): Hyperthyreose, Hyperparathyreoidismus, Niereninsuffizienz, Vitamin-B_{12}-Mangel, Emotionen, Stress, Erschöpfung, Kälte, Drogen-/Alkoholentzug **Medikamenteninduzierter Tremor:** Neuroleptika, Tetrabenazin, Metoclopramid, Antidepressiva (v. a. trizyklische), Lithium, Sympathomimetika, Theophyllin, Steroide, Antiarrhythmika, Valproinsäure, Schilddrüsenhormone, Zytostatika, Immunsuppressiva, Alkohol

Tab. C-9-2 (Fortsetzung)

Bewegungsstörung	Einteilung, Ursachen, Klinik
Dystonie = länger anhaltende (bzw. langsame), stereotype und unwillkürliche Muskelkontraktion oftmals mit drehenden und sich wiederholenden Bewegungen oder unnatürlichen Haltungen und Fehlstellungen	**Einteilung:** Idiopathische Dystonien bei Erwachsenen sind meist fokale Dystonien (z. B. Blepharospasmus, Tortikollis, dystoner Schreibkrampf, laryngeale Dystonie), es gibt aber auch segmentale, multifokale, generalisierte und halbseitige („Hemidystonie") Dystonien. Selten sind primäre Dystonien (autosomal-dominante Dystonien z. B. Dopa-sensible Dystonie) oder Dystonien im Rahmen einer degenerativen Grunderkrankung (z. B. Hallervorden-Spatz-Syndrom). Beschrieben sind sekundäre Dystonie z. B. beim Morbus Wilson oder bei der Lues-Enzephalitis. Selten: **Status dystonicus** *(dystonic storm)* mit Ateminsuffizienz, Muskelschwäche, Hyperthermie und Myoglobinurie.
Tics = unwillkürliche, plötzliche, kurze und oft wiederholte bzw. stereotype Bewegungen Tics können oftmals für einen bestimmten Zeitraum unterdrückt werden. Es besteht häufig ein Zwangsgefühl zur Ausführung der Bewegung mit nachfolgender Erleichterung.	**Einteilung:** motorische Tics (kloniform, dyston, tonisch z. B. Blinzeln, Grimassieren, Kopfrucken, komplexe Bewegungsabläufe z. B. Sachen greifen, Kleidung zurechtziehen, Kopropraxie) und phonische (vokale) Tics (z. B. Räuspern, Hüsteln oder komplex ➙ Koprolalie, Echolalie) Juvenile (primäre) Tics treten häufig im Zusammenhang mit dem Tourette-Syndrom auf. **Ursachen** sekundärer Tics: Enzephalitis, Trauma, Morbus Wilson, Morbus Huntington, Medikamente (SSRI, Lamotrigin, Carbamazepin)
Choreatiforme Bewegungs-störung = unwillkürliche, ungerichtete, plötzliche und kurze, teilweise komplexe Bewegungen **Athetose** = langsame choreatiforme Bewegung eher distal betont (teilweise wurmartig, windend) **Ballismus/Hemiballismus** = schwere Form mit schleudernder Bewegung meist einseitig und die proximalen Extremitäten betreffend	Die Chorea Huntington ist eine autosomal-dominante neurodegenerative Erkrankung die typischerweise mit hyperkinetischen und oftmals choreatiformen Bewegungen einhergeht (die Schädigung liegt im Striatum). **Nicht genetische Ursachen einer Chorea:** Lupus erythematodes, Chorea minor (Sydenham), Chorea gravidarum, Hyperthyreose, Vaskulitis, Medikamente (z. B. L-DOPA-Überdosierung), metabolische Störungen (z. B. Morbus Wilson) **Ursachen eines Hemiballismus/Ballismus** sind typischerweise Schädigungen des kontralateralen Nucleus subthalamicus, es kommen jedoch auch andere subkortikale Läsionen infrage. Es handelt sich zumeist um ischämische Läsionen. Seltenere Ursachen sind Metastasen, arteriovenöse Malformationen, Abszesse, Lupus erythematodes und Medikamente.
Dyskinesien = unwillkürliche, anhaltende, wiederholende, zwecklose oft ritualisierte Bewegungen	**Einteilung:** einfache Dyskinesien (z. B. Herausstrecken der Zunge, Kauen) und komplexe Dyskinesien (z. B. streichelnde Bewegungen, Beine wiederholt übereinanderschlagen, Marschbewegungen). Die **Akathisie** beschreibt eine Bewegungsunruhe mit komplexen stereotypen Bewegungen („Nicht-sitzen-bleiben-Können"), sie wird meist durch eine Therapie mit Neuroleptika verursacht. Die **tardive Dyskinesie** (meist in Form einer oro-bukko-lingualen Dyskinesie) entsteht als Folge einer antidopaminergen Medikation (Neuroleptika, Antiemetika z. B. Metoclopramid).

Tab. C-9-2 (Fortsetzung)

Bewegungsstörung	Einteilung, Ursachen, Klinik
Myoklonien = plötzliche, unwillkürliche, kurz anhaltende Muskelzuckungen mit einem sichtbaren Bewegungseffekt unterschiedlicher Ausprägung (kaum wahrnehmbare Muskelzuckungen bis hin zu schweren Myoklonus die die Rumpf und Extremitätenmuskulatur betreffen)	**Einteilung:** Myoklonien können auf kortikaler, subkortikaler, retikulärer und spinaler Ebene entstehen. Sie können sich fokal, segmental, multifokal oder generalisiert manifestieren. **Ursachen:** • Epilepsie-assoziiert (juvenile Epilepsien bei West-Syndrom, Lennox-Gastaut-Syndrom; progressive Myoklonusepilepsien bei Unverricht-Lundborg-Syndrom, Lafora-Einschlusskörperchen-Erkrankung, MERRF-Syndrom) • essenziell (sporadisch, hereditär meist früher Beginn) • metabolische Störungen: hepatische Enzephalopathie, Niereninsuffizienz (Dialyseenzephalopathie durch chronische Aluminiumintoxikation), diabetische Ketoazidose, Hypoglykämie, Elektrolytverschiebungen, pH-Entgleisungen • Intoxikationen: Cocain, LSD, Cannabis, Bismut (früher: Wismut), Organophosphate, Schwermetalle, Medikamentenüberdosierung • Medikamente: Penicilline, Cephalosporine, L-Dopa-Präparate, MAO-B-Hemmer, Opiate, Lithium, trizyklische Antidepressiva, Etomidat • Speicherkrankheiten: Lipofuszinosen, Sialidosen • Trauma/Hypoxie: Lance-Adams-Syndrom (posthypoxisches Myoklonus-syndrom) nach Herzstillstand, respiratorischer Insuffizienz, Schädel-Hirn-Trauma • Paraneoplasien • Infektionen: Enzephalitis (typisch bei subakut sklerosierender Panenzephalitis nach Maserninfektion), Meningitis, Myelitis, Creutzfeldt-Jakob-Erkrankung • neurodegenerative Erkrankungen: Chorea Huntington, Alzheimer-Demenz, Heredoataxien, Parkinson-Syndrome

MERRF = *myoclonic epilepsy with ragged red fibers*

Nierenfunktionsparameter sowie der Schilddrüsenwerte beinhalten.

Auch eine Liquordiagnostik zum Ausschluss eines (chronisch) entzündlichen ZNS-Prozesses erscheint sinnvoll.

Bei Myoklonien sind zur topographischen und ätiologischen Zuordnung ein EEG, ein EMG und die Ableitung der SSEP hilfreich.

Differenzialdiagnosen

• **Psychogene Hyperkinesien:** Prinzipiell können die psychogenen Bewegungsstörungen die komplette Palette der in Tab. C-9-2 aufgeführten organischen Bewegungsstörungen imitieren. Klinisch imponieren sie als abnormale, unwillkürliche und ungerichtete Bewegungen, die mit Gang- und Sprechstörungen einhergehen können. Die Bewegungsstörungen beginnen meist akut und schreiten rasch voran. Die Bewegungsabläufe sind jedoch **meist uneinheitlich und variabel in der Ausprägung bzw. Intensität** (im Gegensatz zu den organischen Bewegungsstörungen). Häufig werden auch mehrere Bewegungsstörungen präsentiert. Oftmals können die Patienten abgelenkt und die Bewegungen dadurch unterbrochen werden. Psychogene Bewegungsstörungen können unter Beobachtung („einem Publikum") zunehmen.

Häufig sind die Bewegungsstörungen von „nicht organischen" Lähmungen, diffusen oder anatomisch schwer zuzuordnenden Sensibilitätsstörungen sowie Sprech- und Gangstörungen begleitet.

- **Myoklonien** können auch „physiologisch" (= ohne zugrunde liegende Erkrankung) als Einschlafmyoklonien, postsynkopal, Singultus oder nach körperlicher Anstrengung auftreten.

Therapie

Grundlage der Therapie ist die Beseitigung auslösender Faktoren, wie z. B. Stress bei essenziellem Tremor oder Medikamente (Dyskinesien). Als spezifische Therapieoptionen der verschiedenen hyperkinetischen Bewegungsstörungen kommen in Betracht:

- bei **Tremor** (essenzieller): Betarezeptorenblocker (Propranolol), Primidon, Topiramat, Gabapentin, Benzodiazepine, Botulinumtoxin bei unzureichender Wirkung der oralen Medikamente; bei therapieresistenten Fällen mit starker Behinderung ggf. tiefe Hirnstimulation;
  bei **Parkinson-Tremor:** Zunächst Therapie von Rigor und Akinese mittels Dopaminergika, bei anhaltendem Tremor Anticholinergika (**cave:** Nebenwirkungen, v. a. bei älteren Patienten), Propranolol, Clozapin; bei therapieresistenten Tremor ggf. tiefe Hirnstimulation;
- bei **Dystonie** prinzipiell immer auch Physiotherapie und evtl. Orthesen;
  - bei **fokalen** Dystonien: Therapieversuch mit Botulinumtoxin (Serotyp A), Anticholinergika;
  - bei **generalisierten bzw. segmentalen** Dystonien v. a. medikamentöse Therapie: anticholinerge Medikamente (Trihexphenidyl, Biperiden; **cave:** Sehstörungen, trockener Mund, Obstipation, Harnverhalt, kognitive Störungen, Psychosyndrom), Muskelrelaxanzien: Benzodiazepine, Tizanidin, Baclofen (bei schweren Fällen evtl. intrathekal), Tetrabenazin;

- bei schweren therapieresistenten Fällen ggf. tiefe Hirnstimulation (Globus pallidus internus) oder stereotaktische Operation (Thalamotomie, Pallidotomie);
  - bei Kindern häufig Dopa sensible Dystonie (häufig auch Ansprechen auf Dopaminagonisten und Anticholinergika);
  - Status dystonicus: intensivmedizinische Überwachung und Therapie (Sedierung, ggf. Narkose und Beatmung, evtl. Baclofen intrathekal);
- bei **Tics**: Aufklärung des Patienten und der Angehörigen; medikamentöse Therapie mit Risperidon, Sulpirid, Tiaprid, Haloperidol (Mittel der 2. Wahl wegen UAW), Aripiprazol, Tetrabenazin oder Botulinumtoxin bei dystonen Tics;
- bei **Chorea**: Tetrabenazin, Tiaprid, Clonazepam, atypische Neuroleptika (Olanzapin, Clozapin), Fluphenazin;
- bei **Dyskinesien**: auslösende Medikamente absetzen, medikamentöser Therapieversuch mit Tetrabenazin, bei Dystonien Botulinumtoxin;
- bei **Myoklonien** (meist schwierige Therapie): Clonazepam (4–10 mg/d), Levetiracetam (bis 3 000 mg/d), Piracetam (8–24 mg/d), Valproinsäure (bis 2 400 mg/d).

Literatur, Infos

Hinson V, Haren WB. Psychogenic movement disorders. Lancet Neurol 2006; 5: 695–700.

Hoehn MM, Yahr MD. Parkinsonism. Onset, progression and mortality. Neurology 1967; 17: 427–42.

Jankovic J. Treatment of hyperkinetic movement disorders. Lancet Neurol 2009; 8: 844–56.

Lees A. Parkinson's disease. JNNP 2010; 10: 240–6.

Reich SG. Pearls: hyperkinetic movement disorders. Semin Neurol 2010; 30: 15–22.

Vieregge P. Das idiopathische Parkinsonsyndrom. Fortschr Neurol Psychiat 2008; 76: 114–26.

Wolters A, Benecke R. Myoklonien. Akt Neurol 2009; 36: 71–81.

C-10 Schädel-Hirn-Trauma

André Grabowski und Bodo Kress

Grundlagen

Jährlich erleiden ca. 250 000 Menschen in Deutschland ein Schädel-Hirn-Trauma (SHT). Der überwiegende Anteil (ca. 90 %) sind leichte SHTs. Die restlichen 10 % verteilen sich relativ gleich auf mittelschwere und schwere SHTs.

Das Verletzungsmuster hängt v. a. von der Art und der Intensität der Gewalteinwirkung ab. Unterschieden wird das geschlossene vom offenen (oder penetrierenden) SHT, bei dem durch Eröffnung der Dura und Zerstörung des Knochens sowie der darüber liegenden Weichteile eine Verbindung zwischen Gehirn und Außenwelt entsteht.

Unterschieden werden beim SHT primäre und sekundäre Schädigungen.

Die **primären Schädigungen** entstehen direkt durch und im Moment der Gewalteinwirkung. Dazu zählen:

- Gesichtsschädelverletzungen (v. a. Jochbeinfraktur, Orbitawand/-bodenfraktur);
- Kalottenfrakturen;
- epi- und subdurale Hämatome;
- traumatische subarachnoidale Blutungen;
- intrazerebrale Blutungen;
- zerebrale Kontusionen mit und ohne Einblutung;
- diffuse axonale Schädigung (DAI = *diffuse axonal injury*) der Marklagerfasern;
- extra- und intrakranielle Gefäßverletzungen;
- begleitende Wirbelsäulenverletzungen (Fraktur, Dislokation).

Sekundäre Hirnschädigungen entstehen durch pathophysiologische Prozesse, die sich aus dem primären Schädigungsmuster heraus entwickeln. Dazu zählen:

- Hypoxie und Hypotension (→ sekundäre Ischämie),
- Hirnödem (Donkin 2010),
- Hyperglykämie,
- Fieber,
- Azidose,
- erhöhte Glutamatfreisetzung,
- Vasospasmus,
- Hyperämie.

! Da die primären Schädigungen nicht rückgängig gemacht werden können, ist das Ziel der Therapie des SHT, den sekundären Schaden so gering wie möglich zu halten. Ein Anstieg des Hirndrucks über 20 mm Hg geht beispielsweise mit einem bis zu 3-fach erhöhten Mortalitätsrisiko einher.

Beim Schädel-Hirn-Trauma kommt es zunächst im Rahmen des Traumas zu einer primären Schädigung (Blutung, Kontusion etc.). Nachfolgend kann eine ICP-Erhöhung durch eine Reduktion des zerebralen Perfusionsdrucks zu einer Ischämie (und damit zum Zelluntergang) mit sekundärer Schädigung führen. Zudem kommt es durch eine reaktive Vasodilatation zu einer Zunahme des zerebralen Blutvolumens mit der Folge einer weiteren ICP-Erhöhung, sodass letztlich eine Circulus vitiosus entsteht. Die sekundären Schädigungen (Ischämie, Ödem etc.) bedingen eine weitere ICP-Erhöhung.

Klinik

Klinisch und mithilfe der Glasgow Coma Scale (Tab. C-10-1) lassen sich die Schädel-Hirn-Traumen einteilen in:

- **leichtes SHT:** GCS 13 bis 15, passagere Bewusstseinsstörung über wenige Minuten möglich, Benommenheitsgefühl, retro-/

Tab. C-10-1 Glasgow Coma Scale (GCS; s. a. Heim et al. 2004).

Kriterium	Ausprägung und Bewertung
Augen öffnen	Spontan = 4 Punkte auf Ansprache = 3 Punkte auf Schmerzreize = 2 Punkte kein Augenöffnen = 1 Punkt
Sprache	orientiert = 5 Punkte verwirrt = 4 Punkte inadäquat = 3 Punkte unverständliche Laute = 2 Punkte keine verbale Reaktion = 1 Punkt
Motorik	befolgt Aufforderungen = 6 Punkte gezielte Schmerzabwehr = 5 Punkte ungezielte Schmerzabwehr = 4 Punkte Beugesynergismen = 3 Punkte Strecksynergismen = 2 Punkte keine motorische Reaktion = 1 Punkt

Die addierte Punktzahl der 3 Bereiche ergibt den Gesamtscore. Minimale Punktzahl = 3 Punkte, maximale Punktzahl = 15 Punkte.

anterograde Amnesie, Übelkeit/Erbrechen, Schwindel, evtl. Licht-/Geruchsempfindlichkeit, Nacken-/Kopfschmerzen, keine fokal-neurologischen Defizite;
- **mittelschweres SHT:** GCS 9 bis 12, Bewusstseinstrübung, Verwirrtheit, evtl. neurologische Defizite;
- **schweres SHT:** GCS 3 bis 8, Bewusstlosigkeit.

Die primäre Schweregradeinschätzung ist wichtig, da sie mit der Prognose des Patienten korreliert: Beim mittelschweren SHT wird bei 10 bis 20 % der Patienten im Verlauf eine Verschlechterung des neurologische Status beobachtet. Patienten mit einem schweren SHT haben eine Mortalität von bis zu 40 % .

Diagnostik

Wenn möglich, sollten bei der Anamneseerhebung Unfallhergang, Vorerkrankungen und Begleitmedikation eruiert werden.

! **Cave:** Das SHT kann auch als Folge einer akut einsetzenden Bewusstlosigkeit mit Sturz entstanden sein. Daher sollte bei bewusstlosen Patienten immer eine umfassende interdisziplinäre Diagnostik erfolgen.
Beim Traumapatienten ist, v. a. bei Bewusstseinsstörungen mit unzureichender Anamnese, immer ein Ganzkörperstatus erforderlich! Rund 15 % der Patienten mit schwerem SHT haben eine **begleitende Verletzung der Wirbelsäule**.

■ Körperliche Untersuchung
- **Eruierung lebensbedrohlicher Zeichen** mit Gefahr einer transtentoriellen Herniation:
  - Pupillenerweiterung/-anisokorie,
  - Hemiparese,
  - Streck-/Beugekrämpfe,
  - Kreislaufstörungen,
  - schwere Bewusstseinsstörungen.
- Suche nach Zeichen äußerer Traumata: Hämatome, Riss-/Platzwunden, Fehlstellungen, Blutungen, Liquoraustritt?
- Gesichtsschädelprüfung: Monokel-/Brillenhämatom, Augenbewegungsstörungen/-schmerzen, Rhinorrhö?
- Bewusstseinsprüfung → GCS-Bestimmung, Amnesie
- Prüfung des neurologischen Status: Hirnnerven, Motorik, Sensibilität, Reflexe
- Klinisches Bild: Horner-Syndrom (Miosis, Ptosis, Enophthalmus) → nach möglicher Gefäßdissektion suchen
- Bestimmung von Herzfrequenz und Blutdruck
- HNO-Prüfung: Hypakusis, Schwindel, Hämatotympanon
- Lunge seitengleich belüftet? Instabiler Thorax?
- Abdomen weich? Hämatome abdominell?
- Wirbelsäule → Druck-/Klopfschmerz? Hämatome?

Das SHT unterliegt in der initialen Phase einer gewissen Dynamik, die sowohl mit einer Verschlechterung als auch mit einer Verbesserung des klinischen Bildes einhergehen kann.

Daher sind in den ersten 24 bis 48 h regelmäßige, kurzfristige klinische Verlaufskontrollen (Pupillen, Motorik, Reflexe) notwendig. Bei analgosedierten Patienten kann – bei stabilen intrakraniellen Druckverhältnissen – einmal täglich ein Aufwachversuch zur klinischen Beurteilung sinnvoll sein.

■ **Bildgebung**

Die Akutdiagnostik erfolgt beim SHT immer mittels CT des Schädels (inkl. Knochenfenster) plus CT der HWS und oberen BWS (evtl. „Traumaspirale" über Kopf – Thorax – Abdomen – Becken bei Polytrauma oder unklarem Verletzungsmuster fahren).

Bei Verdacht auf Mehrfachverletzungen (= Polytrauma) muss eine ergänzende Diagnostik mittels CT von Thorax/Abdomen sowie Röntgen der Extremitäten erfolgen; ggf. Sonographie des Abdomen (freie Flüssigkeit, Parenchymverletzungen, Gefäßverletzungen?).

Die Indikationsstellung für ein cCT beim leichten SHT (GCS > 13, keine Bewusstlosigkeit) sollte individuell gestellt werden (s. Algorithmus in Abb. C-10-1). Kriterien für eine Bildgebung sind beispielsweise Alter über 60 Jahre, initiale Bewusstlosigkeit, anhaltende Kopfschmerzen sowie eine Alkoholintoxikation. Patienten, bei denen eine orale Antikoagulation oder Thrombozytenaggregationshemmung be-

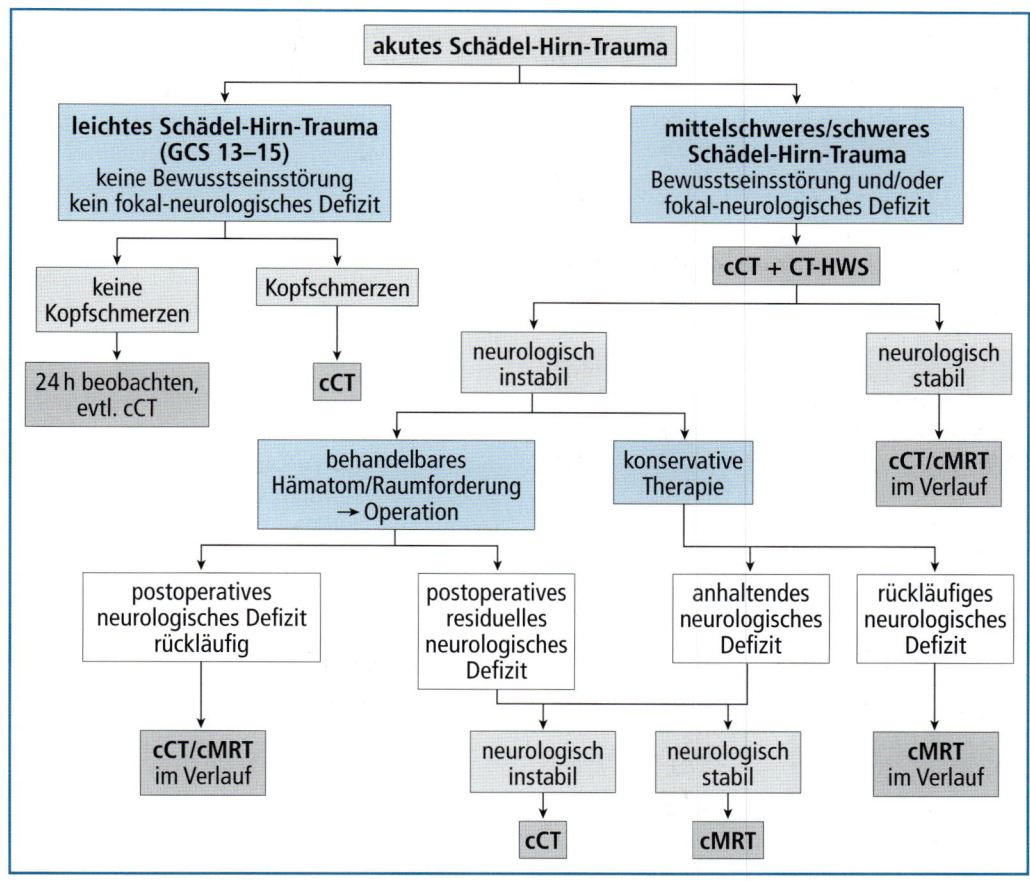

Abb. C-10-1 Algorithmus Bildgebung beim SHT (mod. nach Atlas et al. 2008).

steht, haben nach einem SHT trotz unauffälligem neurologischen Status (GCS 15) ein erhöhtes Risiko intrakranieller Blutungen (Brewer 2009), sodass bei dieser Patièntengruppe eine cCT indiziert ist. Die cCT zeigt die für die Therapie relevanten Pathologika (Blutungen, Kontusionen, Liquorzirkulationsstörungen, Raumforderungszeichen, Frakturen; s. Abb. C-10-2 und C-10-3).

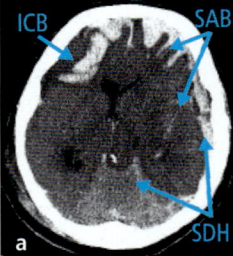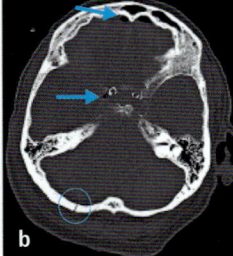

Abb. C-10-2 Offenes Schädel-Hirn-Trauma. **a)** Im cCT kontusionelle intrazerebrale Blutung rechts frontal, subarachnoidale Blutanteile links frontal und subdurales Hämatom links frontoparietal sowie tentoriell. **b)** Im Knochenfenster intrakranielle freie Luft (frontal und im Bereich des Sinus cavernosus, Pfeile) sowie Nachweis einer rechts okzipitalen Fraktur (Kreis).

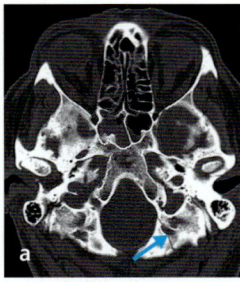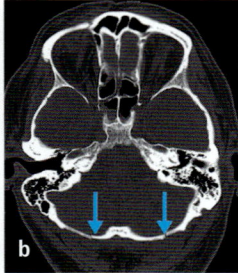

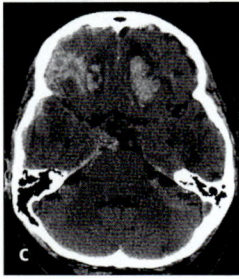

Abb. C-10-3 a–c) Die cCT zeigt sturzbedingte (im Stehen nach hinten gefallen) bilaterale okzipitale Frakturen (Pfeile in a und b) sowie bifrontale ausgedehnte Kontusionsblutungen (c).

> [!] In der initialen Phase sollte aufgrund der Dynamik der traumatischen Veränderungen 6 bis 8 h nach Aufnahme eine erneute cCT zur Verlaufskontrolle erfolgen (Kontrollparameter sind z. B. Blutungszunahme, Zunahme der Kontusion und/oder des Ödems, Liquorzirkulationsstörungen).

Die **MRT** ist aufgrund der Limitationen in der Anwendung (lange Untersuchungsdauer, schlechte Überwachungsmöglichkeit, Metallartefakte, fehlende Beurteilbarkeit der knöchernen Strukturen etc.) **für die Akutdiagnostik nicht geeignet** und sollte eher im Verlauf („subakute Phase") – bei der Frage struktureller Schädigungen und zur Prognoseabschätzung – angewendet werden.

Bei Verdacht auf Gefäßverletzung (z. B. traumatische Aneurysmen, Dissektion) sollte eine **Ultraschalluntersuchung** (Farbduplex-Sonographie) der extrakraniellen hirnversorgenden Gefäße durchgeführt werden. Bei unsicheren Befunden sollte eine MRT mit fettgesättigten Sequenzen über die Halsregion gefahren werden (s. a. Kap. C-1.2.2, S. 160). Zum Ausschluss intrakranieller bzw. schädelbasisnaher Gefäßverletzungen (v. a. bei penetrierenden Verletzungen wie Schussverletzung oder aber bei Frakturen) ist eine CT-Angiographie erforderlich.

Posttraumatisch kann es zur Ausbildung einer Arteria-carotis-Sinus-cavernosus-Fistel kommen. In der CT- und MR-Angiographie finden sich darauf oftmals nur indirekte Hinweise, sodass zur definitiven Diagnose eine Katheterangiographie erforderlich ist (Übersichtsarbeit Hähnel et al. 2007).

In der Tab. C-10-2 sind die typischen CT- und MRT-Befunde beim SHT aufgeführt.

■ EEG (im Verlauf)

Im EEG können je nach Verletzungsmuster Herdstörung, Allgemeinveränderungen und epilepsietypische Potenziale nachweisbar sein.

■ Labordiagnostik

- Hb-Bestimmung → Anämie?
- Gerinnungsparameter → Gerinnungsstörungen (z. B. durch orale Antikoagulation)?

- Troponin-Bestimmung → Ausschluss eines Herzinfarkts
- Blutzuckerbestimmung → Hypoglykämie?
- Elektrolytbestimmung (v. a. Natrium, Kalium) → Elektrolytstörungen?
- Bestimmung der Nierenfunktionsparameter (Serum-Kreatinin, GFR) → Niereninsuffizienz?
- Medikamentenspiegelbestimmung, Drogenscreening → Intoxikation (Alkohol, Drogen)?
- Bestimmung der D-Dimere → Lungenembolie?
- Blutgasanalyse → Hypoxämie?
- Eventuell Blutgruppenserologie bei polytraumatisierten Patienten mit dringlicher OP-Indikation.

Differenzialdiagnosen

Bei der Differenzialdiagnose des Schädel-Hirn-Traumas sind bei nicht eindeutiger Anamnese und Nachweis einer intrakraniellen Blutung immer primäre Blutung als Sturzursache in Erwägung zu ziehen und Risikofaktoren, z. B. Antikoagulation oder Bluthochdruck, zu erfassen.

Probleme/Komplikationen des Schädel-Hirn-Traumas

- Primäre Schädigungen (diffuse axonale Schädigung, Kontusionen, Blutungen, Gefäßverletzungen)
- Sekundäre Schädigungen:
  - zerebrale Ischämie durch Blutdruckabfall und/oder Hypoxämie
  - Hirnödem mit Hirndruckanstieg und sekundären Parenchymschädigungen
  - Elektrolytstörungen
  - epileptische Anfälle (bis zu 20 % der Betroffenen haben Frühanfälle)
  - Infektionen, z. B. Meningitis, Empyem, bei Duraverletzung („offenes SHT")
  - Liquorzirkulationsstörungen (v. a. nach traumatischer SAB)
  - chronisch subdurales Hämatom, Hygrom
  - Hypophysenvorderlappeninsuffizienz bei 30 bis 70 % der Patienten: Klinische Zeichen der Hypophyseninsuffizienz sind *GH-Mangel* (Abnahme der Muskelmasse, abdominelle Fetteinlagerung, reduzierte Leistungsfähigkeit und Konzentration);

Tab. C-10-2 Bildgebung beim SHT – typische Befunde und Beachtenswertes

Typische Befunde	
cCT	**cMRT**
<ul><li>Kontusionen = hypodense Areale, eher kortikal gelegen, evtl. mit Einblutung (fleckig, oberflächlich)</li><li>EDH, SDH, SAB möglich mit jeweils hyperdensen Arealen in den entsprechenden Kompartimenten</li><li>Hirnschwellung/-ödem mit Verlust der Grau-Weiß-Differenzierung und Raumforderungszeichen (Ventrikelkompression, Mittellinienverlagerung, basale Zisternen abgrenzbar?)</li><li>evtl. Liquorzirkulationsstörungen</li><li>Frakturen der Kalotte/Schädelbasis, Gesichtsschädel: direktes Zeichen → Konturunterbrechung, indirektes Zeichen → Spiegelbildung in den Sinus, Mastoidzellen, Mittelohr, „hängender Tropfen" in der Orbita, Lufteinschlüsse im Hirnparenchym (→ offenes SHT)</li></ul>	<ul><li>Parenchymdefekte im Verlauf (= Substanzdefekt/Atrophie)</li><li>Kontusionen: initial hyperintens in T2 und FLAIR, typischerweise oberflächlich (= kortikal/subkortikal) gelegen</li><li>Blutungen in T1 und T2 je nach zeitlichem Verlauf</li><li>sekundäre Ischämien in DWI</li><li>diffuse axonale Schädigung: multiple hypointense Läsionen in $T2^*$ und DWI, hyperintens in T2 (v. a. Balken nah)</li><li>$T2^*$: ältere Blutungen = hypointens (v. a. diffuse axonale Schädigung)</li><li>Parenchymatrophien in T2/FLAIR/T1</li></ul>
Beachtenswertes	
Immer an Contre-Coup-Läsionen denken!	

LH-/FSH-Mangel (wachsartige, blei-
che Haut, Abnahme der Achsel- und
Schambehaarung, Depressionen, Oligo-/
Amenorrhö, Mammaatrophie, Infertilität,
Libido-/Potenzminderung); *TSH-Mangel*
(Kälteintoleranz, trockene raue Haut,
Gewichtszunahme, Depressionen, Müdig-
keit, Antriebsmangel, Wesensveränderung,
Bradykardie); *ACTH-Mangel* (bleiche Haut,
Schwäche, Depression, Müdigkeit, Angst,
Gewichtsverlust, Übelkeit und Erbrechen
in Stresssituationen, Hypoglykämie)
- posttraumatischer benigner Lagerungs-
  schwindel
- Arteria-carotis-Sinus-cavernosus-Fistel
• Extrazerebrale Komplikationen
  - Hämoglobin-Abfall bei Einblutungen
  - Pneumonie, Sepsis
  - Gerinnungsstörungen
  - Dekubitalulzera
  - tiefe Beinvenenthrombose
  - Lagerungsschäden
  - Critical-Illness-Polyneuropathie/Myopathie
• Posttraumatische Belastungsstörung
• Depression
• Kognitive Störungen
• Post-Concussion-Syndrom: diffuser Schwindel,
  Kopfschmerzen, Licht- und Geräuschempfind-
  lichkeit, kognitive und emotional-affektive
  Störungen

Therapie

Ziel der Therapie ist es, sekundäre Hirnschädi-
gungen (Ischämie, Hirnödem, Raumforderung
etc.) zu verhindern, indem Vital- und Stoff-
wechselparameter im Normbereich gehalten
werden:
• Normovolämie: $S_{zv}O_2$ > 70 mm Hg,
• PiCCO®-Werte im Normbereich,
• Normotension: CPP (*cerebral perfusion pres-
  sure*) 50 bis 70 mm Hg,
• Normokapnie: p_aCO_2 35 bis 38 mm Hg,
• Normoxämie: p_aO_2 > 70 mm Hg,
• Normoglykämie: BZ 80 bis 130 mg/dl,
• Normothermie: Temperatur 36 bis 37,5 °C.

■ Nofalltherapie

! Lebensbedrohliche Blutungen oder Verletzungen (auch Thorax, Abdomen, Hals, Extremitäten) bedürfen einer sofortigen Therapie.

Neben der Aufrechterhaltung oder Wiederherstellung der Herz-Kreislauf-Parameter ist bei
lebensbedrohlichen intrakraniellen Blutungen
bzw. Raumforderungen eine **operative Therapie** dringlich angezeigt. Diese kann eine Hämatomausräumung, eine ausreichend große (ca. 15
× 15 cm) dekompressive Kraniektomie, ggf.
mit Duraerweiterungsplastik (Knochendeckel
– soweit möglich – aufheben für eine spätere
Deckung des Kalottendefekts) und eine Frak-
turstabilisierung bei raumfordernden Impressi-
onsfrakturen beinhalten.
Eine zunächst **abwartende Haltung** mit eng-
maschiger CT-Kontrolle (initial nach 6–12 h)
kann eingenommen werden bei:
• EDH < 30 ml Volumen, Hämatomdicke
  < 15 mm, Mittellinienverlagerung < 5 mm
  und GCS > 9;
• SDH mit geringer Raumforderung (Dicke
  < 10 mm, Mittellinienverlagerung < 5 mm)
  und GCS > 9;
• traumatischer ICB mit einem Volumen
  < 20 ml.

■ Monitoring

Zur Sicherstellung bzw. zum Erhalt der Vitalfunktionen und der zerebralen Perfusion dienen:
• **zerebrales Monitoring:**
  - ICP-Sonde: ICP-Messung, ermöglicht
    Berechnung des CPP,
  - transkranielle Doppler-Sonographie:
    Detektion von Vasospasmen,
  - Laser-Doppler-Flowmetrie: Messung der
    Blutflussgeschwindigkeit/lokale zerebrale
    Durchblutung,
  - zerebrale Mikrodialyse: Messung ver-
    schiedener Metaboliten (Lactat, Glucose,
    Pyruvat etc.; findet eher im Rahmen von
    Studien statt);
• **Vermeidung von Hypoxie** (Ziel ist eine
  S_pO_2 > 90 % und p_aO_2 > 60 mm Hg):

– Atemwegssicherung bei bewusstseinsgestörten Patienten mit schwerem SHT (GCS < 8), d. h. großzügige Intubationsindikation und kontrollierte Beatmung zur Vermeidung von Hypoxämie und als Aspirationsschutz,
– zur ausreichenden Oxygenierung bei beatmeten SHT-Patienten PEEP von 10 bis 15 cm H_2O verwenden; bei schwer zu beatmenden Patienten (z. B. Pneumonie, ARDS, COPD) ist ein Hirndruck-Monitoring bei „aggressiven Beatmungsstrategien" (hoher PEEP, Bauchlage, inverse Beatmungszeiten) sinnvoll,
– regelmäßige Blutgasanalyse, endexspiratorische CO_2-Konzentrations-Messung (EtCO$_2$),
– Kreislaufstabilisierung,
– Pneumonieprophylaxe: Lagerungswechsel soweit klinisch vertretbar, evtl. Inhalation von bronchodilatatorischen Substanzen (z. B. Salbutamol),
– rechtzeitig Behandlung von Infektionen;
– **Vermeidung von Hypotension** (Ziel ist ein systolischer Blutdruck > 120 mm Hg bzw. MAP > 90 mm Hg, HF < 100/min, S_pO_2 > 95 %), z. B. durch Flüssigkeitssubstitution, evtl. Gabe von hyperonkotischen Lösungen (z. B. NaCl 7,2–7,5 % , Hyper-HAES®); zudem bei anhaltender arterieller Hypotonie Beginn einer Katecholamintherapie (Arterenol®, ggf. Dobutamin bei Herzinsuffizienz).
– Bei relevanten Blutverlusten frühzeitig Gabe von Bluttransfusionen.

> **[!]** **Cave:** Zur Vermeidung eines Hirnödems sollten **keine** hypoosmolaren Infusionslösungen (Ringer-Lactat, Glucose 5 %) verwendet werden. Geeignete isoosmolare Infusionslösungen sind Ringer-Lösung, NaCl 0,9 % und kolloidale Lösungen im Verhältnis 2 : 1.

■ Hirndrucktherapie

Ziel der Hirndrucktherapie ist die Aufrechterhaltung eines suffizienten CPP zwischen 50 und 70 mm Hg (s. a. entsprechendes Kap. ab S. 127).

Hirndrucksteigernde Maßnahmen sollten vermieden werden: Husten, Pressen, Würgen, Kältezittern, Umlagern/Transport, Schmerzen, Stress (z. B. Lärm) etc. erhöhen den ICP → ausreichende Sedierung und Analgesie.

Eine sinnvolle Hirndrucktherapie ist nur durch Hirndruckmonitoring möglich. Bei bestehender oder drohender Hirndrucksymptomatik (ICB, Hirnödem, Kontusion, enge basale Zisternen) sollte immer die Anlage einer EVD erfolgen. Bei schwerem SHT können unterschiedliche Verläufe des erhöhten Hirndrucks auftreten. Druckanstiege bzw. Spitzendrücke können in der initialen Phase, mit einer Latenz von 3 bis 4 Tagen oder biphasisch (initial und nach gewisser Latenz), aber auch als stetiger Anstieg auftreten. Daher erscheint ein kontinuierliches Hirndruckmonitoring über mehrere Tage erforderlich Bei zunehmenden Hirndrücken sollte eine Bildgebung im Verlauf erfolgen, da eine Zunahme der traumatischen Schädigungen bei über ⅓ der Patienten beobachtet werden kann (O'Phelan 2009).

Medikamente, die zum Einsatz kommen, sind:
● Mannitol 20 % (0,25–1 g/kg KG, maximale Tagesdosis 4 g/kg KG oder Plasma-Osmolarität > 320 mmol/l, da Gefahr der akuten renalen tubulären Nekrose);
● hypertone NaCl-Lösung 7,5 % (bewirkt einen Anstieg des arteriellen Blutdrucks und Abnahme des intrakraniellen Drucks; trotz klinischem Effekt keine eindeutige Studienlage bzw. Zulassung zur Hirndrucktherapie);
● Glycerol.

■ Schmerztherapie/Sedierung

Beim **schweren SHT** ist immer auf eine ausreichende Analgosedierung und ggf. Relaxierung (positive Auswirkungen auf den ICP) zu achten. Zur besseren Steuerbarkeit sollten Analgetika und Sedativa mit kurzer Halbwertszeit verwendet werden (z. B. Propofol, Sufentanil, Remifentanil). Ketamin besitzt den Vorteil einer kurzen Halbwertszeit, hat keinen wesentlichen Einfluss auf den ICP und führt nicht wie die Opiate und Propofol zu einer Hypotonie. Daher ist es auch beim SHT-Patienten zur Analgosedierung geeignet.

Beim **leichten SHT** sind meist „periphere" Analgetika (Paracetamol, Metamizol, Diclofenac, Ibuprofen) ausreichend. Zusätzlich können bei schmerzhaften Verspannungen der Nacken-/Schultermuskulatur muskelentspannende Medikamente (Tetrazepam, Tolperison) sinnvoll sein.

■ Antikonvulsive Therapie

Bis zu 15 % der Patienten mit schwerem SHT erleiden zeitnah zum Trauma (innerhalb der ersten 24 h bis maximal 1. Woche) Krampfanfälle, die als sog. **„Frühanfälle"** bezeichnet werden. Nach erstmaligem Krampfanfall und bei kritischem Zustand des Patienten kann eine antikonvulsive Therapie in der 1. Woche begonnen werden – z. B. mit Carbamazepin, Valproinsäure oder Phenytoin – und dann wieder ausschleichend beendet werden. Eine früh begonnene antiepileptische Therapie hat keinen Einfluss auf das Risiko von Spätanfällen. Nach einem **Spätanfall** (nach der 1. Woche) ist das Wiederholungsrisiko hoch, sodass eine antiepileptische Langzeittherapie sinnvoll ist (s. Kap. C-8.1, S. 251). Insgesamt ist das Risiko einer Epilepsie nach einem SHT, verglichen mit der Normalbevölkerung, je nach Alter und Ausmaß der Schädigung, 3,5- bis 12-fach erhöht (Christensen et al. 2009). Eine primäre Anfallsprophylaxe wird jedoch nicht empfohlen.

■ Temperatursenkung

Die Senkung der Körpertemperatur wird erzielt durch physikalische Methoden (kalte Wickel, Cool Touch®, evtl. i. v. Kühlkatheter) und antipyretische Medikamente wie Paracetamol, Metamizol (**cave:** RR-Senkung bei i. v. Gabe) oder Diclofenac.

Der Stellenwert einer Hypothermie auf 32 bis 35 °C beim SHT ist nicht abschließend geklärt (The Brain Trauma Foundation 2007; Clifton 2001; Poldermann 2008). Wesentliche pathophysiologische Rationale der Kühlung ist die Senkung eines erhöhten Hirndrucks. Eindeutige Hinweise auf eine Verbesserung des neurologischen Outcomes liegen bisher nicht vor, sodass die Indikation individuell gestellt werden muss.

■ Weitere Maßnahmen
● **Antibiotische Therapie** bei offenem SHT, v. a. bei Patienten mit einer Oto- oder Rhinoliquorrhö
● **Vermeidung von hohen Plasma-Glucosespiegeln** durch eine (intensivierte) Insulintherapie – **cave:** Gefahr von Hypoglykämien (und Unterversorgung des bereits geschädigten Gehirns, Bilotta et al. 2008)
● **Thromboseprophylaxe**: Kompressionsstrümpfe, passive Bewegungen – **cave:** erhöhte Blutungsgefahr bei Heparingabe, Beginn ggf. nach 1 bis 2 Tagen nach dem Trauma
● **Vermeidung von Infektionen, frühzeitige Therapie von Infektionen**; eine antibiotische Prophylaxe bei Schädelbasisfrakturen mit Liquorrhö kann nicht prinzipiell empfohlen werden

[!] In der Therapie des SHT **unbedingt zu vermeiden** sind:
● Cortisongabe (Crash-Trial),
● Nimodipin,
● Magnesium,
● Hypoxie und
● Hypotension.

Prognose

Die Prognose hängt im Wesentlichen vom Schädigungsmuster und der zugrunde liegenden klinischen Symptomatik ab. Lang anhaltende Bewusstlosigkeit mit neurologischen Defiziten, höheres Alter, pathologische evozierte Potenziale, das Ausmaß und die Verteilung der Parenchymschädigung sowie eine ungünstige Lokalisation der Schädigungen (z. B. Hirnstamm) in der MRT sind mit einer schlechten Prognose vergesellschaftet. Schwere Schädel-Hirn-Traumen (GCS < 8) gehen meistens mit einer dauerhaften Beeinträchtigung der Arbeits- und Berufsfähigkeit einher.

Fortschritte in der rehabilitativen Nachbehandlung werden v. a. innerhalb des ersten Jahres gesehen. Daher ist bei schwer betroffenen Patienten mit einem „Reha-Potenzial" eine rechtzeitige neurologische rehabilitative Anschlussheilbehandlung (Frührehabilitation, Phase B) anzustreben.

In Anbetracht der relativ hohen Inzidenz einer Hypophyseninsuffizienz nach SHT ist in der postakuten Phase eine entsprechende endokrinologische Abklärung erforderlich.

Literatur, Infos

Atlas S. Magnetic resonance imaging of the brain and spine. 4th ed. Lippincott, Williams & Wilkins 2008.

Bilotta F, Caramia R, Cernak I et al. Intensive insulin therapy after severe traumatic brain injury: a randomized clinical trial. Neurocrit Care 2008: 9: 159–66.

Brewer ES. Is head CT necessary for patients taking Warfarin or Clopidogrel who suffer head trauma and present with a Glasgow Coma Score of 15? Vortrag ASNR, Vancouver 2009.

Christensen J, Pedersen MG, Pedersen CB et al. Long-term risk of epilepsy after traumatic brain injury in children and young adults: a population-based cohort study. Lancet 2009; DOI: 10.1016/S0140-5736(09)60214-2.

Clifton GL, Miller ER, Choi SC et al. Lack of effect of induction of hypothermia after acute brain injury. N Engl J Med 2001; 344: 556–63.

CRASH Trial Collaborators. Effect of intravenous corticosteroids on death within 14 days in 10008 adults with clinically significant head injury (MRC CRASH trial): randomised placebo-controlled trial. Lancet 2004; 364: 1321–8.

Deitch E, Dayal S. Intensive care unit management of the trauma patient. Crit Care 2006; 34: 2294–301.

Donkin JJ, Vink R. Mechanisms of cerebral edema in traumatic brain injury: therapeutic developments. Curr Opin Neurol 2010; 23: 293–9.

Dubroff J, Newberg A. Neuroimaging of traumatic brain injury. Semin Neurol 2008; 28: 548–57.

Engelhard K, Müller-Forell W, Werner C. Therapie des schweren Schädel-Hirn-Traumas. Anaesthesist 2008; 57: 1219–31.

Faymonville M-E, Pantke K-H, Berré J et al. Cerebral functions in brain-damaged patients. What is meant by coma, vegetative state, minimally conscious state, locked-in syndrome and brain death? Anaesthesist 2004; 53(12): 1195–202.

Hähnel S, Stippich C, Hartmann M, Kress B. Kraniale und zervikale arterielle Gefäßverletzungen: Bildgebung und Therapie. Fortschr Röntgenstr 2007; 179: 119–29.

Heim C, Schoettker P, Spahn DR. Glasgow Coma Score für den Patienten mit Schädel-Hirn-Trauma. Anaesthesist 2004; 53: 1245–56.

Leitlinien der Deutschen Gesellschaft für Neurochirurgie: Schädel-Hirn-Trauma im Erwachsenenalter. Stand 07/2007. www.dgnc.de.

Leitlinien der Deutschen Gesellschaft für Neurologie (DGN): Leichtes und schweres Schädel-Hirn-Trauma. 4. Aufl. Stuttgart: Thieme 2008.

Maas AIR, Stocchetti N, Bullock R. Moderate and severe traumatic brain injury in adults. Lancet Neurol 2008; 7: 728–41.

Marion D, Bullock MR. Current and future role of therapeutic hypothermia. J Neurotrauma 2009; 26(3): 455–67.

Mendelow AD, Timothy J, Steers J et al. Management of patients with head injury. Lancet 2008; 372: 685–7.

O'Phelan K, Park D, Efird JT et al. Patterns of increased intracraniell pressure after severe traumatic brain injury. Neurocrit Care 2009; 10: 280–6.

Polderman KH. Induced hypothermia and fever control for prevention and treatment of neurological injuries. Lancet 2008; 371(9628): 1955–69.

Schneider HJ, Schneider M, von Rosen F, Stalla GK. Hypophyseninsuffizienz nach Schädel-Hirn-Trauma. Ein häufig unerkanntes Problem. Dtsch Ärztebl 2004; 101(11): A712–7.

Schreckinger M, Marison DW. Contemporary management of traumatic intracranial hypertension: is there a role for therapeutic hypothermia? Neurocrit Care 2009; 11: 427–36.

Stahel P, Smith WR, Moore EE. Hypoxia and hypotension, the „lethal duo" in traumatic brain injury: implications for prehospital care. Intensiv Care Med 2008; 34: 402–4.

The Brain Trauma Foundation – www.braintrauma.org. Guidelines for the management of severe traumatic brain injury 2007.

Wallesch CW, Hopf H-C. Das leichte Schädel-Hirn-Trauma. Akt Neurol 2008; 35: 118–23.

Wedekind C, Klug N. Frühe Prognose nach schwerer Schädel-Hirn-Verletzung. Dtsch Ärztebl 2005; 102: A503–8.

Zweckberger K, Sakowitz O, Kiening KL, Unterberg A. Intensivbehandlung des Schädel-Hirn-Traumas. Intensivmedizin up2date 2007; DOI 10.1055/s-2007-966454.

C-11 Spinale Notfälle

André Grabowski und Bodo Kress

Ursachen spinaler Notfälle können sowohl traumatischer als auch nichttraumatischer Natur sein.

Zu den **nichttraumatischen Ursachen** zählen:

- **medulläre Prozesse:**
  - spinale Entzündungen: Myelitis, viral und autoimmun;
  - medulläre Tumoren (Gliome, Ependymome, Sarkome, Lipome, Lymphome, Abtropfmetastasen); paraneoplastische Myelopathien (z. B. beim Bronchialkarzinom und Morbus Hodgkin; Honnorat 2007);
  - Strahlenmyelopathie als akute inkomplette bis komplette Querschnittssymptomatik bei Bestrahlungsdosen ab 20 Gy mit einer Latenz von mehreren Wochen bis Monaten und Jahren;
  - **vaskuläre spinale Syndrome:** spinale Ischämien (z. B. nach Aortenoperationen oder Aortendissektion), Vaskulitis, Embolie (z. B. Dekompressionskrankheit), Gefäßkompression (z. B. durch Raumforderung) und spinale arteriovenöse Malformationen, Angiome, Kavernome oder durale Fisteln (mit venöser Stauung und Stauungsischämie bzw. Blutungen);
  - metabolische Myelopathien (akut bis subakut verlaufend); funikuläre Myelose bei Vitamin-B$_{12}$-Mangel; hepatische Myelopathie bei Leberinsuffizienz (Lewis u. Howdle 2003);
- **extramedulläre Prozesse:**
  - eitrige (bakterielle) Spondylodiszitis, Spondylitis tuberculosa (Morbus Pott), mykotische Spondylitis, epi- oder subduraler Abszess;
  - chronisch entzündliche rheumatische Wirbelsäulenerkrankungen (Schlossbauer et al. 2006) wie rheumatoide Arthritis, seronegative Spondylarthropathie (ankylosierende Spondylitis), Psoriasis-arthropathie, enteropathische Arthropathie, reaktive Spondylarthropathie, Morbus Reiter;
  - extramedulläre Tumoren (Neurinome, Meningeome, Angiome, Sarkome) und Metastasen (z. B. bei Bronchial-, Mamma-, Prostatakarzinom, multiples Myelom [Plasmozytom]);
  - spinale subdurale und epidurale Blutungen bei Gerinnungsstörungen (Antikoagulation!), Zustand nach Trauma, Lumbalpunktion, Periduralkatheter und vaskulären Malformationen;
  - degenerative Erkrankungen wie osteoporotische Wirbelkörperfrakturen, Spinalkanalstenosen, Bandscheibenvorfälle.

Zu den **traumatischen Ursachen** zählen:

- Rückenmarkontusion, -quetschung;
- traumatische Blutungen und
- Wirbelkörperfraktur-/dislokation.

C-11.1 Nichttraumatische spinale Schädigungen

Grundlagen

■ Spinale Entzündungen/Infektionen

Häufige Ursachen der **akuten Myelitis** sind v. a. die multiple Sklerose (Cordonnier et al. 2003) und virale Entzündungen; allerdings kann in über 50 % der Fälle kein Auslöser gefunden werden.

Die **extramedullären Entzündungen** werden v. a. durch hämatogene und lokale (per continuitatem) Bakterienaussaat bedingt – z. B. nach

Bandscheiben- oder Wirbelsäulenoperation, lumbaler Drainage – und imponieren als Abszesse, Osteomyelitiden bzw. Spondylitiden, bei Beteiligung des Bandscheibenfaches als Spondylodiszitiden. Häufigste Erreger sind Staphylokokken, Mycobacterium tuberculosis (v. a. bei Immunsuppression), E. coli spp., Klebsiella spp., Streptokokken und Pseudomonaden. Selten liegt eine Infektion mit Pilzen oder Parasiten vor.

Eine Übersicht der medullären versus extramedullären Entzündungen und erregerbedingte versus nicht erregerbedingte Myelitiden findet sich in den Tab. C-11-1 und C-11-2.

Risikofaktoren für eine spinale Infektion sind (Ahlhelm 2006; Belzunegui 1999; Beronius 2001):
- Immunsuppression (HIV, immunsuppressive medikamentöse Therapie),
- Diabetes mellitus,
- Alkohol- und Drogenabusus,
- Traumata sowie
- chronische hepatische und renale Erkrankungen.

Auch im Rahmen einer systemischen Infektion (Sepsis, Endokarditis) kann es, v. a. bei den genannten Risikogruppen, zu einer zusätzlichen spinalen Manifestation der Infektion kommen.

Tab. C-11-1 Einteilung medulläre versus extramedulläre Entzündungen.

Medulläre Entzündungen	Extramedulläre Entzündungen
• akute Myelitis (viral, bakteriell, parasitär, parainfektiös, postvakzinal) • akute idiopathische Myelitis • Neuromyelitis optica • intramedulläre Abszesse	• spinaler epiduraler Abszess • spinale Meningitis/Abszess • Diszitis/Spondylitis/Spondylodiszitis • akute Arthritiden

Tab. C-11-2 Ursachen der erregerbedingten und nicht erregerbedingten Myelitiden.

Erregerbedingte Myelitis	Nicht erregerbedingte Myelitis

• **Viren:** Coxsackie-, Echo-, FSME-, Mumps-, HSV-1-, HSV-2-, Varicella-Zoster-, CMV-, Epstein-Barr-, HI-, Poliomyelitis-, West-Nil-, Enterovirus 71
 • **Bakterien:** Borrelien, Mycobacterium tuberculosis, Mykoplasmen, Treponema pallidum (Lues), Clostridium tetani, Staphylokokken und Streptokokken (selten hämatogene Streuung)
 • **Parasiten:** (selten) Echinokokken, Zystizerken
 • **Pilze:** Aspergillus, Schistosoma
	• neuroimmunologisch bedingt
	   – multiple Sklerose
	   – ADEM
	   – Neuromyelitis optica (Devic-Syndrom)
	 • auf dem Boden von Kollagenosen, rheumatische Erkrankungen und Vaskulitiden wie
	   – Neurosarkoidose
	   – Neuro-Behçet
	   – Lupus erythematodes
	   – Sjögren-Syndrom
	   – Sharp-Syndrom
	   – Riesenzellarteriitis
	   – Periarteriitis nodosa
	   – Lues spinalis mit Gefäßbeteiligung
	 • parainfektiös und postvakzinal bei
	   – Masern
	   – Röteln
	   – Mumps
	   – Varizellen
	   – EBV
	   – Tollwut

Spinale Ischämie

Spinale Ischämien sind, verglichen mit den zerebralen Ischämien, selten. Günstig wirkt sich diesbezüglich v. a. die gute Kollateralisierung des Myelons aus. Am häufigsten kommt eine Ischämie im Versorgungsgebiet der Arteria spinalis anterior vor.

Als **Ursachen** einer spinalen Ischämie kommen in Betracht:

- Arteriosklerose,
- Aortenaneurysma,
- Aortenoperation,
- arterielle Hypotonie,
- Verschluss/Dissektion der Arteria vertebralis,
- Vaskulitis,
- Kollagenose (z. B. Lupus erythematodes, Sjögren-Syndrom),
- embolische Gefäßverschlüsse (z. B. Dekompressionskrankheit bei Tauchern),
- spinale Gefäßmalformationen,
- spinale Raumforderungen (Bandscheibe, Tumor, Abszess) mit Gefäßkompression.

Daneben gibt es aber auch idiopathische spinale Ischämien.

Spinale Tumoren

Spinalen Tumoren/Raumforderungen können entsprechend der anatomischen Lokalisation eingeteilt werden in

- **Wirbelsäulen- und extradurale Tumoren** (z. B. Metastasen, Lymphom, multiples Myelom, Schwannome) und
- **Rückenmarktumoren** (z. B. spinales Astrozytom, Ependymom, intradurale Metastase, Hydromyelie/Syringomyelie, spinale Arachnoidalzyste).

Spinale Blutung und Gefäßmalformationen

Den Kompartimenten entsprechend werden unterschieden:

- Epiduralhämatom,
- Subduralhämatom,
- spinale subarachnoidale Blutung und
- Hämatomyelie.

Spinale Blutungen sind selten. **Ursachen** sind:

- diagnostische/therapeutische Maßnahmen wie Lumbalpunktion oder Periduralkatheter,
- orale Antikoagulation,
- Gerinnungsstörungen,
- spinale Gefäßmalformationen,
- Traumen,
- Tumoren,
- Vaskulitis,
- manuelle Therapie und
- selten Aneurysmen im zervikalen Abschnitt (A. vertebralis).

Zu den **Gefäßmalformationen** werden gezählt:

- durale arteriovenöse Fisteln,
- arteriovenöse Malformationen,
- kavernöse Malformationen und
- spinale Angiome.

Klinik

Das klinische Bild bei spinalen Notfällen hängt im Wesentlichen von der zugrunde liegenden Ätiopathogenese und Lokalisation ab. Sie machen sich meist durch akute bis subakute **neurologische Defizite** bemerkbar:

- Sensibilitätsstörungen (Hyp-, Par-, Dysästhesien und Hyperpathien) meist kaudal der Rückenmarkschädigung,
- motorische Defizite und
- autonome Störungen (Blasen- und Mastdarmstörungen, sexuelle Störungen).

Die Ausfallserscheinungen können lateralisiert sein, aber auch als akute Querschnittssymptomatik imponieren.

Eine **aufsteigende Myelitis** kann zur **Beteiligung des Hirnstamms mit Hirnnervenausfällen** und Ateminsuffizienz führen und klinisch dem Bild einer Landry-Paralyse (= aufsteigende schlaffe Lähmung) entsprechen.

Rückenschmerzen – häufig ziehend, stechend oder dumpf – sind v. a. bei **extramedullären entzündlichen Prozessen** in Höhe der Entzündungen zu finden.

Fieber kann bei einer lokalen Entzündung zunächst fehlen und sich erst nach hämatogener Streuung entwickeln.

Spinale Tumoren gehen initial oftmals mit Rückenschmerzen, die durch Beklopfen der Wirbelsäule oder durch Belastung verstärkt werden, einher ohne dass neurologische Ausfälle vorliegen müssen. Radikuläre Schmerzen können bei einer Beteiligung der Nervenwurzeln auftreten.

Spinale Ischämien zeigen eine sich meist über Minuten bis Stunden entwickelnde Symptomatik, die in der Regel ein Gefäßterritorium (A. spinalis anterior, A. sulcocommisuralis, A. spinalis posterior) betrifft:

- Arteria-spinalis-anterior-Syndrom (vordere $\frac{2}{3}$ des Rückenmarks): häufig radikuläre oder gürtelförmige Schmerzen, schlaffe Tetra- oder Paraparese, Blasen-Mastdarm-Störung, fehlendes Schmerz- und Temperaturempfinden bei erhaltenem Vibrations- und Lagesinn;
- Arteria-sulcocommisuralis-Syndrom (rechte oder linke Hälfte der vorderen $\frac{2}{3}$ des Rückenmarks = „halbseitiges Arteria-spinalis-anterior-Syndrom");
- Arteria-spinalis-posterior-Syndrom: Verlust der Propriozeption mit Stand- und Gangataxie, ggf. Paresen, Blasenstörung.

Spinale Blutungen sind durch akute – häufig einseitige bzw. radikuläre – Rückenschmerzen mit meist inkompletter Querschnittssymptomatik gekennzeichnet.

Infolge **spinaler Gefäßmalformationen** entwickelt sich häufig eine langsam progrediente Querschnittssymptomatik, ggf. fluktuierend bzw. schubförmig verlaufend.

Bei **metabolischen Störungen** muss v. a. an den Vitamin-B$_{12}$-Mangel mit dem Bild der funikulären Myelose gedacht werde. Diese manifestiert sich häufig bei Patienten mit perniziöser Anämie (z. B. Morbus Crohn, Zöliakie, Mangelernährung, strenge Vegetarier) mit langsam progredienten motorischen Defiziten, wie z. B. spastische Paraparese und Gangstörungen, sowie sensiblen Ausfällen (Parästhesien, vermindertes Vibrationsempfinden). Zusätzlich kommt es meist zum kognitiven Abbau (Verwirrtheit, psychomotorische Verlangsamung, Depressionen, psychotisches Verhalten). Selten

kommt es im Rahmen einer Leberfunktionsstörung (v. a. Patienten mit portosystemischem Shunt) zu einer hepatischen Myelopathie mit Schädigung der Pyramidenbahnen.

Die **Poliomyelitis** verläuft klassischerweise in mehreren Stadien und beginnt zunächst mit Fieber, gefolgt von einem meningitischen Stadium, bis sich dann das paralytische Stadium anschließt.

Die **Lues spinalis** mit der Tabes dorsalis (Hinter-/Seitenstrang-Myelitis) als Spätstadium der Neurolues geht mit einer progressiven Lähmung, Sensibilitätsstörungen, lanzierenden Schmerzen, Reflexverlust und Blasenstörungen einher.

Die **FSME-Myelitis** ist häufig mit einer „hohen Querschnittssymptomatik" mit Beteiligung der Arme, der Hirnnerven und des Zwerchfells verbunden und weist eine schlechte Prognose auf.

Die **Neuromyelitis optica** (Devic-Syndrom) stellt eine Autoimmunerkrankung dar, die vorwiegend jüngere Frauen betrifft. Sie ist charakterisiert durch die Zeichen einer akuten (transversen) Myelitis und eine Optikusneuritis.

Eine **Strahlenmyelopathie** tritt in der Regel mit einer Latenz von mehreren Wochen bis Monaten nach einer Bestrahlung auf und kann sich mit einer akuten spinalen Symptomatik (Paresen, Sensibilitätsstörungen) manifestieren. Hinweisend ist die Anamnese einschließlich des Ausmaßes des Bestrahlungsfeldes.

Diagnostik

■ Klinische Untersuchung

Die Lokalisation der Schädigung erfolgt über die Untersuchung der sensiblen Dermatome, der Myotome und der Muskeldehnungsreflexe. Hilfreich in der Zuordnung der Höhenlokalisation ist die Untersuchung des Vibrationsempfindens einschließlich der Dornfortsätze. Autonome Störungen können beispielsweise über den analen Sphinktertonus und Blasenentleerungsstörungen mit Restharnbildung oder Inkontinenz erfasst werden. Umschriebene Entzündungen der Wirbelsäule und angrenzender Strukturen gehen häufig mit einem lokalen Klopf- und Stauchungsschmerz einher.

❗ Die Symptome einer spinalen Entzündung können anfangs sehr unspezifisch sein und dadurch die Diagnosestellung erheblich erschweren und verzögern.
Schwierigkeiten können bei der Unterscheidung einer erregerbedingter von einer parainfektiösen Myelitis auftreten. Bei Letztgenannter wird häufig ein symptomfreies Intervall zwischen der vorausgegangenen Infektion und der Myelitis beschrieben.

■ **Bildgebung**
Die MRT in mindestens 2 Ebenen (sagittal + axial) ist bei Verdacht auf einen spinalen Prozess die Methode der Wahl.
Spinale Ischämien, entzündliche Läsionen, metabolische Veränderungen und Tumoren (Tab. C-11-3 bis C-11-7) werden besonders gut in T2-gewichteten Aufnahmen abgebildet (Abb. C-11-1 und C-11-2a). Entzündliche bzw. ödematöse Veränderungen und auch Tumoren stellen sich gut in den STIR-Sequenzen dar. Nach Kontrastmittelgabe sind floride entzündliche Läsionen (Abb. C-11-2b) und Tumoren in den T1-Sequenzen meist gut abgrenzbar (evtl. Subtraktionen der naiven T1 von T1 nach Kontrastmittelgabe zur genaueren Abgrenzung der Kontrastmittelanreicherung). Bei Verdacht auf Beteiligung der knöchernen Strukturen ist eine fettgesättigte T2- oder STIR- bzw. T1-Sequenz nach Kontrastmittelgabe zur besseren Differenzierung sinnvoll (Abb. C-11-3 und C-11-4).

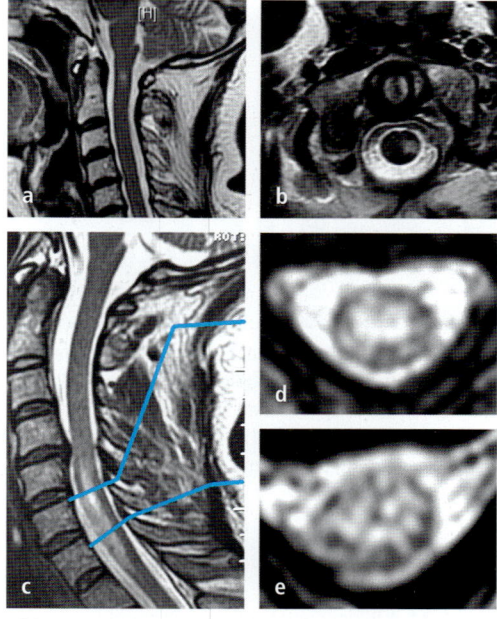

Abb. C-11-1 Spinale Ischämie. In den MRT T2 Sequenzen zeigen sich die ischämischen Läsionen als Signalsteigerungen: **a und b)** links ventrolaterale Ischämie in Höhe HWK2. **c–e)** Langstreckige vorwiegend ventrale ischämische Läsionen (Versorgungsgebiet der A. spinalis anterior) in Höhe HWK 5 bis BWK 1 bei einem anderen Patienten. Die Markierungen in c) kennzeichnen die Schnitthöhen der axialen Bilder in d und e.

Tab. C-11-3 Bildgebung bei spinaler Ischämie – typische Befunde und Beachtenswertes.

Typische Befunde	
CT	**MRT**
keine Indikation	• T1: meist unauffällig; im Verlauf von wenigen Tagen leichte, teilweise fleckige Kontrastmittelaufnahme • T2: intramedulläre flächige Hyperintensität (oftmals ventral gelegen) mit evtl. leicht aufgetriebenem Myelon (= Ödem) • im Spätstadium Myelonatrophie
Beachtenswertes	
• In der initialen Phase ist im MRT häufig kein richtungweisender Befund zu erheben → Verlaufskontrolle nach 1–2 Tagen. • In der Bildgebung v. a. Versuch der ätiologischen Zuordnung der spinalen Ischämie zu z. B. Aortenaneurysma/Dissektion, Vaskulitis (MR-Angio), komprimierende Raumforderung.	

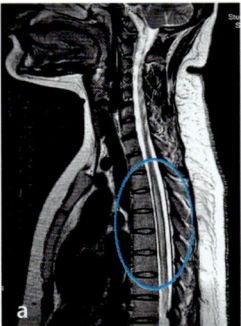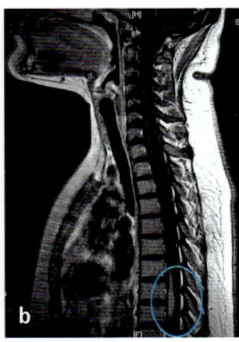

Abb. C-11-2 Langstreckige entzündliche Läsionen im MRT bei Patienten mit multipler Sklerose und akut aufgetretenen sensomotorischen Defiziten. **a)** Signalsteigerung in den T2-Sequenz und **b)** deutliche Kontrastmittelaufnahme in den T1-Sequenz.

Spinale Blutungen (Tab. C-11-8, S. 293) können im Rahmen der Notfalldiagnostik im CT erkannt werden. Zur besseren anatomischen und ätiologischen Zuordnung ist jedoch die MRT die Methode der Wahl. Blutungen stellen sich je nach Stadium (< 24 h, 1–3 d und > 3 d) unterschiedlich im MRT dar.

Falls **Kontraindikationen für die MRT-Untersuchung** vorliegen, kann zur Einschätzung der knöchernen Beteiligung und Klärung der Frage nach relevanten Raumforderungen bei extramedullären entzündlichen Prozessen alternativ ein Wirbelsäulen-CT mit Kontrastmittel erfolgen. Um die Strahlendosis zu minimieren, ist eine vorherige Höhenlokalisation anhand des klinischen Bildes sinnvoll.

Tab. C-11-4 Bildgebung bei Spondylitis und Spondylodiszitis – typische Befunde und Beachtenswertes.

Erkrankung	Typische Befunde	
	CT	MRT
• Eitrige Spondylitis/ – Spondylodiszitis[1]	• osteolytische und osteosklerotische Veränderungen der Grund- und Deckplatten (unscharfe Darstellung und Aufhellung der Endplatten) • verschmälertes Bandscheibenfach • epi- und paravertebrale Abszesse mit Kontrastmittelaufnahme	• T1: hypointense Bandscheibe und signalgeminderte unscharfe bzw. erodierte Abschlussplatten; Kontrastmittelaufnahme (evtl. Subtraktion: T1-Kontrastmittelserien – native T1-Sequenz) • T2/STIR: Wirbelkörper iso- bis hyperintens (T2 mit Fettsättigung zeigt das Knochenödem sehr gut), Bandscheibe hyperintens • Abszesse paravertebral und epidural (hyperintens in T2 und meist diffuse Kontrastmittelaufnahme, Einschmelzungen)
Spondylitis tuberculosa	• häufig multilokuläre/diffuse knöcherne Destruktion (Sinterung, teilweise Fragmentierung), evtl. paravertebrale Abszesse mit Verkalkungen (= hyperdens) • häufig Hyperkyphose	• T1: hypointense knöcherne Läsionen, Kontrastmittelaufnahme knöchern, evtl. paravertebrale Abszesse. • T2/STIR: hyperintense Läsionen (meist diffus mehrere Wirbelkörper betreffend); häufig Beteiligung der paravertebralen Weichteile mit Verkalkungen (→ hypointens)

Beachtenswertes

DD Spondylitis/Spondylodiszitis in der Bildgebung:
• Metastase – Bandscheibe meistens erhalten, in der Regel keine Abszesse
• degenerative Spondylose/erosive Osteochondrose – Bandscheibe eher hypointens, Grund- und Deckplatten intakt (klinisch keine Entzündungszeichen, z. B. CRP normal)

[1] Spondylitis = Wirbelkörperinfektion; Diszitis = Infektion des Bandscheibenfaches; Spondylodiszitis = Infektion des Bandscheibenfaches und der angrenzenden Wirbelkörper

In seltenen Fällen (Funktionsaufnahmen, intradurale Raumforderung mit knöcherner Beteiligung) kann eine **Myelographie mit Post-Myelographie-Computertomographie** sinnvoll sein.

Degenerative Veränderungen, Frakturen und Osteolysen der Wirbelkörper können oftmals auch im konventionellen Röntgenbild erkannt werden.

■ Liquordiagnostik

Eine zytologische, chemische, bakteriologische und immunologische Analyse des Liquors ist essenziell.

Bakterielle Entzündungen gehen typischerweise mit einer deutlichen Erhöhung der Zellzahl (> 1 000 Zellen) und des Gesamtproteins einher. Bei Verdacht auf eine bakterielle Infektion muss immer eine Erregerisolierung mittels Liquorkultur oder PCR-Diagnostik angestrebt werden. Bei systemischen Entzündungszeichen sollte der Keimnachweis mittels Blutkultur erbracht werden.

Virale Entzündungen weisen neben einer leichten bis moderaten Zellzahlerhöhung (meist 500 bis maximal 1 000 Zellen) üblicherweise nur einen leichten Anstieg der Proteine auf. Der Nachweis spezifischer Antikörper (IgG und

Tab. C-11-5 Bildgebung bei Myelitis – typische Befunde und Beachtenswertes.

Typische Befunde	
CT	**MRT**
keine Indikation	• solitäre oder multifokale Läsionen mit unterschiedlicher Ausbreitung • T1: meist hypo- bis isointens, meist Kontrastmittelaufnahme, v. a. in der Akutphase (flächig, knotig, fleckig, oberflächlich) • T2: unterschiedlich ausgeprägte Signalsteigerung, evtl. Myelonschwellung

Beachtenswertes

Je nach zugrunde liegender bzw. vermuteter Ursachen (viral, autoimmun) ergänzendes cMRT bei Verdacht auf multifokalen/generalisierten bzw. disseminierten ZNS-Prozess.
DD Myelitis in der Bildgebung:
• multiple Sklerose, ADEM, Neuromyelitis optica (i. d. R. mehr als 3 Wirbelkörpersegmente betroffen), spinale Ischämie, Vaskulitis, Gefäßmalformation, spinaler Tumor, paraneoplastische Myelopathie, Strahlenmyelopathie
• Ein initiales MRT der Wirbelsäule kann bei bis zu 20 % der Patienten mit einem spinalen Syndrom ohne wegweisenden Befund sein (Wong 2008). Gründe dafür können sein:
  – die betroffenen Abschnitte wurden nicht abgebildet (klinisch vermutetes und real betroffenes Niveau stimmen nicht überein);
  – keine Gabe von Kontrastmittel (z. B. Übersehen einer spinalen arteriovenösen Malformation, eines epiduralen Abszesses oder eines intramedullären Tumors);
  – schlechte Bildqualität/Auflösung (z. B. zu großes *field of view* gewählt);
  – fehlende radiologische/neuroradiologische Expertise;
  – Zeitpunkt der Untersuchung (z. B. häufig fehlende Kontrastmittelaufnahme nach Beginn einer Cortisontherapie, Untersuchung mehrere Tage nach einer transienten Symptomatik);
  – Erkrankungen/Störungen, die mit einem spinalen Syndrom jedoch ohne (wesentliche) MR-Veränderungen einhergehen können (Auswahl): metabolische Störungen (z. B. Vitamin-B_{12}-Mangel, Kupfermangel, hepatische Myelopathie), systemischer Lupus erythematodes, Sjögren-Syndrom, Sarkoidose, Motoneuron-Erkrankungen, spinale Ischämie, ZNS-Vaskulitis, Syphilis, HIV-Myelopathie, paraneoplastische Syndrome, *tethered cord*, radiogene Myelopathie;
  – zerebrale Läsionen imitieren ein spinales Syndrom (z. B. falxnahe Tumoren in der Zentralregion, Infarkt im Stromgebiet der A. cerebri anterior).
Besonders die Kombination mehrerer Punkte kann zu falsch negativen Befunden führen!

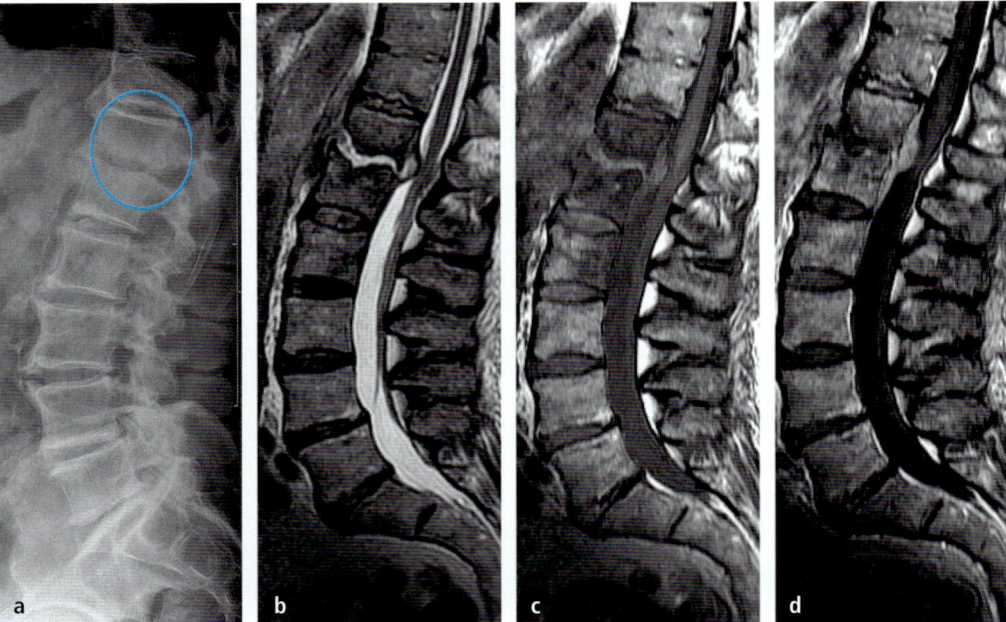

Abb. C-11-3 a) Spondylodiszitis im Bandscheibenfach BWK 12/LWK 1 mit Unregelmäßigkeiten und Aufhellungen der angrenzenden Deckplatten (Kreis) im Röntgen. **b–d)** Im MRT finden sich innerhalb des Bandscheibenfaches Signalsteigerungen in den T2-Sequenzen (b) und eine pathologische Kontrastmittelaufnahme (c: natives T1, d: T1 nach Kontrastmittel). Ödematöse Veränderungen der betroffenen Wirbelkörper BWK 12 und LWK 1 zeigen sich durch Signalminderung (c). Auffällig ist der nach intraspinal reichende Anteil der entzündlich veränderten Bandscheibe mit Kompression der Cauda-equina-Fasern.

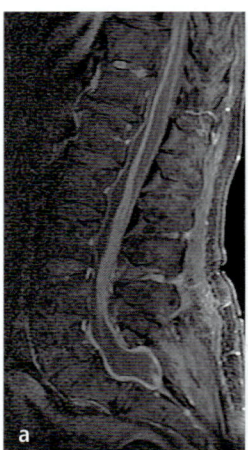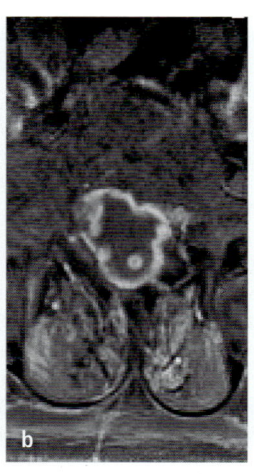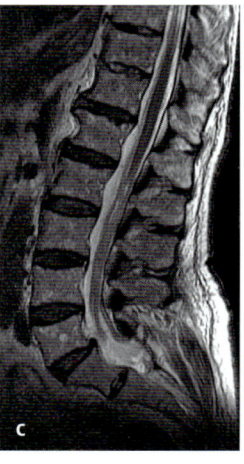

Abb. C-11-4 Spinaler Abszess des unteren Duralschlauchs mit deutlicher Kontrastmittelaufnahme der Dura und der Cauda-equina-Fasern in den MRT-T1-Sequenzen (a = sagittal, b = axial). In der T2-Sequenz (c) sind Signalsteigerungen und Verdickungen der Cauda-equina-Fasern zu erkennen.

Tab. C-11-6 Bildgebung bei spinaler Meningitis und spinalen Abszessen – typische Befunde und Beachtenswertes.

Erkrankung	Typische Befunde	
	CT	MRT
Meningitis	• evtl. verbreiterte und unregelmäßige konturierte Dura • Myelonschwellung • evtl. Liquorblockade	• umschriebene oder diffuse Myelonschwellung mit T2-Signalsteigerung • T1 und T2: verdickte Dura und verlegter Subarachnoidalraum • T1: diffuse, fokale, glatte oder knotige Kontrastmittelaufnahme der Dura und des Subarachnoidalraums sowie teilweise der Cauda equina; bei HWS-Prozessen oft leptomeningeales Kontrastmittelenhancement der hinteren Schädelgrube
Spinale Abszesse	• extradurale umschriebene hypodense Flüssigkeitsansammlung mit/ohne Raumforderung und Myelonkompression • Kontrastmittelaufnahme • häufig begleitende knöcherne Veränderungen (s. Tab. C-11-4)	• T1: iso- bis hypointens, unterschiedliche Kontrastmittelaufnahme (teilweise auch dural) • T2: hyperintense extradurale Raumforderung mit/ohne Myelonkompression • häufig Beteiligung der paravertebralen Weichteile
Beachtenswertes		
DD Meningitis in der Bildgebung: • Meningeosis carcinomatosa (keine Infektionszeichen, oftmals „knotige" Verdickungen) • Sarkoidose (v. a. die basalen Meningen betreffend) • Abszesse können per continuitatem bei benachbarter Diszitis bzw. Osteomyelitis oder hämatogen (Bakteriämie, Sepsis) entstehen.		

Tab. C-11-7 Bildgebung bei spinalen Tumoren – typische Befunde und Beachtenswertes.

Erkrankung	Typische Befunde	
	CT	MRT
Wirbelsäulentumoren	• häufig hypodense Läsion • je nach Tumorentität expansives bis destruierendes Wachstum (Osteolysen) • Meningeome meist iso- bis hyperdens und duraständig	• Signalverhalten in T1 und T2 je nach Tumorentität/Malignität • STIR-Sequenzen: gute Ödemdarstellung (hyperintens) • Wirbelkörperhämangiome in T1 und T2 hyperintens und Kontrastmittel aufnehmend • maligne Tumoren/Metastasen i. d. R. mit deutlicher Kontrastmittelaufnahme; bei Metastasen häufig multilokulärer Befall • Meningeome häufig mit *dural tail* (Ausläufer zur Dura) und meist homogener Kontrastmittelaufnahme (außer bei starken Verkalkungen) • Schwannome oftmals als „Sanduhren-Tumoren" im Neuroforamen zu erkennen; zystische Anteile möglich und meist mit starker Kontrastmittelaufnahme • Dermoide und Epidermoide sind fetthaltig (hyperintens in T1 und T2), nehmen aber kein Kontrastmittel auf

Tab. C-11-7 (Fortsetzung)

Erkrankung	Typische Befunde	
	CT	MRT

Spinale Tumoren	Das CT ist nicht die Methode der Wahl zur Abgrenzung von spinalen Raumforderungen.	• Spinale Tumoren stellen sich je nach Tumorentität iso- bis hyperintens in den T2-Sequenzen dar.
		 • Spinale/intradurale Metastasen stellen sich nach Kontrastmittelgabe unterschiedlich dar:
		  – schmaler Überzug der Nervenwurzeln/des Myelons ("Zuckerguss"; Meningeosis carcinomatosa)
		  – (multi-)fokale knotige Raumforderung entlang des Myelons/der Nervenwurzeln
		  – flächige/strangartige Raumforderung im Bereich des Myelons/der Nervenwurzeln/Cauda equina
		  – lokale umschriebene Raumforderung
		 • medulläres Ependymom:
		  – T1: meist isointens zum Myelon, starke und homogene Kontrastmittelaufnahme
		  – T2: hyperintense intramedulläre Raumforderung; häufig zystische Anteile. Einblutungen = hypointens ("Kappenzeichen"); Ependymome infiltrieren die Nervenfasern nicht (im Vergleich zum Astrozytom) → Darstellung in der Traktographie/DTI
		 • spinales Astrozytom:
		  – T1: iso- bis hypointens aufgetriebenes Myelon (meist über mehrere Segmente, teilweise multisegmental), teilweise hypointense zystische Anteile, unterschiedlich intensive und verteilte Kontrastmittelaufnahme; spinale Astrozytome müssen kein Kontrastmittel-Enhancement zeigen!
		  – T2: hyperintense intramedulläre Raumforderung, teilweise zystische Anteile

Beachtenswertes		
Zur Beurteilung der knöcherne Beteiligung → fettgesättigte T1-Sequenzen nach Kontrastmittelgabe		
DTI = *diffusion tensor imaging*		

IgM) im Liquor kann auf eine virale Infektion hinweisen. Eine intrathekale Antikörperbildung kann zuverlässig durch Ermittlung des **antikörperspezifischen Index** (AI) nachgewiesen werden. Ein Wert > 1,5 ist verdächtig, Werte > 2 sprechen für eine Antikörperbildung innerhalb des zentralen Nervensystems.

Der **Antigennachweis mittels PCR** ist eine schnelle und zuverlässige Methode. Er kann v. a. in der Frühphase einer Infektion, wenn die humorale Antikörperantwort noch unzureichend ist, wichtige Informationen liefern. Autoimmune Entzündungen weisen meist nur eine leichte Pleozytose (< 100 Zellen), aber auch Schrankenstörungen und Eiweißerhöhungen auf.

Bei der multiplen Sklerose finden sich bei über 80 % der Erkrankten oligoklonale Banden im Liquor. Die **Neuromyelitis optica** ist bei über 70 % der Patienten mit spezifischen Antikörpern gegen Aquaporin 4 (NMO-IgG) im Serum assoziiert (Wingerchuk 2007).

Tab. C-11-8 Bildgebung bei vaskulären spinalen Prozessen (spinale Blutungen, Gefäßmalformationen) – typische Befunde und Beachtenswertes.

Erkrankung	Typische Befunde	
	CT	**MRT**

Epidurales Hämatom (EDH)	• initial hyperdense spindelförmige Auftreibung des Epiduralraums (ventral oder dorsal)
	• im Verlauf abnehmende Dichte der Raumforderung
		• umschriebene Raumforderung mit unterschiedlichem Signalverhalten:
		  – akut (< 24 h): T1 eher isointens, T2 hyperintens
		  – akut (> 24 h): T1 leicht hypointens, T2 hypointens
		  – subakut (> 48 h): T1 hyperintens, T2 hypointens
		• meist nur geringe und periphere Kontrastmittelaufnahme

Subdurales Hämatom (SDH)	• hyperdense intradurale Raumforderung mit unterschiedlicher Ausbreitung
	• meist im thorakolumbalen Übergang und im Bereich der LWS gelegen
		• unterschiedliches Signalverhalten je nach Alter der Blutung:
		  – akut: T1 isointens, T2 hyperintens
		  – subakut: T1 hyperintens, T2 hypointens
		• keine Kontrastmittelaufnahme

Subarachnoidalblutung (SAB)	• evtl. hyperdense Läsionen, Myelonverbreiterung, Blutansammlung im Durasack
	• ursächliche Gefäßmalformation nimmt Kontrastmittel auf
		• akut: hyperintense Läsionen in T1 und T2/FLAIR dem Myelon aufgelagert und „Blutansammlung" im Durasack
		• im Verlauf:
		  – T1: hyperintens
		  – T2: hypointens

Gefäßmalformation	• häufig normales natives CT, evtl. aufgetriebenes Myelon
	• evtl. Kontrastmittelaufnahme des Nidus
		• spinale arteriovenöse Malformation und durale Fistel:
		  – T1: häufig aufgetriebenes hypointenses Myelon, pathologische Kontrastmittel aufnehmende Gefäße an der Myelonoberfläche (dilatierte piale Venen)
		  – T2: aufgetriebenes hyperintenses Myelon mit unterschiedlichen tubulären *flow voids* (je nach Ausdehnung der pathologischen Gefäße)
		• kavernöse Malformation:
		  – umschriebene blutgefüllte Kammern *(popcorn-like lesion)*
		  – Signalverhalten in T1 und T2 je nach Alter der Blutungen (in T2 häufig hypointenser Saum durch Hämosiderinablagerungen)
		  – keine oder geringe Kontrastmittelaufnahme

Beachtenswertes

• **DD des epiduralen Hämatoms** in der Bildgebung:
  – epiduraler Abszess (Infektzeichen)
  – epidurale Metastase (Kontrastmittelaufnahme, meist Knochenbeteiligung)
  – epidurales Lymphom (Kontrastmittelaufnahme)
• **DD des subduralen Hämatoms** in der Bildgebung:
  – Epiduralhämatom (eher umschriebene Raumforderung)
  – Abtropfmetastase des ZNS (Kontrastmittelaufnahme)
• Ursache für eine spinale SAB sind häufig spinale Gefäßmalformationen (spinale arteriovenöse Malformationen, spinale durale arteriovenöse Fisteln, kavernöse Malformationen) → Diagnosesicherung durch selektive spinale Angiographie. **Cave:** Subarachnoidales Blut kann spinal auch im Rahmen der Liquorzirkulation bei zerebraler SAB auftreten → cMRT mit T2*-Sequenzen zur weiteren Abklärung.
Spinale Gefäßmalformationen können neben Blutungen auch durch Stauungsischämien bei venöser Kongestion oder durch Steal-Effekte symptomatisch werden.

■ **Weitere diagnostische Maßnahmen**

In der **Routine-Labordiagnostik** sind Blutbild und CRP bei isolierten entzündlichen spinalen Prozessen teilweise nicht richtungweisend und zeigen oftmals in der Initialphase keine oder nur geringe Entzündungszeichen auf. Dennoch kann die CRP-Erhöhung bei bakteriellen spinalen Entzündungen ein unspezifischer Hinweis sein, der dann eine detaillierte Diagnostik nach sich ziehen sollte.

Der **Erregernachweis** erfolgt mittels Blutkultur, evtl. Biopsie (CT-gesteuerte Punktion bei Abszess oder Diszitis) oder intraoperativer Probenentnahme.

Elektrophysiologische Untersuchungen (v. a. somatisch und motorisch evozierte Potenziale) dienen zur Diagnostik der funktionellen Schädigung des Nervensystems und v. a. zur der Abschätzung der Prognose.

Differenzialdiagnosen

Die Differenzialdiagnosen der nichttraumatischen spinalen Schädigung sind:

- akute Polyradikulitis (Guillain-Barré-Syndrom): akute „aufsteigende" sensomotorische Defizite; die Abgrenzung zur Myelitis gelingt meist durch den typischen Liquorbefund einer „zytalbuminären Dissoziation" – mit Erhöhung des Liquor-Gesamteiweiß bei normaler Zellzahl.

> ❗ **Cave:** Eine solche Liquor-Konstellation kann auch beim „Stoppliquor" (fehlender Liquorfluss durch mechanische Verlegung des Spinalkanals) vorhanden sein.

- hyper- oder hypokaliämische Lähmung;
- Polyneuropathie-Syndrome: CIDP mit akuter Verschlechterung, Borreliose, HIV-Infektion, CMV-Infektion;
- myopathische Syndrome (Myasthenia gravis, dyskaliämische Lähmungen, Rhabdomyolyse, Myositis, Hypothyreose): meistens Erhöhung der Kreatinkinase und im Verlauf typisches EMG-Muster;
- Mantelkantensyndrom (z. B. Falxtumor);
- psychogene Querschnittssymptomatik.

> **Probleme/Komplikationen der spinalen Notfälle**
>
> - Dauerhafte sensomotorische Defizite (Paraparese/-plegie) mit erhöhter Gefahr von
>   - tiefer Beinvenenthrombose (→ Thromboseprophylaxe)
>   - Kontrakturen
>   - Spastik
>   - Dekubiti
> - Bei hohen zervikalen Schädigungen Gefahr von respiratorischen Störungen → erhöhte Gefahr von Pneumonien, Atelektasen
> - Autonome Dysreflexie
> - Blasenfunktionsstörungen → erhöhte Gefahr von Harnwegsinfektionen bis hin zur Urosepsis
> - Darmfunktionsstörungen → Gefahr von Darmüberblähung, paralytischen Ileus
> - Temperaturregulationsstörungen bei Läsionen oberhalb von Th 9 bis 10 mit Gefahr einer Hyperthermie
> - Erhöhte Gefahr einer orthostatischen Hypotension

Therapie

■ **Spinale Entzündung**

> ❗ Neben der (erreger-)spezifischen Therapie sollten allgemeine Maßnahmen wie Anlage eines Blasenkatheters bei Blasenentleerungsstörungen, Thromboseprophylaxe, Lagerung, frühzeitige Mobilisierung, Physiotherapie und Schmerztherapie von Anfang an durchgeführt werden.

- **Allgemeine Therapie:** Die medikamentöse Therapie hängt wesentlich von der zugrunde liegenden Ätiopathogenese/dem Erreger ab. Oftmals gelingt in der initialen Phase keine eindeutige ätiologische Zuordnung oder Erregerisolation, sodass die Wahl der Medikamente empirisch, entsprechend dem klinischen Verlauf, den Ergebnissen der Labor- und Liquordiagnostik und dem zu erwartenden Erregerspektrum erfolgt. Zunächst sollte eine breite antibiotische Kombinationstherapie mit einem ZNS-gängigen Antibiotikum gewählt werden.

Grundsätzlich sollte aber der Einsatz der Antibiotika bzw. Virustatika gezielt erfolgen. Die Auswahl der Präparate erfolgt entsprechend den Ergebnissen der Blut- und Liquorkulturen bzw. der Punktate (Antibiogramm anfordern!) sowie den serologischen bzw. immunologischen Resultaten.

Bei subakut oder chronisch verlaufenden Erkrankungen sollte, wenn es die klinische Situation zulässt, zunächst eine gezielte Diagnostik –möglichst mit Erregerisolation – und ggf. differenzialdiagnostischer Aufarbeitung angestrebt werden.

Bei bakteriellen Abszessen muss immer (soweit unter anatomischen und funktionellen Gesichtspunkten möglich) zusätzlich zur antibiotischen Therapie eine (neuro-)chirurgische Herdsanierung diskutiert und individuell entschieden werden.

- **Spezielle Therapie:**
  - **Idiopathische akute transverse Myelitis:** Es gibt keine randomisierten, placebokontrollierten Untersuchungen, die den Einsatz einer Cortisontherapie sicher positiv bewerten (Kalita u. Misra 2001; Krishnan 2004). In Analogie zur Behandlung anderer entzündlicher Erkrankungen und der klinischen Erfahrung wird häufig eine 3- bis 5-tägige i.v. Cortisonstoßtherapie mit 500 bis 1 000 mg Methylprednisolon durchgeführt. Klinisch schwer betroffene Patienten können evtl. auch von einer aggressiveren Therapie mit Cyclophosphamid und Plasmapherese profitieren (Greenberg 2007).
  - **Herpes simplex und Varicella-Zoster-assoziierte Myelitiden:** Aciclovir (3×10 mg/kg KG/d i.v. für 10–14 d).
  - **CMV-Infektionen:** Ganciclovir (2×5 mg/kg KG/d i.v für 10–14 d). Bei der seltenen Aciclovir-Unverträglichkeit kann bei HSV-, VZV- und CMV-Infektion auch Foscarnet (2×90 mg/kg KG/d) eingesetzt werden.

- **Neuroborreliose:** 2- bis 3-wöchige Antibiose mit Ceftriaxon (1×2 g/d i.v.) oder Cefotaxim (3×2 g/d i.v.).
- **Neuro-Lues:** Penicillin G (25–30 Mio. I.E./d, auf 3–5 Einzeldosen pro Tag, i.v.) oder Ceftriaxon 2 bis 4 g/d i.v. (die Therapiedauer ist abhängig vom Stadium der Erkrankung).
- **Tuberkulose:** mehrmonatige Vierfach-Kombinationstherapie mit Rifampicin, Isoniazid, Ethambutol und Pyrazinamid.
- **Spinale Abszesse** müssen bei progredienten neurologischen Ausfällen (z.B. im MRT myelopathisches Signal) bzw. deutlichen Raumforderungszeichen einer raschen operativen Intervention zugeführt werden.
- **Spondylitiden und Spondylodiszitiden** können oft konservativ mittels **Ruhigstellung** und (möglichst gezielter) **antibiotischer Therapie** über mindestens 2 bis 4 Wochen behandelt werden. Gut ZNS-gängige Antibiotika bei Gram-positiven Erregern sind beispielsweise Fosfomycin, Ceftriaxon, Cefotaxim, Meropenem und Linezolid. Bei tuberkulösen Osteomyelitiden ist eine mehrmonatige antituberkulöser Kombinationstherapie angezeigt. Bei fehlendem Erfolg bzw. ausgeprägten Befunden – und v.a. knöcherner Destruktion mit Zeichen der Instabilität und/oder Myelonbedrängung – kann auch eine operative Sanierung mit Ausräumung der Bandscheibe und anschließender Stabilisierung notwendig sein. Vor allem bei Kompression neuraler Strukturen oder Zeichen der Instabilität sollte rechtzeitig ein chirurgisches Vorgehen diskutiert werden.
- **Neurosarkoidose, Neuro-Behçet, Lupus erythematodes:** immunsuppressive Therapie; je nach Schwere der Erkrankung werden Kortison und, v.a. in der Langzeittherapie, auch Methotrexat, Azathioprin, Ciclosporin und Cyclophosphamid eingesetzt.

■ **Spinale Ischämie**

Die therapeutischen Möglichkeiten bei der spinalen Ischämie sind relativ begrenzt. Es gibt keine Evidence-based-Empfehlungen.

Im Vordergrund steht die Wiederherstellung bzw. Verbesserung der spinalen Durchblutung, um weitere Schädigungen zu verhindern. Dementsprechend müssen – soweit möglich – zugrunde liegende Ursachen der spinalen Ischämie behandelt werden.

Eine Beeinflussung der Gerinnung (Antikoagulation, Heparinisierung) ist bei Gefäßverschlüssen in Betracht zu ziehen. Eine Cortisongabe kann aufgrund der potenziellen Nebenwirkungen nicht empfohlen werden.

Im Vordergrund der Therapie stehen in der initialen Phase die Überwachung und Stabilisierung der Vitalfunktionen sowie die Verhinderung von Komplikationen (tiefe Beinvenenthrombose, Infektionen, Dekubiti, Kontrakturen etc.). Im Weiteren sind neurorehabilitative Maßnahmen angezeigt.

■ **Tumoren**

Bei isolierten raumfordernden Prozessen mit Myelonkompression sollte eine rasche operative Dekompression durchgeführt werden. Je länger die Schädigung des Myelons vorliegt bzw. anhält (> 24 h), desto schlechter sind die Erholungschancen. Bei radiosensiblen Tumoren oder Metastasen kann eine Bestrahlung in Betracht gezogen werden.

Weitere therapeutische Optionen sind je nach Tumorentität, Ausbreitung und klinischer Symptomatik eine konservative Therapie, Bestrahlung (z. B. auch Gamma-Knife), Chemotherapie, Thermokoagulation, Embolisation, Vertebroblastie, und bei Zeichen der Instabilität verschiedene Stabilisierungsmaßnahmen. Das Vorgehen sollte interdisziplinär zwischen Neurologen, Neurochirurgen/Unfallchirurgen/Orthopäden und (Radio-)Onkologen besprochen werden.

Spinale Raumforderungen mit Ödembildung sollten mit Kortison (z. B. 100 mg Hydrocortison/d, DGN-Leitlinien 2008, alternativ Dexamethason z. B. 3 × 4–8 mg/d) behandelt werden (Dauer abhängig vom klinischem Verlauf und/oder Veränderungen in der Bildgebung).

■ **Spinale Blutungen**

Je nach klinischem Bild und raumfordernder Wirkung der sub- oder epiduralen spinalen Blutung kann eine operative Entlastung (meist dekomprimierende Laminektomie mit Blutabsaugung) erforderlich sein.

Bei geringen Blutungen ohne Raumforderungszeichen und geringen Symptomen kann zunächst auch ein konservatives abwartendes Vorgehen mit Verlaufskontrollen gerechtfertigt sein.

Spinale Gefäßmalformationen können gut endovaskulär behandelt werden (Embolisation). Vor allem die die arteriovenösen Malformationen vom Typ I (= Fisteln) können oftmals verschlossen werden. Bei den anderen arteriovenösen Malformationen ist nicht immer ein Verschluss, jedoch häufig eine Größenreduktion möglich.

Prognose

Prognostisch **ungünstige** Faktoren bei **entzündlichen Rückenmarkschädigungen** sind (Irani 2000; Kalita et al. 1998 u. 2000; Transverse Myelitis Consortium Working Group 2002):

- anfänglich rasch progredienter Verlauf,
- ein Andauern der neurologischen Ausfälle über 3 Monate;
- der Nachweis von Protein 14-3-3 im Liquor als Zeichen der neuronalen Schädigung;
- pathologische motorisch und sensibel evozierte Potenziale, aber auch Denervierungszeichen im EMG.

Rund 30 bis 50 % der Patienten mit einer akuten transversen Myelitis haben ein schlechtes Outcome mit bleibender schwerer Behinderung, wobei die Prognose bei multipler Sklerose besser ist als bei Patienten mit anderen Ursachen eines Querschnittsyndroms (de Seze 2001).

Die Prognose der Spondylitis/Spondylodiszitis und spinaler Abszesse hängt von dem Ausmaß und der Dauer einer Schädigung nervaler

Strukturen ab. Der entscheidende Faktor ist daher die frühzeitige Diagnose und Therapie.

Die Prognose der **spinalen Ischämie** ist aufgrund der eingeschränkten therapeutischen Möglichkeiten schlecht. Die meisten Patienten haben ein bleibendes neurologisches Defizit, das wesentlich durch das primäre Schädigungsmuster bestimmt wird.

Die Prognose bei **spinalen Raumforderungen** hängt von der Tumorart, der Ausbreitung, dem Ausmaß und der Dauer der Schädigung der nervalen Strukturen und den Möglichkeiten bzw. dem Erfolg einer Therapie ab.

Die Prognose **spinaler Blutungen** wird im Wesentlichen von der Schwere und der Dauer der neurologischen Defizite bestimmt. Bei geringen Blutungen und konservativem Vorgehen ist meistens ein günstiger Verlauf zu erwarten.

C-11.2 Traumatische spinale Schädigung

Grundlagen

Wirbelsäulenverletzungen entstehen durch hochenergetische Krafteinwirkung. Übliche **Ursachen** sind:

- Hochgeschwindigkeitsunfall,
- Sturz aus großer Höhe und
- direkte Krafteinwirkung.

Je nach Unfallmechanismus können axiale Kräfte zu Kompressions- und Berstungsbrüchen führen, aber auch Flexions- oder Extensionsverletzungen mit Distraktion und Rotationskomponenten auftreten.

Circa 15 bis 20 % der Patienten mit schwerem Schädel-Hirn-Trauma haben begleitende HWS-Verletzungen. Bei 15 bis 30 % der polytraumatisierten Patienten finden sich Wirbelsäulenverletzungen.

Prinzipiell anerkannt ist die eine Einteilung der Wirbelsäule in eine vordere, mittlere und hintere Säule (**3-Säulen-Modell** nach Denis), wobei die vordere und mittlere Säule den Wirbelkörper und die hintere Säule die dorsalen Wirbelanteile ein-

beziehen. Wichtig für die Stabilität der Wirbelsäule ist die mittlere Säule, die das hintere Längsband, die Hinterwand des Wirbelkörpers und den hinteren Anteil des Anulus fibrosus umfasst.

Eine detailliertere Beschreibung der Verletzungsmuster, die funktionelle und prognostische Kriterien widerspiegelt, stellt die (**AO-**) **Klassifikation der Wirbelsäulenverletzung der BWS und LWS** (nach Magerl 1994) dar, die eine Einteilung in die Haupttypen A, B und C und je Kategorie in 3 weitere Gruppen und Subgruppen beinhaltet. Die Instabilität nimmt von A bis C und innerhalb der jeweiligen Subgruppen (1 bis 3) zu.

Die **Verletzungen der obere HWS** besitzen aufgrund der anatomischen und biomechanischen Gegebenheiten eigene Klassifikationen.

Neben Frakturen können im Rahmen eines Wirbelsäulentraumas folgende Verletzungen entstehen:

- spinale Blutungen,
- Kontusion und Ödem des Myelons,
- spinale Ischämien (durch Kompression oder Zerreißung der Arterien) und
- Bandscheibenzerreißungen sowie -dislokationen.

Klinik

Neben der Anamnese (v. a. Unfallmechanismus) ist v. a. das klinische Bild entscheidend für die weiteren diagnostischen und therapeutischen Schritte. Nachfolgend sind die wesentlichen klinischen Aspekte bei traumatischen spinalen Schädigungen aufgeführt:

- Schmerzen im Bereich der Fraktur mit Klopfschmerz, evtl. Stauchungs- und Bewegungsschmerz;
- stabile Frakturen sind meistens schmerzarm; instabile Frakturen verursachen häufig stärkere Schmerzen mit Bewegungseinschränkung;
- Hämatom im Frakturbereich;
- Wirbelsäulenfehlstellung (z. B. Hyperkyphose);
- neurologische Ausfälle: radikuläre Schmerzen und/oder Sensibilitätsstörungen (s. a. Abb. C-11-5 und Tab. C-11-9), inkomplette

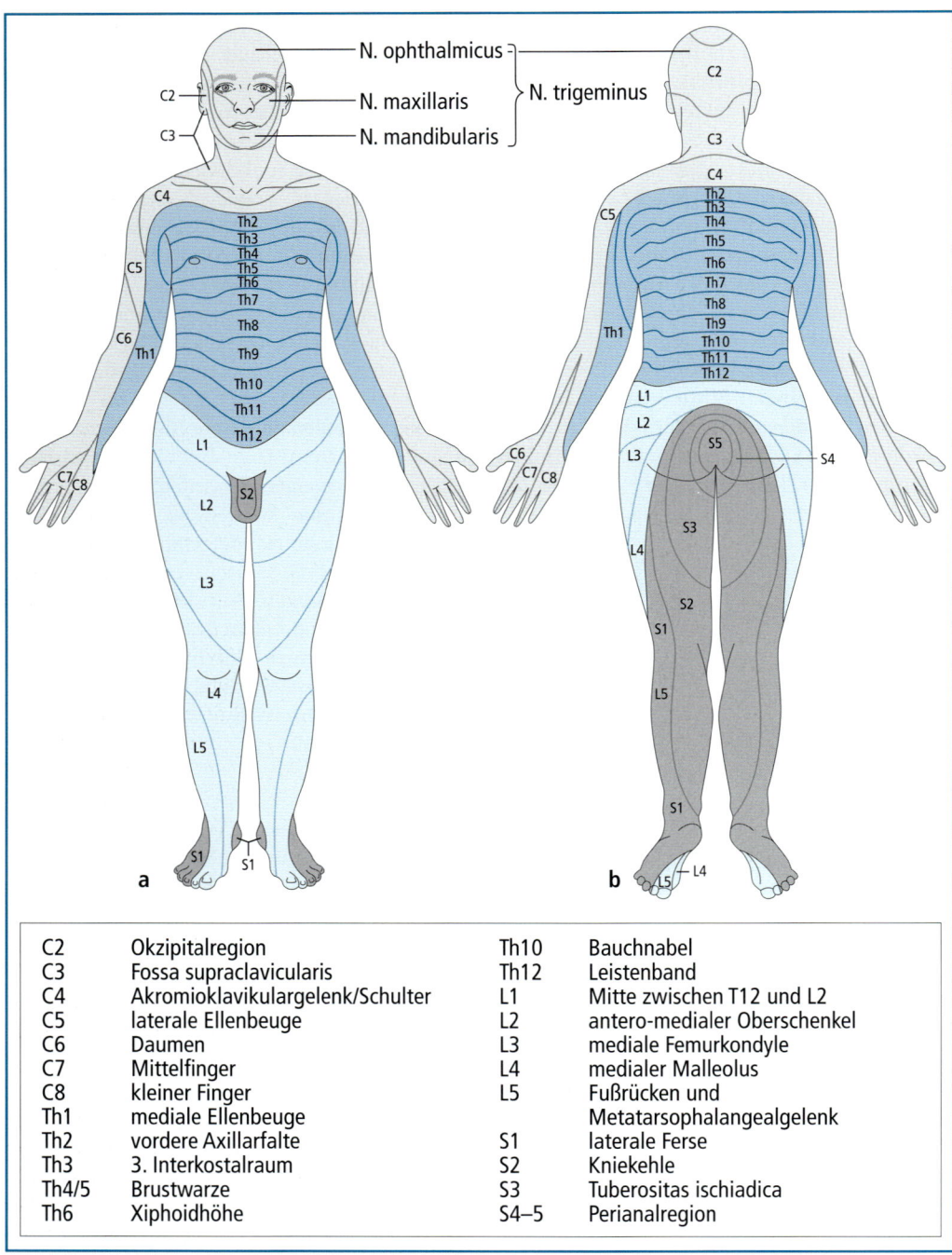

C2	Okzipitalregion	Th10	Bauchnabel
C3	Fossa supraclavicularis	Th12	Leistenband
C4	Akromioklavikulargelenk/Schulter	L1	Mitte zwischen T12 und L2
C5	laterale Ellenbeuge	L2	antero-medialer Oberschenkel
C6	Daumen	L3	mediale Femurkondyle
C7	Mittelfinger	L4	medialer Malleolus
C8	kleiner Finger	L5	Fußrücken und
Th1	mediale Ellenbeuge		Metatarsophalangealgelenk
Th2	vordere Axillarfalte	S1	laterale Ferse
Th3	3. Interkostalraum	S2	Kniekehle
Th4/5	Brustwarze	S3	Tuberositas ischiadica
Th6	Xiphoidhöhe	S4–5	Perianalregion

Abb. C-11-5 Sensible radikuläre Dermatome; **a)** Ansicht von ventral, **b)** Ansicht von dorsal.

Tab. C-11-9 Kennmuskeln.

Niveau	Funktion, Muskel
C5	Flexion im Ellenbogen (M. biceps brachii, M. brachialis)
C6	Extension im Handgelenk (M. extensor carpi radialis)
C7	Extension im Ellenbogengelenk (M. triceps brachii)
C8	Flexion der Finger (M. flexor digitorum profundus)
Th1	Kleinfingerabduktion (M. abductor minimi)
L2	Hüftbeugung (M. iliopsoas)
L3	Kniestreckung (M. quadriceps)
L4	Dorsalflexion des Fußes (M. tibialis anterior)
L5	Extension der Großzehe (M. extensor hallucis longus)
S1	Plantarflexion des Fußes (M. gastrocnemius, M. soleus)

bis komplette Querschnittssymptomatik (schlaffe Lähmung unterhalb des Läsionsniveau, erloschene Reflexe, Hyp-/Anästhesie), Blasen-/Mastdarmstörungen, bei Männern evtl. Priapismus;

- Ateminsuffizienz bei hohen zervikalen Lähmungen (C3–5 innervieren das Zwerchfell: *three-four-five keeps you alive*);
- Hirnstamm-/Hirnnervenausfälle bei atlantookzipitalen Dislokationen;
- selten traumatische Verletzungen der A. vertebralis oder A. basilaris;
- spinaler Schock: passagerer (Stunden bis wenige Wochen) Funktionsverlust des unterhalb der Schädigungshöhe gelegenen Myelons mit Reflexausfall, Verlust der sensomotorischen Funktionen sowie Blasen- und Mastdarmstörungen;
- neurogener Schock: Auftreten v. a. bei HWS- und oberen BWS-Schädigungen mit der Trias Hypotension, Bradykardie und Hypothermie;
- autonome Dysreflexie bei Läsionen oberhalb von Th6: Durch verschiedene nozizep-

tive Reize (z. B. taktiler Reiz, überdehnte Harnblase oder Darm) unterhalb des Läsionsniveaus kann es zu einer überschießenden sympathischen Reaktion mit Vasokonstriktion und Blutdruckanstiegen bis 300 mm Hg systolisch sowie einer peripheren Minderdurchblutung (Hautblässe) kommen. Oberhalb des Niveaus der Myelonläsion kommt es zu einer kompensatorischen Vasodilatation (Hautröte und Schwitzen). Aufgrund der Blutdruckkrisen und der Vasokonstriktion – mit Gefahr von Hirnblutung, Hirn- und Myokardinfarkt, Herzrhythmusstörungen bis hin zum Herzversagen – kann die autonome Dysreflexie eine ernsthafte Komplikation darstellen.

- Brown-Séquard-Syndrom: meistens halbseitige Myelonverletzung mit ipsilateraler Lähmung und Verlust der Propriozeption sowie kontralateralem Verlust des Schmerz- und Temperaturempfindens;
- Conus-medullaris-Syndrom: Schädigung des sakralen Myelons und der lumbalen Nervenwurzeln mit Areflexie von Blase, Darm und unteren Extremitäten bei gelegentlich erhaltenen Reflexen auf sakralem Niveau (z. B. Bulbus-cavernosus-Reflex);
- Cauda-equina-Syndrom: Schädigung der lumbosakralen Nervenwurzeln mit areflektorischer Blase, Darm und unteren Extremitäten.

Diagnostik

Eine Einteilung bzw. Graduierung der Rückenmarkverletzungen kann nach ASIA-Klassifikation erfolgen (s. Literatur).

⚠ Jeder Patient mit neurologischen Defiziten infolge eines Traumas benötigt eine adäquate und zeitnahe bildgebende Primärdiagnostik. Bei Patienten mit einem mittelschweren bis schweren Schädel-Hirn-Trauma muss immer die HWS bis einschließlich obere BWS untersucht werden.

Bei leichten bis mittelschweren Traumen (ohne neurologisches Defizit) sprechen folgende Indikatoren für eine zeitnahe Bildgebung (NEXUS-Kriterien, Hoffman 2000):

- alterierender Bewusstseinszustand,
- Intoxikation,
- Schmerzen im Bereich der Wirbelsäule,
- Distraktionsverletzung.

Auch höheres Alter und relevante Vor- und Begleiterkrankungen sowie der Unfallmechanismus spielen eine wichtige Rolle in der Entscheidung pro oder contra **Bildgebung**. Bei Patienten mit geringem Traumamechanismus und niedrigem Risiko einer Schädigung ist oftmals keine oder evtl. nur eine nativradiologische Diagnostik (ggf. noch zusätzliche Funktionsaufnahmen) ausreichend (American Association of Neurologic Surgeons 2002; Griffiths 2011). Sobald eine Wirbelsäulenverletzung aufgrund der Risikofaktoren und des Traumahergangs wahrscheinlich ist, sollte aufgrund der höheren Sensitivität primär eine CT der Wirbelsäule durchgeführt werden (s. Abb. C-11-6 bis C-11-8).
Bei möglichen **Gefäßverletzungen** (z. B. HWS-Distorsion oder -fraktur) sollte ergänzend eine **CT-Angiographie** erfolgen.
Die MRT besitzt in der Akutdiagnostik des Wirbelsäulentraumas im Vergleich zur CT einen untergeordneten Stellenwert, da das Ausmaß der knöchernen Schädigung nur eingeschränkt beurteilt werden kann. Bei neurologischen Defiziten und nicht eindeutigen Befunden im CT sollte jedoch auch in der Akutdiagnostik eine ergänzende MRT durchgeführt werden (s. Abb. C-11-9).
Die Indikationen für die MRT liegen v. a. in der subakuten Phase und in der Verlaufskontrolle zur Bewertung der nervalen Schädigungen (Nervenwurzeln, Myelon) sowie der damit einhergehenden Prognose. Zudem können die ligamentären und muskulären Komponenten sowie ggf. deren Läsionen besser beurteilt werden.
Folgende Fragen müssen mit der Bildgebung beantwortet werden können:

- Liegt überhaupt ein Trauma vor?
- Wenn ja, welcher Art (Fraktur, Luxation, Blutung, Myelonkompression, Bänderläsionen)?

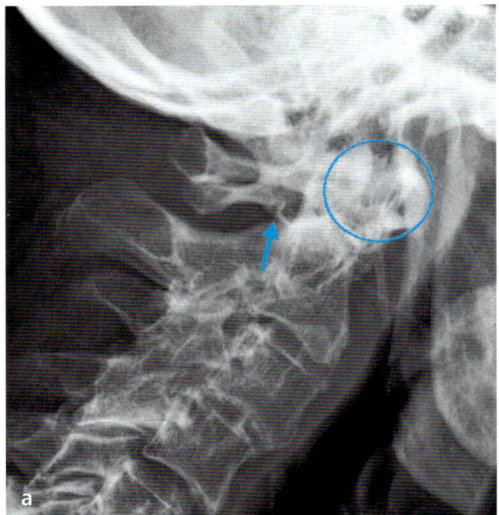

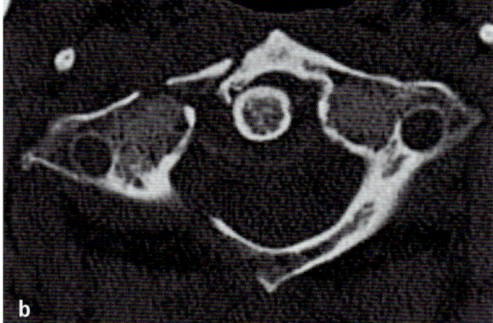

Abb. C-11-6 a) HWK-1-Fraktur mit Kontinuitätsunterbrechung des vorderen (Kreis) und hinteren Bogens (Pfeil) in der seitlichen Röntgenaufnahme; **b)** zeigt die Fraktur in der axialen CT-Aufnahme der HWS.

- Liegt eine instabile Situation vor?
- Ist eine operative Intervention erforderlich?

Nach Daffner (1992) wird eine systematische Beurteilung des Wirbelsäulentraumas nach dem ABCS-Schema empfohlen:

- *Alignment* und anatomische Anomalien: Wirbelkörpervorder- und -hinterand in der sagittalen Ebene, spinolaminare Linie, Gelenkpfeiler, interlaminare und interspinöse Distanz;

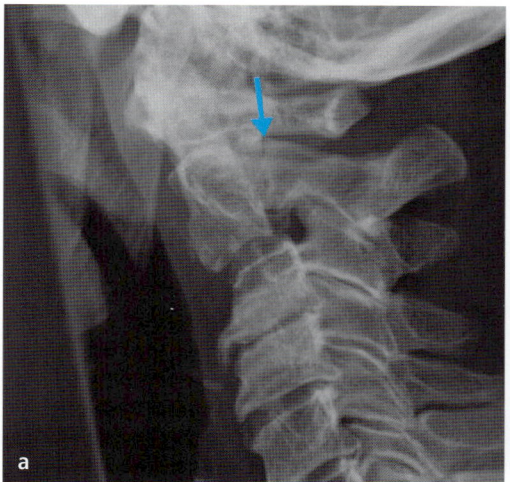

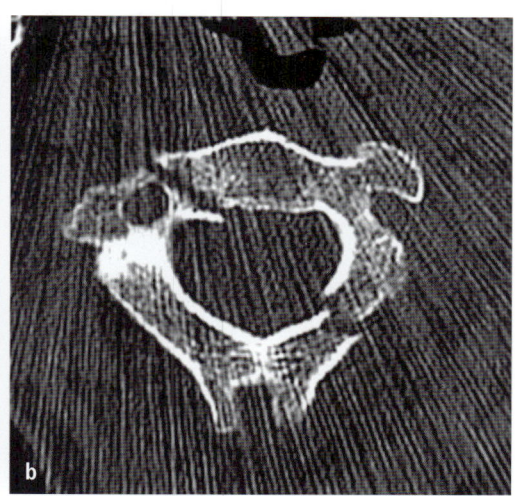

Abb. C-11-7 HWK-2-Fraktur mit deutlicher Frakturlinie **a)** im seitlichen Röntgenbild (Pfeil markiert die Fraktur) und **b)** in der axialen CT-Aufnahme. Beachtenswert ist die räumliche Nähe der Fraktur rechts zum Canalis vertebralis, sodass erkennbar wird, dass HWS-Frakturen oberhalb von HWK 5 auch zu einer Verletzung der A. vertebralis führen können.

Abb. C-11-8 Instabile LWK-3-Fraktur mit Dislokation des hinteren Wirbelkörperfrakturfragments nach dorsal und Einengung des Spinalkanals. Aufgrund der Beteiligung der mittleren Säule, liegt eine instabile Situation vor. **a)** Seitliches Röntgenbild, **b)** sagittale Rekonstruktion der CT.

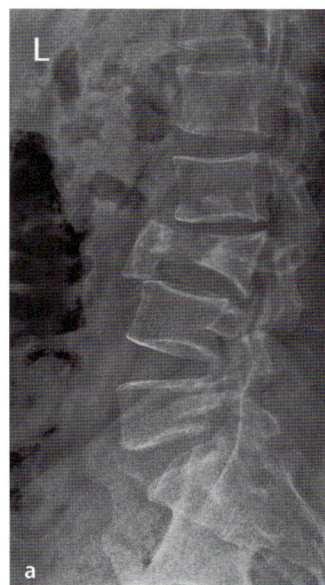

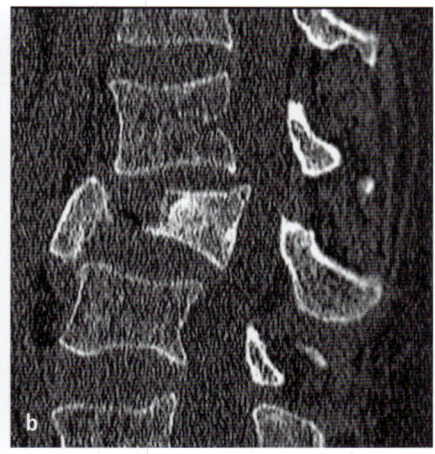

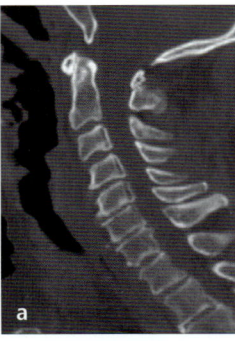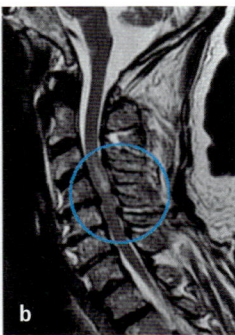

Abb. C-11-9 Bei einer Patientin bildet sich am Tag 2 nach Sturz und Gesichtsschädelfraktur eine Tetraparese aus. **a)** Im primären CT der HWS kein Nachweis einer Fraktur. **b)** Im MRT zeigt sich eine spinale Kontusion (Signalsteigerung) in Höhe HWK 3–5 (Kreis) bei primär engem Spinalkanal.

- *Bone* – Störungen der Knochenintegrität: Knochenunterbrechung/Frakturlinien, Wirbelkörperkompressionen, „knöcherne Nasen", verlagerte Knochenfragmente;
- *Cartilage* – Anomalien von Knorpel/Gelenkraum: vergrößerte Abstände der kleinen Wirbelgelenke (> 2 mm), der interlaminaren und interspinösen Distanzen, verbreiterter Bandscheibenraum;
- *Soft tissue* – Weichteilanomalien: Einblutungen mit Verbreiterung des Retrotracheal- (< 22 mm) und Retropharyngealraums (> 7 mm), paravertebrale Hämatome.

Typische bildgebende Befunde bei Wirbelsäulenverletzungen sind in Tab. C-11-10 zusammengestellt.

Tab. C-11-10 Bildgebung bei Wirbelsäulenverletzungen – typische Befunde und Beachtenswertes.

Typische Befunde	
CT (u. natives Röntgen)	**MRT**
<ul><li>vergrößerte Distanz der Dornfortsätze</li><li>vergrößerte Distanz der Bogenwurzeln</li><li>Frakturlinie im Wirbelbogen</li><li>keilförmige Deformierung bzw. Höhenminderung des Wirbelkörpers</li><li>Verlagerung der Hinterwand des Wirbelkörpers in den Spinalkanal</li><li>Einengung des Spinalkanals</li><li>abgesprengte Knochenfragmente</li></ul>	<ul><li>intramedulläre Blutungen: in T2 hypointens</li><li>Ödeme: in T2/STIR hyperintens</li><li>Schwellungen des Myelons: sowohl in T1 als auch in T2 als Auftreibung zu erkennen; häufig mit einem Ödem auftretend, dann in T1 hypointens und in T2 hyperintens</li><li>Myelon-Kontusionen: in T2 hypointens (Einblutungen) und hyperintens (Ödem)</li><li>Weichteilverletzungen in T1 als Aufhebung der normalen anatomischen Gewebestruktur; in T2 aufgrund des begleitenden Ödems meistens hyperintens</li><li>Diskusherniationen in T1 und T2 als hypointense Raumforderung im ventralen Spinalkanal</li><li>posttraumatisch können Myelonatrophien, Myelomalazie, Spinalkanalstenosen, Adhäsionen und Syringomyelie/Hydromyelie auftreten</li></ul>
Beachtenswertes	
Zeichen der Instabilität: <ul><li>Beteiligung der Wirbelkörperhinterkante („mittlere Säule")</li><li>Hyperextensionsverletzung mit Bandscheibenzerreißung</li><li>HWS: ventraler Versatz des kranialen Wirbelkörpers > 3,5 cm</li><li>HWS: Winkel zwischen 2 Wirbelkörpern > 11°</li><li>Entdachung der kleinen Wirbelgelenke > 50 %</li></ul>	

Bei schweren Wirbelsäulenverletzungen muss immer nach weiteren Verletzungen (Schädel, Thorax, Abdomen, Gefäße, Extremitäten) gesucht werden (Trauma-Spiral-CT).

Die **Labordiagnostik** umfasst Blutbild, Bestimmung der Gerinnungsparameter, der Elektrolyte und der Nierenwerte.

Bei neurologischen Ausfällen sollte in der **subakuten** Phase eine **ergänzende elektrophysiologische Diagnostik** (v. a. SEP, MEP) durchgeführt werden, um das Ausmaß der funktionellen Schädigungen abschätzen und eine Prognose abgeben zu können bzw. einen Ausgangswert zu haben.

> **Probleme/Komplikationen der Wirbelsäulen- und Rückenmarkverletzungen**
> - Instabilitäten der Wirbelsäule mit sekundären Rückenmarkschädigungen
> - Schädigung des Rückenmarks (Myelopathie) durch Kompression, Kontusion mit unterschiedlichen Ausfallsmustern:
>   – komplette Querschnittlähmung (je nach Höhe Tetra- oder Paraplegie und entsprechende sensible Defizite)
>   – inkomplette Querschnittlähmung (Paraparese, Teraparese, sensible Defizite)
> - Beim hohen zervikalen Querschnitt respiratorische Insuffizienz
> - Kardiovaskuläre Komplikationen:
>   – orthostatische Hypotension (meist ausgeprägter in der Initialphase und Besserung im Verlauf)
>   – Verlust/Abschwächung der Tag-Nacht-Varianz des Blutdrucks
>   – Herzrhythmusstörungen (bei Läsionen oberhalb von Th6 v. a. Bradykardie durch Ausfall der sympathischen Innervation und Dominanz der Nervus-vagus-Stimulation)
> - Tiefe Beinvenenthrombose und Lungenembolie
> - Langzeitkomplikationen einer Querschnittlähmung:
>   – autonome Dysreflexie (Diagnose = Kombination aus arterieller Hypertonie und Vasokonstriktion unterhalb des Läsionsniveaus)
>   – posttraumatische Syringomyelie: symptomatisch oftmals nach Monaten bis mehreren Jahren mit neurogenen Schmerzen oberhalb des Läsionsniveaus, sowie Zunahme der neurologischen Defizite und einer Spastik, Verschlechterung der Blasen-/Mastdarmfunktion (Diagnosestellung durch MRT)
>   – heterotope Ossifikation = neurogen bedingte paraartikuläre Verknöcherung unterhalb des Läsionsniveaus (meist innerhalb der ersten 6 Monate)
>   – Spastik
>   – schmerzhafte Kontrakturen
>   – Dekubitalulzera
>   – chronische Schmerzen
>   – Miktionsstörungen mit erhöhter Rate an Harnwegs-/Niereninfektionen
>   – erhöhtes Infektionsrisiko (Pneumonie, Sepsis)
>   – Darmmotilitäts- und Entleerungsstörung
>   – psychologisch-psychiatrische Probleme: posttraumatische Belastungsstörung, Depression

Therapie

Je nach Ausmaß der neurologischen Schädigungen und der damit verbundenen Immobilität, besitzen konservativ-prophylaktische und rehabilitative Maßnahmen einen großen Stellenwert:
- intensivmedizinisches Monitoring v. a. in der initialen Phase zur Aufrechterhaltung normaler kardiovaskulärer und pulmonaler Funktionen;
- bei arterieller Hypotension Therapieversuch mittels adäquater Flüssigkeitssubstitution, ggf. in der Initialphase auch Gabe von Vasopressoren;
- Dekubitus-, Thrombose- und Pneumonieprophylaxe;
- je nach Stabilität und Krankheitsverlauf frühzeitig mobilisierende sowie physiotherapeutische Maßnahmen.

[!] **Cave**: Durch autonome Störungen (ortho-statische Hypotension, autonome Dysre-flexie) kann die Mobilisierung deutlich erschwert sein.

Die Indikation zur operativen Intervention (Dekompression, Stabilisierung) richtet sich v. a. nach der Art der Verletzung. Neben der Entlastung einer möglichen Myelonkompressi-on sind v. a. instabile Situationen (Typ-B- und -C-Verletzungen) operativ zu versorgen. **Das operative Vorgehen erfordert eine neurochir-urgische bzw. unfallchirurgische oder ortho-pädische Expertise.**
Bei schwerwiegenden traumatischen Rü-ckenmarkkompressionen mit neurologischer Symptomatik ist eine zeitnahe operative De-kompression (innerhalb der ersten 8–12 h) an-gezeigt.
Fehlen neurologische Ausfälle oder ist die Ope-rationsfähigkeit nicht gegeben, kann je nach Verletzungstyp individuell auch ein konservati-ves (nicht invasives) Vorgehen, z. B. mittels Ha-lo-Fixateur bei HWS-Verletzungen, in Betracht gezogen werden.
Kontrovers diskutiert wird immer noch die Gabe von Methylprednisolon beim spinalen Trauma. Trotz wissenschaftlicher Hinweise ei-nes Effekts bei frühzeitigem Beginn, werden v. a. die Nebenwirkungen (z. B. erhöhte Rate an Pneumonien und Sepsis) und mögliche beglei-tende Verletzungen (z. B. Schädel-Hirn-Trauma → CRASH-Trial) kritisch angemerkt. Bei einem Myelonödem (bzw. zu erwartendem Mye-lonödem) kann eine frühzeitige Methylpredni-solongabe (z. B. Urbason®) erwogen werden. Als Bolus sollten 30 mg/kg KG i. v. und im Wei-teren eine Dauerinfusion mit 5,4 mg/kg KG/h verabreicht werden. Wenn die Gabe innerhalb der ersten 3 h nach dem Trauma erfolgt, sollte die Dauerinfusion für 24 h, und bei einem Be-ginn zwischen 3 und 8 h nach dem Trauma über 48 h durchgeführt werden.
Die Therapie einer **autonomen Dysreflexie** be-steht v. a. in der Beseitigung der auslösenden Reize. Dieser liegt unterhalb des Läsionsni-veaus, z. B. verstopfter Blasenkatheter mit Über-dehnung der Blase, Hautentzündungen, End-darmüberdehnung. Bei anhaltender arterieller Hypertonie, trotz Beseitigung der auslösenden Reize, sollte eine medikamentöse Blutdruck-senkung z. B. Nifedipin, Nitrate oder Captopril erfolgen.

Prognose
Die Prognose hängt im Wesentlichen vom Ort (z. B. HWS versus LWS) und von der Schwere der Schädigung (z. B. partielle versus komplette Myelonschädigung), dem Schädigungsmuster (z. B. multisegmental versus monosegmental) sowie vom primären neurologischen Status ab. Neben dem klinischen Bild sollte daher hin-sichtlich morphologischer Schädigungen eine MRT und bezüglich funktioneller Läsionen er-gänzend eine elektrophysiologische Diagnostik (SEP, MEP, EMG) durchgeführt werden. Je nach primärer Schädigung ist ein vollständiger Funk-tionsverlust, ein Teilverlust von motorischen und sensorischen Funktionen, aber auch eine vollständige Restitutio möglich. Patienten mit einer ausgeprägten intramedullären Blutung, Schwellung und Kompression des Rücken-marks haben eine schlechte Prognose.

Literatur, Infos, Internetadressen

Alhelm F, Kelm J, Naumann N et al. Spondylitis/Spondy-lodiszitis. Radiologe 2006; 46: 480–5.
American Association of Neurologic Surgeons. Radio-graphic assessment of the cervical spine in asymp-tomatic trauma patients. Neurosurgery 2002; 50 (Suppl 3): S30–5.
American Spinal Injury Association – Klassifikation: www.asia-spinalinjury.org/publications/2006_Clas sif_worksheet.pdf.
Belzunegui J, Del Val N, Intxausti JJ et al. Vertebral os-teomyelitis in northern Spain. Report of 62 cases. Clin Exp Rheumatol 1999; 177 (4): 447–52.
Beronius M, Bergman B, Andersson R. Vertebral osteo-myelitis in Göteborg, Sweden: a retrospective study of patients during 1990–95. Scand J Infect Dis 2001; 33(7): 527–32.

Brant-Zawadzki M. Pocket Radiologist. Wirbelsäule. München: Elsevier 2004.

Chelsom J, Solberg CO. Vertebral osteomyelitis at a Norwegian university hospital 1987–97: clinical features, laboratory findings and outcome. Scand J Infect Dis 1998; 30(2): 147–51.

Cordonnier C, de Seze J, Breteau G et al. Prospective study of patients presenting with acute partial transverse myelopathy. J Neurol 2003; 250(12): 1447–52.

Daffner RH. Evaluation of cervical vertebral injuries. Semin Roentgenol 1992; 27(4): 239–53.

De Seze J, Stojkovic T, Breteau G et al. Acute myelopathies. Clinical, laboratory and outcome profiles in 79 patients. Brain 2001; 124: 1509–21.

Fehlings M, Rabin D, Sears W et al. Current practice in the timing of surgical intervention in spinal cord injury. Spine 2010; 35: S166–73.

Furlan JC, Fehlings MG. Cardiovascular complications after acute spinal cord injury: pathophysiology, diagnosis and management. Neurosurg Focus 2008; 25(5): E13.

Greenberg BM, Thomas KP, Krishnan C et al. Idiopathic transverse myelitis. Corticosteroids, plasma exchange, or cyclophosphamid. Neurology 2007; 68: 1614–7.

Griffiths B, Bolton C, Goyal N et al. Screening cervical spine CT in a level I trauma center: overutilization? AJR 2011; 197: 463–7.

Hansen HC, Krause-Pape N. Leitsymptom „Akute Tetraparese". Intensiv- und Notfallbehandlung 2003; 28(4): 197–206.

Heyde CE, Ertel W, Kayser R. Die Versorgung von Wirbelsäulenverletzungen beim Polytrauma. Orthopäde 2005; 34: 889–905.

Hoffman JR, Mower WR, Wolfson AB et al. Validity of a set of clinical criteria to rule out injury to the cervical spine in patients with blunt trauma: National Emergency X-Radiography Utilization Study Group. N Engl J Med 2000; 343: 94–9.

Honnorat J, Antoine JC. Paraneoplastic neurological syndromes. Orphanet J Rare Dis 2007; 2: 22.

Irani DN, Kerr DA. 14-3-3 protein in the cerebrospinal fluid of patients with acute transverse myelitis. Lancet 2000; 355(9207): 901.

Kalita J, Misra UK, Mandal SK. Prognostic predictors of acute transverse myelitis. Acta Neurol Scand 1998; 98(1): 60–3.

Kalita J, Misra UK. Is methyl prednisolone useful in acute transverse myelitis? Spinal Cord 2001; 39: 471–6:

Konsensus Statement. Hochdosiertes Methylprednisolon beim spinalen Trauma. Internationale Zeitschrift für ärztliche Fortbildung 2006; 2 (als pdf auf www.kamptaldoktor.at/pdf-notarztskripten/10_Konsensus_Cortison_bei_Rueckenmarksverletzungen.pdf).

Krishnan C, Kaplin AI, Deshpande DM et al. Transverse myelitis: pathogenesis, diagnosis and treatment. Front Biosci 2004; 9: 1483–99.

Lewis M, Howdle PD. The neurology of liver failure. Q J Med 2003; 96: 623–33.

Meyding-Lamadé U, Martinez F, Kress B et al. Akute spinale Entzündungen. Intensivmed 2005; 42: 337–44.

Magerl F, Aebi M, Gertzbein SD et al. Comprehensive classification of thoracic and lumbar injuries. Eur Spine 1994; 3: 184–201.

Moskopp D, Wassmann H. Neurochirurgie. Stuttgart: Schattauer 2005.

Moulin P, Baumberger M, Berger M et al. Querschnittslähmung: eine interdisziplinäre Herausforderung. In: Moskopp D, Wassmann H. Neurochirurgie. Stuttgart: Schattauer 2005; 579–84.

Rieger M, Mallouhi A, El-Attal R et al. Akutdiagnostik des Wirbelsäulentraumas. Radiologe 2006; 46: 527–44.

Rotbart HA. Viral meningitis. Semin Neurol 2000; 20(3): 277–92.

Schlossbauer T, Panteleon A, Becker-Gaab C. Entzündliche Wirbelsäulenerkrankungen als Ursache für Rückenschmerzen. Radiologe 2006; 46: 468–79.

Schüller-Weidekamm C. Trauma der Halswirbelsäule. Diagnose, Prognose und Management. Radiologe 2008; DOI 10.1007/s00117-008-1659-0.

Schurch B, Dietz V. Komplikationen und Spätfolgen nach Rückenmarkstrauma. Akt Neurol 2007; 34: 478–90.

Schwenkreis P, Pennekamp W, Tegenthoff M. Differenzialdiagnose der akuten und subakuten nichttraumatischen Querschnittslähmung. Dtsch Ärztebl 2006; 103(4): A 2984–54.

Sobottke R, Seifert H, Fätkenheuer G et al. Aktuelle Diagnostik und Therapie der Spondylodiszitis. Dtsch Ärztebl 2008; 105(10): 181–7.

Tewarie RDSN, Hurtado A, Bartels R et al. A clinical perspective of spinal cord injury. NeuroRehabilitation 2010; 27: 129–39.

Transverse Myelitis Consortium Working Group Neurology. Proposed diagnostic citeria and nosology of acute transverse myelitis. Neurology 2002; 59: 499–505.

Weidner A. Operative Therapie der instabilen Wirbelsäule. In: Moskopp D, Wassmann H. Neurochirurgie. Stuttgart: Schattauer 2005; 561–73.

Wingerchuk DM, Lennon VA, Lucchinetti CF et al. The spectrum of neuromyelitis optica. Lancet Neurol 2007; 6(9): 805–15.

Winkler D, Blattert TR, Meixensberger J. Das Wirbelsäulentrauma. Notfallmedizin up2date 2007; 2: 73–89.

Wong SH, Boggild M, Enevoldson TP, Fletcher NA. Myelopathy but normal MRI: where next? Pract Neurol 2008; 8: 90–102.

Wowra B, Zausinger S, Muacevic A, Tonn J-C. Spinale Radiochirurgie von malignen Wirbelsäulentumoren. Dtsch Ärztebl Int 2009; 106(7): 106–12.

www.asia-spinalinjury.com (American Spinal Injury Association)

Teil D – Komplikationen

D-1 Infektionen auf der Intensivstation

André Grabowski

D-1.1 Allgemeiner Teil

D-1.1.1 Epidemiologie

Häufigste **Lokalisationen nosokomialer Infektionen** sind untere Atemwege (Pneumonie), Harnwegsinfekte und hämatogene Infektionen/ Bakteriämien.

Die häufigsten Erreger nosokomialer Infektionen sind in Tab. D-1-1 aufgelistet.

Risikofaktoren für nosokomiale Infektionen sind:

- Aufenthalt auf der Intensivstation > 48 h,
- maschinelle Beatmung,
- Traumata/Verletzungen der Hautbarriere (Wunden, Ulcera, Dekubiti, Katheter),
- ZVK-Liegedauer > 72 h,
- Liegedauer eines Blasenkatheters > 72 h,
- Ulkusprophylaxe (z. B. Protonenpumpenhemmer),
- endogene Faktoren wie hohes Alter, Komorbiditäten (z. B. Diabetes mellitus).

Als **Übertragungswege** kommen infrage:

- Kontaktübertragung (häufigster Übertragungsweg!):
  - direkt von einer Person zur anderen (z. B. Mitarbeiter → Patient),
  - indirekt, z. B. Patient 1 → Mitarbeiter (z. B. Hand) → Patient 2 oder Patient 1 → Gegenstand → Patient 2;
- Tröpfcheninfektion durch Husten, Niesen oder Sprechen;
- aerogen: Verbreitung über die Raumluft.

D-1.1.2 Fieber auf der Intensivstation

Bei einem Anstieg der rektal gemessenen Körpertemperatur > 38,3 °C spricht man von Fieber. Dieses entsteht als Reaktion auf eine Anhebung des Körpertemperatursollwertes verursacht durch verschiedenen Pyrogene.

Davon abzugrenzen ist die Hyperthermie, die mit einer erhöhten Körpertemperatur durch erhöhte Wärmeproduktion oder gestörte Wärmeabgabe, bei normalem Temperatursollwert, einhergeht.

 Fieber ist ein Symptom und keine Krankheit!

Ursachen einer Körpertemperaturerhöhung sind:

- **Infektionen** (Pneumonie, Harnwegsinfekte, katheterassoziierte Infektionen, Wundinfektionen etc.);
- **nicht infektiöse Gegebenheiten**, wie
  - Alkoholentzug,
  - Drogen (Ecstasy, Cocain),
  - postoperativer/posttraumatischer Status,
  - Pankreatitis,
  - Ischämie, Blutung, Trauma, Ödem, Operation (→ zentrales Fieber),
  - Myokardinfarkt,
  - *drug fever:* Allopurinol, Antibiotika (Aminoglykoside, Cephalosporine, Erythromycin, Imipenem, Makrolide, Minocyclin, Penicillin, Rifampicin, Sulfonamide, Vancomycin), Antihistaminika, Azathioprin, Barbiturate, Carbamazepin, Cimetidin, Folsäure, Hydralazine, Ibuprofen, Methyldopa, Phenytoin, Triamteren,

Atropin, Nifedipin, Hydrochlorothiazid, Tacrolimus, Mycophenolatmofetil, Hydroxyurea, Salicylate, Ciclosporin, Antituberkulotika (Isoniazid, Mebendazol, Streptomycin), Neuroleptika/malignes neuroleptisches Syndrom (z. B. Clozapin, Risperidon, Olanzapin, Quetiapin),
– steinlose Cholezystitis,

– Rebound-Phänomen nach vorheriger Hypothermie,
– Zustand nach Transfusion,
– thyreotoxische Krise,
– tiefe Beinvenenthrombose,
– Tumoren,
– Hitzschlag,
– maligne Hyperthermie.

Tab. D-1-1 Keimspektrum nosokomialer Infektionen.

Studie	Erreger – Häufigkeit
EPIC-Studie (1995)	Enterobacter – 34,4 % Staphylococcus aureus – 30,1 % (60 % MRSA) Pseudomonas aeruginosa – 28,7 % koagulasenegative Staphylokokken – 19,1 % Pilze – 17,1 %
KISS (2004) Nosokomiale Infektionen auf deutschen Intensivstationen	Staphylococcus aureus – 16,5 % (20 % MRSA) Pseudomonas aeruginosa – 14,2 % Escherichia coli – 13,9 % Enterokokken – 13,4 % Candida albicans – 11,2 % Klebsiella spp. – 9,1 % koagulasenegative Staphylokokken – 9,1 % Enterobacter spp. – 7,4 %
SOAP-Studie (2006)	Staphylococcus aureus – 30 % (14 % MRSA) Pseudomonas spp. – 14 % Escherichia coli – 13 %

KISS (Geffers 2011)
Nosokomiale Infektionen auf deutschen neurologischen Intensivstationen
	• beatmungsassoziierte Infektion der unteren Atemwege:
	  – Staphylococcus aureus – 31,8 %
	  – Klebsiella spp. – 11,2 %
	  – Pseudomonas aeruginosa – 10,3 %
	  – Enterobacter spp. – 9,7 %
	  – Escherichia coli – 7,6 %
	• ZVK-assoziierte Sepsis:
	  – koagulasenegative Staphylokokken – 42 %
	  – Enterococcus – 13 %
	  – Klebsiella spp. – 6 %
	  – Staphylococcus aureus – 5 %
	  – Candida albicans 3 %
	• blasenkatheterassoziierte Harnwegsinfektion:
	  – Escherichia coli – 25,8 %
	  – Enterococcus – 25,5 %
	  – Pseudomonas aeruginosa – 13,6 %
	  – Candida albicans – 10,4 %
	  – Klebsiella spp. 9,3 %
	  – Enterobacter spp. – 4,3 %

KISS = Krankenhaus-Infektions-Surveillance-System

Klinik

Im Rahmen von Fieber können regelhaft 3 klinische Phasen beobachtet werden:

- 1. Phase: Schüttelfrost *(chill)* – Vasokonstriktion und vermehrte Muskelaktivität, um einen Anstieg der Körpertemperatur (Istwert) auf den neuen (erhöhten) Sollwert zu erzielen;
- 2. Phase: erhöhte Temperatur *(fever)* – warme, gerötete und trockene Haut; wenn der Temperatursollwert erreicht ist, kommt es zu einer Balance zwischen Wärmeproduktion und -abbau;
- 3. Phase: Schweißausbruch *(flush)* – Vasodilatation und vermehrtes Schwitzen, um eine Abkühlung (Senkung des Istwertes) zu erzielen, wenn der Temperatursollwert wieder in den Normalbereich verschoben wurde.

! Cave: Bei älteren Patienten können in 20 bis 30 % der Fälle die Anpassungsmechanismen weniger ausgeprägt sein oder fehlen und Infektionen afebril verlaufen! Auch bei Patienten mit chronischer Niereninsuffizienz mit/ohne Dialysepflichtigkeit, Herzinsuffizienz und fortgeschrittener Leberinsuffizienz können Infektionen ohne Temperaturerhöhung vorliegen. Bei diesen Patienten ist auf weitere Zeichen, z. B. Tachykardie, Tachypnoe, arterielle Hypotonie oder Verwirrtheit zu achten.

Diagnostik

- **Temperaturmessung:** Körperkerntemperatur und die im Rektum gemessene Temperatur können sich um bis zu 1 °C unterscheiden. Die Messung im Ohr spiegelt relativ gut die Temperatur wieder und passt sich schnell Veränderungen an. Die Temperaturen in der Blase folgen Veränderungen mit einer gewissen Latenz.

! Prinzipiell sind alle Orte zur Temperaturmessung geeignet, es sollte jedoch bei **Verlaufsmessungen immer am selben Ort** gemessen werden.

- **Anamnese:** Vor- bzw. Begleiterkrankungen, Medikamente, Reisen

- **Klinische Untersuchung:** Lunge, Bauch, Haut, Mund-Rachen-Raum, Ano-/Genitalregion
- **Labordiagnostik:** Blutbild, CRP, γ-GT, alkalische Phosphatase, Bilirubin, ALT (GPT), Fibrinogen, D-Dimere; Blutkulturen, Urinstatus/-kulturen, bei Durchfall Stuhluntersuchung auf Clostridien, Salmonellen etc., ggf. Liquordiagnostik
- **Bildgebung:** Röntgen-Thorax, Sonographie-Abdomen, bei unklaren Befunden CT-Thorax/Abdomen; bei Verdacht auf Sinusitis Low-Dose-CT vom Gesichtsschädel; bei Verdacht auf ZNS-Infektion – v. a. bei intrakraniellen Devices – CT oder MRT des Schädels plus Kontrastmittel
- Blasen- und Gefäßkatheter (und ggf. Drainagen) wechseln und mikrobiologisch untersuchen

Differenzialdiagnostische Überlegungen bei Fieber unklarer Herkunft

- Bei Neutropenie → probatorische antibiotische Breitspektrum-/Kombinationstherapie, ggf. auch Antimykotika
- Keine Neutropenie → Suche nach Abszess, Endokarditis, Tuberkulose, HIV-Infektion, opportunistische Infektionen
- Nosokomiales Fieber → Suche nach bzw. Denken an katheterassoziierte Infektionen, Harnwegsinfektionen, Pneumonie, tiefe Beinvenenthrombose (TBVT)/Lungenembolie
- Postoperatives Fieber → Suche nach bzw. Denken an Wundinfektion, nosokomiale Pneumonien und Harnwegsinfektionen, TBVT/Lungenembolie
- Ausschluss von Exsikkose und *drug fever* (s. Abschn. „nicht infektiöse Ursachen einer Körpertemperaturerhöhung", S. 309)

Therapie

- **Behandlung der auslösenden Ursache!**
- **Medikamente:**
  - ASS: 2 bis 4 g/24 h
  - Paracetamol: maximal 4 g/24 h (**cave:** Hepatotoxizität)

– Metamizol: maximal 5 g/24 h (**cave:** RR-Abfall bei rascher i. v. Gabe, anaphylaktische Reaktionen)
– Diclofenac: bis zu 150 bis 200 mg/24 h
– Ibuprofen: bis zu 1 800 mg/24 h

> **!** **Cave:** Die aufgeführten Medikamente wirken nur bei Fieber, da sie den Temperatursollwert nach unten korrigieren. Bei Patienten mit einer Hyperthermie sind sie wirkungslos.

- **Flüssigkeitssubstitution:**
  – Berechnung des auszugleichenden Flüssigkeitsverlusts: 300 bis 500 ml/m² KOF/24 h/°C Temperaturerhöhung
  – praktisches Handling: ca. 1 000 ml extra pro 1 °C Temperaturerhöhung in 24 h (Vorsicht bei Herzinsuffizienz)
- **Metabolische Kontrolle:**
  – Unter Fieber kann es zu Störungen des Glucosestoffwechsels kommen.
  – Aufgrund des Flüssigkeitsverlusts kann es zu Verschiebungen im Elektrolythaushalt kommen.
  – Da Fieber körperlichen Stress bedeutet, kann es zu einem erhöhten Energie- und Sauerstoffbedarf kommen.
- **Physikalische Maßnahmen:**
  – Unnötige Kleidung und Bettwäsche entfernen.
  – Wadenwickel; wichtig: Beine mit den Wickeln aufgedeckt lassen, da Verdunstungswärme auch verdunsten können muss.
  – Kühle Waschungen (nicht mit Alkohol wegen der raschen Resorption).
  – Eispackungen in der Leiste und in der Axilla (**cave:** erhöhte Dekubitusgefahr).
  – Kalte Infusionen i. v., kalte Flüssigkeiten via Magensonde.
  – Oberflächenkühlung mit Luft (z. B. Cool Touch®).
  – Endovaskuläre Kühlung (z. B. Coolguard®).

> **!** Kühlende Maßnahmen sollten erst unternommen werden, wenn der Istwert den Sollwert unterschritten hat (klinisch: Schwitzen des Patienten), da eine Kälteapplikation in der Phase der Wärmebildung die Vasokonstriktion und das Shivering fördern können und somit eine zusätzliche Belastung darstellen.
> **Cave:** Oberflächen- und endovaskuläre Kühlung nur beim sedierten Patient anwenden, da es zu einer Sympathikusaktivierung und in der Folge zu unangenehmem Shivering kommen kann.

D-1.1.3 Allgemeine Diagnose- und Therapieprinzipien

Diagnostische Schritte bei Infektionen

- Anamnese/klinisches Bild
- Labor (Blutbild, CRP, Fibrinogen, ggf. Procalcitonin bei Verdacht auf Sepsis)
- **Erregeridentifizierung:**
  – mittels Blutkulturen:
    – Entnahme möglichst vor Therapiebeginn (oder während einer Therapiepause)
    – aseptisches Vorgehen (Händedesinfektion, Hautdesinfektion im Bereich der Punktionsstelle)
    – Blutvolumen ca. 20 ml pro Blutkultur (10 ml pro Blutkulturflasche)
    – Entnahme an unterschiedlichen peripheren Punktionsstellen (mindestens 2–3), **cave:** höheres Kontaminationsrisiko, wenn über einen ZVK oder einen arteriellen Katheter abgenommen wird
    – Flaschen beschriften (Name, Datum, Uhrzeit)
    – Anforderungsschein mit Name, Datum, Punktions- bzw. Entnahmeort, Grunderkrankung, antibiotische (Vor-)Behandlung
    – zeitnaher Transport, ggf. Zwischenlagerung im Brutschrank oder bei Zimmertemperatur
  – mittels PCR: derzeit bei fehlender eindeutiger Studienlage noch kein etabliertes Verfahren im klinischen Alltag, Nachteil: keine Resistenztestung möglich
- ggf. Liquorstatus und -kultur

- Wundabstriche, Urinstatus/Urinkultur, Trachealsekret/Bronchiallavage, Katheter/ Drainagen untersuchen
- Röntgen-Thorax (ggf. CT-Thorax)
- Sonographie des Abdomen (ggf. CT-Abdomen)
- Fokussuche nach (klinischem) Beschwerdebild (z. B. bei Rückenschmerzen und Verdacht auf spinalen Abszess/Spondylodiszitis → MRT der Wirbelsäule)
- ggf. Szintigraphie bei unklarem Fokus

Therapie

> **Die grundlegenden therapeutischen Schritte von Infektionen werden in der sog. „Tarragona strategy" zusammengefasst:**
> - **Look at your patient**: Individuelles Erregerspektrum und Risikofaktoren abschätzen.
> - **Listen to your hospital**: Lokale Resistenzstatistik des Krankenhauses/der Station beachten.
> - **Hit hard**: Gezielt behandeln = „primär breit" plus Kombination plus hoch dosiert.
> - **Get to the point**: Möglichst kurz und frühzeitig gezielt therapieren (→ Antibiogramm).
> - **Focus, focus, focus**: Herd sanieren (Wunde, Bronchiallavage, ZVK etc.).

■ Fokussanierung = Grundlage der Therapie
- Entfernung von Kathetern und Implantaten
- Wunderöffnung, Nekrektomie, Fasziotomie, Abszesseröffnung/-Drainage
- Behandlung von Peritonitis etc.
- Bronchiallavage

■ Antibiotikatherapie
In Tab. D-1-2 sind typische Dosierungen, Nebenwirkungen sowie Dosisanpassungen der gängigen parenteralen Antibiotika aufgelistet.
- Ein Antibiotikum ist kein Antipyretikum!
- Die Indikation für eine antibiotische Therapie ist nur bei ausreichender Evidenz für eine Infektion gegeben – nicht jede CRP-Erhöhung antibiotisch therapieren.
- Antibiotika sollen nicht zweckentfremdet werden (z. B. Steigerung der Darmmotilität).

- Therapie frühzeitig beginnen.
- Erregerspektrum abschätzen (ambulant erworbene versus nosokomiale Infektion).
- Gewebepenetration beachten.
- Ausreichend hoch dosieren.
- Gegebenenfalls Kombinationstherapie erwägen.
- Reserveantibiotika gezielt einsetzen.
- Immer gezielte Therapie durch Erregerisolation anstreben.
- Das Antibiogramm entscheidet nicht über die Therapie, sondern zeigt lediglich Resistenzen auf.
- Lokale Resistenzsituation erfassen.
- **Therapie alle 48 bis 72 h reevaluieren:**
  - Gibt es einen Therapieerfolg?
  - Liegen evtl. Resistenzen vor?
  - Gibt es Zeichen der (Antibiotika-)Toxizität? Gegebenenfalls Deeskalationstherapie (Step-down-Strategie) beginnen → Abb. D-1-1.
- Therapiedauer sollte 7 bis 10 Tage betragen (abhängig von der klinischen Situation).
- Je länger die Antibiotika gegeben werden, desto größer ist die Gefahr von Selektion resistenter Keime, unerwünschter Arzneimittelwirkungen und Toxizität.
- **Bei fehlendem Erfolg** Suche nach:
  - Problemkeimen → Blutkulturen und Antibiogramm bestimmen und ggf. Antibiose anpassen;
  - MRSA-Infektion → Kombinationstherapie;
  - Pilzinfektion → Antimykotikum.

Für weitere Informationen zur Therapie siehe auch Abschnitte D-1.1.4 (S. 316) und D-1.2.5 (S. 327).

■ Prävention von Infektionen
- Allgemeine Hygienemaßnahmen beachten (Hände waschen, Hautdesinfektion, sterile Anlage von Kathetern etc.).
- Immunsupprimierte Patienten isolieren.
- Patienten mit z. B. Diarrhö (Clostridium difficile, Norovirus) oder Infektion/Besiedelung mit „Problemkeimen" (z. B. MRSA) isolieren.

Tab. D-1-2 Parenterale Antibiotika – Dosierung, unerwünschte Arzneimittelwirkungen und Notwendigkeiten für eine Dosisanpassung.

Substanzen (Handelsname)	i. v. Dosierung (24 h)	UAW/Anmerkungen	Dosisan-passung bei
Amikacin (Biklin®)	1 × 15 mg/kg KG	Nephro-/Oto-/Neurotoxizität, Ü/E	NI
Amoxicillin/Clavulansäure (Augmentan®)	3 × 2,2–4,4 g	Ü/E, G-I, hep	NI
Ampicillin (Binotal®)	3 × 2–5 g	derma, Ü/E, G-I, pseudomembranöse Kolitis	NI
Ampicillin/Sulbactam (Unacid®)	3–4 × 1–3 g	häm, hep, Ü/E, G-I, pseudomembranöse Kolitis, Phlebitis, ana	NI
Azithromycin (Zithromax®)	1× 0,5 g (für 3–5 Tage)	Ü/E, G-I, derma	–
Aztreonam (Azactam®)	3–4 × 2 g	Ü/E, G-I, derma, häm	NI
Cefazolin (Elzogram®)	3 × 0,5–2 g	derma, ana, häm, hep	NI
Cefepim (Maxipime®)	2–3 × 1–2 g	derma, ana, häm, hep, ZNS	–
Cefotaxim (Claforan®)	2–3 × 1–4 g	derma, ana, häm, hep	–
Cefotiam (Spizef®)	3 × 1–2 g	derma, ana, häm, hep	NI
Cefoxitin (Mefoxitin®)	3–4 × 1–2 g	derma, ana, häm, hep	NI
Ceftazidim (Fortum®)	2–3 × 1–3 g	derma, ana, häm, hep, ZNS	NI
Ceftriaxon (Rocephin®)	1–2 × 1–2 g	derma, ana, häm, hep, Cholelithiasis	–
Cefuroxim (diverse Generika)	3–4 × 1,5 g	derma, ana, häm, hep	NI
Chloramphenicol (Paraxin®)	3 × 0,5–1 g (40 [–80] mg/kg KG)	hohe Toxizität! häm, G-I, Gray-Syndrom	–
Ciprofloxacin (Ciprobay®)	2–3 × 0,4 g	Ü/E, G-I, ZNS, derma, kardio, hep **Cave:** Fluorchinolone können Krampfanfälle auslösen bzw. die Krampfschwelle herabsetzen.	NI
Clarithromycin (Klacid®)	2× 0,5 g	Ü/E, G-I, hep, ZNS, derma	NI
Clindamycin (Sobelin®)	3–4 × 0,6–1,2 (–1,8) g	Ü/E, G-I, pseudomembranöse Kolitis, derma, hep	LI + NI
Cotrimoxazol (Cotrim®, diverse Generika)	3 × 0,16/0,8 g	häm, Hyperkaliämie, Ü/E, derma	NI
Daptomycin (Cubicin®)	4–6 mg/kg KG alle 24 h	wirksam nur gegen Gram-positive Bakterien, nicht wirksam bei Pneumonie CK ↑/Muskelsymptome, Ü/E, G-I, derma	NI
Doripenem (Doribax®)	3 × 500 mg	ZNS, Ü/E, hep, derma	NI
Doxycyclin (diverse Generika)	1 × 0,1–0,2 g	Ü/E, derma (Photodermatose), selten ICP-Erhöhung, kardio, KI bei Myasthenia gravis	–
Ertapenem (Invanz®)	1 × 1 g	derma, hep	NI
Erythromycin (diverse Generika)	3–4 × 0,5–1 g	Prokinetikum → G-I, Ü/E, hep, kardio	–
Flucloxacillin (Staphylex®)	3–4 × 2–4 g	Hepatotoxizität!, derma, häm	LI

Tab. D-1-2 (Fortsetzung)

Substanzen (Handelsname)	i.v. Dosierung (24 h)	UAW/Anmerkungen	Dosisanpassung bei
Fosfomycin (Infectofos®)	2–3 × 3–5 g	1 g enthält 14,5 mmol Natrium → Hypernatriämiegefahr Ü/E, ZNS, hep	NI
Gentamicin (Refobacin®)	1 × 3–5–7 mg/ kg KG	Nephro-/Oto-/Neurotoxizität, Ü/E	NI
Imipenem (Zienam®)	3–4 × 0,5–1 g	Ü/E, G-I, derma, ZNS, häm, ren, hep	NI
Levofloxacin (Tavanic®)	1–2 × 0,5–0,75 g	Hypoglykämien, Ü/E, G-I, ZNS, derma, kardio, hep, häm	NI
Linezolid (Zyvoxid®)	1–2 × 600 mg	ZNS, kardio, G-I	–
Meropenem (Meronem®)	3 × 0,5–2 g	G-I, derma, ZNS, häm, ren	NI
Metronidazol (Clont®)	3–4 × 0,5 g	Ü/E, G-I, Harnverfärbung, ZNS, derma	–
Mezlocillin (Baypen®)	3 × 2–5 g	G-I, derma, hep	NI
Moxifloxacin (Avalox®)	1 × 0,4 g	Ü/E, G-I, ZNS, kardio (Herzrhythmusstörungen), hep, Rhabdomyolyse, Verschlechterung einer Myasthenia gravis	–
Penicillin G (Infectocillin®)	3–4 × 5–10 Mio. I.E.	derma, ana, ZNS, Herxheimer-Reaktion	NI
Piperacillin/Tazobactam (Tazobac®)	3 × 4,5–9 g	G-I, ZNS, kardio, pseudomembranöse Kolitis, häm, hep	NI
Quinupristin/Dalfopristin (Synercid®)	2 × 7,5 mg oder 3 × 5 mg/kg KG	derma, Ü/E, hep, Venenreizung	LI
Rifampicin (Eremfat®)	1 × 10 mg/kg KG	hep, Orangefärbung von Speichel, Urin, Stuhl, Schweiß, ZNS, G-I, derma, häm, ren	LI, Hepatitis
Teicoplanin (Targocid®)	initial 2 × 400 mg, dann 1 × 400 mg	derma, ZNS	NI
Tigecyclin (Tygacil®)	initial 100 mg, dann 50 mg alle 12 h	Indikation nur bei komplizierten Haut- und Weichteilinfektionen + abdominellen Infektionen; Ü/E, G-I, derma	LI > NI
Tobramycin (Generbcin®)	1 × 3–5–7 mg/ kg KG	Nephro-/Oto-/Neurotoxizität, Ü/E, ana, Hypokaliämie	NI
Vancomycin	2× 1–2 g	derma, ana, häm, ren	NI

ana = Anaphylaxie/schwere allergergische Reaktion; derma = Hautefloreszenzen/Pruritus; G-I = gastrointestinale Störungen (z.B. Durchfall, Bauchkrämpfe); häm = hämatologische Störungen; hep = Leberstörung (z.B. Transaminasenanstieg, Cholestase); kardio = kardiovaskuläre Störungen (z.B. Kreislauf-/Herzrhythmusstörungen); LI = Leberinsuffizienz; ren = Nierenstörung; Ü/E = Übelkeit/Erbrechen; NI = Niereninsuffizienz; ZNS = Störungen des ZNS (z.B. Schwindel, Tremor, Kopfschmerzen)

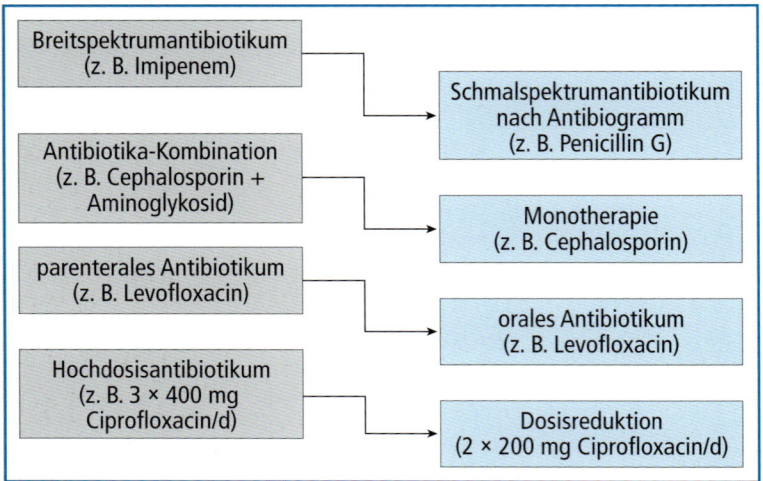

Abb. D-1-1 Beispiele einer Deeskalationstherapie oder Step-down-Strategie.

- Aufnahmescreening v. a. bei Patienten mit vorangegangenem Krankenhausaufenthalt oder aus Pflegeeinrichtungen, chronisch Kranke mit häufigen medizinischen Behandlungen, chronischen Wunden oder medizinischen „Devices".
- Beatmungszeiten verkürzen (Weaning-Protokolle, geringe Sedierungstiefe, Spontanatmung anstreben).
- Patienten mobilisieren, Atemtherapie.
- Frühzeitig enterale Ernährung anstreben, ggf. Immunonutrition.
- Insulintherapie bei operierten Patienten intensivieren.
- Gegebenenfalls selektive Darm-Dekontamination anstreben.

D-1.1.4 Antibiotika – Überlegungen und Empfehlungen

Die Auswahl der antibiotischen Substanzen ist einer der wichtigsten, mitunter aber auch einer der schwierigsten Schritte, um einen positiven Krankheitsverlauf zu erzielen. Der Erfolg einer antibiotischen Therapie wird von verschiedenen Faktoren – wie zum Beispiel der Resistenzsituation oder der Gewebepenetration – beeinflusst, die im Folgenden besprochen werden sollen.

Antibiotikaresistenzen und multiresistente Erreger

Wird durch Antibiotika eine Vermehrung eines Erregers am Infektionsort nicht verhindert, kann dies beispielsweise an einer unzureichenden Konzentration des Antibiotikums am Infektionsort, aber auch an einer verminderten Empfindlichkeit des Erregers liegen.

In der mikrobiologischen Testung wird ein Erreger als resistent eingestuft, wenn entsprechend definierte minimale Hemmkonzentrationen (MHK) überschritten werden.

Risikofaktoren für das Entstehen von Antibiotikaresistenzen sind:
- Vorbehandlung mit Antibiotika: Schmalspektrumantibiotika >> Breitbandantibiotika und
- antibiotische „Fehltherapie": zu lange, unterdosiert, Schmalspektrum.

! Je nach pharmakodynamischen Profil des Antibiotikums müssen die Dosierung und Dosierungsintervalle (konzentrations- bzw. zeitabhängige Effekte) angepasst werden, um eine ausreichende antibakterielle Wirkung zu erzielen.

Hinweise für ein frühes Antibiotikaversagen sind:

- frühes Versterben;
- anhaltendes Fieber oder Hyperthermie, Tachypnoe, Husten und Auswurf, eitriges Sekret, Dyspnoe, arterielle Hypotonie, Bewusstseinsstörungen;
- Organdysfunktion: respiratorische Insuffizienz (z. B. $S_pO_2 < 90\%$, $S_aO_2 < 55\%$), arterielle Hypotonie, septischer Schock, MODS;
- Anstieg von Leukozyten, CRP, Procalcitonin;
- anhaltende oder zunehmende Infiltrate im Röntgen-Thorax;
- erforderliche Therapieänderungen bzw. -intensivierung;
- Antibiotikawechsel;
- Intensivtherapie;
- Organunterstützung: vasoaktive Substanzen, mechanische Beatmung.

Möglichkeiten zur Reduktion einer Antibiotikaresistenz sind:

- Beachtung von Leitlinien und Empfehlungen; hausinterne Behandlungspfade etablieren;
- Personalschulung und -ausbildung;
- regelmäßige Erstellung von Erreger- und Resistenzstatistiken;
- strikte Einhaltung hygienischer Maßnahmen (z. B. Händedesinfektion);
- begründeter und gezielter Einsatz von Antibiotika;
- adäquate Dosierung und Therapiedauer;
- Anpassen der Therapie nach Vorliegen des mikrobiologischen Befundes;
- pharmakokinetisch und -dynamisch orientierte Dosierung der Antibiotika (z. B. zeit- versus konzentrationsabhängige antibiotische Wirkung beachten);
- Deeskalationstherapie;
- Wechsel von initial i. v. zu oraler Therapie im Verlauf.

Eine unsichere Datenlage gibt es für:

- Antibiotika-Cycling (Antibiotikawechsel auf der Station) und

- Kombinationstherapie (v. a. indiziert bei schweren Infektionen mit hoher Wahrscheinlichkeit einer Resistenzbildung unter Monotherapie).

Problemkeime sind multiresistente Erreger, die überwiegend durch Selektion oder Resistenzinduktion entstehen. Zu nennen sind v. a.:

- **multiresistente Nonfermenter (Pseudomonas aeruginosa, Klebsiella spp.):** Resistenz gegen Carbapeneme, Cephalosporine, Fluorchinolone und Aminoglykoside;
- MRSA-**(Methicillin-resistente Staphylococcus-aureus-)Stämme:** Verantwortlich für bis zu ⅓ der nosokomialen Infektionen auf Intensivstationen, weltweite Tendenz steigend (USA teilweise fast 60 %). Man unterscheidet den *hospital aquired* (ha) MRSA, den *community acquired* (ca) MRSA und den *lifestock-aquired* (la) MRSA (= Übertragung aus der Landwirtschaft). MRSA besiedelt normalerweise Haut und Schleimhäute (Nasenvorhof).
  Das MRSA-Risiko ist erhöht bei chronischer Pflegebedürftigkeit, liegendem Katheter, Dialysepflichtigkeit, chronischen Wunden/Wundinfektionen, im Ausland hospitalisierte Patienten, Verlegungen aus anderen Einrichtungen (Pflegeheime, Krankenhäuser), vorherigem stationärem Krankenhausaufenthalt, positiver MRSA-Anamnese.

> **!** **Cave:** Häufig liegen gleichzeitige Resistenzen gegenüber Makroliden, Lincosamiden, Fluorchinolonen und Aminoglykosiden vor.

(Weitere Informationen KRINKO-Empfehlung MRSA 2009)

- **VRE (Vancomycin-resistente Enterokokken):** Meistens Enterococcus faecium, Besiedlungsort ist der Darm. Ursächlich liegt oftmals ein Antibiotikaselektionsdruck durch die häufige Verwendung von Antibiotika mit einer „Enterokokkenlücke" vor (z. B. Fluorchinolone, Cephalosporine).
- **ESBL (extended spectrum beta lactamase) produzierende Erreger (z. B. Escherichia coli, Klebsiellen, Enterokokken)** haben ihr

Reservoir im Darm. Sie sind resistent gegen Penicilline, Cephalosporine der 3. Generation (z. B. Cefotaxim und Ceftazidim), Chinolone und teilweise Aminoglykoside. Auch Resistenzen gegenüber Carbapenemen wurden berichtet.

● Penicillin-resistente Streptococcus-pneumoniae-Isolate;
● multiresistente Mycobacterium-tuberculosis-Stämme;
● Fluconazol-resistente Candida spp.;
● Ganciclovir-resistente humane Zytomegalie-Viren (HCMV).
● **Toxin bildende Clostridien** treten insbesondere nach Antibiotikatherapien auf, die zu einer Reduktion der normalen Darmflora führen und dadurch dem Clostridium difficile einen Standortvorteil schaffen. Bei längerer Hospitalisierung sind bis zu 50 % der Patienten mit dem Keim kolonisiert. Clostridium difficile weisen mittlerweile Varianten auf, die gegen Fluorchinolone und Cephalosporine resistent sind. Teilweise wurden auch schon Resistenzen gegenüber Vancomycin und Metronidazol nachgewiesen. Die Sporen sind meist auch gegen alkoholische Desinfektionslösungen resistent.

Risikofaktoren für eine Infektion mit multiresistenten Erregern sind (nach American Thoracic Society 2005):
● stationärer Krankenhausaufenthalt > 5 Tage,
● antibiotische Therapie innerhalb der letzten 3 Monate,
● vorausgegangener stationärer Aufenthalt innerhalb der letzten 3 Monate,
● Immunsuppression,
● hohe Prävalenz multiresistenter Erreger in der Einrichtung (Krankenhaus, Pflegeheim),
● Bewohner eines Pflegeheims,
● ambulante Infusionstherapie,
● chronische Dialyse,
● chronische ambulante Wundbehandlung,
● Familienmitglieder mit multiresistenten Erregern,
● Auslandsaufenthalt (Urlaubsreise, Medizintourismus).

Therapeutische Möglichkeiten bei „Problemkeimen" sind:
● **MRSA** → Vancomycin, evtl. in Kombination mit Rifampicin oder Fosfomycin oder Cotrimoxazol, alternativ auch – je nach Indikation – Linezolid, Tigecyclin oder Daptomycin; zudem sind viele MRSA-Isolate gegenüber Doxycyclin empfindlich;
● **Pseudomonas aeuruginosa** → ggf. Bestimmung der minimalen Hemmkonzentration (MHK) und erhöhte Dosen von Meropenem oder Ceftazidim;
● **ESBL (E. coli, Klebsiella pneumoniae)** → Carbapeneme, Fluorchinolone, Tigecyclin;
● **Vancomycin**-resistente **Enterokokken** → Linezolid, Daptomycin, Tigecyclin, Quinopristin/Dalfopristin;
● **Clostridium difficile** → Metronidazol, Vancomycin, evtl. Tigecyclin.

[!] Für die Wahl des Antibiotikums sollten generelle Resistenzen (s. Tab., S. 344), aber v. a. auch die lokale Resistenzsituation auf der Station, mit einbezogen werden.

Möglichkeiten der **Prävention einer Antibiotikaresistenz** sind neben einer strengen Indikationsstellung für ein Antibiotikum (z. B. keine Therapie einer asymptomatischen Keimbesiedlung), eine **kurze, hoch dosierte und gezielte antibiotische Therapie**. Es gilt, eine gezielte Behandlung nach Antibiogramm einzuleiten.

Weitere wichtige Maßnahmen sind **Kontaktisolierung** und umfangreiche Hygienemaßnahmen (Schutzkleidung, Handschuhe, Händedesinfektion, Pflegeutensilien nur patientenbezogen einsetzen und im Zimmer belassen, Flächendesinfektion etc.) Wege, um einer weiteren Transmission entgegenzuwirken. Präventiv sollte bei allen Risikopatienten (s. Abschn. „Risikofaktoren für eine Infektion mit multiresistenten Erregern", s. o.) ein **Aufnahmescreening (Abstriche) an verschiedenen Körperstellen** erfolgen.

Inwiefern ein regelmäßiger Antibiotikawechsel auf der Station (Cycling) sinnvoll ist, ist nicht abschließend geklärt.

! **Cave:** Es konnte gezeigt werden, dass bei durch Clostridium-difficile-Toxin induzierten Durchfällen auch nach Sistieren der Durchfälle bei mehr als 50 % der Patienten nach 1 bis 4 Wochen noch Erreger auf der Haut nachweisbar waren (Sethi 2010).

Gewebegängigkeit des Antibiotikums

Ein weiterer wichtiger Faktor für eine erfolgreiche Antibiotikatherapie – v. a. auch bei ZNS-Infektionen – ist die **Gewebepenetration**.
In der Tab. D-1-3 sind Antibiotika mit guter bzw. besserer und schlechter ZNS-/Liquorpenetration aufgeführt.

D-1.2 Spezieller Teil

D-1.2.1 Katheterassoziierte Infektionen

Grundlagen

Katheterassoziierte Infektionen werden v. a. durch intravasale Katheter (z. B. ZVK) verursacht.
Häufige **Erreger** solcher Infektionen sind:
- Gram-positive Erreger: koagulasenegative Staphylokokken (z. B. Staphylococcus epidermidis, Staphylococcus aureus), Enterokokken;
- Gram-negative Erreger: Pseudomonas spp., Enterobacteriacae;
- Pilze: Candida spp. (hohe Affinität zu Kunststoffoberflächen).

Diagnostik

Um eine Kontamination von einer Infektion zu unterscheiden, sind mindestens 2 Blutkulturpaare (jeweils eine via Katheter und eine via Venenpunktion) zu gewinnen. Die Blutkulturen sollten an 2 unterschiedlichen Punktionsstellen entnommen werden.
Bei Verdacht auf eine katheterassoziierte Infektion sollte der Katheter entfernt (zuvor Desinfektion der Haut, zur Vermeidung einer Kontamination) und ca. 2 cm der Katheterspitze zur

Tab. D-1-3 ZNS-/Liquorpenetration verschiedener Antibiotika.

Antibiotika mit guter oder besserer ZNS-/Liquorpenetration	Antibiotika mit schlechter ZNS-/Liquorpenetration
• Ampicillin (in hohen Dosen)	• Amikacin
• Cefotaxim	• Amoxicillin/Clavulansäure
• Ceftriaxon	• Amphotericin B
• Cefuroxim	• Aztreonam
• Chloramphenicol	• Cefazolin
• Ciprofloxacin	• Cefoxitin
• Cotrimoxazol	• Clindamycin
• Fluconazol	• Doxycyclin
• Flucytosin	• Erythromycin
• Fosfomycin	• Flucloxacillin
• Levofloxacin	• Gentamycin
• Linezolid	• Imipenem
• Meropenem	• Quinupristin/Dalfopristin
• Metronidazol	• Rifampicin
• Penicillin G (in hohen Dosen)	• Sulbactam/Ampicillin
• Voriconazol	• Tazobactam/Piperacillin
	• Teicoplanin
	• Vancomycin

mikrobiologischen Diagnostik eingeschickt werden.

! Wenn der Erreger der Blutkultur und der Erreger der Katheterspitze übereinstimmen, kann man von einer katheterassoziierten Infektion ausgehen.

Therapie und Prävention

- Katheter entfernen.
- Antibiotische Therapie bei Hinweis auf eine systemische Infektion entsprechend des zu erwartenden Erregerspektrums (v. a. Staphylococcus epidermidis einbeziehen).

! Der Prävention einer katheterassoziierten Infektion dienen:
- sterile Anlage des ZVK, nach der Anlage Desinfektion des ZVK-Systems;
- standardisierte Pflege des Katheters;
- tägliche Kontrolle der Insertionsstelle, bei Zeichen der Infektion Katheter entfernen;

- regelmäßig Überprüfung der Indikation für Katheter (s. a. Kap. B-2.4, S. 89);
- allgemeine hygienische Maßnahmen nach jedem Patientenkontakt.

D-1.2.2 Pneumonie

Grundlagen/Definitionen

Spezielle Probleme bei neurologischen Patienten hinsichtlich einer Pneumonieentwicklung sind:

- Neurologische Patienten sind aufgrund der häufig schweren Erkrankung mit langer Koma- und Beatmungsdauer besonders gefährdet.
- Häufig liegen Schluckstörungen und abgeschwächte Schutzreflexe mit Aspirationsgefahr vor.
- Neurologische Patienten sind häufig älter und haben relevante Begleiterkrankungen (z. B. Diabetes mellitus).
- Durch die akuten Hirnschädigungen können zusätzliche pulmonale Veränderungen auftreten wie neurogenes Lungenödem, abnorme Atmungsmuster, neurogen bedingte Ventilations- und Perfusionsstörungen.

Die **Einteilung der Pneumonien** erfolgt in:
- *community acquired pneumonia* (CAP),
- nosokomiale Pneumonie und
- Aspirationspneumonie.

Bei der **CAP** handelt es sich um ambulant erworbene Pneumonien, mit oftmals weniger „aggressiven" bzw. resistenten Keimen: sehr häufig (40–50 %) Streptococcus pneumoniae; gelegentlich (5–10 %) Haemophilus influenzae, Mycoplasma pneumoniae, Enterobacteriacae, respektive Viren; selten (< 5 %) Legionella spp., Staphylococcus aureus, Chlamydophila pneumoniae und Pseudomonas aeruginosa (Risikofaktoren für eine Pseudomonas-aeruginosa-Infektion: strukturelle Lungenerkrankung mit Antibiotika-Vortherapie oder vorausgegangene Hospitalisierung, bekannte Kolonisation).

Nosokomiale Pneumonien sind für über 50 % der nosokomialen Infektionen verantwortlich.

Definitionsgemäß werden Pneumonien ab 48 h nach Krankenhausaufnahme und bis mehrere Tage nach der Krankenhausentlassungen als nosokomial bezeichnet.

Erreger sind häufig Pneumokokken, aber auch Staphylokokken und zunehmend Problemkeime, z. B. Gram-negative Erreger (Pseudomonas aeruginosa, Acinetobacter baumannii, Enterobacteriaceae wie Escherichia coli, Klebsiella spp.) sowie Pilze. Häufig sind Antibiotikaresistenzen zu beobachten.

Risikofaktoren für die Entwicklung nosokomialer Pneumonien sind: COPD, Organversagen, Alter > 60 Jahre, Koma, ARDS, Schädel-Hirn-Trauma, neurochirurgische und Thoraxoperationen, Tracheotomie, invasive Hirndruckmessung, Transport außerhalb der Intensivstation, flache Lagerung, Reintubation, Sedativa, Corticosteroide, Immunsuppressiva, Antibiotika, enterale Ernährung, Aspiration, Wechsel des Beatmungssystems, Cuff-Verschlussdruck < 20 cm H_2O und Inhalation.

Eine spezielle Form der nosokomialen Pneumonie stellt die **beatmungsassoziierte Pneumonie** (= *ventilator associated pneumonia* [VAP]) dar: Sie wird definiert als Pneumonie nach mehr als 48 h Beatmungsdauer bei zuvor pneumoniefreien Patienten. Zum **Erregerspektrum** der VAP zählen häufig Staphylococcus aureus, mit zunehmender Beatmungs- und Liegedauer aber auch Gram-negative bzw. Problemkeime (z. B. Pseudomonas aeruginosa, Klebsiella spp.).

Die **Aspirationspneumonie** ist die Folge des Eindringens von Material aus dem Oropharynx und dem Magen in die Atemwege. Neben der Aspirationspneumonie an sich, kann es zu Komplikationen wie z. B. zu einer nekrotisierenden Pneumonie, zu einem Lungenabszess oder einem Lungenempyem kommen.

Risikofaktoren für eine Aspiration sind:
- Bewusstseinsstörung: akuter und chronischer Alkoholabusus, zerebrale Schädigungen, Anästhesie, Medikamenten- oder Drogenintoxikation;
- Schluckstörungen: neurologische Erkrankungen (Schlaganfall, ALS, MS, Myasthenia

gravis, Morbus Parkinson), ösophageale Tumoren, massives Erbrechen, mechanische Beeinträchtigungen (Ernährungssonden, Endotrachealtubus, Tracheostoma);
- gastrointestinale Motilitätsstörungen (häufig bei Intensivpatienten);
- Diabetes mellitus, Adipositas, höheres Alter.

Das **Erregerspektrum** bei Aspirationspneumonien umfasst häufig polymikrobielle Mischinfektion mit Anaerobiern, Streptococcus pneumoniae, Staphylococcus aureus und Haemophilus influenzae sowie Gram-negativen Bakterien.
Unter differenzialdiagnostischen Aspekten ist von der Aspirationspneumonie die nichtinfektiöse Aspirationspneumonitis abzugrenzen, bei der es sich um eine akute Entzündung als direkte Reaktion (typischerweise innerhalb von wenigen Stunden nach der Aspiration) auf das aspirierte Material (z. B. saurer Mageninhalt) handelt.
Klinisch unterscheiden sich die Pneumonitis und Pneumonie in den ersten Stunden nicht wesentlich. Symptome sind Laryngospasmus, Bronchospasmus und Lungenfunktionsstörungen.

Klinik und Diagnostik
- Die klinische Diagnose der Pneumonie beruht auf folgenden Kriterien:
  - neue und persistierende Infiltrate im Röntgenbild des Thorax
    plus
  - Leukozytose oder -penie oder CRP > 5 mg/d;
  - Fieber > 38,5°;
  - purulentes Sputum, produktiver Husten;
  - Schüttelfrost und
  - feinblasige Rasselgeräusche.
- Auch mittels dem *Clinical Pulmonary Infection Score* kann die Diagnose einer Pneumonie gestellt werden.
- **Röntgen-Thorax** (wenn möglich in 2 Ebenen): Differenzialdiagnostik des Infiltrats → Tuberkulose, pulmonale Stauung, Lungeninfarkt, Tumor, interstitielle Lungenerkrankung, Vaskulitiden.

- **CT-Thorax:** z. B. bei unklaren Röntgen-Thorax-Befunden.

> **[!]** **Cave:** Da der Patiententransport immer einen Stress- bzw. Risikofaktor für eine nosokomiale Pneumonie darstellt, sollte die Indikationsstellung für ein CT-Thorax streng erfolgen und eine direkte therapeutische Konsequenz aus der Untersuchung abzuleiten sein.

- **Labor:** CRP-Anstieg, Leukozytose oder Leukopenie (evtl. schon Zeichen eines septischen Verlaufs), Procalcitonin (sensitiver Marker für bakterielle Infektionen).
- **BGA:** Oxygenierungsstörungen = Hypoxämie (pO$_2$ ↓).
- **Bronchoskopie:** Beurteilung der Atemwege, der Bronchialschleimhaut und des tracheobronchiales Sekret.
- **Erregerisolation:** Blutkulturen, Trachealsekret, Sputum, bronchoalveoläre Lavage, ggf. Abszesspunktion, Pleuraflüssigkeit, Biopsie. **Jeweils Antibiogramm bzw. Antimykogramm anfordern!**

> **[!]** **Cave:** Da nicht jeder Erregernachweis einen pathogenen Wert hat, sondern auch einer Besiedelung entsprechen (z. B. Pilze) kann, sind immer das klinische Bild und die Zusatzdiagnostik für die Diagnose einer Pneumonie erforderlich.

- **Serologische Diagnostik:** ggf. bei Candida und atypischen Erregern (Mykoplasmen, Chlamydien)

Therapie und Prävention

> **[!]** Eine inadäquate initiale Therapie, d. h. falsches Antibiotikum und/oder falsche Antibiotikadosierung, und ein verzögerter Therapiebeginn erhöhen die Sterblichkeitsrate bei nosokomialer Pneumonie sowie die Liegedauer auf der Intensivstation und im Krankenhaus.

Als **supportive Maßnahmen** eignen sich:
- Sauerstoffgabe,
- wenn erforderlich assistierte oder kontrollierte Beatmung,
- ggf. Bronchoskopie mit Absaugung,

- Oberkörperhochlagerung und Lagerungs-wechsel, Mobilisierung, Atemgymnastik.

Bei **schwerer, ambulant erworbener Pneumo-nie** wird hinsichtlich der Antibiotikatherapie eine Unterscheidung empfohlen in
- Patienten *ohne* Risiko für eine Pseudomo-nas-aeruginosa-Pneumonie
  Therapieempfehlungen:
    - Betalactamantibiotikum (Piperacillin/Tazobactam, Ceftriaxon, Cefotaxim, Ertapenem) *plus*
    - Makrolid
    - alternative Antibiotika: Fluorchinolone (Moxifloxacin, Levofloxacin)
- Patienten *mit* Risiko für eine Pseudomonas-aeruginosa-Pneumonie: schwere strukturel-le chronische Lungenerkrankung wie COPD mit Antibiotikavortherapie oder voraus-gegangene Hospitalisierung in den letzten 3 Monaten, bekannte Kolonisation durch Pseudomonas aeruginosa, Bronchiektasen, Mukoviszidose
    - → Therapieempfehlung:
    - pseudomonasaktive Betalactamantibioti-kum (Piperacillin/Tazobactam, Cefepim, Imipenem, Meropenem) *plus*
    - Fluorchinolon (Ciprofloxacin, Levofloxa-cin) *oder plus*
    - Aminoglykosid (Amikacin, Gentamicin, Tobramycin) und Makrolid; z. B. bei Vortherapie mit Fluorchinolonen.

Zur **Prävention der VAP** dienen:
- Hygienemaßnahmen des Personals (z. B. Händedesinfektion nach jedem Patienten-kontakt);
- regelmäßige Desinfektions- und Sterilisati-onsmaßnahmen und Austausch des Zube-hörs des Beatmungsgeräts (z. B. Beatmungs-schlauch, Gänsegurgel, Filter);
- Verwendung geschlossener Absaugsysteme;
- antiseptische Mundpflege;
- Lagerungsmaßnahmen des Patienten, Mobi-lisierung, Schlucktraining bei Patienten mit Trachealkanüle;

- nichtinvasive Beatmungsmodi, wenn mög-lich, Beatmungsdauer so kurz wie möglich, Reintubation vermeiden;
- Dokumentation von VAP, Erregerstatistik.

Die Therapieempfehlungen der **nosokomialen Pneumonie** finden sich in Tab. D-1-4.

Für die **Aspirationspneumonie** gelten folgende Therapieempfehlungen:
- Bei akuter Aspiration Sondenernährung zunächst unterbrechen.
- In der Akutphase Bronchoskopie zum Ab-saugen von Aspirat oder von Fremdkörpern.
- Hypoxie und Bronchospasmus behandeln (Sauerstoffgabe bzw. Gabe von Broncho-spasmolytika).
- Prophylaktische antibiotische Behandlung vermeiden (initial häufig eher Pneumonitis, keine sicherere Verhinderung einer Pneu-monie, dafür aber Gefahr einer Selektion von resistenten Erregern).
- Die Auswahl des Antibiotikums richtet sich nach dem zu erwartenden Erregerspektrum (inkl. Gram-negativer Darmbakterien und Anaerobier): Clindamycin und/oder Cepha-losporin der Gruppe 2/3a, Ampicillin plus Betalactamase-Inhibitor, Moxifloxacin oder Carbapenem Gruppe 2 (Ertapenem).

D-1.2.3 Nosokomiale Harnwegsinfektionen

Grundlagen
Risikofaktoren für nosokomiale Harnwegsin-fekt sind:
- Blasenkatheter – die Gefahr der Bakteriurie steigt nach dem 2. Tag der Katheterisierung um ca. 5 bis 10 % pro Tag,
- fehlende oder reduzierte Blasenentleerung (z. B. neurogen),
- Eingriffe an den Harnwegen,
- Alter > 60 Jahre,
- Komorbidität (z. B. Diabetes mellitus, Im-munsuppression),
- weibliches Geschlecht.

Tab. D-1-4 Risikoadaptierte kalkulierte Antibiotikatherapie der nosokomialen Pneumonie (nach Paul-Ehrlich-Gesellschaft 2010).

I (1–2 Punkte)	II (3–5 Punkte)	III (≥ 6 Punkte)
• Aminopenicillin/BLI oder • Cephalosporin Gruppe 2/3a oder • Fluorchinolon Gruppe 3/4 • Carbapenem Gruppe 2	• Acylaminopenicillin/BLI oder • Cephalosporin Gruppe 4 oder • Carbapenem Gruppe 1/2	• Cephalosporin Gruppe 3b/4 oder • Acylaminopenicillin/BLI oder Carbapenem Gruppe 1 plus • Fluorchinolon Gruppe 2/3 oder • Aminoglykosid oder • Fosfomycin

Risiko-Score		
Alter > 65 Jahre	1 Punkt	**Antibiotika-Beispiele:**
Strukturelle Lungenerkrankung	2 Punkte	• Aminopenicillin/BLI: Amoxicillin/ Clavulansäure
Antiinfektive Vorbehandlung	2 Punkte	• Acylaminopenicillin/BLI: Piperacillin/ Tazobactam
Late onset (ab dem 5. Krankenhaustag)	3 Punkte	• Cephalosporin Gruppe 2: Cefuroxim
Schwere respiratorische Insuffizienz (mit/ohne Beatmung)	3 Punkte	• Cephalosporin Gruppe 3a: Cefotaxim, Ceftriaxon
Extrapulmonales Organversagen (Schock, DIC, ANV, ALV)	4 Punkte	• Cephalosporin Gruppe 3b: Ceftazidim • Cephalosporin Gruppe 4: Cefepim
		• Fluorchinolon Gruppe 2: Ciprofloxacin
		• Fluorchinolon Gruppe 3: Levofloxacin
ALV = akutes Lungenversagen; ANV = akutes Nierenversagen; DIC = disseminierte intravasale Gerinnung; BLI = Betalactamase-Inhibitor		• Fluorchinolon Gruppe 4: Moxifloxacin • Carbapenem Gruppe 1: Imipenem, Meropenem, Doripenem • Carbapenem Gruppe 2: Ertapenem • Aminoglykosid: Gentamicin, Tobramycin

Häufige Erreger einer nosokomialen Harnwegsinfektion sind: E. coli (häufigster Erreger von ambulant erworbenen Harnwegsinfektionen), Pseudomonas aeruginosa, Klebsiella spp., Enterobacter spp., Proteus spp., Acinetobacter baumannii, Staphylococcus aureus sowie Candida spp.

Klinik und Diagnostik

Klinische Zeichen sind Dysurie, Pollakisurie, Unterbauchschmerzen (bei unterer Harnwegsinfektion) bzw. Flanken- oder Rückenschmerz (bei oberer Harnwegsinfektion) und klopfschmerzhaftes Nierenlager sowie bei systemischer Infektion Fieber. Bei schweren Harnwegsinfektionen kann es auch zu einer Makrohämaturie und trübem, teilweise auch eitrigem Urin kommen. In der Urindiagnostik zeigt sich meist eine Leukozyturie. Oftmals ist eine Nitriterhöhung nachweisbar.

> **!** Zur Differenzierung zwischen Infektion und Besiedelung sollte eine quantitative Keimzahlbestimmung erfolgen.

Um eine korrekte Keimzahl zu gewährleisten, muss der Urin so schnell wie möglich untersucht werden (ansonsten die Probe zumindest kühlen, um einer Keimvermehrung entgegenzuwirken).
Eine Candidurie liegt beispielsweise vor, wenn ≥ 10^4 koloniebildende Einheiten pro Milliliter nachweisbar sind. Zwei aufeinanderfolgende negative Urinkulturen beweisen die Eradikation von Candida aus dem Harntrakt.

⚠️ Die Urinproben sollten nicht aus dem Urinbeutel entnommen werden (Verfälschung
durch Keimvermehrung).

Therapie und Prävention
- Abflussbehinderungen beheben
- Fremdkörper (z. B. Katheter, Harnsteine)
  entfernen
- Abszesse ausschließen
- **Antibiotische Therapie:**
  - **unkomplizierte Harnwegsinfektion
    bzw. Initialtherapie:** Trimethoprim/
    Sulfamethoxazol (v. a. unkomplizierte
    Harnwegsinfektionen), Fluorchinolone,
    Breitspektrumpenicilline (z. B. Amoxicil-
    lin/Clavulansäure) oder Cephalosporine
    der 3. Generation.
  - **komplizierte Harnwegsinfektion:** Bei
    Versagen der Initialtherapie können al-
    ternativ Acylaminopenicillin/Betalacta-
    mase (z. B. Tazobac®), Cephalosporine
    der Gruppe 3b oder 4 (z. B. Ceftazidim,
    Cefepim), Fluorchinolone der Gruppe 2
    oder 3 und Carbapeneme der Gruppe 1
    eingesetzt werden.
    Die **Therapiedauer** eines komplizierten
    Harnwegsinfektes sollte 7 bis 14 Tage
    betragen.
    Wichtig bei der Auswahl des Antibioti-
    kums sind:
    - der verursachende Erreger und dessen
      Resistenzmuster,
    - die lokale Resistenzsituation in der
      Klinik,
    - die antibiotische Vorbehandlung (evtl.
      dadurch Veränderung des Keimspek-
      trums),
    - Rezidiv oder Therapieversagen,
    - die Wahl eines uringängigen Antibio-
      tikums.
  - Die Behandlung einer **symptomatischen
    Fungurie** kann mit Fluconazol oder Am-
    photericin B erfolgen. Bei Non-albicans-
    Candidurie kann bei intakter Nieren-
    funktion auch Flucytosin (wegen rascher
    Resistenzentwicklung ggf. Kombination
    mit Amphotericin B) verabreicht werden.

Zur **Prävention** katheterassoziierter Harnwegsinfektionen dienen:
- Protokolle zur sterilen Anlage und Pflege
  von Blasenkathetern;
- Hinterfragen der Indikation für den Beginn
  und die Dauer eines Katheters;
- Katheterpflege;
- Verwenden geschlossener Kathetersysteme,
  Vermeidung unnötiger Diskonnektion von
  Katheter und Ablaufsystem;
- Vermeidung von Obstruktionen im Kathetersystem;
- ausreichende Flüssigkeitszufuhr;
- keine antibiotische Prophylaxe bei Patienten
  mit einem Blasenkatheter.

D-1.2.4 Pilzinfektionen

Grundlagen

Pilzinfektionen sind insofern von Bedeutung
als sie für 10 bis 15 % der Infektionen von Intensivpatienten verantwortlich zu machen sind.
Sie betreffen häufig schwer erkrankte und im-
mungeschwächte Patienten und gehen daher
mit einer erhöhten Mortalität bzw. Letalität sowie einem längeren Aufenthalt auf der Intensiv-
station/im Krankenhaus einher.
Die Inzidenz von Pilzinfektionen hat in den
letzten Jahren zugenommen, wohingegen die
bakteriellen Infektionen abgenommen haben.
Risikofaktoren für eine invasive Pilzinfektion
sind:
- hohes Alter des Patienten;
- vorangegangene Breitspektrumantibiose;
- Aufenthalt auf der Intensivstation > 10 Tage,
  invasive Katheter, maschinelle Beatmung,
  parenterale Ernährung;
- Corticosteroidbehandlung;
- Neutropenie < 500/μl;
- hämatoonkologische Erkrankung, maligne
  Tumoren, Chemotherapie;
- Diabetes mellitus, COPD, akutes Leberversagen und fortgeschrittene Leberzirrhose;
- allogene Stammzelltransplantation, Organtransplantation, Hämodialyse.

Das **Erregerspektrum** umfasst bei Intensivpatienten v. a.:
* Spross- bzw. Hefepilze: Candida spp. (z. B. C. albicans, C. glabrata, C. tropicalis, C. krusei, C. parapsilosis), selten Cryptococcus neoformans (v. a. bei Immunsupprimierten z. B. Patienten mit Neutropenie, AIDS, Cortisontherapie),
* Faden- oder Schimmelpilze: Aspergilla spp. (z. B. A. fumigatus, A. niger, A. flavus, A. terreus).

Klinik
* Allgemeine Infektionszeichen wie Fieber, CRP-Anstieg, Leukozytose
* Vor allem daran denken bei:
  - immunsupprimierten Patienten (Neutropenie, Cortisontherapie, Immunsuppressiva etc.)
  - Langzeitbeatmung
  - anhaltenden Infektionszeichen bzw. Fieber trotz adäquater Antibiose (gemäß Antibiogramm)

Diagnostik
Die allgemeine Diagnostik erfolgt gemäß den Empfehlungen bei Infektionen (s. Abschn. D-1.1, S. 309).
Der **Erregernachweis** kann in Körperflüssigkeiten bzw. steril entnommenen Proben und/oder Geweben erfolgen. Die **direkte Mikroskopie** ist nur bei positivem Nachweis von Pilzen in einem an sich sterilen Material aussagekräftig; negative Ergebnisse schließen eine Pilzinfektion nicht aus. Die **Anzucht auf einem Nährmedium** ist verglichen mit der von Bakterien schwieriger und auch langwieriger, sodass trotz einer disseminierten Infektion eine Kultivierung misslingen (Sensitivität teilweise < 50 %) kann. Für eine hohe Aussagekraft muss immer ein ausreichend großes Volumen einer Blutprobe entnommen und untersucht werden (mindestens 20 ml). Diagnostisch relevant ist bei positivem Nachweis die Dauer der Anzüchtung (z. B. frühere Anzüchtung bei Candidämie verursacht durch katheterassoziierte Infektionen). **Bei positiver Anzüchtung ist immer eine Resistenzprüfung erforderlich.**

Wichtig ist die **Differenzierung zwischen Infektion und Kontamination**. Der Nachweis eines Erregers muss immer im Kontext zum klinischen Bild gesehen werden.
Immunologische und biochemische Methoden sind weniger zeitaufwendig als die Anzucht.
Der konventionelle Antikörpernachweis besitzt insofern Limitationen als bei Patienten mit Risiko Pilzinfektionen zu entwickeln häufig die Fähigkeit einer adäquaten Immunantwort fehlt. Zudem werden bei vielen Patienten im Rahmen einer Kolonisation bereits Antikörper gebildet, sodass eine akute Infektion weder zu bestätigen noch auszuschließen ist.
Molekulare Verfahren (PCR) zum Pilznachweis zeigen zwar in Studien vielversprechende Ergebnisse, sind jedoch im klinischen Alltag noch nicht etabliert.
Bei Verdacht auf eine Pilzpneumonie sollte eine CT des Thorax durchgeführt werden (Röntgen-Thorax ist zu unspezifisch).

Therapie
Es stehen prinzipiell 3 Gruppen von Antimykotika zur Verfügung:
* Azole: Fluconazol, Voriconazol, Itraconazol, Posaconazol;
* Polyene: Amphotericin B, liposomales Amphotericin B (Lip Ampho B);
* Echinocandine: Caspofungin, Micafungin, Anidulafungin.

Vor Beginn einer antimykotischen Therapie müssen Nutzen und Risiken der Therapie abgewogen werden. Während der Therapie muss der Behandlungserfolg, aber auch -misserfolg erkannt werden. Zudem sind Neben- und Wechselwirkungen zu beachten.
Tabelle D-1-5 zeigt die Wirksamkeit der Antimykotika hinsichtlich der verschiedenen Erreger auf.
Tabelle D-1-6 enthält Informationen zu Dosierung, unerwünschten Arzneimittelwirkungen und Dosisanpassungen der gängigen Antimykotika.

■ **Invasive Candidose**
- Bei Verdacht oder Nachweis einer Candida-Infektion sollten alle intravasalen Katheter gewechselt werden.
- Initiale Therapie mit Fluconazol; alternativ Echinocandine (Caspofungin, Micafungin), Voriconazol oder Amphotericin B/Lip Ampho B.

- Bei möglicher Azol-Resistenz (z. B. vorangegangene Therapie, lokales resistentes Keimspektrum) sollte primär mit einem Echinocandin oder mit Amphotericin B therapiert werden.
- Hämodynamisch instabile Patienten sollten primär mit einem Echinocandin oder alternativ mit Lip Ampho B behandelt werden.

Tab. D-1-5 Antimykotika – Wirksamkeit (mod. nach Thalhammer u. Grabein 2005).

Substanz	Cand. albicans	Cand. tropicalis	Cand. glabrata	Cand. krusei	Aspergillus spp.	Kryptokokken	Dermatophyten
Amphotericin B	++	++	++	++	++	++	++
Caspofungin	++	++	++	++	++	–	–
Clotrimazol	++	–	–	–	–	–	++
Fluconazol	++	++	0–R	–	–	++	++
Flucytosin	++	++	++	++	+–0	++	–
Itraconazol	++	++	0–R	0–R	++	++	++
Lip Ampho B	++	++	++	++	++	++	++
Terbinafin	++	++	++	++	–	–	++
Voriconazol	++	++	++	++	++	++	++

R = resistent; – = nicht wirksam; 0 = nicht gut wirksam; + = mäßig wirksam; ++ = gut wirksam

Tab. D-1-6 Antimykotika – Dosierung, unerwünschte Arzneimittelwirkungen und Eliminationsweg.

Substanz	Dosierung	UAW	Elimination
Amphotericin B	1 × 0,7–1(–1,5) mg/kg KG i.v. 4 × 100 mg p. o.	nephrotoxisch (!), ana, kardio, Ü/E, hep, G-I, Pulmo, E'lyte, hämato, derma, neuro, psych **cave:** bei Gabe anderer nephrotoxischer Substanzen (z. B. Aminoglykoside, Diuretika)	ren
Liposomales Ampho B (AmBisome®)	1 × 3–5 mg/kg KG i.v.	Fieber, Schüttelfrost, pulmo, Ü/E, kardio, E'lyte, hep, derma, G-I, ana, hämato, ren reduzierte Nephrotoxizität!	ren
Fluconazol (z. B. Diflucan®)	Tag 1: 1 × 400 mg i.v./p. o., dann 1 × 200–400 mg/d (max. 800 mg/d)	Ü/E, G-I, derma, neuro, hep, ren, hämato Interaktion mit Rifampicin, Cumarinen, Metformin, Theophyllin, Phenytoin	ren >> hep
Itraconazol (z. B. Sempera®)	2 × 200 mg p. o.	G-I, hep, E'lyte, neuro, kardio, Ü/E, derma Interaktion mit Rifampicin, Phenytoin, Midazolam, Carbamazepin, Erythromycin, Calciumkanalblocker	hep
Voriconazol (Vfend®)	Tag 1: 2 × 6 mg/kg KG i.v. oder 2 × 400 mg p. o. ab Tag 2: 2 × 4 mg/kg KG i.v. oder 2 × 200 mg p. o	Fieber, G-I, Ü/E, derma, hep, kardio, ren, E'lyte, hämato, psych, pulmo, ana, kardio Interaktion mit Rifampicin, Carbamazepin, Phenytoin, Phenobarbital, Cumarinen	ren Dosisanpassung nur bei i. v. Gabe

Tab. D-1-6 (Fortsetzung)

Substanz	Dosierung	UAW	Elimination
Caspofungin (Cancidas®)	Tag 1: 1 × 70 mg ab Tag 2: 1 × 50 mg i. v.	hämato, neuro, kardio, pulmo, Ü/E, G-I, hep, ren, E'lyte, derma, ana **cave:** bei Leberinsuffizienz Interaktion mit Rifampicin, Phenytoin, Dexamethason, Carbamazepin	ren + hep
Terbinafin (Lamisil®)	1 × 250 mg p. o.	Indikation nur bei Dermatophyten-Infektion G-I, Ü/E, hep, derma, neuro	ren > hep
Clotrimazol (z. B. Canesten®)	lokale Applikation 2 –3 ×/d	Indikation bei Dermatomykosen	–

ren = renal; hep = hepatisch; kardio = Herz-Kreislauf-Störungen; pulmo = pulmologische Störungen; Ü/E = Übelkeit/Erbrechen; G-I = gastrointestinale-Störungen; derma = dermatologische Störungen; hämato = hämatologische Veränderungen (Blutbild, Gerinnung); E'lyte = Elektrolytveränderungen; psych = psychische Veränderungen; neuro = neurologische Störungen, ana = allergische/anaphylaktische Reaktion

- Die empfohlene Therapiedauer beträgt mindestens bis 14 Tage nach der letzten positiven Kultur.
- Bei klinischem Ansprechen evtl. Deeskalation erwägen (z. B. Umstellung von i. v. auf orale Gabe oder von Breitspektrum- auf Schmalspektrum-Antimykotikum nach entsprechender Resistenztestung).

■ **Invasive Aspergillose**
- Initiale Therapie mit Voriconazol, alternativ Lip Ampho B.
- Bei Versagen oder Unverträglichkeit der initialen Therapie können Echinocandine eingesetzt werden. Bei primärem Versagen von Lip Ampho B können Posaconazol oder Itraconazol versucht werden.
- Aufgrund der schlechten Prognose einer invasiven Aspergillose kann eine Kombinationstherapie erwogen werden. Die Studienlage konnte bisher jedoch keine eindeutige Überlegenheit aufzeigen.

[!] Bei zerebraler Candidose oder Aspergillose kann Amphotericin B prinzipiell auch intrathekal verabreicht werden. Wegen der Toxizität ist jedoch eine strenge Indikationsstellung erforderlich.

D-1.2.5 Sepsis

Allgemeine Bemerkungen

Grundlagen
In Deutschland versterben jährlich ca. 60 000 Menschen an einer Sepsis. Circa 10–15 % der Patienten auf einer Intensivstation erleiden eine schwere Sepsis.
Als **häufigste Erreger** einer Sepsis (Martin 2003) kommen **generell** infrage: Gram-positive Bakterien > Gram-negative Bakterien > Pilze.
In Abhängigkeit vom Ort der Infektion kommen in Betracht:
- **pulmonale Infektionen** (ca. 50–60 %): Staphylococcus aureus, Pneumokokken, Enterobakterien, E. coli, koagulasenegative Staphylokokken, Pseudomonas aeruginosa;
- **abdominelle Infektionen** (ca. 20–25 %): E. coli und andere Enterobakterien, Enterokokken, Staphylococcus aureus;
- **katheterassoziierte Infektionen** (z. B. ZVK): koagulasenegative Staphylokokken, Staphylococcus aureus, Corynebakterien, Enterobakterien, Enterokokken;
- **Urosepsis** (ca. 6 %): E. coli und andere Enterobakterien, Staphylococcus aureus, Enterokokken

- **Haut-und Weichteilinfektionen:** Staphylococcus aureus, koagulasenegative Staphylokokken, Streptokokken, Enterobakterien, Enterokokken;
- **ZNS-Infektionen** (z. B. Meningokokkensepsis [Waterhouse-Friderichsen-Syndrom]): Neisseria meningitidis, Pneumokokken, Staphylococcus aureus, koagulasenegative Staphylokokken.

Klinik und Diagnostik

Der Zeitpunkt der Diagnosestellung und damit die frühzeitige Initiierung therapeutischer Maßnahmen entscheiden wesentlich über die Letalität von Sepsispatienten. Jede Stunde Verzögerung der Initiierung einer antibiotischen Therapie geht mit einer Zunahme der Sterblichkeit einher (ca. 7 % /h, Kumar et al. 2006 u. 2009).

Die **Diagnosekriterien** für Sepsis, schwere Sepsis und septischen Schock (Sepsis-Leitlinie 2010) umfassen:

1. **Nachweis einer Infektion:** durch mikrobiologische oder klinische Kriterien;
2. **SIRS** (*systemic inflammatory response syndrome*) = generalisierte hyperinflammatorische Reaktion verschiedener Ursachen (z. B. Infektionen, Verbrennung, Trauma, Entzündung); es müssen mindestens 2 der folgenden Kriterien erfüllt sein:
   - Hypo- (< 36 °C) oder Hyperthermie (> 38 °C) (rektale, vesikale oder intravasale Messung),
   - Tachykardie (HF > 100/min),
   - Tachypnoe (AF > 20/min) oder Hyperventilation (p_aCO_2 < 33 mm Hg),
   - Leukozytose > 12 000/µl oder Leukozytopenie < 4 000/µl oder > 10 % unreife Neutrophile im Differenzialblutbild.
3. **Organdysfunktion**; mindestens 1 Kriterium der nachfolgenden muss erfüllt sein:
   - akute Enzephalopathie (eingeschränkte Vigilanz, Desorientiertheit, Unruhe, Delir);
   - Thrombozytopenie: Abfall um mehr als 30 % in 24 h oder Thrombozytenzahl < 100 000/µl ohne Nachweis anderer

Ursachen (z. B. Blutung, immunologische Ursache);
   - arterielle Hypoxämie: p_aO_2 < 75 mm Hg Raumluft oder p_aO_2/F_iO_2 < 250 mm Hg;
   - renale Dysfunktion: Ausscheidung < 0,5 ml/kg KG/h trotz ausreichender Volumensubstitution und/oder Anstieg des Serum-Kreatinins > 2-fach des üblichen Referenzbereichs;
   - metabolische Azidose (BE > 5 mmol/l Lactat erhöht).

Es gilt dann:
- **Sepsis** = 1. + 2. = SIRS, hervorgerufen durch eine Infektion;
- **schwere Sepsis** = 1. + 2. + 3. = Sepsis mit Organdysfunktion + Nachweis einer Infektion + Nachweis eines SIRS;
- **septischer Schock** = 1. + 2. sowie systolischer Blutdruck < 90 mm Hg *oder* mittlerer arterieller Druck < 65 mm Hg *oder* Therapie mit Katecholaminen zur Blutdruckstabilisierung erforderlich, arterielle Hypotonie ohne Ansprechen auf adäquate Volumengabe oder Nachweis einer anderen Ursache.

> **[!]** Die Sepsis ist ein dynamischer Prozess, in dem die verschiedenen Stadien ineinander übergehen können und sich aus einer „einfachen" eine „schwere" Sepsis oder auch ein „septischer Schock" mit Kreislaufversagen und Organdysfunktionen entwickeln kann.

Zu den **diagnostischen Schritten bei Verdacht auf Sepsis** gehören:
- klinische Diagnose anhand der Diagnosekriterien (z. B. SOFA-Score);
- Labordiagnostik: Blutbild (Leukozytose, Linksverschiebung im Differenzialblutbild, ggf. Neutropenie), CRP-Erhöhung, Procalcitonin (Anstieg > 2 ng/ml), Kreatinin- und Harnstoffanstieg, Lebertransaminasenerhöhung, Gerinnungsparameter: INR ↑/ Quick-Wert ↓; bei Verdacht auf Meningitis Liquordiagnostik;
- Blutgasanalyse (Oxygenierungsstörung?);
- Urinstatus;

- Erregerisolation: **Blutkulturen möglichst vor Antibiose** abnehmen, Urinkulturen, Trachealsekret, Bronchiallavage, Liquorkulturen, Wundabstriche, ZVK/Drainagen einschicken, ggf. Abszesspunktion, Abstriche von Punktionsstellen bei Nachweis von eitriger Sekretion;
- bei Verdacht auf katheterassoziierter Infektion: Blutkulturen über den liegenden Katheter (vor der Entfernung) *und* über eine periphere Vene abnehmen, und die Ergebnisse vergleichen.

> **!** **Cave:** Bei bis zu ⅓ der Patienten mit dem klinischen Verdacht einer Sepsis ist eine mikrobiologische Befundsicherung nicht möglich (Ursachen z. B. antibiotische Vorbehandlung, Kolonisation und Kontamination ohne klinische Relevanz).

- Röntgen-Thorax, ggf. CT-Thorax, Bronchoskopie (eitriges Sekret?);
- Sonographie Abdomen, ggf. CT Abdomen.

Differenzialdiagnosen

Das klinische Bild und die Diagnosekriterien ermöglichen eine sichere Diagnosestellung. Zur Abgrenzung einer schweren Sepsis/septischen Schocks von anderen Ursachen eines SIRS ist die Bestimmung von **Procalcitonin** sinnvoll. Bei einem Procalcitoninwert $< 0,5$ ng/ml ist eine schwere Sepsis oder ein septischer Schock unwahrscheinlich; ab 2,0 ng/ml ist eine schwere Sepsis oder ein septischer Schock hochwahrscheinlich (Sensitivität und Spezifität 80–90 %). Der Procalcitoninspiegel kann zum Therapiemonitoring dienen. Ein deutliches Absinken kann als Indikator eines Therapieerfolgs angesehen und zur Steuerung der Antibiotikatherapie (Deeskalation, Beendigung) verwendet werden (Nobre 2008).

Therapie

Obwohl die Therapie der Sepsis sich komplex gestalten kann und meist individuelle Überlegungen und Strategien erfordert, sind die wesentlichen therapeutischen Schritte – wie beispielsweise Kreislaufstabilisierung, Fokussanierung und adäquate Antibiotikatherapie – bei jedem Patienten erforderlich.

■ Fokussanierung

Die Fokussanierung ist die Grundlage einer erfolgreichen Sepsistherapie. Dazu gehören: Entfernung von Kathetern, Implantaten, Prothesen, Osteosynthesematerial; Wunderöffnung, Nekrektomie, Fasziotomie, Amputation, Abszesseröffnung/-drainage (z. B. CT-gesteuert), Behandlung von Peritonitis etc., Bronchiallavage.

■ Antibiotikatherapie

Die aktuellen Antibiotika-Therapieempfehlungen bei unbekanntem Erreger und zur gezielten Therapie sind in den Tab. D-1-7 und D-1-8 zu finden.
Weitere wichtige Aspekte der Antibiotikatherapie sind:

- Therapie frühzeitig beginnen, möglichst innerhalb einer Stunde nach der (Verdachts-) Diagnose einer Sepsis.
- Erregerspektrum abschätzen, ambulant versus nosokomial; auf gute Gewebepenetration am (vermuteten) Infektionsort achten.
- Ausreichend hoch dosieren und Antibiotika i. v. verabreichen.
- Kombinationstherapie erwägen bei schwerer Sepsis/einem septischen Schock (Kumar et al. 2010)
- Gezielte Therapie durch Erregerisolation anstreben.
- Lokale Erreger- und Resistenzsituation erfassen.
- Therapie alle 48 bis 72 h anhand klinischer, laborchemischer und mikrobiologischer Kriterien reevaluieren → Therapieerfolg, Resistenzen? Toxizität?
- Gegebenenfalls Deeskalationstherapie bei erfolgreicher Initialtherapie.
- Auf Toxizität achten. Im Rahmen einer Organdysfunktion (v. a. Niereninsuffizienz) kann es durch eine verringerte Elimination zu einer Kumulation von Antibiotika kommen.

Tab. **D-1-7** Antibiotika-Therapieempfehlungen bei unbekanntem Erreger (mod. nach Paul-Ehrlich-Gesellschaft 2010).

Infektionsherd/häufigste Erreger		Nosokomial (+ = schwere Sepsis und/oder Spektrumserweiterung)	Ambulant erworben (+ = schwere Sepsis und/ oder Spektrumserweiterung)
Infektionsherd unbekannt	Staphylococcus aureus Streptococcus spp. Escherichia coli Enterokokken Klebsiellen Pseudomonaden	Acylaminopenicillin/BLI ± Fluorchinolon Gruppe 2/3 oder Fosfomycin Cephalosporin Gruppe 4 ± Fluorchinolon Gruppe 2/3 oder Fosfomycin Carbapenem Gruppe 1 ± Fluorchinolon Gruppe 2/3 oder Fosfomycin	Cephalosporin Gruppe 2/3a ± Fluorchinolon Gruppe 2/3 Aminopenicillin/BLI + Fluorchinolon Gruppe 2/3 Acylaminopenicillin/BLI ± Fluorchinolon Gruppe 2/3
		Bei schwerer Sepsis und septischem Schock sollte bei Risiko-patienten (Beatmung, vorhergehende Antibiotikatherapie, großer chirurgischer Eingriff, langer Aufenthalt auf Intensivstation) und hoher Rate an MRSA mit einem Lipopeptid (Daptomycin) oder einem Glykopeptid kombiniert werden. Auch eine Infektion durch Pilze sollte bedacht werden.	
Atemwege	Streptococcus pneumoniae Haemophilus influenzae Staphylococcus aureus Enterokokken Anaerobier Pseudomonaden	Cephalosporin Gruppe 3b/4 ± Fluorchinolon Gruppe 2/3 oder Fosfomycin Acylaminopenicillin/BLI ± Fluorchinolon Gruppe 2/3 oder Fosfomycin Carbapenem Gruppe 1 ± Fluorchinolon Gruppe 2/3 oder Fosfomycin	Cephalosporin Gruppe 2/3 + Makrolid Acylaminopenicillin/BLI + Makrolid Fluorchinolon Gruppe 3/4 Carbapenem Gruppe 1 + Makrolid (in besonders schweren Fällen) (Differenzierung entsprechend Pseudomonas-Risiko)
		Bei schwerer Sepsis bzw. septischem Schock sollte bei Risiko-patienten und hoher Rate an MRSA mit einem Oxazolidin (Linezolid) kombiniert werden.	
Harntrakt	Escherichia coli Proteus mirabilis Pseudomonaden Enterobacteriaceae	Fluorchinolon Gruppe 2/3 Cephalosporin Gruppe 3a/3b/4 Acylaminopenicillin/BLI Carbapenem Gruppe 1	Acylaminopenicillin/BLI Fluorchinolon Gruppe 2/3 Cephalosporin Gruppe 3a Carbapenem Gruppe 2
Haut/Weich-gewebe	Streptococcus pyogenes Staphylococcus aureus Anaerobier Enterobacteriaceae Pseudomonaden	Cephalosporin Gruppe 3b/4 + Clindamycin Acylaminopenicillin/BLI ± Clindamycin Fluorchinolon Gruppe 2/3 + Cephalosporin Gruppe 2 oder Clindamycin Carbapenem Gruppe 1 + Clindamycin	Cephalosporin Gruppe 1/2 + Clindamycin

Tab. D-1-7 (Fortsetzung)

Infektionsherd/häufigste Erreger		Nosokomial (+ = schwere Sepsis und/oder Spektrumserweiterung)	Ambulant erworben (+ = schwere Sepsis und/oder Spektrumserweiterung)
Katheter-assoziiert	koagulasenegative Staphylokokken Staphylococcus aureus Gram-negative Stäbchen Corynebacterium jeikeium Propionibakterien (**cave:** Candida spp.)	Glykopeptid oder Lipopeptid (Daptomycin) ± Acylaminopenicillin/BLI oder ± Cephalosporin Gruppe 3a/4 ± Carbapenem Gruppe 1	Glykopeptid ± Acylaminopenicillin/BLI oder ± Cephalosporin Gruppe 3a/4 ± Carbapenem Gruppe 1
BLI = Betalactamase-Inhibitor			

Tab. D-1-8 Empfehlungen zur gezielten Antibiotika-Therapie der Sepsis bei bekanntem Erreger (nach Empfehlung der Paul-Ehrlich-Gesellschaft 2010).

Erreger	Monotherapie	Kombinationstherapie
Staphylococcus aureus MSSA		Cephalosporin Gruppe 1/2 + Rifampicin oder Clindamycin oder/und Aminoglykosid (3–5 d) Isoxazolylpenicillin + Rifampicin oder Clindamycin oder/und Aminoglykosid (3–5 d)
Staphylococcus aureus MRSA		Linezolid (pneumogene Sepsis) oder Daptomycin (nicht bei pneumogener Sepsis) oder Glykopeptid + Rifampicin oder Fosfomycin
Koagulasenegative Staphylokokken MSSE	Cephalosporin Gruppe 1/2 Isoxazolylpenicillin	Cephalosporin Gruppe 1/2 oder Isoxazolylpenicillin + Aminoglykosid (3–5 d) und/oder Rifampicin (nach Antibiogramm) Glykopeptid (+ Rifampicin oder Fosfomycin) Kombinationstherapie bei infizierten Fremdmaterialien, wie z. B. Gefäßprothesen
Koagulasenegative Staphylokokken MRSE	Daptomycin Linezolid	Daptomycin oder Linezolid oder Glykopeptid + Rifampicin Kombinationstherapie bei infizierten Fremdmaterialien, wie z. B. Gefäßprothesen
A-Streptokokken	Benzylpenicillin Cephalosporin Gruppe 1/2 (bei Penicillinallergie)	Benzylpenicillin + Clindamycin
Pneumokokken	Benzylpenicillin Cephalosporin Gruppe 3a (bei Penicillinallergie oder -resistenz) Moxifloxacin	Betalactam + Makrolid Glykopeptid + Rifampicin Linezolid (bei Betalactam-Allergie oder Resistenz gegen Penicilline und Cephalosporine)
Enterococcus faecalis	Aminopenicillin (hoch dosiert) Acylaminopenicillin (hoch dosiert)	Aminopenicillin + Aminoglykosid Acylaminopenicillin + Aminoglykosid bei Penicillinallergie Glykopeptid + Aminoglykosid

Tab. D-1-8 (Fortsetzung)

Erreger	Monotherapie	Kombinationstherapie
Enterococcus faecium	Glykopeptid Daptomycin Linezolid	Glykopeptid + Aminoglykosid
Enterococcus faecium VRE	Linezolid Daptomycin Tigecyclin (nur intraabdomineller Fokus)	
Escherichia coli Klebsiella pneumoniae Proteus mirabilis	Aminopenicillin/BLI Acylaminopenicillin/BLI Cephalosporin Gruppe 3a/3b/4 Fluorchinolon Gruppe 2/3 Carbapenem	
ESBL-bildende Escherichia coli Klebsiella pneumoniae Proteus mirabilis	Carbapenem Colistin (nicht bei Proteus mirabilis!)	Carbapenem + Fosfomycin Carbapenem + Tigecyclin Colistin + Fosfomycin
Citrobacter freundii Enterobacter spp. Serratia marcescens	Carbapenem Cephalosporin Gruppe 4 Fluorchinolone Gruppe 2/3	
Pseudomonas aeruginosa		Cephalosporin Gruppe 3b/4 + Fluorchinolon Gruppe 2/3 oder Fosfomycin oder Aminoglykosid Acylaminopenicillin/BLI + Fluorchinolon Gruppe 2/3 oder Fosfomycin oder Aminoglykosid Carbapenem Gruppe 1 + Fluorchinolon Gruppe 2/3 oder Fosfomycin + Aminoglykosid
Acinetobacter baumannii	Carbapenem Gruppe 1	Carbapenem Gruppe 1 + Fluorchinolon Gruppe 2/3 oder Tigecyclin Colistin + Tigecyclin
Stenotrophomonas maltophilia Nach Antibiogramm!		Trimethoprim/Sulfonamid + Cephalosporin Gruppe 3b/4 oder Fluorchinolon Gruppe 3/4
Bacteroides fragilis	Carbapenem Acylaminopenicillin/BLI Metronidazol	
Clostridium perfringens	Benzylpenicillin Clindamycin Metronidazol (bei Penicillin-Allergie)	

BLI = Betalactamase-Inhibitor; ESBL = *extended spectrum beta lactamase*; MRSA = Methicillin-resistenter Staphylococcus aureus; MRSE = Methicillin-resistenter Staphylococcus epidermidis; MSSA = Methicillin-sensitiver Staphylococcus aureus; MSSE = Methicillin-sensitiver Staphylococcus epidermidis; VRE = Vancomycin-resistente Enterokokken

- Die Therapiedauer sollte 7 bis 10 Tage betragen (abhängig von der klinischen Situation). Eine Therapiedauer über 10 Tage begünstigt die Entstehung von Resistenzen, kann jedoch bei langsamem Ansprechen auf die Therapie, einem nicht drainierbaren Fokus oder einer Immunsuppression erforderlich sein.

Bei fehlendem Erfolg der Initialtherapie:
- erneute Erregerisolation anstreben plus Antibiogramm;
- evtl. kontinuierliche oder prolongierte Antibiotikagabe zur Verbesserung der Pharmakodynamik und Optimierung der Plasmaspiegel;
- MRSA-Infektion? → Kombinationstherapie;
- Antibiose bei Problemkeimen:
  - Pseudomonas → Piperacillin, Ceftazidim, Cefepim, Imipenem, Meropenem, Aminoglykoside;
  - MRSA → Glykopeptid-Antibiotika, Rifampicin, Linezolid, Daptomycin, Fosfomycin;
  - Pilzsepsis? → Antimykotikum.

■ Kreislauftherapie – hämodynamische Stabilisierung

[!] Eine adäquate Kreislauftherapie mit Sicherstellung der Gewebeperfusion und Oxygenierung muss bei septischen Patienten früh und schnell begonnen werden.

Durch venöses Pooling, eine pathologisch erhöhte Kapillarpermeabilität und Fieber haben Patienten mit einer Sepsis ein absolutes sowie relatives intravasales Volumendefizit und somit einen erhöhten Flüssigkeitsbedarf. Zusätzlich kommt es durch eine kardiale Dysfunktion und eine periphere Gefäßdilatation zur Minderperfusion und gestörten Oxygenierung. Demgegenüber steht ein gesteigerter Substratbedarf infolge Veränderung der metabolischen Situation mit Erhöhung des Grundumsatzes.
Ziel der Kreislauftherapie ist eine Normalisierung der Gewebeperfusion und der Oxy-

genierung durch Erhaltung eines adäquaten Herzzeitvolumens. Klinische Parameter der Kreislauffunktion sind: **arterieller Blutdruck, Herzfrequenz, Diurese**. Zusätzlich können auch verschiedene apparative Methoden (**Echokardiographie, PiCCO®-System, evtl. PAK**) zur Bewertung der Kreislauffunktion herangezogen werden. Eine zentralvenöse Sättigung ($S_{cv}O_2$) mit Werten < 60 bis 70 % kann Zeichen eines reduzierten, nicht adäquaten O_2-Angebots (bzw. Herzzeitvolumens) sein. Erhöhte **Lactatwerte** sprechen für eine Organminderperfusion/-dysfunktion. Eine frühe zielorientierte Kreislauftherapie führt zu einem besseren Outcome von Sepsis-Patienten (z. B. Konzept der *early goal-directed therapy*).
Zielparameter der Kreislauftherapie sind:
- ZVD > 8 mm Hg bzw. unter mechanischer Beatmung > 12 mm Hg (**cave**: Messungenauigkeit des ZVD);
- MAP > 65 mm Hg;
- Diurese > 0,5 ml/kg KG/h;
- $S_{cv}O_2$ > 70 % ;
- Lactat < 1,5 mmol/l.

Für die Volumentherapie können **kristalloide und kolloidale Flüssigkeiten** eingesetzt werden. Bei vermuteter Hypovolämie sollten initial zur hämodynamischen Stabilisierung 500 bis 1 000 Milliliter kristalloide oder 300 bis 500 Milliliter kolloidale Infusionslösungen über 30 min verabreicht werden. Die weitere Therapie gestaltet sich je nach Wirkung (Entwicklung von Blutdruck und Diurese). Wenn kolloidale Lösungen verwendet werden, sollten moderne niedermolekulare Infusionen gewählt werden. Der Einsatz von HES kann bei Patienten mit schwerer Sepsis und septischem Schock vermehrt zu akutem Nierenversagen und Dialysepflichtigkeit führen (VISEP Studie, Brunkhorst 2008). Daher wird eine maximale Tagesdosis kolloidaler Lösungen von 20 ml/kg KG empfohlen. Für den Einsatz von Humanalbumin gibt es keine sichere Indikation. Um eine adäquate Sauerstoffversorgung zu gewährleisten, ist ein ausreichender Hämoglobingehalt notwendig. Der Transfusionstrigger für **Ery-**

throzytenkonzentrate liegt nach derzeitigen Empfehlungen bei ca. 7 g/dl. Kardiale Vorerkrankungen erfordern ggf. einen höheren Hämoglobinwert als Transfusionstrigger.

Zur Sicherstellung eines adäquaten Perfusionsdrucks wird, bei **fehlendem Erfolg einer adäquaten Volumensubstitution**, der Einsatz von **Katecholaminen** (Noradrenalin, Dobutamin, ggf. Adrenalin bei Versagen der anderen Katecholamine) empfohlen.

Bei der Kreislauftherapie bzw. Volumen- und Flüssigkeitssubstitution müssen Organdysfunktionen (septische Nephropathie und Kardiomyopathie) mit in Betracht gezogen werden und bedürfen eines strengen Monitoringregimes.

■ Airwaymanagement und Beatmung

Im Rahmen einer Sepsis kann es zu einem akuten Lungenversagen (*adult respiratory distress syndrome*, ARDS) kommen.

Ziel des Airwaymanagements ist die Sicherstellung eines ausreichenden Sauerstoffgehaltes ($S_pO_2 > 90\,\%$).

Daher ist bei schwerer Sepsis/septischem Schock die Indikation zur Intubation großzügig und frühzeitig zu stellen (Indikationen: Tachypnoe, muskuläre Erschöpfung, eingeschränkte Vigilanz, Sättigungsabfall $< 90\,\%$ unter Sauerstoffgabe).

Die **Empfehlungen zum lungenprotektiven Beatmungsmanagement** bei ARDS sind in Kapitel B-1 (S. 58) zu finden.

■ Glucocorticoide

In den aktuellen Empfehlungen wird bei Patienten im schweren – **therapierefraktären** – septischen Schock, die unter Volumensubstitution und Katecholamintherapie weiterhin kreislaufinstabil sind, die Gabe von 200 bis 300 mg Hydrocortison in 24 h als „**Ultima-Ratio-Therapie**" angegeben. Die Applikation erfolgt als Dauerinfusion oder in 3 bis 4 Einzelgaben à 50 mg; Dauer der Therapie: 4 bis 7 Tage, 200 mg pro Tag, danach ausschleichen mit zweitäglicher Dosishalbierung. (Es gibt keine Daten über eine Therapiedauer > 7 Tagen! Reboundphäno-

mene nach abruptem Absetzen sind möglich, daher wird eine ausschleichende Beendigung der Therapie empfohlen.)

[!] Unter der Therapie ist eine engmaschige Blutzuckerkontrolle und ggf. intensivierte Insulintherapie notwendig!

■ Ernährung

Die **enterale Ernährung** ist die bevorzugte Form der Ernährung bei kritisch kranken Patienten. Gelingt dies trotz Ausschöpfung aller Möglichkeiten (PEG mit/ohne jejunaler Sonde) nicht, wird die enterale Ernährung nicht toleriert oder bestehen Kontraindikationen, sollte auf eine parenterale Ernährung umgestellt bzw. parenteral Substrate ergänzt werden. Bei **Zeichen einer Mangelernährung** sollten enterale und parenterale Ernährung kombiniert werden. Ist eine orale/enterale Ernährung von Beginn der Intensivtherapie voraussichtlich nach Zeitraum von 5–7 Tagen nicht möglich, wird eine primäre parenterale Ernährung empfohlen.

[!] Eine insuffiziente Kalorienzufuhr kann zu vermehrten infektiösen Komplikationen und zu einer höheren Sterblichkeit führen.

Die Berechnung und Zusammenstellung der Ernährung des kritisch Kranken sollte entsprechend den Stoffwechselphasen angepasst werden. Bei Patienten mit schwerer Sepsis und septischem Schock wird empfohlen, 30–50 % der Kalorien aus Nichtproteinquellen in Form von Lipiden zu verabreichen, da diese verstärkt oxidiert werden und somit als physiologische Energieträger dienen. Die Lipidlösungen sollten nicht nur aus langkettigen Triglyceriden (LCT) bestehen, da die Gabe mit einem schlechteren Outcome und Komplikationen (z. B. Verminderung des respiratorischen Quotienten) verbunden ist.

[!] Als vorteilhaft hat sich die Etablierung von Ernährungsprotokollen bzw. hausinternen Leitlinien zur Ernährung sowie die Schulung der Mitarbeiter erwiesen.

Im Rahmen einer Sepsis kann es zu Durchblutungs- und damit zu Funktionsstörungen des Magen-Darm-Trakts kommen. Dadurch kann eine enterale Ernährung deutlich erschwert sein und eine parenterale Ernährung notwendig werden.

■ Insulintherapie

Eine **intensivierte Insulintherapie** mit dem Ziel einer Normoglykämie (80–110 mg/dl) **wird nicht mehr empfohlen**. In Metaanalysen aus dem Jahr 2008 und 2009 (Letztere schließt die Ergebnisse der NICE-SUGAR-Studie aus dem Jahr 2009 ein), konnte kein Vorteil einer routinemäßigen intensivierten Insulintherapie aufgezeigt werden. Vielmehr wird aktuell eine moderate Blutzuckerkontrolle bis zu einem Schwellenwert von 150 mg/dl (Deutsche Leitlinie) bzw. 180 mg/dl *(Surviving Sepsis Campaign)* diskutiert. Als primäre therapeutische Maßnahmen kommt beispielsweise eine Reduktion der Glucosezufuhr infrage. Als relevante Komplikation der intensivierten Insulintherapie werden v. a. bedrohliche Hypoglykämien aufgeführt (Brunkhorst et al. 2008). Wird eine Insulintherapie durchgeführt, sind initial engmaschige Blutzuckerkontrollen alle 1 bis 2 h sinnvoll.

> ⚠ **Cave:** Messungenauigkeit der Blutzucker-messgeräte bis zu > 20 % !

■ Transfusionstherapie

- **Erythrozytenkonzentrate** sollten nur bei Patienten mit einem Hb-Wert < 7,0 g/dl verabreicht werden. Ziel ist ein Hb-Wert zwischen 7 bis 9 g/dl. Bei Blutungen oder einer klinisch manifesten koronaren Herzerkrankung kann der individuelle Infusionstrigger auch bei Werten > 7 g/dl liegen.
- Es gibt keine Indikation für eine routinemäßige Anwendung von FFP in Abwesenheit einer klinisch manifesten Blutungsneigung. Die Häufigkeit eines TRALI nach FFP-Gabe wird bei Sepsis-Patienten mit bis zu 8 % angegeben.

■ Weitere supportive Therapien

- **Thromboseprophylaxe:** Aufgrund der Schwere der Erkrankung mit erhöhter Thrombosegefahr und geringer kardiopulmonaler Reserve für thromboembolische Komplikationen bei Patienten mit Sepsis, wird eine Thromboseprophylaxe mit unfraktionierten oder niedermolekularen Heparinen empfohlen. Bei Niereninsuffizienz muss eine Anpassung der niedermolekularen Heparin-Dosis erfolgen. Zusätzlich ist auch eine mechanische Thromboseprophylaxe sinnvoll (Thrombosestrümpfe).
- **Prophylaxe eines Stressulkus (oder sog. stressinduzierte mukosale Läsion):** Risikofaktoren für die Entstehung stressinduzierter Blutungen sind: respiratorische Insuffizienz und maschinelle Beatmung > 48 h, Gerinnungsstörungen, akutes Nierenversagen, arterielle Hypotonie, akutes Leberversagen, Sepsis, Schädel-Hirn-Trauma, Polytrauma, Ulkusanamnese.
  Eine Prophylaxe mit H_2-Rezeptoren-Blockern (z. B. Ranitidin, Cimetidin) oder Protonenpumpeninhibitoren (PPI; z. B. Omeprazol, Esomeprazol, Pantozol) wird bei Patienten mit Sepsis (trotz fehlender eindeutiger Studien) aufgrund des erhöhten Risikos der Entwicklung eines Stressulkus empfohlen. Zusätzlich sollte eine frühzeitige enterale Ernährung begonnen werden.

> ⚠ Die Prophylaxe mit PPI ist mit einem erhöhten Risiko nosokomialer Infektionen mit Clostridium difficile assoziiert und in Kombination mit einer Antibiotikatherapie kritisch abzuwägen.
>
> **Cave:** Durch eine Cytochrom-P_{450}-Metabolisierung kann es zu Interaktionen der H_2-Rezeptorantagonisten und PPI mit z. B. Warfarin, Theophyllin, Benzodiazepinen, Opioiden, Phenytoin kommen.

- **Immunonutrition:** Trotz uneinheitlicher Studienergebnisse gibt es positive Empfehlungen für die enterale und parenterale Gabe von immunmodulierenden Substanzen (Glutamin, Omega-3-Fettsäuren) bei Patienten mit ARDS und Sepsis. Die Substitution von Glutamin führt bei längerfristiger parenteraler Ernährung zu einer Senkung der Mortalität.

- **Hämodialyse/kontinuierliche venovenöse Hämofiltration** (CVVH) ist bei Patienten mit akutem Nierenversagen im Rahmen einer schweren Sepsis/eines septischen Schocks sinnvoll. Eine CVVH kann bei hämodynamisch instabilen Patienten evtl. besser verträglich sein.
- **Aktiviertes Protein C:** Drotrecogin wurde aufgrund negativer Ergebnisse (mangelnde Wirksamkeit/kein Überlebensvorteil) bei Patienten mit schwerer Sepsis und Organversagen in der PROWESS-SHOCK-Studie im Oktober 2011 vom Markt genommen (www.lilly-pharma.de).

■ **Prävention der Sepsis bei kritisch kranken Patienten**
- Allgemeine Hygienemaßnahmen beachten: Hände waschen, **hygienische Händedesinfektion vor und nach Patientenkontakt**, Hautdesinfektion, aseptische Anlage von Katheter (sterile Handschuhe, steriler Kittel, Mundschutz, großes steriles Abdecktuch).
- Beatmungszeiten verkürzen (Weaning-Protokolle, geringe Sedierungstiefe, Spontanatmung anstreben).
- Patienten mobilisieren, Atemtherapie, Oberkörperhochlagerung zur Prävention von Pneumonie und Aspiration.
- Frühzeitig orale bzw. enterale Ernährung anstreben.
- Gegebenenfalls Immunonutrition bei Polytraumapatienten.
- Selektive Darmdekontamination bei Patienten mit voraussichtlicher Beatmungsdauer von mehr als 48 h: 2- bis 4-tägige i. v. Antibiotikagabe (z. B. Cefotaxim; außer es wird schon eine i. v. Antibiose durchgeführt) und lokale Gabe nicht resorbierbarer Antibiotika in den Mund-Rachen-Raum und via Magensonde über den gesamten Zeitraum der Intubation. Auch eine alleinige selektive orale Dekontamination führt schon zu einer geringeren Pneumonierate bzw. besseren Überlebensrate.
- Orale Antiseptika (z. B. in bzw. als Mundpflegelösung und zum Zähneputzen) einsetzen.
- Mitarbeiter schulen.
- **Häufigkeit von Infektionen, der verursachenden Erreger und die lokale Resistenzsituation erfassen.**

Prognose und Langzeitfolgen

Patienten mit einer Sepsis haben im Vergleich zu Intensivpatienten ohne Sepsis eine deutlich erhöhte Sterblichkeit (bis zu doppelt so hoch), die v. a. innerhalb des ersten Jahres nach Sepsis festzustellen ist. Einflussfaktoren sind Akuität und Schwere der Erkrankung, Organdysfunktionen, hohes Alter und Begleiterkrankungen der Patienten.

Langzeitfolgen nach Sepsis können Organdysfunktionen (z. B. chronische Niereninsuffizienz), neurologische Störungen (z. B. die Critical-Illness-Polyneuropathie bzw. -Myopathie), aber auch kognitive Störungen, posttraumatische Belastungsstörungen und Depressionen sein.

Organdysfunktionen

Organdysfunktionen oder -versagen sind relevante Komplikationen der Sepsis, die zu einer Verlängerung der Krankenhausaufenthaltsdauer, zu höheren Kosten und v. a. zu einer Verschlechterung der Prognose mit unterschiedlichen Langzeitfolgen führen.

Durch die Verbesserung der intensivmedizinischen Behandlungsmöglichkeiten sind insgesamt die Überlebensraten gestiegen, sodass in den letzten Jahren zunehmend auch die Bedeutung neurologischer Komplikationen und deren Langzeitfolgen gewachsen sind.

Neurologische Komplikationen im Rahmen einer Sepsis sind z. B. Enzephalopathie bei Multiorganversagen, septische/hepatische/renale Enzephalopathie, zentrale pontine Myelinolyse, SIADH, Critical-Illness-Polyneuropathie bzw. -Myopathie, vegetative Störungen.

Septische Nephropathie/akutes Nierenversagen

Nierenfunktionsstörungen bis hin zum Nierenversagen stellen eine häufige Komplikation der Sepsis (Sepsis, schwere Sepsis, septischer Schock 19 % , 23 % , > 50 % , Schrier u. Wang 2004) mit erhöhter Letalität dar. Pathophysiologisch kommt es bei der Sepsis durch verschiedene Mediatoren und Endotoxinausschüttung zu ischämischen Läsionen der Niere, gestörter Leukozytenfunktion und Entzündungsreaktionen sowie durch Störung der Gerinnung (DIC) zu Mikrothrombosen der Glomeruli und Nierengefäße. Diese Veränderungen führen zu einer Organschädigung und gestörten Nierenfunktion.

Neben dem Ausfall der exkretorischen und inkretorischen Nierenfunktionen führt eine Überwässerung zu Flüssigkeitsaustritten in die Lunge und kann zudem eine Herzinsuffizienz provozieren.

Begünstigende Faktoren sind: Hypovolämie, Hypotension, nephrotoxische Substanzen (Aminoglykoside, NSAR, ACE-Hemmer, **Kontrastmittel**), vorbestehende Niereninsuffizienz, DIC.

Klinik und Diagnostik

- Oligurie (< 0,5 ml/kg/h)/Anurie
- Anstieg der Nierenretentionsparameter, Absinken der Clearance
- Elektrolytstörungen

Therapie

- Ursachen beseitigen = Sepsis therapieren.
- Kreislauf früh stabilisieren (➜ Ziel MAP > 65 mm Hg = Erhaltung der renalen Hämodynamik) mithilfe von Flüssigkeit, Noradrenalin, Dobutamin.
- Nephrotoxische Substanzen absetzen bzw. Medikamentendosis reduzieren/anpassen.
- Blutzucker kontrollieren.
- Gegebenenfalls N-Acetylcystein geben.
- Gegebenenfalls Schleifendiuretika (Furosemid, Torasemid) zur symptomatischen Therapie bzw. zur Testung der Reaktion der Niere nach Volumengabe einsetzen; (**cave:**

Nephrotoxizität und Ototoxizität ➜ maximale Dosis 1 000 mg/24 h), bei drohender Oligurie/Anurie ggf. Testbolus 250 mg/4 h oder 750 mg/24 h; bleibt der Erfolg aus ➜ Diuretikum absetzen.

- Bei drohender Urämie bzw. bestehendem oligurischen akuten Nierenversagen: frühzeitig Nierenersatzverfahren (intermittierende oder kontinuierliche Hämodialyse und Hämofiltration) einleiten. Kontinuierliche Therapieverfahren (z. B. CVVH) sind bei schwerer Sepsis/schwerem Schock aufgrund der günstigeren hämodynamischen Beeinflussung zu bevorzugen.

Septische Kardiomyopathie und kardiovaskuläres Versagen

Kardiozirkulatorische Störungen mit Vasodilatation und arterieller Hypotonie, aber auch die kardiale Dysfunktion mit reduzierter Ejektionsfraktion, diastolischer Dysfunktion, reduzierter Compliance und Störung der bedarfsorientierten Herzfrequenzregulation, treten regelhaft bei der Sepsis auf (Werdan 2009).

Die hämodynamischen Veränderungen beim septischen Schock beruhen oftmals auf einer Kombination verschiedener Störungen. Zu nennen sind Kapillarlecks, venöses Pooling, Abnahme der kardialen Kontraktilität, Zunahme des pulmonalen Gefäßwiderstands, Störungen der Mikro- und Makrozirkulation (Minderperfusion und Shunts) und eine zelluläre Sauerstoffverwertungsstörung.

Klinik und Diagnostik

Die Diagnosestellung sollte kombiniert erfolgen aus **klinischem Bild, Echokardiographie und hämodynamischem Profil.** Das Herzzeitvolumen, als wichtiger hämodynamischer Parameter, kann mittels Pulmonalarterienkatheter oder PiCCO®-System bestimmt werden.

Typische Befunde sind:

- eine verminderte Ejektionsfraktion bei Verminderung der systolischen Kontraktilität,
- eine diastolische Dysfunktion mit erhöhtem enddiastolischen Volumen,

- die Störung der bedarfsorientierten Herzfrequenzanpassung (= Reduktion der Herzfrequenzvariabilität).

Laborparameter (erhöhtes Troponin, CK-MB und natriuretisches Peptid) können die Diagnose einer kardialen Schädigung/Dysfunktion unterstützen.
Die kardialen Veränderungen können bereits innerhalb der ersten 24 h eines septischen Schocks beobachtet werden. Die Veränderungen sind prinzipiell reversibel.

Therapie
Primäres Ziel ist die kausale Therapie der Sepsis mittels Fokussanierung.
Das Ziel der hämodynamischen Stabilisierung ist die Aufrechterhaltung eines adäquaten zellulären Sauerstoffangebots. Abbildung D-1-2 zeigt eine mögliche Strategie zur initialen hämodynamischen Stabilisierung mittels Volumengabe und je nach Kreislaufreaktion nachfolgender medikamentöser Therapie.

[!] Die hämodynamische Therapie sollte mittels klinischer Parameter (Hautdurchblutung, Vigilanz, Urinausscheidung, MAP und HZV) bewertet werden.

Leberversagen bei Sepsis

Das Leberversagen ist eine häufige Komplikation bei Sepsis-Patienten (ca. 20 %) mit Verschlechterung der Prognose.
Begünstigende Faktoren sind:
- Störung der Makrozirkulation mit Hypoxämie und Ischämie des Leberparenchyms;
- hepatotoxische Medikamente (v. a. Antibiotika);
- Cholestase, die durch Freisetzung verschiedener Zytokine eine Störung des Gallensäuretransports, Epithelschädigungen der Gallengänge und Funktionsstörungen der Hepatozyten verursacht;
- parenterale Ernährung, die zum einen zur Zottenatrophie mit erhöhter Translokation und Stimulierung der hepatischen Zytokin-

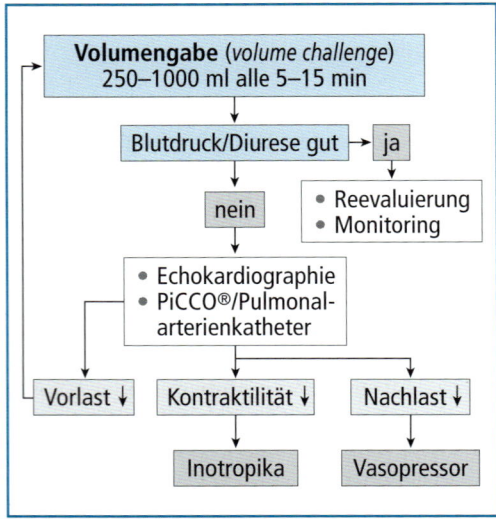

Abb. D-1-2 Vorgehen zur hämodynamischen Stabilisierung bei Sepsis.

freisetzung sowie zu einem verminderten Gallenfluss (evtl. Verstärkung der Cholestase) führt.

Klinik und Diagnostik
- Anstieg des Bilirubins und der alkalischen Phosphatase meist über das 4- bis 5-Fache der Norm und der Transaminasen bis etwa auf das 2- bis 3-Fache der Norm
- Gerinnungsstörungen (Quick-Wert ↓)
- Hypalbuminämie

Therapie
- Volumenstatus normalisieren, Hypoxämie ausgleichen, Blutdruck stabilisieren (Dobutamin, Noradrenalin) und Herzauswurfleistung sowie Organperfusion verbessern.
- Medikamentendosierung anpassen, ggf. Medikamente absetzen.
- Gerinnungsstörungen ausgleichen.
- Eventuell spezielle Ernährungsformen wählen.

Septisches Lungenversagen/ARDS

Die Häufigkeit eines septischen Lungenversagens liegt bei moderater bis schwerer Sepsis bei 6–8 % und bei Patienten mit septischem Schock bei 18 % (Schrier u. Wang 2004).
Weitere Informationen siehe Kapitel D-6 (S. 437).

Septische Enzephalopathie

Die septische Enzephalopathie stellt eine relevante Organkomplikation im Rahmen der Sepsis dar. Ursächlich liegt dabei eine multifaktoriell bedingte diffuse zerebrale Funktionsstörung vor, bei der proinflammatorische Mediatoren, oxidativer Stress, neurotoxische Substanzen, Ischämie, Hypoxie, Gerinnungsstörungen, Funktionsstörungen der Blut-Hirn-Schranke und weitere Mechanismen zu einer Störung der Neurotransmission, zu zellulären Funktionsstörungen und zum Zelltod führen, ohne dass eine direkt infektiöse, metabolische oder medikamentös bedingte Beeinträchtigung des Gehirns vorliegt.
Davon abzugrenzen sind definitionsgemäß sekundäre Enzephalopathien, die z. B. im Rahmen eines Nieren-, Leber- oder Multiorganversagens, toxischen bzw. metabolischen Geschehens auftreten. Da die Grenzen manchmal fließend sind (z. B. metabolische Entgleisung im Rahmen einer Sepsis), ist eine genaue Zuordnung teilweise schwierig.

Klinik

Oftmals frühe Manifestation im Rahmen der Sepsis mit:

- Vigilanzstörung – leichte Bewusstseinsstörung bis zum Koma, inadäquates Verhalten oder Reaktionen, Teilnahmslosigkeit, Gedächtnis-/Konzentrations-/Denkstörungen, psychomotorische Unruhe, Verwirrtheit, Desorientiertheit, Antriebs-/Aufmerksamkeits-/Wahrnehmungsstörung;
- Halluzinationen, Verkennungen, delirantes Bild;
- ggf. fluktuierende Symptomatik;
- Rigidität;
- epileptische Anfälle;
- selten fokal-neurologische Defizite, gesteigerte Reflexe, Tremor, Myoklonien.

Diagnostik

- **Klinisches Bild!** Bei sedierten Patienten sollten zur Erfassung des mentalen und neurologischen Status – wenn möglich täglich – Aufwachversuche unternommen werden.
  Mittels spezieller Tests, wie z. B. der *Intensive Care Delirium Screening Checklist* (ICDSC) oder *Confusion Assessment Method for the Intensive Care Unit* (CAM-ICU) können sepsisassoziierte Bewusstseins- und Aufmerksamkeitsstörungen sowie weitere kognitive Defizite besser als in herkömmlichen Scores (z. B. SOFA-Score oder APACHE II) erfasst werden (Rosengarten 2011).
- **EEG:** unspezifische Allgemeinveränderungen bis Grundrhythmusverlangsamungen mit Theta- und intermittierender rhythmischer Deltaaktivität, triphasischen Wellen bis hin zum Burst-Suppression-Muster. Die Schwere der Erkrankung korreliert mit den EEG-Veränderungen. Patienten mit ausgeprägten EEG-Veränderungen (z. B. *burst suppression*) haben eine deutlich erhöhte Mortalität.
- **Somatisch evozierte Potenziale (SEP):** Mit zunehmender zerebraler Schädigung kommt es zu Veränderungen der SEP mit Verlängerung der Latenzen, pathologisch konfigurierten (meist verplumpten) Komplexen sowie abgeflachten Amplituden.
- **Labor- und Liquordiagnostik:** Es gibt keine spezifischen Parameter, die für oder gegen eine septische Enzephalopathie sprechen. Im Liquor finden sich oftmals nur unspezifische Veränderungen und ggf. erhöhte NSE- und S-100-Protein-Werte.
- Die **zerebrale Bildgebung** ist oftmals ohne fassbare Pathologika oder weist unspezifische Veränderungen auf. Ödematöse Veränderungen oder ischämische Läsionen können auftreten.

Differenzialdiagnosen

- Zerebrale Infektionen
- Metabolische Störungen (Elektrolyte, Glucose, Hormonstatus, Leber- und Nierenfunktionsparameter)
- Zerebrale Blutungen, Ischämie, Raumforderung
- Nonkonvulsiver Status epilepticus
- Medikamentennebenwirkung oder -überdosierung, Intoxikationen
- delirantes Syndrom z. B. im Rahmen eines Alkohol- oder Nicotinentzugs
- Wernicke-Enzephalopathie

[!] Unter differenzialdiagnostischen Aspekten sind eine zerebrale Bildgebung (idealerweise cMRT) und eine Liquordiagnostik bei allen Sepsis-Patienten mit plötzlichen Änderungen des Bewusstseinszustands und/oder neu aufgetretenen neurokognitiven bzw. neurologischen Störungen sinnvoll. Bei Sepsis-Patienten ist immer eine Risiko-Nutzen-Abwägung bezüglich eines Transports und der Untersuchung im MRT (Dauer je nach Transportweg 30–60 min) erforderlich.

Therapie

Es gibt keine spezifische Therapie der septischen Enzephalopathie, daher gilt: **Therapie der Enzephalopathie = Therapie der Sepsis/ des Multiorganversagens**. Wichtige Maßnahmen sind: Antibiotikatherapie, Vermeidung von Hypoxie, metabolische Kontrolle, Flüssigkeit-/Volumentherapie, Kreislaufmanagement, Vermeidung/Reduktion neurotoxischer Medikamente.

[!] Eine septische Enzephalopathie ist prinzipiell reversibel, daher gilt es so früh wie möglich eine adäquate Therapie der Sepsis einzuleiten.

Disseminierte intravasale Gerinnung (DIC)

Siehe Kapitel B-3 (S. 111).

Literatur, Infos, Internetadressen

Abraham E, Laterre PF, Garg R et al. Drotrecogin alfa (activated) for adults with severe sepsis and a low risk of death. N Engl J Med 2005; 353(13): 1332–41.

American Thoracic Society. Guidelines for the Management of Adults with Hospital-acquired, Ventilator-associated, and Healthcare-associated Pneumonia. www.thoracic.org/statements 2004.

Annane D, Sébille V, Charpentier C et al. Effect of treatment with low doses of hydrocortisone and fludrocortisone on mortality in patients with septic shock. JAMA 2002; 288(7): 862–71.

Bartels C, Ewert R, Steinmetz I, Kramer A. Methicillin-resistente Staphylokokken: Frühes Screening senkt die Zahl der Infektionen. Dtsch Ärztebl 2008; 105(13): B590–1.

Bartusch O, Finkl M, Jaschinski U. Aspirationssyndrom. Epidemiologie, Pathophysiologie und Therapie. Anaesthesist 2008; DOI 10.1007/s00101-008-1348-4.

Bender A, Eichhorn V, Pfister H-W. Pneumonien in der neurologischen Intensivmedizin. Akt Neurol 2007; 34: 94–103.

Bernard GR, Vincent JL, Laterre PF et al. Efficacy and safety of recombinant human activated protein C for severe sepsis. N Engl J Med 2001; 344(10): 699–709.

Bollaert PE, Charpentier C, Levy B et al. Reversal of late septic shock with supraphysiologic doses of hydrocortisone. Crit Care Med 1998; 26(4): 645–50.

Brodt H-R. Antibiotika-Therapie. Klinik und Praxis der antiinfektiösen Behandlung. 12. Aufl. Stuttgart: Schattauer 2013.

Brüderlein U, Strupp P, Vagts DA. Fieber in der Intensivmedizin. AINS 2006; 41: E8–18.

Brunkhorst FM, Reinhart K. Supportive und adjunktive Therapie der Sepsis. Internist 2009; 50: 817–27.

Brunkhorst FM, Welte T. Diagnose und kausale Therapie der Sepsis. Intensivmed 2009; DOI: 10.1007/s00390-009-0113-5.

Brunkhorst FM, Engel C, Bloos F et al. Intensive insulin therapy and pentastarch resuscitation in severe sepsis. N Engl J Med 2008; 358: 125–39.

Dalal S, Zhukovsky DS. Pathophysiology and management of fever. J Support Oncol 2006; 4: 9–16.

Dellinger RP, Levy MM, Carlet JM et al. Surviving Sepsis Campaign: international guidelines for management of severe sepsis and septic shock: 2008. Crit Care Med 2008; 36(1): 296–327. Erratum in: Crit Care Med 2008; 36(4): 1394–6.

De Smet AM, Kluytmans JA, Cooper BS et al. Decontamination of the digestive tract and oropharynx in ICU patients. N Engl J Med 2009; 360: 20–31.

Ebersoldt M, Sharshar T, Annane D. Sepsis-associated delirium. Intensive Care Med 2007; 33: 941–50.

Elke G, Schädler D, Zick G et al. Stressulkusprophylaxe bei septischen Patienten. Ein evidenzbasierter Überblick. AINS 2008; 5: 336–43.

Engel C, Brunkhorst FM, Bone H-G et al. Epidemiology of sepsis in Germany: results from a national prospective multicenter study. Intensive Care Med 2007; 33: 606–18.

Finfer S, Bellomo R, Boyce N et al.; SAFE Study Investigators. A comparison of albumin and saline for fluid resuscitation in the intensive care unit. N Engl J Med 2004; 350(22): 2247–56.

Finfer S, Chittock DR, Su SY et al. Intensive versus conventional glucose control in critically ill patients. N Engl J Med 2009; 360(13): 1283–97.

Fischbach, MA, Walsh CT. Antibiotics for emerging pathogens. Science 2009; 325: 1089–93.

Gandhi TN, DePestel DD, Collins CD et al. Managing antimicrobial resistance in intensive care units. Crit Care Med 2010; 38 (Suppl): S315–23.

Garcia MS. Early antibiotic treatment failure. International Journal of Antimicrobial Agents 2009; 53: S14–9.

Gastmeier P. Prävention nosokomialer Infektionen. Chirurg 2008; 79: 263–72.

Geffers C, Gastmeier P. Nosokomiale Infektionen und multiresistente Erreger in Deutschland. Epidemiologische Daten aus dem Krankenhaus-Infektions-Surveillance-System. Dtsch Ärztebl Int 2011; 108(6): 87–93.

Geffers C, Zuscheid I, Sohr D et al. Erreger nosokomialer Infektionen auf der Intensivstation: Daten des Krankenhaus-Infektions-Surveillance-Systems (KISS) aus 274 Intensivstationen. AINS 2004; 39: 15–9.

Gould IM. Antibiotic resistance: the perfect storm. Int J Antimicrob Agents 2009; 53: S2–5.

Graf J, Janssens U, Roeb E. Langzeitfolgen der Sepsis. Intensivmed 2009; 46: 557–62.

Greer DM, Funk SE, Reaven NK et al. Impact of fever on outcome in patients with stroke and neurologic injury. A comprehensive meta-analysis. Stroke 2008; 39: 3029–35.

Griesdale DE, de Souza RJ, van Dam RM et al. Intensive insulin therapy and mortality among critically ill patients: a meta-analysis including NICE-SUGAR study data. CMAJ 2009; 180(8): 821–7.

Guery BP, Arendrup M, Auzinger G et al. Management of invasive candidasis and candidemia in adult non-neutropenic intensiv care unit patients: Part I. Epidemiology and diagnosis. Intensive Care Med 2009; 35: 55–62.

Guery BP, Arendrup M, Auzinger G et al. Management of invasive candidiasis and candidemia in adult non-neutropenic intensive care unit patients: Part II. Treatment. Intensive Care Med 2009; DOI: 10.1007/s00134-008-1339-6.

Hauber HP, Zabel P. Pathophysiologie und Keimspektrum der Sepsis. Internist 2009; 50: 779–87.

Hauer E-M, Köhrmann M. Septische Enzephalopathie. Intensivmedizin up2date 2011; 7: 313–23.

Hawkey PM, Jonnes AM. The changing epidemiology of resistance. J Antimicrob Chemother 2009; Suppl 1: i3–10.

Heudorf U. Multiresistente Erreger – Was gibt es Neues? Hess Ärztebl 2011; 9: 544–8.

Höffken G. Schwere, ambulant erworbene Pneumonie. CAP-Leitlinie. Intensivmed 2009; 46: 474–9.

Hotchkiss RS, Karl IE. The pathophysiology and treatment of sepsis. N Engl J Med 2003; 348(2): 138.

Hug BL, Flückiger U, Widmer AF. Nosokomiale Harnwegsinfektionen des Erwachsenen. Internist 2006; 47: 1151–64.

Hunfeldt K-P, Bingold T, Brade V, Wissing H. Molekularbiologischer Erregernachweis bei Patienten mit Sepsis. Möglichkeiten, Grenzen, Perspektiven. Anaesthesist 2008; DOI: 10.1007/s00101-008-1345-7.

Iacobone E, Bailly-Salin J, Polito A et al. Sepsis-associated encephalopathy and ist differential diagnosis. Crit Care Med 2009; 37(Suppl): S331–6.

Janssens U, Graf J. Sepsis und septischer Schock. Kardiovaskuläres Versagen in der Sepsis, AINS 2008; 1: 56–63.

Kappstein I, van der Mühlen K, Meschzan D et al. Prävention von MRSA-Übertragungen: Standardhygiene statt Isolierung. 6 Jahre Überwachung in einem Universitätsklinikum. Chirurg 2008; DOI 10.1007/s00104-008-1565-z.

Kreymann KG, de Heer G, Nierhaus A, Kluge S. Use of polyclonal immunoglobulines as adjunctive therapy for sepsis or septic shock. Crit Care Med 2007; 35(12): 2677–85. Review.

Kumar A, Roberts D, Wood KE et al. Duration of hypotension before initiation of effective antimicrobial therapy is the critical determinant of survival in human septic shock. Crit Care Med 2006; 34(6): 1589–96.

Kumar A, Ellis P, Arabi Y et al. Initiation of inappropriate antimicrobial therapy results in a fivefold reduction of survival in human septic shock. Chest 2009; 136(5): 1237–48.

Kumar A, Safdar N, Kethireddy S, Chateau D. A survival benefit of combination antibiotic therapy for serious infections associated with sepsis and septic shock is contingent only on the risk of death: A meta-analytic/meta-regression study. Crit Care Med 2010; 38(8): 1651–64.

Leitlinie der Paul-Ehrlich-Gesellschaft für Chemotherapie, der Deutschen Gesellschaft für Pneumologie und Beatmungsmedizin, der Deutschen Gesellschaft für Infektiologie und des Kompetenznetzwerks CAPNETZ. Epidemiologie, Diagnostik, antimikrobielle Therapie und Management von erwachsenen Patienten mit ambulant erworbenen tiefen Atemwegsinfektionen (akute Bronchitis, akute Exazerbation einer chronischen Bronchitis, Influenza und andere respiratorische Virusinfektionen) sowie ambulant erworbener Pneumonie. Letzte Überarbeitung 07/2009. www.awmf.de.

Lenz K. Leberversagen bei Sepsis und Multiorganversagen, Intensivmed 2006; 43: 29–36.

Lichtenstern C, Swoboda S, Hirschburger M et al. Update: invasive Pilzinfektionen. Diagnose und Therapie in der operativen Intensivmedizin. Anaesthesist 2010; 59: 30–52.

Lode H, Heinzl S. Tigecyclin. Neues Breitspektrum-Antibiotikum zur Therapie komplizierter Infektionen. Arzneimitteltherapie 2006; 24: 338–41.

Mackowiak PA. Pathophysiology and management of fever – we know less than we should. J Support Oncol 2006; 4: 21–2.

MacLaren R, Bond CA, Martin SJ, Fike D. Clinical and economic outcomes of involving pharmacists in direct care of critically ill patients with infections. Crit Care Med 2008; 36: 3184–9.

Marik PE. Aspiration pneumonitis and aspiration pneumonia. N Engl J Med 2001; 344: 665–71.

Martin GS, Mannino DM, Eaton S, Moss M. The epidemiology of sepsis in the United States from 1979 through 2000. N Engl J Med 2003; 348(16): 1546–54.

Martin SJ, Micek ST, Wood GC. Antimicrobial resistance: consideration as an adverse drug event. Crit Care Med 2010; 38(6 Suppl): S155–61.

Maschke M, Diener H-C. Pneumonien bei akuten neurologischen Erkrankungen. Pathogenese und Therapie. Arzneimitteltherapie 2005; 23: 153–6.

Mauch H, Pobielski A, Herrmann M, Kniehl E. MiQ – Blutkulturdiagnostik. Sepsis, Endokarditis, Katheterinfektionen. 2. Aufl. München: Elsevier – Urban & Fischer 2007.

Mayer K, Walmrath HD, Seeger W. Ernährung und metabolische Kontrolle bei Sepsis. Intensivmed 2009; 46: 541–8.

Meán M, Marchetti O, Calandra T. Bench-to-bedside review: Candida infections in the intensive care unit. Crit Care 2008; 12: 204–13.

Mewald Y, Hamann GF. Versagen des zentralen, peripheren und vegetativen Nervensystems. Intensivmed 2005; 42: 250–63.

Meyer W, Geffers C. Isolierungsmaßnahmen in der Intensivmedizin. Intensivmedizin up2date 2009; 5: DOI 10.1055/s–0028–1119699.

Moerer O, Quintel M. Definition, Epidemiologie und ökonomische Aspekte der Sepsis bei Erwachsenen. Internist 2009; 50: 788–98.

Müller-Werdan U, Werdan K. Endorganschäden bei Entzündung und Sepsis. Internist 2003; 44: 864–71.

Müller-Werdan U, Wilhelm J, Hettwer S et al. Spezielle Aspekte bei Sepsispatienten. Internist 2009; 50: 828–40.

Nguyen HM, Graber CJ. Limitations of antibiotic options for invasive infections caused by methicillin-resistant Staphylococcus aureus: is combination therapy the answer? J Antimicrob Chemother 2010; 65: 24–36.

Nobre V, Harbarth S, Graf JD et al. Use of procalcitonin to shorten antibiotic treatment duration in septic patients: a randomized trial. Am J Respir Crit Care Med 2008; 177(5): 498–505.

O'Grady NP, Barie PS, Bartlett JG et al. Guidelines for evaluation of new fever in critically ill adult patients: 2008 update from the American College of Critical Care Medicine and the Infectious Disease Society of America. Crit Care Med 2008; 36: 1330–49.

Ott SR, Lode H. Diagnostik und Therapie der Aspirationspneumonie. Dtsch Med Wochenschr 2006; 131: 624–8.

Pea F, Viale P. Bench-to-bedside review: appropriate antibiotic therapy in severe sepsis and septic shock – does the dose matter? Critical Care 2009; 13: 214.

Peleg AY, Hooper DC. Hospital-acquired infections due to gram-negative bacteria. N Engl J Med 2010; 362: 1804–13.

Playford EG, Marriott D, Nguyen Q et al. Candidemia in nonneutropenic critically ill patients: Risk factors for non-albicans Candida spp. Crit Care Med 2008; 36(7): 2034–9.

Ragaller M. Sepsis und septischer Schock. Veränderungen der Mikrozirkulation – Therapeutische Ansätze. AINS 2008; 1: 48–53.

Reinhart K et al. Prävention, Diagnose, Therapie und Nachsorge der Sepsis. Erste Revision der S2k-Leitlinien der Deutschen Sepsis-Gesellschaft e. V. (DSG und der Deutschen Interdisziplinären Vereinigung für Intensiv- und Notfallmedizin (DIVI). Intensivmed 2010; 47: 185–207.

Rice LB. The clinical consequences of antimicrobial resistance. Curr Opin Microbiol 2009; 12: 476–81.

Rivers E, Nguyen B, Havstad S et al. Early goal-directed therapy in the treatment of severe sepsis and septic shock. N Engl J Med 2001; 345 (19): 1368.

Robert-Koch-Institut. RKI-Ratgeber Infektionskrankheiten – Merkblätter für Ärzte. Staphylokokken-Erkrankungen, insbesondere Infektionen durch MRSA. Epid Bull April 2009; www.rki.de.

Roberts J, Kruger P, Paterson DL, Lipman J. Antibiotic resistance – what's dosing got to do with it? Crit Care Med 2008; 36: 2433–40.

Rodloff AC, Schaumann R, Blatz R. Sinnvolle mikrobiologische Diagnostik. Internist 2006; 47: 171–82.

Rosengarten B, Mayer K, Weigand MA. Klinisch-neurologische Diagnostik des sepsisassoziierten Delirs. Nervenarzt 2011; DOI 10.1007/s00115-011-3362-z.

Ruhnke M, Rosseau S, Graf B. Invasive Pilzinfektionen auf der Intensivstation. Arzneimitteltherapie 2004; 22: 360–70.

Sablotzki A, Dehne MG, Czeslick E. Gestörte Homöostase in der Sepsis. Bedeutung und Therapie. AINS 2008; 9: 586–93.

Salzberger B, Heinzl S. Daptomycin. Zyklisches Lipopeptid zur Behandlung von Haut- und Weichgewebeinfektionen, Arzneimitteltherapie 2007; 25: 120–4.

Scheithauer S, Lemmen SW. Resistente Erreger auf der Intensivstation. Wohin fährt der Zug? Intensivmed 2009; 46: 466–73.

Schlosser BM, Anders AM, Bauer TT. Nosokomiale Infektionen. Intensivmedizin up2date 2005; DOI: 10.1055/s-2005-870109.

Schrier RW, Wang W. Acute renal failure and sepsis. N Engl J Med 2004; 351: 159–69.

Sethi AK, Al-Nassir WN, Nerandzic MM et al. Persistence of skin contamination and environmental shedding of Clostridium difficile during and after treatment of C. difficile infection. Infect Control Hosp Epidemiol 2010; 31(1): 21–7.

Singh S, Evans TW. Organ dysfunction during sepsis, Intensiv Care Med 2006; 32: 349–60.

Sprung CL, Annane D, Keh D et al. Hydrocortisone therapy for patients with septic shock. N Engl J Med 2008; 358(2): 111–24.

Stein G, Fünfstück R. Medikamentöse Therapie von Harnwegsinfekten. Internist 2008; 49: 747–55.

Steiner I, Müller M, Joukhadar C. Antibiotika im schwer erreichbaren Kompartiment. Chemotherapie Journal 2004; 13: 195–202.

Stiefelhagen P. Therapie der Sepsis – viel Kontroverses, wenig Evidenz. Arzneimitteltherapie 2008; 5: 1–2.

Thalhammer F, Grabein B. Kompendium der antimikrobiellen Therapie, 2. Aufl. München: Arcis 2005.

Torres A, Ewig S, Lode H, Carlet J. Defining, treatment and preventing hospital acquired pneumonia. European perspective. Intensive Care Med 2009; 35: 9–29.

Vincent JL, Moreno R, Takala J et al. The SOFA (Sepsis-related Organ Failure Assessment) score to describe organ dysfunction/failure. On behalf of the Working Group on Sepsis-Related Problems of the European Society of Intensive Care Medicine. Intensive Care Med 1996; 22(7): 707–10.

Vogel F, Bodmann KF, PEG-Expertenkommission. Empfehlungen zur kalkulierten parenteralen Initialtherapie bakterieller Erkrankungen bei Erwachsenen. Update 2010. Chemotherapie Journal 2010; 19: 179–255.

Wagenlehner FM, Hoyme U, Kaase M et al. Klinische Leitlinie. Unkomplizierte Harnwegsinfektion. Dtsch Ärztebl Int 2011; 108(24): 415–23.

Welte T. Die nosokomiale Pneumonie. State-of-the-Art. Intensivmed 2006; 43: 301–9.

Werdan K, Hettwer S, Bubel S et al. Septischer Kreislaufschock und septische Kardiomyopathie. Internist 2009; 50: 799–809.

Wiedemann B. Antibiotikaanwendung und Resistenzentwicklung. Krankenhaushygiene up2date 2007; 2: 21–36.

Wiener RS, Wiener DC, Larson RJ. Benefits and risks of tight glucose control in critically ill adults: a meta-analysis. JAMA 2008; 300(8): 933–44.

Wolcox MH. The tide of antimicrobial resistance and selection. Int Antimicrob Agents 2009; 53: S6–10.

www.criticalcarenutrition.com

www.dgkh.de, Deutsche Gesellschaft für Krankenhaushygiene. MRSA-Empfehlung der Kommission für Krankenhaushygiene und Infektionsprävention (KRINKO) 2009

www.fachinfo.de

www.mrsa-net.org

www.p-e-g.org (Paul-Ehrlich-Gesellschaft für Chemotherapie)

www.sepsis-gesellschaft.de, www.sepnet.de: S2-Leitlinie der Deutschen Sepsis-Gesellschaft und DIVI (Stand 2010)

www.survivingsepsis.org

Übersicht Antibiotika – Substanzgruppen, antibiotische Wirkung und Wirkungsspektrum.

Gruppe	Substanzen (Auswahl)	Wirkung	Gram-positive Erreger	Gram-negative Erreger	Anaero-bier	Atypische Erreger	MRSA
Penicilline	Benzylpenicillin	bakterizid	++	+	–	–	Ø
	Amoxicillin/Clavulansäure		++	+	++		
	Ampicillin/Sulbactam		++	++	++		
	Piperacillin		++	+	+		
	Mezlocillin		++	+	–		
	Piperacillin/Tazobactam		++	+++	++		
	Flucloxacillin		++	–	–		
	Oxacillin		++	–	–		
Cephalosporine 1	Cefazolin	bakterizid	++	+	–	–	Ø
Cephalosporine 2	Cefuroxim Cefotiam		++	++	–	–	Ø
Cephalosporine 3	Cefotaxim Ceftriaxon Ceftazidim		+ ++ +	++ ++ +++	–	–	Ø
Cephalosporine 4	Cefepim		++	+++	–	–	Ø
Cephalosporine 5	Cefoxitin		+++	+++	++	–	Ø
Carbapeneme 1	Imipenem Meropenem Doripenem	bakterizid	+++	+++	++	–	Ø
Carbapeneme 2	Ertapenem		+++	+++	++	–	Ø
Monobactame	Aztreonam	bakterizid	Ø	+++	–	–	Ø
Fluorchinolone 2	Ofloxacin Ciprofloxacin	bakterizid	+	+++	–	+(+)	Ø
Fluorchinolone 3	Levofloxacin		+	+++	–	++	Ø
Fluorchinolone 4	Moxifloxacin		++	+++	+	++	Ø
Makrolide	Erythromycin Clarithromycin Azithromycin	bakteriostatisch	++	++		++ ++ ++	Ø
Glykopeptide	Vancomycin Teicoplanin	bakterizid	+++	–	–	–	++
Aminoglykoside	Amikacin Gentamicin Tobramycin	bakterizid	++	+++	–	–	Ø
Oxazolidinone	Linezolid	bakteriostatisch	+++	–	–	–	++
Lincosamide	Clindamycin	bakteriostatisch	++	–	++	–	Ø
Streptogramine	Quinupristin/Dalfopristin	bakterizid	++	–	–	–	–
Tetrazykline	Doxycyclin	bakteriostatisch	+	++	+	++	Ø
Ansamycine	Rifampicin	bakterizid	++	+	–	++	++
Nitroimidazole	Metronidazol	bakterizid	–	–	++	–	–
Fosfomycine	Fosfomycin	bakterizid	++	++	–	–	++
Sulfonamide	Cotrimoxazol	bakteriostatisch	+	+		(+)	(+)
Glycylcycline	Tigecyclin	bakteriostatisch	++	++	+	+	++
Zyklische Lipopeptide	Daptomycin	bakterizid	+++	–	+	–	++

Bakterizid = Abtötung der Bakterien, bakteriostatisch = Verhinderung des Wachstums; – = nicht wirksam, + = bedingt wirksam, (+) = eingeschränkt wirksam, ++ = gut bis mäßig wirksam, +++ = sehr gut bis gut wirksam, Ø = keine Indikation

☐ Gram-positive Erreger: Streptokokken, Staphylokokken, Listeria monozytogenes, Enterokokken, Corynebakterien
☐ Gram-negative Erreger: Acinetobacter baumanii, Aeromonas hydrophila, Citrobacter spp., Escherichia coli, Enterobacter cloacae, Gonokokken, Haemophilus influenzae, Klebsiella spp., Moraxella catarrhalis, Meningokokken, Morganella morganii, Proteus spp., Providencia spp., Pseudomonas spp., Salmonella spp., Serratia spp., Shigella spp., Stenotrophomonas maltophilia, Yersinien
☐ Anaerobier: Bacteroides, anaerobe Streptokokken, Fusobakterien, Clostridien
☐ Atypische Erreger: Chlamydien, Legionellen, Mykoplasmen, Actinomyces-Arten

D-2 Vergiftungen und Alkoholmissbrauch

André Grabowski

D-2.1 Intoxikationen und Medikamentenüberdosierungen

Ursachen

- Intoxikationen in suizidaler Absicht
- Überdosierung von Medikamenten/Drogen
- Verwechslung von Flüssigkeiten, Pflanzen, Tabletten
- Nichtbeachten von Wechselwirkungen und Kontraindikationen verschiedener Substanzen/Medikamente

Klinik

Allgemeine klinische Hinweise auf eine Intoxikation sind:

- Foetor: Alkohol, süßlich
- Bewusstseinslage: somnolent, soporös, komatös
- Atmung: Brady-/Tachypnoe, Hypo-/Hyperventilation, gestörter Atemrhythmus
- Kreislauf: Hyper-/Hypotonie, Herzfrequenz, Herzrhythmusstörungen
- Haut: trocken, verschwitzt, kalt/warm, Einstichstellen, Verletzungen, Schleimhäute trocken (Exsikkose?)
- ZNS: neurologische Defizite, toxische Enzephalopathie mit Verwirrtheit/Desorientierung, Bewusstseinsstörungen

Die Tab. D-2-1 und D-2-2 zeigen typische Syndrome bzw. klinische Symptome bei Intoxikati-

Tab. D-2-1 Typische Syndrome bei Intoxikationen und Medikamentenüberdosierungen.

Syndrom	Klinik	Substanzen
Anticholinerges Syndrom	Mydriasis, Delir, Unruhe, Erregung, Angst, Verwirrtheit, Halluzinationen, Bewusstseinsstörungen bis zum Koma, trockene Haut, Hyperthermie, Tachykardie, arterielle Hypotonie, Darmatonie, Harnverhalt, Schluckstörungen	trizyklische Antidepressiva, Atropin, Neuroleptika, Codein, Colchicin, Furosemid, N-Butylscopolamin, Oxybutynin, Nachtschattengewächse (z. B. Tollkirsche, Engelstrompete)
Cholinerges Syndrom	Miosis, Bradykardie, Hypotonie, Sekretionssteigerung, Diarrhö, Muskelfibrillationen, Krämpfe, Bewusstseinsstörung, Dyspnoe	E 605, Nervengase, Antidementiva (ACh-R-Antagonisten)
Extrapyramidales Syndrom	Dyskinesien, Hyperkinesien	Neuroleptika, Metoclopramid
Narkotisches Syndrom	Bewusstseinsstörung, Hypotonie, Hypoventilation, Miosis	Benzodiazepine, Alkohol, Opiate
Serotonin-Syndrom	Bewusstseinsstörungen, Orientierungsstörung, Halluzinationen, Krämpfe, Mydriasis, Fieber, Schwitzen, Dyskinesien, Tremor, Ataxie	MAO-Hemmer, SSRI, Amphetamine, Ecstacy, Cocain, Lithium
Sympathomimetisches Syndrom	Tachykardie, Hypertonie, Krämpfe	Amphetamine, Cocain

ACh-R = Acetylcholin-Rezeptoren; SSRI = selektive Serotonin-Rezeptor-Inhibitoren

Tab. **D-2-2** Medikamentennebenwirkungen/-überdosierungen – Klinik und Diagnostik.

Substanzgruppe	Klinik und → empfohlene Diagnostik
Alkohol	Stadium 1–4: Euphorie – Erregung – Narkose – Asphyxie Bewusstseinsstörung, Koordinationsstörung, Verwirrtheit/Orientierungsstörung, Reflexverlust, häufig Hypothermie, arterielle Hypotonie, Tachykardie, Atemregulationsstörung → Blutalkoholkonzentration im Blut
Alkylphosphate (z. B. Pestizide E 605)	cholinerges Syndrom (= parasympathomimetisch) → Nitrophenolnachweis im Urin, Wirkstoffnachweis im Blut
Amphetamine (Ecstasy), Methylphenidat	Tachykardie/Herzrhythmusstörungen, arterielle Hypertonie, Tachypnoe, Übelkeit/ Erbrechen, Agitiertheit, Euphorie, Angstzustände, Tremor, Hyperreflexie, Delir, Halluzinationen, Mydriasis, trockene Schleimhäute, Hyperthermie, Kopfschmerzen, Krampfanfälle → Nachweis im Urin

Antiarrhythmika
(Betarezeptorenblocker,
Calciumkanalblocker,
Amiodaron, Klasse-1B-
und -1C-Antiarrhythmika;
Herzglykoside)
	• allgemein: Bradykardie, Arrhythmie, (ventrikuläre) Extrasystolen, arterielle
	  Hypotonie mit Kollapsgefahr, Herzinsuffizienz, Schwindel, Ataxie, Bewusst-
	  seinsstörungen, metabolische Azidose
	• Betarezeptorenblocker: Bronchospasmus, Hypoglykämie
	• Herzglykoside: abdominelle Schmerzen, Durchfall, Sehstörungen
	→ Spiegelbestimmung im Blut (v. a. Digitoxin/Digoxin, Amiodaron)

Antidementiva
• Acetylcholinesterase-
  Antagonisten: Rivastigmin,
  Donepezil, Galantamin
• NMDA-Rezeptor-
  Antagonist: Memantin
	• ACh-R-Antagonisten: cholinerge Krise mit Übelkeit, Erbrechen, Diarrhö,
	  Speichelfluss, arterieller Hypotonie, Bradykardie, Miosis, Bronchospasmus
	• Memantin: arterielle Hypertonie, Kopfschmerzen, Schwindel, Müdigkeit,
	  Benommenheit, Verwirrtheit, Agitation, Gangstörung
	→ Diagnose über Anamnese und klinisches Bild

Antikonvulsiva	• Carbamazepin: Nystagmus, Schwindel, Ataxie, Herzrhythmusstörungen,
	  Sehstörungen
	• Valproinsäure: Vigilanzstörung, Agitiertheit, Halluzinationen, reduzierter
	  Muskeltonus, Myoklonien, Ataxie, arterielle Hypotonie, Bradykardie,
	  Nierenfunktionsstörung
	→ Spiegelbestimmung im Blut

Benzodiazepine	Müdigkeit, Bewusstseinsstörungen, evtl. paradoxe Reaktion mit Erregung/ Unruhe, Atemdepression, arterielle Hypotonie, Hypothermie → Nachweis im Blut/Urin **Differenzialdiagnose Benzodiazepinentzug:** Schwitzen, vegetative Entgleisungen/Schwankungen, Schlafstörung, Tremor, Hyperkinesien, Ataxie, Reflexsteigerung, Sehstörungen, Par-/Dysästhesien, Angstzustände, psychomotorische Unruhe, Erregung, Konzentrationsstörungen, Depressivität, Antriebsmangel, Krampfanfälle, Delir
Cannabis – THC (Tetrahydrocannabinol, Haschisch, Marihuana)	Hautblässe, Tachykardie, arterielle Hypertonie, evtl. Bronchokonstriktion, trockene Schleimhäute, Durst, Übelkeit, Schwindel, Kopfschmerzen, gerötete Augen, Hyperreflexie, Tremor, Halluzinationen → THC-Nachweis im Urin
Cocain	• initial Euphorie, Unruhe, Reizbarkeit, Krampfanfälle, Psychosen (Halluzina- tionen, Panikstörung, ängstlich-wahnhaftes Verhalten)

Tab. D-2-2 (Fortsetzung)

Substanzgruppe	Klinik und → empfohlene Diagnostik
Cocain	• später: Kopfschmerzen, Verwirrtheit, Verlangsamung, respiratorische Insuffizienz (toxisches Lungenödem), Übelkeit/Erbrechen, Vasokonstriktion (myokardiale, zerebrale, periphere Durchblutungsstörungen), Bluthochdruck (Hirnblutung), Herzrhythmusstörungen, Fieber, Gerinnungsstörungen • Cocainschock (kurz nach Cocainkonsum): Unruhe, Angst, Erregung, Hypotonie, Bradykardie, Bewusstseinsstörung
Cyanide (Blausäure)	Verwirrtheit, Unruhe, Schwitzen, Bewusstseinsstörungen, Dyspnoe, Herzrhythmusstörungen, Hypotonie, Ateminsuffizienz, Lähmungen → Bittermandelgeruch, rosige Haut
Kohlenmonoxid-intoxikation (Rauch-, Auspuffgase)	Kopfschmerzen, Verwirrtheit, Schwindel, Bewusstseinsstörungen, Krampfanfälle, Ateminsuffizienz, Herzrhythmusstörungen, Hypotonie → arterielle COHb-Messung
Lithium (z. B. ausgelöst durch Natrium- und Kaliummangel, Flüssigkeitsmangel, Nierenfunktionsstörungen)	Übelkeit, Erbrechen, Tremor, Vigilanzminderung, Dysarthrie, Ataxie; bei deutlicher Intoxikation Krampfanfälle, Schock, Bewusstseinsstörung bis zum Koma, Herz-Kreislauf-Stillstand → Serum-Lithiumspiegel (meist > 1,5 mmol/l)
MAO-Hemmer (z. B. Moclobemid, Selegilin, Rasagilin)	Übelkeit, Bewusstseinsstörungen, Schwindel, Erregung, Tremor, Rigidität, Muskelschwäche, Parästhesien, Dyskinesien, Krampfanfälle, hypertone Krisen, orthostatische Hypotonie/Kollaps, tachykarde Herzrhythmusstörungen → Nachweis im Blut
Methanol	Schleimhautreizung, Alkoholrausch, Schwindel, Kopfschmerzen, Übelkeit/Erbrechen, abdominelle Schmerzen, Sehstörungen bis zur Erblindung, metabolische Azidose mit Hypokaliämie, Hypothermie, Dyspnoe, Krampfanfälle, Hirnödem, Lungenödem, Dauerschaden: Parkinson-Syndrom → typische Klinik (Rausch, Übelkeit, Sehstörung), Azidose **Antidot:** Fomepizol
Methylxanthine (z. B. Theophyllin, Coffein)	Unruhe/Erregung, Übelkeit/Erbrechen, Schwindel, Angstgefühl, Zittern, Tachykardie, Tachypnoe, Krampfanfälle → Konzentrationsbestimmung im Blut
Neuroleptika	malignes neuroleptisches Syndrom, Frühdyskinesien, Neuroleptika-induzierte Dystonie, Agranulozytose, Bewusstseins-/Vigilanzstörung, Krampfanfälle, arterielle Hypotonie, Herzrhythmusstörungen, Hypo-/Hyperthermie → Konzentrationsbestimmung im Blut
Opiate, Heroin	initial ggf. Euphorie und Analgesie, dann Bewusstseinsstörung, Antriebsstörung, Atemdepression, Miosis, Bradykardie, arterielle Hypotonie, Hypo-/Areflexie → Nachweis im Blut/Urin
SSRI-Antidepressiva (z. B. Citalopram, Escitalopram, Fluoxetin, Fluvoxamin, Paroxetin, Sertralin) **SSNRI-Antidepressiva** (z. B. Duloxetin, Venlafaxin)	Bewusstseinsstörungen (Somnolenz bis Koma), Halluzinationen, Krämpfe, Mydriasis, Übelkeit, Erbrechen, Durchfall, Hyperthermie, Tremor, Hypo-/Hypertonie, Tachykardie; bei schweren Überdosierungen kardiotoxische Wirkung (Herzrhythmusstörungen) und ggf. respiratorische Insuffizienz, Nierenversagen, Serotonin-Syndrom → Nachweis im Blut
Trizyklische Antidepressiva	peripheres und/oder zentrales anticholinerges Syndrom, epileptische Anfälle, Herzrhythmusstörungen, arterielle Hypotonie → Nachweis im Blut

onen sowie Medikamentennebenwirkungen und -überdosierungen.

 Probleme bei Drogennotfällen/Intoxikationen

- Fehlende Empathie von Ärzten/Pflegeteam (s. Fallbeispiel)
- Unkooperative Patienten
- Oftmals unklare Anamnese
- Erschwerte Untersuchungsbedingungen
- Häufig „verschleierte" Symptome
- Gefährdung durch Aspiration, Unterkühlung, Sturz, „alkoholische" Analgesie
- Oftmals Mischintoxikationen
- Häufig Suizidversuche mit Alkohol + Medikamente

Fallbeispiel

Ein 58-jähriger alkoholisierter Patient (Blutalkoholspiegel: 2,5 Promille) wird bei Zustand nach Sturz mittags in die Klinik gebracht. Bei der Aufnahme ist er schläfrig und eingeschränkt orientiert, eine Verständigung ist bedingt möglich. Es sind keine äußeren Verletzungen erkennbar, der Patient äußert keine Schmerzen. Er verbleibt zur Ausnüchterung auf dem Flur der Notaufnahme. Am späten Abend entwickelt sich rasch eine Hemiparese rechts, eine Pupillenanisikorie (links > rechts) und eine deutliche Bewusstseinsstörung. Im cCT zeigt sich ein massives epidurales Hämatom (Abb. D-2-1) im Rahmen einer Kalottenfraktur, das sofort operativ entlastet wurde.

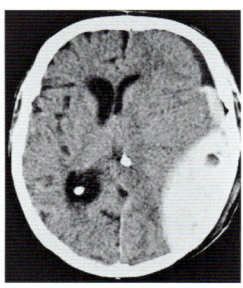

Abb. D-2-1 Im CT ist ein traumatisches epidurales Hämatom links zu erkennen.

Diagnostik

Bei der Anamnese/Fremdanamnese ist zu erfragen:

- Was, wann, wie viel wurde eingenommen?
- Welche Therapie ist bisher erfolgt?
- Welche Grunderkrankungen (Drogenabhängigkeit, psychiatrische Erkrankungen) sind vorhanden, welche Medikamente werden dauerhaft eingenommen?
- Abschiedsbriefe, Tablettenschachteln, Spritzenbesteck, Chemikalienbehälter?

Darüber hinaus gehören zu den diagnostischen Maßnahmen:

- Routinelabordiagnostik (Blutbild, Elektrolyte, Nieren- und Leberfunktionsparameter, TSH, CRP, Blutglucose, Gerinnung),
- Drogenscreening,
- Blutgasanalyse bei bewusstseinsgestörten Patienten.

Als **Differenzialdiagnosen** sind zu beachten:

- metabolische Störungen wie Hypoglykämie, Urämie, hepatische Enzephalopathie, Thyreotoxikose etc.;
- ZNS-Störungen infolge Enzephalitis, Blutung, Infarkt, Raumforderung;
- schwere Infektion/Sepsis.

Therapie

Giftinformationszentralen

- Rheinland-Pfalz und Hessen: Uniklinik Mainz: 06131-19240 oder 0700-GIFTINFO Fax: 06131-232469 www.giftinfo.uni-mainz.de
- Giftnotruf Berlin: Tel.: 030-19240 Fax: 030-30686-799 Charité-Uniklinik Berlin Tel.: 030-30686-711, www.giftnotruf.de
- Mecklenburg-Vorpommern, Sachsen, Sachsen-Anhalt, Thüringen: Erfurt: Tel.: 0361-730730 Fax: 0361-7307317, www.ggiz-erfurt.de

- Bremen, Hamburg, Niedersachsen, Schleswig-Holstein: GIZ-Nord Göttingen Tel.: 0551-19240 Fax: 0551-383180, www.giz-nord.de
- Giftnotruf München: Tel.: 089 19240, Fax: 089-41402467, www.toxinfo.org
- Uniklinik Freiburg Tel.: 0761-19240 Fax: 0761-270-44570, www.giftberatung.de
- Informationszentrale gegen Vergiftungen, Zentrum für Kinderheilkunde, Universitätsklinikum Bonn, Tel.: 0228-19240/0228-28733211, Fax: 0228-28733278/0228-28733314, www.giftzentrale-bonn.de

■ Allgemeine Therapiemaßnahmen

[!] Bewusstseinsgestörte Patienten sind immer auf eine Überwachungsstation aufzunehmen, da sonst möglicherweise Komplikationen übersehen werden wie Ateminsuffizienz, Herz-Kreislauf-Störungen, Elektrolytstörungen, psychotische Episoden und Krampfanfälle.

Darüber sind folgende Maßnahmen vorzunehmen:
- Auslösende Substanzen/Medikamente absetzen.
- Kreislauf stabilisieren:
  - Hypotonie bei Exsikkosezeichen/ Vasodilatation → Flüssigkeitsgabe (evtl. Katecholamine);
  - Hypertonie → Urapidil, Clonidin;
  - Herzrhythmusstörungen behandeln (z. B. mit Betarezeptorenblockern beim Serotonin-Syndrom).
- Atmung sichern: Sauerstoffgabe bei bewusstseinsgetrübten Patienten, bei komatösen Patienten frühzeitige Intubation (auch als Aspirationsschutz) erwägen, Magensonde legen.
- Bei Agitation/agitiertem Delir → Benzodiazepine (Diazepam, Lorazepam), evtl. in Kombination mit Haldol 5 bis 10 mg i. v. als Kurzinfusion.

- Bei Hypoglykämie → Glucose 40 % i. v.
- **Primäre Giftelimination:**
  - Bei Medikamenten und Alkohol evtl. Erbrechen auslösen (*nicht* bei Intoxikationen mit Säuren, Basen, Lösungsmitteln), ggf. Magen spülen.
  - 50 g Aktivkohle bei Erwachsenen oral oder via Magensonde. Diese besitzt allerdings keine Wirksamkeit bei Vergiftungen mit Säuren oder Basen, Alkohol, Methanol, Thallium, Eisen, Cyaniden. Cave: Gefahr der Aspiration bei bewusstseinsgestörten Patienten, daher evtl. vorher intubieren.
- **Sekundäre Giftelimination**: forcierte Diurese (v. a. bei Amphetaminen und Barbituraten), Hämodialyse, Hämofiltration, Plasmapherese.
- Normothermie erhalten/wiederherstellen (bei Fieber: Oberflächenkühlung, medikamentöse Fiebersenkung).
- Eventuell parenterale Ernährung beginnen.
- Thrombose-, Pneumonie-, Dekubitusprophylaxe veranlassen.

■ Spezielle Therapie
Angaben zu speziellen Therapiemaßnahmen finden sich in Tab. D-2-3.

Tab. D-2-3 Spezielle Therapiemaßnahmen bei Überdosierungen und Intoxikationen mit verschiedenen Substanzen oder Substanzgruppen und bei Syndromen.

Substanzgruppe/Syndrom	Therapie
Alkohol	• Flüssigkeitssubstitution, evtl. Glucose bei Hypoglykämie, evtl. Erbrechen induzieren, **Überwachung**, evtl. Aspirationsschutz • keine atemdepressiven Medikamente geben (Benzodiazepine, Opiate), bei erregten/psychotischen Patienten eher niedrigpotente Neuroleptika einsetzen • auf Mischintoxikationen achten (→ evtl. Flumazenil probatorisch) • bei Entzugssyndrom (Tremor, Schwitzen, Tachykardie): Clomethiazol (Distraneurin®) 1–2 Kps. alle 1–2 h bis eine Sedierung erreicht wird (max. 6–8 Kps. in 2 h)
Alkylphosphate (verschiedene Pestizide z. B. E 605 und Lösungsmittel)	• Überwachungsstation/Intubationsbereitschaft! • Selbstschutz (z. B. keine Mund-zu-Mund Beatmung, Handschuhe tragen) • frühzeitig (und im Verlauf): Atropin 1–5 mg i. v.
Amphetamine	• Flüssigkeitssubstitution, forcierte Diurese • evtl. Betarezeptorenblocker, evtl. Sedierung • bei arterieller Hypertonie: Calciumkanalblocker
Antiarrhythmika (Betarezeptorenblocker Calciumkanalblocker, Amiodaron, Klasse-1B- und -1C-Antiarrhythmika)	• Überwachungsstation/Herz-Kreislauf-Monitoring • primäre und ggf. sekundäre Giftelimination • Serum-Natriumspiegel an oberer Grenze einstellen • Ausgleich einer Säure-Basen-Störung • Sympathomimetika (Orciprenalin, Noradrenalin), Atropin (v. a. bei Überdosierung von Betarezeptorenblockern), Calciumgabe bei Intoxikation mit Calciumkanalblocker (Calciumgluconat, Calciumchlorid). Dosierung je nach klinischem Bild, initial vorsichtig titrieren • ggf. Anlage eines passageren Schrittmachers • bei Digitalis-Intoxikation: Digitalis Antidot (80 mg Antidot binden ca. 1 mg Digoxin/Digitoxin) • Behandlung einer Hyperkaliämie • bei kreislaufwirksamen Tachykardien: Defibrillation/Kardioversion • bei therapierefraktärer Herz-Kreislauf-Insuffizienz: Phosphodiesterase-III-Hemmer (Milrinon, Enoximon) • Dialyse/Hämofiltration/Plasmapherese je nach Substanz erwägen
Benzodiazepine	akut: Flumazenil (Anexate®)
Kohlenmonoxidintoxikation	• Gabe von 100%igem Sauerstoff • bei COHb > 25 % evtl. hyperbare Oxygenierungstherapie („Druckkammer")
Lithium	• Zufuhr von Natrium und reichlich Flüssigkeitsgabe • Elektrolytkontrolle! • bei anhaltend hohen Lithiumspiegel (> 2 mmol/l) und/oder schwerer klinischer Symptomatik und akutem Nierenversagen → Hämodialyse oder Hämofiltration indiziert
Methanol	• kein forciertes Erbrechen, besser Magenspülung! • Ethanol oral (Wodka, Whisky) oder i. v. • bei Azidose: Natriumbicarbonat, Tris-Puffer • Korrektur des Wasser- und Elektrolythaushalts • ggf. Hämodialyse

Tab. D-2-3 (Fortsetzung)

Substanzgruppe/Syndrom	Therapie
Methylxanthine (z. B. Theophyllin, Coffein)	• Überwachungsstation! • Flüssigkeitssubstitution • Herzrhythmusstörungen behandeln • evtl. antikonvulsive Therapie • bei schweren Vergiftungen Hämodialyse
Neuroleptika	• bei extrapyramidal-motorischen Störungen: Biperiden (Akineton®) 2,5–5 mg i. v. • bei malignem neuroleptischem Syndrom: s. S. 357
Opiate	• akut: Naloxon (Opioidrezeptorantagonist) 1–2 Amp. (0,4–0,8 mg) i. v. und ggf. 1 Amp. i. m. wegen verzögerter Wirkung, da Naloxon eine kurze Halbwertszeit besitzt • ggf. im Verlauf Substitution mit Methadon (synthetische Opioide); **cave:** 2 verschiedene Methadonpräparate – Levomethadon (L-Polamidon®) und Dextromethadon (Methaddict®); Levomethadon ist doppelt so potent wie Dextromethadon, d. h. hier halbe Dosis verwenden; auch Diamorphin oder Buprenorphin werden zur Substitution eingesetzt
Trizyklische Antidepressiva	Giftelimination, ggf. Antikonvulsiva, Antiarrhythmika, Flüssigkeit, Azidoseausgleich; bei anticholinergem Syndrom: Physiostigmin (s. u.)
Cyanide (Blausäure)	4-DMAP (4-Dimethylaminophenol): 3–4 mg/kg KG i. v. + Natriumthiosulfat: 100 mg/kg KG i. v.
Anticholinerges Syndrom	Physiostigmin initial bis zu 6 mg i. v., dann 1–4 mg/h via Perfusor
Extrapyramidales Syndrom	Biperiden
Serotoninerges Syndrom	• Cyproheptadin (Peritol®) = Serotoninantagonist • Propanolol 3 × 40 mg p. o. • Metoprolol p. o., i. v.

D-2.2 Alkoholmissbrauch

Aus dem Alkoholmissbrauch sich ergebende **Probleme** sind:
- Intoxikationen:
  - Alkoholkonzentrationen über 3 Promille gehen mit einem erhöhten Risiko einer vitalen Gefährdung einher.
  - Alkoholkonzentrationen über 5 Promille führen bei über 50 % der Betroffenen zum Tod.
  Promillekonzentrationen sind ungefähre Richtwerte, spiegeln jedoch nicht die individuelle „Alkoholverträglichkeit" wider. Alkoholgewöhnte Menschen können im Vergleich zur Normalbevölkerung teilweise deutlich erhöhte (teilweise mehr als doppelt so hohe) Alkoholkonzentrationen aufweisen.
- Bis zu 25 % der Suizidversuche werden unter Alkoholeinfluss verübt. Daran denken!
- Langzeitfolgeerkrankungen:
  - Ösophagusvarizen, Pankreatitis, Leberstörungen (Verfettung, Zirrhose, Funktionsstörungen);
  - Kardiomyopathien, Herzrhythmusstörungen, arterielle Hypertonie;
  - epileptische Anfälle;
  - Wernicke-Enzephalopathie: Alkoholpsychose, Bewusstseinsstörungen, Augenmotilitätsstörungen, Ataxie;

– Korsakow-Syndrom: organisch-amnestisches Syndrom (massive Gedächtnisstörungen, Unfähigkeit, neue Gedächtnisinhalte zu speichern, Konfabulationen);
– Kleinhirnatrophie, demenzielles Syndrom;
– Polyneuropathien und Myopathien;
– erhöhte Rate an Karzinomen (Ösophagus, Magen, Mundboden);
– Immunschwäche, erhöhte Gefahr von bakteriellen und Pilzinfektionen.

D-2.2.1 Alkoholintoxikation

Klinik

- Stadieneinteilung:
  – Stadium 1: Enthemmung, Euphorie, Koordinations- und Gleichgewichtsstörungen
  – Stadium 2: Benommenheit, teilweise aggressive Stimmung, verminderte Schmerzwahrnehmung, erhöhte Herzfrequenz
  – Stadium 3: Bewusstlosigkeit, Schmerzlosigkeit, Tachykardie, arterielle Hypotonie, evtl. Stuhl-/Harnabgang
  – Stadium 4: tiefes Koma, Apnoe, Herz-Kreislauf-Versagen, fehlende Temperaturregulation
- Gefahr der Aspiration bei bewusstseinsgestörten Patienten
- Häufig Hypothermie
- Häufig Hypoglykämie

Therapie

⚠️ Bei Alkoholintoxikationen immer an Mischintoxikationen (z. B. Benzodiazepine, Antidepressiva, Cannabis) und Begleitverletzungen (Platz-/Risswunden, geschlossenes Schädel-Hirn-Trauma, Frakturen etc.) denken!

Je nach Ausmaß der Intoxikation und der kardiopulmonalen Parameter, sollte der Patient auf der Überwachungsstation aufgenommen und 24 bis 48 h überwacht werden.

Da Benzodiazepine in Kombination mit Alkohol eher zu einer Atemdepression/-insuffizienz führen können, sollten bei agitierten Patienten sedierende Neuroleptika zum Einsatz kommen (z. B. Haloperidol 2–5[–10] mg i.v., i.m. oder p.o.).
Flüssigkeit und Elektrolyte sind zu substituieren, eine Hypoglykämie ist auszugleichen.
Bei Verdacht auf eine Mischintoxikation evtl. probatorische Flumazenil und/oder Naloxon geben.
Bei chronischem Alkoholabusus ist evtl. Thiamin zur Prophylaxe einer Wernicke-Enzephalopathie zu substituieren.
Bei schwerer Alkoholintoxikation und hämodynamischer Instabilität ist prinzipiell auch eine Hämodialyse zu diskutieren.

D-2.2.2 Alkoholentzugssyndrom

Grundlagen

Ein Alkoholentzug tritt bei Alkoholabhängigen in der Regel wenige Stunden nach dem letzten Alkoholkonsum bzw. bei Dosisreduktion auf. Das Entzugssyndrom ist von verschiedenen Faktoren abhängig und kann sich unterschiedlich manifestieren.

Klinik

- Appetitstörung, Übelkeit/Erbrechen, Durchfall
- Tachykardie, Blutdruckerhöhung
- Schwitzen, trockener Mund
- Tremor (v. a. der Hände)
- Schlafstörungen
- Muskel-/Kopfschmerzen
- epileptische Anfälle (Entzugskrampfanfall)
- Angst, Depression, Reizbarkeit, Unruhe, Gedächtnisstörungen, Halluzinationen, Bewusstseinsstörungen

⚠️ Als schwere Komplikation des Alkoholentzugs tritt das Alkoholentzugsdelir auf (Delirium tremens, Symptome „Delir" s. S. 361), das unbehandelt mit einer Mortalität von bis zu 30 % einhergehen kann.

Therapie

Je nach Ausmaß der Entzugssymptomatik muss über eine intensivmedizinische Überwachung nachgedacht werden. Starke vegetative und metabolische Entgleisungen gehen mit einer schlechteren Prognose einher und sollten daher zu einer intensivmedizinischen Betreuung führen.

Für die **medikamentöse Therapie** kommen infrage:

- Clomethiazol (Distraneurin® ➜ hypnotische, sedierende, antikonvulsive Wirkung): 1 bis 2 Kapseln alle 1 bis 2 h bis eine ausreichende Sedierung erzielt wird; Tageshöchstdosis: 24 Kps. (cave: hohes Abhängigkeitspotenzial, daher nicht länger als 14 Tage geben);
- bei starken psychotischen Symptomen: Haloperidol 5 bis 10 mg p. o./i. v.;
- Alkoholiker haben regelhaft einen Vitamin-B_1- und -B_6-Mangel; zur Vermeidung einer Wernicke-Enzephalopathie ➜ Thiaminsubstitution (oder Vitamin-B-Komplex z. B. Neurotrat forte®).
- Gegebenenfalls Anfallsprophylaxe bei Entzugsanfällen in der Vorgeschichte.

Literatur, Infos, Internetadressen

Ancelin M, Artero S, Portet F et al. Non-degenerative mild cognitive impairment in elderly people and use of anticholinergic drugs: longitudinal cohort study. BMJ 2006; 332: 455–9.

Andresen H, Stimpfl T, Sprys N et al. Liquid Ecstasy – ein relevantes Drogenproblem. Dtsch Ärztebl 2008; 105(36): 599–603.

Berzewski H. Der psychiatrische Notfall. 3. Aufl. Heidelberg: Springer 2009.

Devlin RJ, Henry JA. Clinical review: Major consequences of illicit drug consumption. Crit Care 2008; 12: 202.

Grüttner J, Reichert M, Saur J et al. Akute Alkoholintoxikation. Aktuelle Aspekte zur Risikoeinschätzung, Diagnostik und Therapie. Intensivmed 2010, 47: 513–9.

Jain KK. Drug-induced neurological disorders. 2nd ed. Göttingen. Hogrefe & Huber 2001.

Kasper S, Volz H-P (Hrsg). Psychiatrie und Psychotherapie compact. 2. Aufl. Stuttgart: Thieme 2008.

Kinn M, Holzbach R, Pajonk FGB. Psychosozialer Notfall. Substanzinduzierte Störungen durch Alkohol. AINS 2008; 10: 664–73.

Kinn M, Holzbach R, Pajonk FGB. Psychosozialer Notfall. Substanzinduzierte Störungen durch illegale Drogen – Teil 1. AINS 2008; 11–12: 746–53.

Kinn M, Holzbach R, Pajonk FGB. Psychosozialer Notfall. Substanzinduzierte Störungen durch illegale Drogen – Teil 2. AINS 2009; 1: 14–20.

Laux G. Notfallpsychiatrie. Fortschr Neurol Psychiat 2003; 71: 483–501.

Ludewig R, Regenthal R. Akute Vergiftungen. 10. Aufl. Stuttgart: Wissenschaftliche Verlagsgesellschaft 2007.

Maybauer D, Traber DL, Radermacher P et al. Behandlungsstrategien des akuten Rauchgasinhalationstraumas. Anaesthesist 2006, 55: 980–8.

Neu P. Akutpsychiatrie. 2. Aufl. Stuttgart: Schattauer 2011.

Sternbach H. The serotonin syndrome. Am J Psychiatry 1991; 148: 705–13.

Thomas L. Labor und Diagnose. 7. Aufl. Frankfurt: TH-Books 2007.

Wirtz S. Der Drogennotfall. Notfall & Rettungsmedizin 2004; 7: 435–54.

www.rote-liste.de, www.fachinfo.de

D-3 Psychiatrische Probleme

André Grabowski

D-3.1 Akute psychiatrische Probleme

Zu den psychiatrischen Problemen der Akut- und Intensivmedizin zählen:

- Depressionen (bei über 20 % der Patients während/nach einem ICU-Aufenthalt),
- delirante Syndrome (über 30 % der Patienten auf der ICU),
- akute Belastungsreaktion/posttraumatische Belastungsstörung,
- Erregungszustand,
- Angststörung,
- katatone und stuporöse Zustände,
- Schlafstörung/gestörter Tag-Nacht-Rhythmus.

Klinik und Diagnostik

- Körperliche Untersuchung (Maßnahmen und Annäherung ankündigen!): äußerliche Erscheinung (Einstichstellen, Verletzungen, Kleidung), Puls, Atmung, Temperatur, Tremor, Schwitzen, Hautfarbe, Pupillen, Foetor
- Psychogene Komponente bedenken: Ist die Symptomatik evtl. abhängig von der Umgebung (z. B. Angehörige, Personal)?
- Psychopathologischen Befund erheben.
- Labor: Blutbild, CRP, Elektrolyte, Troponin
- Zerebrale Bildgebung (cCT oder cMRT)
- Drogenscreening, Alkoholspiegel

> ⚡ **Probleme bei psychiatrischen Notfällen**
> - Erschwerte Anamnese, keine bzw. eingeschränkte Fremdanamnese
> - Fehlende Mitarbeit des Patienten
> - Fehlende Krankheits-/Behandlungseinsicht → Ablehnung von Hilfe
> - Ablehnung einer körperlichen Untersuchung
> - Meist hoher zeitlicher und evtl. organisatorischer Aufwand
> - Fehlende Erfahrung, mangelnde Kenntnisse der Ärzte (außerhalb der Psychiatrie)
> - Trotz der Probleme häufig sofortige Behandlungsentscheidung erforderlich

Differenzialdiagnosen bzw. somatische Ursachen

Häufige somatische Ursachen psychiatrischer Krankheitsbilder sind:

- Medikamente,
- Drogen,
- Schädel-Hirn-Trauma,
- Enzephalitis,
- Exsikkose,
- Hypo-/Hyperglykämie,
- Elektrolytentgleisung,
- zerebrale Ischämie oder Blutung,
- Hirntumor,
- Autoimmunerkrankungen,
- paraneoplastische Syndrome.

Klinische Hinweise für eine somatische Ursache sind:

- Bewusstseinsstörung,
- akute Orientierungsstörung,
- Fieber,
- Kopfschmerz,
- neurologische Defizite (v. a. lateralisierte Symptome oder Ausfälle),
- vegetative Störungen,
- positive Medikamentenanamnese.

Therapie

Die Therapie psychiatrischer Symptome, Syndrome und Erkrankungen richtet sich nach der Akuität und der zugrunde liegenden Ursache. Prinzipiell sollten behandelbare „somatische" Ursachen primär behandelt werden.

Bei akuten psychiatrischen Symptomen/Erkrankungen mit Agitiertheit, Aggression, psychotischen Inhalten und fremd- und/oder selbstgefährdendem Verhalten sollten sedierende bzw. antipsychotische Medikamente erwogen werden (s. Tab. D-3-1).

Zudem muss bei rein psychiatrischen Erkrankungen eine Behandlung in einer psychiatrischen Klinik überlegt und soweit möglich mit dem Patienten besprochen werden.

Zur **Unterbringung in einer psychiatrischen Klinik/Abteilung** sind folgende Aspekte zu klären:

- Einwilligungsfähigkeit: Kann der Patient die gegenwärtige Situation und die sich daraus ergebenden Folgen einschätzen?
- Mutmaßliche Einwilligung oder rechtfertigender Notstand: unaufschiebbare ärztliche Handlung, die nicht zuvor durch einen Richter oder berechtigte Behörde genehmigt werden kann (§ 34 StGB); Abwägung der Interessen bzw. Rechtsgüter, sorgfältige **Dokumentation;**
- Unterbringung ist möglich **bei psychischer Störung mit Eigen- und/oder Fremdgefährdung** → Einzelfallentscheidung durch Polizei/Richter.

Tab. D-3-1 Medikamentöse Optionen bei akuten psychiatrischen Krankheitsbildern (Auswahl).

Indikation	Substanz (Handelsname)	Dosierung
Erregungszustand, Angstzustände, Sedierung **Cave:** bei Intoxikationen	Diazepam (Valium®)	5–10–20 mg i. v.
	Lorazepam (Tavor®)	1–2–4 mg i. v. Tavor exp. (1–)2,5 mg oral
Antidot bei Benzodiazepin-Überdosierung	Flumazenil (Anexate®)	0,2–0,6 (–1 mg) i. v., titrieren
hochpotente Neuroleptika bei anderweitig nicht zu beherrschenden Erregungs- und Verwirrtheitszuständen **Cave:** Frühdyskinesien und Akathisie können bereits innerhalb der ersten Woche auftreten.	Haloperidol (Haldol®)	2,5–10(–20) mg i. v./ Kurzinfusion, i. m., p. o.
	Risperidon (Risperdal®)	1–6 mg/d p. o.
mittelpotente Neuroleptika bei leichten Erregungszuständen, Unruhe **Cave:** häufig orthostatische Kreislaufprobleme, Herzrhythmusstörungen	Melperon (Eunerpan®)	25–200 mg/d, akut 50–100 mg i. v.
	Perazin (Taxilan®)	50–600 mg/d, akut 3 × 50 mg i. v.
schwachpotente Neuroleptika mit vorwiegend sedierender Wirkung und keiner (Promethazin) bzw. geringer (Levomepromazin, Chlorprothixen) antipsychotischer Wirkung **Cave:** Promethazin und Levomepromazin bewirken häufig orthostatische Kreislaufprobleme und Herzrhythmusstörungen.	Promethazin (Atosil®)	25–100 mg/d
	Levomepromazin (Neurocil®)	25–150 mg/d
	Chlorprothixen (Truxal®)	30–200 mg/d
Dyskinesien, extrapyramidale Störungen	Biperiden (Akineton®)	akut 2,5–5 mg i. v., Erhaltungsdosis 4–12 mg/d p. o.
Morphinüberdosierung	Naloxon (Narcanti®)	1 Amp. i. v. + 1–2 Amp. i. m.
Unruhe mit vegetativen Symptomen (z. B. Alkoholentzugsdelir)	Clonidin (Catapresan®)	½–1 Amp. langsam i. v.

! Rechtliche Basis stellen die länderrechtlich geregelten Unterbringungsgesetze dar (z. B. Psychisch-Kranken-Gesetz (PsychKG), Unterbringungsgesetz, Hessisches Freiheitsentziehungsgesetz).

D-3.2 Psychiatrische Symptome/Krankheitsbilder

D-3.2.1 Malignes neuroleptisches Syndrom

Grundlagen und Klinik

Die Definition des malignen neuroleptischen Syndroms nach der Klassifikation des *Diagnostic and Statistical Manual of Mental Disorders* (DSM-IV) beinhaltet:
- A: Entwicklung eines schweren Rigors **und** erhöhte Temperatur **unter** neuroleptischer Therapie;
- B (2 oder mehr Symptome): starkes Schwitzen, Dysphagie, Tremor, Inkontinenz, Bewusstseinsstörung, Mutismus, Tachykardie, erhöhter Blutdruck, Leukozytose, erhöhte Kreatinkinase als Hinweis auf eine Muskelschädigung.

Als **Differenzialdiagnose** kommt infrage: febrile (perniziöse) Katatonie (Trias: Katatonie, Fieber, vegetative Entgleisung).

Therapie

- Auslösende Substanzen/Medikamente absetzen.
- Kreislauf stabilisieren; bei Hypotonie und Exsikkosezeichen/Vasodilatation → Flüssigkeitsgabe.
- Atmung sichern: Sauerstoffgabe bei bewusstseinsgetrübten Patienten, bei komatösen Patienten frühzeitige Intubation (auch als Aspirationsschutz) erwägen, Magensonde legen.
- Dantrolen (Muskelrelaxans) z. B. 2,5 mg/kg KG
- Amantadin 1–3 × 200 mg i. v.
- Bromocriptin 1,25 mg p. o.

D-3.2.2 Erregungszustände und Aggressivität

Grundlagen

Aggressives Verhalten kann wie folgt eingeteilt werden:
- reaktiv (auf wahrgenommene Bedrohung, Provokation) versus aktiv (zielgerichtet, auch ohne äußeren Anlass);
- affektiv (impulsiv, unkontrolliert) versus intentional (kontrolliert, zielgerichtet);
- offen (feindselig, trotzig, impulsiv, unkontrolliert) versus verdeckt (versteckt, eher kontrolliert).

Als psychiatrische **Ursachen** kommen infrage:
- Intoxikationen (Alkohol, Drogen),
- Entzugssyndrome,
- schizophrene Psychosen,
- akute organische Psychosyndrome und Delir,
- agitierte Depression,
- Manie,
- akute Belastungsreaktionen,
- Angst- und Panikstörung,
- Persönlichkeitsstörungen,
- Demenz,
- psychogene/dissoziative Störungen.

Nicht psychiatrische Ursachen können aus unterschiedlichen Bereichen stammen:
- neurologische:
  - Schädel-Hirn-Trauma,
  - postiktaler Zustand,
  - Hirninfarkt/Hirnblutung,
  - intrakranielle Raumforderung,
  - Meningitis/Enzephalitis;
- internistische:
  - Hyperthyreose,
  - Hypoglykämie,
  - Hypoxie (z. B. COPD, Asthma, Pneumonie),
  - Porphyrie,
  - paraneoplastisches Syndrom,
  - hepatische/urämische Enzephalopathie;

- medikamentöse
  - anticholinerge Substanzen (trizyklische Antidepressiva, Biperiden, niedrigpotente Neuroleptika),
  - Corticosteroide,
  - Antibiotika,
  - Antihypertensiva,
  - paradoxe Reaktion auf Hypnotika und Sedativa.

Klinik

> ⚠️ Erregungszustände und gewalttätiges Verhalten durchlaufen meist dynamische Phasen, können jedoch auch ohne Warnzeichen explosionsartig auftreten!

Häufige Symptome oder Verhaltensweisen sind:
- Antriebssteigerung, motorische Unruhe;
- starke Emotionen (Wut, Hass, Angst, Zorn, Verzweiflung);
- getrieben, angespannt, misstrauisch sein;
- Augenkontakt wird gemieden;
- Ballen der Fäuste, drohende Haltung;
- eingeschränkte oder keine Reaktion auf Fragen und Ansprache;
- Patient ist rationalen Argumenten meist nicht zugänglich;
- Beschimpfungen;
- Zerstören von Gegenständen, Angriff auf Personen;
- unkontrolliertes, zügelloses Toben mit Gewalttätigkeit; Freisetzen von körperlichen Kräften die über das übliche Maß hinausgehen.

Therapie

> ⚠️ Eigenschutz geht vor! Auf ausreichendes Personal/Hilfe achten! Sicherheitsabstand einhalten! Potenzielle Waffen (spitze Gegenstände, Stöcke, Gläser etc.) entfernen! Gefahrenpotenzial abschätzen (zertrümmerte Gegenstände, frühere Gewalttätigkeiten etc.)

Bei akuten Erregungszuständen und/oder aggressivem Verhalten sollte zunächst ein **Deeskalations- und Krisenmanagement** versucht werden.

Dazu gehören: Talk-down-Strategie; Aufbau einer Vertrauensbasis/Patientenbeziehung – Versuch, die Perspektive des Patienten einzunehmen (Gibt es einen Auslöser/eine Bedrohung? Wird ein Ziel verfolgt?).

Vorschläge und Tipps zum Deeskalationsmanagement

- Vorstellung mit Namen und Funktion, erfragen wie der Patient angesprochen werden möchte.
- Subjektive Sichtweise des Patienten erfragen (Patienten reden lassen und ernst nehmen), auslösende Situation besprechen.
- Ruhige Atmosphäre schaffen (hinsetzen, keine störenden Geräusche).
- Maßnahmen (z. B. Körperkontakt zur Untersuchung) ankündigen, Fragen ob man sich nähern darf.
- Erlaubnis bzw. Ermutigung belastende Gefühlszustände mitteilen zu können.
- Keine Vorwürfe oder Schuldzuweisungen gegenüber dem Patienten.
- Kein Anzweifeln von Derealisation, Wahn oder Halluzinationen.
- Keine pauschalen Appelle („an den gesunden Menschenverstand" oder „sich zusammenzureißen") oder Bagatellisierung
- Wahrgenommene Bedrohung durch den Patienten ansprechen („Sie machen mir große Angst, können Sie diesen Gegenstand bitte hinlegen").
- Nicht provozieren lassen, aber auch keine provozierenden oder vermeintlich bedrohliche Maßnahmen/Körperhaltungen ergreifen und keine Versprechungen machen.
- Patienten über die Situation und mögliche Konsequenzen (z. B. Zwangseinweisung mit polizeilicher Gewalt) aufklären, manchmal reicht schon eine gewisse Übermacht (quantitativ oder qualitativ [Polizei]) aus, um eine Kooperation zu erzielen.

Wenn die deeskalierenden Maßnahmen nicht erfolgversprechend sind, ist ein rasches und entschlossenes Handeln erforderlich um eine Fremd- und/oder Eigengefährdung zu verhindern. Dazu gehören v. a. **manuelle Fixierung** (Polizei) und medikamentöse Maßnahmen.

Zu beachten ist, dass zu einer für alle Beteiligten „sicheren" und koordinierten Überwältigung und Fixierung eines aggressiven Patienten oftmals 6–8 Personen (je eine Person an den Extremitäten, Kopf, Oberkörper, Bauch) erforderlich sind und zusätzlich eine Person die Medikamente geben muss.

In der Akutsituation sind v. a. **schnell wirksame Medikamente** erforderlich. Dazu gehören:

- Diazepam: 5 bis 30 mg i. v. oder i. m.,
- Lorazepam: 1 bis 5 mg i. v. oder
- Haloperidol: 5 bis 20 mg i. v. oder i. m.

D-3.2.3 Angst-Symptomatik

Grundlagen

Die **normale und biologisch festgelegte Angst** ist eine normale Reaktion auf bedrohliche, ungewisse oder unkontrollierbare Situationen (evolutionär lebensnotwendig!). Die **pathologische Angst** ist eine der Situation unangemessene und überdauernde Angstreaktion, die vonseiten des Patienten nicht erklärt oder reduziert werden kann.

Unterschieden werden:

- **soziale Phobie:** Angst vor sozialen Situationen (z. B. Angst in speziellen Gruppen, Angst vor anderen zu Sprechen oder zu Essen, Angst vor bestimmten sozialen Situationen);
- **spezifische Phobie:** irrationale Furcht vor bestimmten Orten, Gegenständen, Situationen;
- **Panikstörung:** abrupt „anfallsartig" beginnende, unerwartete, intensive Angst (Panikattacke) mit vielfältigen vegetativen und somatischen Symptomen;
- **generalisierte Angststörung:** ausgeprägte Angstzustände, die über mehrere Wochen andauern (eher kontinuierliche Angst), meist mit motorischer Spannung (Unruhe, Zittern, keine Entspannung möglich) und vegetativer Übererregbarkeit (Schwitzen, Tachykardie, Schwindel, Mundtrockenheit etc.);

- **sekundäre Angst** als Folge/Symptom von verschiedenen Erkrankungen bzw. Medikamenten.

Mögliche **Ursachen** der Angst sind in Tab. D-3-2 aufgeführt.

Klinik

> ⚠ Angstzustände engen den individuellen Spielraum ein und führen häufig zu Hilflosigkeit, Abhängigkeit, Schon- und Vermeidungsverhalten, subjektiver Bedrohung und sozialen Rückzug.
> Angstpatienten können inadäquat und gegensätzlich reagieren. Häufig sind die Wahrnehmung und das Bewusstsein eingeschränkt. Durch mangelnde Kooperation kann es zur Selbstverletzung und Eigengefährdung kommen.

Von betroffenen Patienten (oder auch Angehörigen) werden häufig folgende Symptome berichtet:

- Angstsymptome: Furcht/Angst zu sterben, die Kontrolle zu verlieren, verrückt zu werden, Unsicherheit, Hilflosigkeit, Unruhe, Reizbarkeit, Schreckhaftigkeit, Spannung, Erstarrung;
- Depersonalisation: Gefühl vom Körper losgelöst zu sein;
- Derealisation: alles erscheint unwirklich bzw. verändert;
- körperliche Symptome:
  - thorakale Schmerzen, Druckgefühl, Herzrasen;
  - Zittern, Benommenheit, Schwindel, Unsicherheits-, Ohnmachtsgefühl, Sensibilitätsstörungen;
  - Schluckbeschwerden, epigastrische Beschwerden, Übelkeit, Durchfall;
  - Beklemmungs-, Erstickungsgefühl;
  - Schwitze, Hitzewallung, Kälteschauer.

Diagnostik

- Anamnese
  - Erstmaliger Angstzustand?
  - Belastendes oder auslösendes Ereignis, Situation; gerichtete Angst?
  - Gibt es ein begründendes „Trauma" für die Angst?

Tab. D-3-2 Ursachen von Angst/Angstgefühl.

Psychiatrische Ursachen	Organische Ursachen	Substanzen die eine Angstsymptomatik verursachen können
• Depression • Angsterkrankung • psychotische Störung • Substanzabusus • Demenz • akute Belastungsreaktion • posttraumatische Belastungs-störung (PTBS) • Persönlichkeitsstörung	• kardiovaskulär: Herzrhythmus-störungen, Koronarsyndrom, Herzinsuffizienz, Blutdruckkrise • pulmonal: Lungenembolie, Lungenödem, Pneumothorax, Asthma bronchiale, COPD • endokrin/metabolisch: Hypoglykämie, Hyperthyreose, Phäochromozytom, Karzinoid, akute Porphyrie, Elektrolytent-gleisungen, Cushing-Syndrom • neurologisch: zerebrale Ischämie, Epilepsie, Enzephalitis, Enzepha-lopathie (hepatisch, urämisch, toxisch), multiple Sklerose, Tumoren, vestibuläre Störung, Morbus Wilson • Fieber, Anämie	• Amphetamine, Cocain, Coffein, LSD, Ecstasy, PCP (Phencyclidin, *angel dust*), Scopolamin, Atropin, Methylphenidat, Adrenalin, Orciprenalin, Amantadin, L-Dopa, Bromocriptin, Antipsychotika • Entzug von Opioiden, Barbituraten, Alkohol, Benzodiazepinen

- Ausschluss organischer Ursache → körper-liche Untersuchung, Labor, EKG, Röntgen-Thorax
- Ausschluss einer Intoxikation

Differenzialdiagnostisch sind v. a. akute und posttraumatische Belastungsstörungen (z. B. nach Raubüberfall, Vergewaltigung, Folter, Gei-selnahme, Unfall; Tod oder schwere Verletzung von Angehörigen wie Kinder/Ehepartner).
Angst kann auch im Rahmen einer affektiven psychosomatischen Störung (Depression, Hal-luzination, wahnhaftes Erleben) oder Persön-lichkeitsstörung → „Angst vor Verfolgung/Ver-giftung" entstehen bzw. präsent sein.

[!] **Cave:** Hinter einer Angstsymptomatik kön-nen sich lebensbedrohliche Erkrankungen verbergen.

Therapie
- Organische Ursachen einer Angstsympto-matik therapieren (z. B. Hypoglykämie).

- Ruhige („reizarme") Atmosphäre schaffen, keine Störgeräusche.
- Patienten ernst nehmen mit seinen Ängsten und offen berichten lassen (dadurch kann häufig eine gewisse Entlastung und Angstre-duktion erzielt werden).
- Keine Bagatellisierung („ist nicht so schlimm", „ist doch nichts Ernstes").
- Patienten evtl. auf die Möglichkeiten und Notwendigkeit einer spezifischen Therapie (Medikamente, Psychotherapie, Entspan-nungstechniken) ansprechen → Entlastung, da Hilfe in Aussicht ist.
- Anxiolytische Medikamente:
  - akut (Kurzzeittherapie, Angabe von Ein-zeldosen): Benzodiazepine, z. B. Alprazo-lam (Tafil®) 0,5 bis 1 mg, Lorazepam (Tavor®) 1–2,5 mg, Diazepam 2–5 mg
  - langzeitig: Antidepressiva, z. B. SSRI oder SNRI (Escitalopram, Paroxetin, Venlafa-xin)
  - Bei psychotisch bedingter Angst: akut ggf. Haldol 5–10 mg, evtl. plus Benzodiazepin.

Bei antipsychotischer medikamentöser Therapie ist evtl. die zusätzliche Gabe eines niedrig potenten Neuroleptikums (z. B. Neurocil®, Truxal®) ausreichend.
- Weitere Therapiemöglichkeit: Olanzapin (Zyprexa®), Ziprasidon (Zeldox®)
- Langfristig Psychotherapie und ggf. Entspannungstherapie.

D-3.2.4 Delir und akute Verwirrtheit

Grundlagen

Unter einem Delir (häufig auch als Durchgangssyndrom bezeichnet) versteht man eine akute psychische Störung, die eine organische Ursache hat.

Das Delir, der Verwirrtheits- und der Dämmerzustand stellen qualitative Bewusstseinsstörungen dar (= verändertes Bewusstsein) im Gegensatz zu quantitativen (= verminderten) Bewusstseinsstörungen (Benommenheit, Somnolenz, Koma).

Nach der Definition der *American Psychiatric Association* und DSM-IV müssen für die Diagnose eines Delirs folgende Kriterien erfüllt sein:
- eingeschränkte Fähigkeit, die Aufmerksamkeit gegenüber äußeren Reizen aufrechtzuerhalten und auf neue Reize zu reagieren;
- Denkstörung;
- gestörte Bewusstseinslage, Wahrnehmungsstörung, Störung des Schlaf-wach-Rhythmus, gesteigerte oder verminderte psychomotorische Aktivität, Desorientiertheit zu Zeit, Ort oder Person, Gedächtnisstörung;
- Entwicklung innerhalb von Stunden oder weniger Tage, Fluktuationen im Tagesverlauf;
- Nachweis einer spezifischen organischen Ursache oder Ausschluss einer psychiatrischen Störung, die die Symptome erklären (z. B. Demenz).

Folgende **psychopathologische Typen des Delirs** werden unterschieden:
- hypovigilantes bzw. hypoaktives und hypervigilantes oder hyperaktives Delir (Aufmerksamkeit und Antrieb);

- amentielles Syndrom (formales Denken);
- Verwirrtheitszustand (Gedächtnis);
- produktiv-psychotischen Delir (Halluzinationen, Wahnerleben);
- Dämmerzustand (qualitative Bewusstseinsstörung).

> **!** Delirante Syndrome auf der Intensivstation gehen mit einer höheren Mortalität und längerer Aufenthaltsdauer auf der Intensivstation und im Krankenhaus einher.
> Bei über 30 % (teilweise bis 80 %) der Patienten die auf einer Intensivstation behandelt werden kann es zur Entwicklung eines Delirs kommen.

Risikofaktoren für die Entwicklung eines Delirs auf der Intensivstation sind:
- Alter über 65 bis 70 Jahre;
- Nicotinkonsum und Alkoholabusus;
- arterielle Hypertonie;
- vorbestehende kognitive Einschränkungen (Demenz), Seh- und Hörminderung;
- steigende Dauer des Aufenthalts auf der ICU;
- hoher APACHE-II- bzw. SAPS-II-Score;
- Gabe von psychoaktiven Substanzen (z. B. Sedativa);
- Intubation/Tracheostoma/Beatmung;
- Zustand nach extrakorporaler Zirkulation/ kardiochirurgischen Eingriffen
- Isolation, Fehlen von Tageslicht, keine Besuche.

Als **Ursachen** kommen infrage:
- Infektionen: Meningitis, Enzephalitis, Sepsis;
- Herzinsuffizienz, Herzrhythmusstörungen;
- Anämie, Exsikkose;
- zerebrale Ischämie, intrakranielle Blutungen, Hirntumoren, Hirnödem;
- Demenz;
- Alkoholrausch/-entzug, Benzodiazepinentzug;
- Medikamente: Antidepressiva, Parkinson-Medikamente, Antikonvulsiva, Analgetika, Benzodiazepine, Antihypertensiva, Antihistaminika, Muskelrelaxanzien, Corticosteroide, Antiemetika, Spasmolytika, Diuretika;

- Elektrolytstörungen: Hyper-/Hypokaliämie, Hyponatriämie, Hyperkalzämie;
- Hypo-/Hyperglykämie;
- Enzephalopathie (urämisch, hepatisch, diabetisch);
- Schilddrüsen-, Nebennierenstörungen;
- Thiamin-, Vitamin-B$_1$-Mangel;
- Hypo-/Hyperventilation, Hypoxie (z. B. Pneumonie, Lungenödem mit respiratorischer Insuffizienz oder Herzinfarkt, Herzrhythmusstörungen mit kardialer Insuffizienz), Hyperkapnie (z. B. exazerbierte COPD/Asthma);
- Toxine: Schwermetalle, Lösungsmittel.

Klinik

Symptome des Delirs sind:
- Bewusstseinsstörung, meist fluktuierend in der Ausprägung;
- Orientierungs- und Aufmerksamkeitsstörung;
- kognitive Störungen (z. B. Gedächtnisstörung), Denkstörung;
- Verwirrtheit;
- Halluzinationen, illusionäre Verkennungen, Wahn;
- affektive Störungen (Angst, Reizbarkeit, Euphorie, Apathie);
- Verlust von Kritik- und Urteilsfähigkeit;
- psychomotorische Unruhe, Agitiertheit, Schlafstörung;
- vegetative Störungen (Schwitzen, Tachykardie, Übelkeit);
- neurologische Störungen (z. B. Tremor, Dysarthrie, Ataxie);
- Störung des Schlaf-wach-Rhythmus.

 Probleme beim Delir/der akuten Verwirrtheit
- Erschwerte Anamnese und körperliche Untersuchung: oftmals ist keine Zusatzdiagnostik (CT, Röntgen-Thorax, Ultraschall etc.) möglich.
- Unkooperative Patienten.
- Eigengefährdung durch: Sturz- und Verletzungsgefahr, Nahrungs-/Flüssigkeitsverweigerung, falsche Medikamenteneinnahme, Ablehnung therapeutischer Maßnahmen.

Diagnostik

Wichtig sind das „Darandenken" und die regelmäßige Prüfung des Zustands des Patienten mittels verschiedener Delirium-Assessment-Tools (z. B. *Delirium Rating Scale* oder CAM-ICU, s. a. Devlin et al. 2007).
Die Diagnosestellung ist oftmals erst im Verlauf möglich. Typisch sind Fluktuationen im Tagesverlauf.
Die diagnostischen Maßnahmen umfassen:
- Eigen- und Fremdanamnese: Medikamente, Substanzentzug, Demenz, psychiatrische und neurologische (Vor-)Erkrankungen;
- Labor: Blutbild, Elektrolyte, Glucose, Leberwerte, Nierenwerte, Blutgasanalyse, TSH, Urinstatus;
- EKG, Blutdruckmessung;
- Röntgen-Thorax;
- EEG;
- cCT oder cMRT.

Therapie
- **Auslöser/Ursache behandeln!**
- Frühe Mobilisierung, möglichst keine Isolierung, Realitätsbezug verstärken (z. B. persönliche Gegenstände, Uhr etc.); Radio oder Fernsehen ermöglichen; Angehörige mit einbeziehen; Seh- und Hörhilfen besorgen, damit der Patient seine Umgebung wahrnehmen kann; Schlaf-wach-Rhythmus des Patienten beachten.
- Bei Agitation und psychotischen Erleben Sedierung und/oder antipsychotische Medikation (z. B. Risperidon, Haloperidol, Ziprasidon, Quetiapin); Fixierung zur Vermeidung von Eigengefährdung (**cave:** juristische Problematik).
- Schmerzen adäquat behandeln (und nicht nur Sedierung!).
- Je nach Bedarf ausreichend Flüssigkeit und Nahrung zuführen (ggf. parenteral), Elektrolytstörungen ausgleichen.
- Fieber senken.
- Bluthochdruck behandeln z. B. Clonidin 75 µg bis zu 8-mal/24 h.
- Alkoholentzug: Clomethiazol, Vitamin-B-Substitution, ggf. Anfallsprophylaxe.

D-3.2.5 Akute Suizidalität

Grundlagen

Suizid ist meist Ausdruck von nicht mehr auflösbarer Einengung durch objektiv oder subjektiv erlebte Not und/oder bestehende oder drohende körperliche oder psychische Beeinträchtigung bzw. Einschränkung von Lebensqualität/-konzept.

Gruppen mit erhöhtem Risiko für suizidales Verhalten sind:

- Menschen mit psychischen Erkrankungen: Depression, Abhängigkeit/Sucht, Schizophrenie, Persönlichkeits-/Angststörungen;
- Menschen mit bereits vorliegender Suizidalität: Suizidankündigung (Appell), 10 % Rezidiv nach Suizidversuch;
- alte Menschen: Vereinsamung, schmerzhafte, chronische Krankheiten, nach Verwitwung;
- junge Erwachsene/Jugendliche: Entwicklungs- und Beziehungskrisen, Drogenprobleme, familiäre Probleme;
- Menschen mit traumatischen/belastenden Lebenssituationen: Partnerverlust, Kränkung, Verlust des sozialen Lebensraums, Identitätskrisen etc.;
- Menschen mit schmerzhaften, chronischen, lebenseinschränkenden, verstümmelnden körperlichen Erkrankungen, terminalen Erkrankungen mit Pflegebedürftigkeit.

Klinik

Häufige Abfolge der Suizidalität:
1. passiver Todeswunsch,
2. unkonkrete Suizidgedanken,
3. konkreter Suizidplan,
4. Abschiedsvorbereitungen,
5. Suizidhandlung.

Therapie

! In der Akutphase gilt es Zeit für eine optimale Therapie zu gewinnen. Es sollte immer eine psychiatrische Behandlung angestrebt werden.

- Bei akuter Suizidalität mit Agitiertheit und innerer Unruhe sind sedierende Maßnahmen (z. B. Lorazepam 2 bis 4 mg/d) sinnvoll.

- Verletzungen behandeln.
- Laborabweichungen behandeln.
- Bei vermuteter Drogenintoxikation evtl. Antidot geben.

Grundzüge der **Suizidprävention**:

- Beziehung herstellen (Zeit, Raum, Akzeptanz und Verständnis für die Notsituation geben); geduldiges, empathisches, direktes Gespräch: Wo steht der Patient in der Abfolge der Suizidalität (s. Abschn. „Klinik", s. o.)? Ab Stufe 3 stationäre Behandlung. Alternative Problemlösungen erarbeiten. Angehörige (sofern nicht auslösender Faktor) einbeziehen.
  Keine Bagatellisierung oder oberflächlich aufmunternden Gespräche. Keine Provokation bzw. aggressives Verhalten (s. a. Abschn. „Deeskalations- und Krisenmanagement", S. 358).
- Diagnostik: Handlungsdruck erfragen; psychische Störung/Krise, auslösender Faktor vorhanden?
- Fürsorge: ambulant, stationär, Therapieplanung.

D-3.2.6 Stuporöse Zustände

Grundlagen

Stupor bezeichnet eine reduzierte oder aufgehobene psychomotorische Aktivität und deutlich verringerte oder fehlende normale Reaktion auf äußere Reize wie Licht, Geräusche, Berührung *ohne* Störung des Bewusstseins oder der Aufmerksamkeit (die Patienten bekommen meistens alles mit, was um sie herum passiert!). Muskeltonus, Haltung, Atmung, Augenbewegungen bzw. Öffnen der Augen sind erhalten.

Als **Ursachen** für stuporöse Zustände kommen infrage:

- psychiatrische:
  - Schizophrenie → katatoner Stupor;
  - depressiver Stupor;
  - dissoziativer Stupor;
  - akute Belastungsreaktion (z. B. Trauer, Vergewaltigung);
  - Intoxikationen (z. B. Neuroleptika, LSD);

– quantitative Bewusstseinsstörungen (Somnolenz, Sopor);
– qualitative Bewusstseinsstörungen (Dämmerzustand, hypoaktives Delir);
– malignes neuroleptisches Syndrom;
– sehr selten: lebensbedrohliche (perniziöse) febrile Katatonie (Fieber, autonome Entgleisungen, Akrozyanose, Bewusstseinsstörungen);
- nicht psychiatrische:
  – Meningitis/Enzephalitis;
  – Hirntumor, Hirnödem;
  – fortgeschrittene Demenz;
  – Drogen, Medikamentennebenwirkung;
  – Hypothyreose;
  – Urämie;
  – diabetische Ketoazidose;
  – Morbus Addison;
  – Porphyrie;
  – Hepatopathie;
  – Elektrolytentgleisungen;
  – Parkinson-Syndrom/Parkinson-Krise;
  – nonkonvulsiver Status epilepticus;
  – postiktaler Zustand.

Klinik

Zusätzlich zu den eingangs erwähnten Symptomen der gestörten psychomotorischen Aktivität und Reaktion auf äußere Reize können die folgenden Erscheinungen auftreten:

- **Mutismus:** komplette oder inkomplette Aufgabe sprachlicher Äußerungen bei intaktem Sprachvermögen;
- **Negativismus:** *willentliche* Verweigerung der Kommunikation oder Bewegung;
- **Katatonie/katatoner Stupor:** extreme psychomotorische Hemmung (meist im Rahmen einer Schizophrenie), geringe Reaktionen auf die Umgebung, mutistische Verhaltensmuster bei klarer Bewusstseinslage;
- **Katalepsie:** Verharren von Gliedmaßen in unterschiedlichen (passiv bewegten) Stellungen.

Diagnostik

- Anamnese: bekannte psychiatrische und somatische Erkrankungen, Drogen-/Alkoholabusus, aktuelle Medikation, Vernachlässigung (z. B. Körperpflege, Exsikkose und Mangelernährung)
- Körperliche Untersuchung:
  – Muskeltonus erhalten?
  – Augenbewegungen und Blickkontakt möglich?
  – Kommunikation möglich?
  – Fokal-neurologische Defizite?
  – Tremor, Rigor, Zahnradphänomen?
- Ausschluss einer organischen Ursache für die Symptomatik:
  – Labor (Blutbild, Elektrolyte, Schilddrüsenwerte, Leber-/Nierenfunktionsparameter, Cortisol, Porphyrine, CK und Myoglobin, Medikamenten-/Drogenscreening)
  – EKG
  – cMRT
  – EEG
  – Liquoranalyse

Therapie

> [!] Wichtig sind Zuwendung und Kontakt zum Patienten, da Wahrnehmung und Aufmerksamkeit in der Regel intakt sind.

■ Allgemeine Maßnahmen

- Flüssigkeits- und Nahrungszufuhr
- Pneumonie-, Thrombose- und Dekubitusprophylaxe

■ Spezielle Maßnahmen

- Bei Stupor unbekannter Genese: initial Versuch mit Lorazepam 1 bis 2 (bis 6) mg, evtl. auch Therapieversuch mit Haloperidol 5 bis 10 mg
- Bei depressivem Stupor: Initial Lorazepam 1–2,5 mg p. o. oder i. v., im Weiteren zusätzlich antidepressive Therapie beginnen
- Bei Medikamenten bedingtem Stupor: da häufig Neuroleptika die Ursache sind, Therapieversuch mit Biperiden (2–4 mg i. v.)
- Bei organisch bedingtem Stupor: Behandlung der Grunderkrankung; ggf. Benzodiazepine und/oder Haloperidol

D-3.2.7 Dissoziative Störungen (Konversionsstörungen)

Grundlagen

Dissoziative Störungen werden häufig auch als „psychogene" Störung bezeichnet.

Hierbei kommt es zu einer teilweisen oder völligen Unterbrechung der normalen integrativen Funktionen des Gedächtnisses, des Identitätsbewusstseins, der Wahrnehmung der eigenen Person und der Umwelt (z. B. Schmerz, Angst, Hunger, Durst) sowie der Kontrolle von Körperbewegungen/-empfindungen.

Klinik

■ Allgemeine Symptome
- Plötzlicher Beginn und rasche Entwicklung der Beschwerden
- Plötzliche Remission und plötzliche Rezidive
- Diskrepanz zwischen dargebotenen Symptomen und bekannten organischen Syndromen („übertriebene Darstellung")
- Ungewöhnliche und komplexe Bewegungsabläufe
- Variable und wechselnde Ausprägung der Symptome
- Inkonstanz der Symptome
- Rückgang durch Ablenkung
- Vorausgegangenes Trauma (psychisch und/oder körperlich)
- Psychiatrische Symptome
- Hinweis für sekundären Krankheitsgewinn

■ Dissoziative Phänomene
- **Dissoziative Amnesie:** über das normale Maß an Vergesslichkeit hinausgehende Erinnerungslücken wichtiger Daten der eigenen Biographie (z. B. Unfallereignis, Trauerfall)
- **Dissoziative Fugue:** unerwartetes Weggehen von zuhause oder vom Arbeitsplatz, teilweise Annahme einer neuen Identität kombiniert mit einer dissoziativen Amnesie für den Zeitraum der Fugue bzw. die eigene Vergangenheit
- **Dissoziativer Stupor:** Stupor ohne erkennbare körperliche Ursache, jedoch meist mit Hinweis für eine psychogene Ursache durch kurz vorausgegangene belastende Ereignisse
- **Dissoziative Bewegungsstörungen:** Verlust von Bewegungsfunktionen ohne erkennbare organische Ursache (z. B. dissoziativer Tremor, Dystonie, Myoklonus, Parkinsonismus, Gangstörung)
- **Dissoziative Empfindungsstörung:** Verlust von Berührungsempfindung, Sehstörungen ohne objektivierbare organische Ursache
- **Dissoziative Krampfanfälle:** Anfälle ohne „epileptische Aktivität", **cave:** viele Patienten mit einer Epilepsie haben auch psychogene Anfälle; typische Klinik mit Arc de cercle, polymorpher Semiologie, häufig geschlossenen („zugekniffenen") Augen, langer Dauer des Anfalls (> 5 min); Vermeidung ernsthafter Verletzungen, Unterbrechung durch äußere Stimuli
- **Sonstige** dissoziative Syndrome:
  - dissoziativer Trancezustand
  - Ganser-Syndrom (Pseudodebilität, Pseudodemenz); typisch „Vorbeireden"
  - dissoziative Identitätsstörung (multiple Persönlichkeit)

Diagnostik

- Ausschluss einer organischen Ursache für die Symptomatik:
  - Labor (Blutbild, Elektrolyte, Schilddrüsenwerte, Leber-/Nierenfunktionsparameter, Cortisol, Porphyrine, CK und Myoglobin, Medikamenten-/Drogenscreening)
  - EKG
  - cMRT
  - EEG
  - Liquoranalyse
  - Elektrophysiologie, ggf. Tremoranalyse
  - bei parkinsonoider Symptomatik evtl. L-Dopa-Test
- Vorliegen eines überzeugenden zeitlichen Zusammenhangs zwischen dem Auftreten der dissoziativen Symptome und belastenden Ereignissen, Problemen oder Bedürfnissen

Therapie

Akut sind die jeweiligen Symptome zu behandeln. Langfristig sollten psychotherapeutische Maßnahmen, Entspannungstechniken und medikamentöse Therapien ergriffen werden.

Literatur, Infos, Internetadressen

Berzewski H. Der psychiatrische Notfall. 3. Aufl. Heidelberg: Springer 2009.

Biniek R, Schläfer J. Das ICU-Delir – die sekundäre Psychose auf der Intensivstation. Intensivmedizin up2date 2008. DOI: 10.1055/s-2008-1077557.

Davydow D, Gifford JM, Desai SV et al. Depression in general intensive care unit survivors: a systematic review. Intensive Care Med 2009; 35(5): 796–809.

Devlin J, Fong JJ, Fraser GL, Riker RR. Delirium assessment in the critically ill. Intensive Care Med 2007; 33: 929–40.

Girard TD, Pandharipande PP, Ely EW. Delirium in the intensive care unit. Critical Care 2008; 12: Suppl 3: S3.

Kasper S, Volz H-P (Hrsg). Psychiatrie und Psychotherapie compact. 2. Aufl. Stuttgart: Thieme 2008.

Krauseneck T, Seemüller F, Krähenmann O et al. Psychiatrische Erkrankungen auf der Intensivstation – Teil 1. Das Delir. AINS 2006; 11–12: 720–6.

Krauseneck T, Graz C, Krähenmann O et al. Psychiatrische Erkrankungen auf der Intensivstation – Teil 2. Psychiatrische Notfälle. AINS 2007; 1: 10–3.

Krauseneck T, Krähenmann O, von Heimendahl J et al. Psychiatrische Erkrankungen auf der Intensivstation – Teil 3. Psychische Reaktionen, affektive Erkrankungen und Angststörungen. AINS 2007; 3: 180–7.

Lange P. Psychische Störungen in der Intensivmedizin. Intensivmedizin up2date 2009. DOI: 10.1055/s-2008-1077430.

Laux G. Notfallpsychiatrie. Fortschr Neurol Psychiat 2003; 71: 483–501.

Neu P. Akutpsychiatrie. 2. Aufl. Stuttgart: Schattauer 2011.

Pajonk FG, D'Amelio R. Psychosozialer Notfall. Erregungszustände, Aggression und gewalttätiges Verhalten im Notarzt- und Rettungsdienst. AINS 2008; 7–8: 514–21.

Thomas C, Driessen M, Arolt V. Diagnostik und Behandlung akuter psychoorganischer Syndrome. Nervenarzt 2010; 81: 613–30.

Van Rompeaey B, Elseviers MM, Schuurmans MJ et al. Risk factors for delirium in intensive care patients: a prospective cohort study. Crit Care 2009; 13: R77.

Von Haken R, Gruß M, Plaschke K et al. Delir auf der Intensivstation. Anaesthesist 2010; 59: 235–47.

Wolfersdorf M, Franke C. Suizidalität – Suizid und Suizidprävention. Fortschr Neurol Psychiat 2006; 74: 400–19.

www.psych.org (American Psychiatric Association)
www.rote-liste.de, www.fachinfo.de

D-4 Kreislaufversagen und Reanimation

André Grabowski

D-4.1 Kreislaufversagen und Schock

Grundlagen

Ursachen für einen Herz-Kreislauf-Versagen können sein:

- **koronare Herzkrankheit:** liegt bei ca. 70 % der reanimierten Patienten vor, ist damit häufigste Grunderkrankung bei Patienten mit einem Herz-Kreislauf-Stillstand (z. B. akuter Myokardinfarkt oder chronische KHK mit Gefahr von ventrikulären Tachykardien);
- nichtischämische Kardiomyopathien (z. B. dilatative oder hypertrophe Kardiomyopathien, Brugada-Syndrom);
- Myokarditis;
- Herzinsuffizienz;
- Herzklappenfehler (z. B. Aortenklappenstenose);
- Herzbeuteltamponade (z. B. nach Thoraxtrauma oder Herzoperation);
- Herzrhythmusstörungen (z. B. Long-QT-Syndrom, WPW-Syndrom, Brugada-Syndrom);
- akute respiratorische Insuffizienz, Hypoxie (z. B. Verlegung der Atemwege durch Aspiration, Trauma, Bronchokonstriktion, Ödem oder Entzündung);
- Hypovolämie (z. B. Trauma, gastrointestinale Blutung, Aortendissektion);
- Hypotension;
- Elektrolytstörungen (z. B. Hyper- oder Hypokaliämie);
- Azidose (z. B. Nierenversagen);
- zerebrale Ischämie oder Blutung;
- Epilepsie;
- Intoxikationen;

- Lungenembolie;
- Spannungspneumothorax.

Unter dem Begriff Schock versteht man ein **generalisiertes Kreislaufversagen mit Störung der Mikrozirkulation**, die letztlich zu einem Missverhältnis zwischen Sauerstoffangebot und Sauerstoffbedarf führt.

Beim Schock können 4 wesentliche pathophysiologische Mechanismen (Störungen) unterschieden werden:

- **kardiogene Störungen** (Pumpversagen links-/rechtsventrikulär):
  - Myokardinfarkt, Kardiomyopathie;
  - Rhythmusstörungen (Bradykardie, Tachykardie);
  - Herzklappen-/Papillarmuskeldysfunktion;
- **Hypovolämie**:
  - Wasser- und Salzverluste;
  - Plasmaverluste;
  - Hämorrhagie (Blutungen ohne Trauma);
  - Trauma (Blutung und Gewebetrauma);
- **Obstruktion**:
  - Lungenarterienembolie;
  - Aortenklappenstenose;
  - Pneumothorax;
  - Perikardtamponade;
- **Distributionsstörung** (Maldistribution, Vasodilatation):
  - Sepsis;
  - neurogene Ursachen: Rückenmarktrauma, Hirnstamminfarkt, Hirndruckerhöhung, Spinalanästhesie;
  - Anaphylaxie.

Die pathophysiologischen Veränderungen hängen im Wesentlichen von der zugrunde liegenden Ursache des Schocks ab (s. Abb. D-4-1).

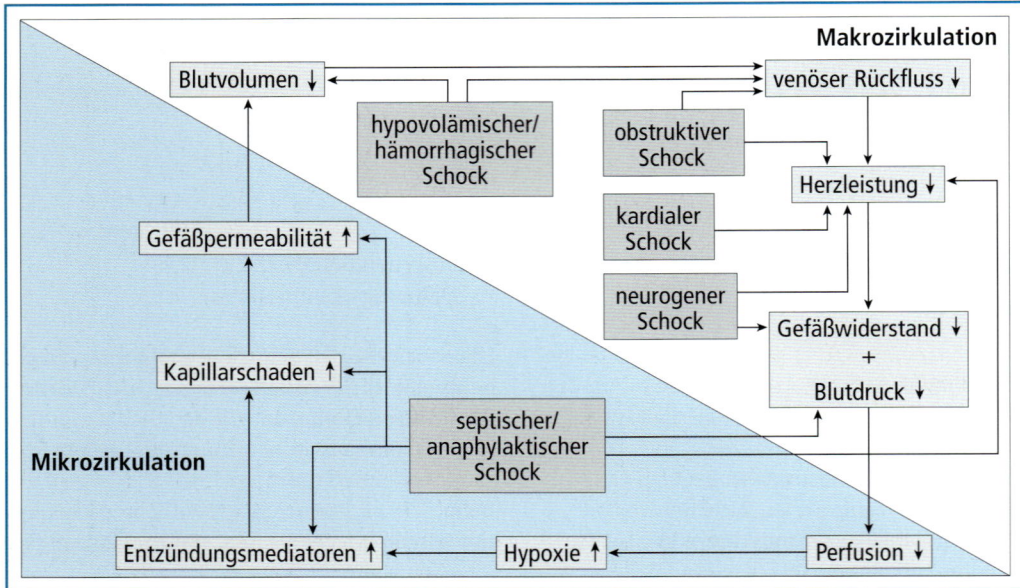

Abb. D-4-1 Circulus vitiosus beim Schockgeschehen (mod. nach Thiel 2007).

Klinik des Kreislaufversagens

Bedrohliche Symptome sind:
- Zeichen des Schocks (Blässe, Schwitzen, kalte Extremitäten, Bewusstseinseinschränkungen, arterielle Hypotonie),
- Synkopen,
- Zeichen Herzinsuffizienz (feuchte/brodelnde Atemgeräusche beim Lungenödem, gestaute Halsvenen, Leberstauung),
- Zeichen der Myokardischämie (z. B. Thoraxschmerz, Luftnot).

Diagnostik des Kreislaufversagens

- **Erstuntersuchung nach dem „ABCDE-Schema"** (nach European Resuscitation Council [ERC]):
  - **A**irway: Atemwege frei versus verlegt
  - **B**reathing: Atemqualität und -quantität: sehen – hören – fühlen
  - **C**irculation: vorhanden ja versus nein; wenn ja: Qualität (Puls, Perfusion, Hautfarbe, Blutdruck)
  - **D**isability: neurologische Störungen, Bewusstsein (wach, erweckbar, keine Reaktion)
  - **E**xposure: Ganzkörperstatus erheben (Verletzungen, Hautfarbe etc.)
- **Kreislaufmonitoring:**
  - EKG (wenn möglich 12-Kanal-EKG) Fragen an das EKG sind:
    - Liegt überhaupt eine elektrische Aktivität vor?
    - Wie ist die Herzfrequenz? (Tachykardie versus Bradykardie)
    - Welcher Rhythmus liegt vor? (regelmäßig versus unregelmäßig [Sinusrhythmus, Vorhofflimmern, ventrikulärer Ersatzrhythmus, supraventrikuläre versus ventrikuläre Extrasystolen]).
    - Ist eine Kammeraktivität vorhanden? (QRS-Komplexe vorhanden? Normal breit?)
    - Ist eine Vorhofaktivität vorhanden? P-Wellen vorhanden? Normale PQ-Zeit? (s. a. Kap. D-5, S. 381)
  - Blutdruckmessung
  - Pulsoxymetrie

- **Echokardiographie:**
  Wenn im EKG eine elektrische Aktivität zu erkennen, jedoch kein Puls tastbar ist, dann liegt eine pulslose elektrische Aktivität (PEA) oder eine elektromechanische Dissoziation (EMD) vor. Bei diesen Patienten ist eine Echokardiographie sinnvoll, da oftmals noch eine gewisse kardiale Restfunktion erkennbar ist und somit eine „Pseudo-EMD" vorliegt. Die Patienten mit einer Restfunktion haben eine bessere Prognose als die Patienten mit einer „richtigen" EMD (= Asystolie) und sollten daher aggressiv therapiert werden.

Therapie

Die Behandlung des Kreislaufversagens/Schocks richtet sich nach der zugrunde liegenden Erkrankung und der Schwere der Kreislaufinsuffizienz.

Die einzelnen Therapiemaßnahmen werden in den entsprechenden Kapiteln ausführlich besprochen (kardiogener und hypovolämischer Schock, arterielle Hypotonie im Kap. D-5 [S. 381]; Lungenembolie und Pneumothorax im Kap. D-6, [S. 431]; septischer Schock im Kap. D-1 [S. 309]; spinaler Schock im Kap. C-11 [S. 283]).

Detaillierte Informationen zur Volumentherapie sind im Kapitel B-2.2 (S. 83) zu finden.

 Liegt kein suffizienter Kreislauf vor sind Reanimationsmaßnahmen zu ergreifen.

D-4.2 Reanimation

Was ist neu in den Leitlinien 2010?

- *Push harder, push faster* (nach: *push hard, push fast, don't interrupt* in den Leitlinien 2005):
  Verhältnis Thoraxkompressionen : Ventilation = 30 : 2, Eindrücktiefe 5–6 cm, Druckfrequenz 100–120/min, Thoraxkompressionen nur für kurze Interventionen unterbrechen.

- *Vene oder Knochen?*
  Venösen oder alternativ intraossären Zugang legen. Medikamentengabe über den Tubus wird nicht mehr empfohlen (Resorption zu unsicher).
- *Atropin ist out!*
  Die Gabe von Atropin bei der Asystolie und pulslosen elektrischen Aktivität wird nicht mehr empfohlen.
- *Stay cool ...*
  Therapeutische Hypothermie bei allen Patienten, die nach einem Herz-Kreislauf-Stillstand komatös sind.
- *Unverändert zu 2005 ... volle Energie!*
  Defibrillation 1 × mit voller Dosis alle 2 min: 360 J monophasisch, 150–200 J biphasisch.

Die zentralen Aussagen sind ganz klar (aus Editorial Böttiger 2010):
- fest und schnell drücken, ohne Pausen;
- beatmen, wenn irgendwie möglich, auch durch Laien, wenn sie es können und wollen;
- frühe Defibrillation;
- Lyse während der Reanimation bei Lungenembolie;
- *Lipid resuscitation,* wenn indiziert;
- nicht zu viel Sauerstoff nach ROSC *(return of spontaneous circulation)*;
- milde Hypothermie für alle;
- und immer auch an die mögliche koronare Ursache denken und diese ggf. therapieren.

Abbildung D-4-2 zeigt den aktuellen Reanimationsalgorithmus nach den Empfehlungen des *International Liaison Committee on Resuscitation* (ILCOR).

Soweit möglich, sollte immer versucht werden **auslösende Faktoren,** die prinzipiell reversibel sind, **zu beseitigen bzw. zu behandeln.** Dazu gehören: Hypoxie, Hypovolämie, Elektrolytstörungen (v. a. Hypo- und Hyperkaliämie), metabolische Ursachen (z. B. Hypoglykämie, thyreotoxische Krise), Hypothermie, Herzbeuteltamponade, Intoxikationen, Myokardischämie, Lungenembolie, Spannungspneumothorax. Die **Atemwegssicherung** (s. a. Kap. B-1, S. 37) sollte nicht zu einer Verzögerung bzw. längeren Unterbrechung der Thoraxkompressionen füh-

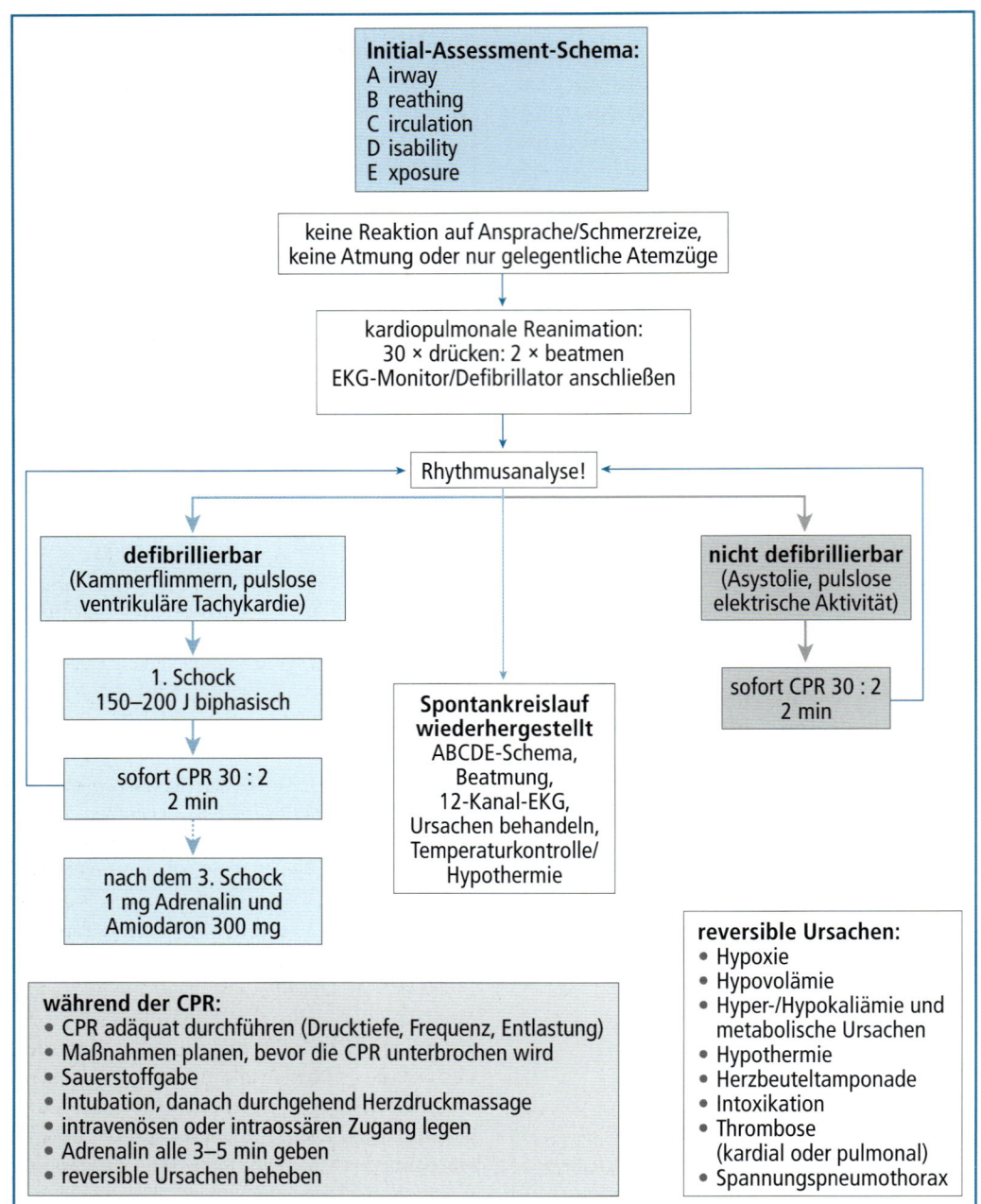

Initial-Assessment-Schema:
A irway
B reathing
C irculation
D isability
E xposure

keine Reaktion auf Ansprache/Schmerzreize,
keine Atmung oder nur gelegentliche Atemzüge

kardiopulmonale Reanimation:
30 × drücken: 2 × beatmen
EKG-Monitor/Defibrillator anschließen

Rhythmusanalyse!

defibrillierbar
(Kammerflimmern, pulslose
ventrikuläre Tachykardie)

nicht defibrillierbar
(Asystolie, pulslose
elektrische Aktivität)

1. Schock
150–200 J biphasisch

**Spontankreislauf
wiederhergestellt**
ABCDE-Schema,
Beatmung,
12-Kanal-EKG,
Ursachen behandeln,
Temperaturkontrolle/
Hypothermie

sofort CPR 30 : 2
2 min

sofort CPR 30 : 2
2 min

nach dem 3. Schock
1 mg Adrenalin und
Amiodaron 300 mg

reversible Ursachen:
- Hypoxie
- Hypovolämie
- Hyper-/Hypokaliämie und
  metabolische Ursachen
- Hypothermie
- Herzbeuteltamponade
- Intoxikation
- Thrombose
  (kardial oder pulmonal)
- Spannungspneumothorax

während der CPR:
- CPR adäquat durchführen (Drucktiefe, Frequenz, Entlastung)
- Maßnahmen planen, bevor die CPR unterbrochen wird
- Sauerstoffgabe
- Intubation, danach durchgehend Herzdruckmassage
- intravenösen oder intraossären Zugang legen
- Adrenalin alle 3–5 min geben
- reversible Ursachen beheben

Abb. D-4-2 Advanced-Life-Support-(ALS-)Algorithmus 2010; CPR = kardiopulmonale Reanimation.

ren. Die endotracheale Intubationen sollten daher von erfahrenen Personen unternommen werden, damit keine Unterbrechung > 10 s entsteht (z. B. keine Unterbrechung der Herzdruckmassage während der Laryngoskopie).

Sollte jedoch eine **Verlegung der Atemwege** vorliegen (z. B. „Schaukelatmung", Beatmung nicht möglich) ist ein sofortiges Handeln erforderlich (Kopf überstrecken, Absaugen mit großlumigem Sauger, Fremdköper manuell entfernen).

Sobald der Patient intubiert ist, sollten ca. 10 Beatmungen/min bei durchgehender Thoraxkompression erfolgen. Falls eine endotracheale Intubation nicht möglich ist, sollten auch Alternativen (z. B. Larynxmaske/-tubus) zum Einsatz kommen.

Während der Reanimation sollen möglichst hohe Sauerstoffkonzentrationen (Ziel = 100 %) erzielt werden. Wird bei einer Beutelbeatmung ein Reservoirbeutel eingesetzt und ein Sauerstofffluss von ca. 10 l/min etabliert, kann die Sauerstoffkonzentration auf etwa 85 % erhöht werden. Zusätzlich sollte bei Schwierigkeiten mit der Maskenabdichtung die Zweihelfertechnik (einer setzt die Maske auf und schiebt den Unterkiefer vor, der andere bedient den Beatmungsbeutel) eingesetzt werden, um eine Hypoventilation zu vermeiden.

Die **Kapnographie** dient zur kontinuierlichen Überwachung der Tubuslage sowie der CPR-Qualität und ermöglicht frühe Hinweise auf den Wiedereintritt des Spontankreislaufs (Anstieg der endexspiratorischen CO_2-Konzentration).

Für die Verwendung von **Medikamenten** im Rahmen der Reanimation gilt:

- Peripher injizierte Medikamente sollten mit 20 ml Flüssigkeit nachgespült werden, um sie schneller nach „zentral" zu befördern.

> **!** Thoraxkompressionen für Medikamentengaben **nicht** unterbrechen.

- Zur Vermeidung bzw. Behandlung von Hypovolämie wird die Gabe von **Infusionslösungen** empfohlen (z. B. 0,9%ige Kochsalzlösung). Ziel ist eine Normovolämie.

- **Adrenalin** (1 mg) sollte erstmals nach der 3. Defibrillation bei VT/VF bzw. bei Asystolie/PEA sobald ein i. v. Zugang liegt gegeben werden. Nachfolgend werden alle 3 bis 5 min („nach 2 Zyklen") weitere Adrenalininjektionen (1 mg) empfohlen, bis ein Spontankreislauf (ROSC) erreicht ist.

> **!** Cave: Wird Adrenalin nach Erreichen eines ROSC gegeben, kann dies zu Tachykardie, myokardialer Ischämie und ventrikulärer Tachykardie (VT) oder Kammerflimmern (VF) führen und sollte daher nur vorsichtig zur Blutdruckstabilisierung (z. B. 50 µg i. v.) eingesetzt werden.

- **Amiodaron** (300 mg in 20 ml 5%iger Glucoselösung) sollte bei defibrillierbaren Herzrhythmusstörungen erstmals nach der 3. Defibrillation (wenn diese erfolglos geblieben ist) gegeben werden. Bei anhaltenden Herzrhythmusstörungen kann die weitere Gabe von 150 mg und anschließende kontinuierliche Gabe von 900 mg/24 h erwogen werden.

> **!** Cave: Gefahr von Hypotension bei zu schneller Gabe bzw. Bradykardie.

- **Magnesium** (2 g einer 50%igen Magnesiumsulfatlösung i. v., ggf. Wiederholung nach 10–15 min) wird nur bei Torsade de pointes, einer Digoxinintoxikation oder ventrikulären und supraventrikulären Tachykardien/Tachyarrhythmien unter einer Hypomagnesiämie (oft haben Patienten mit einer Hypokaliämie eine Hypomagnesiämie) empfohlen.

- Eine Routinegabe von **Natriumbicarbonat** (Indikation evtl. bei Hyperkaliämie und Intoxikation mit trizyklischen Antidepressiva) und **Atropin** wird **nicht** mehr **empfohlen**. **Lidocain** sollte bei refraktären VT/VF nur noch gegeben werden, wenn Amiodaron nicht verfügbar ist.

- Anhaltendes (therapierefraktäres) VF/VT kann Folge einer koronaren oder pulmonalen Embolie sein. Bei diesen Patienten kann ein Therapieversuch mit einer **Thrombolyse** bei der kardiopulmonalen Reanimation unternommen werden.

D-4.3 Postreanimationsphase – Post-Cardiac-Arrest-Syndrom

Grundlagen

Während des Herz-Kreislauf-Stillstands kommt es zu einer globalen hypoxischen Schädigung aller Gewebe, die – in Abhängigkeit von der Ischämietoleranz – bis zu einem nekrotischen Zelluntergang führen können. Nach wiederhergestellter Zirkulation kommt es zur Reperfusion in den hypoxischen Regionen.

Das Post-Cardiac-Arrest-Syndrom umfasst die zerebralen und kardiopulmonalen Veränderungen und Störungen, die systemische Antwort auf Ischämie und Reperfusion (z. B. Freisetzung von freien Sauerstoffradikalen und inflammatorischen Zytokinen, ähnlich einem *systemic inflammatory response syndrome* [SIRS] bei der Entstehung einer Sepsis) sowie die dem Herz-Kreislauf-Stillstand zugrunde liegende bzw. auslösende Störung.

Die pathophysiologischen Veränderungen können zu zerebralen Schädigungen und neurokognitiven Störungen bis hin zum Koma und Hirntod, myokardialen Dysfunktionen, Aktivierung verschiedener immunologischer Prozesse und des Gerinnungssystems führen. **Klinisch** können sie sich durch Bewusstseinsstörungen, Krampfanfälle, Myoklonien, Herzinsuffizienz, erhöhte Infektionsraten und Multiorganversagen (Gemeinsamkeit mit der Sepsis) manifestieren.

Nach Erreichen eines Spontankreislaufs – mit einem am Monitor darstellbaren Herzrhythmus, tastbarem Puls, Atmung oder Husten und zielgerichteten Bewegungen – sind neben einer suffizienten und anhaltenden Stabilisierung der kardiopulmonalen Funktion v. a. die Diagnostik und Ursachenerkennung des Herz-Kreislauf-Stillstands und deren Therapie die Faktoren, die den weiteren Verlauf bestimmen.

Diagnostik

Nach Wiederherstellung eines Spontankreislaufs ist die Suche nach der Ursache des Kreislaufversagens erforderlich:

- **(Fremd-)Anamnese:** häufige Synkopen/Präsynkopen, Brustschmerzen, Herzrasen, Luftnot, frühere Krankenhausbehandlungen, bekannte Allergien oder Medikamentenunverträglichkeiten, Drogenkonsum, regelmäßige Medikamenteneinnahme, Suizidabsichten, Infektionserkrankungen;
- **Labor:** Blutbild, Bestimmung von CRP, Gerinnungsparametern, Elektrolyten, Blutglucose, Troponin, Kreatinkinase (CK), Leber- und Nierenfunktionsparametern und Serum-Lactat, Blutgasanalyse; NSE-Bestimmung an den Tagen 1, 3 und 5; bei Verdacht auf Medikamentenintoxikation Spiegelbestimmung;
- **12-Kanal-EKG:**
  - Koronarsyndrom: ST-Strecken-Hebung > 0,1 mV in mindestens zwei benachbarten Extremitätenableitungen oder > 0,2 mV in zwei benachbarten Brustwandableitungen oder neu aufgetretener Linksschenkelblock;
  - Herzrhythmusstörungen: Bradykardie, Tachykardie (Schmal- versus Breitkomplex), Vorhofflimmern;
- **Echokardiographie:** Beurteilung von Pump- und Klappenfunktion sowie Größe der Herzkammern (z. B. Rechtsherzbelastung), Frage nach Perikarderguss, Septumdefekt;
- **Röntgen-Thorax:** Beurteilung der Herzgröße, Frage nach Stauung, Lungenödem, Erguss, Frakturen, Pneumothorax; Lagekontrolle von Tubus und ZVK;
- **primäre Koronarangiographie:** immer bei Kreislaufstillstand und Verdacht auf Koronarsyndrom;
- **Kontrastmittel-CT des Thorax:** bei Verdacht auf Lungenembolie;
- **Oberbauchsonographie:** v. a. zum Ausschluss von Organverletzungen bzw. -schädigungen;
- **kraniale Bildgebung:**
  - cCT: bei Zustand nach Sturz, ungeklärter Ursache und/oder anhaltenden Bewusstseinsstörungen, zum Ausschluss einer Blutung (ICB, SAB), einer Ischämie bzw. eines hypoxischen Hirnschadens;

- MRT: zur Beantwortung der relevanten Fragen *nicht primär erforderlich* und aufgrund der logistischen und apparativen (Monitoring, Beatmung) Probleme auch schwieriger in der Durchführung; bei unklaren Befunden im cCT Ergänzung einer MRT (ggf. im Verlauf);
- **somatisch evoziertes Potenzial (SEP) des Nervus medianus** nach 24 bis 72 h zur Prognoseabschätzung (Untersuchung dann auch im Verlauf);
- **EEG:** zum Ausschluss eines nonkonvulsiven Status epilepticus.

Therapie

Die Etablierung eines Postreanimations-Behandlungsprotokolls kann dazu beitragen, dass durch standardisierte Vorgehensweisen eine Verbesserung des Überlebens erreicht wird.
Pathophysiologische Faktoren, die zu einer weiteren zerebralen Schädigung führen können, sind:
- Mikrozirkulationsstörungen,
- eingeschränkte Autoregulation,
- Hyperkapnie bzw. Hypoxie,
- Fieber,
- Hyperglykämie und
- Krampfanfälle.

Grundlage der Therapie ist ein kontinuierliches kardiopulmonales Monitoring, um auf mögliche Veränderungen rasch reagieren zu können. Dazu gehören:
- arterielle Druckmessung,
- kontinuierliches Herzfrequenzmonitoring,
- Pulsoxymetrie und Kapnometrie,
- Kontrolle der Urinproduktion,
- ggf. Bestimmung der zentralvenöse Sauerstoffsättigung ($S_{cv}O_2$) sowie
- ggf. invasives Kreislaufmonitoring mittels PiCCO® (s. a. Kap. D5, S. 387) oder Pulmonalarterienkatheter.

Maßnahmen bei Verdacht auf ein **Koronarsyndrom** sind in Kapitel D-5 (S. 407) zu finden.
Das Temperaturmanagement in der Postreanimationsphase ist von Bedeutung, da beispiels-weise **Fieber** nach Kreislaufstillstand mit einem schlechteren Outcome einhergeht. Die **therapeutische milde Hypothermie** wird aufgrund der potenziell neuroprotektiven Wirkung und des in Studien nachgewiesenen verbesserten Outcomes bei allen Patienten, die nach einem Herz-Kreislauf-Stillstand komatös sind, empfohlen.

Exkurs „Therapeutische milde Hypothermie"

Die Zieltemperatur von 32 bis 34 °C sollte schnell erreicht und für eine Dauer von 12 bis 24 h aufrechterhalten werden. Die Temperatursenkung sollte so früh wie möglich (z. B. schon präklinisch mit kalten Infusionen, Eispackungen) beginnen. Mit endovaskulären Kühlsystemen (z. B. Kühlkatheter Coolgard®) kann eine rasche und v. a. kontinuierliche Kühlung sowie eine kontrollierte Erwärmung ermöglicht werden. Weitere Möglichkeiten sind kalte Infusionslösungen (4 °C kalte kristalloide Lösung, Dosierung: 30 ml/kg KG über 30 min, v. a. in der Initialphase zum Herunterkühlen geeignet), die Oberflächenkühlung durch Kühlpacks oder kalte Tücher auf der Haut (cave: Gefahr von Erfrierungsverletzungen an der Haut) oder Kühldecken (z. B. ThermoWrap®), aber auch eine Herz-Lungen-Maschine. In der **Erhaltungsphase** sollten zu große Temperaturschwankungen vermieden werde. Dies kann v. a. durch Kühlgeräte mit integrierter Temperaturmessung und Rückkopplungssystemen erzielt werden. Interne Kühlmethoden gehen meist mit einer besseren Temperaturkontrolle einher. Die **Wiedererwärmungsphase** muss langsam und kontrolliert erfolgen und sollte bei ca. 0,25 bis 0,5 °C Erwärmung/h liegen. Patienten, deren Körpertemperatur abgesenkt wird, benötigen eine adäquate Analgosedierung und evtl. zusätzlich auch passager Muskelrelaxanzien.
Physiologische Veränderungen und Probleme während Hypothermiebehandlung:
- Shivering → Steigerung von Metabolismus und Wärmeproduktion,
- Erhöhung des systemischen Gefäßwiderstands, Gefahr von Arrhythmien (meist bradykarde Herzrhythmusstörungen),
- vermehrte Diurese mit Gefahr einer Hypovolämie,
- Elektrolytstörungen (Hypophosphatämie, -kaliämie, -magnesiämie, -kalzämie),
- Verminderung der Insulinsensitivität und -sekretion mit Gefahr von Hyperglykämien,

- Verschlechterung der Blutgerinnung mit erhöhter Blutungsneigung,
- Schwächung des Immunsystems mit erhöhter Rate von Infektionen (v. a. Pneumonie und Sepsis),
- reduzierte Elimination von Sedativa und Muskelrelaxanzien (*hang over*).

! **Cave:** Eine Hypothermie ist kontraindiziert bei schwerer Infektion, Multiorganversagen und bekannter Gerinnungsstörung.

Wichtig ist die **Aufrechterhaltung eines suffizienten Blutdrucks** mittels Volumengabe, inotropen Substanzen und Vasopressoren. Zunächst kann ein bestimmtes Volumen (z. B. 250 ml kristalloide oder kolloidale Infusionslösung) unter Beobachtung von Blutdruck und Herzfrequenz gegeben werden. Führt dies nicht zu einer Besserung der Kreislaufparameter sollten inotrope Substanzen (Mittel der ersten Wahl ist Dobutamin) und bei Bedarf zusätzlich ein Vasopressor (in der Postreanimationsphase v. a. Noradrenalin; Adrenalin nur als Reservemedikament) eingesetzt werden. Bei unzureichendem Effekt der Medikamente sollte über den Einsatz einer intraaortalen Ballonpumpe (IABP) nachgedacht werden. Zielparameter sind: MAP > 75 mm Hg bzw. Urinproduktion > 1 ml/kg KG/h und eine normale oder fallende Plasma-Lactatkonzentration.

Die **Behandlung von Herzrhythmusstörungen** ist im Kapitel D-5 (S. 388) beschrieben.

Nach Erreichen eines Spontankreislaufs ist die **Sicherstellung einer suffizienten Atmung bzw. Oxygenierung** von besonderer Bedeutung, da sowohl Hypoxie als auch Hyperkapnie die Wahrscheinlichkeit eines erneuten Kreislaufversagens erhöhen. Bei Patienten mit einer eingeschränkten Hirnfunktion (Bewusstseinsstörung) sollte eine endotracheale Intubation und kontrollierte Beatmung bis zur endgültigen Stabilisierung erwogen werden. Aus Untersuchungen gibt es Hinweise, dass eine Hyperoxämie nach Kreislaufstillstand das Outcome verschlechtern kann, sodass die **Sauerstoffkonzentration** auf einen S_pO_2 94–98 % titriert werden sollte (= Normoxämie). Eine Überwachung der Beatmungssituation sollte mittels Blutgasanalyse und/oder Pulsoxymetrie und endexspiratorischer bzw. endtidaler Kapnometrie ($p_{et}CO_2$) erfolgen.

Blutzuckerwerte > 180 mg/dl sollten behandelt werden. Eine zu strenge oder aggressive Blutzuckertherapie kann mit einer erhöhten Rate an (unbemerkten) Hypoglykämien einhergehen und wird nicht empfohlen.

Eine **Magensonde** sollte zur Entlastung des Magens (z. B. bei Magenüberblähung durch Beutel-Beatmung) gelegt werden.

Krampfanfälle sollten adäquat mit Benzodiazepinen und/oder Antikonvulsiva behandelt werden (s. Kap. C-8, S. 251).

Myoklonien können hypoxisch bedingt sein (Lance-Adams-Syndrom), jedoch z. B. auch auf dem Boden einer Intoxikation, Elektrolytstörung, metabolischen Entgleisung (z. B. Urämie) oder intrazerebraler Läsionen (Ischämie, Blutung) entstehen. Daher sollten zunächst behandelbare Ursachen beseitigt werden. Eine symptomatische medikamentöse Therapie kann mit Clonazepam, Valproinsäure, Piracetam, Levetiracetam oder Propofol versucht werden.

⚡ **Probleme/Komplikationen in der Postreanimationsphase**

- Myokardiale Post-Cardiac-Arrest-Dysfunktionen (einerseits durch Infarzierungen, aber auch alleine durch die globale myokardiale Ischämie während des Herz-Kreislauf-Stillstands) können → hämodynamische Instabilität (Hypotonie und *low cardiac index*) und/oder Arrhythmien bedingen
- Hypoxische Enzephalopathie/Hirnschädigung (s. a. Tab. D-4-1)
- Zerebrale Ischämien durch Hypotension und Hypoxie (z. B. Hyperventilation mit Hypokapnie und zerebraler Vasokonstriktion)
- Hirnödem (meist passager) im Rahmen der Reperfusion bzw. Hyperämie nach ROSC bei initial gestörter Autoregulation der zerebralen Gefäße
- Krampfanfälle und Myoklonien bei bis zu 40 % der Patienten nach ROSC

- Erhöhung des intrakraniellen Drucks und Rebound-Hirnödem bei zu schneller Wiedererwärmung nach Hypothermiebehandlung
- Unterschiedliche neurologische Syndrome – je nach Ausmaß der zerebralen Schädigung – nach Reanimation und zerebraler Hypoxie

Tabelle D-4-1 stellt eine Übersicht der neurologischen Syndrome und Erkrankungen nach Reanimation und hypoxisch-ischämischer Hirnschädigung dar.

Tab. D-4-1 Klinisches Bild möglicher neurologischer Syndrome und Erkrankungen nach Reanimation und zerebraler Hypoxie.

Syndrom/Erkrankung	Klinisches Bild
Akutes Psychosyndrom	Verwirrtheit, Agitiertheit, Orientierungsstörung
Apallisches Syndrom (*vegetative state*; bei Dauer > 3 Monate = *persistent vegetative state*)	Fehlen von Aufmerksamkeit, Kontaktaufnahme und Selbst- oder Außenwahrnehmung; Fehlen gezielter oder absichtlicher Bewegungen (ggf. motorische „Automatismen": Gähnen, Saugreaktion, Grimassieren); erhaltener Schlaf-wach-Rhythmus und autonome Funktionen; Hirnstamm- und spinale Reflexe können normal sein
Balint-Holmes-Syndrom	Gesichtsfeldeinschränkungen, Sehstörungen mit Verlust der Erfassung mehrerer visueller Informationen oder ganze Bilder und optischer Ataxie (bedingt durch beidseitige Grenzzoneninfarkte zwischen dem Media- und Posteriorstromgebiet)
Bewegungsstörungen	Parkinson-Syndrom, Dystonie, Chorea, Tics, Athetose, Tremor, Myoklonien; Bewegungsstörungen können auch erst nach Monaten bis Jahren nach der hypoxischen Hirnschädigung auftreten!
Chronische posthypoxische Enzephalopathie	Beeinträchtigung von Konzentration, Merkfähigkeit, Gedächtnis, Belastbarkeit gesteigerte Reizbarkeit; Störung von Schreiben, Schlucken und Gehen; Dystonie, akinetisch-rigides Bild
Epilepsie	Beginn oftmals innerhalb von 24 h nach der Reanimation, jedoch auch erst nach mehreren Tagen bis zu 2 Wochen möglich; eher fokale als generalisierte Krampfanfälle; auch ein konvulsiver und nonkonvulsiver Status epilepticus ist möglich
Früher anoxischer Myoklonus	Koma, Status myoclonus mit generalisierten und bilateralen synchronen Myoklonien (Dauer bis zu 30 min)
Ischämische Myelopathie	sensomotorisches Querschnittssyndrom mit Paraparese/-plegie der Beine, Blasenentleerungsstörungen und Verlust des Schmerz- und Temperaturempfindens
Klüver-Bucy-Syndrom	Hyperoralität (alle Dinge werden zum Mund geführt), visuelle Agnosie, Ablenkbarkeit, Hypersexualität, affektive Nivellierung
Lance-Adams-Syndrom (posthypoxischer Myoklonus)	einschießende Myoklonien beim wachen Patienten ausgelöst durch Bewegungen und auch Bewegungsinitiierung oder sensible Reize, aber auch starke emotionale Belastung
Man-in-a-Barrel-Syndrom	bilaterale proximale Lähmungen der oberen Extremitäten bei erhaltener Funktion der unteren Extremitäten (bedingt durch beidseitige Grenzzoneninfarkte zwischen dem Anterior- und Mediastromgebiet)

Tab. D-4-1 (Fortsetzung)

Syndrom/Erkrankung	Klinisches Bild
Minimally conscious state	äußerlich ähnlich dem vegetativen Status, jedoch mit geringen Bewegungen und bewusstem Wahrnehmen (Zuwendung, Fixierung) und Befolgen von einfachen Aufforderungen (z. B. Ja-Nein-Antworten); Fehlen der Blasen- Mastdarmkontrolle
Posthypoxische Demyelinisierung	zunächst Erholung, dann mehrere Tage bis Wochen nach der Reanimation akute mentale Verschlechterung (z. B. Orientierungs- und Wahrnehmungsstörung), Harninkontinenz und Gangstörungen
Wernicke-Korsakow-Syndrom	amnestisches Syndrom mit Verlust des Kurzzeitgedächtnisses, Konfabulationsneigung

Anmerkungen:
- Das apallische Syndrom und der *minimally conscious state* können auch Folge eines Schädel-Hirn-Traumas oder toxischer, entzündlicher, metabolischer oder degenerativer Hirnerkrankungen sein.
- Nach hypoxisch-ischämischer Hirnschädigung können auch verschiedene neurologische Störungen vorliegen, z. B. kognitive Störungen + Bewegungsstörungen + posthypoxischer Myoklonus. Im Verlauf können sich diese Störungen in unterschiedlicher Weise zurückbilden.
- **Differenzialdiagnosen des apallischen Syndroms und des minimally conscious state** (= nicht komatöse Zustände):
  - akinetischer Mutismus: fehlende Spontanmotorik, jedoch häufig Reaktion auf Reize und fehlende sprachliche und emotionale Äußerung bei erhaltenem Bewusstsein
  - Locked-in-Syndrom: erhaltenes Bewusstsein und Wachheit sowie vertikale Augenbewegungen und Lidschlag; Riechen, Hören und Sehen intakt; spastische Tetraplegie, Sprechen und Schlucken nicht möglich; bei unvollständigem Locked-in-Syndrom möglicherweise geringe Funktionen erhalten

Prognose

Die Prognose hängt im Wesentlichen von der Dauer des Herz-Kreislauf-Stillstands (*no flow time*), der zur Reanimation führenden Grunderkrankung und vorbestehenden Erkrankungen ab. Sie ist quoad vitam insgesamt schlecht, wobei die Prognose bei einem In-Hospital-Kreislaufstillstand etwas besser ist. Mehr als 50 % der Patienten versterben trotz der Reanimationsversuche. Von den Patienten, die nach einem Kreislaufstillstand auf einer Intensivstation aufgenommen werden, verlassen rund 25 bis 50 % lebend das Krankenhaus. Das Outcome kann mittels der *Glasgow Outcome Scale* erfasst werden (s. Tab. D-4-2). Häufigste Todesursache beim präklinischen Herz-Kreislauf-Stillstand sind die hypoxische Enzephalopathie und die myokardiale Dysfunktion. Patienten mit einem innerklinischen Herz-Kreislauf-Stillstand versterben häufig an einem Multiorganversagen.

Der prognoselimitierende Faktor ist die Empfindlichkeit des Gehirns gegenüber der Hypoxie, sodass über 70 % der Betroffenen versterben, in einem apallischen Syndrom verbleiben oder schwere neurologische Ausfälle zurückbehalten.

Die Enzephalopathie kann durch ischämische (= Perfusionsdefizit beim Herz-Kreislauf-Stillstand), initial rein hypoxische, aber auch zytotoxische (z. B. Kohlenmonoxidvergiftung) Veränderungen entstehen. Man geht davon aus, dass 15 min nach einem Herz-Kreislauf-Stillstand bis zu 95 % des Hirngewebes zerstört sind. Bei zunächst rein respiratorischen bzw. Oxygenierungsstörungen (und erhaltener Perfusion; z. B. Erhängen, Ertrinken, Atemwegsverlegung, Intoxikationen mit Atemstillstand, schweres Asthma) kann es zu geringeren Schädigungen und damit zu einem günstigeren Verlauf kommen. Bei geringen oder nicht existenten hypoxisch-ischämischen Schädigungen des Gehirns sollten die Patienten innerhalb von 3 Tagen nach einem Herz-Kreislauf-Stillstand erwachen. **Prognostisch ungünstige Faktoren** innerhalb der ersten 24 bis 72 h sind:

- **anhaltendes Koma**,
- **fehlende Licht- und Kornealreflexe**,
- keine Reaktion auf kalorische Reizung der Gehörgänge,
- **fehlende adäquate motorische Antworten** (Strecksynergismen sind nicht „adäquat") auf Schmerzreize,
- innerhalb der ersten 24 h aufgetretene und **anhaltende Myoklonien**,
- **erhöhte Serumwerte der neuronenspezifischen Enolase** (NSE, Werte > 33 bzw. > 80 µg/l nach Hypothermie, **cave**: durch eine Hämolyse kann es zu falsch hohen NSE-Werten kommen),
- beidseits **fehlende N20-Antwortpotenziale in den somatisch evozierten Potenzialen** des Nervus medianus („Medianus-SEP").

EEG-Veränderungen bei Patienten mit hypoxisch-ischämischer Hirnschädigung: Burst-Suppression-Muster, generalisierte epileptische Potenziale, nichtreagible Alpha-Aktivität („Alpha-Koma"), Theta-Delta-Aktivität, generalisierte supprimierte Deltaaktivität mit Amplituden < 20 µV *(low-voltage delta activity)* gehen auch mit einer schlechten Prognose einher. Das EEG ist jedoch sehr anfällig für z. B. medikamentöse und metabolische Einflüsse, sodass die Sensitivität und Spezifität sehr schwankend sein kann und es für prognostische Aussagen nicht dienlich ist. Zur Detektion bzw. dem Ausschluss von subklinischen oder nonkonvulsiven Anfällen hat es jedoch einen wichtigen Stellenwert.

Die zerebrale Bildgebung kann zwar das Ausmaß hypoxischer Schädigungen zeigen, die Bedeutung zur Abschätzung der Prognose ist derzeit aber nicht gesichert. Typische Befunde des hypoxischen Hirnschadens im MRT sind (s. a. Abb. D-4-3 und Abb. D-4-4): bilaterale, teilweise diffuse Diffusionsstörungen des Kortex, der Stammganglien, der Thalami, des Kleinhirns und der Hippocampusregion. In den korrespondierenden T2- und FLAIR-Sequenzen stellen sich die Schädigungen hyperintens dar. Bei leichteren bis moderaten Schädigungen können auch nur Grenzzoneninfarkte zwischen dem Anterior- und Mediastromgebiet und/oder dem Posterior- und Mediastromgebiet vorliegen.

Hilfreich ist das MRT bei Zuordnung bestimmter neurologischer Defizite bzw. Erkrankungen (z. B. Stammganglienschädigung bei akinetisch-rigidem Syndrom, Putamenschädigung bei Dystonie). Durch die logistischen Schwierigkei-

Tab. D-4-2 Glasgow Outcome Scale.

Punktwert	Beschreibung
1	Tod
2	anhaltender vegetativer Status (*vegetative state*): • Patient ist wach, jedoch ohne „Bewusstsein" • keine Interaktion mit der Außenwelt • keine Fixierung mit den Augen
3	schwere Behinderung: • Patient kann Aufforderungen befolgen • keine unabhängige Lebensführung möglich • Unterstützung in den alltäglichen Aktivitäten wird benötigt
4	moderate Behinderung: selbstständige Teilnahme an den alltäglichen Aktivitäten möglich, jedoch Einschränkungen im Arbeits- und Sozialleben durch Sprachstörung, Lähmungen, Ataxie, Gedächtnisstörungen und Änderung der Persönlichkeit
5	gute Erholung: Patient kann zur Arbeit oder Schule gehen

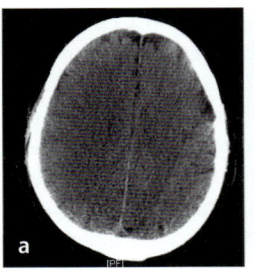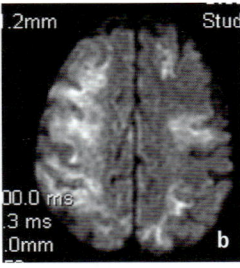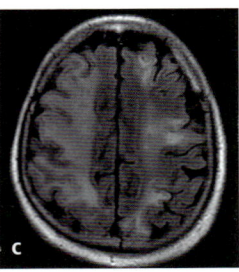

Abb. D-4-3 Hypoxischer Hirnschaden im Rahmen einer Sedierung bei Endoskopie. **a)** cCT: Verlust der Grau-Weiß-Differenzierung. **b und c)** cMRT: kortikale DWI-Störung und ödematöse Veränderung in T2.

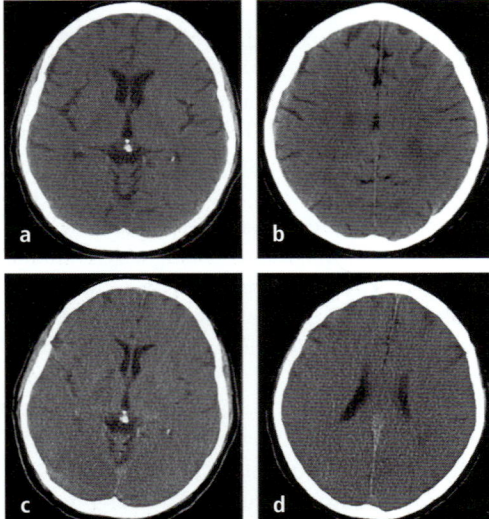

Abb. D-4-4 Hypoxischer Hirnschaden nach kardiopulmonaler Reanimation. **a und b)** Tag 1 nach Reanimation: normales CT des Schädels; **c und d)** 4. Tag nach Reanimation: Hirnödem und Verlust der Grau-Weiß-Differenzierung.

ten und untersuchungsbedingten Probleme kann das MRT allerdings nur eingeschränkt eingesetzt werden.

☒ Die prognostische Abschätzung muss ohne den Einfluss sedierender Medikamente erfolgen (z. B. Einsatz von kurz wirksamen und besser steuerbaren Sedativa) und sollte auf mehreren Befunden basieren.

Gute Prädiktoren für ein schlechtes Outcome sind beidseits ausgefallene Medianus-SEP, erhöhte NSE-Werte, postanoxische Frühmyoklonien (innerhalb der ersten 24 h), Ausfall der Hirnstammreflexe sowie ein anhaltendes Koma.

Bei Vorliegen mehrerer prognostisch ungünstiger Faktoren ist von einer irreversiblen Hirnschädigung mit einem dauerhaften und schweren neurologischen Defektsyndrom auszugehen. Die Prognose und die daraus resultierenden Konsequenzen (z. B. dauerhafte Pflegebedürftigkeit) sollten mit den Angehörigen in aller Ruhe besprochen werden. In diesem Zusammenhang sollte auch dem (vermutlichen) Wunsch des Patienten (z. B. Patientenverfügung vorhanden) gefolgt werden und Therapieziel sowie Art und Umfang der intensivmedizinischen Maßnahmen erörtert werden.

Kognitive und Verhaltensstörungen (z. B. Gedächtnis- und Aufmerksamkeitsstörungen, Störung der Exekutivfunktionen, Raumorientierungsstörungen, Affektkontrollstörungen) treten bei bis zu mehr als 50 % der Betroffenen auf.

Bei allen Patienten die nach einer Reanimation neurologische und/oder neurokognitive Störungen aufweisen sollten **frühzeitig neurorehabilitative Maßnahmen** begonnen werden (Physiotherapie, Ergotherapie, neuropsychologische Begutachtung mit anschließender Therapie, neurokognitives Training).

Literatur, Infos, Internetadressen

Adams HA. Hämodilution und Infusionstherapie bei hypovolämischen Schock. Klinisch-physiologische und pharmakologische Aspekte. Anaesthesist 2007; 56: 371–9.

Anderson CA, Arciniegas DB. Cognitive sequelae of hypoxic-ischemic brain injury: a review. NeuroRehabilitation 2010; 26: 47–63.

Becker C. Radiologisch praxisrelevante Prophylaxe und Therapie von Nebenwirkungen jodhaltiger Kontrastmittel. Radiologie 2007; 47: 768–73.

Böttiger BW. „Hauptsache heftige Herzmassage". Wir können 100 000 Menschenleben pro Jahr in Europa retten. Notfall und Rettungsmed 2010; 13: 513–4.

Breckwoldt J. Anaphylaktischer Schock. Notfallmedizin up2date 2007: 9–18.

Breitkreuz R, Walcher F, Seeger F. Focused echocardiographic evaluation in resuscitation management: concept of an advanced life support-conformed algorithm. Crit Care Med 2007; 35(Suppl): S150–61.

Busch H-J, Schwab T. Postreanimationserkrankung und Postreanimationstherapie. Intensivmedizin up2date 2010; DOI: http://dx.doi.org/10.1055/s-0030-1255562.

Busl KM, Greer DM. Hypoxic-ischemic brain injury: pathophysiology, neuropathology and mechanisms. NeuroRehabilitation 2010; 26: 5–13.

Deakin CD, Nolan JP, Soar J et al. Erweiterte Reanimationsmaßnahmen für Erwachsene („advanced life support"). Notfall und Rettungsmed 2010; 13: 559–620.

Deussen A. Hyperthermie und Hypothermie. Auswirkungen auf das Herz-Kreislauf-System. Anaesthesist 2007; 56: 907–11.

Deutsche Gesellschaft für Anästhesie und Intensivmedizin. Empfehlung zur Therapie der malignen Hyperthermie. Anästh Intensivmed 2008; 49: 483–8.

European Resuscitation Council: ERC Guidelines for Resuscitation 2010; Oktober 2010. www.erc.edu.

Fink K, Schwab T, Bode C, Busch H-J. Endovaskuläre Kühlung oder Oberflächenkühlung? Therapeutische Hypothermie nach Herz-Kreislauf-Stillstand. Anaesthesist 2008; DOI 10.1007/s00101-008-1464-1.

Fugate J, Wijdicks E, Mandrekar J et al. Predictors of Neurologic Outcome in Hypothermia after Cardiac Arrest. Ann Neurol 2010; 68: 907–14.

Hasper D, Storm C, Leithner C et al. Prognoseabschätzung nach therapeutischer Hypothermie. Auf welche Parameter kann man sich noch verlassen? Intensivmed 2010; DOI 10.1007/s00390-010-0230-1.

Kaplan PW. Electrophysiological prognostication and brain injury from cardiac arrest. Semin Neurol 2006; 26: 403–12.

Khot S, Tirschwell DL. Long-term neurological complications after hypoxic-ischemic encephalopathy. Semin Neurol 2006; 26: 422–31.

Little D, Kraus M, Jiam C et al. Neuroimaging of hypoxic-ischemic brain injury. NeuroRehabilitation 2010; 26: 15–25.

Lu-Emerson C, Khot S. Neurological sequela of hypoxic-ischemic brain injury. NeuroRehabilitation 2010, 26: 35–45

Ragoschke-Schumm A, Pfeifer R, Marx G et al. Neurologische Prognose und Therapie nach kardiopulmonaler Reanimation. Aktuelle Möglichkeiten und klinische Implikationen. Nervenarzt 2007; 78: 937–43.

Reuter DA, Eichhorn V, Goetz AE. Volumenersatztherapie – Ziele. Intensivmedizin up2date 2006; DOI: 10.1055/s-2006-925004.

Ring J, Brockow K. Anaphylaxie und anaphylaktischer Schock. Notfall und Rettungsmed 2006; 9: 529–34.

Ruß M, Buerke M, Werdan K. Infarktbedingter kardiogener Schock. Intensivmedizinup2date 2007; DOI 10.1055/s-2007-966386.

Schneider A, Popp E, Teschendorf P, Böttiger BW. Therapeutische Hypothermie. Anaesthesist 2008; 57: 197–208.

Soar J, Perkins GD, Abbas G et al. Kreislaufstillstand unter besonderen Umständen: Elektrolytstörungen, Vergiftungen, Ertrinken, Unterkühlung, Hitzekrankheit, Asthma, Anaphylaxie, Herzchirurgie, Trauma, Schwangerschaft, Stromunfall. Notfall und Rettungsmed 2010; 13: 679–722.

The Hyperthermia after Cardiac Arrest Study Group. Mild therapeutic hypothermia to improve the neurologic outcome after cardiac arrest. N Engl J Med 2002; 346(8): 549–56.

Thiel M, Czerner S, Prückner S, Kreimeier U. Pathophysiologie des Schocks. Notfall und Rettungsmed 2006; 9: 509–15.

Thömke F, Weilemann SL. Prognose kardiopulmonal reanimierter Patienten – ein Diskussionsbeitrag. Dtsch Ärztebl 2007; 104(42): A 2879–85.

Topalian S, Ginsberg F, Parrillo JE. Cardiogenic shock. Crit Care Med 2008; 36(No 1 Suppl): S66–74.

Walther A. Anaphylaxie. Intensivmedizin up2date 2008; 4: 245–57.

Wijdicks EFM, Hijdra A, Young GB et al. Practice Parameter: prediction of outcome in comatose survivors
after cardiopulmonary resuscitation (an evidence
based review): Report of Quality Standards Subcommittee of the American Academy of Neurology. Neurology 2006; 67: 203–10.

www.ilcor.org (International Liaison Committee on Resuscitation)

Young B. Neurological prognosis after cardiac arrest. N
Engl J Med 2009; 361: 605–11.

Zandenbergen EGJ, Hijdra A, Koelman JHTM et al.; for
the PROBAC Study Group. Prediction of poor outcome within the first 3 days of postanoxic coma.
Neurology 2006; 66: 62–8.

D-5 Kardiale und kardiovaskuläre Probleme

André Grabowski und Jürgen Kilian

D-5.1 Techniken und Methoden des kardiovaskulären Monitorings

D-5.1.1 EKG-Diagnostik

Durch seine einfache Anwendung und nahezu ubiquitäre Verfügbarkeit stellt das EKG eine der wichtigsten diagnostischen Maßnahmen bei kardialen Problemen dar. In Tab. D-5-1 sind typische EKG-Veränderungen zu finden. Abbildung D-5-3 zeigt einen Algorithmus zur Diagnose und Einteilung von Herzrhythmusstörungen mittels EKG.

Fragen an das EKG

- Liegt überhaupt eine elektrische Aktivität vor?
- Wie ist die Herzfrequenz? → Tachykardie versus Bradykardie
- Welcher Rhythmus liegt vor? → regelmäßig versus unregelmäßig; Sinusrhythmus, Vorhofflimmern, ventrikulärer Ersatzrhythmus, Extrasystolen (supraventrikuläre versus ventrikuläre)
- Ist eine Kammeraktivität vorhanden?
  → QRS-Komplexe vorhanden? Normal breit?
- Ist eine Vorhofaktivität vorhanden?
  → P-Wellen vorhanden? Normale PQ-Zeit?

Tab. D-5-1 Typische EKG-Befunde.

Lagetyp
- normal Steil-/Indifferenztyp
- linksanteriorer Hemiblock: überdrehter Linkstyp mit negativem QRS in aVF
- linksposteriorer Hemiblock: pathologischer Rechtstyp mit negativem QRS in I, meist positivem QRS in aVR (häufige Ursache: „verpoltes" EKG)
- Rechtsherzbelastung (z. B. fulminante Lungenembolie): S-Zacke in I und Q-Zacke in III ($S_I Q_{III}$-Typ)

Hypertrophie
- Rechtsherzhypertrophie: große R-Zacken in V1/2, evtl. verbreiterte QRS-Komplexe bis 0,12 s
- Linksherzhypertrophie: hohe R-Zacken in I, aVL und V5/6, kleine R-Zacken, jedoch tiefe S-Zacken in V1/2 (Sokolow-Index: S in V1 oder 2 + R in V5 > 3,5 mV)

Pathologische Q-Zacke („Pardée-Q")
abnorm tief (> ¼ der nachfolgenden Amplitude der R-Zacke) und/oder abnorme Dauer > 0,03 s

Herzrhythmus

Unterscheidung in supraventrikuläre versus ventrikuläre Erregungsbildung:
- P-Welle vorhanden? Nein → Vorhofflimmern/-flattern
- Herzfrequenzen > 100/min mit schmalen Kammerkomplexen? Ja → supraventrikulärer Ursprung
- Tachykardien mit breiten Komplexen (> 0,12 s) meist ventrikulären Ursprungs (DD supraventrikuläre Tachykardie mit Schenkelblock)

Ventrikuläre Extrasystolen (VES; s. Abb. D-5-1)

monotope = monomorphe versus polytope = polymorphe VES
- Bigeminus: 1 VES folgt einem normalen QRS-Komplex
- Couplets: 2 gekoppelte VES folgen einem QRS-Komplex
- Salve: 3 oder mehr VES bzw. selbst limitierende Kammertachykardien

Tab. D-5-1 (Fortsetzung)

Herzfrequenz

Tachykardie (Herzfrequenz > 100/min)

- **keine P-Welle** → Vorhofflimmern/-flattern versus Kammertachykardie
  - Vorhofflimmern: Tachyarrhythmia absoluta, isoelektrische Grundlinie
  - Vorhofflattern: typisches Sägezahnmuster der Vorhoferregung
- **Kammerbreite?** → supraventrikuläre versus ventrikuläre Tachykardie
- Einteilung in Schmalkomplex- und Breitkomplextachykardie
  - **Schmalkomplextachykardie:**
    - Sinustachykardie: P-Welle vorhanden
    - Vorhofflattern: typisches Vorhofflattern mit „Sägezahnmuster" im EKG (Therapieoption Katheterablation) versus atypisches Vorhofflattern (eher medikamentöse Therapie)
    - Vorhofflimmern/-flattern mit unregelmäßiger Überleitung: Tachyarrhythmia absoluta
    - Schmalkomplextachykardie ohne P-Wellen → junktionaler Rhythmus (Reentry-Tachykardien)
    - Reentry-Tachykardie bei Präexzitationssyndrome (akzessorische Leitungsbahnen sorgen für kreisende Erregungen, z. B. WPW- und LGL-Syndrom): HF 150/min – Schmalkomplextachykardie mit verkürzter PQ-Zeit (< 0,12 s), im Ruhe-EKG: Delta-Welle vor dem Kammerkomplex (Abb. D-5-7a)
  - **Breitkomplextachykardien** sind bis zum Beweis des Gegenteils als Kammertachykardie anzusehen (→ Ausnahme supraventrikuläre Tachykardie mit Leitungsblock); Hinweise für eine ventrikuläre Erregungsbildung:
    - verbreiterter QRS-Komplex > 0,14 s, monomorph oder polymorph
    - Lagetyp −90 bis −180 (bizzarer Lagetyp)
    - erkennbare AV-Dissoziation
    - ventrikuläre *capture beats*
    - Merkmale der Kammertachykardie: breiter QRS, monomorphe Kammerkomplexe, Frequenz 120–250 /min (z. B. als Reperfusionsarrhythmie nach Lyse)
- Sonderform der Kammertachykardie → bidirektionale Tachykardie: verformte Kammerkomplexe mit dem Bild alternierender Schenkelblöcke positiv und negativ abwechselnd
- Torsade de pointes („Spitzenumkehrtachykardie"): Frequenzen 150–200/min
- Kammerflimmern: Erregungsfrequenz bis 400/min, ungeordnetes EKG-Muster (keine Komplexe mehr abgrenzbar)

Bradykardie (Herzfrequenz < 60/min)

- AV-Block I°: PQ-Intervall > 0,2 s
- AV-Block II° Typ Mobitz 1: PQ-Intervall > 0,2 s, nach Ausfall eines QRS-Komplexes normale PQ-Zeit oder zunehmende Verlängerung des PQ-Intervalls bis zum Ausfall eines Kammerkomplexes
- AV-Block II° Typ Mobitz 2: meist regelmäßige Blockierung bei der einzelne Vorhofaktionen nicht auf die Kammern übergeleitet werden (z. B. 2:1-, 3:1- oder 4:1-Überleitung)
- AV-Block III°: AV-Dissoziation mit Kammereigenrhythmus
- bradykardes Vorhofflimmern (= Leitungsverzögerung im AV-Knoten): fehlende P-Wellen, Bradyarrhythmia absoluta; bei breiten Kammerersatzschlägen ist ein AV-Block III° anzunehmen
- AV-Knoten-Ersatzrhythmus: breite Kammerkomplexe
- Asystolie: keine Vorhof-/Kammeraktionen erkennbar

Kammerkomplex

- R-Verlust: normalerweise R-Progression von V1–5; ein R-Verlust kann auf einen alten Infarkt hinweisen
- Rechtsschenkelblock: QRS breiter als 0,1 s, RR-Konfiguration bzw. M-Form in V1/2 und plumpes S in V6
- kompletter Linksschenkelblock (= bifaszikulärer Block, s. Abb. D-5-2): plumper, breiter QRS-Komplex in I, aVL, V5/6, Breite > 0,12 s, Linkstyp; **ein neu aufgetretener LSB kann Zeichen einer Myokardischämie sein!**
- linksanteriorer Hemiblock: überdrehter Linkstyp und positives QRS in I und negatives QRS in aVF
- linksposteriorer Hemiblock: überdrehter Rechtstyp mit negativem QRS in I

Tab. D-5-1 (Fortsetzung)

Repolarisation
ST-Strecke
• Die ST-Strecke ist normalerweise isoelektrisch. **Senkung der ST-Strecke** = Repolarisationsstörung (Ischämie, Elektrolytstörungen, Schenkelblock, Hypertrophie)
Infarkt-EKG
• Hebung der ST-Strecke am J-Punkt in 2 oder mehr benachbarten Ableitungen Brustwandableitungen: > 0,2 mV Extremitätenableitungen: > 0,1 mV in anderen Ableitungen • jede Q-Zacke in V1–3 und/oder Q-Zacken > 0,03 s in I, II, aVL, aVF, V4–6
Infarktlokalisation
• streng posteriorer Infarkt: hohe R-Zacke in V1 • posteriorer Hinterwandinfarkt: spiegelbildliche Infarkt-Veränderungen in V1–3 • inferiorer Infarkt: Infarkt-Veränderungen in II, III, aVF (Herzrhythmusstörungen) • Vorderwandinfarkt: Infarktveränderungen in V1–6 • Seitenwandinfarkt: Infarktveränderungen in I, aVL
T-Welle
überhöhte T-Wellen: • zeltförmig, pathologisch erhöht bei Hyperkaliämie • Erstickungs-T bei frühem STEMI, CO-Intoxikation • deutliche Parasympathikotonie (mit Bradykardie) **negative T-Wellen:** • Non-Q-Wave-Infarkt bei instabiler Angina pectoris • Zwischenstadium eines Infarkts • Digitalisierung • nach Tachykardien • linksventrikuläre Hypertrophie • Hyperventilation

D-5.1.2 Arterielle Zugänge und Druckmessung

Beim kardiovaskulären Monitoring mittels arterieller Druckmessung handelt es sich um ein invasives und kontinuierliches Kreislaufmonitoring – z. B. intraoperativ oder bei intensivpflichtigen Patienten – durch einen intraarteriell liegenden Katheter.

■ Vorteile
• Kontinuierliche Blutdruckmessung (inkl. Berechnung des mittleren arteriellen Drucks = MAP) bei hämodynamisch und/oder respiratorisch instabilen Patienten ist möglich (daraus resultiert auch eine kontinuierliche Therapiekontrolle).
• Interpretation der Druckkurve lässt z. B. Rückschlüsse auf die Volumensituation zu.
• Ständiger arterieller Zugang zur Blutentnahme für Labordiagnostik und BGA-Kontrolle vorhanden.

■ Punktionsorte
• **Arteriae radialis**, ulnaris, brachialis, femoralis

■ Durchführung
• *over the needle* oder
• *over the wire* (Seldinger-Technik)

Eine Videoanleitung findet sich unter www.nejm.org → *placement of an arterial line*, April 2006.

Die Over-the-Wire-Technik hat aufgrund der Verwendung eines Führungsdrahts Vorteile bei der Anlage eines arteriellen Katheters in tiefer gelegenen Arterien (A. brachialis, A. femoralis).

Zudem kann der meist flexiblere Katheter den mechanischen Beanspruchungen (z. B. Abknicken) besser Stand halten.

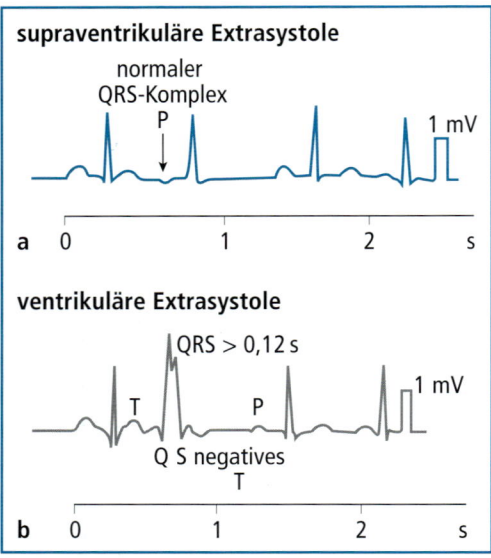

Abb. D-5-1 a) Supraventrikuläre und **b)** ventrikuläre Extrasystole.

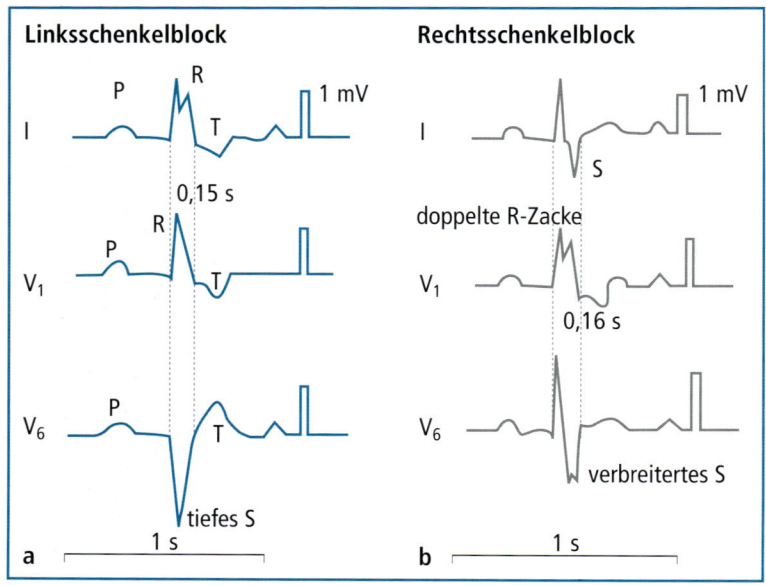

> **Komplikationen**
> - Arterielle Vasospasmen
> - Dissektionen
> - Hämatome
> - Nervenverletzungen
> - Durchblutungsstörungen durch Thromben/ Embolien
> - Infektionen

Für die **Interpretation der arteriellen Druckmessung** sollten verschiedene Aspekte beachtet werden.

Die Druckkurve stellt sich je nach Messort anders dar. Je weiter peripher der Druck gemessen wird, desto höher ist im Verhältnis der systolische Anteil der Kurve und der Druck kann bis zu 20 mm Hg über dem Druck in der Aorta liegen. Da der MAP sich über das Gefäßsystem nicht verändert, sollte dieser als Referenzwert herangezogen werden.

Abb. D-5-2 a) Linksschenkelblock, **b)** Rechtsschenkelblock.

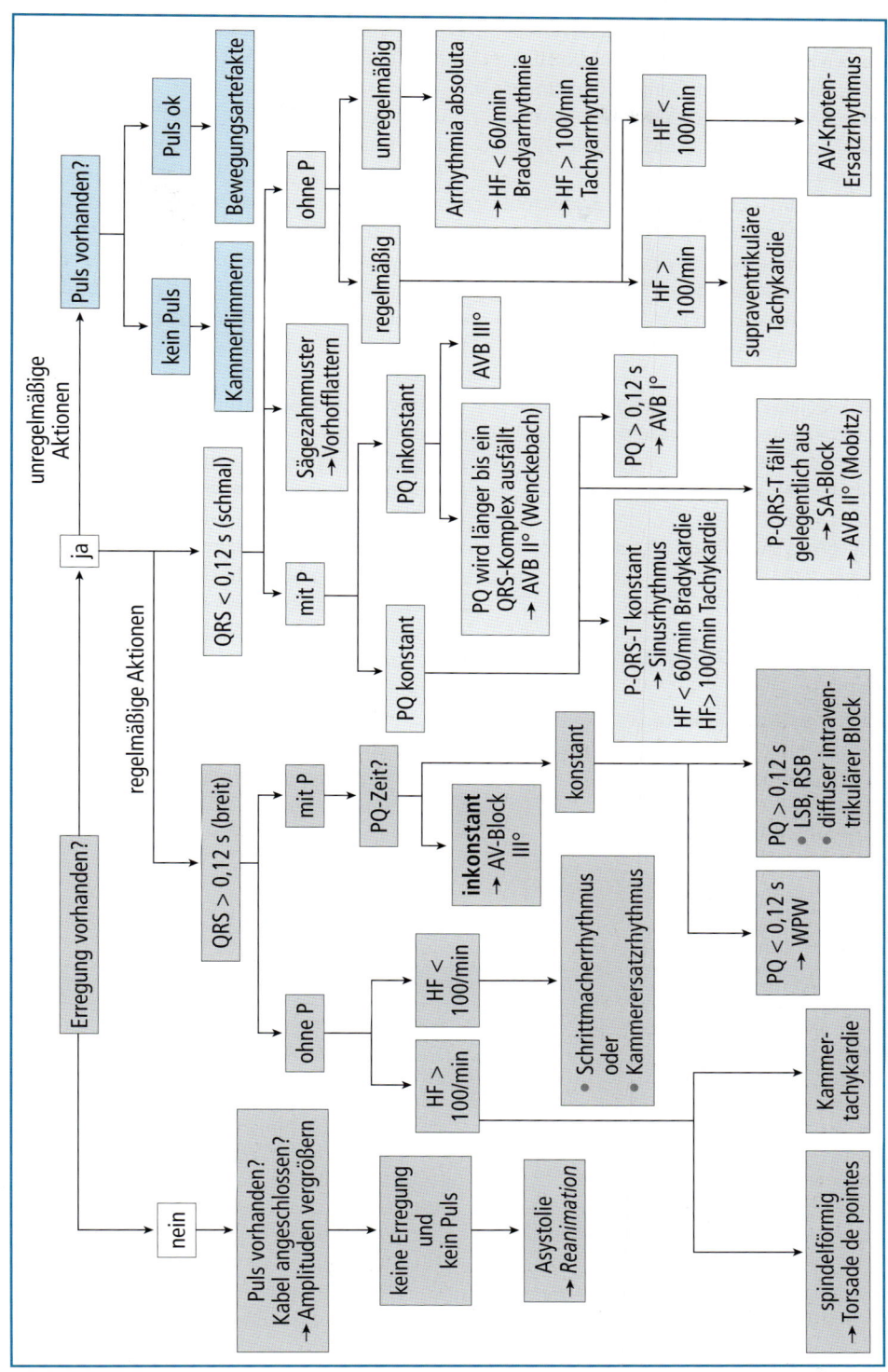

Abb. D-5-3 Algorithmus zur EKG-Diagnostik bei Herzrhythmusstörungen.

Eine Erhöhung des Blutdrucks ist nicht immer gleichzusetzen mit einer Erhöhung des Blutflusses. Bei einer Erhöhung des Gefäßwiderstandes (z. B. Vasokonstriktion unter Katecholamintherapie) erhöht sich zwar der Blutdruck, der Blutfluss kann jedoch abnehmen.

Neben den absolut gemessenen Druckwerten kann die Variation des systolischen Drucks über einen Atemzyklus (*systolic pressure variation* = SPV) als Indikator für die Volumenreagibilität des kardiovaskulären Systems dienen.

Fehlerquellen
- Kein Nullabgleich mit dem Atmosphärendruck
- Falsche Platzierung des Druckaufnehmers
- Abknicken des Messsystems
- Luftblasen im Messsystem (gedämpfte Druckkurven → System spülen)
- „Schleuderkurven" mit falsch hohen Druckwerten

D-5.1.3 Echokardiographie

■ **Vorteile**
- Schnell verfügbar, auch *bedside*
- Gute Beurteilung der kardialen Strukturen und der Herzfunktion
- Nicht invasiv
- Gute Verlaufsbeobachtungsmöglichkeit

- Therapieerfolg sichtbar → erhöhte Kontraktilität, verbesserte Ventrikelfüllung etc.

Zur Verfügung stehen die transthorakale (TTE) und transösophageale Echokardiographie (TEE). Letztere erfordert auf der Intensivstation einen größeren logistischen bzw. organisatorischen Aufwand, mehr Erfahrung in der Anwendung und ist v. a. semiinvasiv, ist jedoch bei bestimmten Fragestellungen der TTE überlegen. Bezüglich der Indikationen bzw. Vor- und Nachteile der beiden Methoden siehe auch Tab. D-5-2.

Bei Intensivpatienten mit einer akuten hämodynamischen Verschlechterung ist oftmals eine *goal-directed* oder fokussierte Echokardiographie zur Ersteinschätzung durch den „Intensivarzt" sinnvoll und ausreichend. Diese beinhaltet eine Einschätzung der links- und rechtsventrikulären Funktion, der perikardialen Räume (Erguss, Tamponade) und des Volumenstatus. Eine Beurteilung der Klappenfunktion und der großen Gefäße ist meistens schwieriger und bedarf einer gewissen Erfahrung.

Weitere ausführliche Informationen finden sich in der Publikation „ Manual zur Indikation und Durchführung der Echokardiographie" von Buck et al. 2009 (über http://leitlinien.dgk.org).

Tab. D-5-2 Indikationen für TTE und TEE.

Indikationen TTE	Indikationen TEE
• Diagnostik der hämodynamischen Instabilität • Pumpversagen • Hypovolämie • Kardiomyopathien (DCM, HCM, HOCM) • Rechtsherzbelastung (z. B. Lungenembolie) • akute Klappeninsuffizienz, dekompensierte Aortenstenose • Herzbeuteltamponade • Verlaufskontrolle der Pumpfunktion unter Therapie (z. B. Volumentherapie, Inotropika)	• Aortendissektion • Beurteilung von künstlichen Herzklappen • Abklärung kardialer Thromben/Endokarditis • intrakardiale Thromben, insbesondere Vorhofohr, Ventrikelthromben besser in der TTE • Rechts-links-Shunt bei ASD, VSD, PFO • schlechte Schallbedingungen für TTE: Übergewicht, Lungenemphysem, mechanische Beatmung mit hohem PEEP, Drainagen, thorakales Verbandmaterial, thorakale Wunden
ASD = Vorhofseptumdefekt, DCM = dilatative Kardiomyopathie, HCM = hypertrophische Kardiomyopathie, HOCM = hypertroph-obstruktive Kardiomyopathie, PFO = persistierendes Foramen ovale, VSD = Ventrikelseptumdefekt	

⚠️ **Cave:** Beim Intensivpatienten kann im Gegensatz zum „Nichtintensivpatienten" das echokardiographische Bild durch künstliche Beatmung, Sedierung, einen veränderten Gefäßwiderstand durch Änderungen der Blutgaskonzentrationen, Inotropika, Antihypertensiva und Schrittmacheraktivität beeinflusst werden. Auch die Untersuchungsbedingungen sind häufig schlechter und schränken die Beurteilbarkeit ein. Die speziellen Bedingungen müssen in die Beurteilung einbezogen und beispielsweise die Normalwerte der Messergebnisse in diesem Zusammenhang angepasst bzw. relativiert werden.

D-5.1.4   ZVD-Messung

Die ZVD-Messung ist Bestandteil des invasiven Kreislaufmonitorings, z. B. zur Abschätzung der kardialen Vorlast und des Volumenstatus, zur Erkennung des kardialen Rückwärtsversagens (= mangelnde Entleerung einer oder beider Ventrikel) oder einer Perikardtamponade. Gerade deutliche Änderungen des ZVD im Verlauf sollten weitere diagnostische Maßnahmen nach sich ziehen.

Die **Messung der zentralvenösen Sättigung** ($S_{cv}O_2$) gibt Hinweise auf die Sauerstoffextraktion aus dem arteriellen Blut und spiegelt damit das Verhältnis zwischen Sauerstoffangebot und -verbrauch wieder; ein akuter Abfall des $S_{cv}O_2$ spricht für ein Missverhältnis. $S_{cv}O_2$ ist ein einfacher Parameter zur Abschätzung des Herzzeitvolumens: < 70 % = niedriges HZV, > 80 % = sicher normale bis hyperdyname Kreislaufsituation (z. B. bei septischem Schock). Hierüber kann die Entscheidung unterstützt werden ob Vasopressoren oder Inotropika erforderlich sind.

Weitere Indikationen für einen ZVK sind: parenterale Ernährung, Therapie mit vasoaktiven Substanzen (s. a. Kap. B-2, S. 89).

Der Stellenwert der ZVD-Messung ist (durch neuere Entwicklungen, z. B. PiCCO®-System) in den letzten Jahren gesunken, da die Korrelation zwischen ZVD und rechtsventrikulärer Vorlast oder der Volumenreagibilität des kardiovaskulären Systems schlecht und der ZVD ein ungenauer Parameter ist. Ursachen

dafür sind beispielsweise die hohe Compliance des rechten Vorhofs, aber auch verschiedene Faktoren wie z. B. fehlerhafte Messung bei Trikuspidalklappeninsuffizienz und die Abhängigkeit bzw. Beeinflussbarkeit durch Beatmung, Körperposition, Lungenerkrankungen, Volumenzustand etc.

D-5.1.5   PiCCO®-System

Die PiCCO®-Technologie kombiniert die transpulmonale Thermodilution und die Pulskonturanalyse, aus deren Analyse verschiedene Parameter berechnet und zur Steuerung der Volumen- und Katecholamintherapie herangezogen werden können. Die neue Gerätegeneration der Fa. PULSION heißt PiCCO®₂ und kombiniert die ursprünglichen Messungen des PiCCO®-Systems mit der Messung der zentralvenösen Sättigung (mittels fiberoptischer Oxymetrie über den ZVK).

Vorteil des PiCCO®-Systems ist, dass beim intensivpflichtigen Patienten – der ohnehin einen ZVK und eine arterielle Druckmessung benötigt – kein zusätzlicher Katheter erforderlich ist. **Platzierungsorte** für PiCCO®-Katheter (Erwachsene) sind ZVK plus

- A. axillaris: 4F-Katheter, 8 cm
- A. brachialis: 4F-Katheter, 16 oder 22 cm
- A. femoralis: 5F-Katheter, 20 cm
- A. radialis: 4F-Katheter, 50 cm

Weitere Informationen unter www.pulsion.de → Produkte).

Mit dem PiCCO®-System können anhand der gemessenen Parameter folgende Fragen beantwortet werden:
Wie ist der aktuelle kardiale Zustand?
Herzzeitvolumen (HZV)
Wie ist die kardiale Vorlast?
globales enddiastolisches Volumen (GEDV)
Kann das Volumen das HZV erhöhen?
Schlagvolumenvariation (SVV)
Wie ist die Nachlast?
systemischer vaskulärer Widerstand (SVR)

Sind die Lungen noch „trocken"?
extravaskuläres Lungenwasser (EVLW)
Wie ist die kardiale Kontraktilität?
globale Auswurffraktion (GEF),
Druckanstiegsgeschwindigkeit (dPmx)

D-5.2 Herzrhythmusstörungen

Bei Herzrhythmusstörungen werden die folgenden grundlegenden Strategien empfohlen.

> [!] Außer bei hämodynamisch instabilen oder lebensbedrohlichen Herzrhythmusstörungen gilt:
> - Diagnostik möglichst vor Therapie (12-Kanal-EKG, Labordiagnostik inklusive Bestimmung des Medikamentenspiegels);
> - *treat the patient, not the monitor;*
> - kausale Therapie möglichst vor symptomatischer Behandlung (z. B. KHK- oder Herzinsuffizienz-Therapie optimieren).

D-5.2.1 Bradykardie

Einteilung und Ursachen
Bradykardien werden eingeteilt in:
- Sinusknoten-Syndrom (Sinusbradykardie, sinuatrialer Block, Sinusknotenstillstand → Adam-Stokes-Anfälle);
- AV-Blockierungen (s. a. Abb. D-5-4):
  - AV-Block I°: Verlängerung der PQ-Zeit auf > 0,20 s;
  - AV-Block II°, Typ Mobitz 1 (Wenckebach, suprahisär): zunehmende PQ-Intervalle bis eine Überleitung ausfällt;
  - AV-Block II°, Typ Mobitz 2 (infrahisär): normale oder verlängerte PQ-Zeit mit plötzlichem Ausfall eines QRS-Komplexes.

  Wird von 2 Sinusknotenerregungen eine übergeleitet, handelt es sich um einen 2:1-Block (wobei nicht unterschieden werden kann, ob es ein AV-Block II°

Das Konzept der „5A" und die B-, C- und D-Strategie (nach Trappe 2010) zur notfallmäßigen Behandlung von Herzrhythmusstörungen		
Strategie	**Maßnahme**	**Indikation (Kontraindikation)**
A	Adenosin – fraktioniert 6–12–18 mg i. v.	supraventrikuläre Tachykardie, Schmalkomplextachykardie, (Vorhofflimmern, WPW-Syndrom)
A	Ajmalin – 50–100 mg i. v. (über 5 min)	supraventrikuläre Tachykardie, Kammertachykardie, (Tachykardie unklaren Ursprung)
A	Adrenalin – (wiederholt) 1 mg i. v.	Asystolie und pulslose elektrische Aktivität im Rahmen der kardiopulmonalen Reanimation
A	Amiodaron – 300 mg i. v.	Kammertachykardie, Kammerflimmern, Vorhofflimmern
A	Atropin – 0,5–1 mg i. v. (Maximaldosis 3 mg)	Bradykardie, Asystolie
B	Betarezeptorenblocker (Metoprolol; Esmolol [kurz wirksam = besser steuerbar])	Frequenzkontrolle bei tachykardem Vorhofflimmern/Vorhofflattern
C	Cardioversion (EKG-synchroner Elektroschock)	hämodynamisch instabile ventrikuläre und supraventrikuläre Tachykardien maximal 1 Antiarrhythmikum versuchen, danach Kardioversion
D	Defibrillation (monophasisch 360 J, biphasisch 15–200 J)	Kammerflimmern

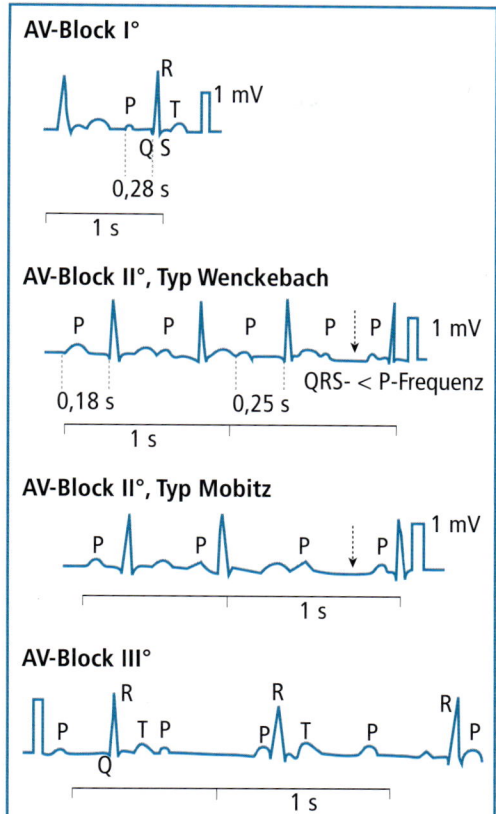

AV-Block I°

0,28 s

1 s

AV-Block II°, Typ Wenckebach

0,18 s

0,25 s

QRS- < P-Frequenz

1 s

AV-Block II°, Typ Mobitz

1 s

AV-Block III°

1 s

Abb. D-5-4 AV-Blockierungen im EKG. Erläuterungen im Text.

Mobitz 1 oder 2 ist), wird von 3 Vorhoferregungen eine übergeleitet liegt ein 3:1-Block vor. **Cave:** Gefahr eines Übergangs in einen AV-Block III°;
– AV-Block III°: Dissoziation der Vorhof- und Kammererregung, d. h. P-Wellen ohne Beziehung zu den verlangsamten Kammerkomplexen;
- bradykardes Vorhofflimmern (= Überleitungsverzögerung im AV-Knoten);
- AV-Knoten-Ersatzrhythmus;
- Asystolie.

Als **Ursachen** kommen infrage:
- Medikamente (Betarezeptorenblocker, Digitalispräparate, Calciumkanalblocker);

- Elektrolytstörungen (z. B. Hyperkaliämie, -kalzämie, -magnesiämie);
- KHK, Myokardischämie → höhergradige AV-Blockierungen (oftmals vorübergehend) häufig im Rahmen eines Koronarsyndroms;
- Myokarditis, Endokarditis;
- Endstadium der Herzinsuffizienz/Pumpversagen;
- dilatative Kardiomyopathie;
- Anämie, Blutverlust;
- gesteigerter Hirndruck, zerebrale Ischämie/ Blutung, Subarachnoidalblutung;
- Hypothermie;
- Infektionen/Sepsis;
- endokrine Störungen (z. B. Hypothyreose, Hypoadrenalismus);
- erhöhter Vagotonus;
- Zustand nach kardiochirurgischem Eingriff (v. a. nach Klappenoperationen);
- Schrittmacherdysfunktion/-versagen.

Diagnostik
- Klinik: variabel, bei hämodynamisch relevanten Bradykardien: Schwindel, Synkopen, Adam-Stokes-Anfälle, manifeste Herzinsuffizienz/kardiogener Schock
- Ruhe-EKG inklusive Rhythmusstreifen → bei breiten QRS-Komplexen Annahme einer infrahisären – und damit höhergradigen und bedrohlicheren – AV-Blockierung III°
- Echokardiographie
- Labor inkl. Elektrolyte
- Blutgasanalyse
- Temperaturmessung

Therapie
- Ursachenbeseitigung (z. B. Absetzen der Medikamente, Therapie von Elektrolytentgleisung, Hypoxie, Unterkühlung)
- Herz-Kreislauf-Monitoring (kontinuierliches EKG, Pulsoxymetrie, regelmäßige Blutdruckmessungen)
- bei Kreislaufversagen → **Reanimation**
- medikamentöse Therapie (s. Tab. D-5-3)
- bei therapieresistenten bzw. anhaltenden und **kreislaufwirksamen** Bradykardien (AV-Block II° Typ Mobitz 2, AV-Block III°):

Tab. D-5-3 Medikamentöse Therapie von bradykarden Herzrhythmusstörungen.

Wirkstoff (Handelsnamen)	Wirkmechanismus	Dosierung	HWZ	Anmerkungen
Atropin	Parasympatholytikum → Erhöhung der Sinusknotenautomatie + der AV-Überleitung	0,5–1,5 mg i. v.; max. 3 mg	ca. 2 h	keine Indikation bei infrahisären AV-Blockierungen („Wer Gas geben will, muss die Handbremse lösen.")
Ipratropiumpromid (Itrop®)		0,5–1 mg i. v.	ca. 4–6 h	
Orciprenalin (Alupent®)	Sympathomimetikum	0,25–0,5 mg i. v.	6 h	hohe Rate unerwünschter Nebenwirkungen (z. B. Tachyarrhythmie), Indikation fraglich
Adrenalin (Suprarenin®)	Sympathomimetikum → Stimulation kardialer Beta-1-Rezeptoren	titriert in 0,1- bis 0,2-mg-Dosen (1 mg/10 ml)	1–3 min	Verstärkung kardialer Ischämien, proarrhythmische Effekte mit ventrikulären Tachyarrhythmien
Theodrenalin + Cafedrin (Akrinor®)	Sympathomimetika	½–1 Amp. i. v. oder i. m.	1 h	–

– Anlage eines passageren Schrittmachers, extern (= transkutan) via Pads oder intern (= transvenös) z. B. via Vena jugularis, cephalica oder subclavia (möglichst links, wegen möglicher dauerhafter Pacer-Anlage rechts); unter Durchleuchtung auch femorale Anlage denkbar (z. B. im Rahmen einer perkutanen Koronarintervention)
– bei transkutaner Stimulation Analgosedierung notwendig
– Einstellung der Stromstärke (50–100 mA) bis eine Herzaktion erkennbar (Pulsoxymeterkurve) und fühlbar ist (z. B. Femoralispuls tastbar). Das EKG ist bei transkutaner Stimulation nicht verwertbar.

Transvenöse passagere Schrittmacher können meist in einen starrfrequenten oder einen Demand-Modus eingestellt werden. Bei Letzterem wird eine Minimalfrequenz eingestellt, bei deren Unterschreitung der Pacer mit der Stimulation beginnt.
Die zeitnahe dauerhafte Pacer-Implantation ist mit Kardiologen und Gefäß-/Thoraxchirurgen zu besprechen.

Ein Therapiealgorithmus bei bradykarden Herzrhythmusstörungen ist in Abb. D-5-5 zu finden.

D-5.2.2 Tachykardie

Grundlagen
Nach dem **Ursprungsort** werden unterschieden:
- **supraventrikuläre** Tachykardien:
  - Vorhofflimmern,
  - Vorhofflattern,
  - AV-Knoten-Reentry-Tachykardien,
  - atrioventrikuläre Reentry-Tachykardien bei akzessorischen Leitungsbahnen,
  - ektope atriale Tachykardien,
  - Sinustachykardie;
- **ventrikuläre** Tachykardien:
  - monomorphe ventrikuläre Tachykardien,
  - polymorphe ventrikuläre Tachykardien,
  - Long-QT-Syndrom/Torsade de pointes (ausgelöst durch Einfall einer ventrikulären Extrasystole in eine vorausgehende T-Welle; häufig selbst limitierend, jedoch Gefahr des Übergangs in Kammerflimmern),
  - Kammerflattern,
  - Kammerflimmern.

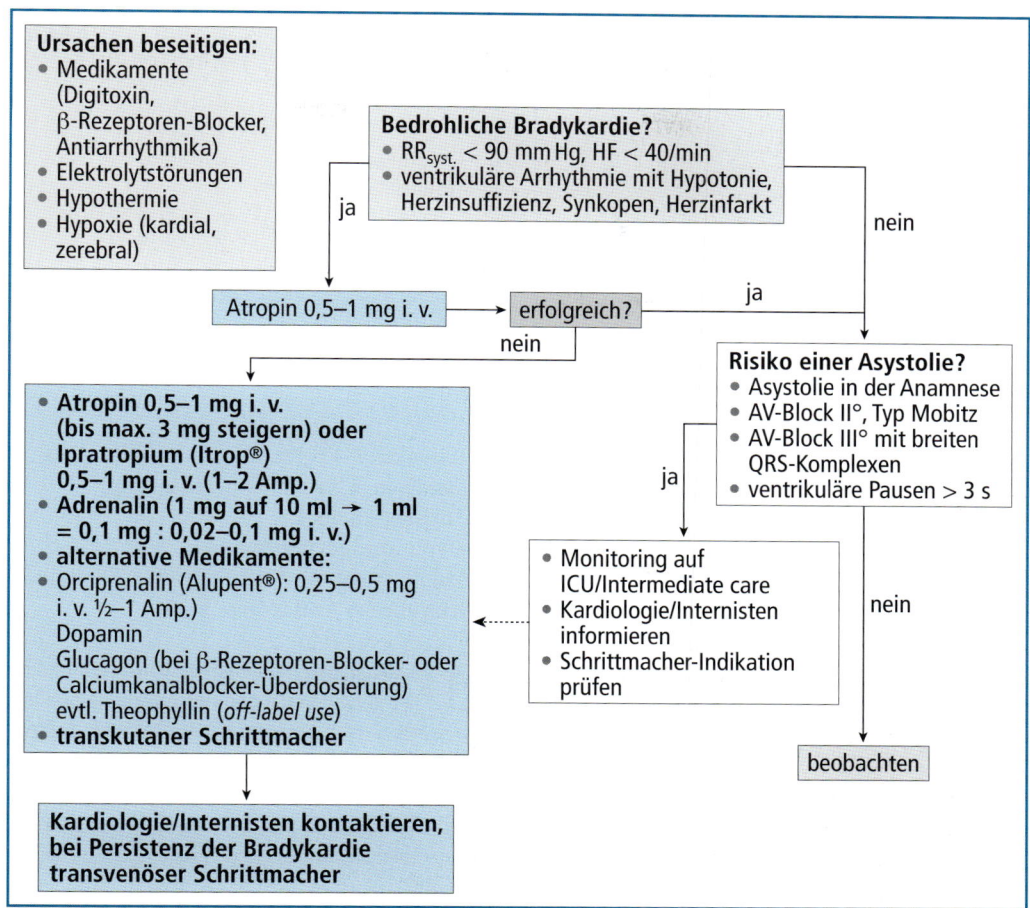

Ursachen beseitigen:
- Medikamente (Digitoxin, β-Rezeptoren-Blocker, Antiarrhythmika)
- Elektrolytstörungen
- Hypothermie
- Hypoxie (kardial, zerebral)

Bedrohliche Bradykardie?
- RR$_{syst.}$ < 90 mm Hg, HF < 40/min
- ventrikuläre Arrhythmie mit Hypotonie, Herzinsuffizienz, Synkopen, Herzinfarkt

ja → Atropin 0,5–1 mg i. v. → erfolgreich?

nein

ja

nein

- **Atropin 0,5–1 mg i. v. (bis max. 3 mg steigern) oder Ipratropium (Itrop®) 0,5–1 mg i. v. (1–2 Amp.)**
- **Adrenalin (1 mg auf 10 ml → 1 ml = 0,1 mg : 0,02–0,1 mg i. v.)**
- **alternative Medikamente:**
- Orciprenalin (Alupent®): 0,25–0,5 mg i. v. ½–1 Amp.) Dopamin Glucagon (bei β-Rezeptoren-Blocker- oder Calciumkanalblocker-Überdosierung) evtl. Theophyllin (*off-label use*)
- **transkutaner Schrittmacher**

Risiko einer Asystolie?
- Asystolie in der Anamnese
- AV-Block II°, Typ Mobitz
- AV-Block III° mit breiten QRS-Komplexen
- ventrikuläre Pausen > 3 s

ja

- Monitoring auf ICU/Intermediate care
- Kardiologie/Internisten informieren
- Schrittmacher-Indikation prüfen

nein

beobachten

Kardiologie/Internisten kontaktieren, bei Persistenz der Bradykardie transvenöser Schrittmacher

Abb. D-5-5 Algorithmus Bradykardie (mod. nach ERC 10/2010).

Nach **EKG-morphologischen Merkmalen** können tachykarde Herzrhythmusstörungen mit schmalen oder breiten QRS-Komplexen sowie regelmäßigem oder unregelmäßigem Rhythmus unterschieden werden. Eine Übersicht liefern die Tab. D-5-4 und die Abb. D-5-6 bis D-5-8.

Als **Ursachen** kommen infrage:
- idiopathische Genese;
- Stress, Schmerzen, Angst;
- Anstrengung (z. B. respiratorische Erschöpfung);
- Volumenmangel;
- Elektrolytstörungen (Hyper-, Hypokaliämie);
- Anämie;

- Infektion, Fieber;
- Lungenembolie (wenn höhergradig, dann meist auch Blutdruckabfall);
- Perikarderguss mit drohender Tamponade (→ Blutdruckabfall);
- KHK, kardiale Ischämie (stabile Angina pectoris);
- dilatative, restriktive, hypertroph-obstruktive Kardiomyopathie;
- hypertensive Herzkrankheit mit kardialer Hypertrophie;
- Endokarditis, Myokarditis, Perikarditis;
- Klappenvitien;
- Herzinsuffizienz, kardiales Pumpversagen;
- Herztumoren;

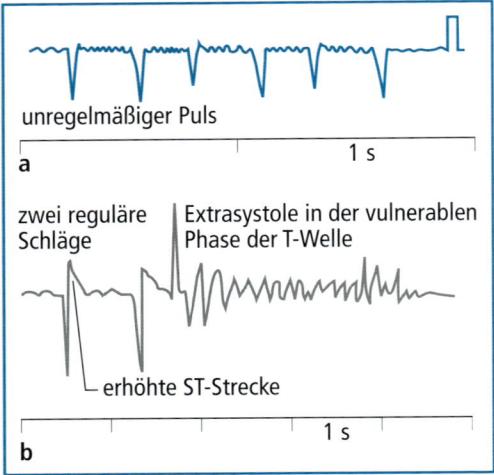

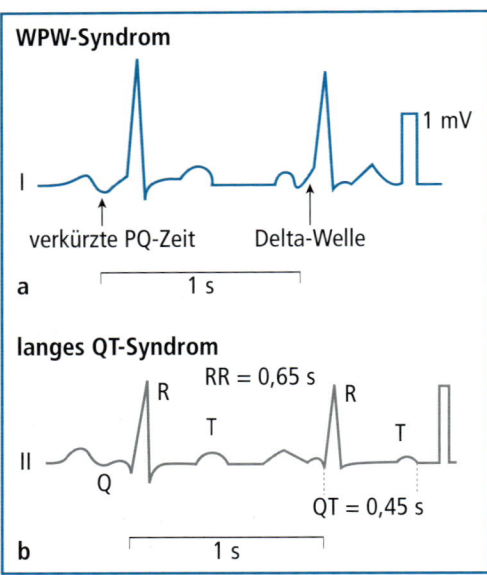

Abb. D-5-6 a) Vorhofflimmern und **b)** Kammerflimmern.

WPW-Syndrom

verkürzte PQ-Zeit   Delta-Welle

langes QT-Syndrom

Abb. D-5-7 a) WPW-Syndrom mit verkürzter PQ-Zeit und Delta-Welle, **b)** Long-QT-Syndrom mit Verlängerung des QT-Intervalls.

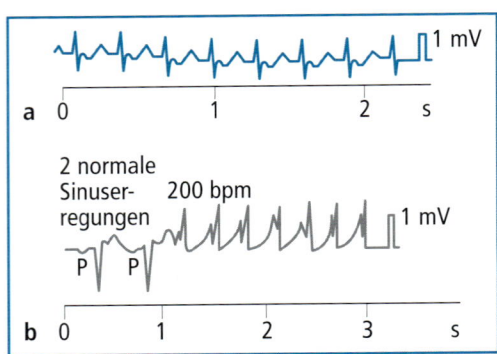

Abb. D-5-8 a) Vorhoftachykardie, **b)** Kammertachykardie.

- Ionenkanal-Erkrankungen (z. B. Brugada-Syndrom = Natriumkanal-Störung);
- Toxine (Alkohol);
- Hypo- und Hyperthyreose;
- Medikamente (Antiarrhythmika, Digitalis, trizyklische Antidepressiva).

⚠️ Medikamente mit einem gesicherten Risiko für QT-Intervall-Verlängerung/Torsade-de-pointes-Tachykardien (s. a. www.torsades.org und Wenzel-Seifert 2011): Amiodaron, Chinidin, Chloroquin, Chlorpromazin, Clarithromycin, Disopyramid, Domperidon, Erythromycin, Haloperidol, Levacetylmethadol, Methadon, Pentamidin, Procainamid, Sotalol, Thioridazin.

Die („normale") QT-Zeit ist von der Herzfrequenz abhängig: Je höher die Herzfrequenz, desto geringer wird die QT-Zeit (s. Tab. D-5-5).

Diagnostik

- Das klinische Bild bei Herzrhythmusstörungen kann von asymptomatisch bis hin zum Herz-Kreislauf-Stillstand reichen. Tachykardien können paroxysmal auftreten, wenige Sekunden bis Stunden andauern oder als dauerhafte Tachykardie imponieren. Sie können plötzlich beginnen und enden (typisch bei Reentry-Tachykardien) oder langsam anfangen und ein langsames Ende haben. Zeichen einer hämodynamisch relevanten Tachykardie sind Angst, Unruhe, Schweißausbruch und arterielle Hypotonie sowie Bewusstseinsstörungen.

Tab. D-5-4 Tachykarde Herzrhythmusstörungen – Einteilung nach morphologischen und rhythmischen Kriterien.

QRS-Komplex	Regelmäßig	Unregelmäßig
Schmaler QRS-Komplex (80–100 ms)	• Reentry-Tachykardie bei Präexzitationssyndrom (WPW-Syndrom) mit orthodromer Reizleitung • AV-Knoten-Reentry-Tachykardie • fokale atriale Tachykardie • Vorhofflattern mit regelmäßiger Überleitung	• Vorhofflimmern • Vorhofflattern mit wechselnder Überleitung
Breiter QRS-Komplex (> 120 ms)	• ventrikuläre Tachykardie • supraventrikuläre Tachykardie mit funktionellem tachykardiebedingtem oder permanentem Leitungsblock. **Cave:** Jede SVT kann mit breiten Kammerkomplexen einhergehen, daher im Zweifelsfall von dem *worst case* = Kammertachykardie ausgehen. • Reentry-Tachykardie bei akzessorischer Leitungsbahn (WPW) und antidromer Reizleitung	• polymorphe ventrikuläre Tachykardie • Vorhofflimmern mit Leitungsblock • Vorhofflimmern beim WPW-Syndrom
WPW-Syndrom = Wolff-Parkinson-White-Syndrom		

Tab. D-5-5 Abhängigkeit der QT-Zeit von der Herzfrequenz.

Herzfrequenz (Schläge/min)	QT-Zeit (s)
60	0,35–0,43
70	0,32–0,40
80	0,30–0,37
90	0,29–0,35
100	0,27–0,33

- 12-Kanal-EKG (inkl. Rhythmusstreifen), relevante Fragen an das EKG bei Tachykardien:
  - Schmalkomplextachykardie versus Breitkomplextachykardie (QRS > 120 ms)
  - Tachykardie regelmäßig versus unregelmäßig (RR-Abstände betrachten)
  - Sind P-Wellen erkennbar? Abstand der P-Wellen?
- Labor (Blutbild → Anämie? CRP → Entzündung? Elektrolyte, Troponin → Koronarsyndrom? D-Dimere → Lungenembolie?
- Blutdruck (kreislaufwirksame Tachykardie?)
- S_pO_2- und BGA-Kontrolle/Monitoring
- Anamnese: Kardiale Vorerkrankungen?

Therapie

⚠ **Vor der Therapie** sollte wenn möglich immer eine Klassifizierung der Tachykardie angestrebt werden! Expertenrat einholen!
Bei Breitkomplextachykardien den schlimmsten Fall annehmen, also eine ventrikuläre Tachykardie – insbesondere bei bekannter struktureller Herzerkrankung – und mit kardiopulmonaler Reanimation rechnen.

- Bei hämodynamisch instabiler Tachykardie oder Kammerflimmern → Kardioversion bzw. Defibrillation („**Defi-Formel** = je mehr ‚Oh-mein-Gott-Zeichen' beim Arzt ausgelöst werden, desto eher Strom"). In verschiedenen Studien konnte gezeigt, dass eine biphasische Defibrillation der monophasischen Stromabgabe überlegen ist (Erfolgsraten > 98 % versus 67–98 %).
- Ursachenbeseitigung
- Vagusmanöver (Valsalva-Manöver, Karotisdruck)
- Bei beobachtetem Einsetzen von ventrikulärer Tachykardie/Kammerflimmern evtl. präkordialer Faustschlag bei fehlender Defibrillationsmöglichkeit

- Medikamentöse Therapie (Antiarrhythmika, s. Tab. D-5-6)
- Bei anhaltenden bzw. rezidivierenden hämodynamisch wirksamen ventrikulären Tachykardien ohne behandelbare oder vermeidbare Ursache besteht die Indikation zur

Implantation eines Kardioverter-Defibrillators (ICD).

Ein Diagnostik- und Therapiealgorithmus der tachykarden Herzrhythmusstörungen findet sich in Abb. D-5-9.

Tab. D-5-6 Antiarrhythmika zum Einsatz bei tachykarden Rhythmusstörungen.

Wirkstoff (Handelsnamen)	Wirkung	Applikation/ Dosierung	Halbwertzeit	Hinweise, UAW
Adenosin (Adrekar®)	Hemmung von K^+-Kanälen im Sinus- und AV-Knoten → Hemmung der AV-Überleitung	initial Gabe von 6 mg i.v., bei fehlendem Erfolg nach jeweils 2 min → 12 → 18 mg i.v. (rasch applizieren, „im Schuss")	5–10 s	Indikation: therapeutisch bei AV-nodalen Reentry-Tachykardien, diagnostisch bei fokal-atrialer Tachykardie und Vorhofflattern zur Demaskierung der zugrunde liegenden Vorhofaktivität Kontraindikation: bei Vorhofflimmern und WPW UAW: Flush, Schwindel, AV-Block, Bronchokonstriktion (Antidot: Theophyllin)
Ajmalin (Gilurytmal®)	Hemmung des Na^+-Einstroms	langsame Applikation 50–100 mg i.v., 20–50 mg/h via Perfusor	~ 20 min	negativ inotrop, daher Kontraindikationen beim Koronarsyndrom oder kardialer Dekompensation
Amiodaron (Cordarex®)	Blockade von spannungsabhängigen K^+-Kanälen	300 mg i.v., danach 900–1200 mg über 24 h via Perfusor	20–100 d	Wechselwirkung mit Digoxin (Erhöhung des Digoxinspiegels), in Kombination mit Betarezeptorenblockern und Calciumkanalblockern Bradykardien und AV-Blockierungen möglich; Schilddrüsendysfunktion (Gefahr der thyreotoxischen Krise)
Digoxin (Lanicor®)	Hemmung der Na^+/K^+-ATPase	2–3 × 0,25 mg i.v. in 24 h	36–48 h	Digitalispräparate wirken: positiv inotrop, negativ chronotrop und negativ dromotrop; keine antiarrhythmische Wirksamkeit, lediglich Frequenzkontrolle bei Vorhofflimmern UAW: Bradykardien, AV-Blockierungen, ventrikuläre Herzrhythmusstörungen, Übelkeit/Erbrechen
Digitoxin (Digimerck®)		1–2 × 0,25 mg i.v. in 24 h	7–9 d	
Esmolol (Breviblock®)	kurz wirksamer Betarezeptorenblocker	50–100 mg i.v.	5–15 min	UAW: negativ inotrop, negativ chronotrop
Metoprolol (Beloc®)	Betarezeptorenblocker	5–10 mg i.v.	3–4 h	negativ inotrop, negativ chronotrop
Verapamil (Isoptin®)	Calciumkanalblocker	5–10 mg i.v.	4–5 h	negativ inotrop, negativ chronotrop Kontraindikation: WPW-Syndrom

Tab. D-5-6 (Fortsetzung)

Wirkstoff (Handelsnamen)	Wirkung	Applikation/ Dosierung	Halbwertzeit	Hinweise, UAW
Magnesium	physiologischer Calciumkanalblocker	2 g als Bolus i. v., ggf. Dauerinfusion		Indikation: Torsade-de-pointes-Tachykardien

Es sollten nur Antiarrhythmika eingesetzt werden, die dem Arzt hinsichtlich Indikation, Wirkung und Nebenwirkung bekannt sind („trial and error" kann häufig auch zu vermehrten „Error-Ereignissen" führen)!
Eine „polypragmatische" Therapie mit Medikamenten-Cocktails ist meist nicht sinnvoll, da die Wirkung und v. a. die Nebenwirkungen (z. B. proarrhythmische Effekte) nicht abgeschätzt werden können.
Typische Nebenwirkungen von Antiarrhythmika sind:
- negative Inotropie → Hypotonie,
- negative Chronotropie →Bradykardie,
- proarrhythmische Effekte bis hin zu Kammerflimmern.

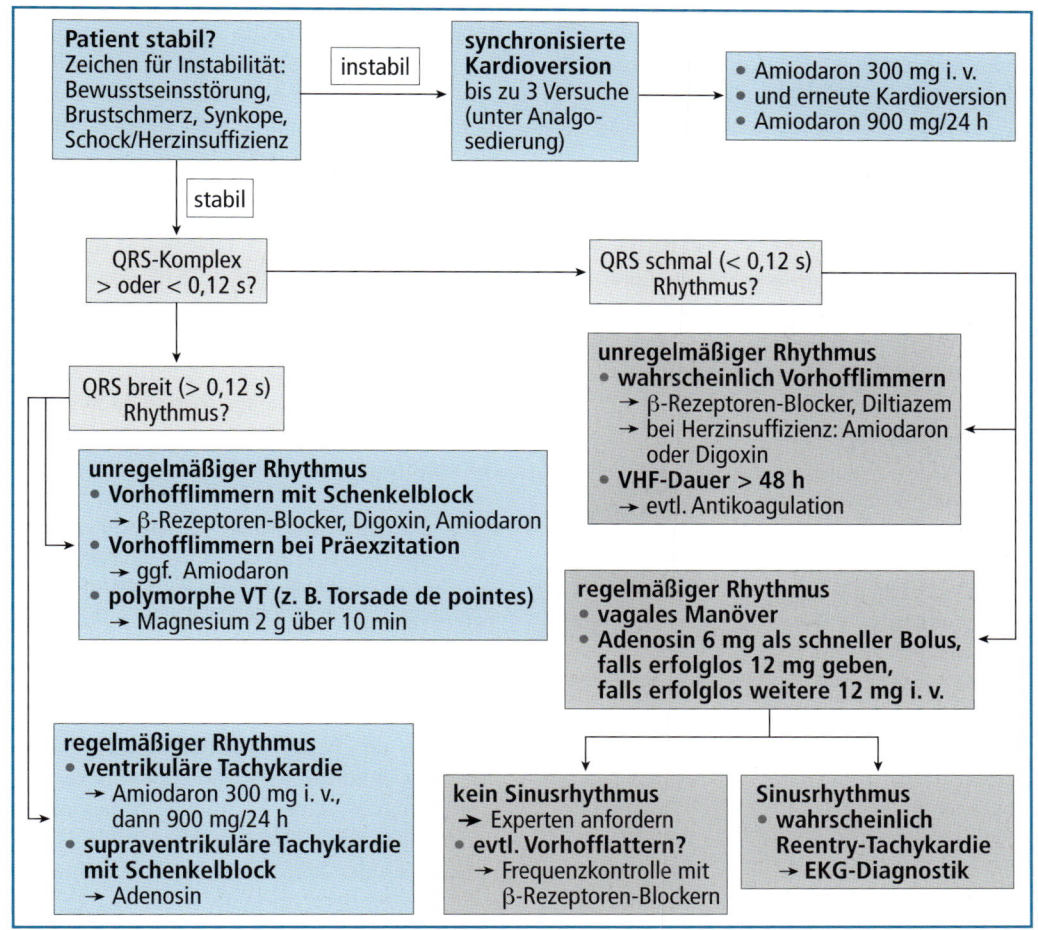

Abb. D-5-9 Algorithmus Tachykardie (mod. nach ERC 10/2010).

D-5.2.3 Vorhofflimmern

Grundlagen

Vorhofflimmern (VHF) ist für ca. 15 % der Schlaganfälle verantwortlich zu machen. Die Patienten mit VHF haben gegenüber Patienten mit einem Sinusrhythmus ein ca. 6-fach erhöhtes Schlaganfallrisiko. Bei VHF liegt eine chaotische, hochfrequente elektrische Aktivität (5–8 Erregungen/s) in den Vorhöfen vor. Der AV-Knoten filtert diese und leitet nur 0,5 bis 4 Erregungen pro Sekunde auf die Kammern über.
Unterschieden werden:
- **valvuläres VHF**, mit Schädigung der Herzklappen (z. B. rheumatische Mitralklappenstenose) und daher hohem Thromboembolierisiko,
- **nichtvalvuläres VHF** mit begleitenden Risikofaktoren (z. B. Herzinsuffizienz, arterielle Hypertonie, Diabetes mellitus),
- **alleiniges Vorhofflimmern** *(lone atrial fibrillation)* ohne Risikofaktoren.

Hinsichtlich des zeitlichen Verlaufs wird unterschieden in:
- **erste Episode:** erstmalig erfasste Episode eines VHF, weitere Einteilung kann dann ggf. im Verlauf erfolgen;
- **paroxysmales VHF:** selbst limitierend meist innerhalb von 48 h;
- **persistierendes VHF:** Dauer > 7 Tage oder Unterbrechung mittels Kardioversion erforderlich;
- **lang anhaltendes persistierendes VHF:** Dauer > 1 Jahr wenn eine Rhythmuskontrolle erfolgen soll;
- **permanentes VHF:** dauerhaftes Vorhofflimmern.

Therapie

Bei symptomatischen Patienten mit hohem Leidensdruck sollte eine rhythmuserhaltende Therapie in Erwägung gezogen werden. Bei asymptomatischen Patienten ist eine Frequenzkontrolle und eine adäquate Antikoagulation der rhythmuserhaltenden Behandlung nicht unterlegen (Testa et al. 2007).

Entscheidend sind:
- die **Regulation der Herzfrequenz** bei permanentem VHF (s. Tab. D-5-7) und
- die **Antikoagulation**.

Bei permanentem Vorhofflimmern mit weiteren Risikofaktoren (s. Tab. D-5-8) und auch bei Kardioversion und Rhythmuserhalt ist zur Reduktion von thromboembolischen Ereignissen eine Antikoagulation notwendig (Leitlinien ESC 2010). Diesbezüglich werden aktuell in der Langzeittherapie v. a. Vitamin-K-Antagonisten eingesetzt.
In der RE-LY-Studie (über 18 000 Patienten mit Vorhofflimmern, Vergleich Warfarin versus Dabigatran; Connolly 2009; Diener 2010) konnte gezeigt werden, dass der **orale direkte Thrombinantagonist Dabigatran** in einer Dosierung von 2 × 150 mg bei Patienten mit Vorhofflimmern eine geringere Rate an Schlaganfallereignissen bedingt, bei insgesamt vergleichbarer Blutungsrate, jedoch mit einer reduzierten Rate an intrakraniellen Blutungen (und fehlenden Hinweisen auf eine Hepatotoxizität). In der aktuell empfohlenen Dosierung von 2 × 110 mg ist Dabigatran genauso wirksam in der Verhinderung von Schlaganfällen und systemischen Embolien wie Warfarin, bei niedriger Rate an schwerwiegenden Blutungen. Vorteile sind eine rasche Aufsättigung mit einer antikoagulatorischen Wirkung bereits nach wenigen Stunden und die fehlende Notwendigkeit einer Laborkontrolle.

> **!** Dabigatran ist bei einer schweren Niereninsuffizienz (GFR < 30 ml/min) kontraindiziert. Bei einer grenzwertigen Nierenfunktion (GFR 30–50 ml/min) muss eine individuelle Nutzen-Risiko-Abwägung (erhöhte Blutungsgefahr) erfolgen (Diener 2011).

In der AVERROES-Studie konnte gezeigt werden, dass der **Faktor-Xa-Inhibitor Apixaban** im Vergleich mit ASS bei Patienten mit Vorhofflimmern (die keine Vitamin-K-Antagonisten erhalten konnten) eine deutliche Überlegenheit hinsichtlich der Reduktion von Schlaganfallereignissen besitzt (Connolly et al. 2011). Die ARISTOTLE-Studie konnte eine Überlegenheit

Tab. D-5-7 Medikamentöse Strategie bei Vorhofflimmern zur Regulation der Herzfrequenz.

Substanzklasse	Akutgabe	Orale Dauermedikation
Betarezeptorenblocker Metoprolol Bisoprolol	5 mg i.v. –	50–200 mg/d 2,5–10 mg/d
Calciumkanalblocker Verapamil	50–250 mg/d per infusionem	120–480 mg/d
Digitalispräparate Digoxin Digitoxin	0,4 mg i.v. –	0,1–0,25 mg/d 0,07–0,1 mg/d
Amiodaron	150–300 mg i.v. Bei Patienten mit struktureller Herzerkrankung/Herzinsuffizienz ist Amiodaron aufgrund seiner geringen negativ inotropen und proarrhythmischen Wirkung zu bevorzugen.	200–300 mg/d; vorher Aufsättigung, z.B. 600 mg/d für 6 Wochen
Dronedaron	–	2 × 400 mg/d **Cave:** geringere Wirksamkeit, aber auch Nebenwirkungen als Amiodaron in der Indikation zur Behandlung des *nicht permanentem* VHF; bei Patienten mit *permanentem* VHF erhöhte Rate von kardiovaskulären Ereignissen möglich; zudem fragliche Hepatotoxizität (BfArM 22.07.2011)

Tab. D-5-8 Risikostratifizierung bei nicht rheumatischem VHF mittels $CHADS_2$- oder CHA_2DS_2-VASc-Score.

CHADS$_2$-Score		CHA$_2$DS$_2$-VASc-Score	
Erkrankung	**Punkte**	**Erkrankung**	**Punkte**
Herzinsuffizienz (**C**ongestive heart failure)	1	Herzinsuffizienz (**C**ongestive heart failure)	1
Hypertonie (**H**ypertension)	1	Hypertonie (**H**ypertension)	1
Alter > 75 Jahre (**A**ge)	1	Alter > 75 Jahre (**A**ge)	2
Diabetes mellitus (**D**iabetes)	1	Diabetes mellitus (**D**iabetes)	1
Früherer Schlaganfall/TIA (**S**troke)	2	Früherer Schlaganfall/TIA (**S**troke)	2
		Gefäßerkrankungen z.B. KHK, pAVK (**V**ascular disease)	1
		Alter: 65–74 Jahre (**A**ge)	1
		Geschlecht (**S**ex **c**ategory): weiblich	1
Bewertung: 0 Punkte = keine Risiko → ASS 1 Punkt = geringes Risiko (Schlaganfallrisiko < 4 %) → ASS oder Antikoagulation ≥ 2 Punkte = Schlaganfallrisiko ≥ 4 % /Jahr → Antikoagulation		**Bewertung:** 0 Punkte = kein Risiko → ASS oder keine Therapie 1 Punkt = orale Antikoagulation empfohlen ≥ 2 Punkt = Schlaganfallrisiko ≥ 2 % /Jahr → orale Antikoagulation empfohlen	

Der CHA_2DS_2-VASc-Score wird in den aktuellen Leitlinien der ESC empfohlen, er soll gegenüber dem $CHADS_2$-Score eine bessere Risikostratifizierung ermöglichen.

von 2 × 5 mg/d Apixaban gegenüber Warfarin in der Prävention von Schlaganfällen und systemischen Embolien bei geringerer Blutungsrate aufzeigen (Granger et al. 2011); **Dosierungsempfehlung Apixaban** (Eliquis®): 2 × 2,5 mg/d. Auch der Faktor-Xa-Inhibitor **Rivaroxaban** konnte mittlerweile in einer großen Studie (ROCKET AF Patel et al. 2011, Dosierung 20 mg/d) eine gleiche Wirksamkeit hinsichtlich der Schlaganfallprävention oder systemischen Embolien bei Patienten mit Vorhofflimmern gegenüber Warfarin belegen. Die Blutungskomplikationen waren in beiden Gruppen identisch, wobei auch hier intrakranielle und schwere Blutungen in der Rivaroxaban-Gruppe niedriger waren; **Dosierungsempfehlung Rivaroxaban** (Xarelto®): 10 mg/d, cave bei Patienten mit eingeschränkter Nierenfunktion.

Exkurs: Antikoagulation mit Vitamin-K-Antagonisten

Detailinformationen zu Vitamin-K-Antagonisten (VKA, Cumarine)

- Präparate: Phenprocoumon (Marcumar® 3 mg/Tbl.), Warfarin (Coumadin® 5 mg/Tbl.)
- Synthesehemmung der Vitamin-K-abhängigen Gerinnungsfaktoren II, VII, IX, X sowie Protein C und S
- Verzögerter Wirkungseintritt (meist nach 48–72 h), daher initial evtl. überlappende Antikoagulation mittels Heparinen
- Prolongierte Wirkung: bis ca. 7–14 Tage nach Absetzen der VKA
- Überwachung durch INR-Messung: **Ziel-INR = 2,0–3,0**
- Mögliche Eindosierungsschema für Marcumar® – Tag 1: 2–3 Tbl., Tag 2: 2 Tbl., am 3. Tag INR-Bestimmung und weitere Dosierung nach INR-Wert

> **!** **Cave:** Unterschiedliche Halbwertszeiten: Marcumar® ca. 5–7 Tage, Warfarin ca. 2 Tage.

- Verstärkung der Wirkung durch: Phenytoin, Sulfonamide, Sulfonylharnstoffe, Tetrazykline, Allopurinol, Paracetamol
- Abschwächung der Wirkung durch: Barbiturate, Griseofulvin, Rifampicin, Carbamazepin, Vitamin K (grünes Gemüse, Kohlsorten)

Probleme der Antikoagulation mit Vitamin-K-Antagonisten

- **Erhöhte Blutungsneigung:** Hämatome, gastrointestinale oder urogenitale Blutungen, intrakranielle Blutungen (s. Abb. D-5-10); Inzidenz schwerer Blutungen mindestens 1–3 % /Jahr
- **Enges therapeutisches Fenster** durch die steile Dosis-Wirkungs-Beziehung → Gefahr von thromboembolischen Ereignissen bei Unterdosierung und Blutungen bei Überdosierung
- **Inkonsistente Wirkung:** Wechselwirkung mit Nahrungsmitteln und Pharmaka, intestinale Resorptionsstörungen (z. B. Antibiotika-Therapie), schwankende Zuführung von Vitamin K durch die Nahrung, genetische Disposition (z. B. Mutation von Cytochrom P_{450})
- Cumarin-Nekrose von Haut und subkutanem Fettgewebe
- Haarausfall (reversibel)

Antagonisierung der Cumarin-Wirkung bei Blutungen

- Lebensbedrohliche Blutungen:
  - Frischplasma, PPSB (sofortiger Wirkungseintritt): 1 I. E. PPSB/kg KG pro gewünschtem Quick-Wert-Prozentpunkt-Anstieg (Bsp.: Quick-Wert 30 % Erhöhung bei 70 kg KG = 70 × 30 = 2 100 I. E. PPSB)
  - Konakion® (= Vitamin K): 1–2 Amp. i. v.

> **!** **Cave:** Die Wirkung von Konakion® tritt verzögert ein (ca. 3–6 h nach i. v. Gabe), Normalisierung des INR erst nach Tagen!

- Leichte Blutungen: VKA absetzen, evtl. Konakion® oral (5–10 mg)

Zum Erhalt des Sinusrhythmus stehen prinzipiell die elektrische und die medikamentöse Kardioversion zur Verfügung. Bei einem (erstmaligen) Vorhofflimmern von weniger als 48 h Dauer kann unter Heparintherapie eine primäre Kardioversion versucht werden.

Besteht das VHF schon länger als 48 h (oder ist die Dauer unbekannt) gibt es 2 Strategien. Entweder es werden vor der Kardioversion mittels TEE kardiale Thromben ausgeschlossen oder es sollte für 3 Wochen eine effektive Antikoagulation (INR 2,0–3,0) durchgeführt werden. Nach

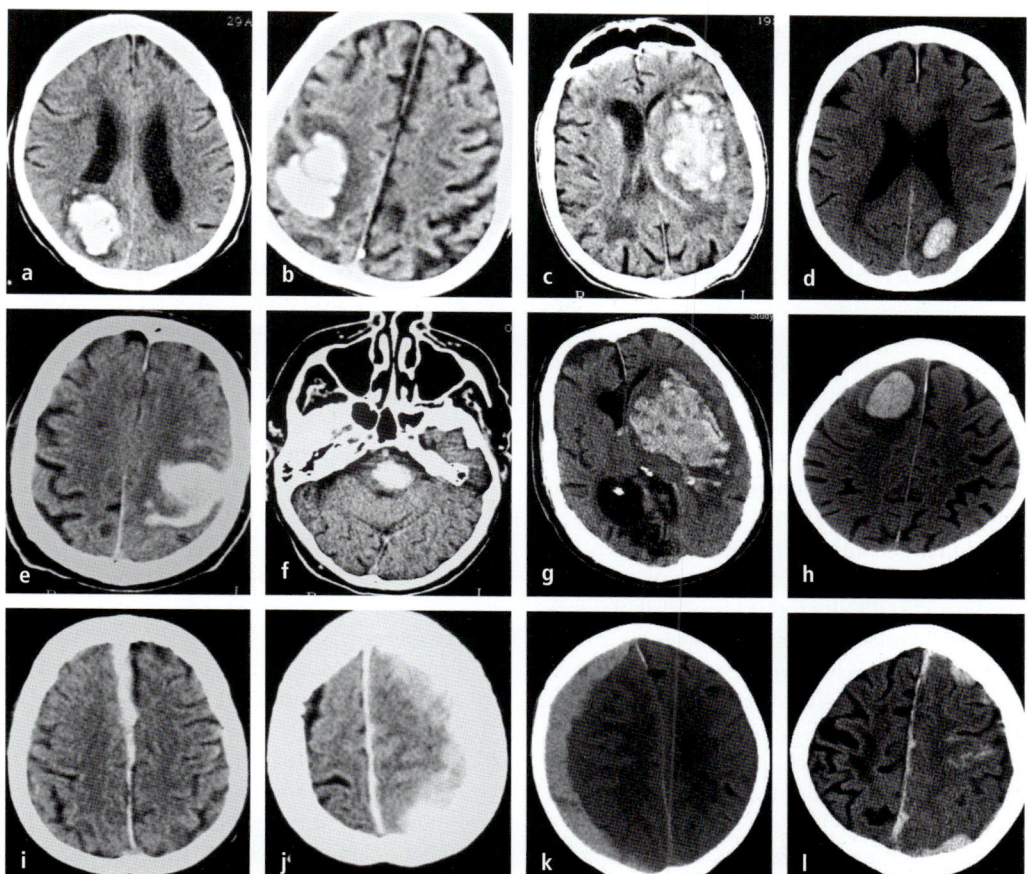

Abb. D-5-10 Unter Antikoagulation können intrazerebrale Blutungen in unterschiedlicher Lokalisation und Ausdehnung auftreten (a–h), beispielsweise auch im Bereich des Hirnstamms (f). Darüber hinaus sind auch subdurale – i) Einblutung in die frontale Falx, j) SDH links, k) SDH rechts – sowie subarachnoidale – l) SDH und SAB links frontoparietal – Blutungen möglich. Bei allen Abbildungen handelt es sich um cCT-Bilder.

Kardioversion Fortführung der Antikoagulation für mindestens 4 Wochen. Bei erhöhtem Schlaganfallrisiko ist eine dauerhafte Antikoagulation sinnvoll.

Bei der **elektrischen Kardioversion** kommt es zu einer mit der R-Zacke synchronisierten Defibrillation bei anteriorer-posteriorer Elektrodenposition. Die dabei bei monophasischer Anwendung eingesetzte Energie sollte zwischen 50 und 200 J gewählt werden. Nach der Kardioversion ist eine medikamentöse Verhinderung von Vorhofflimmerrezidiven (60–80 % der Patienten im 1. Jahr nach Kardioversion) sinnvoll. Medikamente zur Rezidivprophylaxe siehe unten unter „medikamentöse Kardioversion".

Als weitere Therapiealternative steht die **Katheterablation** mit einer Erfolgsrate von 60 bis 70 % zur Verfügung. Eine weitere Therapieoption bei Unverträglichkeit von Cumarinen oder Kontraindikationen stellt der interventionelle Vorhofohrverschluss (z. B. *watchman device* oder *amplug device*) dar.

Die **medikamentöse Konversion** von Vorhofflimmern kann erfolgen mit Flecainid, Propafenon, Sotalol, Amiodaron oder Ibutilid. Aufgrund möglicher proarrhythmischer Nebenwirkungen sollte bei der ersten Anwendung eine kontinuierliche EKG-Überwachung erfolgen.

D-5.3   Blutdruckmanagement

D-5.3.1   Arterielle Hypertonie

Grundlagen

Von einer arteriellen Hypertonie oder Bluthochdruck spricht man, wenn die Blutdruckwerte über einen längeren Zeitraum oder in mindestens 3 Messungen an verschiedenen Tagen erhöht sind. Zur Einteilung siehe Tab. D-5-9.

Die arterielle Hypertonie per se und v. a. in Kombination mit anderen Erkrankungen (z. B. Diabetes mellitus, Hypercholesterinämie, Nicotinabusus) stellt einen der Hauptrisikofaktoren für kardiovaskuläre Erkrankungen dar. Zusätzlich kann es zu verschiedenen Endorganschädigungen, wie z. B. Linksherzhypertrophie und Nierenschädigung kommen.

Als **Ursachen** kommen infrage:
- primäre essenzielle arterielle Hypertonie (90–95 %);
- Stress, Schmerzen, Luftnot, Obstipation, Harnverhalt, Infekte/Fieber etc.;
- sekundäre arterielle Hypertonie:
  - vegetative Regulationsstörungen z. B. im Rahmen von Enzephalitis, GBS, Hirnstamminfarkt,
  - Nierenarterienstenose, Nierenparenchymerkrankungen (z. B. Glomerulonephritis),
  - metabolisch bedingt: Hyperthyreose, Phäochromozytom, Morbus Cushing, Morbus Conn,
  - Drogenabusus (Cocain, Amphetamine, LSD, Ecstasy),
  - Lakritze;
- hypertensiver Notfall: exzessiver Blutdruckanstieg mit begleitender Symptomatik durch Endorganschädigung (Koronarsyndrom, Linksherzversagen, Lungenödem, neurologische Defizite, ICB, SAB, Sehstörungen durch retinale Blutungen, Papillenödem, Aortendissektion etc.).

Häufige Ursachen einer **Blutdruckentgleisung** sind:
- psychische Belastungen (Angst/Panikattacke),
- Schmerzen,
- inadäquate Medikation (Non-Responder, Medikamentenwechselwirkungen, Volumenüberladung),
- Non-Compliance (Vergessen und/oder fehlendes Verständnis bei kognitiver bzw. mnestischer Störung, Nebenwirkungen),
- Rebound-Phänomen bei abruptem Absetzen der Medikamente (z. B. Betarezeptorenblocker).

Tab. D-5-9 Einteilung der arteriellen Hypertonie entsprechend den systolischen und diastolischen Blutdruckwerten.

Blutdruck Kategorie	Systolisch (mm Hg)	Diastolisch (mm Hg)
Optimal	< 120	< 80
Normal	120–129	80–84
Hochnormal	130–139	85–89
Hypertonie Stufe 1 (leicht)	140–159	90–99
Hypertonie Stufe 2	160–179	100–109
Hypertonie Stufe 3 (schwer)	> 180	> 110
Isolierte systolische Hypertonie	> 140	< 90

Klinik

Zur klinischen Manifestation gehören: Kopf-schmerzen, Verwirrtheit, Bewusstseinsstörungen, fluktuierende neurologische Defizite, Seh-störungen/Gesichtsfeldausfälle, Krampfanfälle.

Diagnostik

- Blutdruck-Monitoring – je nach Schwere der Erkrankung bzw. Blutdruckentgleisung kontinuierliche oder intermittierende (alle 10–15 min) Blutdruckmessung
- Anamnese: Bekannte arterielle Hypertonie? Bisherige Medikamente, Dosisänderung?
- Labor: Elektrolyte, Kreatinin/GFR, Schild-drüsenhormone, Urin (Mikroalbuminurie, Proteinurie, Blut)
- Echokardiographie, 12-Kanal-EKG
- Hirnödem/-druck? → CCT, cMRT
- Infektion, Fieber? → Labor, Röntgen-Tho-rax, Sonographie Abdomen

---

 Hypertoniefolgen/Komplikationen

- Herz: Linksherzhypertrophie, KHK, Myokard-infarkt, Herzinsuffizienz
- Niere: Nephropathie mit Niereninsuffizienz
- Gefäße: Arteriosklerose, KHK, pAVK, zerebrale Gefäßsklerose (Schlaganfall, ICB), Retinopathie
- Gehirn: hypertensive Enzephalopathie oder posteriores reversibles Enzephalopathie-Syndrom (PRES)

Exkurs: Posteriores reversibles Enzephalopathie-Syndrom (PRES)

Das PRES ist ein reversibles Syndrom, das häufig mit Blutdruckentgleisungen als einem möglichen Trigger in Zusammenhang gebracht wird. Weitere diskutierte Trigger sind Nierenfunktionsstörungen, Schwanger-schaft (Präeklampsie/Eklampsie), eine immunsuppres-sive Therapie/Chemotherapie und Entzündungen. Pa-thophysiologisch kommt es bei druckbedingtem Durchbrechen bzw. Störung der zerebralen Autoregu-lation zu einer Zunahme der Perfusion mit Ödembil-dung, auch petechiale Einblutungen sind möglich.

Zur klinische Manifestation gehören: Kopfschmerzen, Verwirrtheit, Bewusstseinsstörungen, Sehstörungen/

Gesichtsfeldausfälle, generalisierte Krampfanfälle, Übelkeit/Erbrechen, selten fluktuierende neurologi-sche Defizite wie z.B. Paresen oder Hirnstammsyn-drome.

Im cMRT finden sich Zeichen eines vasogenen Ödems mit typischerweise bilateralen fleckigen und flächigen, kortikal und subkortikal gelegenen T2-/Flair-Signal-steigerungen, vorwiegend parieto-okzipital. Kleine Einblutungen sind möglich (Signalauslöschungen in T2*-Sequenzen), aufgrund der Permeabilitätssteige-rung der Gefäße evtl. Kontrastmittelaustritt.

Charakteristischerweise sind die klinischen Symptome und die neuroradiologischen Veränderungen inner-halb mehrerer Tage bis wenige Wochen reversibel (Feske 2011; Roth 2011).

Differenzialdiagnostisch muss an postiktale Hirnpar-enchymveränderungen, ischämische und vaskulitische Ereignisse, an reversible zerebrale Vasokonstriktions-syndrome und an ein Hyperperfusionssyndrom (z.B. nach Therapie einer relevanten Gefäßstenose) gedacht werden.

Therapie

■ Allgemeine Maßnahmen

- Akut: Ursachenbeseitigung, Beruhigung des Patienten, Stressreduktion, Schmerzthera-pie, Sedierung
- Längerfristig: Nicotinkarenz, Gewichtsre-duktion, Verminderung des Alkoholkon-sums, körperliche Bewegung und Sport, Ernährung mit Obst, Gemüse und wenig tierischen Fetten, Reduktion des Kochsalz-konsums

■ Medikamentöse antihypertensive Therapie

! Mittel der ersten Wahl sind Calciumkanalblo-cker, ACE-Hemmer, AT_1-Rezeptor-Antagonis-ten, Diuretika.

Anforderungen an die antihypertensive Lang-zeittherapie sind:
- Zielblutdruck von < 140/90 mm Hg so gut wie möglich erreichen.
- Berücksichtigung von Begleiterkrankungen (s. Tab. D-5-10).
- Frühzeitige Kombinationstherapie: Die se-quenzielle Monotherapie senkt oftmals den Blutdruck nicht ausreichend und hat den Nachteil, dass bei höherer Dosierung einer

Monosubstanz zunehmend mit Nebenwirkungen zu rechnen ist. Daher rücken in den aktuellen Leitlinien zunehmend Kombinationstherapien in den Vordergrund.

* Gute Verträglichkeit und Langzeitcompliance: Ideal sind eine Einmalgabe innerhalb von 24 h, keine bzw. geringe Nebenwirkungen und kalkulierbare oder akzeptable Interaktionen mit anderen Medikamenten.

Dosierungsempfehlungen oraler Antihypertensiva finden sich in Tab. D-5-11.

Die **hypertensive Krise** sollte zunächst mit Glyceroltrinitrat (sublingual) oder Urapidil aufgrund der guten Steuerbarkeit therapiert werden. Erst bei Versagen sollte auf länger wirksame Antihypertensiva (z. B. Clonidin) oder eine dauerhafte Gabe umgestellt werden. Zudem sollten die konservativen Maßnahmen ausgeschöpft und auslösende Ursachen beseitigt werden (z. B. Stress-/Schmerzreduktion, Flüssigkeitsbilanzierung). Weitere Informationen zu parenteralen Antihypertensiva finden sich in Tab. D-5-12.

Tab. D-5-10 Auswahl von Antihypertensiva in Abhängigkeit von verschiedenen Begleiterkrankungen.

Begleit-erkrankung	Diureti-kum	Beta-rezeptoren-blocker	ACE-Hemmer	AT$_1$-Rezeptor-Antagonisten	Calcium-kanal-blocker	Aldosteron-Antagonisten
Herzinsuffizienz	☺	☺	☺	☺	–	☺
Zustand nach Herzinfarkt	–	☺	☺	☺	–	☺
KHK	–	☺	☺	☺	☺	–
Diabetes mellitus	☺	☺	☺	☺	☺	–
Nierenerkrankung	–	–	☺	☺	–	–
Zustand nach Schlaganfall	☺	–	☺	–	–	–
COPD/Asthma	–	☺–☹	☺	☺	–	–
Gicht	☹	–	–	–	–	–
pAVK	–	–	☺	–	☺	–

Tab. D-5-11 Orale Antihypertensiva.

Wirkstoff	Wirkung	Tagesdosis (in mg)
Enalapril	ACE-Hemmer	5–40
Ramipril		2,5–10
Amlodipin	Calciumkanalblocker	5–10
Nitrendipin		20–40
Bisoprolol	Betarezeptorenblocker	5–20
Metoprolol		50–200
Valsartan	AT$_1$-Rezeptor-Antagonist	80–160
Candesartan		8–32
Hydrochlorothiazid	Diuretikum	12,5–25

Tab. D-5-12 Antihypertensiva (parenteral).

Wirkstoff (Handelsname)	Wirkung	Dosierung u. Applikation	Wirkdauer	Cave
Clonidin (Catapresan®)	zentrale Sympathikolyse	0,075–0,15 mg s. c. oder i. m. Infusion: 0,2–0,5 µg/kg KG/min i. v.	6–8 h	max. Dosis: 0,6 mg/24 h (= 4 Amp.)
Urapidil (Ebrantil®)	zentrale und periphere Wirkungen	12,5–25 mg (in 5- bis 10-mg-Schritten dosieren)	4–6 h	schwere Hypotonien möglich → vorsichtig und fraktioniert dosieren
Glyceroltrinitrat (z. B. Nitrolingual®)	Vasodilatation durch NO-Freisetzung	2–8 mg/h i. v. 1–3 Hübe (0,4–1,2 mg)	15–30 min	–
Nifedipin (Adalat pro infusione®, 5 mg/50 ml)	Blockierung des Calciumkanals	Infusion/Perfusor: 5 mg in 4–8 h	–	max. Dosis: 30 mg/24 h Lichtempfindlichkeit
Nitroprussidnatrium (nipruss®)	direkte Vasodilatation	0,2–10 µg/kg KG/min	2–5 min Infusionsende = Wirkende	starker Vasodilatator → invasives RR-Monitoring; Abbau zu Cyanid und Thiocyanat → Plasmaspiegelkontrolle
Dihydralazin 25 mg/2 ml (Nepresol®)	direkte Vasodilatation	6,25–12,5–25 mg. i. v. Perfusor: bis 100 mg/24 h	bis 24 h	max. Dosis: 100 mg/24 h
Esmolol (Brevibloc®)	kurz wirksame Betarezeptorenblocker	50–100 mg i. v.	15–30 min	–
Metoprolol (Beloc®)	Betarezeptorenblockade	5–10 mg i. v.	–	–
Enalapril i. v. (EnaHEXAL®)	ACE-Hemmung	1,25–2,5 mg i. v. (1–2 Ampullen)	ca. 6 h	max. Dosis: 20 mg/24 h

Siehe auch Kapitel B-2.4.3 (S. 95): Perfusordosierungen bei kontinuierlicher Gabe

D-5.3.2 Arterielle Hypotonie

Grundlagen

Eine arterielle Hypotonie liegt bei systolischen Blutdruckwerten < 100 mm Hg vor.
Als **Ursachen** kommen infrage:
- **akut:**
  - Schock (hämorrhagisch, anaphylaktisch, hypovolämisch),
  - Pneumothorax,
  - Perikardtamponade,
  - fulminanter Myokardinfarkt,
  - fulminante Lungenembolie,
  - tachykarde und bradykarde Herzrhythmusstörungen (z. B. Kammertachykardie, höhergradiger AV-Block);
- **subakut:**
  - Medikamente,
  - Infektionen/Sepsis,
  - Volumenmangel,

- Anämie,
- Herzinsuffizienz,
- vegetative Regulationsstörungen, z. B. im Rahmen einer Enzephalitis, GBS, Hirnstamminfarkt,
- Immobilisation;
- **chronisch:**
  - primäre essenzielle Hypotonie (häufig bei jungen schlanken Frauen),
  - Medikamente (z. B. Neuroleptika, Antihypertensiva, Antiarrhythmika),
  - kardiale Grunderkrankungen (z. B. Klappenvitien, Herzinsuffizienz, Herzrhythmusstörungen),
  - endokrine Ursachen (Hypothyreose, Nebennierenrindeninsuffizienz, Hypoaldosteronismus),
  - vegetative Regulationsstörungen bei neurologischen Erkrankungen (z. B. Polyneuropathien, Morbus Parkinson, Multisystematrophie).

Diagnostik

Bei **akuter/subakuter Hypotonie:**
- Blutdruck-Monitoring – kontinuierlich versus intermittierend (alle 10–15 min), je nach klinischem Zustand und apparativen Möglichkeiten;
- Diurese;
- EKG;
- Echokardiographie (Volumenmangel? Kontraktilität? Hypokinesien? Vitien? Perikarderguss?);
- Röntgen-Thorax;
- Labor (Blutbild, Gerinnung inkl. D-Dimere, Troponin, CRP, Elektrolyte, TSH);
- evtl. ZVD-Messung, PiCCO®, Pulmonalarterienkatheter.

Bei **chronischer Hypotonie:**
- Schellong-Test oder Kipptisch-Untersuchung bei Verdacht auf orthostatische Hypotonie;
- evtl. 24-h-Blutdruckmessung;
- evtl. Elektroneurographie und evozierte Potenziale bei Verdacht auf autonome Dysregulation.

Therapie

Die Therapiestrategie bei akuter arterieller Hypotonie umfasst:
- Arbeitsdiagnose stellen und Ursachen beseitigen!
- Symptomatische Therapie mittels Volumensubstitution und
- falls erforderlich medikamentöse Kreislaufunterstützung (Katecholamine).

Zu den Maßnahmen gehören:
- Schocklagerung (Füße hoch = „Autotransfusion");
- ggf. Beatmung modifizieren (z. B. anpassen von PEEP, P_{insp});
- Ursachenbeseitigung:
  - bei hypovolämischem Schock → Volumensubstitution (kristalloide plus kolloidale Infusionslösungen im Verhältnis ca. $2/3 : 1/3$);
  - Hypotonie verursachende Medikamente absetzen (Antihypertensiva, Nitropräparate, Antiarrhythmika etc.);
  - bei anaphylaktischer Reaktion → alle Medikamente sofort pausieren, Gabe von Cortison, H_1- und H_2-Rezeptoren-Blockern, ggf. Adrenalin fraktioniert;
  - bei akutem Koronarsyndrom → revaskularisierende Therapie einleiten/organisieren (PTCA >> i. v. Lyse);
  - bei Infektionen → zügig eine kalkulierte antibiotische Therapie einleiten;
  - bei Herzrhythmusstörungen → zügige Rhythmisierung anstreben, je nach Ursache;
  - Spannungspneumothorax → zügig mittels Bülau-Drainage entlasten;
- ggf. Gabe von **Akrinor®** = Theodrenalin (Theophyllin plus Noradrenalin) plus Cafedrin (Coffein plus Ephedrin), 1 Ampulle à 2 ml = 10 mg Theodrenalin plus 200 mg Cafedrin (Verhältnis 1 : 20). Wirkung: Stimulation der Betarezeptoren → positive Inotropie, Dosierung: ½–1 Amp. langsam i. v. oder 1–2 Ampullen als Infusion (z. B. 250 ml NaCl).

Bei ausbleibendem Erfolg: medikamentöse Kreislauftherapie mittels Katecholaminen (s. Tab. D-5-13 und D-5-14).

Adrenalin ist das am stärksten positiv inotrop wirkende Katecholamin. Da Adrenalin den myokardialen Sauerstoffbedarf erhöht, kann bei vorbelasteten Patienten (KHK) eine myokardiale Ischämie ausgelöst bzw. verstärkt werden. Adrenalin führt dosisabhängig zu einer Herzfrequenzsteigerung (positiv chronotrope Wirkung), sodass hämodynamisch relevante Tachykardien ausgelöst werden können.

Noradrenalin ist der Vasopressor der Wahl und sollte bei schwerer Hypotension – nach adäquater Volumensubstitution – eingesetzt werden. Auch Noradrenalin führt durch den Anstieg der myokardialen Nachlast zu einer Steigerung des myokardialen Sauerstoffverbrauchs.

⚠ Cave: Eine **Hypovolämie** und auch eine Therapie mit Betarezeptorenblockern können zu einer unzureichenden Katecholaminwirkung führen.

→ **Vor Beginn einer Katecholamintherapie den Volumenstatus prüfen und falls erforderlich korrigieren.**

Bei linksventrikulärer Hypertrophie (hypertrophische Kardiomyopathie, Aortenklappenstenose) ist der Einsatz von positiv inotropen Substanzen kritisch zu prüfen.

Dobutamin ist die bevorzugte Substanz bei herabgesetzter linksventrikulärer Funktion.

⚠ Cave: Dobutamin wirkt bei Vorbehandlung mit einem Betarezeptorenblocker vasokonstriktiv und kann durch Anstieg des peripheren Widerstandes zu einem Abfall des Herzzeitvolumens führen, sodass eine höhere Dosis erforderlich ist.

Phosphodiesterase-III-Hemmer werden v. a. bei der katecholaminrefraktären Herzinsuffizienz – nach Ausschluss/Behandlung einer Hypotension oder Hypovolämie – eingesetzt (→ Volumenstatus vor Therapiebeginn überprüfen/korrigieren!).

Tab. D-5-13 Wirkprinzipien der Katecholamine.

Katecholamin	Wirkung an				Anmerkungen
	α-Rezeptor Vasokonstriktion	β_1-Rezeptor positiv inotrop + chronotrop + dromotrop, kardiale Autonomie ↑	β_2-Rezeptor Bronchodilatation, Vasodilatation	D_1-Rezeptor Vasodilatation der Nierenarteriolen	
Noradrenalin	++++	++			
Adrenalin	++++	++++	+++		dosisabhängige Rezeptorwirkung: $\beta \rightarrow \alpha + \beta \rightarrow \alpha$
Dopamin					dosisabhängige Wirkung
Niedrige Dosierung			++	+++	
Mittlere Dosierung	+	++		+++	
Hohe Dosierung	+++	++		+++	
Dobutamin	+	++++	++		
Dopexamin		++	+++	++	

Tab. D-5-14 Katecholamine und weitere Inotropika.

Wirkstoff (Handels- name)	Wirkung und Indikation	Dosierung	Wirk- dauer	Anmerkungen
Adrenalin/ Epinephrin (Suprarenin®)	positiv inotrop + chronotrop, Bronchodilatation, in hohen Dosierungen auch Vasokonstriktion Indikation: v.a. Reanimation, anaphylaktischer Schock, therapierefraktäre Kreislaufdepression	• Herzstillstand 0,5–1 mg i.v. • anaphylaktischer Schock: bis zu 0,1 mg langsam titriert i.v. • Dauergabe: 0,02–0,3 µg/kg KG/min	1–5 min	UAW: Hypertonie, Tachykardie, Herzrhythmusstörungen, Koronarsyndrom, Nekrosen im Bereich der Akren/ Injektionsstellen, Unruhe/Angst, Nierenperfusion ↓ cave: Downregulation bei längerer Anwendung = Wirkungsverlust
Noradrenalin/ Norepinephrin (Arterenol®)	starke Vasokonstrik- tion Indikation: Schock, Sepsis, verminderte Nachlast	bei 5 mg/50 ml: 0,6–12 ml/h (= 1–20 µg/min) bis zum gewünschten hämodynamischen Effekt	1–5 min	UAW: Hypertonie, Perfusion Niere und Splanchnikusgebiet ↓, myokardiale Ischämie durch erhöhten O_2-Verbrauch Hinweis: Gabe über ZVK oder große periphere Vene
Dobutamin (Dobutrex®)	vorwiegend positiv inotrop Indikation: Herzinsuffizienz	2,5–20(–40) µg/kg KG/min	HWZ: ca. 2 min	UAW: häufig Tachykardie, Arrhythmie; kontraindiziert bei Volumenmangel (da Vorlast zusätzlich über β_2-Wirkung sinkt), Toleranzentwicklung
Dopamin	dosisabhängige Wirkung: vasokonstriktorisch, positiv inotrop + chronotrop Indikation: Hypotonie, Schock, Herzinsuffizienz	3–20(–50) µg/kg KG i.v. via Perfusor bis zum gewünschten hämodynamischen Effekt Dosierungen > 5µg/kg KG min: → periphere Vasokon- striktion Dosierungen > 20 µg/kg KG: reduzierte Nieren- durchblutung möglich	HWZ: wenige Minuten	UAW: Tachykardie, Arrhythmie, Koronarsyndrom durch erhöhten kardialen O_2-Verbrauch, Toleranzentwicklung Hinweis: Dopamin führt **nicht** zu einer Verbesserung der Nierenperfusion und ist nicht nephroprotektiv!

Die Therapie der chronischen Hypotonie richtet sich nach der zugrunde liegenden Ursache
bzw. Erkrankung und kann eine Anpassung
bzw. Optimierung der Medikamente, aktivie-
rende Maßnahmen (Kreislauftraining), evtl.
Substitution von Hormonen bei entsprechen-
dem Mangel und eine vermehrte Flüssigkeitszufuhr beinhalten.

D-5.4 Akutes Koronarsyndrom

Grundlagen

Es werden unterschieden:

- ST-Strecken-Hebungs-Myokardinfarkt (STEMI) → anhaltende ST-Strecken-Hebung;
- Nicht-ST-Strecken-Hebungs-Myokardinfarkt (NSTEMI) → persistierende oder dynamische ST-Strecken-Senkungen, T-Wellen-Abnormalitäten oder unauffällige bzw. unspezifische EKG-Befunde **mit** Troponin-Erhöhung;
- instabile Angina pectoris, persistierende oder dynamische ST-Strecken-Senkungen, T-Wellen-Veränderungen oder unauffällige bzw. unspezifische EKG-Befunde **ohne** Troponin-Erhöhung.

Vom akuten Koronarsyndrom (ACS) abzugrenzen ist die chronische, stabile belastungsabhängige Angina pectoris im Rahmen einer koronaren Herzkrankheit.

Pathophysiologisches Kennzeichen des Koronarsyndroms ist die kritische Verschlechterung der Koronarperfusion meist auf dem Boden einer atherosklerotischen Plaque und/oder Erosionen der Intima verschiedenen Schweregrades. Weniger häufig sind koronare Vasospasmen, Muskelbrücken, primäre koronare Embolien und entzündliche Koronarstenosen verantwortlich zu machen.

Der Myokardinfarkt mit ST-Strecken-Hebung beruht meistens auf dem kompletten Verschlusses eines Koronargefäßes und ist durch eine Myokardnekrose mit Verlust an kontraktiler Substanz gekennzeichnet, die je nach betroffenem Gefäß und Versorgungsgebiet von unterschiedlichem Ausmaß sein kann. Die Myokardnekrose manifestiert sich ca. 15 bis 30 min nach der Ischämie, beginnt subendokardial und schreitet nach subepikardial fort.

Klinik

- **Plötzlicher Brustschmerz:** retrosternaler oder thorakaler Schmerz („Druck-/Beklemmungsgefühl") häufig mit Ausstrahlung in die Umgebung (Hals, Schulter, Arm, Oberbauch, Rücken)
- Vegetative Begleitsymptomatik (Schweißausbruch, Blässe)
- Erschwerte Atmung, Luftnot
- Angstgefühl
- Nur sehr leicht ausgeprägter Schmerz (z. B. bei älteren Patienten, Diabetikern), dafür Erschöpfung, Schwäche oder Synkopen vorherrschend
- Arterielle Hypotonie, Arrhythmien, Brady- oder Tachykardien

> **[!]** **Cave:** Bis zu 25 % der Patienten mit der Entlassungsdiagnose „Myokardinfarkt" zeigen initial keine typischen Infarktzeichen.

Differenzialdiagnosen

Die Differenzialdiagnosen bei Thoraxschmerzen sind:

- KHK/Koronarsyndrom,
- Myokarditis, Perikarditis
- arterielle Hypertonie/hypertensive Krise,
- Klappenerkrankungen (typisch für die hochgradige Aortenklappenstenose),
- Kardiomyopathie (z. B. Tako-Tsubo),
- Aortendissektion,
- Lungenembolie,
- pulmonale Hypertonie,
- Pleuritis,
- Pneumonie,
- Mediastinitis,
- Pneumothorax,
- degenerative Veränderungen des Bewegungsapparats (Arthrosen, Arthritiden),
- radikuläres Schmerzsyndrom der Wirbelsäule,
- Herpes zoster,
- Bursitis (subakromial),
- gastroösophagealer Reflux (Ösophagitis),
- Ösophagospasmus, Ösophagusruptur,
- Hiatushernie,
- Mallory-Weiss-Syndrom,
- Ulcus ventriculi/duodeni,
- Cholezystitis/Cholelithiasis,
- Pankreatitis,
- „Herzneurose".

Die Differenzialdiagnosen der Troponinerhöhung sind:

- dekompensierte Herzinsuffizienz,
- Tachy- oder Bradyarrhythmien,
- Myokarditis/Perikarditis,
- Lungenembolie,
- kardiales Trauma,
- Aortendissektion, Aortenklappenerkrankung, hypertrophe Kardiomyopathie, Tako-Tsubo-Kardiomyopathie,
- Kardioversion, Ablation, Stimulation,
- Zustand nach PTCA, Herzoperation, Biopsie,
- arterielle Hypertonie/hypertensive Krise,
- Schlaganfall, SAB,
- kardiotoxische Medikamente,
- Systemerkrankungen mit Herzbeteiligung (z. B. Vaskulitis, Amyloidose, Sarkoidose, Hämochromatose),
- chronische oder akute Niereninsuffizienz,
- Hypothyreose,
- Sepsis,
- Verbrennung.

Komplikationen des akuten Koronarsyndroms/Myokardinfarkts

- Herzinsuffizienz bei bis zu 15 % der Betroffenen; Risikoabschätzung mittels Killip-Klassifikation:
  Killip 1: keine Herzinsuffizienz
  Killip 2: feinblasige Rasselgeräusche, 3. Herzton
  Killip 3: Lungenödem → 30-Tage-Mortalität > 30 %
  Killip 4: kardiogener Schock, ausgeprägte Hypotonie → 30-Tage-Mortalität > 80 %
- Kardiogener Schock (s. „Exkurs: Infarktbedingter kardiogener Schock", S. 413)
- Herzrhythmusstörungen (ventrikuläre, supraventrikuläre Arrhythmien, Sinusbradykardie, AV-Block), v. a. innerhalb der ersten 24 bis 48 h nach dem Ereignis
- Periphere Embolien (durch Thrombenbildung im Bereich hypo- oder akinetischer Myokardareale) → Gefahr eines embolischen Hirninfarkts
- Ventrikelruptur, Ventrikelseptumruptur
- Mitralklappeninsuffizienz (z. B. durch Papillarmuskeldysfunktion oder -abriss)
- Perikarditis
- Erneute Angina pectoris oder kardiale Ischämie

Diagnostik

- **12-Kanal-EKG:** Das ist (neben der Labordiagnostik initial und im Verlauf) das zentrale Instrument zum Nachweis einer myokardialen Ischämie. Neben der initialen Untersuchung sollten EKG-Verlaufskontrollen nach 6 und 24 h bzw. neu aufgetretenen Symptomen gemacht werden.
  Eine **ST-Strecken-Hebung** ≥ 0,2 mV in mindestens 2 benachbarten Brustwandableitungen bzw. von ≥ 0,1 mV in mindestens 2 zusammengehörigen Extremitätenableitungen spricht für einen ST-Strecken-Hebungs-Myokardinfarkt (STEMI). Auch ein **neu aufgetretener Linksschenkelblock** ist bei entsprechender Symptomatik hinweisend für eine Myokardischämie.
  ST-Strecken-Senkungen ≥ 0,1 mV gehen mit einem erhöhten Risiko für Tod/Myokardinfarkt einher. Die Infarktlokalisation ist entsprechend den ST-Strecken-Hebungen in den EKG-Ableitungen möglich (s. Tab. D-5-15 und D-5-16).

 Cave: Ein normales EKG schließt einen (drohenden) Myokardinfarkt nicht aus.

- **Labor:** Troponin T und I sind sensible Marker einer Myokardschädigung. Bei einer Myokardischämie steigen die Troponinwerte erstmals nach 3 bis 4 h an. Weitere Marker einer Myokardischämie sind CK, CK-MB (Anstieg nach ca. 4–6 h), Myoglobin und LDH, die jedoch verzögert ansteigen. Zur Differenzialdiagnose des Thoraxschmerzes sollten weitere Laborparameter bestimmt werden:
  – D-Dimere (Lungenembolie)
  – natriuretisches Peptid BNP (Herzinsuffizienz)
  – Hämoglobin (Anämie)
  – Leukozyten und CRP (Entzündung)
  – Kreatinin (Niereninsuffizienz kann zu falsch hohen Troponinwerten führen)
- **Echokardiographie:** Frage nach linksventrikulärer Funktion (normal, eingeschränkt, hyperkinetisch), Wandbewegungsstörungen, intrakardiale Thromben, Hypertrophie, Klappenvitien, Lungenembolie etc.

- **Koronarangiographie:** Goldstandard zur Abklärung eines ACS, mit der Frage, ob eine konservative, interventionelle oder chirurgische Therapie erforderlich ist.
- Gegebenenfalls CT-Thorax oder MR-Thorax zur weiteren diagnostischen Eingrenzung (z. B. Aortendissektion, Lungenembolie, Pneumonie), v. a. wenn es keine Hinweise im EKG und bei den Biomarkern für ein Koronarsyndrom gibt.

- Im Verlauf evtl. **Belastungs-EKG, Belastungs-Echokardiographie** bei negativem EKG und Troponin.

Einen Algorithmus der diagnostischen Schritte und die Einteilung des akuten Koronarsyndroms zeigt Abb. D-5-11.

Tab. D-5-15 Infarktlokalisation anhand der ST-Strecken-Hebung in den verschiedenen EKG-Ableitungen.

Infarkt-lokalisation	ST-Strecken-Hebung in grau unterlegten Ableitungen										
	I	II	III	aVL	aVF	rVR	V2	V3	V4	V5	V6
Vorderwand-Spitze	■		■				■	■	■		
Anteroseptal							■	■			
Anterolateral	■		■							■	■
Posterolateral				■	■						
Hinterwand		■	■		■						
Rechtsventrikulär		■	■		■	■					

Tab. D-5-16 Myokardischämie (MI) – zeitliche Veränderungen im EKG.

Infarktstadium	Alter	EKG-Veränderungen	EKG-Bild
Angina pectoris	–	horizontale oder deszendierende ST-Strecken-Senkungen	–
Frühstadium	wenige Minuten	Erstickungs-T	
Stadium I	bis 6 h	ST-Strecken-Hebung, erhaltene R-Zacke, keine pathologische Q-Zacke	
Zwischenstadium	> 6 h	ST-Strecken-Hebung und abnehmende R-Amplitude, evtl. kleine Q-Zacke, beginnende T-Wellen-Negativierung	
Stadium II	mehrere Tage	Zunahme der Q-Zacke und R-Verlust	
Stadium III	Endstadium oder chronisches Stadium nach Ausbildung der Narbe; **cave:** bei Aneurysmabildung chronisch persistierende ST-Strecken-Hebung	R-Verlust evtl. anhaltend, pathologische Q-Zacke, keine ST-Strecken-Hebung	

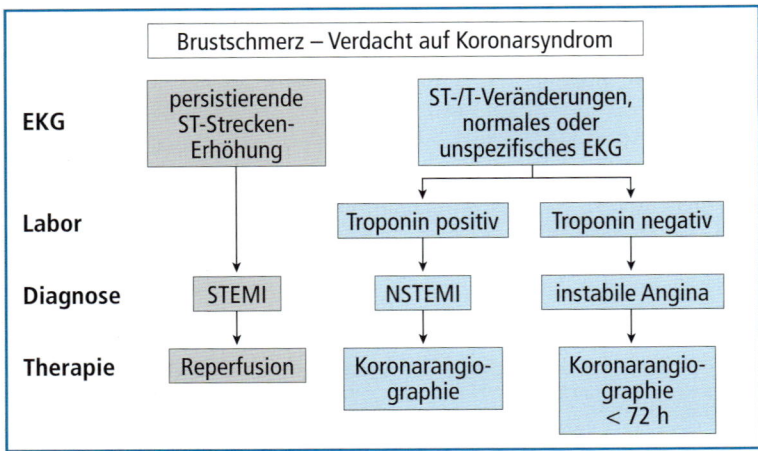

Abb. D-5-11 Akutes Koronarsyndrom – Einteilung und diagnostische Schritte.

Therapie

■ Basistherapie in der Akutphase

- Herz-Kreislauf-Monitoring (Blutdruck, Herzfrequenz, Sauerstoffsättigung)
- Sauerstoffgabe bei Dyspnoe bzw. erniedrigter O_2-Sättigung (ca. 4 l O_2/min)
- **Schmerzbekämpfung** (= Stressreduktion): Morphin fraktioniert bis zur Schmerzfreiheit (z. B. in 2-mg-Schritten bis zu 10–20 mg i. v.), **cave:** Übelkeit, Bewusstseinsstörung, arterielle Hypotonie, Ateminsuffizienz
- „Antianginöse" Therapie:
  - Nitro-Spray fraktioniert (1–2 Hübe) in Abhängigkeit vom Blutdruck (keine Gabe bei RR < 110 mm Hg systolisch)
  - (orale) Betarezeptorenblocker: immer beim akuten Koronarsyndrom, wenn keine Kontraindikationen (Bradykardie, schweres Asthma) und ein Blutdruck > 110 mm Hg systolisch vorliegen
- Anxiolyse: Benzodiazepine (z. B. Diazepam 2–5 mg i. v.)
- Bei Übelkeit z. B. Metoclopramid i. v.

! **Cave:** Keine i. m. Injektionen – dadurch kann es zu einem „falsch positiven" CK-Anstieg und Blutungskomplikationen bei Lyse kommen.

■ Spezielle Therapie in der Akutphase

- **Interventionelle Therapie** – Revaskularisation (perkutane Koronarintervention, PCI): Die primäre Angiographie und **Revaskularisation mittels Angioplastie und/oder Stentimplantation** bei kritischen Stenosen bei einem akuten Myokardinfarkt (STEMI) sollte so schnell wie möglich durchgeführt werden. Sie ist die Therapie der Wahl mit primären Erfolgsraten von über 95 % und einer Senkung der Krankenhausmortalität auf unter 5 % . Auch bei rezidivierenden Angina-pectoris-Episoden unter medikamentöser antianginöser Therapie und bei schweren klinischen Syndromen – z. B. schwere Herzinsuffizienz, lebensbedrohliche Arrhythmien, hämodynamische Instabilität – ist eine dringliche Angiographie angezeigt. Bei Patienten mit gutem Ansprechen auf die antianginöse Therapie und mittlerem bis hohem Risikoprofil und einem stabilen NSTEMI oder Angina pectoris ist eine Angiographie innerhalb < 72 h indiziert. Bei klinischer Instabilität muss die Intervention frühzeitig erfolgen. Bei Patienten mit niedrigem Risiko (kein Brustschmerz, keine Herzinsuffizienz, keine EKG-Veränderungen, kein Troponinanstieg) ist eine invasive Diagnostik **nicht** routinemäßig erforderlich. Weitere Abklärung z. B. durch Belastungsuntersuchungen oder eine elektive Angiographie.

- **Systemische Thrombolysetherapie:** Indikation immer gegeben, wenn eine invasive Reperfusion nicht innerhalb eines angemessenen Zeitraums (< 90 min) möglich ist. Die systemische Thrombolyse ist der PCI hinsichtlich der Rekanalisierung (TIMI-3-Blutfluss ca. 45–65 % bei Fibrinolyse versus > 90 % bei der PCI), Mortalität, Reinfarkte und Schlaganfallrate unterlegen. Die systemische Lyse kann auch aufgrund verschiedener Kontraindikationen (s. u.) häufig nicht angewendet werden.
  - Thrombolytische Substanzen: Alteplase, Tenecteplase
  - **Absolute Kontraindikationen** zur Thrombolyse:
    - Zustand nach Hirnblutung
    - Zustand nach Hirninfarkt innerhalb der letzten 6 Monate
    - Trauma, Operation, Kopfverletzung innerhalb der letzten 3 Wochen
    - gastrointestinale Blutung innerhalb des letzten Monats
    - bekannte Blutungsneigung
    - Aortendissektion
    - nicht komprimierbare Punktion/ Biopsie (z. B. Leber)
  - **Relative Kontraindikationen** zur Thrombolyse:
    - TIA innerhalb der letzten 6 Monate
    - Marcumar®-Therapie
    - Schwangerschaft
    - nicht komprimierbare Gefäßpunktionen
    - therapierefraktäre Hypertonie > 180 mm Hg (systolisch)
    - aktives Ulcus ventriculi/duodeni
- **Bypass-Operation:** Im Falle einer erfolglosen PCI, einer Mehrgefäßerkrankung oder Hauptstammstenose, muss individuell über die Indikation einer herzchirurgischen Revaskularisation mittels Bypass nachgedacht werden. Bei bestimmten Patienten kann ggf. zunächst eine symptomatische Therapie des betroffenen Gefäßes mittels PCI und später

die elektive Bypass-Operation vorgenommen werden.

- **Medikamentöse antithrombotische Therapie:**
  - **Thrombozytenaggregationshemmer**
    - Acetylsalicylsäure (ASS): initial 160 bis 325 mg oral (Kautablette) oder 250 bis 500 mg i. v.
    - Clopidogrel: (300 bis) 600 mg *loading dose* (frühzeitige Gabe, da verzögerter Wirkungseintritt); je höher die initiale Dosis, desto schneller die Aufsättigung
    - Prasugrel (ADP-Rezeptoren-Blocker): *loading dose* 60 mg (danach 10 mg/d)
  - **Antikoagulanzien**, abhängig vom geplanten Vorgehen (invasiv/nicht invasiv) und dem Blutungsrisiko:
    - Vor allem bei primärer PCI unfraktioniertes Heparin (5 000 I. E. bzw. 70 I. E./kg KG, Dauerinfusion initial 1 000 I. E./h i. v. danach Einstellung nach PTT); alternativ Bivalirudin (direkter Thrombin-Antagonist) bei Patienten mit akutem Myokardinfarkt und primärer PCI (0,75 mg/kg KG Bolus, nachfolgend 1,75 mg/kg KG/h bis zum Ende der Intervention).
    - Bei (dringender) invasiver Strategie können alternativ zu unfraktionierten Heparinen auch niedermolekulare Heparine (z. B. Enoxaparin 2 × täglich 1 mg/kg KG) gegeben werden.
    - Bei nicht invasiver Therapiestrategie sollten niedermolekulare Heparine s. c. (z. B. Enoxaparin) oder Fondaparinux (synthetischer Faktor-Xa-Inhibitor) 2,5 mg/d bis zur Krankenhausentlassung gegeben werden.
  - **Glykoprotein-IIb/IIIa-Antagonisten:** Indikation: Patienten mit einem Koronarsyndrom mit mittlerem und hohem Risiko (erhöhtes Troponin, Diabetes mellitus, ST-Strecken-Senkung) zusätzlich zu oralen Thrombozytenaggregationshemmern und Heparin in der initialen Phase. Es gibt bei geplanter PCI keinen Vorteil, wenn die Therapie mit GPIIb/IIIa-Anta-

gonisten vor der Katheterintervention begonnen wird.

Durch Studien am besten untersucht beim Koronarsyndrom ist Abciximab. **Dosierung** von Glykoprotein-IIb/IIIa-Antagonisten:

– **Tirofiban** (Aggrastat®): initial 0,4 µg/kg KG/min für 30 min, danach 0,1 µg/kg/min in Kombination mit Heparin (1 000 I. E./h) und ASS; bei Patienten mit einer glomerulären Filtrationsrate (GFR) < 30 ml/min Dosisanpassung erforderlich (i. d. R. halbe Standarddosierung), HWZ 1,8 h.
  Cave: Kumulation bei Niereninsuffizienz, Aggrastat® nicht zusammen mit Diazepam in einer Infusionsleitung verabreichen.

– **Abciximab** (ReoPro®): 0,25 mg/kg KG als Bolusinjektion i. v. mit direkt anschließender kontinuierlicher Infusion i. v. von 0,125 µg/kg KG/min (bis maximal 10 µg/min); HWZ; 10–30 min, jedoch durch irreversible Bindung an den Rezeptor Wirkdauer von 24 bis 48 h.

[!] Das **Blutungsrisiko** ist erhöht bei hohen Dosen und Überdosierungen von Antithrombotika, längerer Therapiedauer, Kombination verschiedener Antithrombotika, Wechsel des Antikoagulans, höherem Alter, eingeschränkter Nierenfunktion, niedrigem Körpergewicht, weiblichem Geschlecht, initialem Hämoglobinwert, Thrombozytopenien und invasivem Vorgehen.
Bei größeren oder lebensbedrohlichen Blutungen oder chirurgischen Eingriffen mit Blutungen als Komplikation ist eine Unterbrechung der plättchenhemmenden Therapie erforderlich (➜ individuelle Entscheidung, Rücksprache mit Chirurg).

■ Langzeitbehandlung – Sekundärprophylaxe
● **Thromboseprophylaxe** während des Krankenhausaufenthalts: frühzeitige Mobilisierung (am 1. Tag möglich bei unkomplizierten Fällen oder nach erfolgreicher PCI)

● **Lebensstiländerung:**
  Nicotinentwöhnung, regelmäßige körperliche Aktivität, Gewichtsreduktion, Blutdruckkontrolle (< 140/90 mm Hg), Blutzuckereinstellung HbA_{1c} < **6,5 %**)
● **Niedermolekulare Heparine s. c.** bis zur Krankenhausentlassung (am besten untersucht ist Enoxaparin). Alternativ kann bei NSTEMI auch Fondaparinux verwendet werden.
● **Thrombozytenaggregationshemmer:**
  – ASS: 75–100 mg/d dauerhaft
  – Clopidogrel: 75 mg/d für 12 Monate (außer bei hohem Blutungsrisiko), bei ASS-Kontraindikation oder Unverträglichkeit sollte Clopidogrel dauerhaft gegeben werden
  – Prasugrel: 10 mg/d dauerhaft
● **Statine** Beginn nach 1 bis 4 Tagen, Zielwert: LDL-Cholesterol < 100 mg/dl
● **Betarezeptorenblocker** bei Patienten mit eingeschränkter linksventrikulärer Funktion/reduzierter EF, arterieller Hypertonie oder Tachykardie
● **ACE-Hemmer** bei allen Patienten mit reduzierter Ventrikelfunktion (EF < 40 %), Diabetes mellitus, Bluthochdruck und chronischer Niereninsuffizienz
● **Aldosteron-Antagonisten** bei höhergradig reduzierter EF
● **Angiotensinrezeptor-Antagonist** bei Patienten mit ACE-Hemmer-Unverträglichkeit und/oder Zeichen der Herzinsuffizienz oder eingeschränkter linksventrikulärer Funktion zu erwägen
● **Prävention des plötzlichen Herztodes:**
  Bei Patienten mit wiederholten (und anhaltenden) hämodynamisch relevanten ventrikulären Tachykardien/Tachyarrhythmien oder bei Zustand nach Kammerflimmern (außerhalb von 48 h nach einem Koronarsyndrom) – und v. a. bei Vorhandensein einer reduzierten linksventrikulären Pumpfunktion – ist die Implantation eines ICD *(implantable cardioverter-defibrillator)* indiziert.

Exkurs: Infarktbedingter kardiogener Schock

Der kardiogene Schock wird definiert als globale Hypoperfusion des Organismus durch eine primäre kardiale Schädigung. Die häufigsten Ursachen sind der Myokardinfarkt bzw. das akute Koronarsyndrom mit linksventrikulärem Pumpversagen. Weitere Ursachen sind Herzrhythmusstörungen, schwere bzw. dekompensierte Herzinsuffizienz, Ventrikelseptumdefekt und Ventrikelruptur, fulminante Myokarditis, septische Kardiomyopathie, Perikarderguss und Herzklappenerkrankungen (z. B. Papillarmuskelabriss mit Mitralklappeninsuffizienz, Aortenklappeninsuffizienz).

Diagnostik

- Wichtig ist ein **schnelles Erfassen der Schockursache** und möglicher Trigger (z. B. Infektionen, Rhythmusstörungen, toxische Substanzen oder medikamentöse Nebenwirkungen).
- **12-Kanal-EKG:** sofort nach Aufnahme bzw. Beginn der Symptomatik, sowie 30 bis 60 min nach Koronarintervention (PCI) und bei jeder Verschlechterung des klinischen Bildes
- **Echokardiographie:** baldmöglichst nach Aufnahme bzw. Beginn der Symptomatik, jedoch beim Koronarsyndrom keine Verzögerung der Herzkatheteruntersuchung verursachen; Frage nach Pumpfunktion, Klappenfunktion, globalen und regionalen Kontraktionsstörungen; Unterscheidung zwischen systolischer versus diastolischer Insuffizienz, links- oder rechtsventrikulärer Störung, Diagnose einer Perikardtamponade, Volumenstatus
- **Röntgen-Thorax:** Frage nach Herzgröße, Lungenödem, Pleuraergüssen, Infiltraten
- **Labor:** Blutbild, Elektrolyte, Transaminasen, Bilirubin, Blutzucker, Harnstoff, Serum-Kreatinin, Plasma-Lactat, Troponin T oder I, BNP, CK-MB, Thrombozyten, aPTT, Prothrombinzeit, Fibrinogen.
- **Blutgasanalyse**
- **Herzzeitvolumenmessung** baldmöglichst zur Therapiesteuerung

Differenzialdiagnosen (= nicht infarktbedingter kardiogener Schock)

- Herzrhythmusstörungen
- Dekompensierte Herzinsuffizienz
- Hypovolämie
- Anapylaxie
- Herzklappenerkrankungen/-schädigungen
- Perikarderguss

Therapie

- **Revaskularisation:** Frühzeitig („Notfall-PTCA") zur Wiederherstellung einer Koronarperfusion unabhängig vom Zeitpunkt des auslösenden Infarkts mittels PCI innerhalb von 120 min.
- **Medikamentöse Therapie:**
  → **Thrombozytenaggregationshemmer:** ASS: initial 250 bis 500 mg i. v., Dauertherapie 100 mg/d p. o.; Clopidogrel: 600 mg *loading dose*, Erhaltungsdosis 75 mg/d (bei Stentimplantation mindestens 1 Jahr fortführen); weitere Substanzen: Prasugrel, Ticagrelor
  → **GPIIb/IIIa-Hemmer (Abciximab):** bei allen Patienten, bei denen innerhalb der nächsten 60–90 min eine PCI geplant ist
  → **Heparin:** 60–70 I. E./kg KG initial als i. v. Bolus, nachfolgend Dauerinfusion von 12 I. E./kg KG/h (Ziel-PTT: 50–70 s); Alternative zum Heparinperfusor: niedermolekulare Heparine
- **Herz-Kreislauf-Unterstützung:** Initial vorsichtige (titrierte) Volumengabe von 500 ml, um einem ggf. bestehenden absoluten oder relativen Volumenmangel entgegenzuwirken. Wichtig auch bei Hinterwandinfarkt mit Rechtsherzbeteiligung (→ Erhöhung der rechtsventrikulären Vorlast). Gabe von Dobutamin (2,5–10 µg/kg KG/min), bei unzureichender Wirkung zusätzlich Gabe von Noradrenalin.
  Bei unzureichendem Ansprechen auf eine Katecholamintherapie kann Levosimendan versucht werden. Bei anhaltender Schocksymptomatik können auch PDE-III-Hemmer (Enoximon oder Milrinon) versucht werden.
  Bei Flüssigkeitsüberladung sollten zur symptomatischen Therapie Diuretika (z. B. Furosemid 40–100 mg i. v.) eingesetzt werden.
  Bei erhöhter Nachlast mit Lungenstauung/Lungenödem ist auch ein vorsichtiger Einsatz von Nitraten (unter hämodynamischen Monitoring) sinnvoll. Nach erfolgreicher Reperfusionstherapie möglichst hämodynamisches Monitoring (Pulmonalarterienkatheter, PiCCO®) und gezielte Therapie mittels Volumensteuerung, inotrop-vasoaktiven Substanzen und Diuretika.
- **IABP (intraaortale Ballongegenpulsation)** kann zur hämodynamischen Unterstützung bzw. Stabilisierung sinnvoll sein. Indikationen sind v. a. die verzögerte Reperfusion/Revaskularisation (z. B. alleinige systemische Fibrinolyse, Überbrückung bis zur Operation). Weitere mechanische Unterstützungssysteme sind z. B. Impella oder ein „Kunstherz".

- **Erythrozytenkonzentrate** bei einem Hb-Wert < 7,0 g/dl bzw. einem Hkt-Wert < 25 Vol.-% geben.
- **Elektrolytstörungen ausgleichen** (zur Prävention von Herzrhythmusstörungen).

Komplikationen
- **Rechtsventrikuläre Infarktbeteiligung mit Rechtsherzversagen**
  Der primär durch einen rechtsventrikulären Infarkt bedingte kardiogene Schock erfordert andere therapeutische Maßnahmen als der linksventrikuläre. Während beide Schockformen nachhaltig und in gleichem Maße von einer frühzeitigen Revaskularisationstherapie profitieren, bestehen v. a. Unterschiede im Volumenmanagement (Restriktion bei Linksherzversagen, Anhebung der Vorlast durch Volumengabe bei Rechtsherzversagen) und in der Gabe von Vasodilatanzien, besonders von Nitraten (kann sinnvoll bei Linksherzversagen, kann deletär bei Rechtsherzversagen sein):
  → Anhebung der rechtsventrikulären Vorlast durch kontrollierte Flüssigkeitsgabe; vorsichtige Volumengabe bei gleichzeitiger linksventrikulärer Beteiligung
  → Steigerung der rechtsventrikulären Inotropie (→ Katecholamine)
  → bei Bradykardie Gabe von Atropin (initial 1 mg i. v., Maximaldosis 3 mg, bei anhaltender Bradykardie ggf. Anlage eines Schrittmachers)

> [!] **Cave:** Keine Gabe von Nitraten bei Rechtsherzinsuffizienz → Senkung der Vorlast und damit des Herzzeitvolumens! Keine Gabe von Betarezeptorenblockern und Calciumkanalblockern, da diese negativ inotrop wirken.

- **Herzrhythmusstörungen**
  → Bradykardie: Gabe von Atropin (Einzeldosis 1 mg; bis maximal 3 mg i. v.)
  → Bei komplettem AV-Block kann die Gabe von Orciprenalin die Kammerfrequenz anheben. Bei anhaltender Bradykardie, die hämodynamisch relevant ist, ist die Anlage eines Schrittmachers erforderlich
  → Tachykardie: Bei Vorhofflimmern effektive Antikoagulation mit Heparin beginnen. Bei tachykardem Vorhofflimmern entweder Frequenzregulierung mit Amiodaron, Betarezeptorenblockern oder Digitalis oder Rhythmisierung (elektrische Kardioversion) anstreben. **Cave:** Klasse-1c-Antiarrhythmika werden wegen ihrer negativ inotropen

Wirkung und der potenziell proarrhythmischen Wirkung und einer tendenziell höheren Mortalität nicht empfohlen.
Bei anhaltenden und hämodynamisch relevanten monomorphen Kammertachykardien wird eine elektrische Kardioversion empfohlen. Bei fehlendem Erfolg Gabe von Amiodaron.
Bei polymorphen Kammertachykardien und Kammerflimmern muss sofort defibrilliert werden.
- **Ventrikelseptumdefekt, Ventrikelruptur und akute Mitralklappeninsuffizienz:** Nach hämodynamischer Stabilisierung muss die rasche operative Versorgung erfolgen.

D-5.5 Herzinsuffizienz

Grundlagen
Bei der Herzinsuffizienz liegt ein Missverhältnis zwischen der kardialen Auswurfleistung und dem peripheren Perfusionsbedarf vor.
Zu den **pathophysiologische Veränderungen** zählen:
- Vorwärtsversagen: Verminderung des Herzzeitvolumens mit erniedrigtem Blutdruck und peripherer Minderperfusion;
- Rückwärtsversagen: links → Lungenstauung bis Lungenödem, rechts → periphere Ödeme, Stauungsleber, gestaute Halsvenen;
- akute Herzinsuffizienz: Dilatation des Herzens;
- chronische Herzinsuffizienz:
  - Volumenbelastung: exzentrische Hypertrophie (Hypertrophie plus Dilatation),
  - Druckbelastung: konzentrische Hypertrophie (Hypertrophie ohne Dilatation).

Bei Überschreitung eines kritischen Herzgewichts (ca. 500 g) entsteht eine relative Koronarinsuffizienz mit konsekutiver myokardialer Minderperfusion, reduzierter Leistungsfähigkeit und ventrikulärer Dilatation.
Bei chronischer Herzinsuffizienz kommt es zu einer Aktivierung des Renin-Aldosteron-Angiotensin-Systems (RAAS) mit Flüssigkeitsretention, peripherer Vasokonstriktion und Remodeling des Myokards. Zudem besteht eine sympathoadrenerge Aktivierung mit Ver-

schlechterung der kardialen Funktionsstörung und der körperlichen Beschwerden. Aus den pathophysiologischen Mechanismen erklären sich die Therapiekonzepte der (chronischen) Herzinsuffizienz mittels ACE-Hemmern (bzw. Aldosteron-Antagonisten oder AT_1-Antagonisten), Betarezeptorenblockern und Diuretika.

Die **Auswurffraktion des Herzens = Ejektionsfraktion** beträgt:
- normal: ca. 61 bis 70 % ,
- leichtgradig gestört: 40 bis 60 % ,
- mittelgradig gestört: 30 bis 39 % ,
- schwer gestört: < 30 % .

Die Einteilung der Herzinsuffizienz erfolgt in:
- **systolische Herzinsuffizienz** = Kontraktionsstörung des Myokards;
  Ursachen: KHK, Kardiomyopathien, Myokarditis, Vitien, arterielle Hypertonie, pulmonale Hypertonie, Lungenembolie;
- **diastolische Herzinsuffizienz** = verminderte diastolische Dehnbarkeit und Relaxation des linken Ventrikels; ca. 20 bis 50 % der Patienten mit einer Herzinsuffizienz haben eine erhaltene oder normale systolische Pumpfunktion, jedoch eine diastolische Relaxationsstörung. Die Herzauswurfleistung wird durch eine gestörte Füllung des Ventrikels während der Diastole (v. a. bei Belastung) eingeschränkt. Folgen sind ein erhöhter enddiastolischer Ventrikeldruck mit pulmonaler Stauung, Dyspnoe und Ödemen.
  Ursachen: arterielle Hypertonie mit der Folge eines hypertensiven Lungenödems, Perikarditis, restriktive Kardiomyopathie, Perikardtamponade.
- **Rechtsherzversagen:** Die rechtsventrikuläre Dysfunktion und Insuffizienz ist durch eine Zunahme des rechtsventrikulären enddiastolischen Füllungsdrucks und/oder der Abnahme des Herzzeitvolumens sowie einer systemischen venösen Stauung gekennzeichnet.
  Ursachen: Rechtsherzinfarkt, Kardiomyopathie (z. B. septisch), Erhöhung der rechtsventrikulären Nachlast (akute Linksherzinsuffizienz, Lungenembolie, pulmonale Hypertonie z. B.

im Rahmen einer Lungengerüsterkrankung, massive Pneumonie, ARDS, exazerbierte COPD, Beatmung mit hohem Spitzendruck), Volumenüberlastung des rechten Ventrikels (akute Trikuspidalklappeninsuffizienz – z. B. bei Endokarditis, akuter Links-rechts-Shunt – z. B. bei Ventrikelseptumdefekt).

Differenzialdiagnostisch müssen bei generalisierten Ödemen nephrotische/nephritische Syndrome und eine terminale Leberinsuffizienz bedacht werden.

Die klinische **Einteilung** der Herzinsuffizienz erfolgt nach:
- **NYHA-(New-York-Heart-Association-) Stadien:**
  - NYHA I: Beschwerdefreiheit, normale körperliche Belastbarkeit
  - NYHA II: Beschwerden bei *stärkerer* körperlicher Belastung
  - NYHA III: Beschwerden bei *leichter* körperlicher Belastung
  - NYHA IV: Beschwerden in *Ruhe*
- **ABCD-Stadien** (American Heart Association 2005):
  - **A:** keine Symptome oder strukturelle Veränderungen, aber Risikofaktoren (z. B. Hypertonie, KHK, Einnahme kardiotoxischer Medikamente, Alkoholabusus, rheumatisches Fieber)
  - **B:** keine Symptome, aber strukturelle Herzschädigung (z. B. linksventrikuläre Hypertrophie Dilatation, Hypokontraktilität, Infarktnarbe)
  - **C:** Symptome einer Herzinsuffizienz + strukturelle Herzschädigung
  - **D:** fortgeschrittene strukturelle Herzschädigung mit deutlichen Beschwerden in Ruhe trotz medikamentöser Maximaltherapie

Als **Ursachen** der **akuten** Herzinsuffizienz (Entwicklung über Stunden bis Tage) kommen infrage:
- **kardiale** Ursachen:
  - dekompensierte bestehende chronische Herzinsuffizienz,

– akutes Koronarsyndrom,
– Myokardinfarkt,
– hypertensive Krise,
– tachykarde oder bradykarde Herzrhythmusstörungen,
– Perikardtamponade (häufigste Ursachen: kardiale Katheterinterventionen mit Perforation z. B. Schrittmacherkabel, ZVK-Anlage oder PTCA, herzchirurgische Interventionen, Aortendissektion, Thoraxtrauma, Myokardinfarkt, Perikarditis),
– Myokarditis,
– Tako-Tsubo-Kardiomyopathie,
– schwere Aortenklappenstenose,
– Mitralklappeninsuffizienz bei Papillarmuskelabriss,
– Klappenzerstörung bei bakterieller Endokarditis,
– Aortendissektion,
– Progression der zugrunde liegenden Herzerkrankung *(ventricular remodeling)*;
• **extrakardiale** Ursachen:
– Medikamentennebenwirkungen (kardiotoxische Medikamente, z. B. Adriamycin, Doxorubicin, Zidovudin; kardiodepressive Medikamente, z. B. Betarezeptorenblocker, Calciumkanalblocker),
– medikamentöse Non-Compliance,
– Volumenüberlastung,
– Infektionen (Sepsis, Pneumonie),
– Hirninfarkt, SAB („neurokardiogene Schädigung"),
– Lungenembolie und ARDS mit rechtsventrikulärer Dysfunktion ➜ Cor pulmonale,
– Asthma bronchiale,
– Drogen (z. B. Cocain), Alkoholabusus,
– thyreotoxische Krise,
– Anämie,
– Niereninsuffizienz.

Als **Ursachen** der **chronischen** Herzinsuffizienz (Entwicklung über Monate bis Jahre) kommen infrage:
• KHK,
• arterielle Hypertonie,

• Zustand nach Myokardinfarkt,
• Kardiomyopathien (dilatativ, hypertroph/obstruktiv, restriktiv),
• Myokarditis,
• Vitien,
• Klappenstenosen = Druckbelastung,
• Klappeninsuffizienz = Volumenbelastung,
• pulmonale Hypertonie.

! Eine bestehende chronische kompensierte Herzinsuffizienz kann durch extrakardiale Ursachen dekompensieren, z. B. Pneumonie, Anämie, Verschlechterung der Nierenfunktion, Volumenbelastung, Stress.

Klinik

Die Diagnose wird anhand klinischer Symptome und ergänzender apparativer diagnostischer Methoden gestellt.
Da therapeutisch wichtig, sollte eine Unterscheidung in Links- oder Rechtsherzversagen, Vorwärts- oder Rückwärtsversagen und diastolische und/oder systolische Herzinsuffizienz erfolgen.

• **Vorwärtsversagen (links und rechts)** ➜
Zeichen der peripheren Minderperfusion:
Erschöpfung, Schwäche, Verwirrtheit, Blässe, Zyanose, kalte Extremitäten, arterielle Hypotonie, schwache Pulse, Tachykardie, Oligurie, bis hin zum kardiogenen Schock (s. „Exkurs: Infarktbedingter kardiogener Schock", S. 413).
• **Linksventrikuläres Rückwärtsversagen** ➜
Zeichen der pulmonalen Störung:
leichte bis schwere Dyspnoe (evtl. nur belastungsabhängig), Lungenödem (Kurzatmigkeit, trockener Husten, evtl. Abhusten von weißlichem Schaum), Blässe oder Zyanose, kalte Haut, normaler bis erhöhter Blutdruck, Lungen-Auskultation: feinblasige Rasselgeräusche, Knistern, Pfeifen und Giemen (➜ Asthma cardiale), Herz-Auskultation: pathologische Herzgeräusche bei Herzklappenfehlern.
• **Rechtsventrikuläres Rückwärtsversagen** ➜
Zeichen der **peripher**-venösen Stauung:
Erschöpfung, Unterschenkelödeme, gespanntes Abdomen (hepatische Stauung, As-

zites), Kurzatmigkeit (Pleuraerguss), bei fortgeschrittener rechtsventrikulärer Insuffizienz evtl. gestaute Halsvenen, Anasarka, schwere Leberfunktionsstörungen, Oligurie.
- **Globale Herzinsuffizienz:** ➙ Zeichen einer Minderperfusion + pulmonale und/oder peripher-venöse Stauung:
arterielle Hypotonie, Schwäche, Dyspnoe, periphere Ödeme.
- **Diastolische Herzinsuffizienz:** Symptome/ Zeichen einer Herzinsuffizienz bei erhaltener linksventrikulärer Pumpfunktion mit einer EF > 40 bis 50 % .

Diagnostik
- **Anamnese:** Begleiterkrankungen/Risikofaktoren, frühere und aktuelle Medikation, frühere Krankenhausaufenthalte
- **Klinische Untersuchung:** mindestens eine **Bewertung der peripheren Durchblutung** (Kälte, Blässe, schwache Pulse, Tachykardie/Bradykardie, kapilläre Durchblutung ➙ Fingernageltest), der **pulmonalen Situation** (Rasselgeräusche, abgeschwächte Geräusche ➙ Pleuraerguss? – seitengleiche Atemgeräusche etc.) und des **venösen Füllungszustandes** (periphere Stauung ➙ Ödeme, Halsvenen, Lebergröße); Zeichen der **Organdysfunktion** sind z. B. Oligo-/ Anurie (verminderte Nierenperfusion) und Bewusstseinsstörungen oder Verwirrtheit (verminderte zerebrale Perfusion).

Die **ergänzende apparative Diagnostik** umfasst:
- **Labor:**
  - **BGA** (Oxygenierung ➙ O_2, respiratorische Funktion ➙ CO_2, Säure-Basen-Status ➙ pH + BE);
  - **Blutbild** (Anämie im Rahmen einer chronischen Herzinsuffizienz, Infektion etc.):
  - **Gerinnung** (v. a. bei bestehender Antikoagulation und vor Therapiebeginn), **D-Dimere** ➙ DD Lungenembolie, INR-Erhöhung z. B. bei Leberschädigung im Rahmen einer chronischen Leberstauung;

- **CRP** ➙ DD Infektion, Endokarditis;
- **Elektrolyte und Kreatinin, Harnstoff** ➙ Ursache von Herzrhythmusstörungen? Niereninsuffizienz? Hyperkaliämie bei Niereninsuffizienz, Hypokaliämie z. B. vermehrter Diuretikagebrauch, Hypernaträmie bei Dehydratation (Wasserrestriktion), Hyponatriämie z. B. im Rahmen einer Hämodilution bei reduzierter Ausscheidung, und/oder Diuretikaeinnahme;
- **Lactat** evtl. erhöht (> 2 mmol/l);
- **Troponin, CK-MB** ➙ myokardiale Ischämie;
- evtl. **Transaminasen** ➙ hepatische Stauung/Schädigung;
- **BNP** ➙ erhöht bei kongestiver Herzinsuffizienz als Zeichen eines erhöhten Wandstresses. Ein BNP-Wert < 100 pg/ ml lässt bei Patienten mit Dyspnoe eine kardiale Ursache weitgehend ausschließen. Bei Werten > 400 pg/ml ist eine Herzinsuffizienz sehr wahrscheinlich. In Studien konnte gezeigt werden, dass jeder Anstieg des BNP-Spiegels um 100 pg/ml mit einem Anstieg des relativen Todesrisikos von 35 % verbunden ist. Ein Abfall der BNP-Konzentration geht mit einem besseren Outcome einher.
- **Blutzucker** ➙ Hyperglykämie geht mit einem schlechteren Outcome einher;
- **12-Kanal-EKG:** Herzrhythmus, Koronarsyndrom/Myokardinfarkt, Blockbild, atypische Lage, Hinweise auf Hypertrophie, S1-Q3-Typ bei Lungenembolie;
- **Kreislaufmonitoring:** regelmäßige/kontinuierliche Blutdruckmessung, Herzfrequenz, Atemfrequenz, Sauerstoffsättigung;
- **Röntgen-Thorax:** Kardiomegalie, pulmonale Stauung und Pleuraergüsse meist beidseitig, DD zu pulmonalen Infektionen bei unklaren Befunden oder Verdacht auf Lungenembolie oder Aortendissektion ➙ **CT-Thorax**;
- **Echokardiographie:** Pumpfunktion (Hypo-/Akinesie, hyperdynamisch), Hypertrophie, Dilatation, strukturelle Verände-

rungen, Vitien, Perikarderguss, Vegetationen bei Endokarditis;

- **Koronarangiographie:** bei akutem Koronarsyndrom, instabiler Angina pectoris, ggf. endomyokardiale Biopsie;
- **weitere diagnostische Methoden bei Herzinsuffizienz zur Abklärung/Eingrenzung der Ursachen:** Stress-Echokardiographie, kardiales MRT, CT-Angiographie, Lungenfunktionstest, Belastungstest (Laufen, Radfahren).

Differenzialdiagnosen

Die Differenzialdiagnosen des Pleuraergusses im Röntgen-Thorax sind:
- Infektion (Pneumonie),
- maligner Erguss,
- Zustand nach Operation,
- Leberzirrhose,
- Pankreatitis,
- Lungenembolie,
- Myokarditis und Perikarditis (meist auch mit Herzvergrößerung).

Die Differenzialdiagnosen der pulmonalen Stauung im Röntgen-Thorax sind:
- pneumonische Infiltrate,
- Aspiration (bedingt durch steileren Abgang des Hauptbronchus häufig rechts basal betonte Verschattungen),
- Drogen,
- Lymphangiosis carcinomatosa.

 Komplikationen der Herzinsuffizienz

- Herzrhythmusstörungen (tachykarde Herzrhythmusstörungen bei schwerer Herzinsuffizienz sind die häufigste Todesursache)
- Lungenödem
- Kardiogener Schock
- Kardiale Embolien
- Venöse Thrombosen (v. a. auch durch Immobilisation)

Therapie

Ziele der Therapie sind die Beseitigung (bzw. Reduktion) der klinischen Beschwerden und eine Stabilisierung der hämodynamischen Parameter mit Wiederherstellung einer suffizienten kardialen Pumpfunktion und peripheren Durchblutung.

Um diese Ziele zu erreichen ist neben einer frühzeitigen Diagnostik, ein adäquates Monitoring und die Zusammenarbeit der verschiedenen Fachdisziplinen (v. a. mit der Kardiologie) erforderlich.

Die **Überwachung** der Patienten mit einer akuten Herzinsuffizienz beinhaltet:
- regelmäßige oder kontinuierliche Blutdruckmessung,
- EKG-Monitoring,
- Pulsoxymetrie
- Atemfrequenzbestimmung,
- ZVK mit ZVD- und S_vO_2-Messung, evtl. Pulmonalarterienkatheter,
- evtl. PiCCO®-System,
- echokardiographische Verlaufsuntersuchungen bei der Endokarditis wöchentlich, ansonsten je nach klinischem Bild.

■ Allgemeine Therapiekonzepte bei akuter Herzinsuffizienz

[!] Wenn immer möglich, **kausale Therapie anstreben** (z. B. frühzeitige Revaskularisation beim instabilen Koronarsyndrom).

- **Frühzeitige Behandlung von Infektionen**, v. a. auch zur Prävention einer Dekompensation einer bestehenden chronischen Herzinsuffizienz.
- **Volumenoptimierung** (je nach Volumen-/Kreislaufsituation → hämodynamisches Monitoring z. B. ZVD, PiCCO®, Echokardiographie): Bei Patienten mit schweren Symptomen einer Herzinsuffizienz und einer Hyponatriämie sollte die Einfuhr auf 1,5 bis 2 l/d beschränkt sein.
- **Katabole Zustände vermeiden**, Patienten mit einer Herzinsuffizienz weisen häufig eine Mangelernährung (Kachexie) auf.

- **Nierenfunktion aufrechterhalten**; eine Niereninsuffizienz kann sowohl Folge als auch Auslöser einer akuten Herzinsuffizienz oder kardialen Dekompensation sein.
- **Suffiziente Atmung und Oxygenierung anstreben** → Sauerstoffgabe bis zu einer S_pO_2 > 95 % (bei COPD-Patienten > 90 %).
  Bei Patienten mit Luftnot und/oder Lungenödem sollte frühzeitig der Einsatz einer nicht invasiven Beatmung in Betracht gezogen werden (durch einen frühzeitigen Einsatz konnte in Studien eine geringere Rate an Intubationen und eine Senkung der Mortalität nachgewiesen werden). Kontraindikationen einer NIV sind: schwere Bewusstseinsstörungen, Schock, ventrikuläre Arrhythmien, Pneumothorax, kürzlich vorgenommene Operation im oberen Gastrointestinaltrakt, Gesichtsdeformitäten.
  Bei manifester Ateminsuffizienz mit deutlicher Oxygenierungsstörung (S_pO_2 < 80 %), aber auch muskulärer Erschöpfung und evtl. Non-Compliance einer NIV ist eine frühzeitige Intubation und kontrollierte/assistierte Beatmung mit PEEP zu erwägen.
- **Adäquate Schmerztherapie und Sedierung:** Stress, Atemnot und Schmerzen führen zu einem erhöhten Sauerstoffbedarf → Sedierung (Benzodiazepine), Analgesie (z. B. Morphin fraktioniert 2- bis 3-mg-Boli)
- **Thromboseprophylaxe** mittels niedermolekularer Heparine, Antithrombosestrümpfe, Mobilisierung (ggf. passiv)
- Akute und längerfristige **Behandlung einer arteriellen Hypertonie** (Zielwerte < 140/90 mm Hg)
- **Therapie einer Anämie** (Prävalenz bis zu 70 %), z. B. Erythropoetin-Gabe, Eisensubstitution
- **Antikoagulation bei** permanentem, persistierendem oder paroxysmalem **Vorhofflimmern und bei intrakardialen Thromben.**
  Bei Patienten mit hohem Risiko (z. B. nach Schlaganfall oder embolischen Ereignissen und mit mehreren Risikofaktoren) sollte ebenfalls eine Antikoagulation erfolgen, bei Patienten ohne zusätzlichen Risikofaktor

(z. B. Diabetes mellitus, Hypertonie, Alter ≥ 75 Jahre, LVEF ≤ 35 %) kann zwischen Acetylsalicylsäure oder einer Antikoagulation entschieden werden.

■ Spezielle Therapie bei akuter Herzinsuffizienz
Ziele der Therapie bei akuter Herzinsuffizienz sind:
- Beseitigung von Symptomen,
- Wiederherstellung suffizienter Kreislaufverhältnisse,
- Wiederherstellung der myokardialen Durchblutung und Energieversorgung.

Medikamentöse Therapie
Die medikamentöse Therapie sollte folgende Ziele verfolgen:
- positiv inotrope Substanzen (**überbrückende** Therapie in der Akutsituation),
- Frequenzkontrolle,
- Volumenüberwachung,
- Nachlastsenkung.

Die medikamentöse Therapie sollte sich an dem klinischen Bild orientieren:
- Bei Zeichen der Flüssigkeitsretention und pulmonalen/systemischen Stauung mit *suffizientem* Blutdruck (> 140 mm Hg systolisch) sind v. a. Diuretika und Vasodilatatoren wirksam.
- Bei Vorliegen eines Vorwärtsversagens (= Pumpversagen) und Zeichen einer Organhypoperfusion sollten positiv inotrope Substanzen erwogen werden.

Für die **i. v. Medikation** stehen zur Verfügung (s. a. Kap. D-5.3.2, S. 404):
- **Vasodilatatoren (Nitrate: Glyceroltrinitrat, Isosorbiddinitrat):**
  Dosierung: Glyceroltrinitrat 10–20 μg/min bis 200 μg/min, Isosorbiddinitrat 1 bis 10 mg/h, i. v. Titration (5 μg in 3- bis 5-Minuten-Schritten) bis zur maximal hämodynamisch tolerablen Dosis (systolischer Blutdruck < 100 mm Hg); **cave:** häufig Tachyphylaxie, die eine Dosissteigerung erfordert

UAW: arterielle Hypotonie, Kopfschmerzen

- **Schleifendiuretika:**
  Dosierung: initial 20– 40(–100) mg Furosemid (oder Torasemid) i. v., nachfolgend kontinuierliche Gabe je nach klinischem Bild, Diurese, Blutdruck, Volumenstatus und Körpergewicht (250–500 mg/24 h)

  > [!] **Cave:** Bei fehlenden Zeichen einer Volumenüberladung, kann die Gabe von Diuretika das Krankheitsbild weiter verschlechtern.

  Patienten mit einer Diuretikaresistenz benötigen evtl. höhere Dosierungen oder eine diuretische Kombinationstherapie.
  Nierenschädigung bei Furosemidgabe > 1 000 mg/ 24 h möglich, Elektrolyte kontrollieren (Gefahr der Hypokaliämie → verstärkter Effekt von Herzglykosiden, Hypomagnesiämie und Hyponatriämie)!

- **ACE-Hemmer (bzw. Angiotensinrezeptor-Antagonist):**
  Keine Indikation bei der **akuten** Herzinsuffizienz, jedoch Therapiegrundlage der chronischen Herzinsuffizienz (in Kombination mit z. B. Diuretika, Betarezeptorenblockern, ggf. Herzglykosiden und Nitraten)

- **Betarezeptorenblocker:**
  Dosierung: z. B. Metoprolol 2 bis 5(–10) mg i. v; sinnvolle orale Betarezeptorenblocker bei Herzinsuffizienz (s. Tab. D-5-17): Bisoprolol, Carvedilol, Metoprololsuccinat, Nebivolol. Bei Patienten mit schwer eingeschränkter Pumpfunktion und „stabiler" Herzinsuffizienz (= stabile Diuretikadosis) mit niedriger oraler Betarezeptorenblocker-Dosis (1/10 der Zieldosis) beginnen.

  > [!] **Cave:** strenge Indikation und vorsichtige Eindosierung wegen Gefahr der arteriellen Hypotonie.

- **Katecholamine (Dobutamin, Noradrenalin):**
  Dosierung: nach Blutdruck → Ziel-MAP: > 70 mm Hg (s. a. Abschn. D-5.3.2, S. 405)

  > [!] **Cave:** Vasokonstriktion führt zu erhöhter Nachlast → Steigerung der Herzarbeit → myokardialer Sauerstoffbedarf steigt an → Gefahr der myokardialen Ischämie; bei chronischer

Herzinsuffizienz häufig Down-Regulation der β-Adrenozeptoren → kontinuierliche Steigerung der Katecholamindosis im Laufe der Therapie, um eine ausreichende Hämodynamik zu erzielen → Gefahr der weiteren iatrogenen „Down-Regulation" und Nebenwirkungen wie Tachyarrhythmie, periphere Vasokonstriktion mit Verschlechterung der Herzökonomie und der peripheren Durchblutung, Beeinträchtigung der Ventrikel-Compliance und evtl. Verschlechterung der diastolischen Funktion

- **Phosphodiesterase-(PDE-)III-Hemmer**
  (Milrinon/Corotrop® und Enoximon/Perfan®):
  Dosierung: **Milrinon:** initial 50 µg/kg KG über 10 min i. v., Erhaltungsdosis 0,375– 0,75 µg/kg KG/min, je nach klinischer und hämodynamischer Wirkung; **cave:** Anpassung bei Niereninsuffizienz.

  > [!] **Cave:** PDE-III-Hemmer sind für die Kurzzeittherapie der schweren Herzinsuffizienz indiziert. Sie haben im Vergleich mit den Katecholaminen eine längere HWZ und sind daher schlechter steuerbar.

  Enoximon: initial langsam 0,5 mg/kg KG i. v., evtl. nach 30 min wiederholen oder 90 µg/ kg KG/min via Infusion über 10–30 min bis das Therapieziel erreicht ist; Erhaltungsdosis: 4–8 ×/24 h i. v. Injektion der erfolgreichen Initialdosis oder Infusion mit 2,5–10 µg/kg KG/ min je nach klinischem Erfolg; Dosierungen über 10 µg/kg KG/min können zu vermehrten Nebenwirkungen führen. **Cave:** Dosisanpassung bei Niereninsuffizienz
  UAW: erhöhte Arrhythmieneigung, Thrombozytopenie

- **Herzglykoside**
  Dosierung: schnelle Aufsättigung z. B. mit **Digoxin:** 2–3 × 0,25 mg i. v./24 h über 2 Tage, Erhaltungsdosis 0,25(–0,5) mg/d oral oder i. v.; **Digitoxin** 1–2 × 0,25 mg i. v./24 h, dann 1 × 0,25 mg/24 h i. v. über 2 Tage, Erhaltungsdosis 0,05–0,1 mg/24 h oral oder i. v.; aufgrund geringer therapeutischer Breite ggf. Dosierung nach **Spiegelkontrolle** sinnvoll – therapeutischer Bereich: Digitoxin 10 bis 30 ng/ml, Digoxin 0,8 bis 2 ng/ml

! **Cave:** Herzglykoside sind v. a. bei der schweren Herzinsuffizienz mit begleitenden tachykarden Herzrhythmusstörungen indiziert.

Anpassung der Dosis von Digoxin bei Niereninsuffizienz
UAW: bei Überdosierung verschiedene kardiale, gastrointestinale und zentralnervöse Symptome

In der Langzeittherapie der Herzinsuffizienz spielen verschiedene orale Medikamente eine wichtige Rolle. Tabelle D-5-17 gibt eine Übersicht über die Substanzen, die Dosierung und Kontraindikationen. Weitere Informationen finden sich in der Nationalen Versorgungsleitlinie chronische Herzinsuffizienz (www.versorgungsleitlinien.de)

Tab. D-5-17 Medikamente für eine orale Dauermedikation bei Herzinsuffizienz (mod. nach ESC-Guidelines 2008).

Substanzen		Startdosis (mg)	Zieldosis (mg)	Indikation	Kontraindikationen
ACE-Hemmer	Captopril Enalapril Lisinopril Ramipril	3 × 6,25 2 × 2,5 1 × 2,5–5,0 1 × 2,5	3 × 50–100 2 × 10–20 1 × 20–35 2 × 5	alle Patienten mit einer Ejektionsfraktion < 40 %	Zustand nach Angioödem, beidseitige Nierenarterienstenose, Hyperkaliämie, Serum-Kreatinin > 2,5 mg/dl, schwere Aortenstenose
Angiotensin-rezeptor-Antagonisten (AT-Antagonisten)	Candesartan Valsartan	1 × 4 oder 8 2 × 40	1 × 32 2 × 160	Patienten mit einer Ejektionsfraktion < 40 % und anhaltenden Beschwerden unter adäquater ACE-Hemmer- und Betarezeptorenblocker-Therapie	Therapie mit ACE-Hemmern und Aldosteron-Antagonisten, beidseitige Nierenarterienstenose, Hyperkaliämie, Serum-Kreatinin > 2,5 mg/dl, schwere Aortenklappenstenose
Aldosteron-Antagonisten	Spironolacton Eplerenon	1 × 12,5–50 1 × 25	1 × 25–50 (–100) 1 × 50	Patienten mit einer Ejektionsfraktion < 35 % und klinisch manifester Herzinsuffizienz (NYHA III/IV), zusätzlich zu einer adäquaten ACE-Hemmer und Betarezeptorenblocker-Therapie	Kalium > 5 mmol/l, Serum-Kreatinin > 2,5 mg/dl, Therapie mit kaliumsparenden Diuretika oder Kaliumsubstitution, Therapie mit ACE-Hemmern **und** AT-Antagonisten
Beta-rezeptoren-blocker	Bisoprolol Carvedilol Metoprolol Nebivolol	1 × 1,25 2 × 3,125 1 × 12,5/25 1 × 1,25	1 × 10 2 × 25–50 1 × 200 1 × 10	alle klinisch stabilen Patienten mit einer Ejektionsfraktion < 40 %, auch nach Myokardinfarkt	Asthma, höhergradige AV- und/oder sinuatriale Blockierungen, Sick-Sinus-Syndrom, Sinusbradykardie

Tab. D-5-17 (Fortsetzung)

Substanzen		Startdosis (mg)	Zieldosis (mg)	Indikation	Kontraindikationen
Nitrate	Isosorbid-dinitrat	2 × 20	bis zu 2 × 40 (und mehr nach Toleranz)	Alternative zu ACE-Hemmern/AT-Antagonisten oder Zusatztherapie zu ACE-Hemmern, wenn AT- oder Aldosteron-Antagonisten nicht toleriert werden	schwere Hypotonie, schwere stenosierende Herzvitien
Diuretika	*Schleifendiuretika*			Patienten mit Herzinsuffizienz und Zeichen einer Stauung; Kombination mit ACE-Hemmer oder AT-Antagonist sinnvoll; bei mäßig bis schwerer Herzinsuffizienz Schleifendiuretika aufgrund besserer Wirksamkeit bevorzugen	Hypokaliämie, Hyponatriämie bei kaliumsparenden Diuretika: Hyperkaliämie, Hypovolämie, schwere Niereninsuffizienz
	Furosemid	20–40	täglich 40–240		
	Torasemid	5–10	10–20		
	Thiazide				
	Hydrochloro-thiazid	25	täglich 12,5–100		
	kaliumsparende Diuretika				
	Spironolacton	1 × 12,5–50	1 × 25–50 (–100)		
	Triamteren	25–50	täglich 100–200		
Digitalis-glykoside	Digoxin	Tag 1–3: 1 × 0,25–0,5	ab Tag 4: 1 × 0,125–0,375 bzw. je nach Spiegel (therapeutischer Bereich 0,8–2 ng/ml)	Patienten mit symptomatischer Herzinsuffizienz (NYHA II–IV) und Vorhofflimmern mit Tendenz zu Herzfrequenzerhöhung	AV-Block II ° oder III°, Präexzitations-syndrom, bekannte Digoxin-Unverträglichkeit Dosisanpassung bei Niereninsuffizienz
	Digitoxin	Tag 1–3: 3 × 0,07–0,1	ab Tag 4: 1 × 0,07–0,1 bzw. je nach Spiegel (therapeutischer Bereich 10–30 ng/ml)		wird hepatisch abgebaut und kann bei Niereninsuffizienz gegeben werden, initiale Aufsättigung auch i. v. möglich
Angegeben sind die jeweiligen Tadesdosen.					

!   Medikamente, die eine Herzinsuffizienz verschlechtern können:

- Antiarrhythmika: negativ inotrope und proar-
rhythmische Effekte;
- Nicht-Dihydropiridin-Calciumkanalblocker (Vera-
pamil, Diltiazem): negativ inotrope Effekte;
- trizyklische Antidepressiva: proarrhythmisches
Potenzial;
- nichtsteroidale Antiphlogistika: Hemmung der
Diuretika- und ACE-Hemmer-Wirkung, Salz- und
Wasserretention;
- COX-2-Hemmer: Salz- und Wasserretention;
- Corticosteroide: Salz- und Wasserretention.

**Weitere Therapieoptionen bei Herzinsuffizi-
enz sind:**

- Elektrotherapie (kardiale Resynchronisati-
onstherapie, bei Zustand nach Kammerflimmern Implantation eines Defibrillators);
- chirurgische Maßnahmen (z. B. Bypass-
Operation, Herzklappenersatz);
- mechanische Assist-Systeme:
Bei unzureichender Wirkung einer alleinigen medikamentösen Therapie (systolischer
Blutdruck anhaltend < 80 mm Hg, Diurese
< 30 ml/h, kalte Haut, schlechte Oxygenie-
rung) kann, **wenn Aussicht auf Erholung
besteht**, überbrückend über den Einsatz von
mechanischen Systemen zur Herzunterstüt-
zung nachgedacht werden (intraaortale Ballongegenpulsation [IABP], extrakorporale
Membranoxygenierung [ECMO]).

Prognose

Prognostisch **ungünstige Faktoren** bei Patienten mit Herzinsuffizienz sind:

- höheres Alter,
- ischämische Genese,
- Zustand nach Reanimation,
- arterielle Hypotonie,
- NYHA-Klassifikation III bis IV,
- geringe Belastungstoleranz,
- linksventrikuläre Hypertrophie,
- Tachykardie, komplexe ventrikuläre Arrhythmien,
- deutliche Erhöhung von BNP,
- erhöhtes Troponin,
- erniedrigte linksventrikuläre Pumpfunktion.

D-5.6 Infektiöse Endokarditis

Grundlagen

Es handelt sich meist um bakterielle Infektionen endokardialer Strukturen, in der Regel mit
Beteiligung der Herzklappen, aber auch zunehmend intrakardialer Fremdkörper (Herzklappen, Schrittmachersonden).

Die Inzidenz liegt bei ca. 3 bis 10/100 000, die
Letalität bei 20 bis 30 %.

Wichtig für die Therapieplanung aufgrund des
unterschiedlichen Erregerspektrums ist die Unterscheidung in:

- Nativklappenendokarditis und späte Klappenprothesenendokarditis (> 12 Monate
nach Operation): v. a. Methicillin-sensible
Staphylococcus-aureus-Stämme, verschiedene Streptokokkenspezies sowie Enterococcus faecalis und
- frühe Klappenprothesenendokarditis
(< 12 Monate nach Operation): v. a. Methicillin-resistente Staphylococcus-aureus-
Stämme, koagulasenegative Staphylokokken
und Gram-negative Erreger.

Risikofaktoren für das Entstehen einer Endokarditis sind:

- vorbestehendes Vitium;
- Zustand nach Herzoperation, Klappenersatz;
- Schrittmacherträger;
- i. v. Drogenabusus, Alkoholabusus;
- rheumatisches Fieber;
- Zustand nach Endokarditis;
- Diabetes mellitus, Niereninsuffizienz, Leberzirrhose, immunsuppressive Therapie,
Malignome;
- Zustand nach Operation oder therapeutischer Interventionen (z. B. ZVK-Anlage),
zahnärztlicher Eingriff, Verletzung.

Klinik

- Subfebrile Temperaturen oder Fieber
- Gewichtsverlust, Nachtschweiß, Müdigkeit/
Abgeschlagenheit, Schwäche bzw. Leis-
tungsknick, Arthralgien
- Sepsis mit unbekanntem Fokus

- Herzinsuffizienzzeichen (Dyspnoe, periphere Ödeme)
- Herzrhythmusstörungen
- Neu aufgetretene Herzgeräusche
- Embolische Ereignisse: periphere Ischämien, Petechien, Osler-Knötchen, ZNS-Symptome (bis zu 30 % der Patienten): neurologische Ausfälle (embolische Herdenzephalitis), Sehstörungen (Mikroembolien der Retina)
- Nierenfunktionsstörungen (bei bis zu 30 % der Patienten akutes Nierenversagen beschrieben); meist multifaktorielle Ursachen: vaskulitische Glomerulonephritis, renale Infarkte, Minderperfusion im Rahmen der systemischen Infektion, Antibiotika-Toxizität, Kontrastmittel-Toxizität)

Diagnostik
- **Labor:** Leukozytose, CRP- und BSG-Erhöhung, Procalcitonin-Anstieg → alles unspezifische Parameter!
- **Echokardiographie:** Sie muss frühzeitig bei Verdacht auf eine infektiöse Endokarditis durchgeführt werden. Die transösophageale Echokardiographie (TEE) ist der transthorakalen Echokardiographie (TTE) hinsichtlich der Endokarditisdiagnose und der Darstellung der beteiligten Strukturen – v. a. bei Zustand nach Klappenersatz – überlegen (Ausnahme rechtsseitige Infektion). Morphologische Befunde in der Echokardiographie: Nachweis von Vegetationen, gestörte Pumpfunktion, Klappeninsuffizienzen oder -stenosen, paravalvuläre Abszesse, Sehnenfädenausrisse, Prothesendehiszenzen, Fisteln, Perforationen mit intrakardialen Shunts.
  Initial negative Befunde schließen eine infektiöse Endokarditis nicht aus! → Verlaufskontrolle nach 7–10 Tagen.
  Follow-up-Echokardiographien sollten bei nachgewiesener Endokarditis auch zur Erfassung möglicher Komplikationen durchgeführt werden.
- **Erregernachweis:** 3 Blutkulturen (aerob und anaerob) aus einer peripheren Vene **vor** Beginn der Antibiose (evtl. mehrmalige Abnahme innerhalb von 2 h) **unabhängig** von der Körpertemperatur.
  Bis zu 30 % der infektiösen Endokarditiden können mit negativen Blutkulturen einhergehen. Die häufigste Ursache ist eine vorherige antibiotische Behandlung. Bei initial negativen Blutkulturen kann zur Erregerdetektion bei klinisch stabilen Patienten mit laufender Antibiose eine Antibiotikapause für mindestens 48 h vor der Blutkulturabnahme erwogen werden.
  Bei positiven Blutkulturen muss prinzipiell immer auch an eine Kontamination gedacht werden (v. a. bei Nachweis von koagulasenegativen Staphylokokken und Corynebakterien).
  Da schwer anzüchtbare Erreger (z. B. Pilze, Bartonella spp., Coxiella spp., Haemophilus spp., Actinobacillus) vorliegen können, muss dem Labor die Verdachtsdiagnose einer infektiösen Endokarditis mitgeteilt werden, damit eine adäquate Untersuchung der Blutkulturen (z. B. ergänzende serologische Tests) vorgenommen werden kann.
  Eine PCR kann prinzipiell auch zur Erregerdetektion herangezogen werden, ist jedoch eher anfällig für falsch positive Befunde (z. B. anhaltend positive Befunde trotz klinischer Remission) und hat den Nachteil, dass kein Antibiogramm erstellt werden kann.
- **12-Kanal-EKG** mit der Frage nach Herzrhythmusstörungen (v. a. AV-Blockierungen).
- **Zerebrale Bildgebung:** CT nur zum Ausschluss einer Blutung geeignet, besser cMRT zur Klärung einer möglichen Herdenzephalitis, Meningitis, Hirninfarkt, Abszess etc. (s. Abb. D-5-12 als Beispiel).

Die modifizierten **Duke-Kriterien** dienen als Hilfsmittel zur Diagnose einer infektiösen Endokarditis (s. ESC-Guidelines 2009, www.escardio.org). Sie enthalten als Hauptkriterien die Ergebnisse der Blutkulturen und der Echokardiographie sowie als Nebenkriterien verschiedene anamnestische und klinische Parameter.

Abb. D-5-12 Patient mit bakterieller Endokarditis und septischer Herdenzephalitis. **a und b)** Rundliche hyperintense Läsionen mit perifokalem Ödem in den T2-Sequenzen und geringer Einblutung (Pfeil zeigt auf die Signalminderung), **c und d)** charakteristische Signalanhebung (= Diffusionsstörung) in den diffusionsgewichteten Sequenzen (auch in [d] ist die Einblutung als Signalminderung erkennbar).
e und f) In den T1-Sequenzen nach Kontrastmittelgabe vorwiegend ringförmiges Enhancement der Abszesse, jedoch teilweise auch in den Sulci als Zeichen, dass der Prozess Anschluss an den Liquorraum gefunden hat.

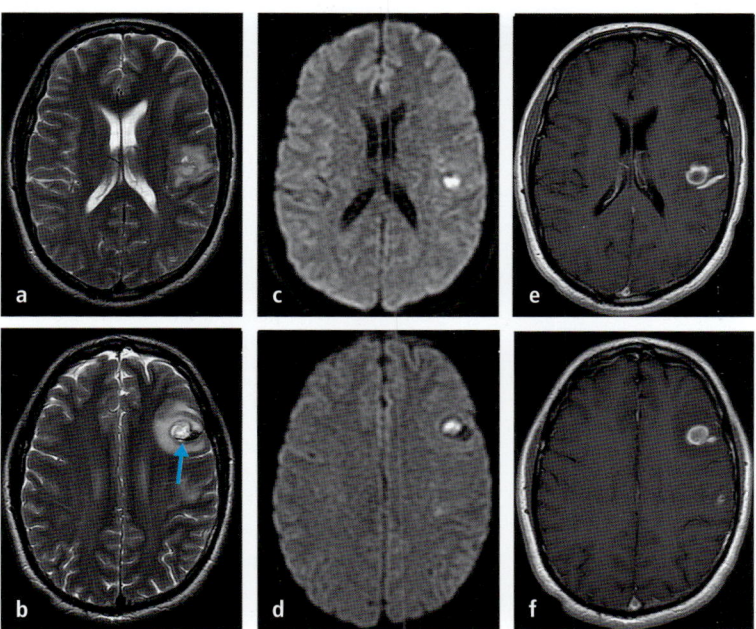

 Komplikationen der infektiösen Endokarditis

- Neurologische Komplikationen bei 20 bis 40 % (und teilweise über 50 %) der Patienten mit einer infektiösen Endokarditis: ischämische und hämorrhagische Schlaganfälle, Herdenzephalitiden (s. Abb. D-5-12), Meningitiden, infektiöse („mykotische") Aneurysmen, Krampfanfälle (Sonneville 2011)
- Herzklappendestruktionen mit akuter Klappeninsuffizienz und dadurch bedingter Herzinsuffizienz

Therapie

Ziel der Therapie ist die Eradikation des Erregers aus dem infizierten Gewebe; diesbezüglich ist das zu erwartende Erregerspektrum zu berücksichtigen (s. o. Grundlagen – Erregerspektrum).

Bei kritisch Erkrankten muss nach Entnahme der Blutkulturen zunächst eine kalkulierte antibiotische Therapie begonnen werden, um das Auftreten weiterer Komplikationen zu vermeiden. Therapieempfehlungen siehe Tab. D-5-18.

! Die antibiotische Therapie ist im Verlauf entsprechend den Ergebnissen der Blutkulturen anzupassen. Eine gezielte Antibiotikatherapie entsprechend der **minimalen Hemmkonzentration (MHK)** des nachgewiesenen Erregers stellt die optimale Therapie dar. Eine zusätzliche Antibiotikagabe („zur Sicherheit") ist nicht gerechtfertigt.

Die antibiotische Therapie sollte über mindestens 4 bis 6 Wochen erfolgen.
Indikation zur **chirurgische Therapie** bestehen bei:
- Endokarditis mit schwerer Herzinsuffizienz durch Klappendestruktion mit akuter Klappeninsuffizienz,

Tab. D-5-18 Therapieempfehlungen bei infektiöser Endokarditis (mod. nach ESC Guidelines 2009 und RKI Empfehlung 2010):

Erreger	Therapie
Unbekannter Erreger = negative Blutkultur (kalkulierte Therapie)	• Ampicillin-Sulbactam (12 g/d i.v. in 4 Gaben) oder Amoxicillin plus Gentamicin (3 mg/kg KG/d i.v.) für 4–6 Wochen oder Vancomycin (30 mg/kg KG/d i.v. in 2 Gaben) plus Gentamicin plus Ciprofloxacin für 4–6 Wochen • bei künstlichen Herzklappen: Vancomycin plus Rifampicin (900 mg/d p.o. in 2 Gaben) für 6 Wochen plus Gentamicin für 2 Wochen
Penicillin-sensible Streptokokken	• Penicillin G 12–18 Mio. I. E./d (alternativ Amoxicillin, Ceftriaxon, Vancomycin und Teicoplanin) für 4 Wochen (bzw. 6 Wochen bei Klappenersatz) oder • Penicillin G plus Gentamicin für 2 Wochen • bei Pneumokoken-Endokarditis mit Meningitis aufgrund der besseren Liquorgängigkeit Ceftriaxon (oder Cefotaxim) evtl. plus Vancomycin
Penicillin-resistente Streptokokken	Penicillin G 24 Mio. I. E./d (alternativ Vancomycin) für 4 Wochen (bzw. 6 Wochen bei Klappenersatz) plus Gentamicin für 2–4 Wochen
Oxacillin-empfindliche Staphylokokken	• Flucloxacillin (alternativ Vancomycin) für 4–6 Wochen plus Gentamicin für 3–5 Tage • bei künstlichen Herzklappen: Flucloxacillin plus Rifampicin für mindestens 6 Wochen plus Gentamicin für 2 Wochen
Oxacillin-resistente Staphylokokken	• Vancomycin (alternativ Daptomycin mind. 6 mg/kg KG/d) für 4–6 Wochen plus Gentamicin für 3–5 Tage • bei künstlichen Herzklappen: Vancomycin plus Rifampicin für mindestens 6 Wochen plus Gentamicin für 2 Wochen
Enterokokken (> 90% Enterococcus faecalis)	Amoxicillin oder Ampicillin oder Vancomycin plus Gentamicin für 4–6 Wochen
Pseudomonas aeruginosa	Piperacillin plus Tobramycin für 4–6 Wochen
E. coli, Klebsiellen, Proteus, Serratia, Enterobacter	Cefotaxim plus Gentamicin für 4–6 Wochen
Pilze	Amphotericin B plus Flucytosin für 4–6 Wochen

Cave: Kontrolle der Nierenfunktion unter Gentamicin-Therapie notwendig.
Bei Penicillin-Unverträglichkeit wird die Gabe von Vancomycin empfohlen.

• konservativ nicht kontrollierbarer Infektion (anhaltendes Fieber, Ausbreitung der Endokarditis, Abszessbildung, Gewebezerstörung, septische Embolien) unter adäquater medikamentöser Therapie,
• Klappenprothesenendokarditis oder Endokarditis mit Beteiligung von Schrittmacheroder Defibrillatorsonden,
• Prävention von Embolien bei ausgedehnten Vegetationen (> 10 mm),
• neurologisch „embolischen" Ereignisse.

Da die Operation in der Akutphase per se auch ein Risiko darstellt, muss immer eine individuelle Entscheidung in Zusammenarbeit mit den Kardiologen und Kardiochirurgen getroffen werden. Bei schwer betroffenen Patienten sollte frühzeitig (ggf. innerhalb der ersten 24 h) über eine Operation beraten werden.

Prognose

Prognostisch ungünstige bzw. beeinflussende Faktoren sind:

- hohes Alter;
- Diabetes mellitus;
- Komplikationen: Herzinsuffizienz, Niereninsuffizienz, Schlaganfall, septischer Schock;
- lange Latenz zwischen dem Auftreten der Symptome und der endgültigen Diagnose;
- Ort der Infektion und der zugrunde liegenden Erreger (Staphylococcus aureus, Pilze, Gram-negative Bakterien);
- Erregernachweis zur gezielten Antibiotikatherapie;
- lokale Resistenzlage;
- Einbeziehung von Fremdkörpern;
- Seite der Endokarditis (links eher mit embolisch-zerebralen Komplikationen;
- Echokardiographie: große Vegetationen, schwere Klappeninsuffizienzen, periannuläre Komplikationen, reduzierte linksventrikuläre Pumpfunktion.

Literatur, Infos, Internetadressen

Al-Nawas B, Block M, Ertl G et al. Kommentierte Zusammenfassung der Leitlinien der European Society of Cardiology zur Infektiösen Endokarditis. Kardiologe 2010; 4: 285–94.

Arntz H-R, Bossaert LL, Danchin N, Nicolau N. Initiales Management des akuten Koronarsyndroms. Notfall- und Rettungsmed 2010; 13: 621–34.

Beaulieu Y. Bedside echocardiography in the assessment of the critically ill. Crit Care Med 2007; 35(Suppl): S235–49.

Bischoff M, Walther A, Serf C. Wer gibt den Rhythmus, bei dem man mit muss? Herzschrittmacher und implantierbare Kardioverter/Defibrillatoren in der Anästhesie. Anaesthesist 2011; 60: 775–88.

Boldt J, Lehmann A. Pharmakotherapie der akuten schweren Herzinsuffizienz. Intensivmed 2007; 44: 11–9.

Buck T, Breithardt OA, Faber L et al. Manual zur Indikation und Durchführung der Echokardiographie. Clin Res Cardiol 2009; 4 (Suppl 1): 3–51.

Buerke M, Lemm H, Dietz S, Werdan K. Infarktbedingter kardiogener Schock. Ursachen, Diagnose und Behandlung. Intensivmed 2010; 47: 597–611.

Bundesärztekammer (BÄK), Kassenärztliche Bundesvereinigung (KBV), Arbeitsgemeinschaft der Wissenschaftlichen Medizinischen Fachgesellschaften (AWMF). Nationale VersorgungsLeitlinie Chronische Herzinsuffizienz 2009; www.versorgungsleitlinien.de/themen/herzinsuffizienz.

Connolly SJ, Ezekowitz MD, Yusuf S et al.; the RE-LY Steering Committee and Investigators. Dabigatran versus warfarin in patients with atrial fibrillation. N Engl J Med 2009; 361: 1139–51.

Connolly SJ, Eikelboom J, Joyner C et al.; AVERROES Steering Committee and Investigators. Apixaban in patients with atrial fibrillation. N Engl J Med 2011; 364(9): 806–17.

Cotter G, Cotter OM, Kaluski E. Hemodynamic monitoring in acute heart failure. Crit Care Med 2008; 36 (Suppl): S40–3.

Deutsche Gesellschaft für Kardiologie: Leitlinie Infarktbedingter kardiogener Schock – Diagnose, Monitoring und Therapie. Mai 2010, www.dgk.org.

Deutsche Hochdruckliga e.V. Leitlinien zur Behandlung der arteriellen Hypertonie. Stand 1. Juni 2008; www.hochdruckliga.de.

Diener HC, Connolly SJ, Ezekowitz MD et al.; RE-LY Study Group. Dabigatran compared with warfarin in patients with atrial fibrillation and previous transient ischaemic attack or stroke: a subgroup analysis of the RE-LY trial. Lancet Neurol 2010; 9(12): 1157–63.

Diener HC, Grond M, Röther J et al. Dabigatran in der Schlaganfallprävention bei Patienten mit Vorhofflimmern nach TIA oder ischämischem Insult: praktische Aspekte der Anwendung. Akt Neurol 2011; 38: 261–5.

Ebelt H, Werdan K. Notfalltherapie der akuten Herzinsuffizienz. Internist 2007; 48: 938–47.

Ellger B, Westphal M. Differenzierter Einsatz kardiovaskulär aktiver Substanzen. Intensivmedizin up2date 2006; DOI: 10.1055/s-2006-944794.

ESC Guidelines. Management of acute myocardial infarction in patients presenting with persistent ST-segment elevation. Eur Heart J 2008; 29: 2909–45.

European Heart Rhythm Association; European Association for Cardio-Thoracic Surgery, Camm AJ, Kirchhof P, Lip GY et al. Guidelines for the management of atrial fibrillation: the Task Force for the Management of Atrial Fibrillation of the European Society of Cardiology (ESC). Eur Heart J 2010; 31(19): 2369–429.

European Society of Cardiology. ESC Guidelines for the diagnosis and treatment of acute and chronic heart failure, 2008; www.escardio.org/knowledge/guidelines.

European Society of Cardiology: ESC Guidelines on the prevention, diagnosis, and treatment of infective endocarditis (version 2009); www.escardio.org/knowledge/guidelines.

Granger CB, Alexander JH, McMurray JJ et al.; ARIS-TOTLE Committees and Investigators. Apixaban versus warfarin in patients with atrial fibrillation. N Engl J Med 2011; 365(11): 981–92.

Habib G, Hoen B, Tornos P et al.; ESC Committee for Practice Guidelines. Guidelines on the prevention, diagnosis, and treatment of infective endocarditis (new version 2009): the Task Force on the Prevention, Diagnosis, and Treatment of Infective Endocarditis of the European Society of Cardiology (ESC). Endorsed by the European Society of Clinical Microbiology and Infectious Diseases (ESCMID) and the International Society of Chemotherapy (ISC) for Infection and Cancer. Eur Heart J 2009; 30(19): 2369–413.

Hamm CW. Kommentar zu den Leitlinien der European Society of Cardiology (ESC) zur Diagnose und Therapie des akuten Koronarsyndroms ohne ST-Strecken-Hebung (NSTE-ACS). Kardiologe 2009; DOI: 10.1007/s12181-009-0177-2.

Haverkamp W, Berendes E. Rationaler Einsatz von Inotropika. Intensivmedizin up2date 2006, DOI: 10.1055/s-2006-925071.

Haverkamp W, Deuschle M. Antipsychotikainduzierte QT-Verlängerung. Nervenarzt 2005; 77: 276–88.

Hennersdorf MG, Strauer BE. Vorhofflimmern. Internist 2006; 10: 990–1000.

Hoppe UC. Leitliniengerechte Therapie der chronischen Herzinsuffizienz. Internist 2007; 48: 929–37.

Hoppe UC,·Böhm M, Drexler H et al. Kommentar zu den ESC-Guidelines for the Diagnosis and Treatment of Acute and Chronic Heart Failure 2008.

Horstkotte D, Piper C. Diagnostik und Therapie der mikrobiell verursachten Endokarditis. Internist 2008; 49: 34–42.

Jessup M, Brozena S. Heart failure. N Engl J Med 2003; 348: 2007–18.

Kempf T, Drexler H, Wollert KC. Pathophysiologie der Herzinsuffizienz. Internist 2007; 48: 899–908.

Kirchhof P, Breithardt G. Therapie von Vorhofflimmern. Internist 2007; 48: 819–31.

Klein N, Klein M, Salameh A, Pfeiffer D. Moderne Herzschrittmachertherapie. Internist 2006; 10: 1024–33.

Krum H, Abraham WT. Heart failure. Lancet 2009; 373: 941–55.

Kuschyk J, Borggrefe M. Akut lebensbedrohliche Rhythmusstörungen. Intensivmedizin up2date 2006: 121–37.

Lebiedz P, Hilker E, Breithardt G. Therapie bradykarder Herzrhythmusstörungen mit passageren Herzschrittmachern. Intensivmedizin up2date 4-2008; DOI: 10.1055/s2007-995640.

Leitlinien zur Therapie der chronischen und akuten Herzinsuffizienz: Was ist neu? Kardiologe 2008 DOI 10.1007/s12181-008-0146-1.

Lemke B, Nowak B, Pfeiffer D. Leitlinien zur Herzschrittmachertherapie. Z Kardiol 2005; 94: 704–20.

Lewalter T, Schwab JO, Nickenig G. Ventrikuläre Tachykardien. Internist 2006; 10: 1001–12.

Lindner UK. Notfall-EKG. Notfall- und Rettungsmedizin 2004; 7: 205–20.

Lip GYH, Tse HF, Lane DA. Atrial fibrillation. Lancet 2012; 379: 648–61.

Mebazza A, Gheorghiade M, Pina I et al. Practical recommendations for prehospital and early in-hospital management of patients presenting with acute heart failure syndromes. Crit Care Med 2008; 36(Suppl): S129–39.

Moser M, Bode C. Antithrombotische Therapie bei akutem Myokardinfarkt. Internist 2008; 49: 1031–7.

Naber C, Kern P, Straube E et al. Bakterielle Endokarditis. Empfehlungen zur kalkulierten parenteralen Initialtherapie bakterieller Erkrankungen bei Erwachsenen – Update 2010. S. 71–3. Robert-Koch-Institut: www.rki.de.

O'Donoghue M, Braunwald E. Natriuretic peptides in heart failure: should therapy be guided by BNP levels? Nat Rev Cardiol 2010; 7: 13–20.

Patel MR, Mahaffey KW, Garg J et al.; ROCKET AF Investigators. Rivaroxaban versus warfarin in nonvalvular atrial fibrillation. N Engl J Med 2011; 365(10): 883–91.

Petersen J, Felker M. Inotropes in the management of acute heart failure. Crit Care Med 2008; 36 (Suppl): S106–11.

Plicht B, Naber CK, Erbel R. Therapie und Prophylaxe der infektiösen Endokarditis. Internist 2008; 49: 1219–30.

Price S, Nicol E, Gibson DG, Evans TW. Echocardiography in the critically ill: current and potential roles. Intensive Care Med 2006; 32: 48–59.

Rasche S, Georgi C. Kardiogener Schock. Anaesthesist 2012; 61: 259–74.

Roden D. Drug therapy: Drug induced prolongation of the QT intervall. N Engl J Med 2004; 350: 1013–22.

Ruß M, Buerke M, Werdan K. Infarktbedingter kardiogener Schock. Intensivmedizin up2date 2007; 3: DOI 10.1055/s-2007-966386.

Schoen S, Strasser RH. Management von Patienten mit Klappenvitien. Kardiologie up2date 3 2007; DOI: 10.1055/s-2007-966983.

Schuchert A. Aktuelle Differentialtherapie der arteriellen Hypertonie. Arzneimitteltherapie 2009; 27: 81–7.

Schwab JO, Lüderitz B. Indikationen für den implantierbaren Cardioverter/Defibrillator (ICD). Internist 2007; 48: 715–26.

Sonneville R, Mirabel M, Hajage D et al.; ENDOcardite en REAnimation Study Group. Neurologic complications and outcomes of infective endocarditis in critically ill patients: the ENDOcardite en REAnimation prospective multicenter study. Crit Care Med 2011; 39(6): 1474–81.

Stellbrink C. Elektrotherapie der Herzinsuffizienz. Internist 2007; 48: 961–70.

Steven D, Lutomsky B, Rostock T, Willems S. Moderne Pharmakotherapie bei supraventrikulären und ventrikulären Herzrhythmusstörungen. Ein Update zur konventionellen Therapie. Internist 2006; 10: 1013–23.

Tegtmeyer K, Brady G, Lai S et al. Videos in Clinical Medicine. Placement of an arterial line. N Engl J Med 2006; 354: e13.

Testa L, Biondi-Zoccai GG, Dello Russo A et al. Rate-control vs. rhythm-control in patients with atrial fibrillation: a meta-analysis. Eur Heart J 2005; 26: 2000–6.

Topalian S, Ginsberg F, Parrillo JE. Cardiogenic shock. Crit Care Med 2008; 36 (Suppl): S66–74.

Trappe H-J. Notfälle bei Herzschrittmacherpatienten. Intensivmed 2008; 45: 402–12.

Trappe H-J. Das Konzept der „5A" für die Intensiv- und Notfallmedizin. Kardiologe 2010; 4: 43–54.

Trappe H-J, Gummert J. Current pacemaker and defibrillator therapy. Dtsch Ärztebl Int 2011; 108(21): 372–80.

Weber M, Hamm C. Myokardinfarkt und instabile Angina pectoris. Internist 2007; 48: 399–412.

Wenzel-Seifert K, Wittmann M, Haen E. Psychopharmaassoziierte QTc-Intervall-Verlängerung und Torsade de Pointes. Dtsch Ärztbl Int 2011; 108(41): 687–93.

Werdan K, Ruß M, Buerke M et al. Cardiogenic shock due to myocardial infarction: diagnosis, monitoring and treatment: a German-Austrian S3 Guideline. Dtsch Arztebl Int 2012; 109(19): 343–51.

Westerkamp V, Welte T, Hoeper MM. Therapie des Rechtsherzversagens. Intensivmedizin up2date 2006; DOI: 10.1055/s-2005-921219.

Westphal N, Plicht B, Naber C. Endokarditis – Prophylaxe, Diagnostik und Therapie. Dtsch Ärztbl Int 2009; 106(28–29): 481–90.

Wittkowski U, Spies C, Sander M et al. Hämodynamisches Monitoring in der perioperativen Phase. Verfügbare Systeme, praktische Anwendung und klinische Daten. Anaesthesist 2009; 58: 764–86.

www.drugs.com

www.fachinfo.de

www.torsades.org

Zahn R, Zeymer U. Interventionelle Therapie des akuten Herzinfarktes. Internist 2008; 49: 1038–46.

Zimetbaum P. Amiodarone for atrial fibrillation. N Engl J Med 2007; 356: 935–41.

D-6 Pulmonale Probleme

André Grabowski

D-6.1 Thoraxschmerzen und Dyspnoe

Pulmonale Störungen gehen häufig mit den Symptomen Dyspnoe und Thoraxschmerzen einher. Wichtig ist zunächst eine ätiologische Zuordnung der Beschwerden. Vor allem die Unterscheidung in kardiale und nicht kardiale Ursache sowie akute und chronische Beschwerden nimmt für die weiteren diagnostischen und therapeutischen Schritte eine zentrale Rolle ein. Eine Übersicht verschiedener Erkrankungen, die sowohl thorakale Schmerzen als auch Dyspnoe oder beides verursachen können, findet sich in den Tab. D-6-1 und D-6-2.

Tab. D-6-1 Differenzialdiagnostische Überlegungen bei Thoraxschmerz.

Erkrankung		Weiterführende Symptome und Diagnostik
Kardiale Erkrankungen	Myokardischämie/akutes Koronarsyndrom	meist dumpf drückender retrosternaler Schmerz, thorakales Schweregefühl, Ausstrahlung in den linken Arm und den Hals, evtl. begleitet von Dyspnoe; häufig Besserung der Schmerzen durch Nitroglycerin (Glyceroltrinitrat). → 12-Kanal-EKG, Troponin, Echokardiographie, Koronarangiographie
	Herzinsuffizienz und Kardiomyopathien	häufig bekannte Anamnese, klinisch arterielle Hypotonie → Echokardiographie zur Beurteilung der Pumpfunktion; Röntgen-Thorax (vergrößertes Herz, Stauungszeichen, Pleuraergüsse?)
	Perikardtamponade	je nach Ausmaß der Tamponade Zeichen der eingeschränkten Pumpfunktion bzw. Auswurfleistung mit Tachykardie und arterieller Hypotonie → Echokardiographie, ggf. CT-Thorax zur Befundvalidierung
	Perikarditis, Perimyokarditis	stechende Schmerzen mit Schmerzprovokation durch Inspiration und Husten → Auskultation (evtl. Reibegeräusch, bei feuchter Perikarditis evtl. abgeschwächte Atemgeräusche); Labor (erhöhtes CRP und Leukozyten); Echokardiographie (Ergussnachweis); EKG (evtl. konkavbogige ST-Strecken-Hebung ohne R-Verlust)
	akutes Aortensyndrom (Aortendissektion, rupturiertes Ulkus der Aorta)	plötzlich einsetzender heftiger stechender Thorax- und/oder Rückenschmerz, ggf. Ausstrahlung entlang der Dissektion; **keine** Besserung durch Nitroglycerin; evtl. seitendifferente Puls- und Blutdruckwerte → transösophageale Echokardiographie;

Tab. D-6-1 (Fortsetzung)

Erkrankung		Weiterführende Symptome und Diagnostik
Kardiale Erkrankungen	akutes Aortensyndrom (Aortendissektion, rupturiertes Ulkus der Aorta)	kontrastmittelgestützte CT (oder MRT); wichtig für die weitere Therapieplanung ist die Klassifikation der Aortendissektion in Typ A (Dissektion proximal der linken A. subclavia meist direkt nach dem Klappenniveau) und Typ B (Dissektion distal der linken A. subclavia)
Pulmonale Erkrankungen	Lungenembolie	häufig variable Symptomatik abhängig von der Schwere der Embolie, typischerweise zusätzlich Dyspnoe und Tachykardie, vermehrter Hustenreiz, teilweise mit Hämoptysen → Nachweis/Ausschluss der Lungenembolie mittels kontrastmittelgestützter Spiral-CT der Lunge; Nachweis der Rechtsherzbelastung mittels Echokardiographie
	(Spannungs-)Pneumothorax	typisch zusätzlich Dyspnoe; typische Anamnese: Asthma, COPD, Pneumonie, mechanische Beatmung, Anlage von Katheter/Schrittmacher, Biopsie oder Thoraxtrauma → Perkussion (hypersonorer Klopfschall einer Lunge); Auskultation (verminderte Atemgeräusche einer Lunge); Röntgen-Thorax (Aufhellungsabschnitt unterschiedlichen Ausmaßes lateral der Lunge mit Verlust der Lungenstruktur, bei Spannungspneumothorax Verschiebung der Mittellinienstrukturen zur Gegenseite); evtl. CT-Thorax bei unklaren Befunden
	Pneumonie	Infektzeichen (Fieber) → Auskultation (Rasselgeräusche oder Knistern meist in den basalen Abschnitten einer Lunge); Röntgen-Thorax (meist einseitige Infiltrate, ggf. auch Ergussbildung)
	Pleuritis	Schmerzen, v. a. bei Atembewegungen → Auskultation (evtl. pleuritisches Reiben); Röntgen-Thorax: evtl. begleitender Erguss
Skelettale/ muskuläre Erkrankungen	„Interkostal-neuralgie", Zerrung, Verspannung, Arthrose	eher oberflächlicher, stechender Schmerz, Schmerzprovokation durch Bewegung/Inspiration, häufig (lokale) Druckschmerzhaftigkeit → typische Anamnese, Ausschluss anderer Ursachen, z. B. mittels Labor, EKG, Röntgen-Thorax
	radikuläres Schmerzsyndrom durch Nervenwurzel-kompression	in der Regel einseitige, lateralisierte Schmerzen mit Ausstrahlung in Richtung Sternum, evtl. bewegungsabhängig → typische Anamnese/Klinik, evtl. MRT der HWS/BWS
	posttraumatische Situation (Prellung, Fraktur)	entsprechende Anamnese, evtl. Prellmarken/Hämatome → Röntgen-Thorax (Diagnose oder Ausschluss einer Fraktur)

Tab. D-6-1 (Fortsetzung)

Erkrankung		Weiterführende Symptome und Diagnostik
Gastro-intestinale Erkrankungen	Refluxösophagitis	eher brennender Schmerz, meist nur retrosternal → Ösophagogastroskopie
	Hiatushernie	Refluxbeschwerden, Aufstoßen, thorakales Druckgefühl v. a. nach Nahrungsaufnahme → Röntgenbreischluck und Endoskopie
	Mallory-Weiss-Syndrom (longitudinaler Schleimhaut-einriss des Ösophagus)	thorakaler/epigastrischer Schmerz, Hämatemesis oftmals nach Erbrechen → Ösophagogastroskopie
	Ösophagusruptur (Boerhaave-Syndrom)	klassische Symptomen-Trias: (heftiges) Erbrechen, dann Thoraxschmerz, subkutanes Emphysem; teilweise Dyspnoe und Kreislaufschock → Röntgen-Thorax (Luftaustritte in die umgebenden Weichteile), Röntgen des Ösophagus mit wasserlöslichen Röntgenkontrastmitteln, Ösophagogastroskopie
	Gastritis	Oberbauchschmerzen (meist brennend, stechend oder drückender Charakter) mit Ausstrahlung in die Umgebung → typische Anamnese, evtl. Gastroskopie
	Cholelithiasis/Cholezystitis	meist rechtsseitige und häufig kolikartige Oberbauchschmerzen, die jedoch auch nach thorakal und in den Rücken ausstrahlen können; Schmerzzunahme häufig nach Nahrungsaufnahme; Übelkeit/Brechreiz, Aufstoßen; evtl. Druckschmerz im rechten Oberbauch → Sonographie (Gallensteine, vergrößerte Gallenblase, evtl. ödematöse Verdickung der Gallenblasenwand, evtl. erweiterte Gallengänge); Labor (bei Cholezystitis Anstieg von CRP und Leukozyten, bei Obstruktion Anstieg von γ-GT, alkalischer Phosphatase und direktem Bilirubin)
	Pankreatitis	typisch drückender, gürtelförmiger Oberbauchschmerz → Provokation durch Nahrungs-/Alkoholaufnahme; Labor (Lipase und Amylase erhöht); Sonographie (echoarme Veränderungen des Pankreas)
Sonstiges	Herpes zoster	initial können die typischen Hauteffloreszenzen fehlen; typisch radikuläre Schmerzsymptomatik bzw. Schmerzen in einem Dermatom → typisches Erscheinungsbild im Verlauf
	Somatisierungsstörung	Diskrepanz zwischen klinischem Bild und Schilderung der Schmerzen; häufig multiple Schmerzlokalisationen bzw. diffuse und wechselnde Schmerzsymptomatik → typische Anamnese, Ausschluss organischer Ursachen
	Tumor/Metastasen	in der Regel positive Tumoranamnese; Druckschmerz → Röntgen-Thorax (Aufhellungszonen des Knochens, Raumforderungen)

Tab. D-6-2 Differenzialdiagnostische Überlegungen bei Dyspnoe.

Erkrankung		Weiterführende Symptome und Diagnostik
Kardiale Erkrankungen	Myokardischämie/akutes Koronarsyndrom	meist dumpf drückender retrosternaler Schmerz, thorakales Schweregefühl, Ausstrahlung in den linken Arm und den Hals, häufig Besserung der Schmerzen durch Nitroglycerin → 12-Kanal-EKG, Troponin, Echokardiographie, Koronarangiographie
	Herzinsuffizienz	häufig bekannte Anamnese, klinisch Tachypnoe und arterielle Hypotonie → Auskultation (beidseits feuchte Rasselgeräusche; evtl. periphere Stauungszeichen); Echokardiographie zur Beurteilung der Pumpfunktion; Röntgen-Thorax (vergrößertes Herz, pulmonale Stauungszeichen, Pleuraergüsse?); Labor (BNP-Bestimmung)
	Herzvitien (Klappenstenose bzw. -insuffizienz)	sehr unterschiedliches Bild, je nach betroffener Herzklappe und v.a. Ausmaß der Funktionsstörung: eingeschränkte Belastbarkeit, evtl. Herzrhythmusstörungen, Stauungsödeme, Husten („Asthma cardiale"), Schwindel, Synkope → Auskultation (pathologische Herzgeräusche); Echokardiographie zur Diagnose/Ausschluss eines Klappenvitiums
	Herzrhythmusstörungen	Patient berichtet über Palpitationen und/oder Herzrasen, Schwindel, Synkopen, Verwirrtheitszustände, Angstgefühl, Angina pectoris, Krampfanfälle, passagere neurologische Ausfälle → 12-Kanal-EKG (Tachy- versus Bradykardie, regelmäßiger versus unregelmäßiger Rhythmus), Blutdruckmessung (arterielle Hypotonie)
Pulmonale Erkrankungen	Lungenödem	Husten, eingeschränkte Belastbarkeit, Kurzatmigkeit, Tachypnoe, Orthopnoe, feuchte Rasselgeräusche, Giemen, evtl. Zyanose und Blässe, evtl. arterielle Hypotonie → Anamnese (z.B. Herzinsuffizienz, Mitralklappeninsuffizienz, Aortenklappenstenose); Auskultation (bei ausgeprägtem Lungenödem feuchte/rasselnde Atemgeräusche, Röntgen-Thorax (beidseits pulmonale Stauung, evtl. begleitende Perikardergüsse, evtl. verbreitertes Herz)
	Lungenembolie	häufig variable Symptomatik abhängig von der Schwere der Embolie; typischerweise zusätzlich Tachykardie und Thoraxschmerz; vermehrter Hustenreiz, teilweise mit Hämoptysen → Nachweis/Ausschluss der Lungenembolie mittels kontrastmittelgestützter Spiral-CT der Lunge; Nachweis einer Rechtsherzbelastung mittels Echokardiographie

Tab. D-6-2 (Fortsetzung)

Erkrankung		Weiterführende Symptome und Diagnostik
Pulmonale Erkrankungen	Pneumothorax	typisch zusätzlich Thoraxschmerz; typische Anamnese (Asthma, COPD, Pneumonie, mechanische Beatmung, Anlage von Katheter/Schrittmacher, Biopsie oder Thoraxtrauma) → Perkussion (hypersonorer Klopfschall einer Lunge); Auskultation (verminderte Atemgeräusche einer Lunge); Röntgen-Thorax (Aufhellungsabschnitt unterschiedlichen Ausmaßes lateral der Lunge mit Verlust der Lungenstruktur; bei Spannungspneumothorax Verschiebung der Mittellinienstrukturen zur Gegenseite): evtl. CT-Thorax bei unklaren Befunden
	Pneumonie	Husten (häufig produktiv), Fieber, allgemeines Krankheitsgefühl → Röntgen-Thorax (Infiltrate, positives Bronchoaerogramm, Erguss); evtl. CT-Thorax; Labor (erhöhtes CRP, Leukozytose)
	Asthma/COPD	verlängertes Exspirium, verstärkte Atemarbeit → Auskultation (exspiratorisches Giemen und Pfeifen, evtl. leise Atemgeräusche bei Lungenemphysem); Röntgen-Thorax (evtl. Hypertransparenz der Lunge bei Emphysem, auf begleitende Infiltrate achten): Lungenfunktion (FEV, verlängert, obstruktive Störung)
	Aspiration von Fremdkörpern/pulmonale Obstruktion (Schleim)	bei Fremdkörpern: inspiratorischer Stridor, evtl. paradoxe Atmung bei Bronchokonstriktion: verlängertes Exspirium, evtl. Husten und Auswurf → Anamnese; evtl. CT-Thorax oder Bronchoskopie zum Nachweis der Obstruktion (die Bronchoskopie kann auch gleichzeitig bei Verlegungen therapeutisch genutzt werden!); Röntgen-Thorax meist nicht hilfreich
	restriktive Lungenerkrankungen (z. B. Lungenfibrose)	meist flache Atmung durch verminderte Atemzugvolumina → Röntgen-Thorax (Verdichtung des Lungengewebes); Lungenfunktion (restriktive Störungen)
	pulmonale Raumforderung	häufig bekannte Tumoranamnese und chronische Dyspnoe →Röntgen-Thorax (singuläre oder multiple Verschattungen, häufig begleitende Perikardergüsse und mediastinale Lymphome)
Sonstiges	traumatische Thoraxwandinstabilität	Traumaanamnese, Prellmarken/Hämatome, paradoxe Atembewegungen (traumatisiertes Areal bewegt sich bei Inspiration scheinbar nach innen) → Röntgen-Thorax, ggf. Thorax-Zielaufnahmen bzw. Röntgen-Hemithorax; bei unklarem Bild CT-Thorax (auch zum Ausschluss von weiteren Verletzungen)
	Anämie	blasse Haut und Schleimhäute; (kompensatorische) Tachykardie → Blutgasanalyse; Labor (Blutbild)

Tab. D-6-2 (Fortsetzung)

Erkrankung		Weiterführende Symptome und Diagnostik
Sonstiges	Somatisierungsstörung (psychogene Luftnot)	Diskrepanz zwischen klinischem Befund und Darstellung der Beschwerden; häufig übertriebenes Angstgefühl; Hyperventilation bei einer Panikattacke; evtl. weitere diffuse und auch wechselnde Beschwerden. → typische Anamnese, Ausschluss von organischen Ursachen (Labor, Röntgen-Thorax, EKG, ggf. Lungenfunktionstestung) **Cave:** Dyspnoe zunächst ernst nehmen und relevante organische Störungen ausschließen!
	neuromuskuläre Störungen (z. B. Guillain-Barré-Syndrom, Myasthenia gravis, amyotrophe Lateralsklerose, Critical-Illness-Neuro-/Myopathie)	Dyspnoe im Rahmen einer muskulären Schwäche bzw. Erschöpfung; klinisch Hypoventilation durch flache Atmung, evtl. noch weitere neurologische Defizite (z. B. Schluckstörungen, Paresen der Extremitäten) → elektrophysiologische Diagnostik (Elektroneurographie, Elektromyographie) und Lungenfunktion
	zentrale Atemregulationsstörungen (z. B. Hirndruck bei Raumforderungen oder Hirnödem, Hirnstammschädigungen)	pathologische Atemmuster (z. B. Cheyne-Stokes-Atmung), häufig Bewusstseinsstörung, evtl. neurologische Defizite → typisches Bild mit neurologischen Ausfällen und/oder Bewusstseinsstörung; zerebrale Bildgebung zur Erfassung der Hirnschädigung (cMRT besser als cCT)
	Schmerzen, Angst	schmerzbedingte Hypoventilation („Schonhaltung") in der Regel anamnestisch und/oder durch körperliche Untersuchung erkennbar; durch Agitiertheit und Anspannung im Rahmen einer Angstreaktion Hypo- oder Hyperventilation möglich → typische Anamnese, probatorisch Analgesie/Sedierung
	Medikamente bzw. Medikamentenintoxikation	meist verminderter Atemantrieb mit Hypoventilation → Medikamentenanamnese (Sedativa, Opiate, Drogenkonsum); Drogenscreening, Medikamentenspiegelbestimmung
	abdominelle „Druckerhöhung" (Adipositas per magna, Aszites, Schwangerschaft, intraabdominelle Luftansammlung z. B. bei Ileus)	meist Zunahme der Beschwerden im Liegen und Besserung im Stehen → typische Anamnese, evtl. Sonographie des Abdomens, Röntgen-Abdomenübersicht
	Anaphylaxie	Dyspnoe häufig in Form von Laryngo-, Tracheo- und/oder Bronchokonstriktion, Husten und meist begleitende Hauterscheinungen („Flush"), Juckreiz → Anamnese; Kreislaufmonitoring

D-6.2 Akutes Lungenversagen

Grundlagen

Das akute Lungenversagen geht mit einem Parenchymversagen der Lunge mit daraus resultierender Hypoxämie einher. In den letzten Jahren waren die englischen Begriffe bzw. Abkürzungen **ALI** (*acute lung injury*) und **ARDS** (*acute respiratory distress syndrome*) etabliert. Im Juni 2012 wurde jedoch eine neue Definition des ARDS publiziert (ARDS Definition Task Force 2012).

Das Lungenversagen wird definiert als **akut aufgetretene Oxygenierungsstörung** und Nachweis **bilateraler pulmonaler Infiltrationen** im Röntgen-Thorax einher und setzt den **Ausschluss einer Linksherzinsuffizienz** voraus (Bernard et al. 1994).

Hinsichtlich des Schweregrades des akuten Lungenversagens wird zwischen mildem, moderatem und schwerem ARDS unterschieden, wobei sich diese im Wesentlichen durch das Ausmaß der Oxygenierungsstörung unterscheiden (Tab. D-6-3).

Das ARDS ist von einer akuten generalisierten und diffusen pulmonalen (multifaktoriellen) Entzündungsreaktion geprägt, die zu einer Endothelschädigung mit nachfolgender Permeabilitätsstörung führt, wodurch sich ein nichtkardiogenes Lungenödem ausbildet und es zu einer erheblichen Zunahme des extravaskulären Lungenwassers (ca. Verdreifachung von 5 ml/kg KG auf 15 ml/kg KG) kommt. Atelektasen und entzündliche Infiltrate bewirken eine Verminderung der Gasaustauschfläche. Im Weiteren sorgt v. a. ein zunehmender pulmonaler Rechts-links-Shunt (durch hypoxisch bedingte pulmonale Vasokonstriktion = Euler-Liljestrand-Effekt) dafür, dass die Gasaustauschstörung weiter zunimmt und eine Hypoxämie entsteht. Des Weiteren bedingt die pulmonale Vasokonstriktion eine pulmonale Hypertonie mit konsekutiver Rechtsherzbelastung. Die pulmonalen Veränderungen (hohes Lungengewicht, Verlust von Surfactant, entzündliche Infiltrate, Atelektasen) bewirken eine Abnahme der Lungencompliance, was wiederum häufig „aggressivere" Beatmungsstrategien erforderlich macht. Durch die Beatmung steigt jedoch auch die Gefahr einer ventilatorassoziierten Lungenschädigung (VALI = *ventilator associated lung injury* durch „Baro- und Volumentrauma"), da es zu unterschiedlich ausgeprägten Druck- und Volumenbelastungen der meist exspiratorisch kollabierten und zyklisch wiedereröffneten Alveolen kommt.

Falls die Entzündungsreaktionen nicht unterbunden werden, kommt es im Verlauf zu einem fibrotischen Umbau des Lungenparenchyms.

Die pathophysiologischen Veränderungen können regional sehr unterschiedlich ausgeprägt sein.

Ursachen oder Trigger eines akuten Lungenversagens können sein:

- **Pneumonie**,
- (Poly-)Trauma (z. B. durch Thorax-/Lungenkontusion),
- Sepsis/SIRS,
- Aspiration (z. B. auch Beinahe-Ertrinken),
- Lungenembolie,
- chemische Substanzen,
- Inhalationstrauma,

Tab. D-6-3 Definitionskriterien des ARDS (*acute respiratory distress syndrome*; Berlin-Definition).

Zeitlicher Verlauf	akuter Beginn innerhalb einer Woche
Röntgen-Thorax	beidseitige Verdichtungen/Verschattungen der Lungen
Lungenödem	Ausschluss einer kardialen Ursache oder Volumenüberladung
Oxygenierung	• mildes ARDS: p_aO_2/F_iO_2 = 201–300 mm Hg, bei PEEP > 5 cm H_2O • moderates ARDS: p_aO_2/F_iO_2 = 101–200 mm Hg, bei PEEP > 5 cm H_2O • schweres ARDS: p_aO_2/F_iO_2 ≤ 100 mm Hg, bei PEEP > 5 cm H_2O

- Peritonitis,
- Pankreatitis,
- Verbrennungskrankheit,
- Herz-Lungen-Maschine,
- Transfusionen,
- disseminierte intravasale Gerinnung,
- Leber-/Nierenversagen,
- Intoxikationen/Drogen,
- Präeklampsie/Eklampsie.

Klinik

- Schwere Atemnot und Tachypnoe
- Eventuell Hypotension und Tachykardie
- Fieber bei begleitender bzw. auslösender Infektion
- Auskultation: beidseits Rasselgeräusche, evtl. abgeschwächte Atemgeräusche

Diagnostik

Die diagnostischen Kriterien des akuten Lungenversagens sind in Tab. D-6-3 aufgeführt. Erforderlich sind daher:

- **Labordiagnostik**: Blutbild, CRP, Elektrolyte, Nierenfunktionsparameter, Gerinnungsparameter, bei Verdacht auf Pankreatitis Amylase und Lipase, evtl. Blut- und Urinkulturen;
- **Blutgasanalyse** zur Beurteilung des Oxygenierungsstatus: p_aO_2, p_aCO_2, pH (Berechnung des Oxygenierungsindex: p_aO_2/F_iO_2);
- **Röntgen- oder CT-Thorax** mit Nachweis beidseitiger Infiltrate (je nach Ausmaß fleckige bis flächige Verschattungen, eher keine Ergüsse; s. Abb. D-6-1);
- **Echokardiographie** zur Beurteilung der Pumpfunktion und der Herzklappen;
- evtl. weitere Bildgebung zur Fokussuche bei unklarer Infektion/Sepsis oder postoperativen Komplikationen.

Therapie

⚠️ Es gibt keine spezifische Therapie des ARDS! Grundlage der Therapie des ARDS ist die Beseitigung der Ursache, z. B. durch adäquate antibiotische Therapie bei einer Pneumonie, Fokussanierung bei Sepsis (s. a. Kap. D-1, S. 309).

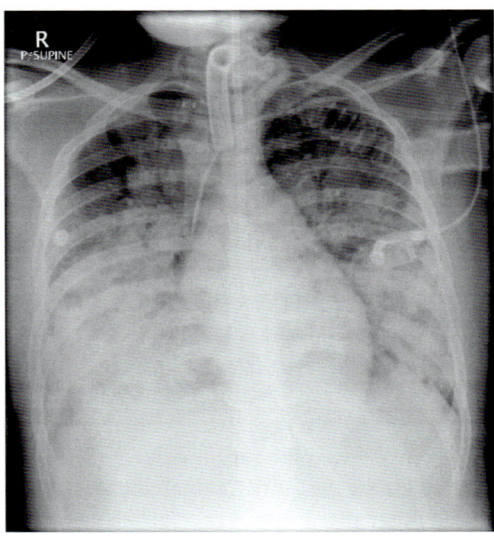

Abb. D-6-1 Das Röntgen-Thorax-Bild zeigt bilaterale fleckige und flächige Verschattungen bei einer jungen Patientin mit Kryptokokken-Meningitis und Lungenversagen im Verlauf.

Ansonsten gelten die nachfolgenden Empfehlungen:

Es ist für eine **ausreichende Oxygenierung** zu sorgen: Bei klinischen Zeichen der muskulären Erschöpfung (Tachypnoe mit Hypoventilation, *rapid-shallow breathing*) ist frühzeitige Intubation und kontrollierte Beatmung angezeigt. Ziel der Beatmungstherapie ist es, einen ausreichenden Gasaustausch zu gewährleisten und die erhöhte Atemarbeit zu senken, ohne die Lunge und den gesamten Patienten durch die Beatmung zu schädigen. Weitere Informationen hinsichtlich der Beatmungseinstellungen bei ARDS sowie zur Blutgasanalytik und Sauerstoffangebot finden sich in den Kapiteln B-1.2 (S. 47) bzw. B-3 (S. 101).

Das Sauerstoffangebot beim ARDS-Patienten wird von folgenden Faktoren beeinflusst: Atelektasen/Dystelektasen, Bronchokonstriktion, Ödem, intrapulmonale Shunts, Verschiebung der Sauerstoffbindungskurve durch Azidose oder Alkalose, Anämie, Herzzeitvolumen und peripherer Gefäßtonus. Ziel sollte eine arterielle Sauerstoffsättigung von 90 % sein, wobei neben der arteriellen Sauerstoffsättigung (p_aO_2) v. a. auch der Hämoglobingehalt und das Herzzeitvolumen wichtige Komponenten für das Sauerstoffangebot ($\dot{D}O_2$) sind.

> [!] Die F_iO_2 sollte so hoch wie nötig, aber so niedrig wie möglich eingestellt werden.

> [!] Bei anders nicht beherrschbaren Oxygenierungsstörungen sollte über **extrakorporale Lungenunterstützungsverfahren** (ECLA = *extracorporal lung-assistent*; iLA = *interventional lung assist*; ECMO = extrakorporale Membranoxygenation) nachgedacht werden, die in speziellen Zentren (z. B. Essen, Berlin, Mannheim, Hamburg, München, Frankfurt, Mainz → Kontaktadressen und Informationen finden sich unter www.ardsnetwork.de) angeboten werden.

Eine adäquate **Analgosedierung** sollte Schmerzen, Angst und Unruhe kontrollieren, im besten Fall jedoch noch möglichst viel Spontanatmung ermöglichen.

Ziel der **Volumentherapie** ist einerseits die Aufrechterhaltung einer ausreichenden Organperfusion, andererseits die Vermeidung einer Volumenüberladung, die sich in einer (weiteren) Erhöhung der kardialen Vorlast und somit in einer Zunahme des Lungenödems bemerkbar machen würde. Ein restriktives Volumenmanagement nach dem Motto *„keep the lung dry, but avoid hypovolemia"* hat sich hinsichtlich der Oxygenierung und Dauer der intensivmedizinischen Behandlung als vorteilhaft herausgestellt, wobei jedoch kein signifikanter Überlebensvorteil daraus resultiert (ARDS Clinical Trials Network 2006).

Schwerkraftbedingt finden sich bei Patienten mit ARDS in Rückenlage bzw. in den abhängigen Lungenabschnitten erhebliche Flüssigkeitsansammlungen und Atelektasen, sodass eine **Lagerungstherapie** mit Wechsel der Positionen dazu beitragen kann, nicht belüftete Areale wieder zu eröffnen, diese für den Gasaustausch zu rekrutieren und somit die Oxygenierung zu verbessern. Es werden sowohl die 180°-Bauchlagerung als auch 135°-(Bauch-)Lagerung ange-

wandt bzw. diskutiert. Unsicherheiten bestehen hinsichtlich Dauer und Häufigkeit der Lagerungsmanöver (bei ausreichender hämodynamischer Stabilität und pulmonaler Toleranz 8 bis 12 h pro Tag → kontinuierliches hämodynamisches Monitoring und regelmäßige BGA-Kontrollen zum Nachweis eines Erfolgs oder möglicher Komplikationen). Eindeutige Überlebensvorteile konnten durch eine Bauch- bzw. 135°-Lagerung bisher nicht aufgezeigt werden, sodass die Bauchlagerung immer eine individuelle Entscheidung sein sollte und gegen die potenziellen Risiken und Probleme abgewogen werden muss (Bein 2004 u. 2007; DGAI 2008; Gattinoni 2001).

Zu den Risiken und Problemen der Lagerungstherapie gehören:

- Dislokation von Tubus, Kathetern und Drainagen;
- Lagerungsschäden (Druckstellen, Gesichtsödem);
- Veränderungen der Hämodynamik (Hypotonie, Tachykardie);
- Notwendigkeit der Anpassung der Beatmungseinstellungen infolge Änderungen z. B. der pulmonalen Druckverhältnisse oder der Lungencompliance;
- ausreichende Sedierung der Patienten zur Stressreduktion;
- teilweise deutlich eingeschränkte Lagerungsmöglichkeiten bei übergewichtigen, traumatisierten oder operierten Patienten.

Bis jetzt gibt es keine medikamentöse Therapie, die zu einer signifikanten Verbesserung des Überlebens geführt hat. Untersucht wurde u. a. Prostaglandine, Corticosteroide, Surfactant, Prostacyclin, N-Acetylcystein und NO.

Prognose

Das Mortalitätsrisiko wird durch den Schweregrad bestimmt (mildes ARDS 27 %, moderates ARDS 32 %, schweres ARDS 45 %). Prognose bestimmend ist zumeist nicht die Schwere der Hypoxämie, sondern vielmehr sekundäre Organschädigungen, die zugrunde liegende Ursache und Begleiterkrankungen.

Neben organischen Langzeitfolgen (z. B. Lungenfunktionsstörungen) treten v. a. auch psychische Störungen (z. B. posttraumatische Belastungsstörung) gehäuft auf und führen zu Einschränkungen im Alltag und zur Minderung der Lebensqualität.

D-6.3 Lungenembolie

Grundlagen

Die Lungenembolie beschreibt einen partiellen oder kompletten Verschluss eines oder mehrerer Lungenarterienäste. Durch die Obstruktion der Lungenstrombahn kommt es je nach Embolusgröße und vorbestehender kardiopulmonaler Erkrankung konsekutiv zu einer Störung der Hämodynamik. Bei fulminanter Lungenembolie kann es im Verlauf zu einer koronaren Minderdurchblutung mit myokardialer Ischämie, Verminderung des Herzzeitvolumens und letztlich zum kardiogenen Schock kommen.

Die Lungenembolie gehört mit einer jährlichen Inzidenz von 150 bis 200/100 000 zu den häufigeren Notfällen und ist mit einer Letalität von bis zu 11 % in den ersten beiden Wochen vergesellschaftet.

Bei den meisten Emboli handelt es sich um abgelöste Thromben aus peripheren venösen Stromgebieten (in über 70 % der Fälle Phlebothrombose der Becken-/Beinvenen), die über die Vena cava inferior weitergeleitet werden. Selten erfolgt eine kardiale Thrombusbildung oder Weiterleitung von Thromben aus der Vena cava superior (z. B. durch ZVK).

Risikofaktoren sind:

* Immobilisation (Operation, Unfall/Trauma, schwere internistische oder neurologische Erkrankung z. B. schwere Herzinsuffizienz, Schlaganfall);
* Hyperkoagulabilität, Thrombophilie, frühere venöse Thromboembolie;
* zentralvenöse Katheter;
* Schrittmachersonden;
* maligne Erkrankungen, Chemotherapie;
* Herzinsuffizienz;
* Adipositas;

* Schwangerschaft;
* Rauchen;
* Medikamente: Hormonersatztherapie, orale Kontrazeptiva.

Klinik

* Akute bzw. plötzliche **Dyspnoe**, Tachypnoe
* Pleuraschmerz, **Thoraxschmerz**, pektanginöse Beschwerden
* Hypoxämie
* Palpitationen, Tachykardie
* Arterielle **Hypotonie**, Schock
* Zyanose
* Husten (teilweise auch Hämoptyse)
* Synkopen
* Gestaute Halsvenen

Die Tab. D-6-4 zeigt 2 Scores, anhand derer die Wahrscheinlichkeit einer Lungenembolie mithilfe verschiedener klinischer Aspekte abgeschätzt werden kann.

Aus klinischer Sicht müssen **Patienten mit hohem Risiko** (= **Hämodynamik eingeschränkt bzw. instabil**, z. B. Blutdruck < 90 mm Hg systolisch oder Blutdruckabfall > 40 mm Hg innerhalb der letzten 15 min) und solche mit niedrigem Risiko (Hämodynamik stabil = normotensiv) unterschieden werden, da dies wesentlich ist für das weitere diagnostische und therapeutische Vorgehen und für die Prognose des Patienten.

Diagnostik

Bei hämodynamisch instabilen Patienten sollte die Verdachtsdiagnose einer Lungenembolie so schnell wie möglich bestätigt und nicht erst mehrere diagnostische Schritte unternommen werden, bevor eine Therapie eingeleitet wird. Dazu dienen:

* **Herz-Kreislauf-Parameter:** Tachykardie, arterielle Hypotonie bis hin zum Schock
* **Bildgebung:**
  – Der Goldstandard zur Diagnose (bzw. Ausschluss) einer Lungenembolie ist das **kontrastmittelgestützte Spiral-CT der Lunge** (Sensitivität bis 95 %).

- Die Alternative einer Lungenszintigraphie (Perfusionsszintigraphie bzw. Perfusions-/Ventilationsszintigraphie) hat an Bedeutung verloren und nur bei speziellen Konstellationen (z. B. bei Patienten mit schwerer Niereninsuffizienz oder Kontrastmittelallergie) noch einen Stellenwert.
- Im Röntgen-Thorax sind (wenn überhaupt) eher nur unspezifische Veränderungen, wie z. B. Atelektasen oder Infiltrate, zu sehen.
- **EKG:** meist unspezifische Veränderungen der ST-Strecke und der T-Welle, evtl. Rechtsschenkelblock, $S_I Q_{III}$-Typ oder neu aufgetretenes Vorhofflimmern
- **Blutgasanalyse:** Hypoxämie

- Die **Echokardiographie** hat einen **hohen Stellenwert in der Akutdiagnostik!** Abhängig vom Ausmaß der Lungenembolie finden sich Zeichen der akuten Rechtsherzbelastung bzw. rechtsventrikulären Dysfunktion (Dilatation, Hypokinesie, paradoxe Septumbewegung), evtl. Nachweis von flottierenden Thromben in den rechten Herzhöhlen.
- **Labor:**
  - D-Dimere: Werte > 500 µg/l treten im Rahmen einer Fibrinolyse, z. B. bei tiefer Beinvenenthrombose (TBVT) oder Lungenembolie auf. Ein positiver Befund ist zunächst unspezifisch, ein negatives Ergebnis schließt eine Lungenembolie mit recht hoher Wahrscheinlichkeit aus.

Tab. D-6-4 Klinische Scores zur Abschätzung der Wahrscheinlichkeit einer Lungenembolie.

Revised-Geneva-Score		Wells-Score	
Klinik	**Punkte**	**Klinik**	**Punkte**
Alter > 65 Jahre	1	TVT oder Lungenembolie in der Anamnese	1,5
TVT oder Lungenembolie in der Anamnese	3	chirurgischer Eingriff oder Immobilisierung innerhalb der letzten 4 Wochen	1,5
Operation/Fraktur einer unteren Extremität innerhalb der letzten 4 Wochen	2	aktive Tumorerkrankung	1
Tumorerkrankung	2	Hämoptyse	1
Schmerz einer unteren Extremität	3	HF > 100/min	1,5
Hämoptoe	2	klinische Zeichen einer TVT	3
HF 75–94/min	3	keine fassbaren bzw. wahrscheinlichen alternativen Diagnosen	3
HF > 95/min	5		
Druckschmerz über den tiefen Venen und einseitige Ödeme	4		
Bewertung (nach Addition der Punkte)			
Klinische Wahrscheinlichkeit	**Gesamt**	**Klinische Wahrscheinlichkeit**	**Gesamt**
niedrig	0–3	niedrig	0–1
mittel	4–10	mittel	2–6
hoch	> 11	hoch	> 7
		Klinische Wahrscheinlichkeit (dichotom)	
		Lungenembolie unwahrscheinlich	0–4
		Lungenembolie wahrscheinlich	> 4
HF = Herzfrequenz, TVT = tiefe Venenthrombose			

! **Cave:** Falsch positive Werte kommen postoperativ sowie bei Schwangeren, älteren Patienten und Tumorpatienten vor.

– Eventuell ist Troponin als Zeichen der myokardialen Ischämie erhöht.
– BNP kann im Rahmen der Ventrikeldilatation (vermehrter myokardialer Wandstress) erhöht sein und ist mit einem schlechteren Outcome vergesellschaftet.
• Sonographie der Beinvenen: Nachweis einer TBVT?

! Bei einem Wells-Score < 4 (s. Tab. D-6-4) und normalen D-Dimeren ist eine Lungenembolie mit hoher Wahrscheinlichkeit ausgeschlossen.

Differenzialdiagnosen

Die Differenzialdiagnosen der Lungenembolie sind:
• Myokardinfarkt,
• Angina pectoris,
• Herzinsuffizienz,
• Pneumothorax,
• Lungenödem,
• Asthma bronchiale,
• Pneumonie,
• Pleuritis,
• Interkostalneuralgie,
• Aortendissektion,
• Perikarderguss.

Therapie

Bei **Hochrisikopatienten** mit **hämodynamischer Instabilität bzw. Schock**, muss eine sofortige Therapie mittels **Thrombolyse** (oder bei Kontraindikationen zur Lysetherapie eine operative bzw. endovaskuläre Embolektomie) eingeleitet werden. Zusätzlich ist eine Antikoagulation mit unfraktioniertem Heparin erforderlich. Bei hämodynamischer Instabilität sollten Katecholamine eingesetzt werden.
Bei **hämodynamisch stabilen Patienten** (normotensiv = niedriges Risiko) wird eine frühe Therapie mit **niedermolekularen Heparinen oder Fondaparinux** gewichtsadaptiert empfohlen. Bei hohem Blutungsrisiko oder schwerer

Niereninsuffizienz sollte unfraktioniertes Heparin gegeben werden.
Unklar ist derzeit noch die beste Therapiestrategie bei Patienten, die zwar einen normalen Blutdruck haben, jedoch eine rechtsventrikuläre Dysfunktion aufweisen.
Als **Sekundärprophylaxe** dient eine frühzeitige **Antikoagulation mit Vitamin-K-Antagonisten** (z. B. Marcumar®), initial überlappend mit Heparin bis die INR sicher im therapeutischen Bereich zwischen 2,0 und 3,0 liegt. Patienten mit einer sekundären Lungenembolie, deren Risikofaktor beseitigt/behandelt wurde, wird eine Antikoagulation für mindestens 3 Monate empfohlen.
Bei „idiopathischer" Lungenembolie und problemloser bzw. stabiler Antikoagulation sollte diese Therapie dauerhaft fortgeführt werden.

D-6.4 Asthma bronchiale und COPD

Grundlagen

Bronchialobstruktionen können primärer Grund und Problem einer akuten Krankenhausbehandlung sein, sie können jedoch auch im Rahmen anderer Erkrankungen im Sinne einer Komorbidität bedeutsam werden und zu einer intensivmedizinischen Behandlung führen.
Das **Asthma bronchiale** ist eine chronisch entzündliche Erkrankung der Atemwege, charakterisiert durch eine bronchiale Hyperreagibilität und eine variable Atemwegsobstruktion. Unterschieden werden allergisches Asthma, nicht allergisches oder intrinsisches Asthma und Mischformen zwischen beiden Formen. Das intrinsische Asthma wird häufig durch Infektionen getriggert.
Die **COPD** *(chronic obstructive pulmonary disease)* ist eine chronische Lungenkrankheit mit progredienter, nach Gabe von Bronchodilatatoren und/oder Corticosteroiden nicht vollständig reversibler Atemwegsobstruktion auf dem Boden einer chronischen Bronchitis und/oder

eines Lungenemphysems. Sie betrifft eher ältere Patienten und v. a. Raucher.

Die Schweregrad-Einteilung der stabilen COPD erfolgt mittels FEV_1-Werten (in % vom Soll), gemessen nach Gabe eines Bronchodilatators.

Eine **Exazerbation der COPD** ist gekennzeichnet durch akute Verschlechterung, erkennbar an einer Zunahme von Atemnot, Husten, Auswurf, Obstruktion oder thorakaler Beklemmung (selten Fieber), die eine Änderung der Behandlung erforderlich macht (keine Besserung der Symptomatik durch die bisherige Medikation!).

Als **Ursachen einer Exazerbation** kommen infrage:

- Asthma: Häufig finden sich beim Asthma auslösende Faktoren, wie z. B. Exposition gegenüber Allergenen, chemischen oder thermischen Reizen oder Rauch, bestimmte Tages- bzw. Jahreszeiten oder Auftreten während oder nach körperlicher Belastung. Auch pulmonale Infektionen viraler oder bakterieller Genese können zu einer Verschlechterung führen.
- COPD: **Häufig virale und bakterielle Infekte,** Luftverunreinigung (Smog), atemdepressive Medikamente, Unfälle mit Thoraxbeteiligung, Komorbidität z. B. kardiale Erkrankungen.

Klinik

Die **Symptome beim Asthma** können sehr variabel sein und von leichtem Beklemmungsgefühl oder Husten bis hin zur schweren Atemnot reichen. Die Beschwerden können intermittierend als auch persistierend auftreten.

Häufige sind: anfallsartige, oftmals nächtliche Atemnot, Beklemmungsgefühl, Husten, pfeifende oder giemende Atemgeräusche, verlängertes Exspirium. Bei schwerer Obstruktion sind die Atemgeräusche oftmals vermindert bis hin zur „stillen Lunge". Der Asthmaanfall kann in die Schweregrade leicht – mittelschwer, schwer und lebensbedrohlich eingeteilt werden.

Hauptsymptome der COPD sind: chronischer Husten, Auswurf und Atemnot, anfangs nur unter Belastung, in fortgeschrittenen Stadien

auch unter leichter Belastung bzw. in Ruhe. Bei Patienten mit Lungenemphysem findet man häufig abgeschwächte Atemgeräusche und einen hypersonoren Klopfschall.

Die Exazerbation der COPD ist als akute Verschlechterung mit Zunahme von Husten, Auswurf (purulentes Sputum?) und/oder Atemnot gekennzeichnet. Je nach Schwere können auch Bewusstseinsstörungen bis hin zum Koma, Zyanose und periphere Ödeme sowie eine Kreislaufinsuffizienz auftreten. Häufig findet sich bei fortgeschrittener COPD auch eine „pulmonale" Kachexie.

Diagnostik

- Labor: Blutbild und CRP (Entzündungszeichen? → evtl. Blutkulturen abnehmen)
- Blutgasanalyse: p_aO_2, p_aCO_2, pH-Wert (bei schwerer Exazerbation Hypoxie und Hyperkapnie [„Gasumkehr"] und respiratorische Azidose)
- EKG (Hinweis auf kardiale Erkrankung, z. B. Ischämiezeichen, Herzrhythmusstörungen)
- Röntgen-Thorax in 2 Ebenen (Infiltrate, Ödem, Lungenemphysem [Hypertransparenz der Lunge, tief stehendes Zwerchfell])
- Lungenfunktionsanalyse mittels Einsekundenkapazität (FEV_1) oder *peak expiratory flow* (PEF) und wenn möglich Vergleich mit Vorbefunden; bei Asthma ggf. Provokationstest durchführen.

! Wichtig für die Bewertung der Schwere der Exazerbation und des Risikos sind Vorbefunde (z. B. vorherige Symptome, frühere Behandlungen auf der Intensivstation wegen Asthma/COPD, Lungenfunktionsparameter, Blutgasanalysen).

Therapie

■ Asthmaanfall

- **Sauerstoffgabe** über eine Nasensonde: 2 bis 4 l/min, Ziel S_pO_2: > 92 %
- Corticosteroide i. v.: 50 bis 100 mg Prednisolonäquivalent im Abstand von 4 bis 6 h
- Bronchodilatatoren inhalativ:
  - bevorzugt: Vernebelung von 3 ml einer Lösung mit 0,5 mg Ipratropiumbromid

und 0,25 mg Salbutamol, Wiederholung alle 30 bis 60 min
- alternativ: 0,5 mg Ipratropiumbromid durch Vernebelung bzw. 4 Hübe à 20 µg aus einem Dosieraerosol, Wiederholung alle 30 bis 60 min
- **Beta-2-Sympathomimetikum** parenteral: z. B. Terbutalin 0,25 bis 0,5 mg s. c. (ggf. Wiederholung in 4 h) oder Reproterol 0,09 mg (= 1ml-Amp.) langsam i. v. (Wiederholung nach 10 min möglich); Perfusor: 5 Amp. Reproterol auf 50 ml Trägerlösung (Geschwindigkeit 2 bis 10 ml/h = 0,018 bis 0,09 mg Reproterol/h)
- **Theophyllin** i. v.: initial 5 mg/kg KG als Kurzinfusion; Erhaltungsdosis 0,5 bis 0,7 mg/kg KG/h; bei vorheriger Theophyllin-Therapie zuerst Bestimmung der Serumkonzentration, dann Dosisanpassung (**cave:** Intoxikation)
- **Magnesiumsulfat** bei schwerem Asthma mit unzureichendem Ansprechen auf die Therapie mit Bronchodilatatoren: Einzelinfusion von 2 g i. v. in 20 min
- **Antibiotika** bei Hinweisen auf eine bakterielle Infektion

⚠️ Indikatoren für Notwendigkeit einer Beatmung können anhaltende Hypoxämie und Hyperkapnie mit respiratorischer Azidose sowie zunehmende Erschöpfung und Bewusstseinsstörung sein.

■ **Exazerbierte COPD**
- **Sauerstoffgabe** (via Nasensonde/Maske) mit dem Ziel eine $p_aO_2 > 60$ mm Hg zu erreichen und zu halten (erhöhte p_aCO_2-Werte können bei normaler Bewusstseinslage zunächst toleriert werden).
- Initial **Intensivierung der Therapie mit Bronchodilatatoren**: inhalatives Beta-2-Sympathomimetikum (z. B. kurz wirksam: Salbutamol [z. B. Sultanol®], Fenoterol [Berotec®]; lang wirksam: Salmeterol [Aeromax® oder Serevent®], Formoterol [Foradil® oder Oxis®]) und/oder Anticholinergikum (z. B. Ipratropium [Atrovent®] oder Tiotropium

[Spiriva®]); Kombinationspräparat, z. B. Ipratropiumbromid und Fenoterol (Berodual N®);
Bronchodilatatoren können auch mittels Vernebler (auch während der Beatmung) verabreicht werden (z. B. Salbutamol-Lösung); systemische Bronchodilatatoren sind z. B. Reproterol (Bronchospasmin®; Dosierung: 0,09 mg langsam i. v.) und Terbutalin (Bricanyl®; Dosierung: 0,25–0,5 mg s. c.).
- **Systemische Corticosteroidgabe**: 20 bis 40 mg Prednisolonäquivalent pro Tag über 10 bis 14 Tage.
- **Theophyllin** sollte aufgrund des Nebenwirkungsspektrums (Herzrhythmusstörungen Unruhe, Bewusstseinsstörungen, Krampfanfälle) erst gegeben werden, wenn die Bronchodilatatoren ohne durchgreifenden Effekt sind.
- Bei Verdacht auf eine bakterielle Infektion frühzeitige antibiotische Therapie.
- **Beatmung bei anders nicht zu beherrschender exazerbierter COPD** und p_aO_2-Werten < 50 mm Hg sowie steigenden p_aCO_2-Werten. Bevorzugte Beatmungsform ist die **nichtinvasive Maskenbeatmung** (NIPPV = *non-invasive positive pressure ventilation*).

Weitere Informationen zur Beatmungsstrategie bei exazerbierter COPD finden sich im Kapitel B-1.2 (S. 47).

D-6.5 Pneumothorax

Grundlagen

Der Pneumothorax stellt eine nichtnatürliche Luftansammlung im Pleuraspalt dar, die zu einem partiellen oder kompletten Lungenkollaps führen kann. Hinsichtlich der Pathogenese wird unterschieden zwischen einem primären (spontanen), sekundären, iatrogenen und traumatischen Pneumothorax.
Die Inzidenz eines iatrogenen Pneumothorax auf Intensivstationen wird mit bis zu 3 % angegeben (de Lassence 2006).

Als **Ursachen** kommen infrage:
- für primären Pneumothorax = spontanes Entstehen ohne Trauma oder Lungenerkrankung: meist Rupturen kleiner (Blebs) oder größere (Bullae) subpleuraler luftgefüllter Blasen bei ansonsten gesundem Lungengewebe; meist bei jungen asthenischen Männern; Rauchen erhöht das Pneumothoraxrisiko bei Männern um das 20-Fache, bei Frauen um das 9-Fache;
- für sekundären Pneumothorax: meist vorbestehende Lungengerüsterkrankung, z. B. COPD, Asthma bronchiale, Lungenfibrose, nekrotisierende Pneumonie, Sarkoidose, Bronchialkarzinom;
- für iatrogenen Pneumothorax: maschinelle Beatmung (Barotrauma) oder Interventionen (ZVK-Anlage, Thoraxdrainage, Ergusspunktionen, transbronchiale Biopsie, postoperativ); besonders gefährdet sind Patienten mit ARDS;
- für traumatischen Pneumothorax: Lungenkontusion, Bronchusverletzungen, Rippenfraktur.

Klinik

Je nach Ausprägung kann ein Pneumothorax asymptomatisch oder akut lebensbedrohlich sein. Eine bedrohliche Symptomatik kann sich innerhalb weniger Minuten entwickeln. Typische Symptome sind:
- plötzlich einsetzender thorakaler Schmerz mit Luftnot;
- bei Spannungspneumothorax: Tachypnoe, Tachykardie, arterielle Hypotonie und Zeichen der oberen Einflussstauung;
- bei beatmeten Patienten: plötzlicher Einbruch der Sauerstoffsättigung, Anstieg des Beatmungsdrucks und/oder Verminderung des Atemminutenvolumens.

Diagnostik

- **Klinische Untersuchung:** abgeschwächte bzw. reduzierte Atemgeräusche und hypersonorer Klopfschall auf der betroffenen Seite; evtl. palpables Weichteilemphysem

- **Bildgebung:**
  - Röntgen-Thorax (p.-a. und seitliche Aufnahmen bzw. beim beatmeten Patienten im Liegen in Exspiration): Luftansammlungen im Pleuraspalt stellen sich als Aufhellungen (= Dichteminderung) zwischen Thoraxwand und Lungengewebe mit Begrenzungslinie zum Lungengewebe (= Pleura visceralis) dar, zudem fehlt die Darstellung der pulmonalen Gefäßzeichnung im Bereich des Luftsaums; evtl. Hautemphysem; Mediastinalverlagerung zur Gegenseite bei Spannungspneumothorax; typische Befunde siehe Abb. D-6-2 und D-6-3
  - Bei unklaren/unsicheren Befunden CT-Thorax

 Komplikation eines Pneumothorax

- Spannungspneumothorax mit zunehmender Kompression der nicht betroffenen Lunge und Behinderung des venösen Rückstroms zum Herzen durch die Mediastinalverlagerung und Kompression der Venae cavae.

Therapie

Partielle kleine Luftansammlungen im Pleuraspalt < 1 cm oder 1 Querfinger (im Sinne eines Mantelpneumothorax) resorbieren sich häufig spontan, sind bei klinisch unauffälligen Patienten meist nicht behandlungsbedürftig und können beobachtet werden. In der initialen Phase sollten jedoch regelmäßige Röntgen-Thorax-Kontrollen durchgeführt werden, um die Dynamik beurteilen zu können.

In **Notfallsituationen** (Kreislaufinsuffizienz) kann, wenn die Anlage einer Thoraxdrainage nicht sofort möglich ist, durch interkostale Punktion mit einer großlumigen Kanüle (z. B. Venenverweilkanüle) eine kurzfristige Entlastung erzielt werden. Eine Nadelaspiration kann auch beim hämodynamisch stabilen Patienten teilweise ausreichend sein und eine vollständige Entfaltung der Lunge bewirken.

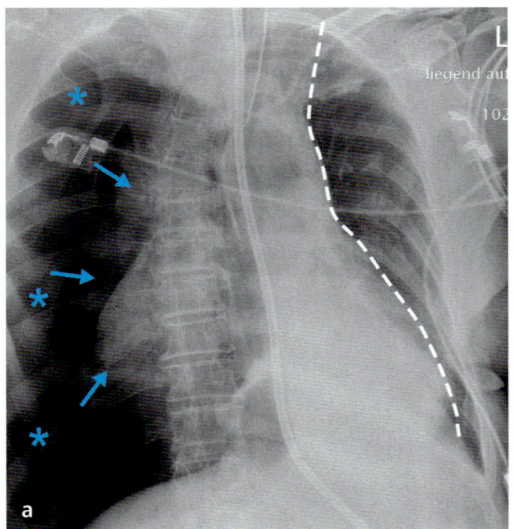

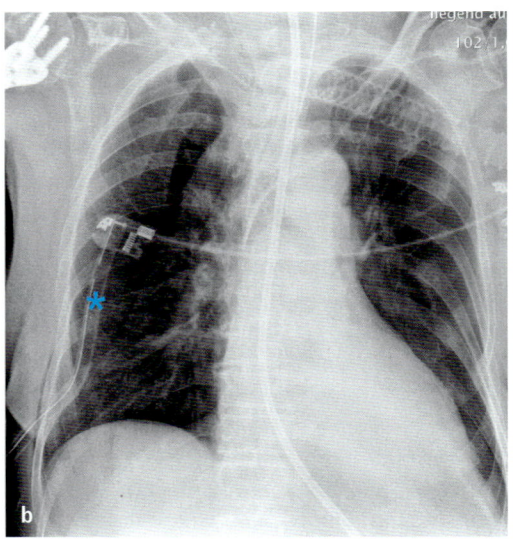

Abb. D-6-2 a) Das Röntgen-Thorax-Bild zeigt einen Spannungspneumothorax nach ZVK-Anlageversuch rechts mit kollabierter rechter Lunge (Pfeile), Verlust der Gefäßzeichnung (*) und Verlagerung der Mediastinal- strukturen nach links (gestrichelte Linien = linksseitige Mediastinalbegrenzung). **b)** Situation nach Anlage einer Thoraxdrainage (*): regelrechte Entfaltung der Lunge und Position der Mediastinalstrukturen.

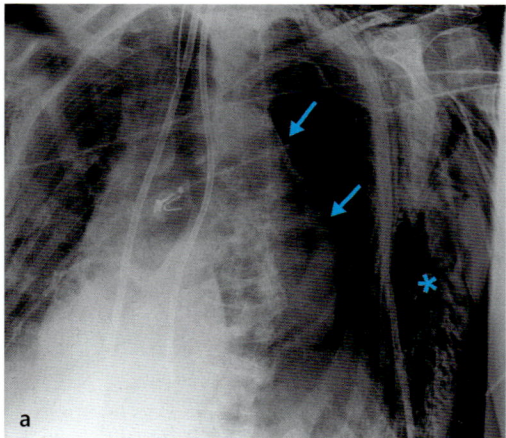

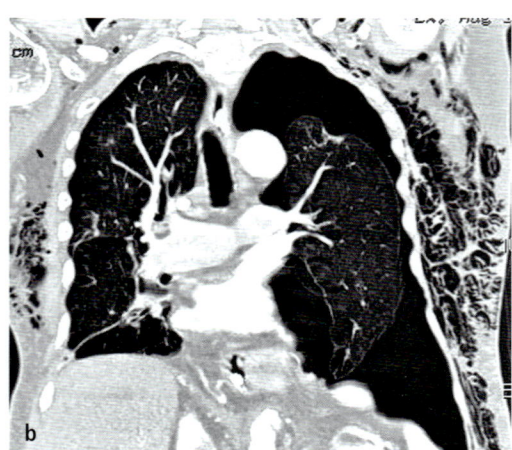

Abb. D-6-3 Pneumothorax nach ZVK-Anlage links. **a)** Röntgen-Thorax mit kollabierter Lunge (Pfeile), Verlust der Gefäßzeichnung und ausgeprägtem Weichteilem- physem (*). **b)** Darstellung des Befundes im CT-Thorax (koronare Rekonstruktion).

Beim **symptomatischen Pneumothorax** ist die Therapie der Wahl die Anlage einer Thorax- drainage in den Pleuraspalt (s. Exkurs „Thorax- drainage", S. 447) mit dem Ziel einer Lungen- entfaltung und Verhinderung eines erneuten Lungenkollapses.

Exkurs: Thoraxdrainage

Indikationen

Zu den **Indikationen** zählen:

- Pneumothorax,
- Hämatothorax,
- Serothorax.

Instrumentarium

Für die Anlage einer Thoraxdrainage sollte ein spezielles Sieb vorhanden sein, das alle notwendigen Instrumente enthält. **Wichtigste Instrumente und Materialien** sind:

- sterile Handschuhe;
- Skalpell;
- Schere;
- Kornzange zur Präparation im Interkostalraum;
- Nadelhalter;
- chirurgische Pinzette;
- Nahtmaterial;
- Thoraxdrainage (Drainagegrößen für Erwachsene: Charrière oder F 20, 24, 28, 32; größere Drainagen [28–32] sind bei der Drainage von Flüssigkeiten – v.a. beim Hämatothorax wegen der Blutkoagel – sinnvoll);
- Drainagesystem: Das „Wasserschloss-Prinzip" der Drainagesysteme verhindert einen Wiedereintritt von Luft in die Thoraxhöhle bzw. den Pleuraspalt. Dazu kann eine mit Wasser gefüllte Flasche oder ein fertiges Set verwendet werden (Abb. D-6-4). Die Drainagesysteme müssen immer unterhalb des Thoraxniveaus platziert werden, damit keine Flüssigkeit zum Patienten überläuft.

Vorbereitung

- **Lagerung:** Patient in Rückenlage, Elevation des Armes (Zugang zum lateralen Thorax schaffen)
- Prinzipiell gibt es **2 Zugangswege** für Thoraxdrainagen:
  - nach Monaldi = ventraler Zugang (2. ICR in Medioklavikularlinie), eigentlich nur für die Entlastung eines Pneumothorax geeignet (da sich Luft eher oben ansammelt)
  - nach Bülau = lateraler Zugang, der zumeist gewählt wird; Zugang (vordere bis mittlere Axillarlinie) in Höhe der 5.–6. Rippe mit dem Ziel, die Drainage über den Recessus costodiaphragmaticus einzulegen
- **Monitoring:** Blutdruck, Sauerstoffsättigung, ggf. EKG

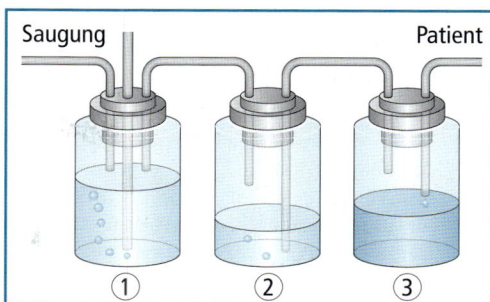

Abb. D-6-4 Schemazeichnung des 3-Flaschen-Prinzips. Die Komponenten des heute üblichen 3-Flaschen-Systems bestehen aus einer Sekretauffangflasche (①), einer Wasserschlossflasche (②) und) einer Sog-Kontrollflasche (③). Die 3-Flaschen-Thoraxdrainagesysteme werden heutzutage von mehreren Anbietern als geschlossene Fertigsysteme angeboten.

- Anlage unter sterilen Bedingungen
- Patient ist häufig in einer ausgeprägten Stresssituation (z.B. Dyspnoe bei Pneumothorax), daher ist eine **ausreichende Analgosedierung** erforderlich. Zudem ist eine **Lokalanästhesie** im Bereich der Punktionsstelle inklusive dem Periost der Rippe erforderlich.

Durchführung

- Inzision im Bereich der vorderen bis mittleren Axillarlinie in Höhe der 5.–6. Rippe (bei Zugang nach Bülau).
- Mit der Schere stumpf bis auf die Rippe präparieren.
- Mit der Zange oder manuell mit dem Finger die Interkostalmuskulatur **oberhalb** der Rippe durchstoßen.
- Pleuraspalt mit dem Finger palpieren (Verklebungen/Verwachsungen, Lunge tastbar?).
- Drainage mithilfe des Fingers als Leitschiene einführen; nicht den Trokar der Drainage verwenden, da es zu Verletzungen kommen kann. Die Drainage ca. 15 bis 20 cm einführen.
- Bei Pleuraerguss oder Hämatothorax die Drainage dorsokaudal platzieren; bei einem Pneumothorax eher ventral bzw. apikal.
- Wunde dicht verschließen und Drainage an der Thoraxwand fixieren.
- Drainagesystem mit einem Sog von 10 bis 20 cm H_2O anschließen.

Weiteres Vorgehen nach Anlage der Thoraxdrainage

- **Kontrolle mittels Röntgen-Thorax:** Lage, Komplikationen, Entlastungseffekt?
- Atemsynchrone Bewegung des Wasserspiegels des Auffangsystems?
- Beim Pneumothorax sollte initial Luft in das Auffangsystem entweichen. Bei einem fortbestehenden Luftleck ist auch anhaltend Luftübertritt im Auffangsystem erkennbar („Blubbern"). Sollte dies nicht mehr erkennbar sein, muss eine Verlegung der Drainage ausgeschlossen werden, da sonst ein Spannungspneumothorax drohen kann.
- Bei fehlender Drainage (z. B. Verstopfung durch Blutkoagel) und stabilem Patienten zunächst die Drainage in Richtung Auffangsystem ausstreichen. Bei Verschlechterung des Patienten ggf. Anspülen der Drainage mit Kochsalzlösung (unter sterilen Bedingungen!).
- **Cave:** Bei beatmeten Patienten niemals die Drainage abklemmen → Gefahr des Spannungspneumothorax.
- Die Drainage sollte bei einem Pneumothorax so lange liegen bleiben, bis keine Luft mehr entweicht. Danach wird die Drainage für mehrere Stunden abgeklemmt und eine Röntgen-Thorax-Kontrolle in Exspiration durchgeführt. Wenn kein neuer Pneumothorax entstanden ist, kann die Drainage gezogen werden.
- Bei Pleuraergüssen mit einer Fördermenge von weniger als 100 ml/24 h kann die Drainage in der Regel gezogen werden, da die Restflüssigkeit eher auf Pleurairritationen zurückzuführen ist.
- Zum Entfernen der Drainage U-Naht anlegen und beim Herausziehen der Drainage durch eine 2. Person (unter Luftanhalten des Patienten) Wundränder sofort verschließen.
- Die Spitze der Drainage ist dann zur bakteriologischen Untersuchung einzuschicken.

 Komplikationen einer Thoraxdrainage

- Organverletzungen: Leber, Milz, Herz, Nerven, Gefäße
- Lungenparenchymverletzungen
- Fehllage: intrapulmonal, s. c.
- Blutungen
- Verstopfung der Drainage
- Abknicken des Drainageschlauchs
- Aufsteigende Infektionen

Literatur, Infos, Internetadressen

Agnelli G, Becattini C. Acute pulmonary embolism. N Engl J Med 2010; 363: 266–74.

ARDS Definition Task Force. Acute respiratory distress syndrome: the Berlin Definition. JAMA 2012; 307(23): 2526–33.

Bein T, Weber-Carstens S. Einsatz extrakorporaler Lungenunterstützungsverfahren. AINS 2008; 11–12: 786–91.

Bein T, Sabel K, Scherer A et al. Vergleich von inkompletter (135°) und kompletter Bauchlage (180°) beim schweren akuten Lungenversagen. Anaesthesist 2004; 53: 1054–60.

Bein T, Kuhlen R, Quintel M. Beatmung in Bauchlage beim akuten Lungenversagen. Dtsch Ärztebl 2007; 104(28–29): A2048–53.

Bernard G, Artigas A, Brigham K et al. The American-European Consensus Conference on ARDS. Definitions, mechanisms, relevant outcomes, and clinical trial coordination. Am J Respir Crit Care Med 1994; 149: 818–24.

Bundesärztekammer, Kassenärztliche Bundesvereinigung, Arbeitsgemeinschaft der Wissenschaftlichen Medizinischen Fachgesellschaften. Nationale Versorgungsleitlinie COPD. Version 1. 6 April 2008; www.copd.versorgungsleitlinien.de.

Bundesärztekammer, Kassenärztliche Bundesvereinigung, Arbeitsgemeinschaft der Wissenschaftlichen Medizinischen Fachgesellschaften. Nationale Versorgungsleitlinie Asthma. Version 1. 2 November 2010; www.asthma.versorgungsleitlinien.de.

De Lassence A, Timsit J-F, Tafflet M et al., on behalf of the OUTCOMEREA Study Group. Pneumothorax in the intensive care unit. Anaesthesiology 2006; 104: 5–13.

Deja M, Lojewski C, Hommel M et al. Epidemiologie und Pathophysiologie des akuten Lungenversagens (ARDS). AINS 2008; 11–12: 758–66.

Deutsche Gesellschaft für Anästhesiologie und Intensivmedizin (DGAI). Lagerungstherapie zur Prophylaxe oder Therapie von pulmonalen Funktionsstörungen. S2-Leitlinie. Mai 2008; www.dgai.de/06pdf/13_Lagerungstherapie-Leitlinie.pdf.

Eggebrecht H, Plicht B, Buck T, Erbel R. Echokardiographische Abklärung des Patienten mit akutem Thoraxschmerz auf der Notfallstation. Intensivmed 2006; 43: 64–77.

Gattinoni L, Tognoni G, Pesenti A et al.; Prone-Supine Study Group. Effect of prone positioning on the survival of patients with acute respiratory failure. N Engl J Med 2001; 345(8): 568–73.

Hemmila MR, Napolitano LM. Severe respiratory failure: advanced treatment options. Crit Care Med 2006; 34(Suppl): S278–90.

Klopp M, Dienemann H, Hoffmann H. Behandlung des Pneumothorax. Chirurg 2007; 78: 655–68.

Koczulla AR, Vogelmeier C. Differenzialdiagnose Dyspnoe. Internist 2007; 48: 1389–400.

Koczulla AR, Bals R, Vogelmeier C. Therapie der COPD – Fortschritte und Perspektiven. Arzneimitteltherapie 2008; 26: 451–60.

Konstantinidis S. Acute pulmonary embolism. N Engl J Med 2008; 359: 2804–13.

Kurz K, Katus HA, Giannitsis E. Der akute Thoraxschmerz. Internist 2005; 46: 957–64.

Lassence A, Timsit J-F, Tafflet M et al. on behalf of the OUTCOMEREA Study Group. Pneumothorax in the intensive care unit. Anaesthesiology 2006; 104: 5–13.

Laudi S, Busch S, Donaubauer B, Kaisers U. Akutes Lungenversagen. Therapeutische Optionen im Überblick. AINS 2007; 11–12: 794–9.

Lazarus S. Emergency Treatment of Asthma. N Engl J Med 2010; 363: 755–64.

Le Gal G, Righini M, Roy PM et al. Prediction of pulmonary embolism in the emergency department: the revised Geneva score. Ann Intern Med 2006; 144: 165–71.

Loewe C. Der akute Thoraxschmerz, ein rein klinisches Problem oder radiologische Fragestellung? Radiologe 2008; DOI 10.1007/s00117-008-1656-3.

Malhotra A. Low-tidal-volume ventilation in the acute respiratory distress syndrome. N Engl J Med 2007; 357: 1113–20.

Olschewski H. Lungenembolie. Pneumologe 2008; 5: 45–54.

Pfeifer M. ARDS. Pneumologe 2008; 5: 138–49.

Putensen C, Muders T, Kreyer S, Wrigge H. Alveoläre Ventilation und Rekrutierung unter lungenprotektiver Beatmung. AINS 2008; 11–12: 770–6.

Reil A, Bux J. Transfusionsassoziierte akute Lungeninsuffizienz. Eine unterschätzte Nebenwirkung von Bluttransfusionen. Dtsch Ärztebl 2007; 104(15): A 1018–23.

Sachs U, Bein G. Transfusionsassoziierte akute Lungeninsuffizienz (TRALI). Diagnose, Therapie und Prävention. AINS 2007; 11–12: 774–81.

Schellhaaß A, Walther A, Konstantinidis S, Böttiger BW. Diagnostik und Therapie bei akuter Lungenembolie. Dtsch Ärztebl Int 2010; 107(34–35): 589–95.

Tapson VF. Acute pulmonary embolism. N Engl J Med 2008; 358: 1037–52.

The National Heart, Lung, and Blood Institut Acute Respiratory Distress Syndrome (ARDS) Clinical Trials Network. Comparison of two fluid-management strategies in acute lung injury. N Engl J Med 2006; 354: 2564–75.

The Task Force for the Diagnosis and Management of Acute Pulmonary Embolism of the European Society of Cardiology (ESC). Guidelines on the diagnosis and management of acute pulmonary embolism. Eur Heart J 2008; 29: 2276–315.

Turner KL, Moore FA, Martindale R. Nutrition support for the acute lung injury/adult respiratory distress syndrome patient: a review. Nutr Clin Pract 2011; 26: 14–25.

Ukena D, Fishman L, Niebling W-B. Asthma bronchiale – Diagnostik und Therapie im Erwachsenenalter. Dtsch Ärztebl 2008; 105(21): A 385–94.

Vogelmeier C, Buhl R, Criée CP et al. Leitlinie der Deutschen Atemwegsliga und der Deutschen Gesellschaft für Pneumologie und Beatmungsmedizin zur Diagnostik und Therapie von Patienten mit chronisch obstruktiver Bronchitis und Lungenemphysem 2007 (COPD) C. Pneumologie 2007; 61; e1–40.

Wagner T. Bronchialobstruktion in der Intensivmedizin. Internist 2006; 47: 342–55.

Wagner U, Vogelmeier C. Akute Dyspnoe. Internist 2005; 46: 965–73.

Walther A, Schellhaaß A, Böttiger BW, Konstantinidis S. Diagnose, Therapie und Sekundärprophylaxe der akuten Lungenembolie. Vorstellung und Kommentierung der neuen Leitlinien der ESC 2008. Anaesthesist 2009; 58: 1048–54.

Wells PS, Anderson DR, Rodger M et al. Derivation of a simple clinical model to categorize patients probability of pulmonary embolism: increasing the models utility with the SimpliRED D-dimer. Thromb Haemost 2000; 83: 416–20.

Windisch W, Criée CP. Pathophysiologie und Grundlagen des respiratorischen Versagens. Pneumologe 2010; 7: 74–80.

www.ardsnetwork.de

D-7 Endokrine Störungen, metabolisch bedingte Enzephalopathien und Elektrolytstörungen

André Grabowski

Endokrine und metabolische krisenhafte Exazerbationen werden einerseits im Rahmen einer primären endokrinen oder metabolischen Erkrankungen beobachtet, können jedoch auch als Komplikation im Rahmen anderer Erkrankungen auftreten. Vor allem akut Erkrankte können im Rahmen einer Stressreaktion erhebliche Veränderungen in ihren endokrinen Regelkreisen entwickeln, wobei in der initialen Phase v. a. ein Hyperkatabolismus vorliegt.

D-7.1 Bewusstseinsstörungen und metabolische Enzephalopathie

Grundlagen

Metabolische Enzephalopathien können im Rahmen verschiedener Erkrankungen auftreten und sind hinsichtlich ihres Erscheinungsbildes variabel und oftmals unspezifisch, haben jedoch meist als gemeinsames Symptom eine Störung des Bewusstseins.

Bei der Entwicklung einer metabolischen Enzephalopathie spielen, je nach zugrunde liegender Ursache, Faktoren wie Störungen des Elektrolyt- und Wasserhaushalts, Mangel an Metaboliten (z. B. Glucose), verminderte zerebrale Perfusion, Gewebehypoxie, neurotoxische Wirkung von Substanzen/Metaboliten, inflammatorische Prozesse und Temperaturregulationsstörungen eine Rolle (Sayk 2010; Stevens 2006; Weathers 2009).

Als **Ursachen metabolischer Enzephalopathien** kommen infrage:

- Elektrolytstörungen (z. B. Hypo-/Hypernatriämie, Hyperkalzämie);
- Hypoglykämie und Coma diabeticum (ketoazidotisch oder hyperosmolar);
- Endokrinopathien (z. B. bei Hypothyreose, Nebenniereninsuffizienz);
- Urämie (urämische Enzephalopathie);
- Leberinsuffizienz (hepatische Enzephalopathie);
- akute Pankreatitis (pankreatische Enzephalopathien);
- Thiaminmangel, z. B. bei chronischem Alkoholabusus (> 90 % der Betroffenen), aber auch bei intestinalen Resorptionsstörungen z. B. chronischer Durchfall, wiederholtes und länger bestehendes Erbrechen, entzündliche Darmerkrankungen und Malnutrition z. B. Anorexia nervosa (Wernicke-Enzephalopathie);
- Sepsis (septische Enzephalopathie);
- hypertensive Blutdruckentgleisungen (hypertensive Enzephalopathie);
- Störungen des Gasaustauschs (Hypoxie und Hyperkapnie);
- akute hepatische Porphyrien;
- Mitochondriopathien.

Klinik

- Konzentrationsstörungen
- Gestörter Schlaf-wach-Rhythmus
- Delirantes Bild (Halluzinationen, Agitiertheit, paranoid wahnhaftes Erleben, Zerfahrenheit)
- Unterschiedlich ausgeprägte Vigilanzstörungen – Somnolenz bis Koma
- Neurologische Ausfälle bzw. Auffälligkeiten: Tremor, Asterixis, Myoklonus, Dysarthrie, positive Pyramidenbahnzeichen, fokalneurologische Ausfälle v. a. im Rahmen sekundärer Hirnschädigungen

- Wernicke-Enzephalopathie – typische Trias: Ataxie, Ophthalmoplegie und psychische Störungen (Desorientierung, Gedächtnisstörungen, Bewusstseinsstörungen)
- Vegetative Störungen: Tachykardie oder Bradykardie, Hyper- oder Hypotonie, Fieber, Schwitzen, Störungen des Atemmusters

Diagnostik

- Labor: Blutbild, Gerinnungsparameter, Elektrolyte (Natrium, Kalium, Calcium, Chlorid), CRP, Transaminasen, Serum-Amylase, Albumin, Serum-Osmolalität, Blutzucker, Kreatinin, Bilirubin, Lactat, Ammoniak, TSH, ggf. Cortisol, Troponin; Urindiagnostik
- Blutgasanalyse
- Blutkulturen bei Infektzeichen
- Toxikologisches Screening
- Zerebrale Bildgebung inklusive Gefäßdiagnostik (z. B. CT-Schädel plus CT-Angiographie)
- Röntgen-Thorax bei Infektzeichen, ggf. CT-Thorax und CT-Abdomen zur Fokussuche
- EEG

Differenzialdiagnosen

Differenzialdiagnosen von Bewusstseinsstörungen bei metabolischer Enzephalopathie sind:
- Intoxikation;
- primäre Schädigung des ZNS (Ischämie, Blutung, Meningitis/Enzephalitis, Liquorzirkulationsstörungen, Raumforderungen);
- nonkonvulsiver Status epilepticus;
- Hypoxie z. B. bei fulminanter Lungenembolie, schweres Asthma bronchiale;
- zerebrale Minderperfusion z. B. bei dekompensierter Herzinsuffizienz, Perikardtamponade;
- Exsikkose.

Therapie

Die Therapie sollte neben supportiven Maßnahmen, wenn immer möglich, kausal ausgerichtet sein und die zugrunde liegenden Auslöser bzw. metabolischen Störungen beseitigen.

D-7.2 Störungen des Glucosestoffwechsels

D-7.2.1 Diabetes mellitus – Hyperglykämie

Grundlagen

Die Diagnose eines Diabetes mellitus kann gestellt werden bei:
- Nüchtern-Plasma-Glucosewerten > 126 mg/dl,
- Gelegenheits-Plasma-Glucosewerten > 200 mg/dl,
- HbA_{1c}-Wert > 6,5 % .

Ursachen einer Hyperglykämie sind:
- Blutzuckerentgleisungen bei bekanntem Diabetes mellitus, z. B. ausgelöst durch Infektionen, schwere Erkrankungen (z. B. Trauma), Medikamente (z. B. Glucocorticoide) oder parenterale Ernährung, fehlende Anpassung der Diabetesmedikation bei einem Insulin-Mehrbedarf;
- Stress-Hyperglykämie im Rahmen schwerer Erkrankungen (pathophysiologisch liegen eine mediatorenvermittelte gesteigerte Glykogenolyse, Gluconeogenese und periphere Insulinresistenz vor);
- Medikamente: Glucocorticoide, Adrenalin/ Noradrenalin, Neuroleptika (z. B. Clozapin, Olanzapin);
- Hyperthyreose.

Schwere **Komplikationen** sind das ketoazidotische und das hyperosmolare Coma diabeticum. Das **ketoazidotische Coma diabeticum** entwickelt sich meist innerhalb eines Tages, tritt eher bei Patienten mit Diabetes mellitus Typ 1 auf und wird durch das Fehlen von Insulin verursacht. Dadurch kommt es zu einer gesteigerten Lipolyse und β-Oxidation mit daraus resultierender Bildung von Ketonen, die eine metabolische Azidose verursachen.

Beim **hyperosmolaren Coma diabeticum** liegt eine verminderte Insulinwirkung vor (dies betrifft v. a. ältere Menschen mit Diabetes mellitus

Typ 2), sodass es zwar nicht zu einer gesteigerten Lipolyse mit Ketonbildung kommt, jedoch auch keine adäquate Glucoseaufnahme im Gewebe stattfindet. Der erhöhte Blutzuckerspiegel führt zu einer Steigerung der Serum-Osmolarität, sodass sich meist über mehrere Tage ein hyperosmolares Coma diabeticum entwickelt.

Bei beiden Formen kommt es zu vermehrten Flüssigkeitsverlusten, die jedoch beim hyperosmolaren Coma diabeticum meist ausgeprägter sind.

Klinik

- Allgemeine Schwäche, Müdigkeit, Kopfschmerzen, Appetitlosigkeit, Übelkeit/Erbrechen
- Polyurie mit Dehydratationszeichen (trockene Schleimhäute, reduzierter Hautturgor → „stehende Hautfalten", Tachykardie, Hypotonie und Polydipsie)
- Bei der Ketoazidose: acetonischer Foetor ex ore, Hyperventilation (Kussmaul-Atmung), Erbrechen und Pseudoperitonitis diabetica
- Vigilanzminderung, kognitive Störungen und unterschiedlich ausgeprägte Bewusstseinsstörungen

Diagnostik

- Labor: Blutglucosekonzentration, HbA_{1c}-Wert, Elektrolyte (Natrium, Kalium, Calcium, Chlorid, Phosphat), Serum-Osmolalität, Kreatinin und GFR, Blutbild, CRP; die Laborkriterien der diabetischen Ketoazidose und des hyperosmolaren Coma diabeticum sind in Tab. D-7-1 angegeben

- Blutgasanalyse
- Urin: Nachweis von Ketonkörper

Differenzialdiagnosen

Die Differenzialdiagnosen der metabolischen Azidose sind:
- Hunger und Alkoholkonsum, die zu einem Anstieg von Ketonen führen;
- Laktatazidose, z. B. unter Metformin-Therapie;
- Intoxikationen, z. B. Methanol oder ASS;
- extrem kohlenhydratarme Diäten.

 Komplikationen beim Coma diabeticum

- Hirnödem bei der diabetischen Ketoazidose durch zu rasches Absinken der Serum-Osmolarität (Disäquilibriumsyndrom)
- Dehydratation mit arterieller Hypotonie bis zum Volumenmangelschock
- Elektrolytstörungen (v. a. im Natrium- und Kaliumhaushalt)
- Thromboembolische Ereignisse (Myokard-, Hirn-, Mesenterialinfarkt)
- Hypoglykämie durch übermäßige (therapeutische) Insulinzufuhr
- Respiratorische Insuffizienz im Rahmen der Hyperventilation und/oder Aspirationsgefahr durch die Bewusstseinsstörung als Folge der metabolischen Azidose und daraus resultierender Beatmungspflichtigkeit

---

Tab. D-7-1 Laborkriterien der diabetischen Ketoazidose und des hyperosmolaren Coma diabeticum (nach Hensen 2007).

Laborkriterien	Diabetische Ketoazidose	Hyperosmolares Coma diabeticum
Glucosekonzentration im Serum (mg/dl)	> 250	> 600
pH-Wert arteriell	< 7,3	> 7,3
Bicarbonat (mmol/l)	< 15	> 15
Osmolarität (mosmol/kg)	< 320	> 330
Ketonkörper im Urin	(deutlich) erhöht	negativ oder wenig
Anionenlücke (mmol/l)	> 12	< 12
Zusatzinformation: 1 mmol/l = 17,9 mg/dl; Umrechnungsfaktor von mg/dl in mmol/l = 0,0555		

Therapie

Erhöhte Glucosewerte im Blut gehen bei Patienten mit intensivpflichtigen Erkrankungen sowie myokardialen und zerebralen Ischämien mit einer schlechteren Prognose einher. Dies betrifft Patienten mit bekanntem Diabetes mellitus, aber v. a. auch Patienten, bei denen erstmals erhöhte Blutzuckerwerte manifest werden. Daher ist das Ziel eine rasche Blutzuckerkontrolle mit Werten < 180 mg/dl bzw. normnahen Glucosewerten zu erlangen. Eine intensivierte Insulintherapie mit dem Ziel einer strikten Normoglykämie (80–110 mg/dl) ist nicht angezeigt, da sie mit einer erhöhten Rate an bedrohlichen Hypoglykämien jedoch ohne wesentliche Vorteile hinsichtlich des Outcomes/der Mortalität einhergeht (NICE SUGAR Study 2009; Griesdale 2009; Gunst 2010; Moritoki 2008; van den Berghe 2005).

Bei Patienten im **Coma diabeticum** sind Volumendefizite und Elektrolytverluste durch schnelle **Rehydrierung** (isotonische Kochsalzlösung oder Ringerlösung) auszugleichen, teilweise sind Infusionsmengen von 2–4 Litern in den ersten Stunden erforderlich.

Der Erfolg oder Misserfolg der Infusionstherapie kann anhand der Urinproduktion orientierend bemessen werden. Die Volumenzufuhr führt beim diabetischen Koma schon zu einer Abnahme der Glucosekonzentration.

> [!] **Cave:** Bei einer Hypernatriämie 0,45%ige NaCl-Lösung verabreichen, **keine** Gabe von 5%iger Glucoselösung).

Die **Glucosezufuhr** ist zu reduzieren durch diätetische Maßnahmen, Verminderung der Glucoseinfusionsmenge oder Austausch von glucosehaltigen Infusionen.

Auslösende bzw. unterstützende Faktoren müssen behandelt werden, z. B. Infektionen, Medikamente sind zu pausieren bzw. in der Dosis zu reduzieren.

Zur **Thromboseprophylaxe** wird Heparin gegeben (wegen der initialen Hämokonzentration erhöhte Gefahr von thromboembolischen Ereignissen wie z. B. Myokard- oder Hirninfarkt).

Eine symptomatische Therapie eines Hirnödems kann z. B. mit Mannitol erfolgen.

Die **Senkung des Blutglucosespiegels mit Insulin** (Reduktion bis zu maximal 50 mg/dl/h zur Vermeidung eines Dysäquilibriumsyndroms) erfolgt zunächst bis zu einem Wert von ca. 200 mg/dl, danach ist eine langsame Anpassung bis zu normnahen Werten anzustreben. Die Insulingabe kann als Bolus oder kontinuierliche Gabe erfolgen, wobei Schwankungen des Blutzuckerspiegels vermieden werden sollen. Bei wachen Patienten ohne schwere begleitende Erkrankungen sollte zunächst eine Blutzuckersenkung durch s. c. Insulingaben erfolgen. Erst wenn mehr als 6 s. c. Insulingaben täglich erforderlich sind, sollte über eine kontinuierliche i. v. Gabe via Perfusor nachgedacht werden.

Der **Insulinbedarf** kann nach folgenden Annäherungsformeln berechnet werden (s. a. Tab. D-7-2):

- Bolusgabe (s. c. oder i. v.): Dosis Altinsulin (I. E.) = (aktueller Blutzuckerwert in mg/dl – 100) : 20.
  1 I. E. Insulin senkt die Blutglucosekonzentration um etwa 20–50 mg/dl.

> [!] **Cave:** Glucocorticoid- und Katecholamintherapie können zu einem gesteigerten Insulinbedarf führen.

Tab. D-7-2 Insulindosierung in Abhängigkeit von der Blutglucosekonzentration.

Blutzuckerwert (mg/dl)	Insulin-Bolusgabe (I. E.)	Kontinuierliche Insulingabe (I.E./h)
200	4–6	1,3
250	6–8	1,6
300	8–10	2
350	10–12	2,3
400	12–14	2,6
450	14–16	3
500	16–18	3,3
> 500	18–20	maximal bis zu 5 I. E./h

- Kontinuierliche i. v. Gabe: Insulin (I. E.)/h = Blutzuckerwert in mg/dl : 150. Weitere „Insulin-Protokolle" werden in den Arbeiten von Wilson et al. 2007 und Krikorian et al. 2010 bewertet und diskutiert.

Nach Stabilisierung sollte im Verlauf eine Umstellung auf eine s. c. Insulintherapie etabliert werden. Die Umstellung sollte noch auf der Intensiv- oder Überwachungsstation erfolgen. Der Gesamtinsulinbedarf orientiert sich an dem Bedarf der bisherigen i. v. Insulintherapie. Zudem kann der tägliche Gesamtinsulinbedarf annäherungsweise gewichtsadaptiert mit der Formel (0,3–0,5–1) I. E./kg KG berechnet werden; 50 % der Insulinmenge sollte dann als Basalinsulin (= Verzögerungsinsulin mit spätabendlicher Gabe) und die restlichen 50 % als kurwirksames Insulin verteilt auf 3 Dosen zu den Mahlzeiten – im Verhältnis 2 : 1 : 1 – gegeben werden.

Alternativ kann auch 2-mal am Tag (morgens und abends) ein Mischinsulin (Normalinsulin und Verzögerungsinsulin) gegeben werden, wobei hier dann mehr auf die regelmäßige Kohlenhydratzufuhr geachtet werden muss.

Nach Umstellung von einer i. v. auf eine s. c. Insulingabe sind weiterhin engmaschige Blutzuckerkontrollen und ggf. Dosisanpassungen erforderlich, um Veränderungen sowohl in Richtung Hyper- als auch die Hypoglykämie vermeiden zu können.

Auch bei Patienten, die nüchtern bleiben müssen oder nicht essen, ist die Gabe der *basalen* Insulinsubstitution (evtl. in etwas erniedrigter Dosis) erforderlich.

Die Therapie mit Insulin per se erfordert **zur Vermeidung einer bedrohlichen Hypoglykämie** – v. a. in der Anfangsphase einer kontinuierlichen Insulingabe – **engmaschige Blutzuckerkontrollen alle 30 bis 60 min**. Vor allem die **intensivierte Insulintherapie geht mit einem erhöhten Risiko schwerer Hypoglykämien einher**.

Positiv können sich Therapiealgorithmen bzw. -schemata auswirken. Vor allem sollte prophy-

laktisch gedacht werden und z. B. bei Unterbrechungen der Ernährung oder bei Änderung der Stoffwechselsituation die Insulindosis rechtzeitig angepasst werden.

Bei der Therapie einer Hyperglykämie mit Insulin kommt es zu einer vermehrten Verschiebung des Kaliums nach intrazellulär mit der **Gefahr einer Hypokaliämie;** daher sind regelmäßige Laborkontrollen, evtl. primär Substitution von Kalium (z. B. Insulin-Kalium-Infusion oder 10 bis 20 mmol Kalium/h als Zusatz in eine NaCl-Infusion oder via Perfusor) notwendig.

Orale Antidiabetika haben den Nachteil, dass sie im Vergleich zu Insulin nicht so schnell wirken und schlechter anpassbar sind, sodass ihr Einsatz bei Hyperglykämien im Rahmen akuter Erkrankungen eher nachrangig ist. Zudem gibt es gerade bei schwerkranken Patienten Kontraindikationen bezüglich dieser Medikamentengruppe (Metformin: Niereninsuffizienz, dekompensierte Herzinsuffizienz, Gabe von iodhaltigen Kontrastmitteln; Glitazone: Herzinsuffizienz; Sulfonylharnstoffe: Hypoglykämiegefahr, fortgeschrittene Niereninsuffizienz).

> ⚠️ Die dauerhafte Behandlungsstrategie bei Diabetes mellitus muss individuell an den Patienten angepasst werden und wird z. B. beeinflusst durch das Alter, die Begleiterkrankungen und die Hypoglykämieneigung. Ziel sollte ein $HbA_{1c} < 7\%$ sein.

D-7.2.2 Hypoglykämie

Grundlagen

Eine Hypoglykämie liegt bei Werten < 70 mg/dl vor.

Ursachen einer Hypoglykämie können sein:
- iatrogene Entwicklung durch Einnahme bzw. Gabe von zu großen Mengen Insulin (z. B. intensivierte Insulintherapie) bzw. oralen Antidiabetika;
- Alkoholkonsum bei geschädigter Leber, Alkoholexzess mit mangelnder Nahrungszufuhr;
- Infektionen;

- Medikamente: ACE-Hemmer, Fluorchinolone, Sulfonylharnstoffe (z. B. Glibenclamid, Glimepirid);
- selten: Insulinom, Hypophyseninsuffizienz.

Klinik

- Typische Zeichen einer leichten Hypoglykämie: Schwitzen, Tachykardie, Tremor, Kopfschmerzen, Unruhe/Agitiertheit, Konzentrationsstörungen
- Bei schwerer Hypoglykämie: Bewusstseinsstörungen, fokal-neurologische Ausfälle, Krampfanfälle

Diagnostik

- Labor: erniedrigte Blutglucosewerte, bei **symptomatischen Hypoglykämien meist < 50 mg/dl**

Therapie

- Zufuhr von Glucose:
  - oral: Traubenzucker, süße Getränke (Limonade, Saft)
  - i. v.:
    - akut: 40%ige Glucose, 10–20 ml i. v. (**cave:** kann Schmerzen verursachen, besser etwas verdünnen oder in 100 ml NaCl infundieren)
    - im Verlauf: Erhöhung der Glucosezufuhr z. B. in die laufende parenterale Ernährung und/oder Reduktion der Insulinzufuhr
- Anpassung/Reduktion der antidiabetischen Medikamente

> [!] **Cave:** Auch nach Normalisierung des Blutzuckerwertes gibt es häufig eine prolongierte Phase mit einer Vigilanzminderung und einer verzögerten Rückbildung der (neurologischen) Symptome.

D-7.3 Störungen der Schilddrüsenfunktion

Die Schilddrüsenfunktion wird über die sog. hypothalamisch-hypophysäre thyreotrope Achse durch die übergeschalteten Zentren Hypothalamus und Hypophyse reguliert. Im Hypothalamus wird TRH (Thyreotropin-Releasing-Hormon) freigesetzt, das im Hypophysenvorderlappen die Synthese und Sekretion von TSH (Thyreoidea-stimulierendes Hormon) bewirkt. TSH wiederum führt zu einer vermehrten Synthese und Sekretion der Schilddrüsenhormone Thyroxin (T_4) und Triiodthyronin (T_3) sowie zu einer vermehrten enteralen Iodaufnahme. Der Anteil der frei im Blut zirkulierenden Hormone fT_3 und fT_4 ist entscheidend für den Regelkreislauf. Sinkt deren Spiegel ab, kommt es zu einer gesteigerten Ausschüttung von TRH und TSH mit entsprechend erhöhter Stimulation der Schilddrüse. Bei einem erhöhten Spiegel der freien Hormone lässt der zentrale Stimulus nach. T_3 ist das stoffwechselaktive Hormon, es entsteht zum großen Teil (ca. 80 %) aus der Monodeiodierung von T_4 zu T_3 und wird zu ca. 20 % direkt von der Schilddrüse sezerniert.

Referenzwerte der Schilddrüsenhormone:

- TSH: unterschieden werden beim TSH-Wert:
  - supprimiertes TSH ($\leq 0{,}03$ mU/l),
  - erniedrigtes TSH (0,04–0,4 mU/l),
  - normales TSH 0,4 bis 4 mU/l,
  - erhöhtes TSH (> 4,0 mU/l).
- fT_3: 3,5–8 ng/l im Serum
- fT_4: 8–18 ng/l im Serum

D-7.3.1 Hyperthyreose

Grundlagen

Eine hyperthyreote Stoffwechsellage liegt bei einem erniedrigten TSH-Wert vor. Sind die peripheren freien Schilddrüsenhormone (fT_3 und fT_4) dabei noch innerhalb des Referenzbereiches, spricht man von einer subklinischen Hyperthyreose. Sind die peripheren Schilddrüsenhormonkonzentrationen erhöht, liegt eine manifeste Hyperthyreose vor.

Als **Ursachen einer Hyperthyreose** kommen infrage:

- Autoimmunprozess: Morbus Basedow mit > 50 % die häufigste Ursache, die vorwiegend Frauen zwischen dem 20. und 50. Lebensjahr betrifft; pathophysiologisch liegt eine Stimulation der TSH-Rezeptoren durch Autoantikörper vor;
- uni- oder multifokale Autonomie (bei Schilddrüsenadenomen);
- Entzündungen der Schilddrüse: Hashimoto-Thyreoiditis, Thyreoiditis de Quervain;
- Medikamente: iodhaltige Kontrastmittel, Amiodaron („Amiodaron induzierte Hyperthyreose Typ I und II"), Schilddrüsenhormonsubstitution;
- selten TSH-produzierende Hypophysenadenome.

Ursachen einer thyreotoxischen Krise können sein:

- Zufuhr von Iod/iodhaltigen Medikamenten (z. B. Amiodaron, Röntgenkontrastmittel),
- Absetzen von Thyreostatika,
- Operationen.

Klinik

- Tachykardie, arterielle Hypertonie
- Hyperthermie und Wärmeintoleranz
- Gewichtsverlust
- Durchfälle
- Hyperkinetische Bewegungsstörungen (choreatiform, paroxysmale Dyskinesien, Rumpfdystonien, Tremor), selten Krampfanfälle
- Psychiatrische Symptome: Unruhe, Agitiertheit, Psychosen
- Langzeitfolgen einer Hyperthyreose: Vorhofflimmern, Osteopenie/Osteoporose, sexuelle Dysfunktion

Die **thyreotoxische Krise** *(thyrotoxic storm)* ist eine potenziell lebensbedrohliche Erkrankung, die sich innerhalb von Stunden bis Tagen entwickeln kann. Ursache ist in der Regel eine zugrunde liegende (bekannte oder auch bislang nicht diagnostizierte) Hyperthyreose, die durch bestimmte Begleitumstände (z. B. Iodzufuhr durch Kontrastmittel oder Amiodaron, Infektionen, Trauma, Operationen oder Weglassen der thyreostatischen Medikation) getriggert werden kann. **Leitsymptome** der thyreotoxischen Krise sind **Tachykardie** (meist > 150/min), **Hyperthermie** (> 38,5 °C) **und zentralnervöse Symptomatik** (Verwirrtheit, Bewusstseinsstörungen, Unruhe, Agitiertheit). Zudem können weitere zentralnervöse Symptome (Adynamie, Myopathie und Pseudolbulbärparalyse mit Schluckstörung) und Zeichen einer kardialen Dekompensation mit peripheren und pulmonalen Ödemen sowie arterieller Hypotonie auftreten. Die Diagnose einer thyreotoxischen Krise wird klinisch gestellt.

Diagnostik

Klinisch können eine endokrine Orbitopathie, vergrößerte und evtl. knotige Schilddrüse sowie eine Tachykardie auffallen.

Im **Labor** finden sich bei subklinischer Hyperthyreose ein **erniedrigtes TSH** bei normalen (subklinische Hyperthyreose) oder erhöhten (manifeste Hyperthyreose) T_3- und T_4-Werten.

> [!] Es besteht **keine** Korrelation zwischen der Höhe der peripheren Schilddrüsenhormonkonzentration und dem klinischen Schweregrad der Hyperthyreose. Auch normale periphere Schilddrüsenhormonkonzentrationen schließen eine thyreotoxische Krise nicht aus!

Patienten mit einer subklinischen Hyperthyreose, jedoch supprimiertem TSH (TSH ≤ 0,03 mU/l) haben ein höheres Risiko eine manifeste Hyperthyreose zu entwickeln und kardiovaskuläre Ereignisse zu erleiden.

Im Rahmen einer thyreotoxischen Krise kann es zu einer Erhöhung der Transaminasen, des Bilirubins, der alkalischen Phosphatase und der Kreatinkinase kommen.

Bei Autoimmunthyreoiditen können vorkommen:

- erhöhte Thyreoperoxidase-Antikörper (TPO-AK = mikrosomale Antikörper [MAK]) bei Hashimoto-Thyreoiditis meis-

tens und bei Morbus Basedow häufig erhöht);
- Thyreoglobulin-Antikörper (TAK; häufig bei Hashimoto-Thyreoiditis, aber auch bei anderen Autoimmun-Thyreoitiden und beim differenzierten Schilddrüsenkarzinom erhöht);
- Nachweis von TSH-Rezeptor-Antikörpern (TRAK) bei immunogener Hyperthyreose (Morbus Basedow). TRAK dienen auch der prognostischen Abschätzung; Werte > 10 mU/l nach 6-monatiger medikamentöser thyreostatischer Therapie schließen eine Remission nahezu aus.

Eine **bildgebende Diagnostik** sollte mittels **Sonographie** der Schilddrüse (Knotenstruma, Adenome) und ggf. Szintigraphie zur weiteren Abklärung einer Knotenstruma erfolgen.

Differenzialdiagnosen
Die Differenzialdiagnosen der Hyperthyreose sind:
- fieberhafte Infektionen (Pneumonie, Sepsis) ohne hyperthyreote Stoffwechsellage,
- Enzephalitis, Meningitis,
- Psychosen,
- maligne Hyperthermie.

Therapie
Bei **immunogener und manifester Hyperthyreose** bei Schilddrüsenautonomie ist zunächst eine medikamentöse antithyreoidale Therapie (Thyreostatika: z. B. Thiamazol, Carbimazol; **cave:** dosisabhängige Neutropenie bis hin zur Agranulozytose) indiziert bis normale fT$_4$-Werte erreicht sind. Bei uni- oder multifokaler Autonomie wird nachfolgend eine Radioiodtherapie empfohlen. Die persistierende oder rezidivierende immunogene Hyperthyreose kann im Weiteren sowohl mittels Radioiodtherapie als auch durch Thyreoidektomie behandelt werden (individuelle Entscheidung z. B. abhängig von Schweregrad und Dauer bis zum Therapieerfolg oder Schwangerschaft bzw. Kinderwunsch).
Die **thyreotoxische Krise** bedarf einer intensivmedizinischen Behandlung. Die Therapie sollte

unverzüglich begonnen werden, auch wenn die Laborergebnisse noch nicht vorliegen.
Neben supportiven Maßnahmen (Rehydrierung, ausreichende Kalorienzufuhr, antipyretische Therapie, Kühlung und ggf. Sedierung) steht v. a. eine rasche Senkung der Schilddrüsenhormonsynthese und -sekretion im Vordergrund. Medikamentöse Strategien sind:
- Thyreostatika (Thiamazol, Carbimazol),
- Hemmung der Iodaufnahme durch Kaliumperchlorat,
- Hemmung der peripheren Effekte der Schilddrüsenhormone durch Betarezeptorenblocker (z. B. Propranolol).

Cave: Nach Beseitigung der Hyperthyreose liegt meist eine verstärkte Wirkung von Marcumar® (erhöhte Blutungsgefahr!), Betarezeptorenblockern, Digoxin und Theophyllin vor, sodass eine Dosisanpassung erforderlich ist.
Bei fehlender Besserung unter konservativ-intensivmedizinischen Maßnahmen innerhalb der ersten 24 bis 48 h muss über eine Notfallthyreoidektomie nachgedacht werden.
Nach überstandener thyreotoxischer Krise sollte eine definitive Therapie der zugrunde liegenden Schilddrüsenerkrankung angestrebt werden.

Prophylaxe
- Bei hyperthyreoter Stoffwechselsituation und Applikation iodhaltiger Kontrastmittel vorherige Gabe von Natriumperchlorat (Irenat®; 500 mg [= 25 Tropfen] 2–4 h vor Iodexposition, sowie tägliche Fortführung über 10–14 Tage).
- Bei therapiepflichtigem Vorhofflimmern und hyperthyreoter Stoffwechselsituation oder Amiodaron induzierter Hyperthyreose Wechsel auf Dronedaron (Multaq®).

D-7.3.2 Hypothyreose
Grundlagen
Eine hypothyreote Stoffwechselsituation kann verschiedene Ursachen haben. Je nach Ort der Schädigung werden primäre von sekundären Hypothyreosen unterschieden.

Ursachen für eine primäre Hypothyreose sind:

- Thyreoiditis (Hashimoto-Thyreoiditis, Thyreoiditis de Quervain, bakterielle Thyreoiditis, Riedel-Thyreoiditis, selten Postpartum-Thyreoiditis und Silent-Thyreoiditis);
- iatrogene Genese durch Resektion und/oder Radioiodtherapie.

Als **Ursachen für sekundäre bzw. zentrale Hypothyreose**, bei der eine verminderte Sekretion von Thyreotropin-Releasing-Hormon (TRH) bzw. Thyreoidea-stimulierendem Hormon (TSH) durch Störung der hypothalamischen oder hypophysären Stimulation vorliegt, kommen infrage:

- Operation;
- Infarkt;
- Tumor;
- Schädel-Hirn-Trauma;
- Medikamente: Lithium, Amiodaron und selten Corticosteroide.

Unter klinischen Aspekten muss noch unterschieden werden zwischen einer manifesten und einer latenten (bzw. subklinischen) Hypothyreose. Bei der latenten Form ist zwar der TSH-Wert erhöht, die peripheren Hormone fT_4 und fT_3 liegen jedoch im Normbereich.

Klinik

- Trockene Haut
- Kälteintoleranz
- Obstipationsneigung
- Gewichtszunahme
- Vigilanz- und Bewusstseinsstörungen
- Depression, Stimmungsschwankungen
- Krampfanfälle
- Muskelschwäche
- Hypoventilation mit Hyperkapnie
- Verminderte kardiale Pumpfunktion und Bradykardie → reduziertes Herzzeitvolumen
- Myxödem
- Selten auftretend bei schwerer Hypothyreose (Auslöser z.B. Operationen, Infektionen, Trauma bei latenter Hypothyreose): **Myxödem-Koma** (Hypothermie, Apathie

und Bewusstseinsstörung bis zum Koma, respiratorische Insuffizienz, Atemwegsverlegung durch Ödeme, Herzrhythmusstörungen, Hyponatriämie, Hypoglykämie, Hypoxämie)

- Im Rahmen einer Hashimoto-Thyreoiditis kann es auch zu einer **Hashimoto-Enzephalopathie** (oder SREAT = *steroid-responsive encephalopathy associated with autoimmune thyroiditis*) kommen. Das klinische Bild ist meist von einer rasch progredienten dementiellen Entwicklung geprägt. Es können auch delirante und psychotische Episoden, Bewusstseinsstörungen sowie Krampfanfälle, parkinsonoide Veränderungen, Bewegungsstörungen und Myoklonien auftreten.

Diagnostik

- Labor: hohes TSH bei erniedrigtem fT_4 und fT_3
- TPO-Antikörper (Antikörper gegen die Schilddrüsenperoxidase): bei den meisten Patienten mit Autoimmunthyreoitiden (v.a. Hashimoto-Thyreoiditis) erhöht
- Antikörper gegen Thyreoglobulin (TG-AK): erhöhte Titer bei ca. 50 % der Patienten mit Autoimmunthyreoiditis nachweisbar
- Sonographie der Schilddrüse: meist echoarme, inhomogene und verkleinerte Schilddrüse, Ausschluss von Schilddrüsenknoten
- MRT des Schädels zur Abklärung sekundärer Ursachen und bei Verdacht auf Hashimoto-Enzephalitis

Differenzialdiagnosen

Die Hypothyreose muss von dem Low-T_3-Syndrom abgegrenzt werden. Das Low-T_3-Syndrom (*non-thyroidal illness syndrome*) geht mit erniedrigten Konzentrationen des peripheren fT_3 bei normalem TSH, jedoch gesteigertem rT_3 (reverses T_3) einher, sodass es zu einer weiteren Verringerung der Schilddrüsenhormonausschüttung kommen kann. Es ist in der Regel mit schweren Erkrankungen (Sepsis, Myokardinfarkt, Trauma, Herzinsuffizienz, Niereninsuffizienz) verbunden.

Therapie

Bei **manifester Hypothyreose** und bei Zustand nach Schilddrüsenresektion bzw. Radioiodtherapie Substitution von Levothyroxin (L-Thyroxin); initial 50 bis 75 µg/d, Laborkontrolle nach 10 bis 14 Tagen und ggf. langsame Dosissteigerung (Standarddosierung Erwachsene 1,5 µg/kg KG); bei älteren Menschen und kardialen Begleiterkrankungen langsamere Aufdosierung (Beginn mit 25 µg und wöchentliche Dosissteigerung um 25 µg) empfohlen. Ziel ist ein TSH-Wert im unteren Normbereich.

> **!** **Cave:** Bei sekundären Hypothyreosen und dem Low-T_3-Syndrom ist TSH nicht zur Therapiekontrolle geeignet, diese sollte hier über das fT_4 erfolgen.
> Medikamente, die eine erhöhten L-Thyroxin-Bedarf bewirken können: Phenytoin, Carbamazepin, Rifampicin, Dexamethason, Propranolol, Amiodaron, Protonenpumpeninhibitoren, H_2-Rezeptoren-Blocker, Antazida.

Bei **latenter Hypothyreose** ist eine individuelle Entscheidung zutreffen. Bei Nachweis von Schilddrüsenantikörpern, in der Schwangerschaft und bei einem TSH-Wert > 10 mU/l ist eine Substitution sinnvoll.

Beim **Myxödem-Koma** ist eine intensivmedizinische Behandlung, ggf. mit kardiorespiratorischer Unterstützung (Beatmung, Katecholamine), langsamer Wiedererwärmung bei Hypothermie sowie Substitution von höheren Dosen L-Thyroxin (initial 500 µg i. v., danach 100 µg i. v./p. o. täglich) erforderlich. Zusätzlich wird die Gabe von Glucocorticoiden (z. B. Prednisolon 100 mg/d) empfohlen.

Die **Hashimoto-Enzephalopathie** wird bei Erstmanifestation mit Cortison (z. B. Methylprednisolon 1–2 mg/kg KG/d) behandelt, das Ausschleichen erfolgt dann über mehrere Monate. Bei fehlendem Ansprechen kann auch über eine Plasmapherese, eine Immunglobulingabe oder eine Therapie mit Azathioprin, Methotrexat bzw. Cyclophosphamid nachgedacht werden. Bei Rezidiven sollte im Verlauf eine dauerhafte immunsuppressive Therapie in Betracht gezogen werden.

D-7.4 Störungen der Hypophysen- und Nebennierenrindenfunktion

D-7.4.1 Hypophyseninsuffizienz

Grundlagen

Die Hypophyse besteht aus dem Hypophysenvorderlappen (Adenohypophyse) und dem Hypophysenhinterlappen (Neurohypophyse). Das übergeordnete Regulationszentrum ist der Hypothalamus.

Folgende 5 hormonelle Achsen werden von der Adenohypophyse reguliert:
- thyreotrope Achse (Schilddrüse) durch das TSH,
- kortikotrope Achse (Nebennierenrinde) durch das adrenokortikotrope Hormon (ACTH),
- gonadotrope Achse (Hoden/Ovarien) durch das follikelstimulierende Hormon (FSH) und luteinisierende Hormon (LH),
- somatotrope Achse (Sekretion von Somatotropin oder *growth hormone* = GH),
- laktotrope Achse: Prolaktinausschüttung.

Hormone, die im Bereich der Neurohypophyse ausgeschüttet werden:
- antidiuretisches Hormon (ADH oder Vasopressin),
- Oxytocin.

Bei der Hypophyseninsuffizienz können einzelne oder alle hormonelle Achsen betroffen sein. Zudem müssen Hypothalamus und Hypophyse als eine funktionelle Einheit betrachtet werden und Schädigungen beider Regionen können zu einer Hypophyseninsuffizienz führen.

Als **Ursachen für eine Hypophyseninsuffizienz** kommen infrage:
- Schädel-Hirn-Trauma, z. B. Abriss des Hypophysenstiels, Blutungen und Verletzungen des Portalvenensystems – Vorkommen v. a. bei Schädelbasisfrakturen;
- Operation, z. B. passager häufig nach Hypophysenadenomresektion;

- Bestrahlung (auch nach mehreren Jahren noch möglich);
- Tumoren (Makroadenome, sehr selten Mikroadenome, Kraniopharyngeome, Meningeome, Metastasen, selten Lymphome, Gliome, Astrozytome, Chordome, Teratome);
- Hypophysenischämie, Sheehan-Syndrom (peripartale ischämische Hypophysennekrose);
- Entzündungen: Autoimmunhypophysitis, Hypophyseninfiltration bei granulomatösen Erkrankungen (Tuberkulose, Sarkoidose, Wegener-Granulomatose), Hämochromatose, sehr selten Abszesse;
- Langzeittherapie mit Glucocorticoiden, abruptes Beenden einer Glucocorticoidtherapie.

Klinik

Das klinische Bild kann neben der Hormonmangelsituation v. a. auch durch die zugrunde liegende Ursache geprägt sein. Bei Raumforderungen im Bereich der Hypophyse können Kopfschmerzen sowie durch Kompression des Nervus opticus bzw. des Chiasma opticum Sehstörungen und Gesichtsfeldausfälle vorkommen; bei Affektion der Hirnnerven III, IV und VI kann es zu Augenmotilitätsstörungen kommen. Die Hypophysenischämie wird meist durch plötzliche starke Kopfschmerzen und Sehstörungen symptomatisch.

Der **ACTH-Mangel** bedingt eine sekundäre Nebennierenrindeninsuffizienz mit Glucocorticoidmangel (Müdigkeit, verminderte Leistungsfähigkeit, Schwäche), evtl. leichte orthostatische Hypotonie. Hyperpigmentierung der Haut.

Der **Mangel an DHEA** (Dehydroepiandrosteron = Vorläufer der Sexualsteroidhormone) führt bei Frauen zu einem Androgenmangel mit Verlust der sekundären Geschlechtsbehaarung, trockener Haut und Libidomangel.

> **! Cave:** Bei Patienten mit einer chronischen sekundären NNR-Insuffizienz kann sich bei zusätzlichen Stressoren (Operation, Infektion) eine akute NNR-Insuffizienz entwickeln.

Ein **TSH-Mangel** führt zu einer sekundären Hypothyreose mit vermehrter Müdigkeit, Schwäche, Antriebsmangel, Kälteempfindlichkeit, Gewichtszunahme und trockener, rauer Haut.

Der **Ausfall der gonadotropen Achse** (Östrogen bzw. Testosteron) führt zu einem Funktionsverlust der Ovarien bzw. der Hoden (sekundärer Hypogonadismus). Klinisch manifestiert sich der Östrogenmangel bei Frauen v. a. in einer Amenorrhö sowie Hitzewallungen und Depressionen. Bei Männern kommt es zu erektiler Dysfunktion, Libidomangel und Nachlassen des Bartwuchses.

Ein **Prolaktinmangel** bleibt meist ohne klinische Konsequenzen. Beim Sheehan-Syndrom kann die fehlende Laktation nach Entbindung ein erstes Symptom der Hypophyseninsuffizienz sein.

> **! Cave:** Bei Raumforderungen der Hypophyse kann es durch Kompression des Hypophysenstiels und fehlender Dopaminzufuhr zur vermehrten Prolaktinfreisetzung kommen (Hyperprolaktinämie). Diese macht sich durch einen sekundären Hypogonadismus und möglicherweise einer Galaktorrhö (bei beiden Geschlechtern) bemerkbar.

Ein **Mangel an Wachstumshormon** führt bei Kindern und Jugendlichen zu einer Verzögerung oder zum Stillstand des Längenwachstums. Bei Erwachsenen kommt es zu einer Veränderung des Körperbaus, v. a. mit verändertem Fettverteilungsmusters (Zunahme des abdominellen Fettanteils, Abnahme der Muskelmasse). Das **hypophysäre Koma** stellt einen schweren Verlauf der Hypophyseninsuffizienz dar und ist v. a. geprägt durch den Ausfall von TSH und ACTH mit der Folge einer sekundären Hypothyreose und NNR-Insuffizienz. Klinische Kennzeichen sind **schwere Bewusstseinsstörung, arterielle Hypotonie, Bradykardie, Muskelschwäche, Übelkeit/Erbrechen, Hypothermie und Hypoventilation**. Ursache sind oftmals die mangelnde Substitution bei bekannter Hypophyseninsuffizienz oder inadäquate bzw. fehlende Substitution nach Hypophysenoperation.

Diagnostik

Da prinzipiell alle endokrinen Achsen betroffen sein können (am häufigsten jedoch gonadotrope, somatotrope und thyreotrope), ist bei Verdacht einer Hypophysenvorderlappeninsuffizienz die Laboruntersuchung zu allen 5 Achsen sinnvoll:

- Kortikotrope Achse: **ACTH-Stimulationstest** (s. S. 464); oftmals Hyponatriämie durch vermehrte ADH-Sekretion bei Glucocorticoidmangel.
- Thyreotrope Achse: Niedrig normales oder **erniedrigtes TSH und erniedrigtes fT$_4$ und fT$_3$** sprechen für eine sekundäre Hypothyreose.
- Somatotrope Achse: Ein Marker für die Funktionsfähigkeit der somatotropen Achse ist das IGF-I *(insulin-like growth factor I)*, das in der Leber durch Mitwirkung von GH gebildet wird.
- Gonadotrope Achse: **Erniedrigtes FSH und LH bei erniedrigtem Serum-Estradiol** und einer Amenorrhö sprechen für einen sekundären Hypogonadismus bei Frauen. Bei Männern ist die Kombination aus **erniedrigtem Serum-Testosteron und niedrig normalem oder erniedrigten LH** ein Hinweis auf einen sekundären Hypogonadismus.
- Laktotrope Achse: Ein normaler (basaler) **Serum-Prolaktinspiegel** spricht für eine normale Funktion.

Zur Klärung einer hypophysären Raumforderung ist ein **MRT des Schädels** mit dünnen koronaren und sagittalen Sequenzen erforderlich. Bei Sehstörungen (Visusstörung, Gesichtsfeldausfälle) sollte eine **augenärztliche Untersuchung** initial durchgeführt werden (= Ausgangsbefund für Verlaufskontrollen).

Therapie

Bei Raumforderungen stellt die **operative Resektion bzw. Teilresektion** (z. B. bei Ummauerung von Gefäßen) die kausale Therapie dar. Bei sekundärer NNR-Insuffizienz wird im Zuge einer **Hormonersatztherapie** 15 bis 30 mg/d Hydrocortison auf 2 bis 3 Gaben verteilt, wobei die Hälfte bis zwei Drittel morgens eingenommen werden sollten (physiologischer Rhythmus der Cortisolsekretion). Bei Stress oder besonderen Belastungen ist die Dosis anzupassen (z. B. 5–10 mg Hydrocortison extra bei körperlicher Belastung oder Verdopplung der üblichen Dosis bei fieberhafter Erkrankung); bei intensivmedizinischer Behandlung ist oftmals eine i. v. Substitution von 100 bis 150 mg Hydrocortison pro Tag erforderlich.

Bei der sekundären Hypothyreose wird die morgendliche Gabe/Einnahme von L-Thyroxin (LT$_4$) empfohlen. Die Dosis orientiert sich am Serum-T$_4$-Spiegel unter Substitution.

> **!** **Cave:** Der TSH-Wert ist bei primärer hypophysärer Störung kein geeigneter Parameter zum Therapiemonitoring! Vor Beginn einer Thyroxin-Substitution muss zunächst eine NNR-Insuffizienz ausgeschlossen werden, da Thyroxin den Abbau von Cortisol beschleunigt und somit eine akute NNR-Insuffizienz ausgelöst werden kann.

Bei Störungen der gonado- und somatotropen Achse sowie einem Mangel an DHEA sollten die entsprechenden Hormone substituiert werden (Rücksprache mit Endokrinologen, Gynäkologen, Urologen).

D-7.4.2 Nebennierenrindeninsuffizienz

Grundlagen

Die Nebennierenrinden werden im Wesentlichen durch 2 Mechanismen reguliert:

- Hypothalamus-Hypophysen-Nebennierenrinden-Achse: Steuerung der Glucocorticoid- (insbesondere Cortisol-) und der adrenalen Androgen-Sekretion,
- Renin-Angiotensin-Aldosteron-System: Regulation der Aldosteron-Sekretion (= Mineralocorticoid).

Die primäre Nebennierenrinden-(NNR-)Insuffizienz (Morbus Addison) kann sowohl chronisch als auch akut verlaufen. Von der primären

NNR-Insuffizienz (bei mehr als 90%iger Zerstörung des funktionellen Nebennierenrindengewebes) ist die sekundäre NNR-Insuffizienz abzugrenzen, bei der die Störung auf hypophysärer oder hypothalamischer Ebene liegt und mit einer insuffizienten ACTH-Produktion oder -Sekretion einhergeht.

Vor allem die primäre NNR-Insuffizienz kann zu einer akuten und potenziell lebensbedrohlichen Erkrankung führen (Addison-Krise). Durch den Funktionsverlust der Nebennierenrinde kommt es bei primären Schädigungen zu einem Mangel an Cortisol und Mineralocorticoiden (Aldosteron). Bei der sekundären NNR-Insuffizienz kommt es durch den ACTH-Mangel nur zu einem Glucocorticoidmangel, während die Mineralocorticoidsekretion über das Renin-Angiotensin-Aldosteron-System reguliert wird.

Ursachen für eine primäre NNR-Insuffizienz sind:

- organspezifische Autoimmunerkrankung (**„Autoimmunadrenalitis"**),
- **hämorrhagischer Infarkt** (z. B. im Rahmen einer Sepsis, arterielle Hypertonie, hämorrhagische Diathese),
- Tuberkulose der NNR,
- AIDS, Hämochromatose, Amyloidose und Sarkoidose der Nebenniere,
- **Nebennierenmetastasen** bzw. Tumorinfiltration,
- **Medikamente** (z. B. Ketoconazol, Etomidat, Heparin, Rifampicin, Phenytoin),
- iatrogen nach beidseitiger **Adrenalektomie**,
- **Verschlechterung** einer **latenten primären NNR-Insuffizienz** durch Stress (z. B. Trauma, Infektion, Operation, intensivmedizinische Behandlung), verminderte Aufnahme der Medikamente z. B. bei Erbrechen/ Durchfall oder Probleme der Medikamentencompliance (z. B. Dosisreduktion wegen Cortison-Angst).

Als **Ursachen für eine sekundäre NNR-Insuffizienz** kommen infrage:

- **Hypophysentumoren** (Kraniopharyngeome, Meningeome, Metastasen),

- **Bestrahlung** im Bereich der Hypophyse und des Hypothalamus,
- Hypophysenischämie,
- Sheehan-Syndrom,
- Hypophyseninfiltration bei Tuberkulose, Sarkoidose oder Wegner-Granulomatose,
- Hypophyseninsuffizienz nach **Schädel-Hirn-Trauma**,
- abruptes Beenden einer **Glucocorticoidtherapie** (→ zunächst fortbestehende Unterdrückung der ACTH-Produktion).

Klinik

- Dehydratation mit arterieller Hypotonie und orthostatischen Beschwerden bis hin zum hypovolämischen Schock
- Übelkeit und Erbrechen, abdominelle Schmerzen
- Schwächegefühl, Müdigkeit, verminderte Leistungsfähigkeit
- Gewichtsverlust
- Bei Frauen Verlust der Schambehaarung und der Libido (durch DHEA-Mangel)
- Verlangen nach Salz („Salzhunger")
- Fieber
- Bewusstseinsstörungen, Delir
- Hyperpigmentation der Haut (durch die gesteigerte ACTH-Sekretion)
- bei sekundärer NNR-Insuffizienz häufig noch Zeichen einer Hypothyreose und/oder eines Hypogonadismus (z. B. Verlust der Schambeharrung, Amenorrhö)

⚠ Typische Symptome einer **Addison-Krise** sind: Verwirrtheit, Vigilanz- und Bewusstseinsstörungen, Dehydratation, ausgeprägte arterielle Hypotonie bis hin zum Schock, Schwäche, Fieber, Hypoglykämie.

Diagnostik

- **Labor:** Bei der primären NNR-Insuffizienz kommt es durch den Aldosteronmangel zu einer **Hyponatriämie**, **Hyperkaliämie** und milden **hyperchlorämischen Azidose**. Häufig liegt eine **Hypoglykämie** vor. Im Rahmen des Volumenmangels können Zeichen einer prärenalen Niereninsuffizienz mit Anstieg des Kreatinins und Abfall der GFR nachweisbar sein.

Durch die fehlende Hemmung der TSH-Freisetzung durch Cortisol kann es zu erhöhten TSH-Werten kommen.

Bei der primären NNR-Insuffizienz ist der ACTH-Spiegel erhöht und Cortisol erniedrigt oder im unteren Normbereich. Bei der sekundären NNR-Insuffizienz sind ACTH- und Cortisolspiegel erniedrigt.

> ⚠ Die Bestimmung des Cortisolspiegels soll in den Morgenstunden erfolgen (da morgens die Cortisolsekretion am höchsten ist).

- **ACTH-Stimulationstest:** Nach Gabe von 250 μg ACTH (i. v. oder i. m.) steigt normalerweise der Cortisolspiegel nach 30 bis 60 min an (Cortisolspiegel vor und 60 min nach ACTH-Gabe messen). Bei primärer NNR-Insuffizienz ist keine Cortisolsekretion auslösbar. Bei einem Serum-Cortisolspiegel > 500 nmol/l nach Stimulation ist eine NNR-Insuffizienz weitgehend ausgeschlossen.
- **Ursachenabklärung:** z. B. CT-Abdomen zum Ausschluss eines Tumors/Metastase der Nebenniere, MRT des Schädels zum Ausschluss einer Raumforderung im Bereich der Hypophyse.

Therapie

Bei der akuten NNR-Insuffizienz wird folgendes Vorgehen empfohlen:
- Volumensubstitution mit isotoner Kochsalzlösung, initial bis zu 1 l/h;
- Substitution von **Hydrocortison**: akut 100 mg i. v., danach 100 bis 200 mg/24 h.
- Im Weiteren langsame Dosisreduktion über mehrere Tage bis zu einer Erhaltungsdosis von 15 bis 30 mg/d.
- Behandlung der auslösenden Ursache: z. B. Behandlung einer Infektion oder von Erbrechen, Medikamente absetzen/reduzieren.

> ⚠ Die Therapie sollte schon bei klinischem Verdacht – auch ohne die Ergebnisse der Labordiagnostik – begonnen werden!

Falls Hydrocortison nicht zur Verfügung steht, können initial auch Glucocorticoide (z. B. Prednisolon/Solu Decortin H®) eingesetzt werden. Patienten mit einer NNR-Insuffizienz sollten entsprechend geschult werden (z. B. Dosisanpassung von Hydrocortison bei besonderer physischer und psychischer Belastung) und einen Notfallausweis erhalten.

D-7.5 Elektrolytstörungen

Elektrolytstörungen können durch Medikamente und Infusionslösungen, aber auch im Rahmen verschiedener akuter und chronischer Erkrankungen (z. B. Nieren- oder Herzinsuffizienz) und nach therapeutischen Maßnahmen wie z. B. Dialyse oder Plasmapherese auftreten. Auch im Rahmen einer neurologischen Erkrankungen bzw. Schädigung des ZNS kann es zu zentralen Regulationsstörungen des Elektrolythaushalts kommen. Zu nennen sind v. a. das Syndrom der inadäquaten ADH-Sekretion (SIADH), das zerebrale Salzverlust-Syndrom (CSWS = *cerebral salt wasting syndrome*) und der zentrale Diabetes insipidus.

D-7.5.1 Störungen des Natriumhaushalts

Veränderungen der Natriumkonzentration dürfen nicht als isolierte Störung der Natriumausscheidung, -zufuhr oder -rückresorption gesehen werden, sondern müssen v. a. auch im Zusammenhang mit der Wasserzufuhr und -ausscheidung, dem Volumenstatus, den Druckverhältnissen im Kreislauf und den Serumproteinen betrachtet werden. So stellt die Natriumkonzentration im Serum letztlich nur das Verhältnis von Natrium zu Wasser in dem gemessenen Kompartiment dar. Eine Hyponatriämie liegt bei einem relativen Wasserexzess und eine Hypernatriämie bei einem relativen Wassermangel vor (hingegen führt eine Natriumüberdosierung zu einer Hypervolämie und ein absoluter Natriummangel zu einer Hypovolämie).

Eine wesentliche Rolle in der Steuerung des Wasser- und Natriumhaushalts spielt die Niere, da über sie zu großen Teilen die Salz- und Wasserausscheidung bzw. -rückresorption stattfindet. Man unterscheidet zwischen Volumen- und Osmoregulation. Übergeordnet steht das Renin-Angiotensin-Aldosteron-System (RAAS), das über Barorezeptoren der Gefäße und des Herzens bei einem Volumenmangel aktiviert wird. Angiotensin II führt einerseits zu einer Vasokonstriktion und andererseits zu einer Freisetzung von Aldosteron aus der Nebennierenrinde sowie ADH aus der Hypophyse. Aldosteron bewirkt an der Niere eine vermehrte Natrium- und Wasserrückresorption. ADH bewirkt in der Niere eine vermehrte Rückresorption von Wasser.

Zusätzlich können über Osmorezeptoren in bestimmten Hirnarealen und in der Peripherie Veränderungen der Plasma-Osmolalität, die überwiegend über Änderungen der Natriumkonzentration zustande kommen, gemessen werden. Eine Hyperosmolalität führt zu einem Durstgefühl und setzt ADH (Vasopressin) aus der Hypophyse frei.

Normwerte im Zusammenhang mit dem **Natriumhaushalt**:

- Serum-Natrium: 135 bis 145 mmol/l,
- Serum-Osmolalität: 280 bis 296 mosmol/kg,
- Urin-Natrium: 90 bis 300 mmol/24 h,
- Urin-Osmolalität: 855 bis 1 335 mosmol/kg.

Hyponatriämie

Grundlagen

Hyponatriämie bezeichnet die Verschiebung des Verhältnisses Wasser zu Natrium in der Extrazellularflüssigkeit zu Gunsten des Wassers mit einer Erniedrigung der Serum-Natriumkonzentration < 135 mmol/l.

Bei einer Serum-Natriumkonzentration < 125 mmol/l spricht man von einer schweren Hyponatriämie.

Tabelle D-7-3 gibt eine Übersicht über die verschiedenen Ursachen einer Hyponatriämie.

Medikamente, die eine **Hyponatriämie** verursachen können: Thiaziddiuretika, Indapamid, Amilorid, Furosemid, Tolbutamid, Bumetanid, Torasemid, Etacrynsäure, trizyklische Antidepressiva, Serotonin-Wiederaufnahmehemmer („SSRI", z. B. Citalopram, Fluoxetin, Sertralin), Phenothiazine (z. B. Promethazin, Levomepromazin), Haloperidol, Carbamazepin, Oxcarbazepin, Valproinsäure, Chemotherapeutika (Vincristin, Cisplatin, Cyclophosphamid, Methotrexat), NSAR, Opiate, Ecstasy, Mannitol (durch Volumenexpansion), Omeprazol.

Klinik

Eine Hyponatriämie muss nicht symptomatisch werden! Die Symptome entwickeln sich je nach Schweregrad und zeitlichen Verlauf:

- **Allgemeine Symptome** je nach Schwere der Hyponatriämie: Müdigkeit, Antriebsstörung, Kopfschmerzen, Konzentrationsstörungen, Schwindel, Gangstörungen und Ataxie, Koordinationsstörungen, Geschmacksstörungen, Verwirrtheit, Halluzinationen, Krampfanfälle, Bewusstseinsstörungen bis zum Koma, neurologische Defizite (teilweise diffuses Bild, Mono- und Hemiparesen, Aphasie, Rigor, Nystagmus).
- **Symptome bei speziellen Erkrankungen**, die mit einer Hyponatriämie einhergehen:
  - **hyponatriämische Enzephalopathie:** Kopfschmerzen, Übelkeit/Erbrechen, Schwäche, Tremor, Delir, Krampfanfälle;
  - **Herzinsuffizienz:** (Belastungs-)Dyspnoe/Orthopnoe, Halsvenenstauung, Tachykardie, periphere Ödeme, Pleuraergüsse;
  - **Lebererkrankung:** Aszites, Hepatosplenomegalie, Leberfunktionsstörungen (Cholinesterase, Albumin, Quick-Wert ↓), Bilirubin ↑;
  - **nephrotisches Syndrom:** periphere Ödeme, Proteinurie > 3,5 g/d, Hypalbuminämie, Hyperlipidämie, Paraproteine, langjährige Diabetes-mellitus-Anamnese;
  - **Morbus Addison:** Schwäche, rasche Ermüdbarkeit, Gewichtsverlust, arterielle Hypotonie, Hyperkaliämie, metabolische Azidose, Hypoglykämie, Hyperkalzämie, gesteigerte Pigmentierung der Haut;

Tab. D-7-3 Ursachen einer Hyponatriämie und Einteilung hinsichtlich der Plasma-Osmolalität und des extrazellulären Volumens.

Plasma-Osmolalität normal oder erhöht	Plasma-Osmolalität erniedrigt			
	erhöhtes extrazelluläres Volumen	normales extrazelluläres Volumen	erniedrigtes extrazelluläres Volumen	
			extrarenale Flüssigkeitsverluste	renale Flüssigkeitsverluste
• Hyperglykämie • Paraproteine/ Hyperproteinämie • Hyperlipidämie • Mannitol/Sorbit/ Glycerol • Intoxikation mit Ethanol, Methanol, Ethylenglykol	• Herzinsuffizienz • Leberinsuffizienz/ Leberzirrhose • nephrotisches Syndrom • schwere Niereninsuffizienz • exzessive freie Wasserzufuhr (z. B. psychogene Polydipsie)	• SIADH • Medikamente • Hypothyreose/ Myxödem • akute intermittierende Porphyrie	• exzessives Schwitzen und mangelnde Salzzufuhr • Durchfall, Erbrechen • Flüssigkeitsverlust bei Ileus, Pankreatitis, Peritonitis, Verbrennung • ausgedehnte Muskelschädigung	• interstitielle Nephritis • renale Salzverlust-Syndrome (Nephronophthise, Senior-Loken-Syndrom) • Postobstruktionspolyurie • Nebenniereninsuffizienz/Morbus Addison • zerebrales Salzverlust-Syndrom (CSWS) • Diuretikamedikation • Bicarbonatverlust bei renal-tubulärer Azidose Typ III

– **Hypothyreose:** Müdigkeit, Verlangsamung, Kälteempfindlichkeit, Obstipation, Bradykardie;
– **akute Porphyrie:** abdominelle Schmerzen, roter Urin, Ausscheidung von δ-Aminolävulinsäure oder Porphobilinogen;
– **CSWS:** vermindertes extrazelluläres Volumen mit entsprechenden Symptomen (verminderter Hautturgor, arterielle Hypotonie, ZVD ↓).

Diagnostik

Bei der **Anamnese** sind v. a. Vorerkrankungen und Medikamenteneinnahmen zu erfragen.
Die Natriumkonzentration im Serum lässt keine Rückschlüsse zu, inwieweit das Gesamtkörpernatrium erniedrigt, normal oder erhöht ist, sondern sie repräsentiert vielmehr den „Was-

serstatus" des Körpers. Es besteht keine Relation zwischen dem Natriumgehalt im Serum und im Urin. Die Natriumkonzentration im Urin verändert sich mit dem Volumen (Volumendepletion = Natrium im Urin erhöht, Volumenüberladung = Natrium im Urin erniedrigt).
Die **Labordiagnostik** umfasst die Bestimmung von Elektrolyten im Serum (Natrium, Kalium), Kreatinin, GFR, Serum-Osmolalität, Urin-Osmolalität, Urin-Natrium, Urin-Kalium, Urinvolumen (24 h), CRP, Troponin und TSH.

⚠️ Bei einer Hyponatriämie mit Hypoosmolalität sollte bei intakter physiologischer Regulation die Urin-Natriumkonzentration bei 30 mmol/l oder geringer und die Urin-Osmolalität dann < 100 mosmol/l liegen. Ist die Urin-Natriumkonzentration erhöht (> 30 mmol/l) sollte differenzialdiagnostisch an ein SIADH gedacht werden (s. S. 468).

Die **Plasma-Osmolalität** kann mit folgender Formel abgeschätzt werden:

Plasma-Osmolalität (mosmol/kg) = 2 × Natrium (mmol/l) + Harnstoff (mmol/l) + Glucose (mmol/l); Normwert: 290 bis 300 mosmol/kg KG.

Die **weitere Diagnostik** erfolgt je nach klinischem Bild und umfasst z. B. die Abklärung einer Herzinsuffizienz oder Niereninsuffizienz, Tumorsuche oder endokrinologische Diagnostik bei Verdacht auf Nebenniereninsuffizienz und Hypothyreose.

Das EEG kann im Rahmen einer hyponatriämischen Enzephalopathie eine unspezifische generalisierte Verlangsamung zeigen.

Abbildung D-7-1 zeigt einen Diagnosealgorithmus bei Hyponatriämie.

> ! **Cave:** Erhöhte Serum-Lipid- und/oder -Proteinwerte können zu falsch niedrigen Natriumkonzentrationen führen (Pseudohyponatriämie). Auch hyperosmolare Infusionslösungen (Glycerol, Mannitol, Sorbit) und erhöhte Blutglucosespiegel können durch osmotische Wasserverschiebung nach extrazellulär eine Erniedrigung der Serum-Natriumkonzentration bewirken (Korrekturmöglichkeit: Erhöhung des Blutglucosespiegels um je 100 mg/dl führt zu einem Absinken der Serum-Natriumkonzentration von ca. 1,6–2,4 mmol/l). In diesen Fällen ist eine Bestimmung der Serum-Osmolalität zur Differenzierung hilfreich, da es zu einer Erhöhung der Osmolalität kommt.

 Komplikationen

- Krampfanfälle
- Hirnödem (mit Gefahr einer verminderten zerebralen Perfusion und zerebralen Ischämie)
- Enzephalopathie und schwere Bewusstseinsstörung (mit entsprechenden Komplikationen Hypoxämie, Aspiration, Sturzereignisse mit verschiedenen Traumata, Lungenödem)

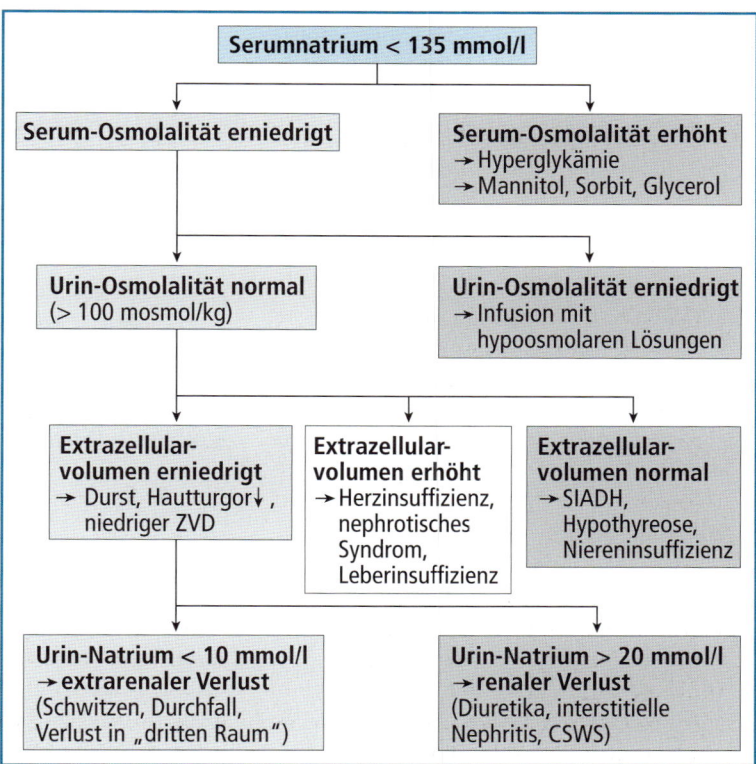

Abb. D-7-1 Diagnosealgorithmus bei Hyponatriämie.

Therapie

Bei einer schweren Hyponatriämie mit einem Serum-Natrium < 125 mmol/l und/oder neurologischen Symptomen ist eine intensivmedizinische Überwachung indiziert. Eine Hyponatriämie mit neurologischen Symptomen erfordert eine rasche Korrektur der Serum-Natriumkonzentration.

Die Behandlung orientiert sich an der zugrunde liegenden Erkrankung, sodass eine kausale Therapie bei Herzinsuffizienz, Leberinsuffizienz, nephrotischen Syndrom, Medikamentenumstellung, Morbus Addison, Hypothyreose, akuter intermittierender Porphyrie, Infektionen bzw. übermäßiger Zufuhr hypotoner Flüssigkeiten im Vordergrund steht.

Bei der **symptomatischen Therapie** muss der Volumenstatus beachtet werden:

* Hyponatriämie mit vermindertem extrazellulärem Volumen: → Gabe von isotonischer Kochsalzlösung zur Erhöhung des extrazellulären Volumens und damit verbunden Verminderung der ADH-Sekretion
* Hyponatriämie mit normalem oder erhöhtem extrazellulärem Volumen: → Volumenrestriktion auf < 1 l/24 h) bei einer Urin-Osmolalität < 200 mosmol/l
  oder
  bei einer Urin-Osmolalität > 200 mosmol/l Gabe von hyperosmolaren Kochsalzlösungen; rasche Substitution z.B. mit 3%iger NaCl-Lösung (0,5–1 ml/kg KG/h) bis die Symptome rückläufig sind; Gabe von 20 mg Furosemid zur Vermeidung einer Volumenüberladung.

Als Faustregeln für die Substitution von Kochsalzinfusionslösungen können gelten:

* 1000 ml 0,9%ige (isotone) Kochsalzlösung erhöht die Serum-Natriumkonzentration um ca. 1 bis 2 mmol/l.
* 500 ml 3%ige Kochsalzlösung erhöhen die Serum-Natriumkonzentration um ca. 10 mmol/l in 24 h (Infusionsrate = ca. 20–25 ml/h).

Vor der Substitution gilt es zu überlegen:

* Welche Serum-Natriumkonzentration soll erreicht werden?
* In welchen Zeitraum soll die Substitution erfolgen (= Dauer bis zum Erreichen des gewünschten Serum-Natriumspiegels)? Diese Entscheidung ist von der Schwere der klinischen Symptomatik und der Dauer bis zur Entwicklung der Hyponatriämie (langsam über Wochen oder akut < 48 h) abhängig.
* Wie viel Kochsalzlösung in welcher Konzentration wird benötigt? Zum Beispiel Berechnung der Konzentrationsänderung des Serum-Natriums nach Gabe von 1 Liter Kochsalzlösung (Adrogué-Madias-Formel):
  Veränderung des Serum-Natriums = (Infusionsnatrium – Serum-Natrium)/ (1 + Gesamtkörperwasseranteil × Körpergewicht)

> **!** **Cave:** Die Geschwindigkeit der Substitution sollte initial nicht mehr als 1 mmol/l/h und nicht mehr als 8–12 mmol/l/24 h betragen (sonst Gefahr des Hirnödems und der osmotischen Demyelinisierung, s. Abschn. „Zentrale pontine Myelinolyse", S. 470). Anfangs sind **2-stündliche Elektrolytkontrollen** und regelmäßige Kontrollen der Urin-Natriumausscheidung erforderlich!
> Bei schweren symptomatischen Hyponatriämien kann initial schneller substituiert werden, die Geschwindigkeit sollte jedoch bei Besserung der Klinik wieder der empfohlenen angepasst werden.

Syndrom der inadäquaten ADH-Sekretion (SIADH)

Grundlagen

Dem SIADH (*syndrome of inappropiate antidiuretic hormone secretion* = Schwartz-Bartter-Syndrom) liegt eine erhöhte Sekretion von ADH (= antidiuretisches Hormon) zugrunde ohne dass es zu osmotischen oder volumenbedingten Stimuli kam. Da ADH eine vermehrte Rückresorption von Wasser aus der Niere bewirkt, führt die **vermehrte ADH-Wirkung** zu einer **hypervolämischen Hypona-**

triämie (= Wasserüberschuss = relativer Natriummangel) und Verminderung des Urinvolumens.

Da nicht immer eine Erhöhung von ADH vorliegen muss, wird teilweise auch der Begriff SIAD (*syndrome of inappropriate antidiuresis*) bevorzugt, der den wesentlichen Mechanismus der vermehrten Wasserrückresorption und eines reduzierten Harnvolumens etwas allgemeiner beschreibt.

Als **Ursachen eines SIADH** kommen infrage:

- neurologische Störungen/Schädigungen: subarachnoidale Blutung, Schädel-Hirn-Trauma, Meningoenzephalitis, raumfordernde zerebrale Prozesse, Hydrozephalus, Guillain-Barré-Syndrom, AIDS mit zerebraler Manifestation;
- Hypothalamus-Tumoren;
- Medikamente: Diuretika, Antikonvulsiva (Carbamazepin, Valproinsäure, Lamotrigin), Neuroleptika (z. B. Haldol), Antidepressiva (SSRI, trizyklische Antidepressiva), NSAR, Cyclophosphamid, Methotrexat, Opiate, Ecstasy;
- maligne Tumoren (Lunge, Oropharynx, Pankreas, Thymus, Magen, Duodenum, Neuroblastom mit Befall der Nebenniere und anderer autonomer Gewebe, Urethra, Blase, Prostata, Lymphom);
- Lungenerkrankungen (Pneumonie, Asthma, Tuberkulose);
- Operationsfolgen, z. B. durch Schmerzen, Hypoxie, Hypotension, Narkotika;
- Alkoholentzug;
- Glucocorticoid- oder ACTH-Mangel.

Klinik

Siehe Abschnitt „Hyponatriämie" (S. 465).

Diagnostik

- Typische Laborkonstellation beim SIADH:
  - Serum-Hyponatriämie (< 135 mmol/l)
  - Serum-Hypoosmolalität (< 275 mosm/l)
  - Erhöhung der Natriummenge im Urin > 280 mmol/24 h bzw. Urin-Natrium-konzentration > 40 mmol/l)
  - Urin-Osmolalität > Serum-Osmolalität

- Ausschluss von Niereninsuffizienz, Schilddrüsen- und Nebennierenfunktionsstörungen durch entsprechende Labordiagnostik
- Tumorsuche, z. B. mittels CT oder MRT von Hals – Thorax – Abdomen
- Diagnostik mittels cMRT (Entzündung, Hirninfarkt, Raumforderung)

Differenzialdiagnosen

Abzugrenzen vom SIADH ist das **zerebrale Salzverlust-Syndrom** (CSWS), das am ehesten durch erhöhte ANP- und BNP-Sekretion zu renalen Natriumverlusten und damit auch zu einer vermehrten Diurese führt und eine **hypovolämische Hyponatriämie** verursacht.

Zur Unterscheidung eines CSWS von einer SIADH dient die Gabe von isotonischer NaCl-Lösung. Diese führt beim CSWS zur Besserung des klinischen Bildes durch Ausgleich des Volumenmangels. Bei dem SIADH führt die Kochsalzgabe zu einer Verschlechterung des Bildes, da zwar das Natrium, jedoch nicht die zusätzliche Flüssigkeit ausgeschieden werden kann, sodass die Hyponatriämie zunimmt.

Therapie

Soweit möglich, auslösende **Ursachen behandeln**, z. B. Medikamente absetzen, Tumoren therapieren.

Die **Wasserzufuhr** ist **einzuschränken**, daher ist die Volumenzufuhr initial ca. 500 ml geringer zu wählen als die Urinausfuhr. Die Flüssigkeitszufuhr sollte in 24 h bei weniger als 1 200 ml liegen.

Für die **Kochsalzsubstitution** gelten folgende Überlegungen (s. a. Therapie der Hyponatriämie): Bei symptomatischen Patienten mit schwerer Hyponatriämie sollte die Serum-Natriumkonzentration um 1 bis 2 mmol/l/h angehoben werden (z. B. mit 3%iger NaCl-Lösung plus Gabe von 20 mg Furosemid i. v. zur Vermeidung von Volumenüberladung).

Bei Patienten mit einer leichten bis moderaten Hyponatriämie und unspezifischen Symptomen (z. B. Kopfschmerzen, Müdigkeit) wird eine langsame Substitution von Natrium via Kochsalzinfusionen empfohlen, mit einer Anhebung der Serum-Natriumkonzentration von 0,5 bis 1 mmol/l/h.

> **⚠ Cave: Keine zu schnelle Korrektur!** Innerhalb von 24 h sollte die Natriumkonzentration nicht mehr als 10 mmol/l (bzw. 18 mmol/l in 48 h) ansteigen, da dies sonst mit einem erhöhten Risiko einer zentralen pontinen und extrapontinen Myelinolyse einhergehen kann. **Initial Laborkontrolle alle 2 bis 3 h! Die i.v. Substitution kann bei rückläufigen Symptomen beendet oder verlangsamt werden.**

Desmopressin (Minirin®) hat eine starke antidiuretische Wirkung und ist bei zentralem Diabetes insipidus und traumatisch (SHT) bedingter Polyurie zugelassen; **cave:** Wasserretention mit der Gefahr einer Hyponatriämie. Desmopressin hat eine hämostatische Wirkung und wird z.B. bei Hämophilie, Blutungen bei Thrombozytenfunktionsstörungen, Leberzirrhose oder medikamenteninduzierten Hämostasestörungen eingesetzt.

Eine medikamentöse Therapie mit **Vasopressin-2-Rezeptor-Antagonisten** (z.B. Tolvaptan) ist im klinischen Alltag noch nicht etabliert, da v.a. noch keine Langzeitdaten vorliegen (zudem ist die Therapie teuer).

Liegt ein **CSWS** vor, kann durch Gabe von Hydrocortison oder Fludrocortison die Natriumausscheidung im Urin reduziert wird.

Zentrale pontine Myelinolyse und extrapontine Myelinolyse

Grundlagen

Den zentralen pontinen (ZPM) und extrapontinen Myelinolysen (EPM) liegt meist ein zu rascher Ausgleich einer Hyponatriämie im Rahmen eines chronischen Alkoholismus zugrunde. Seltener sind ein schlecht eingestellter Diabetes mellitus, eine Tumorkachexie mit Exsikkose oder andere Ursachen einer Dehydratation mit Elektrolytverlusten (z.B. Extremsport wie Marathon, Triathlon).

Der pathogenetische Mechanismus liegt in der Unfähigkeit des an die Hyponatriämie teiladaptierten Gehirns, eine relative Hyperosmolalität

(schnelle Korrektur einer Hyponatriämie) oder eine akute absolute Hyperosmolalität (Hypernatriämie, Hyperglykämie, Azotämie) zu kompensieren.

Bei der EPM finden sich Demyelinisierungen in Thalamus, Tegmentum, Nucleus subthalamicus, Corpus geniculatum laterale, Globus pallidus, Putamen, Claustrum, Capsula interna, weiße Substanz des Kleinhirns und des Großhirns (oftmals angrenzend an den Kortex). ZPM und EPM können zusammen auftreten.

Klinik

Das klinische Bild ist sehr unterschiedlich in Ausprägung und Verteilung. Die Erkrankung kann symptomarm verlaufen und mit einer Restitutio ad integrum, jedoch auch mit schweren Schädigungen (Locked-in-Syndrom) enden. Das klinische Bild entwickelt sich meist innerhalb von 5 bis 10 Tagen.

Charakteristisch für die ZPM ist eine spastische Tetraparese mit Pseudobulbärparalyse (Dysarthrie, Dysphagie) und pontinen Hirnnervenausfällen oder auch die Kombination einer (spastischen) Tetraparese mit einer zerebellären Ataxie (Affektion der kortiko-ponto-zerebellären Bahnen).

Weitere klinische Zeichen sind:

- Bewusstseinsstörungen bis zum Koma (Schädigung der Formatio reticularis und/oder des Thalamus);
- bei EPM häufig aphasische und anarthrische Sprach-/Sprechstörungen und Bewegungsstörungen (Dystonien, Parkinson-Syndrom).

Bedingt durch die neurologischen Ausfälle können verschiedene **Sekundärkomplikationen** auftreten – Aspirationspneumonie, Harnwegsinfekte, Sepsis, tiefe Beinvenenthrombose, Lungenembolie –, die den Verlauf wesentlich beeinflussen. Auch begleitende Erkrankungen wie ein Wernicke-Korsakow-Syndrom und eine Critical-illness-Polyneuropathie können zu zusätzlichen Behinderungen führen.

Diagnostik

Mittel der Wahl zur Diagnose der ZPM und EPM ist das cMRT, bei dem frühzeitig (innerhalb der ersten Woche) in den T2- und diffusionsgewichteten Sequenzen hyperintese Läsionen zu erkennen sind. Bei der EPM finden sich häufig bilateral symmetrische T2-Hyperintensitäten in den Stammganglien und im Thalamus. Häufig ist ein Kontrastmittel-Enhancement (als Zeichen der Blut-Hirn-Schrankenstörung) nachweisbar. Weder in der Frühphase noch im Verlauf korreliert das Ausmaß der Läsionen mit dem klinischen Bild und der Prognose.

Nach mehreren Tagen bis Wochen ist oftmals auch im cCT eine Hypodensität im Pons bzw. extrapontin als morphologisches Korrelat zu erkennen.

Die elektrophysiologische Diagnostik (v. a. SEP) zeigt oftmals uneinheitliche Befunde. Diese korrelieren weder einheitlich mit dem Ausmaß der Schädigung im MRT bzw. mit dem klinischen Bild noch mit dem Outcome der Patienten und lassen zudem keine topographische Zuordnung (z. B. Medianus-SEP-Latenzverzögerungen können sowohl pontin, thalamisch als auch kortikal verursacht werden) zu. Daher ist die elektrophysiologische Diagnostik nur individuell im Zusammenhang mit dem klinischen und bildgebenden Verlauf zu werten.

Therapie

 Es gibt keine kausale Therapie der zentralen pontinen bzw. extrapontinen Myelinolyse.

Die Therapie liegt in der **Prävention** durch:
- Früherkennung potenziell gefährdeter Patienten.
- Vorsichtige Korrektur einer Hyponatriämie bzw. einer Hypoosmolalität durch:
  - Behandlung der Ursachen (z. B. Absetzen von Diuretika, Behandlung von Erbrechen);
  - Flüssigkeitsrestriktion;
  - Natriumsubstitution (maximaler Anstieg des Serum-Natriums = 10 mmol/24 h).
  Zielwerte sind: Serum-Natrium > 130 mmol/l; Serum-Osmolalität > 270 mmol/kg H_2O.

- erneute Absenkung der Natriumkonzentration: Dies hat in Einzelfällen (!) bei Patienten, die im Rahmen der Substitution symptomatisch wurden, zu einem Verschwinden der Symptome geführt.
- Verhinderung von Sekundärkomplikationen:
  - Vermeidung von Hypoxie durch frühzeitige Intubation und Beatmung,
  - Behandlung einer Hypotonie,
  - frühzeitige Behandlung von Infekten,
  - Thromboembolie- und Dekubitusprophylaxe.

Hypernatriämie

Grundlagen

Eine Hypernatriämie liegt bei einer Serum-Natriumkonzentration > 150 mmol/l vor.

Da die erhöhte Natriumkonzentration zu einer Serum-Hyperosmolarität führt, wird dem normalerweise durch Entwicklung eines Durstgefühls und Flüssigkeitszufuhr sowie der Freisetzung von ADH (→ vermehrte Harnkonzentrierung) entgegengewirkt.

Bei zerebralen Schädigungen im Bereich der Osmorezeptoren (Region um den 3. Ventrikel und der Hypothalamus-Hypophysen-Achse) kann es zu einer Störung der Regulationsmechanismen kommen.

Meistens entsteht eine Hypernatriämie durch einen relativen Mangel an Wasser.

Ursachen einer Hypernatriämie sind vermehrter Wasserverlust und fehlende Wasserzufuhr bei:
- zentralem Diabetes insipidus infolge verminderter Freisetzung von ADH (→ fehlende Harnkonzentrierung und Ausscheidung eines verdünnten Urins); Ursachen: Hypophysenoperation (15 bis 30 % der Patienten; meist passager), häufig auch bei hirntoten Patienten, da kein ADH mehr produziert wird, bei Zustand nach Enzephalitis/Meningitis, Schädel-Hirn-Trauma oder neurochirurgischem Eingriff;
- renalem Diabetes insipidus infolge verminderter Wirkung von ADH an der Niere

durch Medikamentenwirkungen (z. B. Lithium, Amphotericin B, Foscarnet), metabolischer Störungen (z. B. Hyperkalzämie, Hypokaliämie), obstruktiver Nephropathie, verschiedener Nierenerkrankungen (z. B. Zystennieren, Amyloidose) und Sichelzellerkrankung;

- osmotischer Diurese (Hyperglykämie, erhöhte Harnstoffwerte);
- gastrointestinalen Verlusten (Durchfall, Erbrechen);
- Fieber, Verbrennung, Schwitzen.

Mit zunehmendem Alter verändert sich das Durstverhalten, sodass besonders ältere Menschen evtl. nicht adäquat auf eine Hypernatriämie reagieren und weitere Faktoren (z. B. Fieber, Diabetes mellitus, Durchfall, Medikamente) rasch zu einer Verschlechterung führen können. Auf Intensivstationen ist eine Hypernatriämie häufig im Rahmen einer Sepsis, Hypokaliämie, Nierenversagen (z. B. polyurische Phase beim akuten Nierenversagen) und Hypalbuminämie zu verzeichnen. Auch eine übermäßige Salzzufuhr, z. B. Volumensubstitution mit NaCl-Lösungen, Gabe von Natriumbicarbonat bei Azidose, hypertone Ernährungslösung, NaCl-haltige Antibiotika (z. B. Penicillin), kann zu einer Hypernatriämie führen.

Klinik
- Vermehrtes Durstgefühl und Polydipsie
- Polyurie (beim Diabetes insipidus oftmals > 250 ml Urin/h = 5–25 l/24 h)
- Hypotonie und Tachykardie bei Hypovolämie
- Fieber
- Übelkeit, Erbrechen
- Gesteigerte Muskeleigenreflexe
- Unruhe, Lethargie, Desorientiertheit
- Krampfanfälle
- Bewusstseinsstörungen bis hin zum Koma
- Atemstillstand

Diagnostik
- **Laboruntersuchungen** mit Bestimmung von:

- Natrium- und Kaliumkonzentration im Serum/Plasma,
- Serum-Osmolalität,
- Natriumkonzentration im Urin,
- Urin-Osmolalität (beim Diabetes insipidus ist die Urin-Osmolalität oftmals auf < 200 mosmol/kg erniedrigt);
- Serum-Bicarbonat – ein Anstieg kann hinweisend sein für ein reduziertes zirkulierendes Plasmavolumen (z. B. bei Herzinsuffizienz, Diuretikatherapie, Leberzirrhose).

- **Durstversuch:** Bei fehlender Flüssigkeitsaufnahme kommt es normalerweise durch gegenregulatorische Wirkung des ADH zu einem Anstieg der Urin-Osmolalität. Beim Diabetes insipidus hingegen bleibt die Urin-Osmolalität erniedrigt. Gibt man dann eine Testdosis ADH oder Desmopressin, steigt beim zentralen (!) Diabetes insipidus die Urin-Osmolalität an (beim renalen Diabetes insipidus hingegen kommt es zu keiner Änderung der Urin-Osmolalität).
- **Ursachensuche:** MRT des Schädels

Therapie
- Immer eine kausale Therapie anstreben!
- Symptomatische Therapie:
  - Wasserzufuhr, z. B. 5%ige Glucoselösung i. v. und/oder Tee oder Wasser über Magensonde;
  - bei Volumenmangel Gabe von 0,45%iger NaCl-Lösung, bei Volumenüberladung Gabe von freiem Wasser in Kombination mit einem Schleifendiuretikum;
  - bei Nierenversagen: Hämodialyse;
  - beim *zentralen* Diabetes insipidus: Volumensubstitution mit isotoner Kochsalzlösung und Gabe von Desmopressin (Minirin®, s. a. Abschn. D-7.4.2, S. 470).

> **!** **Cave:** Desmopressin kann zur Vasokonstriktion führen und ist bei Patienten mit einer KHK kontraindiziert.

  - Beim *renalen* Diabetes insipidus können Thiaziddiuretika und NSAR versucht werden.

D-7.5.2 Störungen des Kaliumhaushalts

Kalium ist das Hauptkation des intrazellulären Raums. Es ist für die intrazellulären Enzymfunktionen sowie für die neuromuskulären und kardiovaskulären Erregungsvorgänge von Bedeutung. Lediglich ca. 2 % des Gesamtkörperkaliums befinden sich im Extrazellulärraum. Die Regulation der Kaliumhomöostase mit einer Serum-Kaliumkonzentration in einem Bereich zwischen 3,5 und 5 mmol/l erfolgt einerseits schnell und kurzfristig mittels Insulin und Katecholaminen, die zu einer intrazellulären Kaliumverschiebung führen, und andererseits über langfristige Mechanismen des Renin-Angiotensin-Systems. Aldosteron nimmt in diesem Zusammenhang eine Schlüsselrolle ein, da dessen Bildung über Kalium selbst und das Renin-Angiotensin-System stimuliert wird, und an der Niere zu einer vermehrten Natrium- und Wasserrückresorption bei gleichzeitig gesteigerter Kaliumausscheidung führt. Etwa 95 % der Kaliumausscheidung erfolgen über die Niere, der Rest größtenteils gastrointestinal.

Hypokaliämie

Grundlagen

Eine Hypokaliämie liegt bei einer Serum-Kaliumkonzentration < 3,5 mmol/l vor. Kaliumwerte < 2,5 mmol/l werden als schwere Hypokaliämie bezeichnet.

Als **Ursachen einer Hypokaliämie** kommen infrage:

- gastrointestinale Kaliumverluste, z. B. Durchfall, chronischer Laxanziengebrauch;
- Medikamente: Thiaziddiuretika, Schleifendiuretika, Laxanzien, Corticosteroide, β-adrenerge Substanzen (Bronchodilatatoren, Adrenalin, Noradrenalin, Dobutamin), Theophyllin, Insulinüberdosierung, hohe Dosierungen von Verapamil, Barbiturat-Narkose, Antibiotika (meist unter hohen Dosierungen, z. B. Penicillin, Aminoglykoside, Amphotericin B, Foscarnet);
- übermäßiger Cola-Konsum;

- Verluste über die Nieren, z. B. Diabetes insipidus;
- endokrine Störungen, z. B. Cushing-Syndrom, Conn-Syndrom;
- metabolische Alkalose;
- Magnesiumverluste;
- verminderte Kaliumzufuhr;
- Therapie einer Hyperkaliämie;
- Dialysebehandlung.

Klinik

- Ermüdung, Adynamie, Wadenkrämpfe und Myalgien
- Obstipation
- Muskelschwäche und Lähmungen (inkl. der Atemmuskulatur) bei schweren Entgleisungen
- Herzrhythmusstörungen, Asystolie
- Selten Rhabdomyolyse und Myoglobinurie
- Gelegentlich Tetanie
- Selten Bewusstseinsstörungen oder Verwirrtheit

Diagnostik

- Medikamentenanamnese!
- Labor:
  - Natrium, Kalium und Magnesium im Serum bestimmen
  - Kreatinin und GFR → Nierenfunktionsstörung?
  - Blutglucose, Blutgasanalyse → pH-Wert?
  - Urin-Kalium > 20 mmol/l → renaler Verlust
  - Urin-Kalium < 20 mmol/l → enteraler Verlust
- EKG: abgeflachte T-Wellen, ST-Strecken-Veränderungen, Arrhythmien, Verlängerung des QT-Intervalls

Therapie

Eine Hypokaliämie mit Werten zwischen 3,0 bis 3,49 mmol/l bedarf in der Regel keiner Substitution, vielmehr sollten die auslösenden Ursachen beseitigt oder behandelt werden.

Bei Werten < 3,0 mmol/l sollte Kalium substituiert werden, wobei neben der oralen Gabe (Kalinor-Brause®) v. a. auch die i. v. Applikation von

Kaliumchlorid möglich ist. Die Dosierung richtet sich nach dem klinischen Bild und der Schwere der Hypokaliämie. Die empfohlene maximale Substitutionsdosis liegt bei 20 mmol/h (wobei bei schwerer symptomatischer Hypokaliämie auch höhere Substitutionsraten von 40–100 mmol erforderlich sein können).

> [!] Kalium sollte aufgrund seiner Hyperosmolarität und Venentoxizität über einen zentralvenösen Katheter und verdünnt in Kochsalzlösung gegeben werden. Bolusgaben über den ZVK sind aufgrund der potenziell kardioplegischen Wirkung bei hohen Kaliumkonzentrationen zu vermeiden (z. B. kontinuierliche Gabe via Perfusor!).

Hyperkaliämie

Grundlagen

Eine Hyperkaliämie liegt bei einer Serum-Kaliumkonzentration > 5,5 mmol/l vor. Werte > 6,5 mmol/l werden als schwere Hyperkaliämie bezeichnet.
Als **Ursachen einer Hyperkaliämie** kommen infrage:
- Medikamente: kaliumhaltige Infusionen, Blutkonserven, NSAR, Betarezeptorenblocker (Metoprolol, Propranolol, Labetalol), ACE-Hemmer und Angiotensin-II-Antagonisten, Heparin, kaliumsparende Diuretika (Spironolacton, Amilorid, Triamteren), Trimethoprim, Ciclosporin A, Digitalisintoxikationen, Lithium, Succinylcholin;
- Nierenversagen – akut und chronisch;
- dekompensierte Herzinsuffizienz;
- Zell- und/oder Gewebeuntergang (Rhabdomyolyse, Hämolyse, Tumorzerfall/Tumorlysesyndrom);
- Leberzirrhose;
- Hyperglykämie bzw. Insulinmangel;
- metabolische Azidose;
- Morbus Addison;
- periodische hyperkaliämische Lähmung;
- Aldosteronmangel/-Antagonisten;
- Diät (meist in Kombination mit weiterem Risikofaktor z. B. Niereninsuffizienz);

- tubuläre Defekte: Pseudohypoaldosteronismus, Sichelzellerkrankung, Nierentransplantation, obstruktive Nephropathie.

Oftmals sind es verschiedene Ursachen, die zu einer Dekompensation führen; Beispiel: bekannte latente Niereninsuffizienz bei Diabetes mellitus und arterieller Hypertonie sowie langjährige Einnahme von ACE-Hemmern und NSAR in Kombination mit akutem Durchfall (→ Verschlechterung der renalen Funktion, „prärenales Nierenversagen").

Klinik
- Herzrhythmusstörungen (Bradykardie, Arrhythmie) bis zum Kreislaufversagen/Herzstillstand
- Muskelschwäche selten bis zur schlaffen Parese und Atemlähmung
- Parästhesien
- Abgeschwächte Muskeleigenreflexe

> [!] Das klinische Bild ist vom Ausmaß und der Geschwindigkeit der Entwicklung der Hyperkaliämie abhängig.

Diagnostik
- **Labor:** Serum-Kalium und -Natrium, Blutgasanalyse (häufig hyperchlorämische metabolische Azidose)

> [!] **Cave:** Durch langes Stauen und Faustschluss bei der Blutentnahme oder durch zu langes Stehenlassen der Blutprobe kann es zu einer Pseudohyperkaliämie kommen.

- **EKG:** abgeflachte P-Wellen, hohe, spitze (zeltförmige) T-Wellen, ST-Strecken-Senkung, verbreiterte QRS-Komplexe, AV-Blockierungen, ventrikuläre Tachykardie, Kammerflimmern.
  Es gibt keine lineare Korrelation zwischen der Höhe der Serum-Kaliumkonzentration und den EKG-Veränderungen. Sie nehmen zwar mit steigendem Kaliumspiegel oftmals zu (hohe und spitze T-Wellen → Verlust der P-Welle → Verbreiterung des QRS-Komplex), eine schwere Hyperkaliämie kann aber

auch ohne klassische EKG-Veränderungen einhergehen. Allerdings können schon geringe Erhöhungen der Serum-Kaliumkonzentration zu bedrohlichen Herzrhythmusstörungen führen.

Therapie

Die Entscheidung für Behandlungsmaßnahmen sollte weder alleine von der Höhe des Kaliumwertes noch von den EKG-Veränderungen abhängig gemacht werden, sondern sich vielmehr am klinischen Bild orientieren. Im Vergleich zu anderen Elektrolytstörungen ist eine kausale Therapie bei einer schweren Hyperkaliämie nachrangig. Zunächst sollte eine Korrektur des Kaliumspiegels in einen „sicheren" Bereich erfolgen. Dazu stehen 3 wesentliche Strategien zur Verfügung:

■ Antagonisierung der zellulären Effekte der Hyperkaliämie durch Calcium (= Protektion des Herzens)

Calcium antagonisiert die durch die Hyperkaliämie induzierte Depolarisation an der Zellmembran, ohne den Serum-Kaliumspiegel zu beeinflussen. Die Wirkung tritt rasch ein, hält jedoch nur 30–60 min an. Indikationen sind v. a. bedrohliche Herzrhythmusstörungen und/oder EKG-Veränderungen.
Empfohlene Dosierung: 10 ml Calciumgluconat 10 % langsam i. v. (unter EKG-Monitoring), ggf. Wiederholung nach 5 min bei fehlender Rückläufigkeit der EKG-Veränderungen.

> [!] **Cave:** Die Gabe von Calcium unter Therapie mit Digitalispräparaten geht mit einer erhöhten Gefahr eines plötzlichen Herztodes einher. Daher ist hier ein engmaschiges Monitoring erforderlich.

■ Verschiebung von Kalium nach intrazellulär

Betasympathomimetika (z. B. Salbutamol i. v. oder per inhalationem) führen nach wenigen Minuten zu einem Abfall des Serum-Kaliumspiegels (z. B. 10 min Inhalation senkt die Kaliumkonzentration im Serum um ca. 0,6 mmol/l).

> [!] **Cave:** Verminderte Wirkung bei Niereninsuffizienz → dann Kombination mit Insulingabe sinnvoll. Eine Therapie mit Betarezeptorenblockern kann zu einer reduzierten oder fehlenden Wirkung der Betasympathomimetika führen.

Die Gabe von 10 I. E. Insulin führt nach ca. 10 bis 30 min zu einem Absinken des Kaliumspiegels um ca. 0,6 bis 1 mmol/l. Zur Vermeidung einer Hypoglykämie sollte zusätzlich Glucose gegeben werden.
Dosierung: 20 I. E. Altinsulin in 200 ml 20%iger Glucose, alternativ 10 I. E. Altinsulin in 50 ml 50%iger Glucose jeweils über 30 min i. v., bei primär hyperglykämischen Patienten alleinige Gabe von 10 I. E. Altinsulin i. v. oder s. c., **cave:** Blutzuckerkontrolle!

■ Vermehrte Ausscheidung von Kalium

Die **Hämodialyse** ist die effektivste Methode zur Kaliumelimination (Reduktion um ca. 1 mmol/l nach 1 h und 2 mmol/l nach 3 h). Sie ist v. a. indiziert in akuten bedrohlichen Situationen bei Patienten mit manifester Niereninsuffizienz, oligurischem akuten Nierenversagen oder großen Gewebezerstörungen. Auch bei jeder Hyperkaliämie, die nicht ausreichend auf Medikamente anspricht, sollte eine Hämodialyse erwogen werden. In der initialen Phase nach der Dialyse ist der Serum-Kaliumspiegel alle 2 bis 3 h zu kontrollieren, um einen erneuten Anstieg („Rebound") rechtzeitig zu erkennen. Da sich nur ca. 2 % des Gesamtkörperkaliums intravasal befinden, ist auch nur dieser Teil der Dialyse zugänglich.

Natrium-Polysulfonsäure ist ein intestinaler Kationenaustauscher, der zu einer vermehrten Ausscheidung des Kaliums über den Darm führt, dessen Effekt auf den Kaliumspiegel jedoch erst nach ein paar Stunden messbar ist.
Dosierung: 15 bis 30 g in 50 bis 100 ml 20%igem Sorbit, entweder oral oder als Retentionseinlauf.

> [!] **Cave:** Gefahr einer intestinalen Nekrose.

Bei metabolischer Azidose ist die Gabe von Natriumbicarbonat (50 mmol über 5 min) sinnvoll. Die Wirkung als Monotherapie ist eher gering, daher ist die Kombination mit anderen Medikamenten zur Behandlung der Azidose bzw. der zugrunde liegenden Störung empfehlenswert.

Schleifendiuretika (z.B. Furosemid 40–80 mg i.v.) sind eher zur Behandlung einer chronischen Hyperkaliämie geeignet, die Wirkung ist abhängig von der Dosis und der Nierenfunktion.

> **!** **Cave:** Ein durch Diuretika induzierte Volumenmangel sollte vermieden werden, da sonst die Ausscheidungsfunktion der Niere gestört wird.

Je nach Ausmaß der Hyperkaliämie und der klinischen Veränderungen (z.B. bedrohliche Herzrhythmusstörungen), sollten die verschiedenen Strategien auch kombiniert werden.

Für eine effektive renale Kalium-Elimination ist ein ausreichender Urinfluss erforderlich, daher ist es wichtig Hypovolämie und Hypotonie zu behandeln.

Nach der Korrektur des Kaliumspiegels sollten die Ursachen der Hyperkaliämie behandelt werden. Zu nennen sind diesbezüglich beispielsweise:

* Medikamente absetzen bzw. Dosis reduzieren,
* Nierenfunktionsstörungen behandeln,
* Herzinsuffizienz behandeln,
* Mineralocorticoide bei Hypoaldosteronismus substituieren.

D-7.5.3 Störungen des Calciumhaushalts

Der Calciumhaushalt wird im Wesentlichen über Parathormon und Vitamin D reguliert. Der Darm, die Knochen und die Niere sind die wesentlichen Organe, die an der Aufrechterhaltung des Calciumspiegels beteiligt sind.

Das Gesamtcalcium im Plasma und Serum setzt sich aus 3 Fraktionen zusammen:

* ca. 15 % sind an anorganische und organische Anionen (HCO_3^-, $Citrat^{3-}$, HPO_4^{2-}, Lactat) gebunden;
* ca. 40 % sind an Albumin gebunden,
* ca. 45 % zirkulieren als aktives (ionisiertes) Calcium.

Referenzgrößen zur Beurteilung des Calciumhaushalts sind:

* Calciumkonzentration im Serum: 2,2 bis 2,65 mmol/l (8,8–10,6 mg/dl);
* ionisiertes Calcium: 1,1 bis 1,3 mmol/l (4,6–5,4 mg/dl);
* Calcium im Urin: Männer 2,0 bis 8,0 mmol/24 h, Frauen 1,5 bis 6,5 mmol/24 h;
* Albumin: 35 bis 55 g/l;
* alkalische Phosphatase: 30 bis 120 U/l;
* Phosphat im Serum: 0,8 bis 1,5 mmol/l;
* Magnesium im Serum: 1,8 bis 2,6 mg/dl (0,75–1,05 mmol/l);
* Parathormon: 1,5 bis 6,5 pmol/l (15–65 ng/ml).

> **!** **Cave:** Die Calciumwerte müssen immer in der Zusammenschau mit der Albuminkonzentration interpretiert werden.

Hyperkalzämie

Grundlagen

Eine milde bis moderate Hyperkalzämie liegt bei Werten zwischen 2,7 und 3,4 mmol/l vor. Bei Werten > 3,5 mmol/l spricht man von einer kritischen Hyperkalzämie. Bei einer hyperkalzämischen Krise liegen die Calciumwerte meist über 4 mmol/l.

Ursachen sind:

* tumorinduzierte Hyperkalzämie (häufigste Ursache! – meist bei Bronchial-, Mamma- und Prostatakarzinomen, seltener beim multiplen Myelom und bei Lymphomen);
* primärer Hyperparathyreoidismus (pHPT) meistens durch Nebenschilddrüsenadenome (selten durch Nebenschilddrüsenkarzinome);

- fortgeschrittene Niereninsuffizienz (durch tertiären HPT, calciumhaltige Phosphatbinder, Vitamin-D_3-Substitution);
- exogene Calciumzufuhr („Calcium-Alkali-Syndrom"): Calciumsubstitution (z. B. postmenopausal, Langzeitsteroidtherapie), Nahrungsergänzungsmittel, Antazida;
- Hämokonzentration (z. B. Dehydratation, Verschiebung von Flüssigkeit aus dem Intravasalraum in das Interstitium, Körperlageänderung) → Anstieg des Gesamtcalciums;
- Protein-/Albuminmangel;
- Medikamente: Vitamin-D- oder Vitamin-A-Überdosierung, Tamoxifen, Lithium, Thiaziddiuretika, calciumhaltige Kationenaustauscher, Theophyllin-Überdosierung, Östrogene;
- Azidose: Anteil des ionisierten Calciums steigt an (ca. 0,2 mg/dl bzw. 0,05 mmol/l pro 0,1 pH-Einheit);
- Nebennierenrindeninsuffizienz;
- Hyperthyreose;
- Sarkoidose, Tuberkulose, Wegener-Granulomatose (vermehrte Vitamin-D-Sekretion);
- familiäre hypokalziurische Hyperkalzämie.

Klinik

- Gastrointestinale Symptome: abdominelle Schmerzen, Übelkeit/Erbrechen, Obstipation, Pankreatitis
- Renale Symptome: Polyurie (durch die diuretische Wirkung der Hyperkalzämie und ADH-Resistenz der Niere) und damit einhergehend Polydipsie, Nierenfunktionsstörung, Nierensteine
- Neurologische Symptome: Verwirrtheit, proximal betonte Muskelschwäche und schnelle muskuläre Ermüdbarkeit, abgeschwächte Reflexe, Müdigkeit, Kopfschmerzen, selten Ataxie, Dysarthrie und Dysphagie, Bewusstseinsstörungen bis zum Koma möglich
- Psychiatrische Symptome: Depression, Angst, Stupor, Psychosen
- Kardiovaskuläre Symptome: im Frühstadium eher Hypertonie, im Verlauf Hypoto-

nie (durch Dehydratation), Herzrhythmusstörungen, Kreislaufstillstand
- Sonstiges: Knochenschmerzen, Osteopenie mit erhöhtem Frakturrisiko, Gewichtsverlust, Pruritus

Bei einem raschen Anstieg der Calciumkonzentration kann es zu einer **hyperkalzämischen Krise** mit Exsikkose, Verwirrtheit, Bewusstseinsstörung und schwerer Nierenfunktionsstörung kommen.

> **!** **Cave:** Die Dehydratation führt zu einer Reduktion der glomerulären Filtrationsrate mit Verminderung der renalen Calciumausscheidung, sodass dadurch die Hyperkalzämie weiter verstärkt wird.

Diagnostik

- Anamnese: Grunderkrankungen (z. B. Malignom)? Medikamente? Bereits früher erhöhte Calciumwerte?
- Labor:
  - Bestimmung der Gesamtcalciumkonzentration *und* der Albumin- bzw. Gesamtproteinkonzentration mit entsprechender Korrektur der Gesamtcalciumkonzentration, evtl. Bestimmung des ionisierten Calciums,
  - Bestimmung des Phosphat- und Magnesiumspiegels im Serum,
  - Nierenfunktionsparameter (Kreatinin, GFR),
  - Blutgasanalyse: pH-Wert (Azidose?),
  - evtl. Parathormon- und Vitamin-D-Spiegel,
  - Ausschluss einer Hyperthyreose (s. Abschn. „Störungen der Schilddrüsenfunktion", S. 456),
  - Bestimmung der Calciumausscheidung im Urin.

> **!** **Cave:** Eine **Pseudohyperkalzämie** (erhöhtes Gesamtcalcium bei normalem ionisierten Calcium) kann durch Freisetzung aus aktivierten Thrombozyten (z. B. bei essenzieller Thrombozytose) oder eine Hyperalbuminämie verursacht werden.

Bei einer malignomassoziierten Hyperkalzämie ist der Parathormonspiegel erniedrigt.
Bei primärem Hyperparathyreoidismus finden sich meist niedrige Serum-Phosphatspiegel.

- Abklärung der Grunderkrankung: Skelett-Röntgen → Osteolysen, Metastasensuche durch Skelettszintigraphie, MRT des Halses bei Verdacht auf primären Hyperparathyreoidismus (→ Nebenschilddrüsenadenom)
- EKG: Herzrhythmusstörungen, QT-Zeit-Verkürzung
- Sonographie Niere: Hinweis auf Nephrokalzinose

Therapie

Da die Dehydratation einen Circulus vitiosus darstellt, ist die **Flüssigkeitssubstitution** mit 0,9%iger NaCl-Lösung (ca. 200–300 ml/h) dringend erforderlich. Ziel ist eine Diurese von 4 bis 6 l pro Tag. Zur Vermeidung einer Hypervolämie kann Furosemid eingesetzt werden.
Die Calciumfreisetzung aus dem Knochen kann durch **Bisphosphonate** (z. B. Zoledronat, Pamidronat, Ibandronat, Clodronat) gehemmt werden. Allerdings setzt die Wirkung erst nach ca. 48 h ein und erreicht ihr Maximum nach ca. 4 bis 7 Tagen.
Calcitonin kann nach wenigen Stunden bereits zu einer nur mäßigen Calciumsenkung führen. **Cave**: Tachyphylaxie nach ca. 48 h, daher immer Kombinationsbehandlung mit Bisphosphonaten, Flush-Symptomatik und allergische Reaktionen.
Glucocorticoide sind v. a. beim multiplen Myelom, Lymphomen und granulomatösen Erkrankungen wirksam.
Bei eingeschränkter Nierenfunktion oder Nierenversagen und fehlender Toleranz einer gesteigerten Flüssigkeitsgabe ist eine **Dialysebehandlung** indiziert.
Cinacalcet (Mimpara®) ist ein sog. **Kalzimimetikum**, das zur Behandlung des primären und sekundären Hyperparathyreoidismus zugelassen ist.

Für die **kausale Therapie** bzw. Behandlung der Grunderkrankung kommen infrage:

- notfallmäßige Parathyreoidektomie bei primärem Hyperparathyreoidismus (wenn konservative Maßnahmen versagen),
- tumorspezifische Therapie,
- Reduktion oder Absetzen auslösender Medikamente.

Bei einer schweren Tumorhyperkalzämie sollten die therapeutischen Strategien entsprechend dem Tumorstadium angepasst werden (z. B. zurückhaltende Therapie in einer palliativen Situation).

Hypokalzämie

Grundlagen

Eine Hypokalzämie liegt bei Serum-Calciumwerten < 2,1 mmol/l vor.
Ursachen können sein:

- Hypalbuminämie (renale Verluste, hepatische Synthesestörung) → Abfall des Gesamtcalciums;
- Alkalose → Abfall des ionisierten Calciums (ca. 0,2 mg/dl bzw. 0,05 mmol/l pro 0,1 pH-Einheit;
- rascher Phosphatanstieg (z. B. Zellzerfall im Rahmen einer Rhabdomyolyse, Tumorlysesyndrom) → zunächst Abfall des ionisierten Calciums und im Weiteren der Gesamtcalciumkonzentration;
- chronische Niereninsuffizienz;
- akute Pankreatitis;
- Medikamente:
  - Chemotherapeutika: Cisplatin, Carboplatin, 5-Fluoruracil, Cyclophosphamid, Ifosfamid,
  - Magnesiumsulfat,
  - Schleifendiuretika,
  - Aminoglykoside: Amikacin, Gentamicin, Neomycin durch gesteigerte renale Magnesium-Ausscheidung,
  - Albumin und Fettlösungen, z. B. auch Propofol, durch Chelatbildung,
  - Acetylsalicylsäure,
  - Heparin,

– Antikonvulsiva: Phenytoin, Phenobarbital durch Erhöhung des Vitamin-D-Metabolismus, Primidon,
– Tuberkulostatika: Rifampicin, Isoniazid,
– Amphotericin B,
– Bisphosphonate,
– Cimetidin,
– Überdosierung von Calciumkanalblockern.

Klinik

- Vigilanz-, Aufmerksamkeits- und Konzentrationsstörungen
- Krampfanfälle
- Parästhesie, Tetanie
- Verwirrtheit, Angstzustände, Agitation, Halluzinationen, Depression
- Chorea- und Parkinson-Syndrome bei chronischer Hypokalzämie
- AV-Blockierungen, Kreislaufstillstand

Diagnostik

- Labor: erniedrigte Calciumspiegel, Kreatinin erhöht / GFR erniedrigt → Niereninsuffizienz? Blutgasanalyse (pH-Wert)

[!] Da sich die Symptome der Hypokalzämie und der Hypomagnesiämie ähneln, sollte immer auch Magnesium im Serum mitbestimmt werden.

- CT oder MRT des Schädels: Hirnparenchymverkalkungen
- EKG: QT-Verlängerung, Inversion der T-Welle

Therapie

- kausal: Therapie der Grunderkrankung
- symptomatisch: Substitution von Calcium mittels 10%igem Calciumchlorid

Literatur, Infos, Internetadressen

Alscher DM, Herrlinger K, Stange EF. Volumen- und Elektrolytstörungen bei Darm- und Nierenerkrankungen. Internist 2006; 47: 1110–20.

Brimioulle S, Orellana-Jimenez C, Amínían A, Vincent J-L. Hyponatremia in neurological patients. Cerebral salt wasting versus inappropiate antidiuretic hormone secretion. Intensive Care Med 2008; 34: 125–31.

Buckley MS, LeBlanc JM, Cawley MJ. Electrolyte disturbances associated with commonly prescribed medications in the intensive care unit. Crit Care Med 2010; 38(Suppl): S253–64.

Ellger B, Debaveye Y, van den Berghe G. Endokrinologie in der Intensivmedizin. Intensivmedizin up2date 2005; 1: DOI 10.1055/s-2005-921042.

Ellison D, Berl T. The syndrome of inappropriate antidiuresis. N Engl J Med 2007; 356: 2064–72.

Greenlee M, Wingo CS, McDonough AA et al. Narrative review: evolving concepts in potassium homeostasis and hypokalemia. Ann Intern Med 2009; 150: 619–25.

Griesdale DE, de Souza RJ, van Dam RM et al. Intensive insulin therapy and mortality among critically ill patients: a meta-analysis including NICE-SUGAR study data. CMAJ 2009; 180(8): 821–7.

Gunst J, Van den Berghe G. Blood glucose control in the intensive care unit: benefits and risks. Semin Dial 2010; 23(2): 157–62.

Hahner S, Arlt W, Allolio B. Die Nebennierenkrise. Diagnostisches und therapeutisches Management der akuten Nebennierenrindeninsuffizienz. Internist 2003; 44: 1243–52.

Hammer F, Arlt W. Hypophysenvorderlappeninsuffizienz. Internist 2004; 45: 795–814.

Hensen J, Thomas T, Müller-Ziehm J. Diabetische Ketoazidose und nicht ketoazidotisches hyperosmolares diabetisches Koma. Arzneimitteltherapie 2006; 24: 432–43.

Herrmann BL, Mann K. Das hypophysäre Koma. Internist 2003; 44: 1253–9.

Hintze G, Derwahl M. Hypothyreose. Von der latenten Funktionsstörung zum Koma. Internist 2010; DOI 10.1007/s00108-009-2495-7.

Hörmann R, Schumm-Draeger P-M. Organkomplikationen der Hyperthyreose. Internist 2010; DOI 10.1007/s00108-009-2498-4.

Hüttemann K, Nowe T, Köhrmann M et al. Maligne Hyperthermie und deren Differenzialdiagnosen. Fortschr Neurol Psychiat 2009; 77: 203–11.

Kavanagh BP, McCowen KC. Glycemic Control in the ICU. N Engl J Med 2010; 363: 2540–6.

Krikorian A, Ismail-Beigi F, Moghissi ES. Comparisons of different insulin infusion protocols: a review of recent literature. Curr Opin Clin Nutr Metab Care 2010; 13(2): 198–204.

Laubner K, Seufert J. Medikamentöse Therapie des Diabetes mellitus Typ 2. Internist 2007; 48: 297–310.

Marino PL. Renal and Electrolyt Disorders. Chapter X, The ICU Book. 3rd ed. Philadelphia: Lippincott Williams & Wilkins 2007.

Menger, H, Paehge T. Zentrale pontine Myelinolyse. Fortschr Neurol Psychiat 2009; 77: 44–54.

Möller L, Mann K. Update Hyperthyreose. Internist 2010; DOI: 10.1007/s00108-009-2496-6.

Moritoki E, Bellomo R, Stachowski E et al. Blood glucose concentration and outcome of critical illness: The impact of diabetes. Crit Care Med 2008; 36: 2249–55.

NICE-SUGAR Study Investigators; Finfer S, Chittock DR, Su SY et al. Intensive versus conventional glucose control in critically ill patients. N Engl J Med 2009; 360(13): 1283–97.

Panse J. Akute Hyperkalziämie. Intensivmed 2010; 47: 494–501.

Pfeilschifter J. Die hyperkalzämische Krise. Internist 2003; 44: 1231–6.

Reith S, Marx N. Hyperkaliämie. Intensivmed 2010; 47: 488–93.

Reschke K, Lehnert H. Die thyreotoxische Krise. Internist 2003; 44: 1221–30.

Riggs JE. Neurologic manifestations of electrolyt disturbances. Neurol Clin 2002; 20(1): 227–39.

Ringe JD. Cinacalcet – medikamentöse Option zur effektiven Calciumsenkung bei primärem Hyperparathyreoidismus. Arzneimitteltherapie 2009; 27: 388–92.

Rollnik JD. Komplexe choreatiforme Bewegungsstörung bei Hashimoto-Thyreoiditis. Akt Neurol 2009; 36: 138–40.

Sayk F, Krapalis A, Iwen KA. Metabolische Ursachen von Bewusstseinsstörungen. Intensivmedizin und Notfallmedizin 2010; 74(2): 94–100.

Schäffler A. Substitutionstherapie nach Operationen an Schilddrüse und Nebenschilddrüsen. Dtsch Ärztebl Int 2010; 107(47): 827–34.

Schmidt NK, Martin S, Hamann GF. Diabetes und Schlaganfall – eine schwierige Beziehung, akut, wie im Langzeitbereich. Akt Neurol 2010; 37: 136–47.

Schmitz M, Heering PJ. Intensivmedizinisch relevante Störungen des Säure-Basen-Haushaltes. Intensivmed 2010; 47: 507–12.

Schneider A. Störungen des Natriumhaushaltes. Hyponatriämie und Hypernatriämie. Intensivmed 2010; 47: 481–7.

Scholze A, Tepel M. Hyponatriämie. Med Klin 2009; 104: 137–49.

Siegmund T, Gutt B, Stock T et al. Hyperglykämiemanagement in der Klinik: Review und praktisches Vorgehen. Arzneimitteltherapie 2009; 27: 45–52.

Stevens RD, Pronovost PJ. The spectrum of encephalopathy in critical illness. Semin Neurol 2006; 26: 440–51.

Thomas Z, Bandali F, McCowen K, Malhotra A. Drug-induced endocrine disorders in the intensive care unit. Crit Care Med 2010; 38(Suppl): S219–30.

Tsimihodimos V, Kakaidi V, Elisaf M. Cola-induced hypokalaemia: pathophysiological mechanisms and clinical implications. Int J Clin Pract 2009; 63(6): 900–2.

Van den Berghe G, Schoonheydt K, Becx P et al. Insulin therapy protects the central and peripheral nervous system of intensive care patients. Neurology 2005; 64(8): 1348–53.

Weathers AL, Lewis SL. Rare and unusual … or are they? Less commonly diagnosed encephalopathies associated with systemic disease. Semin Neurol 2009; 29: 136–53.

Weisberg LS. Management of severe hyperkalemia. Crit Care Med 2008; 36(12): 3246–51.

Wilson M, Weinreb J, Hoo GW. Intensive insulin therapy in critical care. A review of 12 protocols. Diabetes Care 2007; 30: 1005–11.

www.deutsche-diabetes-gesellschaft.de. Deutsche Diabetes Gesellschaft/Leitlinien, Stand Oktober 2010.

Yeates KE, Singer M, Morton AR. Salt and water: a simple approach to hyponatremia. CMAJ 2004; 170(3): 365–69.

D-8 Akute Nierenschädigung

André Grabowski

Grundlagen

Die akute Nierenschädigung (*acute kidney injury* = AKI) beschreibt eine Nierenfunktionsstörung unterschiedlichen Ausmaßes, die von einer verminderten Urinausscheidung und einem Anstieg der Nierenretentionsparameter bis hin zum kompletten Verlust der Nierenfunktion (= akutes Nierenversagen) mit Dialysepflichtigkeit reichen kann. Die akute Nierenschädigung ist mit einer Inzidenz bei Intensivpatienten zwischen ca. 10 und 40 % eine der häufigen Organkomplikationen, die einen relevanten Einfluss auf den Krankheitsverlauf und die Prognose der Patienten besitzt und weitere Organkomplikationen nach sich ziehen kann (z. B. urämische Enzephalopathie, Elektrolytstörungen, Hypervolämie).

Unter pathophysiologischen Aspekten können unterschieden werden:

- prärenale Nierenschädigung durch Minderperfusion im Rahmen einer Hypotonie und/oder eines Volumenmangels;
- renale Nierenschädigung durch direkte Schädigung des Nierenparenchyms, z. B. ischämische und/oder toxische Tubulusnekrose;
- postrenale Nierenschädigung durch Obstruktion der ableitenden Harnwege.

Neben der oben genannten pathophysiologischen Einteilung haben sich in den letzten Jahren Klassifizierungen der akuten Nierenschädigung hinsichtlich des Schweregrades etabliert (RIFLE-Kriterien und AKIN-Kriterien s. Tab. D-8-1).
Die unterschiedlichen Stadien der Nierenfunktionsstörung spiegeln sich in der klinischen Praxis im Serum-Kreatinin und in der glomerulären Filtrationsrate (GFR) wider. Die GFR entspricht mehr oder weniger der Kreatinin-Clearance.
Es besteht in der Regel eine lineare Beziehung zwischen dem Serum-Kreatininwert und der GFR, sodass eine Verdoppelung des Serum-Kreatinins einer Verminderung der GFR um ca. 50 % entspricht.

> **Cave:** Sowohl Kreatinin als auch Harnstoff sind nicht geeignet bei schwerer (GFR < 30 %) und v. a. akuter Nierenfunktionsstörung die dynamischen Veränderungen der GFR widerzuspiegeln, da sie eine gewisse Zeit benötigen, bis sie akkumulieren und somit zu einer verzögerten Diagnose einer akuten Nierenschädigung führen können. Zudem können verschiedene Faktoren zu einer gesteigerten oder reduzierten Kreatininsekretion oder -elimination und somit zu falsch hohen oder niedrigen Werten führen. Unklar ist aktuell noch die klinische Wertigkeit der Cystatin-C-Spiegel-Bestimmung, deren Anstieg früher eine Änderung der GFR anzeigt (Bagshaw u. Gibney 2008).

Als **Ursachen** des Nierenversagens kommen infrage:

- akute Nierenschädigung im Rahmen eines Multiorganversagens bei Sepsis, (Poly-) Trauma, Verbrennung etc.;
- Medikamente (Inzidenz ca. 20–30 % der AKI bei kritisch kranken Patienten):
  - iodhaltige Röntgenkontrastmittel,
  - nichtsteroidale Antiphlogistika/Analgetika,
  - Antibiotika (Aminoglykoside, Amphotericin B, Penicillin, Cephalosporine, Vancomycin, Rifampicin, Sulfonamide),

Tab. D-8-1 RIFLE- und AKIN-Kriterien zur Stadieneinteilung der akuten Nierenschädigung.

Kriterien / Stadien	RIFLE-Kriterien (2004) (Kreatininanstieg bezogen auf bekannten oder berechneten Referenzwert)	AKIN-Kriterien (2007) (Kreatininanstieg innerhalb eines 48-h-Zeitfensters bezogen auf den niedrigsten Wert)
Risk/Stadium 1	• Kreatinin: > 1,5- bis < 2-facher Anstieg • Harnausscheidung: < 0,5 ml/kg/h in 6 h	• Kreatinin: > 1,5- bis 2-facher Anstieg oder Anstieg > 0,3 mg/dl • Harnausscheidung: < 0,5 ml/kg/h in 6 h
Injury/Stadium 2	• Kreatinin: > 2- bis < 3-facher Anstieg • Harnausscheidung: < 0,5 ml/kg/h in 12 h	• Kreatinin: > 2- bis < 3-facher Anstieg • Harnausscheidung: < 0,5 ml/kg/h in 12 h
Failure/Stadium 3	• Serum-Kreatinin: > 4 mg/dl bei Anstieg > 0,5 mg/dl • Harnausscheidung: < 0,3 ml/kg/h in 24 h oder Anurie für > 12 h	• Serum-Kreatinin > 4 mg/dl bei Anstieg > 0,5 mg/dl • Harnausscheidung: < 0,3 ml/kg/h in 24 h oder Anurie für > 12 h • Nierenersatztherapie
Loss	• dauerhaftes Nierenversagen für > 4 Wochen	–
End stage renal disease	• dauerhaftes Nierenversagen für > 3 Monate	–

– Lithium, Aciclovir, Ciclosporin A, Methotrexat, Cisplatin, ACE-Hemmer,
– Diuretika, Mannitol (osmotische Schädigung der Niere);
• akute interstitielle Nephritis (z. B. medikamenteninduziert oder parainfektiös);
• akute Glomerulonephritis (immunvermittelte inflammatorische Schädigung der Glomeruli, z. B. akute postinfektiöse Glomerulonephritis oder rapid progressive Glomerulonephritis);
• Leberzirrhose;
• Herzinsuffizienz.

Klinik

Die akute Nierenschädigung wird anhand folgender Kriterien definiert (nach *Acute Kidney Injury Network*):
• abrupter Einbruch der Nierenfunktion (< 48 h);
• Anstieg des Serum-Kreatinins > 50 % des Ausgangswertes (oder > 0,3 mg/dl);
• Reduktion des Urinvolumens (Oligurie < 0,5 ml/kg KG/h für mindestens 6 h oder länger) bis hin zur Anurie.

> [!] **Cave:** Im Endstadium eines akuten Nierenversagens kann es zu einer polyurischen Phase kommen.

• Zeichen der Volumenüberladung: periphere Ödeme, Lungenödem mit Dyspnoe, gestaute Halsvenen;
• bei Infektionen: Fieber, evtl. Schmerzen.

Diagnostik

• **Labor:** Anstieg der Nierenretentionsparameter Serum-Kreatinin und Serum-Harnstoff sowie Reduktion der GFR; zudem kommt es mit zunehmender Nierenfunktionsstörung zu einer Hyperphosphatämie und einer metabolischen Azidose
• **Körpergewicht bestimmen** (zur Kontrolle des Flüssigkeitshaushalts)
• **Röntgen-Thorax:** Zeichen einer zentralen Stauung/eines Lungenödems, Pleuraergüsse, vergrößertes Herz

- **Sonographie (Niere und ableitende Harnwege):** Morphologie der Niere, Nierengröße (verkleinert/vergrößert), Stauungszeichen, Steine, Verkalkungen, Restharn in der Blase
- **Echokardiographie:** Zeichen der Volumenüberladung, Pumpfunktion
- **CT oder MRT des Schädels:** Hirnödem möglich, Ausschlussdiagnostik bei Verdacht auf urämische Enzephalopathie
- Bei unklarer Nierenschädigung ggf. **Nierenbiopsie**

 Komplikationen der akuten Nierenschädigung

- Hypervolämie („Volumenüberladung") bis hin zur schweren Überwässerung mit Entwicklung einer kongestiven Herzinsuffizienz, peripheren und pulmonalen Ödemen sowie Aszites
- Elektrolytstörungen, v. a. Hyperkaliämie
- Lungenödem, Alveolitis, Pneumonie
- Kardiomyopathie, Perikarditis
- **Urämische Neuropathie:** distal betonte, axonale, sensible mehr als motorische Neuropathie mit meist brennenden Dysästhesien und aufsteigenden Hypästhesien; häufig auch Beteiligung des autonomen Nervensystems, oftmals Manifestation als Mononeuropathie z. B. des Nervus medianus („Karpaltunnelsyndrom") oder auch Schädigung von einzelnen Hirnnerven (z. B. N. vestibulocochlearis) oder als Restless-Legs-Syndrom
- **Urämische Myopathie:** häufig proximale Paresen der unteren Extremitäten, verminderte Belastbarkeit und frühe muskuläre Erschöpfung, evtl. Muskelatrophie im Verlauf (DD: Steroidmyopathie bei Langzeitimmunsuppression)
- **Renale/urämische Enzephalopathie:** Die renale Enzephalopathie ist meist eine chronische Erkrankung, die jedoch bei akuten Erkrankungen exazerbieren und progredient verlaufen kann.
  - frühe Symptome: Müdigkeit, Apathie, Konzentrationsstörungen, Ungeschicklichkeit;
  - im Verlauf: emotionale Labilität, Frontalhirnsyndrom mit affektiver Enthemmung und Störung des abstrakten Denkens;
  - bei fortgeschrittener urämischer Enzephalopathie: typische Trias aus Hyperventilation, Myoklonien und Bewusstseinsstörungen; außerdem delirantes Bild, Psychosen, Agitation, Hyperreflexie, Tremor und Asterixis, fokal-neurologische Ausfälle, generalisierte Krampfanfälle
- Anämie, Gerinnungsstörungen
- Störung der Infektionsabwehr und Immunkompetenz mit erhöhter Infektionsgefahr
- Aktivierung von Zytokinen und anderen Mediatoren, die zu einer Schädigung anderer Organe führen können (systemisch, inflammatorisches Syndrom mit *distant organ injury*)
- Insulinresistenz mit Hyperglykämie, Hyperlipidämie, Hyperparathyreoidismus
- Aktivierung des Proteinkatabolismus und Verlust von Aminosäuren
- chronische Niereninsuffizienz mit dauerhafter Dialysepflichtigkeit

Therapie

 Die beste Therapie ist die Verhinderung einer akuten Nierenschädigung!

Wichtig ist der **Erhalt** eines adäquaten mittleren arteriellen Blutdrucks und somit auch **eines suffizienten renalen Perfusionsdrucks** mittels Volumentherapie mit Elektrolytlösungen und, falls erforderlich, bei anhaltender Hypotonie durch den Einsatz von Katecholaminen (Noradrenalin und Dobutamin).

 Cave:

- Dopamin in „Nierendosis" hat **keinen** nephroprotektiven Effekt!
- HES-Lösungen sind bei Patienten mit einer Sepsis mit einer höheren Inzidenz eines akuten Nierenversagens assoziiert.
- Um eine Volumenüberladung bei oligurischen Patienten zu vermeiden, kann es sinnvoll sein, zunächst einen Flüssigkeitsbolus (z. B. 500–1 000 ml i. v.) zu geben, um zu schauen, ob der Patient (bzw. die Niere) überhaupt darauf anspricht. Die Volumenüberladung kann (soweit möglich) durch Gewichtskontrollen erfasst bzw. überwacht werden.

Vor und nach Kontrastmittelgabe oder Interventionen (z. B. Operation) ist die **Flüssigkeitsgabe** bei gefährdeten Patienten (reduzierte GFR, Diabetes mellitus, Herzinsuffizienz, nephrotoxische Medikamente, wiederholte Kontrastmittelgabe innerhalb einer Woche) unabdingbar: insgesamt 2 l 0,9%ige NaCl-Lösung i. v. 12 h vor und nach der Kontrastmittelgabe.

N-Acetylcystein (2 × 600 mg am Tag vor und nach der Kontrastmittelgabe) kann bei gefährdeten Patienten zusätzlich zu der Flüssigkeitsgabe verabreicht werden (wobei der klinische Nutzen nicht sicher belegt ist, da zwar das Serum-Kreatinin sinken kann, dies jedoch nicht mit einer Änderung der GFR einhergehen muss; Venkataraman 2008).

Schleifendiuretika werden in der klinischen Praxis häufig eingesetzt, haben in der Regel bei der akuten Nierenschädigung aber **keinen positiven Einfluss auf die Nierenfunktion** oder in der Prävention eines Nierenversagens. Sie können jedoch versucht werden, um eine Diurese zu induzieren und die Flüssigkeitsbilanz zu optimieren. Höhere oder längerfristige Gaben von Schleifendiuretika können eher schädlich sein, sodass bei erfolgloser Diuretikatherapie diese nach 12 bis 24 h beendet werden sollte.

Nephrotoxische Medikamente müssen vermieden, abgesetzt oder in ihrer Dosis angepasst werden. Dazu gehören z. B. Amphotericin B (oder Verwendung der Lipidlösung), Aminoglykoside (nur 1 × tägliche Gabe bevorzugen), Vancomycin, niedermolekulare Heparine, Digoxin, Sotalol (s. a. Tab. D-8-2 und unter www.dosing.de).

Infektionen sind konsequent zu **behandeln**.

Eine **Beatmungstherapie** kann auf verschiedene Wege (Veränderung der Hämodynamik, Aktivierung des Renin-Angiotensin-Aldosteron-Systems, Hypoxämie etc.) eine Nierenfunktionsstörung begünstigen oder verschlechtern, sodass die Beatmungseinstellungen ggf. angepasst werden sollten (z. B. Spontanatemverfahren bevorzugen, adäquater PEEP, niedrige Tidalvolumina).

Die Indikation zu einer **Nierenersatztherapie** (Hämodialyse oder Hämofiltration, beide Verfahren können kontinuierlich oder auch intermittierend angewendet werden) ist gegeben bei:

- anhaltender Oligurie und Anstieg der Nierenretentionsparameter,
- schwerer Hyperkaliämie,
- therapierefraktärer metabolischer Azidose,
- therapierefraktärer Flüssigkeitsüberladung mit Organkomplikationen (z. B. Lungenödem),
- urämischer Perikarditis,
- urämischer Enzephalopathie,
- zur Giftelimination bei Intoxikationen mit wasserlöslichen Substanzen.

> ❗ Als Marker der urämischen Komplikationen kann der Serum-Harnstoff dienen, da dieser häufig mit dem Ausmaß der Urämie korreliert (Normwert Harnstoff im Serum: 12–50 mg/dl). Bei Werten > 70–100 mg/dl sollte eine Nierenersatztherapie diskutiert werden.

> ❗ Die Wahl des Nierenersatzverfahrens richtet sich einerseits nach den Gegebenheiten vor Ort (Verfügbarkeit der Geräte, Erfahrung) und andererseits nach der **individuellen klinischen Situation des Patienten**. Die Intensität der Nierenersatztherapie (bezogen auf das Dialysevolumen in ml/kg KG/h) ist weniger von Bedeutung als der frühe Beginn der Therapie (Palevsky 2008, The RENAL Study 2009, The VA/NIH ATN Study 2008).

 Komplikationen und Probleme der Nierenersatztherapie

- Hämodynamische Instabilität durch Volumenverschiebungen, v. a. bei intermittierenden Verfahren
- Proteinverluste z. B. Albumin, Immunglobuline
- Erhöhte Blutungsneigung durch die erforderliche Antikoagulation
- Akute Hämolyse (bei chronischer Dialyse liegt oftmals eine Anämie vor)
- Elektrolytstörungen (v. a. Kalium und Natrium) → regelmäßige Laborkontrollen
- Relative Unterdosierung von Medikamenten (v. a. von Antibiotika → Plasmaspiegelkontrollen)

- Temperaturverlust mit Gefahr der Hypothermie (und entsprechenden metabolischen Veränderungen)
- Gerätedefekte, Fehlbedienung und Medikationsfehler mit konsekutiver Erhöhung von Morbidität und Mortalität → Geräteeinweisung, regelmäßige Schulungen/Training und erfahrene Ärzte und Pflegepersonal fragen
- Dysäquilibriumsyndrom (durch raschen Abfall der Serum-Osmolalität): Kopfschmerzen, Unruhe, Übelkeit aufgrund der Entwicklung eines Hirnödems, bei schweren Formen Myoklonien, Krampfanfälle und Delirium
- Dialyseenzephalopathie („Dialysedemenz") bei chronischer Dialysepflichtigkeit durch Aluminiumtoxizität: initial häufig Sprech- und Sprach- und Bewegungsstörungen; im Spätstadium oftmals psychotisch-demenzielles Bild mit Halluzinationen und paranoiden Wahnvorstellungen

Exkurs: Antibiotika und Antimykotika bei Nierenfunktionsstörungen

- Die Wahl der Dosierung wird nicht nur durch die Nierenfunktion, sondern auch durch die klinische Situation, das Alter, das Geschlecht und das Gewicht des Patienten beeinflusst.
- Durch Wassereinlagerungen (Aszites, Ödeme) kommt es zu einem höheren Verteilungsvolumen und einer möglichen Unterdosierung (wasserlöslicher) Antibiotika.
- Die Kreatinin-Clearance ist keine statische Größe, sondern unterliegt täglichen Schwankungen.
- Die unterschiedlichen Halbwertszeiten der Antibiotika müssen bei der Applikation bedacht werden.
- Die Proteinbindung kann je nach Schwere und Art der Erkrankung unterschiedlich sein (z. B. veränderter Albuminspiegel, pH-Wert, Bilirubinspiegel, Heparin, Kumulation endogener Bindungsinhibitoren).
- Verschiedene metabolische Prozesse können bei einer Niereninsuffizienz gestört sein.

Prognose

Auch wenn noch nicht alle Pathomechanismen geklärt sind, zeigt die Studienlage, dass eine akute Nierenschädigung mit einer deutlichen Verschlechterung der Prognose einhergeht. Bereits ein Anstieg des Serum-Kreatinins um 0,3 mg/dl oder eine Oligurie gehen mit einer höheren Letalität einher. Und auch trotz des Einsatzes der Nierenersatzverfahren hat das akute Nierenversagen (je nach Begleiterkrankung) eine Letalität zwischen 20 bis 80 %.

Tabelle D-8-2 zeigt Dosierungsempfehlungen verschiedener Antibiotika bei eingeschränkter Nierenfunktion.

Zur Überwachung einer Antibiotikatherapie kann bei Medikamenten mit einer engen therapeutischen Breite die Bestimmung der Medikamentenspiegel notwendig sein (s. Tab. D-8-3).

Tab. D-8-2 Dosierung antibiotischer Substanzen bei eingeschränkter Nierenfunktion (mod. nach Ackermann 2009).

Substanzen	Dosierung, i.v.		Halbwertszeit (h)	
	Kreatinin-Clearance 10–50 ml/min	Kreatinin-Clearance < 10 ml/min	Normal	Anurie
Amikacin	1,5–5 mg/kg KG/24 h	1,5–3 mg/kg KG/24 h	2–3	30–86
Amoxicillin/ Clavulansäure	0,625 g/8 h	0,625 g/12–24 h	0,7–1,5	12–16
Amphotericin B	1 mg Testdosis (0,1–0,25)–1 mg/kg KG/24 h	1 mg Testdosis (0,1–0,25)–1 mg/kg KG/24 h	20 h–15 d	20 h–15 d
Ampicillin	1–2 g/12 h	1–2 g/24 h	1	10–20
Ampicillin/Sulbactam	1–3 g/12 h	0,75–1,5 g/24 h	1	10–20

Tab. D-8-2 (Fortsetzung)

Substanzen	Dosierung, i. v.		Halbwertszeit (h)	
	Kreatinin-Clearance 10–50 ml/min	Kreatinin-Clearance < 10 ml/min	Normal	Anurie
Azithromycin	250–500 mg/24 h p. o.	250 mg/24 h p. o.	12–68	–
Caspofungin	1 × 70 mg/kg KG/24 h, dann 50 mg/kg KG/24 h	1 × 70 mg/kg KG/24 h, dann 50 mg/kg KG/24 h	9–11	–
Cefazolin	1,5 g/12 h	1 g/24 h	2,2	40
Cefotaxim	1–2 g/12–24 h	0,5 g/12 h	1,7	15–35
Cefotiam	2 g/12 h	0,75–1 g/24 h	1	8
Ceftazidim	1 g/24 h	0,5 g/24–48 h	2	13–25
Ceftriaxon	1–2 g/24 h	1–2 g/24 h	7–8	15
Cefuroxim	1 g/12 h	0,5–1 g/24–48 h	1,2	17
Ciprofloxacin	0,2–0,4 g/12 h	0,2 g/12 h	4	6–9
Clarithromycin	0,25–0,5 g/12 h p. o.	0,25 g/12–24 h p. o.	4–5	22
Clindamycin	300–600 mg/6–8 h	300–600 mg/8 h	2–4	3–5
Doxycyclin	100–200 mg/24 h	100–200 mg/24 h	15–17	18–25
Ertapenem	0,5–1 g/24 h	0,5 g/24 h	4,5	14,1
Erythromycin	0,25–0,5 g/6–8 h	0,25–0,5 g/6–8 h	2	6
Flucloxacillin	1,5 g/6 h	1 g/8 h	0,5	3
Fluconazol	2 × 400–800 mg/24 h, dann 100–200 mg/24 h	2 × 400–800 mg/24 h, dann 100–200 mg/24 h	25–30	100
Flucytosin	37,5 mg/kg KG/12–24 h	37,5 mg/kg KG/2–6 d	3–6	75–200
Gentamicin	2–2,5 mg/kg KG/24 h	1–2 mg/kg/24 h	2	20–60
Imipenem	0,5 g/6 h	0,5–0,75 g/12 h	1	4
Levofloxacin	0,25 g/48 h	0,25 g/48 h	6–7,6	78
Linezolid	600 mg/12 h	600 mg/12 h	5	7
Meropenem	0,5–1 g/12 h	0,5–1 g/24 h	1	6–10
Metronidazol	500 mg/8 h	500 mg/12 h	7	8–15
Mezlocillin	2–5 g/6–8 h	1,5–3,5 g/12 h	0,8–1,2	1,6–4,3
Moxifloxacin	400 mg/24 h p. o.	400 mg/24 h p. o.	12	–
Penicillin G	0,4–3 Mio. U/4–6 h	0,1–2–Mio. U/4–6 h	0,5	6–20
Piperacillin/ Tazobactam	4,5 g/12 h	4,5 g/12 h	0,8–1	2–5
Rifampicin	10 mg/kg KG/24 h	10 mg/kg KG/24 h	1,5–5	1,8–11
Teicoplanin	400 mg/12 h	400 mg/12 h	30–60	100–240
Vancomycin	0,5–1 g/24 h	1 g/Woche	4–8	160–240
Voriconazol i. v.	nicht empfohlen	nicht empfohlen	6–9	6–9
Voriconazol p. o.	400 mg/12 h, dann 200 mg/12 h	400 mg/12 h, dann 200 mg/12 h	–	–

Grau unterlegte Antibiotika/Antimykotika: Therapiekontrolle bzw. Dosierung mithilfe der Medikamentenspiegel-bestimmung empfohlen.

Tab. D-8-3 Tal- und Spitzenspiegel verschiedener Antibiotika und Antimykotika.

Substanzen	Talspiegel (mg/l)	Spitzenspiegel (mg/l)
Amikacin	< 10	56–64
Ethambutol	–	2–5
Fluconazol	6	20
Flucytosin	> 25	< 100
Gentamicin	< 2	16–24
Itraconazol	0,25	2
Streptomycin	3–5	25–50
Teicoplanin	10	53–112
Vancomycin	5–10 (bei 12-stündlicher Gabe); 10–15 (bei 6-stündlicher Gabe)	20–50

Literatur, Infos, Internetadressen

Ackermann G. Antibiotika und Antimykotika bei Patienten mit Nierenfunktionsstörungen. Arzneimitteltherapie 2009; 27: 15–22.

Bagshaw SM, Bellomo R, Kellum JA. Oliguria, volume overload, and loop diuretics. Crit Care Med 2008; 36(Suppl): S172–8.

Bagshaw SM, Berthiaume LR, Delaney A, Bellomo R. Continuous versus intermittent renal replacement therapy for critically ill patients with acute kidney injury: a meta-analysis. Crit Care Med 2008; 36: 610–61.

Bagshaw SM, Gibney N. Conventional markers of kidney function. Crit Care Med 2008; 36(Suppl): S152–8.

Bellomo R, Ronco C, Kellum JA et al.; ADQI Workgroup. Acute renal failure – definition, outcome measures, animal models, fluid therapy and information technology needs: the Second International Consensus Conference of the Acute Dialysis Quality Initiative (ADQI) Group. Crit Care 2004, 8: R204–12.

Bellomo R, Wan L, May C. Vasoactive drugs and acute kidney injury. Crit Care Med 2008; 36(Suppl): S179–86.

Bentley ML, Corwin HL, Dasta J. Drug-induced acute kidney injury in the critical ill adult: Recognition and prevention strategies. Crit Care Med 2010; 38 (Suppl): S169–74.

Brouns R, De Deyn PP. Neurological complications in renal failure: a review. Clin Neurol Neurosurg 2004; 107: 1–16.

Chatterjee T, Schüpfer C, Hess B. Röntgenkontrastmittel-induzierte Nephropathie nach diagnostischen, angiologischen und kardiologischen Katheteruntersuchungen. Pathogenese, Klinik, Prophylaxe. Kardiovaskuläre Medizin 2004; 7: 281–90.

Czock D, Häußler U, Aymanns C, Keller F. Nephrotoxische Arzneimittel. Dtsch Med Wochenschr 2005; 130: 2579–84.

Druml W. Akutes Nierenversagen. Ein systemisches, inflammatorisches Syndrom. Intensivmed 2010; 47: 417–21.

Francis RCE, Rossaint R, Höhne C et al. PEEP-Beatmung und Nierenfunktion. Intensivmedizin up2date 2007; DOI: 10.1005/s-2007-966159.

Hartmann B, Czock D, Keller F. Arzneimitteltherapie bei Patienten mit chronischem Nierenversagen. Dtsch Ärztebl Int 2010; 107(37): 647–56.

Hasper D. Das akute Nierenversagen. Wann und wie behandeln? Therapiestrategien im Überblick. AINS 2008; 4: 286–91.

Heering, PJ, Schmitz M. Akutes Nierenversagen auf der Intensivstation. Beginn der extrakorporalen Therapie und ihre Dosis. Intensivmed 2010; 47: 429–33.

Jörres A. Nierenersatztherapie. Unterschiedliche Verfahren und Differenzialindikationen. Intensivmed 2010; 47: 422–8.

Kellum JA. Acute kidney injury. Crit Care Med 2008; 36(Suppl): S141–5.

Kielstein JT, Fliser D. Akute Niereninsuffizienz. Der Internist 2007; 48: 786–94.

Krishnan A, Kiernan MC. Neurological complications of chronic kidney disease. Nat Rev Neurol 2009; 5: 542–51.

Marenzi G, Assanelli E, Marana I et al. N-Acetylcystein and contrast-induced nephropathy in primary angioplasty. N Engl J Med 2006; 354: 2773–82.

McCullough P. Acute kidney injury with iodinated contrast. Crit Care Med 2008; 36(Suppl): S204–11.

Mehta RL, Kellum JA, Shah SV et al. Acute Kidney Injury Network: report of an initiative to improve outcomes in acute kidney injury. Crit Care 2007; 11: R31.

Palevsky PM. Indications and timing of renal replacement therapy in acute kidney injury. Crit Care Med 2008; 36(Suppl): S224–8.

Pannu N, Nadim MK. An overview of drug-induced acute kidney injury. Crit Care Med 2008; 36(Suppl): S216–23.

Pannu N, Klarenbach S, Wiebe N. Renal replacement therapy in patients with acute renal failure: a systematic review. JAMA 2008; 299: 793–805.

Patel P, Nandwani V, McCarthy PJ et al. Continuous renal replacement therapies: a brief primer for the neurointensivist. Neurocrit Care 2010; 13(2): 286–94.

Reindl-Schwaighofer R, Joannidis M. Diagnose und Klassifikation des akuten Nierenversagens. Intensivmed 2010; 47: 411–6.

Ronco C, Ricci Z. Renal replacement therapies: physiological review. Intensive Care Med 2008; 34: 2139–46.

Schellinger PD, Fiebach JB, Klingmann C, Meinck HM. Neurologische Komplikationen renaler Erkrankungen. Akt Neurol 2003; 30: 375–81.

The RENAL Replacement Therapy Study Investigators. Intensity of Continuous Renal-Replacement Therapy in Critically Ill Patients. N Engl J Med 2009; 361: 1627–38.

The VA/NIH Acute Renal Failure Trial Network (ATN). Intensity of Renal Support in Critically Ill Patients with Acute Kidney Injury. N Engl J Med 2008; 359: 7–20.

Venkataraman R. Can we prevent acute kidney injury? Crit Care Med 2008; 36(Suppl): S166–71.

Wan L, Bagshaw SM, Langenberg C et al. Pathophysiology of septic acute kidney injury: What do we really know? Crit Care Med 2008; 36(Suppl): S198–203.

www.dosing.de

D-9 Gastrointestinale/abdominelle Probleme

André Grabowski und Thomas Jun

D-9.1 Akutes Abdomen

Das „akute Abdomen" ist ein Symptomenkomplex und keine Diagnose. Dem Symptom „abdominelle Schmerzen" können verschiedenste Ursachen zugrunde liegen, die je nach Lokalisation, Dauer, Verlauf und Charakter der Schmerzen, aber auch Vorgeschichte, Begleiter-krankungen sowie durch die Ergebnisse der apparative Diagnostik eingegrenzt werden müssen, um eine (Arbeits-)Diagnose stellen zu können.

Neben der Lokalisation der Schmerzen (s. Abb. D-9-1) ist auch der Schmerztyp von Bedeutung:

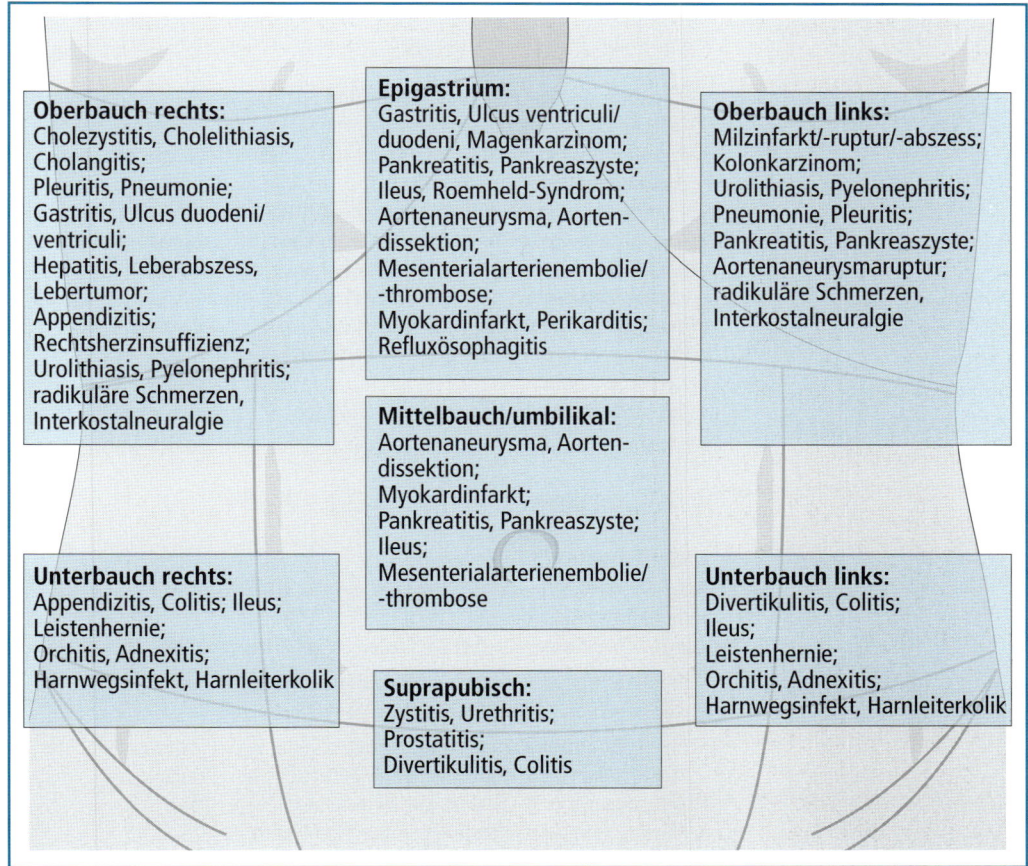

Oberbauch rechts:
Cholezystitis, Cholelithiasis, Cholangitis;
Pleuritis, Pneumonie;
Gastritis, Ulcus duodeni/ventriculi;
Hepatitis, Leberabszess, Lebertumor;
Appendizitis;
Rechtsherzinsuffizienz;
Urolithiasis, Pyelonephritis;
radikuläre Schmerzen, Interkostalneuralgie

Epigastrium:
Gastritis, Ulcus ventriculi/duodeni, Magenkarzinom;
Pankreatitis, Pankreaszyste;
Ileus, Roemheld-Syndrom;
Aortenaneurysma, Aortendissektion;
Mesenterialarterienembolie/-thrombose;
Myokardinfarkt, Perikarditis;
Refluxösophagitis

Oberbauch links:
Milzinfarkt/-ruptur/-abszess;
Kolonkarzinom;
Urolithiasis, Pyelonephritis;
Pneumonie, Pleuritis;
Pankreatitis, Pankreaszyste;
Aortenaneurysmaruptur;
radikuläre Schmerzen, Interkostalneuralgie

Mittelbauch/umbilikal:
Aortenaneurysma, Aortendissektion;
Myokardinfarkt;
Pankreatitis, Pankreaszyste;
Ileus;
Mesenterialarterienembolie/-thrombose

Unterbauch rechts:
Appendizitis, Colitis; Ileus;
Leistenhernie;
Orchitis, Adnexitis;
Harnwegsinfekt, Harnleiterkolik

Suprapubisch:
Zystitis, Urethritis;
Prostatitis;
Divertikulitis, Colitis

Unterbauch links:
Divertikulitis, Colitis;
Ileus;
Leistenhernie;
Orchitis, Adnexitis;
Harnwegsinfekt, Harnleiterkolik

Abb. D-9-1 Differenzialdiagnosen bei abdominellen Schmerzen entsprechend der Schmerzlokalisation.

- Ein **plötzlicher Schmerz**, der zunächst besser wird und dann im Verlauf wieder zunimmt („zweizeitiger Schmerz"), findet sich z. B. bei der Ulkusperforation, beim Mesenterialinfarkt, bei der Gallenblasenperforation oder bei Milz- und Leberruptur.
- **Kolikartige Schmerzen** (die Schmerzen „kommen und gehen") sind häufig bei der Gallenkolik, bei der Harnleiterkolik oder beim mechanischen Ileus.
- **Zunehmende Schmerzen** finden sich häufig bei Entzündungen (z. B. Appendizitis, Pankreatitis, Cholezystitis).

In Tab. D-9-1 finden sich empfohlene Untersuchungen und typische Befunde bei Patienten mit abdominellen Schmerzen.

Tab. D-9-1 Empfohlene Untersuchungen bei akuten abdominellen Beschwerden.

Untersuchung		Befunde

Basis-diagnostik	Klinisches Bild und Untersuchung	• Anamnese: Beginn, Dauer, Verlauf, Lokalisation, Ausstrahlung und Schwere des Schmerzes, auslösende Faktoren, Vorerkrankungen (Magen- und Darmerkrankungen, Alkohol, Voroperationen, Gewichtsverlust, Medikamente, kardiale Vorerkrankungen, Sepsis und Gerinnungsstörungen Risikofaktoren für mesenteriale Ischämie)
		• Inspektion: Narben, Vorwölbungen, geblähtes Abdomen, Bruchpforten, Hautkolorit (Ikterus, Blässe)
		• Palpation: Abwehrspannung, Klopfschmerz, Loslassschmerz, Resistenzen (pulsierend bspw. Bauchaortenaneurysma)
		• Perkussion: tympanisch (Luft, Meteorismus), gedämpft (Flüssigkeit, Aszites)
		• Auskultation:
		  – metallisch klingende Darmgeräusche, z. B. beim mechanischen Ileus
		  – reduzierte Geräusche oder keine Geräusche z. B. beim paralytischen Ileus (z. B. bei Pankreatitis, mesenterialer Ischämie und Peritonitis)
		• rektale Untersuchung: Douglasschmerz, Blutung, Tumor
		• bei Frauen: Untersuchung des kleinen Beckens
		• Kreislaufparameter: Blutdruck, Herzfrequenz
		• Körpertemperatur
		• EKG: Infarktzeichen, Herzrhythmusstörungen

	Labor	• allgemein: Blutbild, Leukozyten, CRP, Blutzucker, Gerinnungswerte, Elektrolyte, CK, Lactat, Procalcitonin • Leber: GOT (AST), GPT (ALT), γ-GT, AP, Bilirubin • Pankreas: Lipase, Amylase • Niere: Kreatinin, GFR, Harnstoff • zum Ausschluss eines ACS: Troponin, CK-MB, LDH, GOT • Stuhlprobe: okkultes Blut • evtl. Schwangerschaftstest bei Frauen im gebärfähigen Alter
	Urindiagnostik	• Erhöhung von Leukozyten und Eiweiß bei einer Entzündung • Nachweis von Blut bei Entzündung, Harnleitersteinen
	Röntgen-Abdomenübersicht (meist in Linksseitenlage)	• freie Luft (im Stehen unter dem Zwerchfell oder in Linksseitenlage rechte Flanke, freie Luft in Gallengängen → Perforation eines Hohlorgans) • Verkalkungen (z. B. Gallensteine, Harnsteine) • Flüssigkeitsspiegel in überblähten Darmschlingen • Koprostase

Tab. D-9-1 (Fortsetzung)

Untersuchung		Befunde
Basis-diagnostik	Röntgen-Thorax	• Infiltrate/Pneumonie • Erguss • Herz vergrößert bei kardialer Dekompensation, Perikarderguss • Pneumothorax
	Sonographie Abdomen	• freie abdominelle Flüssigkeit, Darm (z. B. flüssigkeitsgefüllte Darmschlingen beim Ileus, verdickte Darmwand) • Gallenblase: verdickte Wand, Flüssigkeit, Steine • Pankreas: Ödem, erweiterter Gang, Steine • Leber: Größe, gestaute Gallengänge • Nieren: Größe, Aufstau, Steine • Aorta: Aneurysma • Raumforderung • fehlende Vaskularisation der Darmwand im Farbdoppler
Erweiterte Diagnostik	CT-Abdomen mit i. a., i. v. und ggf. oraler Kontrastmittel-gabe, ggf. auch rektale Füllung	• freie Luft • freie Flüssigkeit • überblähte Darmschlingen • entzündliche oder tumoröse Raumforderung • Kontrastmittelaustritt • Divertikel, Divertikulitis • Aortenaneurysma • Gefäßverschlüsse
	Endoskopie	• Ösophagitis • Gastritis • Ulkus • Erosion • Blutung • Tumor • Kolitis/Divertikulitis
	orale Kontrast-mittelpassage	• Obstruktionen • verzögerte Passage
	Kolon-Kontrast-einlauf	• Passagehindernisse • Divertikel • Kontrastmittelaustritt

D-9.2   Gastrointestinale Motilitätsstörungen und Obstipation

Grundlagen

Der Gastrointestinaltrakt ist eines der größten Organe des menschlichen Körpers und erfüllt neben der Aufnahme und dem Transport von Nahrung v. a. auch wichtige immunologische Funktionen. Eine Störung dieser Funktionen ist bei Intensivpatienten oftmals Zeichen einer schweren Erkrankung die verschiedenste Auswirkungen haben und Komplikationen (Mangelernährung, verminderte Medikamentenaufnahme, erhöhte Mortalität) nach sich ziehen kann.

Unterschieden werden muss zwischen den akut bis subakut auftretenden Obstipationen bzw. Darmmotilitätsstörungen und chronischen Obstipationen.

Ursachen der Motilitätsstörungen sind:
* Störung der intrinsischen Motilität;
* fehlende luminale Faktoren (Dehnung, chemische taktile Reize bei parenteraler Ernährung);
* Medikamente: **Opiate**, **Katecholamine** (Perfusionsstörungen), Antihypertensiva (Clonidin, Calciumkanalblocker), trizyklische Antidepressiva, Eisenpräparate, Antiepileptika, Parkinson-Medikamente;
* Hormone (selten, z. B. beim Phäochromozytom);
* fehlende extrinsische Innervation (z. B. Rückenmarkläsion);
* Defäkationsstörung (z. B. Störung der Sphinkterfunktion, Formveränderung des Anorektums/Beckenbodens).

Beim Intensivpatienten spielen in der Entstehung von gastrointestinalen Motilitätsstörungen v. a. folgende Aspekte eine Rolle:
* Grundkrankheit (z. B. Pankreatitis, Peritonitis, Sepsis, Trauma, Schock);
* vorausgegangene Operationen (v. a. abdominelle Eingriffe);
* Stress (v. a. dauerhaft anhaltende Sympathikusaktivierung);
* Immobilisierung;
* Medikamenten-Nebenwirkungen (v. a. Opiate – OIBD = *opioid-induced bowel dysfunction*, Katecholamine, ggf. auch Clonidin);
* große Infusionsmengen (Begünstigung einer mesenterialen venösen Hypertension mit Darmwandödem);
* Elektrolytstörungen;
* Schluckstörungen:
  – neurogen, z. B. bei Zustand nach Schlaganfall, schweres Parkinson-Syndrom, myasthene Krise, Miller-Fischer-Syndrom, amyotrophe Lateralsklerose,
  – mechanisch, durch Magensonde oder Tracheotomie,
  – infektiös: z. B. Candida-Ösophagitis;
* Störung der Magenentleerung – Gastroparese, z. B. autonome Neuropathie bei Diabetes mellitus, Nebenwirkungen von Medikamen-

ten (Opioide, anticholinerge Substanzen), postinfektiös, idiopathisch;
* Obstipation durch ballaststoffarme Ernährung;
* Beatmungstherapie (Erhöhung des abdominellen Drucks, mesenteriale venöse Hypertonie);
* paralytischer Ileus: reflektorisch bei Schmerzen, Ischämien, Intoxikationen, initial nach abdominellen Eingriffen und im Rahmen von verschiedenen extraintestinalen Erkrankungen (z. B. Herzinfarkt, Pneumonie, Nieren- und Gallenkolik, Nierenversagen, akute Porphyrie), SIRS/Sepsis, Peritonitis, entzündliche Darmerkrankungen, Elektrolytstörungen;
* Übelkeit und Erbrechen im Rahmen von Infektionen, Medikamentennebenwirkung, erhöhter Hirndruck, zerebrale Ischämie (v. a. vertebrobasilär), vegetative Begleitsymptomatik bei Schwindelsyndromen, Gastroparese, Ileus, postoperativ, nach einer Allgemeinanästhesie, nach Bestrahlung.

Klinik

Klinisch manifestieren sich die Motilitätsstörungen im oberen Magen-Darm-Trakt v. a. durch Übelkeit und Erbrechen, Reflux und Regurgitation; **cave:** erhöhtes Aspirationsrisiko. Bei Störungen des unteren Magen-Darm-Traktes liegen oftmals ein Völlegefühl und ein aufgeblähtes Abdomen vor. Die Stuhlfrequenz ist deutlich reduziert.

Diagnostik

* Anamnese, v. a. Vorerkrankungen, Medikamente, Operationen am Magen-Darm-Trakt, Flüssigkeitszufuhr
* Körperliche Untersuchung: Abdomen weich versus hart, Druckschmerz, Darmgeräusche (das Fehlen von Darmgeräuschen ist typisch für eine Darmparalyse bzw. einen paralytischen Ileus), rektale Untersuchung (z. B. Passagehindernis, harter Stuhl oder Kotballen = Skybala)
* Aspirationsvolumina des Magens („gastroduodenaler Reflux"): > 200 ml/d sind ein Hinweis auf Motilitätsstörungen

- Ultraschall, z. B. Ileuszeichen: pathologische Darmbewegungen (Pendelperistaltik), Klaviertasten- und Strickleiterphänomen durch Stillstand und Flüssigkeit im Darm; Raumforderungen, Darmwandödem
- Röntgen-Abdomenübersicht oder Linksseitenlage (z. B. überblähte Darmschlingen, Koprostase, Spiegelbildung)
- Eventuell Untersuchung der Schluckfunktion
- Gegebenenfalls Kontrastmittelpassage, Koloskopie, evtl. Defäkographie
- Probebehandlung mit ballaststoffreicher Ernährung (Weizenkleie, Flohsamen)

 Komplikationen von gastrointestinalen Motilitätsstörungen und Obstipation

- Bakterielle Translokation
- Ileus
- Darmperforation und Peritonitis
- Mangelernährung

Therapie

- Stress und Schmerzen vermeiden, adäquate Schmerztherapie.
- Auf ausreichende Perfusion und Oxygenierung achten (Verhinderung einer Darmischämie).
- Opioide, Katecholamine und Flüssigkeit gemäß „so viel wie nötig, aber so wenig wie möglich" anwenden.
- Immer frühzeitige enterale Ernährung mit ballaststoffreicher Kost und optimiertem Volumenstatus anstreben (Hypovolämien können zur Verschlechterung von intestinalen Perfusionsstörungen führen).
- Für Pausen bei der enteralen Ernährung sorgen, da sonst Magenentleerungsstörungen auftreten können (→ z. B. Ernährungspause für 4–6 h).
- Patienten frühzeitig mobilisieren.
- Medikamente umstellen/modifizieren; Beispiele:
  - Antihypertensiva → andere Wirkstoffgruppe wählen (z. B. ACE-Hemmer, Betarezeptorenblocker),

- Antikonvulsiva und Parkinson-Medikamente → Laxanzien einsetzen,
- trizyklische Antidepressiva → SSRI verwenden,
- Eisenpräparate → i. v. Applikation und/oder Laxanzien einsetzen,
- Opiate → Kombination Oxycodon plus Naloxon oder Methylnaltrexon (Relistor®) oder Reduktion der Opiate und Kombinationstherapie mit anderen Analgetika (z. B. Paracetamol, NSAR, Metamizol), Ketamin zur reinen Schmerztherapie einsetzen.
- Laxanzien einsetzen (Wirkung: Stuhl wird weicher und voluminöser, dadurch stärkere propulsive Darmaktivität):
  - lösliche Makromoleküle (Macrogol [Movicol®]): osmotische Wasserbindung;
  - Salze (Glaubersalz, Karlsbader Salz): osmotische Wasserbindung, **cave:** Elektrolytstörungen;
  - Zuckerstoffe (Lactulose, z. B. 10–50 ml 2–4 ×/d, Sorbit): osmotische Wasserbindung, Bakterienmasse (**cave:** vermehrte Gasbildung möglich);
  - Stimulanzien (Bisacodyl, Natriumpicosulfat, Senna): prokinetische, antiabsorptive Wirkung.
- Klysma bzw. Einläufe verwenden, digital ausräumen.
- Prokinetische Medikamente verabreichen:
  - Metoclopramid (z. B. 3 × 10 mg i. v. oder p. o.),
  - Domperidon (z. B. 3 × 10–40 mg p. o.).

> **⚠ Cave:** Metoclopramid und Domperidon haben keine prokinetische Wirkung am unteren Dünndarm- und Dickdarm.

  - Mittel der 2. Wahl sind:
    - Neostigmin (z. B. 1,5 mg auf 50 ml und 15 ml/h i. v. via Perfusor), **cave:** Bradykardie und Bronchospasmus,
    - Erythromycin (3 × 50–100 mg oder 2 × 250 mg i. v.); cave: Resistenzentwicklung, Tachyphylaxie nach 2 bis 4 Wochen.

- Überdehnung und Überblähung des Magen-Darm-Trakts vermeiden: z. B. Ableitung von Magensekret und Luft via nasale Magen- oder PEG-Sonde bzw. endoskopisch gelegter Triluminasonde (Ableitung *und* Ernährung möglich).
- Medikamente gegen Übelkeit und Erbrechen einsetzen wie Metoclopramid, Domperidon, Dimenhydrinat, Droperidol oder selektive $5-HT_3$-Antagonisten (z. B. Ondansetron, Granisetron, Dolasetron), ggf. Haloperidol.

D-9.3 Durchfall

Grundlagen

Durchfall ist definiert als Situation mit mehr als 3 dünnflüssigen Stühle pro Tag mit einem Gewicht von mehr als 200 bis 250 g pro Tag; akute Diarrhö: < 14 Tage Dauer, chronische Diarrhö: > 14 Tage Dauer.

Als **Ursachen einer akuten Diarrhö** kommen infrage:

- Infektionen (Bakterien, Viren, Toxine, Parasiten), häufig begleitet von Fieber, Bauchkrämpfen und Blut im Stuhl;
- Nahrungsmittel: Vor allem Ernährung mit Sondenkost per se führt häufig zu Durchfällen, zudem kann auch zu schnelle oder kontinuierliche duodenale enterale Ernährung zu Resorptionsstörungen führen; wobei jedoch eine enterale Ernährung immer noch besser ist als eine totale parenterale Ernährung!
- Medikamente (z. B. Zytostatika, Kontrastmittel, Antibiotika, Cholinesterasehemmer, Prokinetika, Antazida).
  Antibiotika-assoziierte Diarrhö:
  - infektiöse Ursachen: Clostridium difficile, Noroviren (s. „Exkurs: Infektiöse akute Diarrhö", S. 495), Clostridium perfringens, Staphylococcus aureus, Salmonellen (Selektion durch Antibiotikatherapie),
  - Störung der Darmflora: Fehlender Metabolismus von nicht resorbierbaren Koh-

lenhydraten führt zu osmotischen Durchfällen. Gallensäuremalabsorption führt zu sekretorischen Durchfällen;
- Allergien/Nahrungsmittelintoleranzen;
- psychovegetative Faktoren (z. B. Stress);
- Darmischämie bzw. -hypoperfusion;
- akute Kolitis (autoimmun, lymphozytär);
- Hypalbuminämie;
- Malnutrition;
- thyreotoxische Krisen.

Als **Ursachen einer chronischen Diarrhö** kommen infrage:

- meist organische Erkrankungen wie z. B. entzündliche Darmerkrankungen (Colitis ulcerosa, Morbus Crohn),
- Maldigestion/Resorptionsstörungen (Kurzdarmsyndrom),
- Sprue,
- Tumoren (z. B. neuroendokrine Tumoren),
- Pankreasinsuffizienz.

Diagnostik

- Anamnese: Stuhlprotokoll (Konsistenz, Aussehen, Menge, Häufigkeit, Verlauf, Schmerzen), Medikamente, Nahrungsmittel, vorangegangene Durchfallepisoden, Fernreisen
- Labor: Blutbild (Anämie? Leukozytose? Eosinophilie?), BSG-Erhöhung? Elektrolytstörungen (durch die Flüssigkeitsverluste), Eisen (Eisenmangel häufig bei Zöliakie), Transaminasen erhöht? Schilddrüsenwerte verändert?
- Stuhlprobe: insgesamt 3 × mit bakteriologischer Untersuchung (primär Clostridium difficile, Yersinien, Campylobacter, bei negativem Befund Clostridium perfringens, Klebsiella oxytoca, Salmonella spp. nach/ unter Antibiose), Haemoccult®
- Endoskopie: v. a. bei Anämie und/oder positivem Haemoccult® und bei chronischer Diarrhö (→ Gewebeprobe bei Immunsupprimierten wegen CMV-Infektion), Stufenbiopsien

Therapie

- Auslösende Agenzien absetzen bzw. pausieren:
  - **Nahrungsmittel** (Sondenkost), z. B. schwer resorbierbare Kohlenhydrate (Fruktose, Sorbitol) meiden. Die Rate an Durchfällen kann durch Änderung der Zusammensetzung der Sondenkost (z. B. Menge der Kohlenhydrate, Fette und Höhe der Osmolarität) beeinflusst werden → eher Formulationen mit niedriger Osmolarität und Ballaststoffen *(fiber enriched)* verwenden. Eine kontinuierliche Gabe („via Pumpe") kann zu einer Reduktion von Durchfällen führen.
  - **Medikamente** (Laxanzien, Prokinetika, Antibiotika), wenn klinisch vertretbar, pausieren oder absetzen und den Krankheitsverlauf beobachten.
- **Symptomatische Therapie**:
  - Flüssigkeits- und Elektrolytsubstitution, evtl. Gabe von Glucoselösungen,
  - bei drohender Malnutrition evtl. begleitende parenterale Ernährung,
  - evtl. Gabe von Antidiarrhoika: Loperamid (initial 2–4 mg), anticholinerge Substanzen oder Opioide → **cave:** Gefahr eines paralytischen Ileus.
- **Antibiotische Therapie**, z. B. bei schwerer Clostridium-difficile-Infektion (s. u. „Exkurs: Infektiöse akute Diarrhö") oder anderen nachgewiesenen bakteriellen Durchfallerkrankungen.

Prophylaxe

- Medikamente, v. a. Antibiotika, rational einsetzen.
- Hygienestandards einhalten.
- Eventuell Probiotika, z. B. Saccharomyces boulardii (Perenterol®) oder Laktobazillen, geben (Studienlage unsicher).

Exkurs: Infektiöse akute Diarrhö

Clostridium-difficile-assoziierte Infektionen (CDI)

Clostridium difficile ist ein ubiquitär vorkommendes, anaerob wachsendes, Gram-positives Stäbchen mit Fähigkeit der Sporenbildung, das im Zusammenhang mit einer Antibiotikatherapie zu Durchfall und einer pseudomembranösen Kolitis führen kann. Ursächlich dafür ist die Bildung von Enterotoxin A und Cytotoxin B. Es gibt eine neuere Variante (Subtyp 027), die mit einer erhöhten Letalität einhergeht (5-fach erhöht im Vergleich zur normalen Clostridien-Infektion).

Besonders gefährdet sind ältere, hospitalisierte und immunsupprimierte Patienten mit vorausgegangener Antibiotikatherapie. Auch die Gabe von Protonenpumpenhemmern und/oder H_2-Rezeptor-Antagonisten kann – durch Verminderung der gastralen H^+-Konzentration – die Entstehung einer CDI begünstigen.

- **Klinik:** wässrige, faulig riechende Durchfälle; häufig abdominelle Schmerzen, Fieber, Leukozytose und Hypalbuminämie; Komplikation: toxisches Megakolon und Perforation
- **Diagnostik:** typische Anamnese und Nachweis von Clostridium-difficile-Toxin A und/oder B oder Nachweis von toxinproduzierenden Clostridium difficile im Stuhl (Stuhlkultur); Resistenztestung empfohlen; bei unklaren Befunden oder atypischen Verläufen: Ultraschall oder CT (verdickte Darmwand) oder Endoskopie zum Nachweis von Pseudomembranen
- **Therapie:** Wenn klinisch vertretbar, bisherigen antibiotische Therapie beenden. Antibiotische Therapie mit Metronidazol (4 × 250 mg/d oder 3 × 500 mg/d p. o./i. v.), Vancomycin (4 × 125 mg/d p. o.) oder Fidaxomicin (2 × 200 mg) über ca. 10 bis 14 Tage bei schweren und anhaltenden Symptomen, bei älteren Patienten und/oder Patienten mit Grunderkrankungen, in Situationen, in denen die bisherige Antibiotikatherapie fortgesetzt werden muss. Bei schwer erkrankten Patienten sollte primär Vancomycin eingesetzt werden.
  Ausgleich von Flüssigkeits- und Elektrolytverlusten.

  ⚠ Cave: Rezidivrate bis zu 25 %, dann erneute antibiotische Therapie empfohlen.

- **Prävention:** Strenge Indikation für Antibiotika, rasche Diagnostik, adäquate hygienische Maßnahmen (Händehygiene – erst Hände waschen, dann desinfizieren, Schutzkittel und Handschuhe, Reinigung und Desinfektion), Isolation von Patienten mit Clostridium-difficile-assoziierten Durchfällen (eigene Toilette!).

Norovirus-Infektionen

Noroviren stellen die häufigste Ursache von akuten Gastroenteritiden in Gemeinschaftseinrichtungen, Krankenhäusern und Altenheimen dar. Ein saisonaler Gipfel ist häufig zwischen Oktober und März zu beobachten. Die Viren werden über Stuhl und Erbrochenes ausgeschieden und meistens fäkal-oral oder durch die orale Aufnahme virushaltiger Tröpfchen übertragen. Weniger häufig erfolgt die Übertragung durch Lebensmittel. Die Infektiosität ist sehr hoch. Die Inkubationszeit beträgt wenige Stunden bis 2 Tage. Eine Ansteckungsgefahr besteht während der gesamten Erkrankungsphase und wenige Tage darüber hinaus.

- **Klinik:** akut beginnende Gastroenteritis mit schwallartigem Erbrechen und starken Durchfällen; meistens starkes Krankheitsgefühl mit Bauchschmerzen/-krämpfen, Übelkeit, Kopfschmerzen, Myalgien und Erschöpfung; meistens kein (hohes) Fieber; Dauer der Symptome ca. 12 bis 48 h
- **Diagnostik:** Nachweis des Virus im Stuhl mittels verschiedener Methoden, z. B. PCR
- **Therapie:** symptomatisch durch Ausgleich des teilweise hohen Flüssigkeits- und Elektrolytverlusts, evtl. Antiemetika, Analgetika/Antiphlogistika bei starken Schmerzen
- **Prävention:** adäquate hygienische Maßnahmen (Händehygiene, Schutzkittel und Handschuhe, Atemschutz, Reinigung und **Desinfektion mit viruziden Substanzen**), Isolation von Patienten mit Verdacht auf Norovirus-Infektion (eigenes WC, evtl. Kohorten-Isolation)

D-9.4 Gastrointestinale Blutungen

Grundlagen

Schwer erkrankte und Intensivpatienten haben aufgrund der pathophysiologischen Veränderungen des Organismus ein erhöhtes Risiko gastrointestinaler Blutungen.

Häufigste **Ursache einer oberen gastrointestinalen Blutung** ist die Ulkusblutung. Danach folgen Blutungen aus Erosionen und Varizen.

Untere gastrointestinale Blutungen treten selten auf. Ursachen sind v. a. die ischämische und hämorrhagische oder entzündliche Kolitis, Divertikel, ein rektales Ulkus und Hämorrhoiden.

Risikofaktoren für klinisch relevante Blutungen sind:

- eine respiratorische Insuffizienz mit Beatmungspflichtigkeit von mehr als 48 h,
- eine Koagulopathie mit einem PTT-Anstieg über das 2-Fache der Norm, eine INR > 1,5 und eine Thrombozytopenie < 50 G/l.

Medikamente, die Ulzera verursachen können, sind z. B. ASS und weitere nichtsteroidale Antiphlogistika (z. B. Diclofenac) sowie Kombinationen von aus NSAR und Cortison (20-fach erhöhtes Ulkusrisiko, Cortison alleine ohne nachgewiesenes erhöhtes Risiko).

Klinik

Bei über 70 % der Intensivpatienten finden sich Schleimhautläsionen. Bis zu 25 % der Patienten haben klinisch fassbare bzw. erkennbare und bis 50 % okkulte Blutungen.

Klinisch relevante Blutungen treten selten auf und manifestieren sich meist durch Blutdruckabfall, Anstieg der Herzfrequenz und Abfall des Hämoglobins > 2 g/dl innerhalb von 24 h. **Cave:** Der Hämoglobinwert fällt verzögert ab.

Weitere Zeichen einer Blutung sind Teerstuhl, Blutaustritt aus der Magensonde oder Hämatemesis.

Allgemeine Symptome sind epigastrische Schmerzen und Übelkeit.

Diagnostik

- Mittel der Wahl: endoskopische Untersuchung mittels Gastroskopie oder Koloskopie; alternativ oder bei fehlendem Nachweis einer Blutung in der Endoskopie: CT mit arterieller und venöser Kontrastmittelserie oder Angiographie
- Blutnachweis im Stuhl (Haemoccult®)

Therapie

- Kreislaufstabilisierung, Volumensubstitution
- Eventuell Gabe von Erythrozytenkonzentraten, Schwellenwert individuell je nach Grunderkrankung (etwas großzügiger bspw. bei KHK, Herzinsuffizienz, pulmonale Vorerkrankung)

- Bei oberen gastrointestinalen Blutungen endoskopische Therapie: Injektionsverfahren (Adrenalin, Fibrinkleber), Hämoclips, thermische Verfahren
- Bei endoskopisch nicht erreichbaren Blutungen: interventionell-angiographische Verfahren (Embolisation, Coiling)
- Bei Blutungen im unteren gastrointestinalen Trakt: Behandlung nach auslösender Ursache (Entzündung, Ischämie, Divertikel, Tumor etc.) individuell (z. B. medikamentös, interventionell-rekanalisierend, operativ)

! Bei schwer stillbaren oder massiven Blutungen muss immer auch frühzeitig eine chirurgische Intervention in Betracht gezogen werden.

Die beste Therapie ist die **Blutungsprophylaxe**. Dazu gehören:
- adäquate Gewebeperfusion durch Vermeidung von Hypotension;
- ausreichende Oxygenierung;
- frühzeitige orale bzw. enterale Ernährung;
- medikamentöse Prophylaxe mittels Protonenpumpeninhibitoren (PPI) oder H_2-Rezeptoren-Blocker (Reduktion von klinisch relevanten Blutungen, jedoch ist der Nutzen hinsichtlich Mortalität und Krankenhausverweildauer nicht eindeutig belegt).

Prognose

Schlechte Prognosen haben v. a. Patienten mit Varizenblutungen und Lebererkrankungen. Patienten mit positiver Ulkus- bzw. Blutungsanamnese haben ein deutlich höheres Rezidivrisiko.

D-9.5 Leberversagen und hepatische Enzephalopathie

Grundlagen

Das **akute Leberversagen** ist charakterisiert durch:
- Lebersynthesestörung mit Gerinnungsstörung (INR > 1,5),

- hepatische Enzephalopathie,
- Fehlen einer vorbestehenden Lebererkrankung,
- Symptomdauer < 26 Wochen.

Häufigste **Ursachen der akuten Leberinsuffizienz** sind Paracetamol-Intoxikationen, akute Hepatitis A und B (Neuinfektion oder Reaktivierung einer latenten Infektion unter Immunsuppression), idiosynkratische Medikamentenreaktionen (Ecstasy, Phenprocoumon, Isoniazid, Anabolika, Phytotherapeutika) und das kryptogene Leberversagen. Selten führen das Budd-Chiari-Syndrom, der Morbus Wilson oder Knollenblätterpilzvergiftungen zu einem akuten Leberversagen. Bei Intensivpatienten müssen auch ein Kreislaufschock und/oder ein septisches Krankheitsbild bedacht werden.

Vom akuten Leberversagen abzugrenzen ist die viel häufigere akute Dekompensation einer chronischen Lebererkrankung (z. B. Leberzirrhose bei schwerer alkoholischer Hepatopathie, chronisch infektiöse Hepatitis oder Patienten mit portokavalem Shunt), die als „akut-auf-chronisches" Leberversagen (ACLV) bezeichnet wird.

Die klinische Erstmanifestation einer **hepatischen Enzephalopathie** geht mit einer erhöhten Mortalität einher (ca. 50 % nach einem Jahr).

Im Mittelpunkt der **Pathogenese** der hepatischen Enzephalopathie steht die vermehrte Produktion des neurotoxischen Ammoniaks, seine erhöhte Resorption sowie seine reduzierte Elimination. **Auslösende und begünstigende Faktoren** einer **hepatischen Enzephalopathie** sind: Sepsis, Hypovolämie und Schock, gastrointestinale Blutungen, hohe Proteinzufuhr mit der Nahrung, Niereninsuffizienz, Elektrolytstörungen (v. a. Hypokaliämie), metabolische Azidose, schwere Infekte, Obstipation, Alkohol, Sedativa, Diuretika.

Man unterscheidet hinsichtlich der Ätiologie:
- Typ A: Enzephalopathie bei akutem Leberversagen,
- Typ B: Enzephalopathie mit portosystemischen Shunt ohne intrinsische Lebererkrankung,

- Typ C: Enzephalopathie mit Zirrhose und portaler Hypertonie oder portosystemischem Shunt.
  Des Weiteren wird beim Typ C unterschieden in:
  - episodische hepatische Enzephalopathie (chronische Lebererkrankung und hepatische Enzephalopathie mit auslösenden Faktoren oder spontan),
  - persistierende hepatische Enzephalopathie (häufig bei Patienten nach TIPS-Anlage = „Post-TIPS-Enzephalopathie"),
  - minimale hepatischen Enzephalopathie.

Vor allem bei Patienten mit einem hyperakuten und akuten Leberversagen treten relevante Komplikationen (Kreislaufstörungen, Nierenversagen, hepatische Enzephalopathie mit Hirnödem) auf. Diese Patientengruppe hat jedoch auch eine größere Chance auf Besserung ohne Lebertransplantation im Vergleich zu Patienten mit einem subakuten Leberversagen.

Klinik

Die Symptome der hepatischen Enzephalopathie sind abhängig vom Schweregrad der Erkrankung und variieren von kaum erkennbaren Störungen bis hin zu schwersten Bewusstseinsstörungen und neurologischen Defiziten. Sie können sowohl langsam, im Rahmen einer chronischen Leberfunktionsstörung, aber auch rasch – innerhalb weniger Tage – bei einem akuten Leberversagen auftreten. Es finden sich:

- epileptische Anfälle in bis zu 30 % der Fälle,
- Hirnödem mit intrakranieller Drucksteigerung bei 25 bis 80 % der Patienten,
- Zeichen einer fortgeschrittenen Lebererkrankung bzw. -funktionsstörung: Aszites, Ikterus, Leberzirrhose, vermehrte Blutungsneigung.

Eine zunehmende Bewusstseinsstörung (Entwicklung im Stadium 3) kann Zeichen einer irreversiblen Leberschädigung mit geringen Chancen einer Spontanheilung sein.
Die Stadien und das klinische Bild der hepatischen Enzephalopathie sind in Tabelle D-9-2 zu finden.

Tab. D-9-2 Stadien und klinisches Bild der hepatischen Enzephalopathie (mod. nach Ferenci et al. 2002).

Stadium	Quantitatives Bewusstsein	Qualitatives Bewusstsein	Neurologie	EEG
Minimale HE	neuropsychologische Defizite in den Bereichen Aufmerksamkeit, Antrieb, Kognition, Konzentration, Reaktionsfähigkeit (→ auffällige psychometrische Tests)		oftmals unauffällig, evtl. leichte motorische Störungen	keine typischen Veränderungen
1	Unruhe, Eu- und Dysphorie, Apathie, Angst, Schlafstörungen	Vergesslichkeit, Verwirrtheit, Abnahme der intellektuellen Fähigkeiten, Aufmerksamkeits- und Antriebsstörung, emotionale Störungen	feinschlägiger Tremor, Dysdiadochokinese	triphasische Wellen
2	Lethargie, Müdigkeit	Orientierungsstörungen, ausgeprägte Gedächtnisstörungen	Asterixis (*flapping tremor*), Ataxie	triphasische Wellen
3	Somnolenz bis Sopor	deutliche Desorientiertheit und Verwirrtheit	Rigidität, Dysarthrie, Hyperreflexie	triphasische Wellen
4	Koma	–	positive Pyramidenbahnzeichen	Delta-Rhythmus

Diagnostik

- Labordiagnostik:
  - Blutbild
  - Gerinnungsparameter (v. a. INR bzw. Quick-Wert)
  - Elektrolyte, Glucose
  - Bilirubin, Lactat, GOT (AST), GPT (ALT), LDH, γ-GT, alkalische Phosphatase, Albumin, Kreatinin, Harnstoff, Ammoniak (Normwert im Serum: 25–35 µmol/l, **cave:** Material muss sofort in das Labor gebracht werden, sonst bekommt man falsch hohe Werte)
  - Hepatitis-Serologie
  - Säure-Basen-Status
  - bei entsprechender Anamnese evtl. toxikologisches Screening und Medikamentenspiegelbestimmung
  - zur Klärung einer Autoimmunhepatitis entsprechende Antikörperbestimmung (antinukleäre Antikörper [ANA], antineutrophile cytoplasmatische Antikörper [ANCA], Smooth-Muscle-Antikörper [SMA], antimitochondriale Antikörper [AMA])

> [!] Weder die Leberfunktionsparameter noch der Serum-Ammoniakspiegel korrelieren eindeutig mit der Schwere der hepatischen Enzephalopathie.

- **Ultraschall:** Lebergröße, Leberzirrhose, Raumforderung, hepatische Gefäße und Gallenwege, Aszites, Nieren, pathologische Lymphknoten
- Gegebenenfalls **Leberbiopsie** zur ätiologischen Klärung (**cave:** Gerinnungsstörungen)
- cCT zum akuten Ausschluss eines Hirnödems und Hirndruckzeichen (verstrichene Sulci, Grau-Weiß-Differenzierung unscharf, enge Ventrikel, basale Zisternen schwer oder nicht mehr abgrenzbar)
- cMRT zur weiteren Klärung einer hepatischen Enzephalopathie:
  - typische Befunde bei der *chronischen hepatischen Enzephalopathie*: bilaterale Hyperintensitäten in den T1-gewichteten Sequenzen in den Stammganglien, v. a. im Globus pallidus, aber auch in der Hypophyse, dem Hypothalamus und dem Mesenzephalon; in den T2-/Flair-Sequenzen häufig subkortikale Signalsteigerungen, v. a. entlang der Pyramidenbahn
  - typische Befunde bei der *akuten hepatischen Enzephalopathie*: häufig Signalsteigerungen des Kortex (v. a. frontal und parietal) und des subkortikalen Marklagers in den T2-gewichteten Sequenzen
- **MR-Spektroskopie:** Glutamin/Glutamat-Peak kann erhöht und der Cholin-Peak erniedrigt sein, normaler N-Acetylaspartat-(NAA-)Peak.
- **EEG:** Je nach Stadium der hepatischen Enzephalopathie finden sich ein Theta- bis langsamer Theta-Rhythmus (4–5/s) und in der Maximalausprägung ein Delta-Rhythmus (1–3/s). Bei gesicherter hepatischer Enzephalopathie können anhand der EEG-Veränderungen der Schweregrad, aber auch der Verlauf dokumentiert werden. Bei effektiver Therapie sind auch die EEG-Veränderungen rückläufig.

Differenzialdiagnosen

Die Differenzialdiagnosen der Enzephalopathie sind:

- metabolische Störungen: Hypoglykämie, Urämie, Azidose, Elektrolytstörungen;
- Intoxikationen und Entzugssyndrome: Alkohol, Opioide, Sedativa;
- Medikamentennebenwirkungen;
- Wernicke-Syndrom;
- Infektionen: Meningitis, Enzephalitis;
- intrakranielle Prozesse: Abszesse, Tumoren;
- Morbus Wilson;
- paraneoplastische Enzephalitis;
- zerebrale Ischämie und Blutungen;
- subdurale Hämatome;
- psychiatrische Störungen: Psychose, Depression.

**Komplikationen beim akuten Leber-
versagen**
- Hepatische Enzephalopathie
- Gerinnungsstörungen (v.a. durch Synthese-
  störungen der Gerinnungsfaktoren II, VII, IX,
  X) mit erhöhter Blutungsneigung bzw. hämor-
  rhagischen Komplikationen treten definitions-
  gemäß bei allen Patienten mit einem akuten
  Leberversagen auf. Bei ca. 20 % der Patienten
  liegen schwere Gerinnungsstörungen, mit ei-
  nem INR > 5, vor.
- Kreislaufdysregulation mit Vasodilatation und
  arterieller Hypotonie, häufig Volumenmangel
- Akutes Nierenversagen meist durch renale Hy-
  poperfusion ausgelöst
- Hypoglykämie durch Störung der Gluconeo-
  genese
- Metabolische Azidose
- *Systemic inflammatory response syndrome*
  (SIRS)
- Multiorganversagen
- Ösophagusvarizen und portale Hypertonie bei
  chronischer Lebererkrankung

Therapie

Da das akute Leberversagen rasch einen drama-
tischen Verlauf nehmen und mit neurologischen Ausfällen, hämodynamischer Instabilität
und Zeichen eines Multiorganversagens einhergehen kann, ist bei einer INR > 1,5 und dem
Verdacht auf eine hepatische Enzephalopathie,
eine intensivmedizinische Behandlung und
Überwachung ratsam.

! Patienten mit akutem Leberversagen sollten
möglichst in spezielle „Leberzentren" verlegt
werden.

Vor allem bei chronischen Lebererkrankungen
mit episodischer hepatischer Enzephalopathie
liegen meist auslösende Faktoren vor (häufig
gastrointestinale Blutungen, Sedativa, Infektionen, erhöhte Proteinzufuhr über die Nahrung),
sodass zunächst immer die Behandlung oder
Beseitigung des Auslösers erfolgen sollte.
Weitere therapeutische Optionen sind:

- **Sedierung** bei psychomotorische Unruhe
  (v.a. hepatische Enzephalopathie Grad 3
  und 4): z.B. Propofol wegen kurzer Halb-
  wertzeit mit besserer Steuerbarkeit und
  positivem Effekt bei erhöhtem Hirndruck.

  ! Cave: Sowohl Propofol als auch Benzodiazepine können eine hepatische Enzephalopathie verschlechtern.

- **Hämodynamische Stabilisierung**: ZVK-
  Anlage; je nach Schwere der Gerinnungsstörungen evtl. Anlage des ZVK nach oder
  unter Gabe von Thrombozytenkonzentraten
  und/oder ZVK in die Vena femoralis legen
  (Blutungen besser komprimierbar), Ausgleich von Volumenmangel, bei fehlendem
  Erfolg trotz adäquater Volumensubstitution
  Gabe von Vasopressoren (v.a. Noradrenalin).

  ! Cave: Da bei Patienten mit einem akuten
  Leberversagen öfter relative Nebennieren-
  insuffizienzen vorliegen: Therapieversuch mit Hydrocortison (200–300 mg/d) bei fehlendem Ansprechen auf Katecholamine und Volumengabe.

- **Atemwegssicherung**: Bei bewusstseinsgestörten Patienten (hepatische Enzephalopathie Grad 3 und 4) sollten **elektive Intubation** und kontrollierte oder assistierte
  Beatmung erwogen werden.
- **Ernährung**: Patienten mit einem akuten
  Leberversagen befinden sich meist in einer
  katabolen Stoffwechsellage und haben einen
  erhöhten Energiebedarf, sodass auf eine
  ausreichende Kalorienzufuhr (v.a. Kohlenhydrate, aber auch Fette) zu achten ist.
- **Ausgleich einer Hypoglykämie** durch (evtl.
  kontinuierliche) Glucosesubstitution; **cave:**
  Vermeidung einer Hyperglykämie, die sich
  negativ auf eine Hirnödem auswirken kann.
- **Therapie einer Hyperthermie;** möglichst keine hepatisch metabolisierten bzw. potenziell
  hepato- und nephrotoxischen Medikamente
  (z.B. Paracetamol, NSAR) verabreichen!
- **Gabe von H_2-Rezeptoren-Blockern oder
  Protonenpumpenhemmern** (Risikoreduktion gastrointestinaler Blutungen).

- **Frühzeitige Behandlung einer Infektion** (häufig sind Pneumonien, Harnwegsinfektionen und systemische Infektionen).

> ⚠ **Cave:** Kumulation von hepatisch metabolisierten Antibiotika, möglichst keine Gabe von Aminoglykosiden wegen der Nephrotoxizität.

- **Behandlung von Gerinnungsstörungen:** Gabe von Vitamin K (oral oder i. v.) und je nach Bedarf Fresh Frozen Plasma (FFP), Thrombozytenkonzentrate und auch Substitution einzelner Gerinnungsfaktoren (z. B. rekombinanter Faktor VIIa) sowie Fibrinogen.

> ⚠ **Cave:** Volumenüberlastung und thrombotische Komplikationen, keine prophylaktische Gabe von FFP und Gerinnungsfaktoren.

Bei einer Paracetamol-Intoxikation wird die Gabe von **N-Acetylcystein** (NAC) empfohlen:
- orale Gabe bei Patienten mit leichter hepatischer Enzephalopathie (Grad 1): initial 140 mg/kg KG in 5%iger Glucoselösung und nachfolgend weitere 17 Gaben à 70 mg/kg KG alle 4 h;
- i. v. Gabe bei Patienten mit einer hepatischen Enzephalopathie Grad 2–4 oder bei mangelnder oraler Applikation (z. B. Erbrechen): initial 150 mg/kg KG in 5%iger Glucoselösung über 15 min, anschließend 50 mg/kg KG über 4 h und danach 100 mg/kg KG über 16 h.

NAC sollte bis zur Besserung der Leberfunktion gegeben werden (mindestens jedoch 72–96 h). Häufig wird NAC auch beim nicht Paracetamol induzierten akuten Leberversagen in hoher Dosis verabreicht (durch Studien jedoch nicht gesichert).
Als Komplikation kann im Rahmen des Leberversagens ein **akutes Nierenversagen** auftreten.

> ⚠ **Cave:** Häufig treten hämodynamische Instabilitäten und Elektrolyt- und Flüssigkeitsverschiebungen (eine Hyponatriämie kann ein Hirnödem verschlechtern) unter einer intermittierenden Hämodialyse auf, sodass eher kontinuierliche Verfahren angewendet werden sollten.

Die **Therapie erhöhter Ammoniakspiegel** und die **Prophylaxe einer hepatischen Enzephalopathie bei Patienten mit Leberzirrhose** beinhalten die Verbesserung der Ammoniakentgiftung durch Darmreinigung (Verminderung der Ammoniumbildung und -resorption), initial Verringerung der Stickstoff- bzw. Proteinzufuhr (z. B. 30 g/d) sowie Lactulose- und/oder Antibiotikatherapie:
- Lactulose: oral 3 bis 4 × 20 bis 50 ml/d (100 ml = 66 g); **cave:** Aspirationsgefahr bei Bewusstseinsstörungen, vermehrte Gasbildung im Darm mit Gefahr der Darmüberblähung (→ Magensonde legen, Lactulose auch über die Sonde geben), Durchfall.
  Falls eine orale Zufuhr nicht möglich ist oder eine schwere hepatische Enzephalopathie vorliegt, sollten auch Einläufe mit einer 30%igen Lactuloselösung (300 ml Lactulose/700 ml Wasser) gemacht werden.
- Nichtresorbierbare orale Antibiotika: **Rifaximin**, Vancomycin, Metronidazol (Metronidazol wird teilweise oral resorbiert); alle Antibiotika sind auch in Kombination mit Lactulose zu verwenden.

> ⚠ **Cave:** aufgrund des Nebenwirkungsspektrums sind Antibiotika nicht zur Langzeitanwendung geeignet.

Die **Therapie des Hirnödems und der Hirndrucksteigerung** sind von entscheidender Bedeutung, da beide Faktoren der Hauptgrund für die erhöhte Mortalität bei Patienten mit akutem Leberversagen sind (v. a. bei raschen Verläufen mit einem „Ikterus-Enzephalopathie-Intervall" von weniger als 4 Wochen).
Die Gefahr einer bedrohlichen Hirndrucksteigerung ist v. a. bei Patienten mit einer hepatischen Enzephalopathie Grad 3 und 4 gegeben. Inwiefern eine invasive Hirndruckmessung eine Verbesserung des Outcomes und der Mortalität bringt, konnte bisher in Studien nicht geklärt werden. Trotz der Vorteile einer Hirndruckmessung sollte, in Anbetracht der Gerinnungsstörungen mit einem erhöhten Risiko an Blutungen (Literaturangaben 10–20 %),

die Indikation zur invasiven Hirndruckmessung individuell und streng gestellt werden. Letztlich entscheiden die Interpretation der Werte und die daraus resultierenden Maßnahmen eher über den Verlauf als die Prozedur des Hirndruckmessens an sich.

Zu den **allgemeine Maßnahmen** zählen: Normothermie und Normoglykämie anstreben, Patienten abschirmen und evtl. adäquate Sedierung und Schmerztherapie.

Bei einem **ICP-Anstieg > 25 mm Hg** über 10 min (und Ausschluss eines Messfehlers bzw. Beseitigung auslösender Faktoren) ist die Gabe von Mannitol 20 % (Dosis 0,25–0,5 g/kg KG, ca. 125–150 ml Bolus) über 15 bis 30 min sinnvoll; eine Wiederholung ist alle 2 bis 4 h möglich.

 Cave: Die Überwachung der Serum-Osmolalität ist notwendig; Zielwert < 320 mosmol/l.

Bei Versagen der Mannitolgabe kann hypertone Kochsalzlösung versucht werden (z. B. 7,5%ige NaCl 2 ml/kg KG alle 2–3 h); **cave:** Gefahr der Hypernatriämie.

Bei Hirndruckspitzen ist eine passagere Hyperventilation zu erwägen, ggf. eine Barbiturat-Narkose bei schwer beherrschbaren erhöhten Hirndrücken.

Eine Hypothermiebehandlung kann erhöhte Hirndrücke effektiv senken (auch wenn dies bisher nicht speziell bei Patienten mit akutem Leberversagen und Hirnödem in Studien ausreichend untersucht wurde).

Ultima Ratio bei Patienten auf der Warteliste für eine Transplantation ist die Hepatektomie.

Extrakorporale Leberunterstützungsverfahren dienen zur Überbrückung bis zur spontanen Erholung oder zur Transplantation.

Literatur, Infos

Allescher H-D. Gastrointestinale Motilitätsstörungen in der Intensivmedizin. Intensivmed 2010; 47: 251–9.

Bass N, Mullen K, Sanyal A et al. Rifaximin treatment in hepatic encephalopathy. N Engl J Med 2010; 362: 1071–81.

Bernal W, Auzinger G, Dhawan A, Wendon J. Acute liver failure. Lancet 2010; 376(9736): 190–201.

Canbay A, Tacke F, Hadern J et al. Akutes Leberversagen. Dtsch Ärztebl Int 2011; 108(42): 714–20.

Chappel D, Conzen P. Therapie der opioid-induzierten Obstipation. Anaesthesist 2008; DOI 10.1007/s00101-008-1420-0.

Cramer J, Burchard G, Lohse A. Altes und Neues zur antibiotikaassoziierten Diarrhö. Med Klein 2008; 103: 325–38.

Dolin R. Norovirus – challenges to control. N Engl J Med 2007; 357(11): 1072–3.

Ferenci P, Lockwood A, Mullen K et al. and the Members of the Working Party. Hepatic encephalopathy – definition, nomenclature, diagnosis, and quantification: final report of the working party at the 11th World Congress of Gastroenterology, Vienna 1998. Hepatology 2002; 35: 716–21.

Frieling T. Das akute Abdomen aus internistischer Sicht. Dtsch Med Wochenschr 2009; 134: 246–50.

Hadem J, Schneider AS, Manns MP. Pathophysiologie und Therapie des akuten Leberversagens. Intensivmedizin up2date 2008; DOI: 10.1055/s-2007-995436.

Hawkyard CV, Koerner RL. The use of erythromycin as a gastrointestinal prokinetic agent in adult critical care: benefit versus risks. J Antimicrob Chemother 2007; 59: 347–58.

Klebl FH. Gastrointestinale Blutungen bei Intensivpatienten. Von der Prävention zur Therapie. Intensivmed 2010; 47: 260–5.

Landwehr P. Radiologische Akutdiagnostik bei Darmobstruktion. Chirurg 2006; 77: 889–97.

Lee WM, Wijdicks E. Fulminant hepatic failure: when the hepatologist meets the neurointensivist. Neurocrit Care 2008; 9: 1–2.

Lewis M, Howdle PD. The neurology of liver failure. Q J Mes 2003; 96: 623–33.

Louie TJ, Miller MA, Mullane KM et al. Fidaxomicin versus vancomycin for Clostridium difficile infection. N Engl J Med 2011; 364: 422–31.

Mendizabal M, Silva MO. Images in clinical medicine. Asterixis. N Engl J Med 2010; 363(9): e14.

Müller-Lissner S. Obstipation – Pathophysiologie, Diagnose und Therapie. Dtsch Ärztebl Int 2009, 106(25): 424–32.

Munoz, S, Reddy KR, Lee W; the Acute Liver Failure Study Group. The coagulopathy of acute liver failure and implications for intracranial pressure monitoring. Neurocrit Care 2008; 9: 103–7.

O'Grady JG, Alexander GJ, Hayllar KM, Williams R. Early indicators of prognosis in fulminant hepatic failure. Gastroenterology 1989; 97(2): 439–45.

Reisinger EC, Lademann M, Krause R. Antibiotika-assoziierte Diarrhoe. Dtsch Med Wochenschr 2004; 129: S111–3.

Robert-Koch-Institut. RKI-Ratgeber Infektionserkrankungen. Clostridium difficile. Epidemiologisches Bulletin Juni 2009, www.rki.de.

Robert-Koch-Institut. RKI-Ratgeber Infektionserkrankungen. Noroviren. Epidemiologisches Bulletin Juli 2008, www.rki.de.

Rovira A, Alonso J, Cordoba J. MR imaging findings in hepatic encephalopathy. Am J Neuroradiol 2008; 29: 1612–21.

Schellinger PD, Hartmann MK, Klingmann C, Meinck HM. Hepatische Enzephalopathie. Nervenarzt 2003, 74: 1078–87.

Stefaniak J, Baron DM, Metnitz PG, Kramer L. Gastrointestinale Motilitätsstörungen auf der Intensivstation. Ursachen, Konsequenzen und Therapie. AINS 2010; 45: 696–706.

Stravitz RT, Kramer AH, Davern T et al., the Acute Liver Failure Study Group. Intensive care of patients with acute liver failure: recommendations of the U.S. Acute Liver Failure Study Group. Crit Care Med 2007; 35: 2498–508.

Tryc A, Goldbecker A, Weissenborn K. Hepatische Enzephalopathie. Intensivmed 2010; 47: 553–8.

Wendom J, Lee W. Encephalopathy and cerebral edema in the setting of acute liver failure: pathogenesis and management. Neurocrit Care 2008; 9: 97–102.

Wessel LM, Kohl M, Kaiser MM et al. Prophylaxe und Therapie der Magen-Darm-Atonie. Intensivmed 2006; 43: 619–27.

Wettstein M, Kircheis G, Häussinger D. Therapie der hepatischen Enzephalopathie. Arzneimitteltherapie 2004; 22: 39–45.

Wiesen P, Van Gossum A, Preiser J-C. Diarrhoea in the critically ill. Curr Opin Crit Care 2006; 12: 149–54.

Abkürzungen

A

A.	Arteria
ACD	Anämie der chronischen Erkrankungen
ACh	Acetylcholin
ACI	Arteria carotis interna
ADC	apparent diffusion coefficient
ADEM	akute disseminierte Enzephalomyelitis
ADQI	Acute Dialysis Quality Initiative
AEP	akustisch evozierte Potenziale
AI	Antikörper-Index
AICA	Arteria cerebelli inferior anterior
AIDP	acute demyelinating polyradiculopathy
AKI	acute kidney injury
ALS	amyotrophe Lateralsklerose
AMA	antimitochondriale Antikörper
AMAN	acute motor axonal neuropathy
AMSAN	acute motor and sensory axonal neuropathy
AMV	Atemminutenvolumen
ANA	antinukleäre Antikörper
ANCA	antineutrophile cytoplasmatische Antikörper
ANP	atrial natriuretic peptide
APC	aktiviertes Protein C
APRV	airway pressure release ventilation
aPTT	aktivierte partielle Thromboplastinzeit
APV	adaptive pressure ventilation
ARDS	acute respiratory distress syndrome
ASB	assisted spontaneous breathing
ASS	Acetylsalicylsäure
ASV	adaptive support ventilation
AT	Antithrombin
ATC	automatic tube compensation
AVM	arteriovenöse Malformation

B

BAL	bronchoalveoläre Lavage
BGA	Blutgasanalyse
BIL	Betalactamase-Inhibitor
BIPAP	biphasic positive airway pressure (Geräte der Fa. Dräger; weitere Bezeichnungen DuoPAP bei Galileo Gold [Hamilton Medical AG], BiVent bei Servo 300 und Servo i [Fa. Maquet])
BZ	Blutzucker

C

CADASIL	Cerebral Autosomal Dominant Arteriopathy with Subcortical Infarcts and Leukoencephalopathy
CAP	community acquired pneumonia
CAVH	continuous arterio-venous hemofiltration
CBF	cerebral blood flow
CBV	cerebral blood volume
CBZ	Carbamazepin
CIDP	chronisch-inflammatorische demyelinisierende Polyneuropathie
CIM	Critical-Illness-Myopathie
CIP	Critical-Illness-Polyneuropathie
CIRS	Critical Incident Reporting System
CK	Kreatinkinase
CMV	controlled mandatory ventilation (IPPV + PEEP); Zytomegalie-Virus
COMT	Catechol-O-Methyltransferase
COPD	chronic obstructive pulmonary disease
CPAP	continuous positive airway pressure (SB + PEEP)
CPIS	Clinical Pulmonary Infection Score
CPP	cerebral perfusion pressure

CPPV	continuous positive pressure ventilation
CRP	C-reaktives Protein
CSWS	cerebral salt wasting syndrome
CT	Computertomographie
CVR	cerebral vascular resistance
CVVH	continous veno-venous hemofiltration
CVVHD	continous veno-venous hemodialysis
CVVHDF	continous veno-venous hemodiafiltration
CYFRA	Cytokeratin-Fragment

D

DAI	diffuse axonal injury
DD	Differenzialdiagnose
DGN	Deutsche Gesellschaft für Neurologie
DIC	disseminierte intravasale Gerinnung
DML	distal motorische Latenz
DRG	diagnosis related group
DSA	digitale Subtraktionsangiographie
DSO	Deutsche Stiftung Organspende
DVA	developmental venous anomaly
DWI	diffusion weighted imaging

E

EBV	Epstein-Barr-Virus
ECLA	extracorporal lung-assist
ECMO	extrakorporale Membranoygenierung
EDH	epidurales Hämatom
EMD	elektromechanische Dissoziation
EMG	Elektromyographie
EPO	Erythropoetin
EVD	externe Ventrikeldrainage
EVOP	evozierte Potenziale
EZR	Extrazellulärraum

F

FDA	Food and Drug Administration
FEV$_1$	forciertes exspiratorisches Volumen in 1 s = Einsekundenkapazität

FFP	fresh frozen plasma
FLAIR	fluid attenuated inversion recovery
fT$_3$	freies Triiodthyronin
fT$_4$	freies Tetraiodthyronin

G

GBS	Guillain-Barré-Syndrom
GFR	glomeruläre Filtrationsrate
GQH	Geschäftsstelle für Qualitätssicherung Hessen

H

HE	Houndsfield-Einheiten
HES	Hydroxyethylstärke
HITS	high intensity transient signals
HIV	humanes Immundefizienz-Virus
HOCM	hypertrophe obstruktive Kardiomyopathie

I

IABP	intraaortale Ballonpumpe
ICB	intrazerebrale Blutung
ICP	intracranial pressure
IHD	intermittent hemodialysis
iLA	interventional lung assist
ILCOR	International Liaison Committee on Resuscitation
i. m.	intramuskulär
IMV	intermittent mandatory ventilation
INO	internukleäre Ophthalmoplegie
IPPV	intermittent positive pressure ventilation
IRV	inverse ratio ventilation
i. v.	intravenös

K

KHK	koronare Herzkrankheit

L

LDH	Lactat-Dehydrogenase
LSD	Lysergsäurediethylamid

M

M.	Musculus
MAP	mittlerer arterieller Blutdruck (mean arterial pressure)
MARS	Molecular Adsorbent Recirculating System
MCA	medial cerebral artery (Arteria cerebri media)
MDS	myelodysplastisches Syndrom
MERRF	myoclonic epilepsy with red ragged fibres
MFS	Miller-Fisher-Syndrom
MMV	mandatory minute ventilation
MOF	multiple organ failure = Multiorgan-versagen
MP BetreibV	Medizinprodukte-Betreiberverord-nung
MPG	Medizinproduktegesetz
MRSA	Methicillin-resistenter Staphy-lococcus aureus
MRT	Magnetresonanztomographie
MS	multiple Sklerose
MSAP	Muskelsummenaktionspotenzial

N

N.	Nervus
NAA	N-Acetylaspartat
NAC	N-Acetylcystein
NHL	Non-Hodgkin-Lymphom
NIHSS	National Institutes of Health Stroke Scale
NINT	neurologische Intensivstation
NIPPV	non-invasive positive pressure ventilation
NIV	non-invasive ventilation
NLG	Nervenleitgeschwindigkeit
NO	Stickstoffmonoxid
NSAR	nichtsteroidale Antirheumatika
NSE	neuronenspezifische Enolase
NSTU	neurologische Stroke Unit
NTIS	non-thyroidal illness syndrome

P

p0,1	Atemwegsokklusionsdruck
PAK	Pulmonalarterienkatheter
pAVK	periphere arterielle Verschluss-krankheit
P_{aw}	Atemwegsdruck (p = pressure; aw = airway)
PCP	Phencyclidin (Kurzform für Phenyl-cyclohexylpiperidin)
PCV	pressure controlled ventilation
PD	Protonendichte gewichtete Sequenz
PEA	pulslose elektrische Aktivität
PEEP	positive endexpiratory pressure
PEF	peak expiratory flow
PFO	persistierendes Foramen ovale
PICA	Arteria cerebelli posterior inferior
PICC	peripherally inserted central catheter
PLV	pressure limited ventilation
PML	progressive multifokale Leuken-zephalopathie
PMT	pacemaker mediated tachycardia
PPS	proportional pressure support
PPSB	Prothrombinkonzentrat
PRV	pressure regulated ventilation
PS	pressure support (Druckunter-stützung)
P-SIMV	druckkontrollierter SIMV-Modus
PTA	perkutane transluminale Angio-plastie
PTT	partielle Thromboplastinzeit
PWI	perfusion weighted imaging

R

RAAS	Renin-Aldosteron-Angiotensin-System
RIFLE	risk, injury, failure, loss und end-stage renal disease
ROSC	return of spontaneus circulation
RPI	Retikulozytenproduktionsindex
rtPA	recombinant tissue plasminogen activator

S

SAB	Subarachnoidalblutung
SAPS	simplified acute physiology score
SB	spontaneus breathing
s. c.	subkutan
SCMV	synchronized controlled mandatory ventilation
SDH	subdurales Hämatom
SEP	somatisch evozierte Potenziale
SHT	Schädel-Hirn-Trauma
SIADH	Syndrom der inadäquaten ADH-Sekretion
SIMV	synchronized intermittent mandatory ventilation
SIRS	systemic inflammatory response syndrome
SLE	systemische Lupus erythematodes
SMA	Smooth-Muscle-Antikörper
SOFA	Sepsis-related Organ Failure Assessment
SOP	Standard Operating Procedure
SPONT	CPAP-Modus bei Galileo
SPV	systolic pressure variation
SWI	susceptibility weighted imaging

T

TAA	Tacharrhythmia absoluta
TACO	transfusion associated circulatory overload
TAD	transfusion associated dyspnoe
TAK	Thyreoglobulin-Antikörper
TCD	transkranielle Doppler-Sonographie
TEA	Thrombendarteriektomie
TEE	transösophageale Echokardiographie

TIMI	Thrombolysis in Myocardial Infarction (hier Score für das Ausmaß der Rekanalisation)
TISS	Therapeutic Intervention Scoring System
TPO-AK	Thyreoperoxidase-Antikörper
TRAK	TSH-Rezeptor-Antikörper
TRALI	transfusion related acute lung injury
TRH	Thyreotropin-Releasing-Hormon
TRIM	transfusion related immune modulation
TSH	thyroideastimulierendes Hormon
TTE	transthorakale Echokardiographie

U

UAW	unerwünschte Arzneimittelwirkung

V

V.	Vena
VALI	ventilator associated lung injury
VAP	ventilator associated pneumonia
VCV	volume controlled ventilation
V_D/V_T	Verhältnis Totraum zum Titalvolumen
VPA	Valproinsäure
VVK	Venenverweilkanüle

Z

ZVD	zentralvenöser Druck
ZVK	zentraler Venenkatheter

Sachverzeichnis

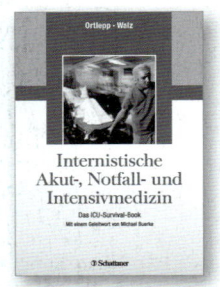
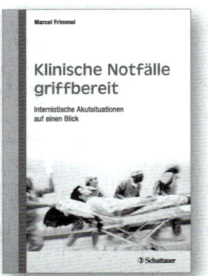
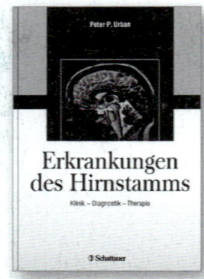
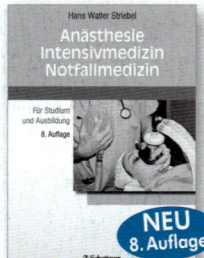